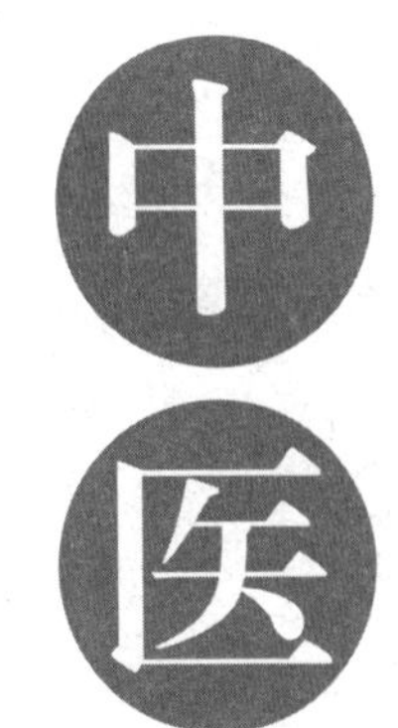

# 中医精准辨证论治学

孙喜灵　于东林　著

U0345882

全国百佳图书出版单位
中国中医药出版社
·北　京·

**图书在版编目（CIP）数据**

中医精准辨证论治学 / 孙喜灵，于东林著 .— 北京：
中国中医药出版社，2022.6
ISBN 978-7-5132-7417-3

Ⅰ . ①中…　Ⅱ . ①孙…　②于…　Ⅲ . ①辨证论治
Ⅳ . ① R241

中国版本图书馆 CIP 数据核字（2022）第 028160 号

**中国中医药出版社出版**
北京经济技术开发区科创十三街 31 号院二区 8 号楼
邮政编码　100176
传真　010-64405721
河北仁润印刷有限公司印刷
各地新华书店经销

开本 787×1092　1/16　印张 42.75　字数 856 千字
2022 年 6 月第 1 版　2022 年 6 月第 1 次印刷
书号　ISBN 978-7-5132-7417-3

定价　198.00 元
网址　www.cptcm.com

**服务热线　010-64405510**
**购书热线　010-89535836**
**维权打假　010-64405753**

**微信服务号　zgzyycbs**
**微商城网址　https://kdt.im/LIdUGr**
**官方微博　http://e.weibo.com/cptcm**
**天猫旗舰店网址　https://zgzyycbs.tmall.com**

如有印装质量问题请与本社出版部联系（010-64405510）

# 前　言

辨证论治是中医理论体系的主要特点之一，但是本该作为一个整体的“辨证论治”，从古至今都被分离成辨证与论治两个部分，而其实质上却被拆分为“理、法、方、药”四个方面。这既不是中医理论体系自身原本存在的规律，也不符合临床实际。因此，我们把“辨证论治”作为整体进行考察和认识，来研究辨证论治过程中的基本路径和内在规律，研究理法方药中精准对应的规律，研究从临床“病证”到“处方”的客观分析方法，就显得非常必要。这是对倡建“中医精准辨证论治学”的一种思考，目的是明晰理法方药中精准对应的规律，明确提高我们主观辨证论治时所需的客观判别依据的准确性，梳理清楚辨证论治中内蕴的主体思维，促进辨证论治水平的提高。

从理论层面来看，辨证论治是中医理论内容中的重点、难点；从临床层面来看，辨证论治是中医临床实践技能的核心。若要熟练掌握和运用辨证论治的理论，总体而言，应以扎实、雄厚的中医学理论知识为基础，并在长期临床实践中反复摸索，使医者主观诊断的“证”向患者客观存在的“证”无限逼近，使医者依照“证”开具的处方水平日臻精湛；具体来讲，应在熟练掌握了中医基础理论、中医诊断学、中药学、方剂学后，对这些知识进行前后梳理与贯穿，形成一套有理可据、有章可循、有法可依的且面向临床患者实际而非单纯应对理论考试的辨证论治思维。但在目前的中医学教育中，辨证论治思维的培养散在于中医内、外、妇、儿、皮肤、眼、耳鼻喉等各科之不同病种下的“分证论治”部分，而其中多数证型近乎理论推理，脱离了临床实际，难以真正掌握并在临床中加以运用。

《中医精准辨证论治学》这本书的编写，旨在培养医者在临床实践中的辨证论治思维，使其掌握辨证论治过程基本路径中的“三定、三对”这六个具体步骤及其蕴涵的基本规律。即先用确定病位、确定病性、确定病因的“三定”方法来提高辨证的准确性，用方证对应、药症对应、药病对应的“三对”方法来提高论治的准确性；再进一步考量“三因制宜”原则对辨证论治的指导价值；最终提出“三定、三对、三宜”作为实现理法方药精准对应的客观依据。中医精准辨证论治学旨在促进医者临证辨证论治水平的提高，促进其理解辨证论治过程内蕴的数学逻辑思维。本书以临证病例为教学模型，详细解析了辨证论治中，从四诊资料的收集与分类，到证候群的辨识，再到对应方剂的选择，以及药味加减的全过程。其中，根据复杂证候群总结出的辨证论治方法是该书的另一特色，这种方法更贴近临床实际，也是体现中医精准辨证论治学的核心内容。因此，中医精准辨证论治学不仅是将涉及理法方药的理论课程有机地联系起来并进行系统总结，也是诸门临床学科的基础，是中医学理论基础教学迈进临床教学的桥梁课程。

本书选择了100余例各脏腑常见的临床真实案例进行辨证论治过程分析，分别从四诊症状和体征的脏腑及气血阴阳归属定位，四态五阶段辨证过程，方剂与证候的对应关系，药物与证候、症状、疾病的精准对应关系，以及一药治疗“多病、多证、多症”的对应关系、处方分析、病因与病机演变过程的分析、证候的性质分析、辨证施膳与禁忌分析和预后等方面进行了详细的论述，同时纳入了“三因制宜”的基本原则，反映出了中医辨证论治的整体过程。本书所选的案例以中医药的优势病证为主，同时所选的案例既非单一证候，也不是单一的疾病，而是选择了多个疾病所表现出的复杂证候群，并在案例中总结出了人体疾病演变过程中“五脏同病”的发病特点，更贴近临床实际。

另外，本书中关于某些病证的诊断是《中医内科学》中尚未有涉及的内容，尤其以脾胃病证为多，如纳呆、食少、恶心、烧心、口干、口苦、口涩、口甘、吐黄（或吐苦、吐绿、吐褐色物）、胃胀、胃悸、胃鸣、胃坠、胃缓、胃凉、腹胀、腹悸、腹鸣、腹坠、腹凉等，在本书均有具体的案例。

因编写时间仓促，本书可能存在着诸多问题和不足，比如本书涉及的多是临床常见疾病所表现出的部分常见证候，还有一部分常见证候未能涉及，也未能穷尽中医学所有的证候，这些都有待于再版进行补充和修正，欢迎各位提出宝贵意见，以便于进一步完善。

孙喜灵

2022年2月10日

# 目 录

# 第一章
# 中医精准辨证论治学的科学内涵

## 第一节　中医精准辨证论治学的基本概念与学科属性

### 一、中医精准辨证论治学的基本概念

中医精准辨证论治学是研究辨证论治过程中基本路径与内在规律的一门学科。中医辨证论治过程中的基本路径包括两个方面：一是辨证，二是论治。辨证的过程包括确定病位、确定病性和确定病因三个基本内容；论治的过程包括方证对应、药症对应和药病对应三个基本内容。中医辨证论治过程中的内在规律体现在理法方药的对应规律，中医精准辨证论治学的主要内容即围绕理法、方药的精准对应规律进行理论研究和临证研究。

中医精准辨证论治学的基本内容是研究辨证论治的过程，分别从四诊症状和体征的脏腑及气血阴阳归属定位，四态五阶段辨证过程，方剂与证候的对应关系，药物与证候、症状、疾病的精准对应关系，以及一药治疗“多病、多证、多症”的对应关系、处方分析、病因与病机演变过程的分析、证候的性质分析、辨证施膳与禁忌分析和预后等方面进行了详细的论述，同时纳入了“三因制宜”的基本原则，反映出了中医辨证论治的全部过程。

中医精准辨证论治学的主要目的是为了提高辨证论治的准确性，展现中医辨证论治内蕴的数学逻辑思维，使医者认识和理解辨证论治过程中的“三定、三对”及其蕴涵的基本规律。“三定”即用确定病位、确定病性、确定病因的方法来提高辨证的准确性，“三对”即用方证对应、药症对应、药病对应的方法来提高论治的准确性。再进一步考量“三因制宜”对辨证论治的指导作用，反映出如何将“理、法、方、药”四者围绕理论和临床来进行精准对应的内在规律。

中医精准辨证论治学，是根据人体功能异常时所出现的症状、体征、疾病、证候等

线索进行相应的治法、方剂、药物以及膳食、生活起居和预防等关系的精准对应研究；是在中医整体观念指导下，运用中医理法方药的理论知识和临床经验，研究人体疾病预防与治疗的共性模式规律和个体精准规律。从古至今，中医的辨证论治学一直有效地指导着临床实践，在疾病预防和人类卫生保健事业中发挥了不可忽视的作用，是一种独特的医学理论和体系。

## 二、中医精准辨证论治学的学科属性

中医精准辨证论治学研究的基本对象是人体功能紊乱时所表现出的症状、体征、疾病、证候等。在整体观念指导下，其旨在运用中医理论知识与临床经验，来研究人体症状、体征、疾病、证候与理法方药精准对应的关系和规律，研究辨证论治过程中的基本路径与内在规律，研究中医辨证论治过程中内蕴的主体思维。中医精准辨证论治学是中医理论体系的一门重要学科分支。

中医学是发祥于中国古代的，是研究人体的生命、健康、疾病及其防治的一门传统医学。它虽受到中国古代哲学思想的深刻影响，具有一些社会科学的特点，但仍应属于自然科学的范畴。中医精准辨证论治学根植并来源于中医学，因此其学科属性与中医学具有相似性。

中医精准辨证论治学中运用的方法是将整体观念与分析方法相结合，运用整体观念对人体功能紊乱时所出现的症状和体征、疾病以及证候这三个层面的信息进行系统考察和认识，通过理法方药的精准对应关系来推理分析出治法、方剂、药物及病因病机演变规律、预防这五个层面的信息，整个辨证论治过程也体现出了数学逻辑主体思维。

中医精准辨证论治学所涉及的知识体现在宏观辨证与微观辨证相结合，宏观辨证运用了中医学的知识内容，微观辨证的知识内容与西医学相关联并吸纳了现代自然科学技术的相关知识，以求服务于大众的心身健康与疾病防治。

## 三、中医精准辨证论治学的设立

中医精准辨证论治学是在中医理法方药理论的基础上形成的一门重要学科分支，它的形成在中医学的发展史上经历了漫长的过程。

自古至今，医学产生和发展的主要目的都是在探寻、研究消除或减轻疾病痛苦的有效方法。在马王堆汉墓出土的《五十二病方》中就提到了 52 类疾病的治疗方法，书中涉及了同种疾病的多种治疗方法，体现了中医辨证论治理论的萌芽。《黄帝内经》为中医学基础理论的奠基之作，虽然书中没有明确提出辨证论治的概念，但提出了同病异治的理念。例如:《素问・病能论》中提出“夫痈气之息者，宜以针开除去之，夫气盛血聚者，宜石而泻之，此所谓同病异治也”,《素问・异法方宜论》中提出“一病而治各不同，皆愈”。这些理念无一不体现了辨证论治的理念。

如何把发现的药物较为准确地运用到对疾病、证候、症状和体征的治疗上？如何对疾病进行有效的预防？理论可以指导问题，而这一理论便是中医临床所需要的中医辨证论治理论。张仲景在《伤寒论》中创立了辨证论治理论和方法，并在《伤寒论・辨太阳病脉证并治》中指出“观其脉证，知犯何逆，随证治之”。自此以后，中医方剂学的理论内容都是在辨证论治理论的基础上提出、创新和发展的。孙思邈是集唐代以前诊治经验之大成者，其所著的《千金方》中收录医方6500余首，如名方犀角地黄汤用于治疗伤寒及温病延误后导致的热邪内盛、瘀血内阻证，这表明新方剂的创立离不开新证候的发现，反映出诊疗时“方证对应”这一重要的关系。

中医精准辨证论治理论的核心内容是理法方药的对应问题，而“方证对应”又是其中心环节。因为证候是与症状和体征密切关联的，方剂是与药物密切关联的，所以我们辨证论治时要体现出症状、体征与药物的精准对应，这便是历代方剂创新所需要遵循的普遍规律。宋代出现的几部创新性方书具有一定的代表性，如陈言的《三因极一病证方论》、严用和的《济生方》、许叔微的《普济本事方》以及《太平惠民和剂局方》等。其中《太平惠民和剂局方》汇集了700余首常用而有效的名方、验方，流传甚广，影响深远，其中有很多方剂如藿香正气散、逍遥散等至今仍在临床中应用。

中医辨证论治理法方药的精准对应问题，既有普遍存在的共性模式规律，又有个体的精准规律。金元时期出现的四大家对辨证论治理论的贡献与方剂的创新便体现出了这一特点。刘完素倡导“火热论”，善用寒凉药物，其创立的凉膈散、防风通圣散等方剂至今仍为临床常用方；张从正提出“攻邪论”，他认为“病由邪生、攻邪已病”，扩大了汗、吐、下三法的适用范围；李杲为“补土派”的集大成者，他非常重视脾胃在疾病发生过程中的作用，提出“百病皆由脾胃衰而生”，创立的补中益气汤至今仍广泛运用；朱丹溪提出“相火论”，认为“阳常有余，阴常不足”，代表方为大补阴丸。这些辨证论治理论与创新方剂为后世理法方药对应研究提供了基础。

如何把辨证论治过程中理法方药的精准对应关系理论化呢？医家在“方证对应”的基础上，进一步明确药物与症状、体征的关系，便体现出了“药症对应”的关系。金代成无己首次提出方解的理论，对《伤寒论》中的方剂进行注解，便是这一研究工作的开端。成无己对《伤寒论》进行注解，著成《注解伤寒论》，分析了方剂中药物的作用，说明了方剂与证候、药物与症状和体征的关系，将中医理法方药的知识通过证候与方剂的关系研究而有机地融合在一起。在此基础之上，清代医家汪昂所著的《医方集解》对临床常用的方剂进行诠释，进一步研究了中医辨证论治过程中理法方药的对应关系，这对于中医辨证论治理论的发展具有重要意义。

回顾中医辨证论治理论的发展历程可以发现：既往方剂中药物配伍的君、臣、佐、使主要是针对证候的主要症状而言，实际上除了主要证候的主要症状之外，每一个具体症状所对应的具体治疗药物也存在配伍关系，不同的疾病、证候与症状和体征需要选择不同的药物来治疗；同时，还存在一种药对应多种疾病或对应多个证候的多个症状和体征等不同情况，例如麻黄可以治疗表证、水肿、喘证等多种疾病，也可以治疗风寒犯肺证、风水相搏证等多个证候，还可以治疗恶寒发热、面目浮肿、气喘等多个症状。

对于在“方证对应”与“药症对应”的基础上进行“药病对应”的规律研究，清代名医王清任在《医林改错》中创立了多个方剂以针对不同部位之瘀血证候，即已初露端倪。不同病因、不同证候、不同疾病均有不同的用药特点。因此，我们应当把中医辨证论治的过程作为一个整体来考察和研究，分解其基本路径的不同环节，探究其各个环节的内在规律，明晰理法方药的精准对应关系及“方证对应、药症对应、药病对应”的对应关系。

基于此，我们提出中医精准辨证论治学的概念，将中医辨证论治的过程分为分析病因、病机的演变规律，疾病的寒热虚实，疾病与证候的脏腑关系，方剂与疾病和证候的对应关系，药物与疾病、证候和症状的对应关系，辨证施膳调养和预防措施等几个有机组成部分。在辨证的过程中，最重要的是四诊症状和体征的脏腑及气血阴阳的归属定位，其次是病因和病性的确定；在论治的过程中，最重要的是药物与证候、症状和体征的精准对应，其次是药物与疾病的对应。正如喻嘉言在《医门法律》中所提出的“治病不明脏腑经络，开口动手便错”，王清任也指出“治病不明脏腑，何异于盲子夜行”。这一切最终的目的是通过辨证论治过程中理法方药的精准对应来提高辨证论治的水平和临床疗效，为临床过程中的辨证论治提供科学的分析方法与思维模式，彰显中医辨证论治的学科内涵。

## 第二节　中医辨证论治过程中的基本路径与内在规律

如何破解“一百个中医大夫给同一个人看病，会开出一百张不同的方子”？这是中医人一直在做而又研究不透彻的问题。其实际反映出的则是辨证论治过程必须涉及的辨证标准与论治标准，这两个标准一定程度上也是制约中医发展的科学问题。那么，以上命题中的“一百张处方”，哪一张处方疗效更好或更贴近患者的客观病证，有没有可以形成共识的客观分析方法和判别依据，是非常值得进行研究的。

通过追根溯源，在探寻事物产生、发展的轨迹中可以发现其内在规律的踪迹。中医辨证论治理论，来源于临证的经验和总结，进一步上升到理法方药的精准对应，最终又运用于解决临床病证的实际问题。所以，要明晰辨证论治过程的内在规律，可以从临证的案例分析中来进行探索和提升。

## 一、中医临床案例中理法方药的精准对应规律

对于临证案例，应如何来进行辨证和论治，如何使主观辨证的准确性与客观真实的证候相吻合，如何使论治的处方与客观真实的证候相一致、达到尽可能好的效果，首先要明确一个基础的思路和方法。通过下面案例，我们可以从理法方药的精准对应来分析，深入探讨辨证论治过程中的基本路径与蕴涵的内在规律。具体病案如下。

许某，女，77岁。初诊时间为2009年9月1日。

主诉：脘腹胀闷不适4年，伴胃脘烧心，甚至自觉后背发热有冒火感，近日加重。

现病史：患者现全身乏力，呃逆，胃凉，纳呆，食少，消瘦，腹凉，心慌，胸闷，气短，胸痛，眼涩，畏寒，手足、面色淡黄，面目浮肿，口唇淡紫，双手肿胀，头晕，头痛，后背酸痛，膝关节凉痛，下肢浮肿、无力，足跟痛。下肢皮肤散在多处癣斑，时有瘙痒，抓后脱屑。舌质淡，色紫暗，有瘀斑，苔白，脉沉细。

既往史：冠心病及银屑病史20余年。

检查：心电图示心肌缺血；心率64次/分钟；血压138/80mmHg；胃镜示慢性胃炎伴胆汁反流、糜烂、萎缩；腹部B超未见异常。

对于以上案例，如果某中医师依据自己的辨证论治分析与临床经验，得到以下处方，那么应如何来判断这处方与患者客观病证的吻合程度，是非常值得进行深入探讨的问题。

处方：党参15克，炒白术15克，陈皮10克，莱菔子10克，厚朴10克，木香10克，知母10克，麦冬15克，川牛膝15克，石膏10克，黄柏10克，牡丹皮10克，炒山药15克，柿蒂6克，炒神曲10克，炒山楂10克，制附子6克，干姜6克，丹参30克，茯苓10克，桂枝10克，炒白芍15克，山茱萸15克，车前子10克，龙骨60克，牡蛎60克，檀香10克，枸杞子30克，菊花6克，紫苏子10克，当归10克，桑白皮10克，苦参15克，荆芥15克，桑寄生30克，炙甘草6克。水煎服。

那么应如何来进行辨证和论治，如何使主观辨证的准确性与客观真实的证候相吻合，如何使论治的处方与客观真实的证候相一致、达到尽可能好的效果，首先要明确一个基础的思路和方法。中医辨证论治是一个过程，而这个过程必然存在一个客观的基本路径，并分为辨证与论治两个部分。因此，辨证论治过程中的内在规律亦体现在辨证和论治两个方面。我们要从整体观念的角度来认识辨证论治的过程，其内在规律主要反映在理法方药的对应上，弄清楚理法方药精准对应的规律，才是提高辨证论治准确性的前提，才是阐释辨证论治过程内在规律的基础。因此，如果围绕如何实现临床案例理法方药精准对应这一目的，来分析辨证论治过程中的基础路径与内在规律，肯定会获得有益的启示。

## 二、提高中医主观辨证准确性的“三定”规律

对于患者的客观病证，辨证的结果永远是主观的结论，而主观的结论会偏离客观真实的规律，往往是不可靠的。我们要提高主观结论的可靠性，就要明确地认识和分析问题的基本路径，挖掘出其内在的基本规律，以此作为共性的识别方法和判定依据。基于原有的理论基础，辨证这一环节可以明确提高其准确性，即在证候三要素“病因、病位、病性”的基础上，进行“确定病因、确定病位、确定病性”的分析。所以，“定因、定位、定性”是提高辨证准确性的三个有效步骤。

### （一）中医辨证过程中的“定因”

中医的病因分类有六淫、七情、饮食、劳伤、痰饮、瘀血等。对每一个临证案例进行病因的确定，是治病求本的具体体现。因此，确定病因并嘱患者加以注意，是辨证环节的重要内容。本案例由于饮食不节（经常食用碱性食品，晨起喝白水，早餐喝五谷豆浆），加之肥甘厚腻之品摄入过多，平素劳累过度，伤及脾胃的运化功能，从而引发出了多个病证。

### （二）中医辨证过程中的“定位”

运用“三定”的分析方法对以上案例进行“定位”分析，实际上就是要明确患者所出现的四诊症状和体征的脏腑及气血阴阳的归属。即要对每一个四诊症状和体征是由于哪一个脏腑，或气血阴阳的哪一个功能异常而引起的，进行详尽的理论对应分析。如此，本案例可以得到表 1–2–1 中的定位信息。

**表 1–2–1　本案例中四诊症状和体征的脏腑及气血阴阳归属定位分析**

| 脏腑及气血阴阳 | | 四诊症状和体征 |
|---|---|---|
| 五脏 | 心 | 主血脉：心慌、胸痛 |
| | 脾 | 主运化：纳呆，腹凉，腹胀；肌肉：消瘦；黄色：面色淡黄，手足淡黄；四肢：双手肿胀，下肢无力；口：口唇淡紫 |
| | 肝 | 主藏血：头晕、头痛；目：眼涩 |
| | 肾 | 主水：下肢浮肿；主骨：后背酸痛，后背发热有冒火感，膝关节发凉、疼痛，足跟痛 |
| | 肺 | 主气：气短；主宣发、肃降：胸闷；主通调水道：面目浮肿 |
| 五腑 | 小肠 | — |
| | 胃 | 主受纳：食少；主和降：胃胀，呃逆，烧心，胃凉 |
| | 胆 | — |
| | 大肠 | — |
| | 膀胱 | — |

续表

| 脏腑及气血阴阳 | | 四诊症状和体征 |
|---|---|---|
| 气血阴阳 | 气 | 全身乏力 |
| | 血 | 下肢皮肤癣斑、瘙痒，抓后脱屑 |
| | 阴 | — |
| | 阳 | 畏寒 |

本案例初看是一个较为复杂的案例，但是通过“定位”分析后，再具体看每一个脏腑所归属的症状和体征，其复杂程度明显降低了。一个复杂的问题通过规律性分解后，变成了局部的相对简单的问题。这表明“定位”分析是辨证过程中的关键环节，辨证准确与否，与“定位”的准确与否关系最为密切，并直接影响辨证过程“定性”的准确性。

### （三）中医辨证过程中的“定性”

我们在临证中完成四诊症状和体征的“定位”分析后，需要对辨证过程进行更深入的内在规律分析，就是要把四诊的症状和体征进行“定性”分析，即通过“寒热虚实”的分析，把患者四诊的症状和体征辨别成相应的具体证型。由此，通过表 1–2–1 可以得出表 1–2–2。

**表 1–2–2　本案例中的寒热虚实定性分析**

| 症状和体征 | 证型 |
|---|---|
| 胃胀，胃凉，食少，呃逆，烧心 | 胃阳虚，胃脘气滞，胃气上逆，胃火旺盛 |
| 腹胀，纳呆，腹凉，消瘦，手足、面色淡黄，下肢无力，双手肿胀，全身乏力，畏寒 | 脾阳虚，脾气郁滞，水湿内停 |
| 口唇淡紫 | 胃有瘀血 |
| 后背发热有冒火感，后背酸痛，膝关节凉痛，下肢浮肿，足跟痛，全身乏力，畏寒 | 肾阴阳两虚，虚火旺盛 |
| 心慌，胸痛，全身乏力，畏寒 | 心阳虚，心络脉瘀血 |
| 头晕，头痛，眼涩 | 肝血虚 |
| 气短，胸闷，面目浮肿，全身乏力 | 肺气虚 |
| 下肢皮肤癣斑、瘙痒，抓后脱屑 | 湿毒内蕴，血热生风 |

可以看出，在定性分析后复杂的临证案例变得更加清晰了。所以，辨证过程是对疾病变化一个认识深化的过程，也是使复杂问题简单化的过程。至此，辨证的过程也就完成了。

## 三、提高中医论治准确性的“三对”规律

处方作为论治的结果，同样也是主观的结论，必然存在着一些不可靠的因素和问

题。我们要提高处方的疗效，首先要明确论治过程中的基本路径和内在规律，总结出有效处方的客观分析方法和判别依据。中医辨证论治过程是一个整体，辨证是为了论治，论治是依据辨证的结论来确立，并由此来检验辨证的准确性。辨证的目的是为了论治，所以辨证得出结论后，就要进一步确立论治的方法和内容。而对于论治的方法和内容，可以在原有的理论基础上，总结出“方证对应、药症对应、药病对应”三个方面，即最终的处方所选择的药物要遵循“对证、对症、对病”的规律。

### （一）中医论治过程中的“对证”

中医论治过程中，首先要实现方剂与证候的对应，这是论治的重要步骤之一。不同的证候对应着不同的方剂，即使是同一证候，由于存在形式不同，对应的方剂也有差异。同证可以同治，也存在同证异治。具体如何实现较为准确的对应，使选择的方剂尽可能与辨证所得的证型相吻合，是论治过程需要进行深刻认识和理解的环节。

通过表 1–2–2，可以得到表 1–2–3。

**表 1–2–3　本案例中不同证候与方剂的对应规律分析**

| 证候 | | 方剂 | 药物 |
|---|---|---|---|
| 主要证候 | 胃阳虚，胃脘气滞 | 理中丸 | 干姜，党参，白术，炙甘草 |
| | | 保和丸 | 神曲，山楂，半夏，茯苓，陈皮，连翘，莱菔子 |
| | 脾阳虚，脾气郁滞 | 厚朴温中汤 | 厚朴，陈皮，草豆蔻，茯苓，木香，干姜，甘草 |
| 其他证候 | 胃有瘀血 | 丹参饮 | 丹参，檀香，砂仁 |
| | 胃气上逆 | 柿蒂汤 | 柿蒂 |
| | 胃火旺盛 | 玉女煎 | 石膏，熟地黄，知母，麦冬，川牛膝 |
| | 脾阳虚，脾失运化，水湿内停 | 附子理中丸 | 附子，干姜，党参，白术，炙甘草 |
| | | 小建中汤 | 桂枝，白芍，饴糖，炙甘草 |
| | | 五苓散 | 桂枝，茯苓，猪苓，白术，泽泻 |
| | 肾阴阳两虚，虚火旺盛 | 济生肾气丸＋知母，黄柏，杜仲 | 车前子，川牛膝，附子，肉桂，熟地黄，山药，山茱萸，茯苓，泽泻，牡丹皮，知母，黄柏，杜仲 |
| | 心阳虚，心络脉瘀血 | 龙骨汤 | 龙骨，牡蛎，熟地黄，党参，茯苓，肉桂，甘草 |
| | | 附子汤 | 附子，茯苓，党参，白术，白芍 |
| | | 丹参饮 | 丹参，檀香，砂仁 |
| | 肝血虚 | 杞菊地黄丸 | 枸杞子，菊花，熟地黄，山药，山茱萸，茯苓，牡丹皮，泽泻 |
| | 肺气虚，肺失宣降 | 四君子汤 | 党参，白术，茯苓，甘草 |
| | | 五皮散＋紫苏子 | 陈皮，生姜皮，大腹皮，茯苓皮，桑白皮，紫苏子 |
| | 湿毒内蕴，血热生风 | 消风散 | 当归，生地黄，防风，蝉蜕，知母，苦参，胡麻仁，荆芥，苍术，牛蒡子，石膏，木通，甘草 |

通过上表，可以对本案例的病证做以下分析。本患者的主要证候为脾胃气滞，兼见脾胃阳虚、胃气上逆、胃火旺盛、水湿内停、肾阴阳两虚、心阳虚、心络脉瘀血、肝血虚、肺气虚、湿毒内蕴、血热生风等证候。方剂可选用保和丸合柿蒂汤加丹参，达温胃祛寒、化瘀消食、理气和胃、降逆止呃之效，以治疗胃阳虚、胃有瘀血、胃脘气滞、胃气上逆导致的“胃胀、呃逆、食少、胃凉、口唇淡紫”，以及脾阳虚、脾气郁滞、水湿内停导致的“腹胀、腹凉、纳呆、消瘦、全身乏力、畏寒、面色淡黄、手足淡黄、下肢无力、双手肿胀”；可用附子理中汤、小建中汤合五苓散加厚朴，达温脾祛寒、化湿消肿、理气之效；“烧心”为胃火旺盛之象，选用玉女煎以清胃降火；肾阴阳两虚导致的“后背发热有冒火感、后背酸痛、全身乏力、畏寒、膝关节凉痛、足跟痛、下肢浮肿”可选用济生肾气丸加杜仲、知母、黄柏，以温肾祛寒、滋肾阴、退虚热、利水消肿、健骨；心阳虚、心络脉瘀血导致的“心慌、胸痛、全身乏力、畏寒”可选用附子汤、龙骨汤合丹参饮，以温心阳祛寒、通心络止痛；杞菊地黄丸补肝血、明目，可治疗肝血虚导致的“头晕、头痛、眼涩”；肺气虚、肺失宣降导致的“胸闷、气短、面目浮肿、全身乏力”可选用四君子汤合五皮散加紫苏子，以益肺气、宽胸顺气、宣肺消肿；消风散具有清热解毒、凉血祛风之效，可治疗“下肢皮肤癣斑、瘙痒，抓后脱屑”。

### （二）中医论治过程中的“对症”

完成论治过程的第一步是实现方剂与证候的对应，第二步则是要进行药物与症状的对应。但是所选方剂中的药物并不一定都与证候中的症状或体征相对应，因此就要从对应的方剂中选出与相应证型中症状或体征对应的具体药物，以实现药物与症状的对应，即“药症对应”。

通过表 1-2-3，再依据四诊症状和体征选择对应的具体药物，可以得到表 1-2-4。

**表 1-2-4　本案例中症状与药物的精准对应关系分析**

| 症状 | 药物 |
|---|---|
| 胃胀 | 陈皮，莱菔子 |
| 腹胀 | 厚朴，木香 |
| 烧心 | 石膏，知母，麦冬，川牛膝 |
| 后背发热有冒火感 | 知母，黄柏，牡丹皮，石膏，麦冬，川牛膝 |
| 全身乏力，下肢无力 | 党参，山药 |
| 呃逆 | 柿蒂 |
| 食少 | 神曲，山楂 |
| 胃凉 | 附子，干姜 |
| 口唇淡紫 | 丹参，川牛膝 |
| 纳呆 | 白术，茯苓，山药 |
| 腹凉，畏寒 | 附子，干姜，肉桂 |
| 面色淡黄，手足淡黄 | 桂枝，白芍，饴糖，炙甘草 |

续表

| 症状 | 药物 |
| --- | --- |
| 消瘦 | 党参，山药，白术 |
| 双手肿胀 | 白术，茯苓，桂枝 |
| 后背酸痛，膝关节凉痛，足跟痛 | 川牛膝，附子，肉桂，山药，山茱萸 |
| 下肢浮肿 | 车前子，附子，肉桂，山药，山茱萸，茯苓 |
| 心慌 | 龙骨，牡蛎，茯苓，丹参 |
| 胸痛 | 丹参，檀香 |
| 头晕，头痛，眼涩 | 枸杞子，菊花，山药，山茱萸 |
| 胸闷 | 檀香 |
| 气短 | 党参，紫苏子，当归，肉桂，山茱萸 |
| 面目浮肿 | 生姜皮，茯苓皮，桑白皮 |
| 下肢皮肤癣斑、瘙痒，抓后脱屑 | 石膏，知母，川牛膝，黄柏，牡丹皮，丹参，当归，桑白皮，苦参，荆芥 |

根据上表中药物与症状精准对应的数据，可以进行本案例处方用药的分析。本患者胃脘气滞导致的“胃胀”，可选用陈皮、莱菔子以理气除胀；厚朴、木香可理气除胀，用以治疗脾气郁滞导致的“腹胀”；针对“烧心”，选用知母、麦冬、川牛膝、石膏以清胃降火；肾阴虚导致的“后背发热有冒火感”选用知母、黄柏、牡丹皮、麦冬、川牛膝、石膏以滋肾阴、退虚热；党参、山药益气健脾以治疗“全身乏力、下肢无力”；“呃逆”为胃气上逆的表现，选用柿蒂以降逆止呃；针对“食少”选用神曲、山楂以消食化积；胃阳虚导致的“胃凉”选用附子、干姜以温中祛寒；丹参、川牛膝活血化瘀以治疗“口唇淡紫”；脾失健运导致的“纳呆”，选用白术、茯苓、山药以益气健脾；脾阳虚导致的“腹凉、畏寒”，选用附子、干姜、肉桂以温脾祛寒；脾失健运出现的“面色淡黄、手足淡黄”，选用桂枝、白芍、饴糖、炙甘草以健脾养荣；党参、山药、白术健脾益气以治疗“消瘦”；脾虚湿盛导致的“双手肿胀”选用白术、茯苓、桂枝以温阳化湿健脾；针对“后背酸痛、膝关节凉痛、足跟痛”选用川牛膝、附子、肉桂、山药、山茱萸以补肾壮骨；车前子、附子、肉桂、山药、山茱萸、茯苓温肾利水以治疗“下肢浮肿”；龙骨、牡蛎、茯苓、丹参养心安神以治疗“心慌”；心络脉瘀阻导致的“胸痛”选用丹参、檀香以理气活血、通络止痛；肝血虚导致的“头晕、头痛、眼涩”选用枸杞子、菊花、山药、山茱萸补肝血、明目；针对“胸闷”选用檀香以宽胸理气；党参、紫苏子、当归、肉桂、山茱萸具补气降气之效，用以治疗“气短”；肺气失宣导致的“面目浮肿”选用生姜皮、茯苓皮、桑白皮以宣肺利水；知母、川牛膝、黄柏、牡丹皮、丹参、当归、石膏、桑白皮、苦参、荆芥，具清热解毒、凉血祛风之效，可治疗下肢皮肤癣斑、瘙痒，抓后脱屑。

### （三）中医论治过程中的“对病”

中医的证候是依病而存在，不同的证候有不同的特征，不同的疾病亦存在不同的特点。因此，论治过程中选择药物时，要考虑到不同疾病发病规律亦不相同。

本案例所患疾病有慢性胃炎伴胆汁反流、糜烂、萎缩，胃肠动力不足，冠心病心肌缺血，风湿性关节炎，银屑病（寻常型）。对于慢性胃炎伴胆汁反流、糜烂、萎缩，可选用山楂、白芍、山茱萸等增加胃酸及消化酶的分泌、增加胃肠动力；冠心病心肌缺血可选用丹参、三七等疏通血管、增强心脏功能；风湿性关节炎可以选用的药物为桑寄生等；银屑病可以选用的药物为砒石（处方中具体另用）等。

要进一步说明的是，药物与疾病对应关系的分析，是基于方证对应的基础之上进行的，既要体现出宏观辨证的要求，又要反映出微观辨证的特点，从而依据疾病选择具有针对性的有效药物。

## 四、中医辨证论治结论的进一步分析

中医辨证论治通过辨证过程的“三定（定因、定位、定性）”分析，论治过程的“三对（对证、对症、对病）”分析，再进一步考虑“三因制宜”的原则，就可以得出辨证论治过程的结论。本案例中，把表 1-2-4 用药与“药病对应”的用药按君臣佐使的理论配伍在一起，最终则形成治疗本案例的处方与用药。由此，从“病证”到“处方”中的基本路径和内在规律便清晰起来了，我们的“处方”也是由客观的分析方法和判别依据总结所得。

完整的辨证论治过程还应包括预防、调养和预后等。本案例的患者经过以上处方作为基本方加减治疗 3～4 个月后可以获得显著的临床效果，但是冠心病心肌缺血、风湿性关节炎和银屑病等疾病则需要长期调养和不间断的治疗。

关于辨证施膳与禁忌，并参考本书第一章中“中医病因辨证中的几个问题”的内容，本患者应戒掉晨起喝白水及早餐喝五谷豆浆的生活习惯，适当摄入酸味或酸甜味的食品，避免碱性食品及膏粱厚味之品，适度进行有氧运动，以有利于诸病证的恢复。

本案例的最终处方选择了 36 种药物，看起来方子大了一些，却对应着 32 个具体的不同症状和体征，反映着胃、脾、肾、心、肝、肺表现出的 16 个单一证型。这其中还存在着一药与“多病、多证、多症”的对应关系，具体见表 1-2-5。

**表 1-2-5　本案例一药与“多病、多证、多症”的对应分析**

| 药物 | 症状与疾病 |
|---|---|
| 知母，石膏 | 烧心，后背发热有冒火感，下肢皮肤癣斑、瘙痒、抓后脱屑 |
| 麦冬 | 烧心，后背发热有冒火感 |
| 党参 | 乏力，下肢无力，胃凉，腹凉，畏寒，消瘦，气短 |
| 川牛膝 | 烧心，后背发热有冒火感，后背臂酸痛，膝关节凉痛，足跟痛，口唇淡紫，下肢皮肤癣斑、瘙痒、脱屑 |
| 白术 | 纳呆，双手肿胀，消瘦 |
| 附子 | 胃凉，腹凉，畏寒，后背臂酸痛，膝关节凉痛，足跟痛，下肢浮肿 |

续表

| 药物 | 症状与疾病 |
| --- | --- |
| 干姜 | 胃凉，腹凉，畏寒 |
| 肉桂 | 腹凉，畏寒，后背臂酸痛，膝关节凉痛，足跟痛，下肢浮肿，气短 |
| 山药 | 乏力，下肢无力，纳呆，消瘦，后背臂酸痛，膝关节凉痛，足跟痛，下肢浮肿，头晕，头痛，眼涩 |
| 茯苓 | 纳呆，双手肿胀，下肢浮肿，面目浮肿，心慌 |
| 桂枝 | 面色淡黄，手足淡黄，双手肿胀 |
| 山茱萸 | 后背臂酸痛，膝关节凉痛，足跟痛，下肢浮肿，头晕，头痛，眼涩，气短 |
| 丹参 | 口唇淡紫，心慌，胸痛，下肢皮肤癣斑、瘙痒、抓后脱屑 |
| 川牛膝，山药，山茱萸 | 慢性胃炎伴胆汁反流、糜烂、萎缩 |
| 丹参 | 冠心病心肌缺血 |

对于“方证对应”中没有选用某些药物的分析如下：由于患者脾胃气滞而“胃胀、腹胀”，生地黄、熟地黄滋腻碍胃，服用后会加重症状，故弃而不用；据患者胃热及胃气上逆的表现，选用玉女煎和柿蒂汤进行治疗，故连翘、半夏没有选用；五苓散中茯苓、白术、桂枝可温阳、健脾化湿，用以治疗脾虚湿盛出现的“双手肿胀”，药力足够，其他药物舍而不用；由于寒凉药物如知母、川牛膝、黄柏、牡丹皮等的药力足够，故方剂中的石膏删而不用；由于厚朴温中汤中的草豆蔻与健脾丸中的砂仁、麦芽、肉豆蔻没有与之相对应的症状，故去而不用。

进一步分析本案的病因与病机演变规律，可以发现：本案患者饮食结构不合理，肥甘厚腻之品摄入过多，伤及脾胃的运化功能，日久则出现脾胃阳虚、脾气郁滞。脾不升清，则胃不降浊，胃失和降，出现胃脘气滞、胃气上逆，日久气不行血，出现胃脘瘀血。胃的受纳、腐熟功能减退，饮食滞而不化，郁而化火，则出现胃火旺盛。脾阳虚，脾失健运，气血化生不足，肝失充养，则见肝血虚。脾阳虚导致心阳虚，为“子盗母气”，心阳不足则无力鼓动血液运行，导致心络脉瘀阻。脾胃功能下降，气血化生不足，后天不能充养先天，则见肾阴阳两虚。饮食结构不合理，胃腑食积，生热化火，日久成湿热之毒，内蕴血分，导致血热生风。具体见图 1–2–1。

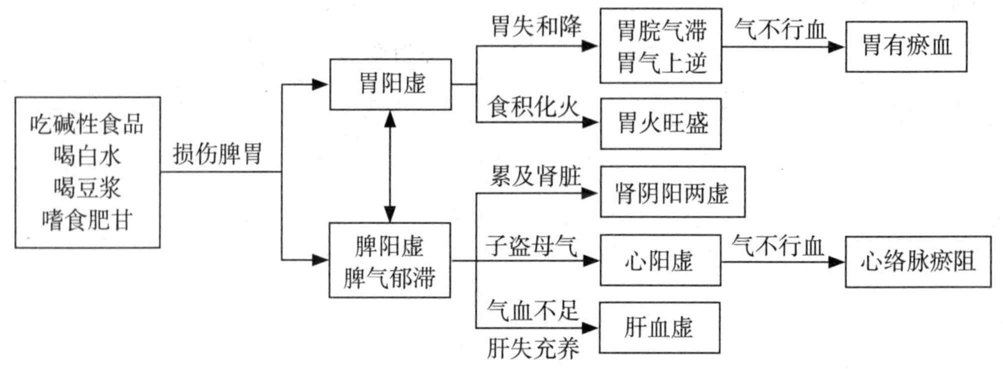


**图 1–2–1　本案例病因病机演变过程**

从整体观念的角度来分析本案例的具体内容，发现疾病涉及心、肝、脾、肺、肾五个脏及胃腑，反映出的是“五脏同病”。具体见图 1-2-2。

肝血虚：头晕，头痛，眼涩

肾阴阳两虚：全身酸软、乏力，畏寒，后背发热有冒火感，手关节痛，后背臂酸痛，膝关节凉痛，足跟痛，下肢浮肿

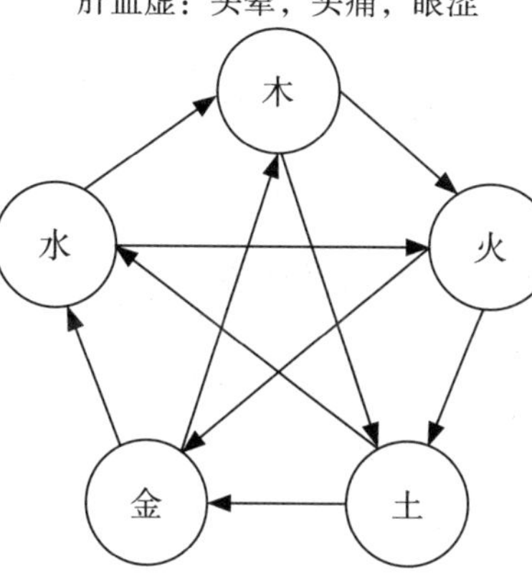


心阳虚：全身酸软、乏力，心慌，畏寒；心络脉瘀阻：胸痛

胃火旺盛：烧心；胃脘气滞：胃胀
胃阳虚：食少，胃凉；胃气上逆：呃逆；胃有瘀血：口唇淡紫

肺气虚：全身酸软、乏力，胸闷，气短，面目浮肿

脾阳虚：全身酸软、乏力，纳呆，消瘦，双手肿胀，腹凉，面色淡黄，手足淡黄，下肢无力，畏寒；脾气郁滞：腹胀

**图 1-2-2　本案例五行 – 五脏 – 疾病相关分析**

本患者的病证存在“寒热错杂、虚实夹杂”的特点。“寒”为脾胃阳虚、心肾阳虚所表现出的虚寒；“热”为胃火旺盛、血热所表现出的实热和肾阴虚所表现出的虚热；“虚”包括气虚、血虚、阴虚和阳虚，其中气虚即肺气虚，血虚为肝血虚；“实”为实热、湿毒血热、脾胃气滞、胃气上逆、心络脉瘀阻和胃脘瘀血。

## 五、整体观念在提高辨证论治水平中的重要价值

我们近 10 年通过 10 万余临床案例的数据，初步分析、总结出了“一百个中医大夫给同一个人看病，会开出一百张不同的方子”这个问题的原因，有以下几个方面：①四诊症状和体征收集不完整；②对主要症状或体征的证型判别有误；③四诊症状和体征的定位错误（这方面是普遍存在的问题）；④由于四诊症状和体征的定位错误，会导致辨证的结论错误（这方面是根本原因）；⑤证候与方剂的对应不准确；⑥缺乏在“方证对应”基础上进行“药症对应”的理念与思维；⑦想当然的“病理药理”用药，偏离了辨证论治观念的指导；⑧对临床患者存在的复杂证候群认识不足；⑨忽略“三因制宜”的基本原则；⑩忽略病因在患者治疗康复中的重要作用，不能正确的提供如何避免病因、辨证施膳和生活起居的指导，对疾病的预后认识不足等。这些问题，归根到底，都在于辨证论治的过程中偏离了整体观念的指导。可见，整体观念对于提高辨证论治的水平具有重要价值。

总之，辨证论治的过程中“三定”是提高辨证准确性的主要步骤，“三对”是提高论治准确性的主要方法，还应考虑“三因制宜”的原则。从更大的范围来说，“三定、

三对、三宜”是存在于辨证论治过程中的基本路径，是实现理法方药精准对应的重要方法，是提高辨证论治主观结论与临床病证客观存在的吻合性之依据，但对于其内蕴的逻辑关系尚需要进行更深刻的研究和认识。

# 第三节　中医辨证论治过程中的数学逻辑关系

## 一、中医证候理论内蕴的数学逻辑关系

中医四诊的信息是辨证的主要依据，通过分析四诊的信息来判定病因、病位、病性，从而最后得出辨证的结论。然而，在辨证过程中是否存在着数学逻辑关系？是什么形式的数学逻辑关系问题？本节将做深入的探讨和研究。

### （一）证候与症状之间的数学关系

同一证候可以由不完全相同的症状组合而成，这其中便存在着证候与症状之间的数学逻辑关系问题。由表 1–3–1 可以看出，虽然脾气虚证和脾阳虚证的症状组合不完全相同，但用以诊断脾气虚证和脾阳虚证的症状是有限的，因而其组合也是有限的，且其集合是单一证候所有变量全集合中的子集合。亦即，症状之间的组合是证候与症状之间的数学关系。如果以 $z_1$、$z_2$、$z_3$……$z_i$ 表示用以诊断证候的不同症状，则有 $f(z)=z_1+z_2+z_3+\cdots\cdots+z_i$。可见，证候与症状之间也是简单的线性关系，其复杂性仅体现在症状构成数目的多少。

从表 1–3–1 也可以看出，用以诊断患者脾气虚证与脾阳虚证的主要症状有纳呆、腹痛、便溏、面色淡黄、手足发凉等，辨证过程一目了然，并不需要运用复杂的计算。

**表 1–3–1　以脾气虚证患者和脾阳虚证患者为例的四诊信息**

| 两种证型的不同患者 | | 四诊信息 |
| --- | --- | --- |
| 脾气虚证 | 患者 A | 腹痛，腹泻，腹鸣，舌质红，苔白薄，脉沉细 |
| | 患者 B | 腹泻，腹痛，纳呆，面色淡黄，舌质淡红，苔薄白，脉细 |
| | 患者 C | 便溏，腹痛，消瘦，乏力，舌质红，苔白，脉沉迟而弱 |
| 脾阳虚证 | 患者 A | 便溏，手足发凉，舌质淡红，苔白薄后白腻，脉沉细而弱 |
| | 患者 B | 腹痛，便溏，面色淡黄，手足发凉，舌质淡红，苔白薄，脉沉弱 |
| | 患者 C | 腹痛，腹泻，腹鸣，手足发凉，手足面色淡黄，舌质淡红，苔白薄，脉沉细 |

### （二）证候与病因、病位和病性之间的数学关系

病因、病位和病性是判定证候的三个基本要素。通过表 1–3–1 列举的 6 位脾气虚

证和脾阳虚证患者的症状表现不难发现，虽然不同患者的症状有差别，但其证候的判定模式相同，即脾气虚证 = 脾虚 + 气虚，脾阳虚证 = 脾虚 + 阳虚。可见，单一证候共性的表达模式为：证候 = 病因 + 病位 + 病性。如果用 z 表示证候，a 表示病因，b 表示病位，c 表示病性，则有 f（z）=a+b+c（其中 a 或 c 可以为 0）。

依据以上的讨论，可以得出中医辨证过程中症状与证候之间，以及病因、病位和病性与证候之间的数学表达式为：$z_1+z_2+z_3+\cdots\cdots+z_i=a+b+c=f(z)$。即线性关系是辨证过程的基本数学逻辑关系。

### （三）辨证过程中的数学逻辑关系

《中医诊断学》中提出的证候并不复杂，主要单一证候有 80 个左右，这比现代医学 5000 多种疾病对应的 5000 多种病理变化简单得多。那么，为什么中医的研究者会感觉证候是如此复杂呢？这还要从临床案例的实际数据说起。

从下文给出的两个临床案例可以看出，案例 1 有 10 个症状和体征，案例 2 有 15 个症状和体征。这两个案例看似复杂，但是按照症状与证候之间以及病因、病位和病性与证候之间的数学逻辑关系 $[z_1+z_2+z_3+\cdots\cdots+z_i=a+b+c=f(z)]$，先把复杂证候（$z_x$）进行整理归类，即把症状和体征按照脏腑和气血阴阳的定位属性进行分类，则很容易发现，症状群的出现是由于证候群的存在而造成的。

如果诊断证候 $Z_n$ 的症状由 $z_{n1}$，$z_{n2}$，$z_{n3}\cdots\cdots z_{ni}$ 组成，那么 X 个证候 $Z_n$ 的症状在 Y 个临床案例中出现的情况可以表示为：

$z_{33}$，$z_{11}$，$z_{x1}$，$z_{32}$，$z_{3i}$，$z_{21}$，$z_{x2}$，$z_{31}$，$z_{x3}$，$z_{12}$，$z_{23}$，$z_{13}$，$z_{xi}$，$z_{1i}$，$z_{22}$，$z_{2i}\cdots\cdots$；

通过整理以上复杂的多项式，则可以得到：

$z_{11}+z_{12}+z_{13}+\cdots\cdots+z_{1i}=Z_1$，

$z_{21}+z_{22}+z_{23}+\cdots\cdots+z_{2i}=Z_2$，

$z_{31}+z_{32}+z_{33}+\cdots\cdots+z_{3i}=Z_3$，

……

$z_{x1}+z_{x2}+z_{x3}+\cdots\cdots+z_{xi}=Z_x$。

最后可以得出，临床案例 Y 的证候 $F(z)=Z_1+Z_2+Z_3+\cdots\cdots+Z_x$。这便是证候群与症状群之间的数学关系，其复杂性的特点仅体现在单一证候个数的多少上面。

由此，案例 1 的 10 个症状和体征可以诊断为肾、脾两脏合胃腑的证候，包括 5 个单一证候和 2 个复合证候；案例 2 的 15 个症状和体征可以诊断为心、肺、肾、脾、肝五脏合胃腑的证候，包括 9 个单一证候和 2 个复合证候。

## 案例 1

解某，男，31 岁。初诊时间为 2010 年 1 月 15 日。

主诉：腰痛 6 年余，伴双下肢浮肿，近日加重。

现病史：患者 6 年前无明显诱因出现腰痛，伴双下肢浮肿。近日症状加重，伴胃胀、腹胀、乏力、畏寒、手足面色淡黄、下肢无力。睡眠可，二便调。舌质淡红、苔少后白薄微黄，脉沉迟细。

**表 1–3–2　症状群与证候群的临床分析（案例 1）**

<table>
<tr><td rowspan="3">症状及体征的脏腑及气血阴阳归属定位分析</td><td colspan="5">脏腑及气血阴阳</td></tr>
<tr><td>肾</td><td>脾</td><td>胃</td><td>阳</td><td>气</td></tr>
<tr><td>腰痛，下肢浮肿</td><td>腹胀，手足面色淡黄，下肢无力</td><td>胃胀</td><td>畏寒</td><td>乏力</td></tr>
<tr><td rowspan="3">症状与证候的辨证分析</td><td colspan="2">主要证候</td><td colspan="3">其他证候</td></tr>
<tr><td colspan="2" rowspan="2">肾阳虚：腰痛，下肢浮肿，畏寒，乏力</td><td colspan="3">脾阳虚（脾失运化、脾气郁滞）：腹胀，畏寒，乏力，手足面色淡黄，下肢无力</td></tr>
<tr><td colspan="3">胃阴虚（脾失和降、胃脘气滞）：胃胀</td></tr>
</table>

## 案例 2

党某，女，81。初诊时间为 2010 年 2 月 20 日。

主诉：心慌、气喘、心前区憋闷 1 年，伴下肢浮肿、乏力，近日加重。

现病史：患者 1 年前无明显诱因出现心慌、气喘、心前区憋闷，伴下肢浮肿、乏力，胃胀，食少，畏寒，乏力，口唇紫暗，面目浮肿，面色萎黄，下肢抽筋。舌质淡红边红、苔薄白，脉沉细、结代。

**表 1–3–3　症状群与证候群的临床分析（案例 2）**

<table>
<tr><td rowspan="3">症状及体征的脏腑及气血阴阳归属定位分析</td><td colspan="8">脏腑及气血阴阳</td></tr>
<tr><td>心</td><td>肺</td><td>肾</td><td>脾</td><td>胃</td><td>肝</td><td>阳</td><td>气</td></tr>
<tr><td>心慌</td><td>气喘憋闷，面目浮肿</td><td>下肢浮肿</td><td>面色萎黄，口唇紫暗</td><td>食少，胃胀</td><td>下肢抽筋</td><td>畏寒</td><td>乏力</td></tr>
<tr><td rowspan="5">症状及证候的辨证分析</td><td colspan="3">主要证候</td><td colspan="5">其他证候</td></tr>
<tr><td colspan="3">心阳虚：心慌，畏寒，乏力</td><td colspan="5">肾阳虚：下肢浮肿，畏寒，乏力</td></tr>
<tr><td colspan="3" rowspan="3">肺气虚（肺失宣降、肾不纳气）：气喘、憋闷，面目浮肿，乏力</td><td colspan="5">脾阳虚（脾失运化）：下肢乏力，面色萎黄，畏寒，乏力</td></tr>
<tr><td colspan="5">胃气虚（胃有瘀血、胃脘气滞）：食少，胃胀，口唇紫暗</td></tr>
<tr><td colspan="5">肝血虚：下肢抽筋</td></tr>
</table>

## 二、中医证候复杂性的根源

### （一）单一证候的数学结构

临床中可以见到多个不同的证候，同一种证候往往也会见到许多不同的情况。然而，每一个具体的单一证候到底有多少种不同的存在形式？目前，没有明确答案。这是研究上的缺失，也是中医证候复杂性的根本原因。

历史上没有明确提出同一个证候可能存在的不同形式，但“类方”的出现也侧面说明了同一个证候存在多种不同的情况，需要有相应的多种不同的方法和药物来治疗。例如，《伤寒论》中的麻黄汤类、桂枝汤类、柴胡汤类、承气汤类等类方即是“同证异治”的典范。

梳理一下可能存在多种不同形式的典型证候，其中最具有代表性的是脾气虚证。历代积累下来治疗脾气虚证的常用方剂有四君子汤、异功散、六君子汤、香砂六君子汤、健脾丸、参苓白术散、七味白术散、补中益气汤、枳术丸（曲蘖枳术丸、橘半枳术丸，香砂枳术丸）、小建中汤、黄芪建中汤、五苓散、二陈汤、苓桂术甘汤等 17 种，说明脾气虚证至少存在 17 种临床常见的不同的形式，而且还可能存在着更多没有被认识清楚的其他形式。

研究证候和症状之间的组合规律发现：一般证候和症状组合的关系式 $f(z)=z_1+z_2+z_3+\cdots\cdots+z_i$，在由最简式 $f(z)=z_1$ 向最终式 $f(z)=z_1+z_2+z_3+\cdots\cdots+z_i$ 的变化过程中，反映出的是点集拓扑结构，即证候的全集合表现出的是非线性关系。由此，可以建立证候的数学模型，计算单一证候可能存在的各种形式或全部形式。经计算，中医 80 个单一证候共有 $6.5\times10^5$ 种不同的存在形式。这表明，中医单一证候的内在变化非常复杂。

### （二）证候群数量的理论计算——超级巨大数据

通过分析以上案例发现，临床案例中症状群所反映出来的证候群较《中医诊断学》中证候复杂得多。如果中医的主要单一证候按 80 个计算，则 r 个单一证候组合成的证候群数目，可以用公式 $C_{80}^{r}=\dfrac{80!}{r!\ (80-r)!}$ 进行计算。例如，3 个单一证候组合的证候群的数目为 $C_{80}^{3}=\dfrac{80!}{3!\ (80-3)!}=\dfrac{80\times79\times78}{3\times2}=8.2\times10^4$ 个。以此类推，4 个单一证候复合一起的有 $1.5\times10^6$ 个，5 个单一证候复合一起的有 $2.3\times10^7$ 个，6 个单一证候复合一起的有 $2.8\times10^8$ 个，7 个复合单一证候一起的有 $2.9\times10^9$ 个，8 个单一证候复合

一起的有 $2.6\times10^{10}$ 个，9 个单一证候复合一起的有 $2.1\times10^{11}$ 个，10 个单一证候复合一起的有 $1.4\times10^{12}$ 个……这些数据比 80 个单一的证候复杂得多。

然而，临床实际中可能存在的证候群数量还远没有被真正计算出来。80 个单一的证候组合出的证候群数量，是在 80 个单一的证候只有一种形式的前提下得出的结果。如果单一证候存在多种形式，比如通过理论计算脾气虚证可能存在 608 种不同形式，那么由前面公式 $C_{80}^{r}=\frac{80!}{r!\ (80-r)!}$ 计算出的数据就要被放大 608 倍。最终数据按不同单一证候的不同存在形式的数量依次放大 80 次，大约有 $6.6\times10^{100}$ 个左右。这个数与数学和物理学中的“古戈尔”相像，是一个“超级巨大数据”，可能这才是中医证候复杂性的根结所在！

尽管人类 100 亿年也不可能“长全”了这些证候群，但是中医理论研究与临床实践则必须面对这个“超级巨大数据”中的一部分。如果从 80 个单一证候及其组合的层面来看，临床上会出现证候群相同的案例；如果再考虑单一证候的不同存在形式，临床上便很少会出现证候群相同的案例。从另一个角度来讲，只有先研究清楚中医证候可能存在的理论和临床形式及其复杂数据的存在形式，才能有目的地进行理论创新研究与临床疗效评价研究。否则，中医证候的基础研究会长期在“整体、模糊、复杂”到“系统、暗箱、多变”的怪圈中徘徊不前。

疾病变化的机制，是证候理论与病理理论共同研究的问题。从古至今，西方医学的发展和知识的创新依赖的是病理理论的发展。证候是理法方药的核心，中医理法方药知识的创新依赖于证候理论的发展。因此，中医证候基础研究，如果没有理法方药知识的创新，则不可能提高辨证论治的准确性。

通过数学逻辑逐步分析中医的辨证论治过程，简单的线性数学关系贯穿辨证过程始终的背后隐藏着一个“超级巨大”的证候群数据，这一数据反映了证候理论的复杂性。正视并研究这个“超级巨大数据”是中医理论体系核心内容——理法方药实现创新的必由之路，也是实现客观化评价中医学疗效乃至理论突破的关键所在。

## 第四节 人体的隐态系统、显态系统及四态五阶段辨证体系

### 一、人体隐态系统和显态系统

人体隐态系统和显态系统的理论认为，中医学理论构建的人体存在着两种形态结构功能系统。人体既存在着显性形态结构的显态系统，又存在着具有隐性形态结构的隐态系统。人体的结构及结构层次是由隐性形态结构的组织器官和显性形态结构的组织器官

共同组成的。由气衍生而成的、具有不可见形态结构的气化脏腑，为人体的隐态系统；气聚而成形所产生的、具有可见形态结构的五体五官等，为人体的显态系统。

隐态系统的气化脏腑具有隐性、不可见形态结构的特征，而显态系统的各个组成部分则是有显性、可见形态结构的特征。无论是隐态系统的隐性、不可见形态的结构，还是显态系统的显性、可见形态的结构，都具有层次性，并且高层次和低层次之间存在着双向因果关系。隐态系统中的“气”是最高层次，显态系统中的“五体”是最低层次。低层次是高层次的基础，低层次对高层次有向上的因果联系；高层次包含低层次，对低层次起支配作用，高层次对低层次有向下的因果联系。如此形成了高层次与低层次之间的辩证关系。

人体结构的层次性形成了一种立体网络式结构。以气为中心的隐态系统的隐性结构，充盈于显态系统中相应的各个部分，而隐态系统的各组成部分，又依附于相应的显态系统的不同部分，形成了纵向层次、横向层次或直接的、间接的交叉关系。

## 二、人体四态五阶段的辨证分析

在疾病的发展过程中，隐态系统有隐性病变和显性病变两种状态，显态系统也有隐性病变和显性病变两种状态。这四种病理状态在临床中，又呈现为五个阶段：即隐态系统的隐性病变单独存在，隐态系统的隐性病变和显性病变共同存在，隐态系统的病变与显态系统的隐性病变状态共同存在，隐态系统的隐性病变与显态系统的病变状态共同存在，隐态系统和显态系统的病变状态均共同存在。

致病因素作用于人体后，脉象、舌象为构成证候的第一序列症状，即隐态系统的隐性病变（异常的舌象与脉象，记为 Yy）；脏腑经络功能紊乱的表现构成证候的第二序列症状，即隐态系统的显性病变（脏腑经络功能紊乱的症状，记为 Yx）；形体、官窍、荣华等紊乱的表现构成证候的第三序列症状，即显态系统的隐性病变（形体、官窍、荣华等络属功能紊乱的症状，记为 Xy）；形体、官窍、荣华等变形的表现构成证候的第四序列症状，即显态系统的显性病变（即形体、官窍、荣华等络属变形的症状，记为 Xx），这样形成了隐态和显态系统的四种病变状态。在证候的发生过程中，这四种病变关系表现出了证候从产生到发展的五个阶段，反映出了证候从无到有、从简单到复杂、由初始到终结的全过程。具体见表 1–4。

**表 1–4　中医证候的发生过程及其表现出的五个阶段**

| 演化阶段 | 发生规律 | 中医证候的发生过程 |
|---|---|---|
| Ⅰ | Yy | 隐态系统的隐性病变单独存在 |
| Ⅱ | Yy+Yx | 隐态系统单独发病（包括隐性与显性病变） |
| $Ⅲ_1$ | Yy+Xy | 隐态系统的隐性病变与显态系统的隐性病变共同存在 |

续表

| 演化阶段 | 发生规律 | 中医证候的发生过程 |
|---|---|---|
| $Ⅲ_2$ | Yy+Yx+Xy | 隐态系统的隐性病变和显性病变与显态系统的隐性病变共同存在 |
| Ⅳ | Yy+Xy+Xx | 隐态系统的隐性病变与显态系统病变（包括隐性与显性病变）共同存在 |
| $Ⅴ_1$ | Yy+Yx+Xx | 隐态系统的隐性和显性病变与显态系统病变的显性病变共同存在 |
| $Ⅴ_2$ | Yy+Yx+Xy+Xx | 隐态系统和显态系统的病变（包括隐性与显性病变）共同存在 |

这四种病变状态，可能在临床上组合出现的大致为上述几种情况，从Ⅰ到Ⅴ，实际上也是人体发病的五个阶段，疾病的进展随一个阶段比一个阶段深入，所侵及的范围一个阶段比一个阶段大，往往从某个脏系的某个部分累及整个脏系，再损伤累及其他脏系。由此，便是“四态五阶段”的辨证体系。这一辨证体系，不仅系统地反映了疾病由轻到重、由浅入深的发展规律，也灵活地融入到中医学其他辨证体系中，为中医诊断学增添了新的内容。

## 三、人体隐态系统和显态系统与证候的拓扑结构

经研究结果证实，人体隐态系统和显态系统的理论所推证出的四个病变状态，恰好是证候的四个拓扑不变量；证候在疾病发展过程中表现出的五个阶段，恰好是证候内在演化规律的具体体现，是证候的四个拓扑不变量第一次衍生的结果；证候的四个拓扑不变量第二次衍生出的子集合，展现出证候内在演化规律的全貌，反映出了证候内蕴的拓扑结构的数学机制，这使千年的中医学理论重新彰显出了科学的内涵。这种对证候自身内在演化规律的阐释和揭示，不仅可以实现证候自身动态演化过程中出现的不同子集合与治则治法和方药的精准对应，还带动了治则治法和方剂的创新，为证候诊断标准的制定和现代疾病中医诊断标准的制定提供了理论依据。

运用人体隐态和显态系统的理论可以揭示中医证候的自身内在变化规律，再对证候动态演化规律进行认真细致地观察，继而导出中医证候内蕴的拓扑结构，挖掘出中医理论体系核心内容证候中的数学机制，这将给中医理论注入新鲜的血液并为中医理论的发展产生巨大的动力。因此，我们可以展望未来的研究领域，开展中医证候动态演化规律的关键科学问题研究，将挖掘出的证候拓扑结构数据来实现对证候动态演化规律全貌的进一步认识；可以进一步阐释中医证候诊断标准的科学内涵，建立起中医证候的诊断标准，并为中医理论现代语言的诠释提供了新的概念；可以深入研究中医辨证论治过程中理法方药的结构数据，来阐明方剂配伍的科学内涵；可以建立起中医知识创新数据平台，带动理法方药知识的创新，丰富和发展中医理论，促进辨证论治水平的大幅提高，提升中医理论在世界自然科学知识体系中的地位。

# 第五节　中医诊疗原型系统及其基本结构

人体疾病的种类有限，人体证候的数量也有限。因此，同一人体在同一时期或时间内可能患有疾病的种类与存在证候的数量也是有限的。但是，这种有限的数量有没有规律性和极限性，这是一个非常值得深入研究的课题。中医临床疗效评价体系的建立与证候结构、理法方药精准对应方法和辨证论治评价体系等关键科学问题的解决紧密相关。除此之外，中医理论体系蕴含的诊疗原型也与之密不可分，中医诊疗原型系统揭示了个体承载疾病与证候数量的极限和内在规律性，还原了中医诊疗原型系统的基本结构，是中医临床疗效评价体系框架建立的基础。基于以上思路，我们依据临床脏腑证候群的丰富数据，提出了中医诊疗原型系统及其基本结构的理论，将具体从脏腑证候群的数据分析、“五脏系同病”的观点等方面来论述。

## 一、临床客观存在的复杂证候群

### （一）临床复杂证候群

中医临证时，单一存在的证候并不复杂，复杂的是证候群的存在，即患者可能会同时存在 3 个或 3 个以上的单一证候，甚至同时存在 8 个、9 个、10 个及更多的单一证候。这一点一直被临床辨证论治和理论研究忽略了，而提出这样一个问题，很多人也会不理解。

为此，举一个例子。有一位 76 岁的男性患者，诊治时可以判定他同时患有的疾病有高血压、脑动脉硬化、白内障、慢性支气管炎、肺气肿、冠心病心肌缺血、胆汁反流性胃炎、慢性胆囊炎、胆结石、脂肪肝、糖尿病、高脂血症、痛风、关节炎、痔疮等 14 种。其中，每一种疾病都有相应的“病理”，那么 14 种疾病有 14 种不同的病理，治疗需要 14 类不同的药物。从现代医学的角度，理解起来相对容易。如果从中医学角度，这位患者可能存在会 10 多个不同的单一证候，理解起来是否能容易被接受呢？事实就是这样。通过下面的案例分析，可以有些感悟。

**案例 1**

孔某，男，60 岁。初诊时间为 2010 年 1 月 16 日。

主诉：时有便干、不畅、肛门下坠感 2 个月，伴脘腹胀闷不适，近 3 周加重。

现病史：患者 2 个月前无明显诱因出现时有便干、不畅、肛门下坠感，脘腹胀闷不适。近 3 周症状加重，伴有口苦，乏力，畏寒，面目浮肿，左耳鸣，手足、面色淡黄，下肢浮肿、无力，头发斑白，睡眠差，多梦易醒。小便调。舌质淡白红，苔白薄，脉沉细。

检查：心电图示心肌缺血；胃肠镜示慢性结肠炎，慢性胃炎、胆汁反流；B 超示未见异常。

西医诊断：

主要诊断：慢性结肠炎、便秘；慢性胃炎、胆汁反流、胃肠动力不足。

其他诊断：冠心病心肌缺血。

中医诊断：

主要诊断：便秘。

其他诊断：胃胀；腹胀；口苦；水肿。

依据本案例的四诊症状和体征，对其进行辨证分析，见表 1–5–1 和表 1–5–2。

**表 1–5–1　四诊症状和体征的脏腑及气血阴阳归属定位分析（案例 1）**

| 脏腑及气血阴阳 | | 四诊症状和体征 |
|---|---|---|
| 五脏 | 心 | 主神：多梦易醒 |
| | 脾 | 主运化：腹胀；黄色：手足、面色淡黄；四肢：下肢无力；口：口苦 |
| | 肝 | — |
| | 肾 | 主水：下肢浮肿；发：头发斑白；耳：左耳鸣 |
| | 肺 | 主通调水道：面目浮肿 |
| 五腑 | 小肠 | — |
| | 胃 | 主和降：胃胀 |
| | 胆 | — |
| | 膀胱 | — |
| | 大肠 | 主传导：便干、肛门下坠感 |
| 气血阴阳 | 气 | 乏力 |
| | 血 | — |
| | 阴 | — |
| | 阳 | 畏寒 |

**表 1–5–2　中医四态五阶段辨证分析（案例 1）**

<table>
<tr><td rowspan="2">隐态系统</td><td>隐性病变</td><td colspan="7">舌质淡白红，苔白薄，脉沉细</td></tr>
<tr><td>显性病变</td><td>便干，大便不畅</td><td>腹胀，畏寒，乏力</td><td>胃胀</td><td>口苦</td><td>多梦易醒，畏寒，乏力</td><td>畏寒，乏力</td><td>乏力</td></tr>
<tr><td rowspan="2">显态系统</td><td>隐性病变</td><td>肛门下坠感</td><td>面色、手足淡黄，下肢无力</td><td>—</td><td>—</td><td>—</td><td>左耳鸣，头发斑白</td><td>—</td></tr>
<tr><td>显性病变</td><td>—</td><td>—</td><td>—</td><td>—</td><td>—</td><td>下肢浮肿</td><td>面目浮肿</td></tr>
</table>

续表

| 证候群 | 大肠有热，津亏传导不利，中气下陷 | 脾阳虚，脾失运化，脾气郁滞 | 胃失和降，胃脘气滞 | 肝气虚 | 心阳虚 | 肾阳虚 | 肺气虚，肺失宣降 |
|---|---|---|---|---|---|---|---|
| 治法 | 润肠泄热，行气通便，升阳举陷 | 温脾祛寒，理气，养荣 | 和胃消胀 | 补肝气，强肝泄 | 温心祛寒，养心安神 | 温肾祛寒，利水消肿，聪耳，乌发 | 益肺气，宣肺消肿 |
| 对应方剂或药物 | 麻子仁丸，补中益气汤 | 附子理中丸，木香，厚朴 | 保和丸 | 酸味补肝汤 | 养心汤，附子汤 | 济生肾气丸，耳聋左慈丸，何首乌 | 四君子汤，五皮饮 |

本案例的患者出现了 15 个具体的症状和体征，通过辨证分析出 7 个单一证型。虚证有气虚、阳虚证，实证有热邪、气滞、水湿证。气虚在肝肺，阳虚在心、肾和脾；热证为大肠实热，气滞在脾胃，水湿在肺肾。虚寒则在心、肾和脾三个脏。其“寒热虚实”错杂的复杂程度，从上面本案例的图 1-5-1 中可见一斑。

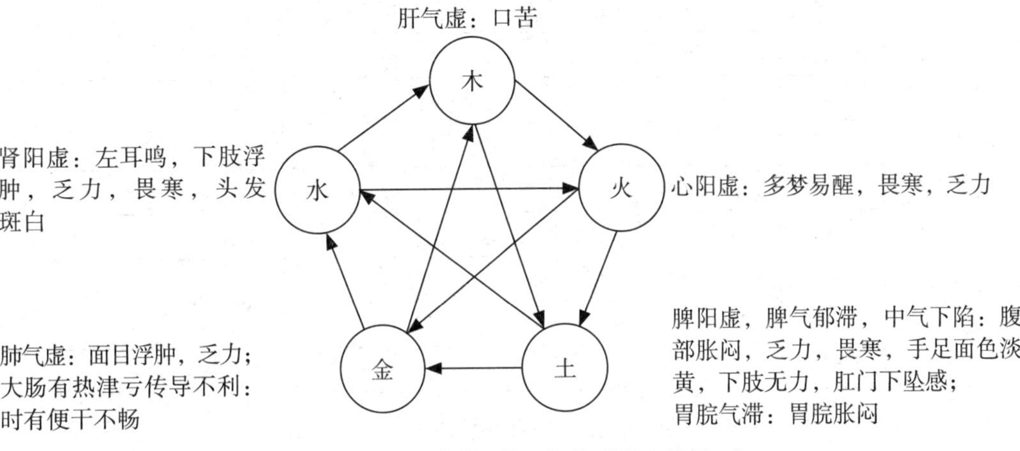


**图 1-5-1　五脏病证的五行关系图（案例 1）**

**案例 2**

安某，女，53 岁。初诊时间为 2007 年 12 月 31 日。

主诉：胸闷、胸痛 3 个月余，走路及劳累后明显，伴气短、喘促，近日加重。

现病史：患者 3 个月前无明显诱因出现胸闷、胸痛，走路及劳累后明显，伴气短、喘促，近日症状加重。另伴有心慌、憋气、烦躁、乏力、潮热、汗多、口苦、口干、眼涩、面目浮肿、面颧潮红、口唇红紫；双手胀肿，手、膝关节痛，后背酸痛，腰痛，下肢浮肿、无力；睡眠多梦易醒，大便秘结，小便调；舌质淡红、尖红，苔白薄，脉弦数。

检查：心电图示心肌缺血，心率为 102 次 / 分钟，血压为 154/97mmHg；B 超示未见异常。

西医诊断：冠心病心肌缺血、心绞痛；高血压。

中医诊断：

主要诊断：胸痹；喘证。

其他诊断：心悸；汗证；水肿；腰痛；痹证。

依据本案例的四诊症状和体征，对其进行辨证分析，具体结果见表 1–5–3 和表 1–5–4。

**表 1–5–3　四诊症状和体征的脏腑及气血阴阳归属定位分析（案例 2）**

| 脏腑及气血阴阳 | | 四诊症状和体征 |
| --- | --- | --- |
| 五脏 | 心 | 主血脉：心慌，胸痛；主神：烦躁，多梦易醒；汗：汗多；面：面颧潮红 |
| | 脾 | 四肢：双手胀肿，下肢无力；口：口苦，口干；唇：口唇红紫 |
| | 肝 | 目：眼涩 |
| | 肾 | 肾府：腰痛；主骨：后背酸痛，手、膝关节痛；主水：下肢浮肿 |
| | 肺 | 主气：气短，喘促；主宣发、肃降：胸闷，憋气；主通调水道：面目浮肿 |
| 五腑 | 小肠 | — |
| | 胃 | — |
| | 胆 | — |
| | 膀胱 | — |
| | 大肠 | 主传导：便秘 |
| 气血阴阳 | 气 | 乏力 |
| | 血 | — |
| | 阴 | 潮热 |
| | 阳 | — |

**表 1–5–4　中医四态五阶段辨证分析（案例 2）**

| | | | | | | | | | |
| --- | --- | --- | --- | --- | --- | --- | --- | --- | --- |
| 隐态系统 | 隐性病变 | 舌质淡红尖红，苔白薄，脉弦数 | | | | | | | |
| | 显性病变 | 胸痛，心慌，多梦易醒，烦躁，潮热，乏力 | 气短，喘促，胸闷，憋气，潮热，乏力 | — | 口苦 | 乏力 | 便秘 | — | 腰痛，潮热，乏力 |
| 显态系统 | 隐性病变 | 面颧潮红 | — | 口干，口唇红紫 | — | 下肢无力 | — | 眼涩 | 后背酸痛，手、膝关节痛 |
| | 显性病变 | 汗多 | 面目浮肿 | — | — | 双手胀肿 | — | — | 下肢浮肿 |
| 证候群 | | 心气阴两虚，心络脉瘀阻 | 肺气阴两虚，肺失宣降，肾不纳气 | 胃热，有瘀血 | 肝气虚 | 脾气虚，脾失运化 | 大肠有热，传导不利 | 肝血虚 | 肾气阴两虚 |

续表

| 治法 | 益心气敛汗，滋心阴，退虚热，安神除烦，通心络止痛 | 益肺气，宣肺平喘，宽胸顺气，消肿 | 清胃，化瘀 | 补肝气，强肝泄 | 健脾益气，渗湿消肿 | 润肠泄热，行气通便 | 补肝血，明目 | 补肾气，滋肾阴，退虚热，健骨，利水消肿 |
|---|---|---|---|---|---|---|---|---|
| 对应方剂或药物 | 天王补心丹，胡黄连，牡蛎散，丹参饮 | 苏子降气汤，沙参麦冬汤，瓜蒌，薤白，五皮散 | 丹参饮，天花粉 | 酸味补肝汤 | 四君子汤，五苓散 | 麻子仁丸 | 杞菊地黄丸 | 济生肾气丸，独活寄生汤，知母，黄柏 |

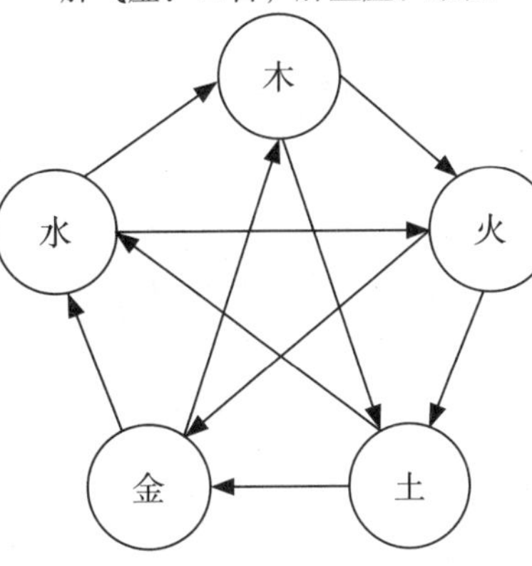


**图 1–5–2　五脏病证的五行关系图（案例 2）**

本案例的患者出现了 26 个具体的症状和体征，通过辨证分析，得到了 11 个单一证型，其中有 6 个单一证型可以合并为三个不同脏的 3 个复合证候，而这 3 个复合证候恰好都是气阴两虚型，并且脏腑证候中也只有心、肺、肾这三个脏可以有气阴两虚型的证候，在这个案例中全部出现了。

本案例的患者的 11 个单一证型中，虚证有气虚、阴虚、血虚证，实证有热邪、瘀血、水湿证。气虚是心、肝、脾、肺、肾五脏都存在，阴虚表现在心、肺、肾三个脏，血虚在肝脏。热证在心、肺、肾三个脏时为虚热，在胃、大肠两腑时为实热；瘀血在心胃，水湿在肺和肾。从图 1–5–2 可见本案例“虚热、实热”错杂的复杂性。

**案例 3**

林某，女，63 岁。初诊时间为 2007 年 8 月 14 日。

主诉：胃脘痞满半年余，伴纳呆、食少、乏力，近日加重。

现病史：患者半年前无明显诱因出现胃脘痞满，伴纳呆、食少、乏力。近日症状加重，且伴有烧心、胃胀、呃逆、胃凉、消瘦、口苦、口干、口涩、腹寒、心慌、气短、胸闷、憋气、眼涩、畏寒、汗多、头晕、耳鸣、面色淡黄、口唇发紫、手足麻木、手足发凉、腰痛、足心热。睡眠差，多梦易醒。大便秘结，3～4 日一次，小便通畅。舌质红尖红，苔少后薄白，脉沉弱。

检查：心电图示心肌缺血；胃肠镜示慢性胃炎伴萎缩、糜烂、胆汁反流，慢性结肠炎；B 超示未见异常。

西医诊断：

主要诊断：慢性胃炎伴萎缩、糜烂、胆汁反流，胃肠动力不足；慢性结肠炎、便秘。

其他诊断：冠心病心肌缺血。

中医诊断：

主要诊断：痞证。

其他诊断：呃逆；口苦；便秘；心悸；胸痹；腰痛。

依据本案例的四诊症状和体征，对其进行辨证分析，具体结果见表 1–5–5 和表 1–5–6。

**表 1–5–5　四诊症状和体征的脏腑及气血阴阳归属定位分析（案例 3）**

| 脏腑及气血阴阳 | | 四诊症状和体征 |
|---|---|---|
| 五脏 | 心 | 主藏血：心慌；主神：多梦易醒；汗：汗多 |
| | 脾 | 主运化：腹凉，纳呆；黄色：面色淡黄；肌肉：消瘦；四肢：手足发凉；口：口苦，口干，口涩；唇：口唇发紫 |
| | 肝 | 主藏血：头晕，手足麻木；目：眼涩 |
| | 肾 | 肾府：腰痛；耳：耳鸣 |
| | 肺 | 主气：气短；主宣发、肃降：胸闷，憋气 |
| 五腑 | 小肠 | — |
| | 胃 | 主受纳：食少；主和降：胃脘痞满，烧心，胃胀，呃逆，胃凉 |
| | 胆 | — |
| | 膀胱 | — |
| | 大肠 | 主传导：便秘 |
| 气血阴阳 | 气 | 乏力 |
| | 血 | — |
| | 阴 | 足心热 |
| | 阳 | 畏寒 |

**表 1–5–6　中医四态五阶段辨证分析（案例 3）**

<table>
<tr><td rowspan="2">隐态系统</td><td>隐性病变</td><td colspan="8">舌质红尖红，苔少、后薄白，脉沉弱</td></tr>
<tr><td>显性病变</td><td>胃脘痞满，烧心，呃逆，胃胀，胃凉，食少</td><td>口苦，口涩</td><td>纳呆，腹凉，畏寒，乏力</td><td>心慌，多梦易醒，畏寒，乏力</td><td>头晕</td><td>腰痛，畏寒，乏力</td><td>气短，胸闷，憋气，乏力</td><td>便秘</td></tr>
</table>

续表

| 显态系统 | 隐性病变 | 口干，口唇发紫 | — | 面色淡黄，手足发凉 | 足心热 | 手足麻木，眼涩 | 耳鸣，足心热 | 足心热 | — |
|---|---|---|---|---|---|---|---|---|---|
| | 显性病变 | — | — | 消瘦 | 汗多 | — | — | — | — |
| 证候群 | | 胃阴阳两虚，胃火旺盛，胃有瘀血，胃失和降，胃脘气滞，胃气上逆 | 肝气虚 | 脾阳虚，脾失运化 | 心阴阳两虚 | 肝血虚 | 肾阴阳两虚 | 肺气阴两虚，肺失宣降 | 大肠津亏，传导不利 |
| 治法 | | 温胃祛寒，滋阴降火，理气消痞，降逆止呃 | 补肝气，强肝泄 | 温脾祛寒，健脾养荣 | 温心祛寒，滋心阴，退虚热，安神，敛汗 | 补肝血，明目，荣筋 | 温肾祛寒，滋肾阴，退虚热，聪耳 | 补肺气，滋肺阴，退虚热，宽胸顺气 | 润肠，泄热，行气，通便 |
| 对应方剂或药物 | | 玉女煎，丹参饮，橘皮竹茹汤，麦门冬汤，理中汤 | 酸味补肝汤 | 健脾丸，附子理中丸 | 天王补心丹，养心汤，胡黄连 | 杞菊地黄丸，木瓜，鸡血藤 | 肾气丸，知母，黄柏，耳聋左慈丸 | 瓜蒌薤白半夏汤，四君子汤，紫苏子，地骨皮 | 麻子仁丸 |

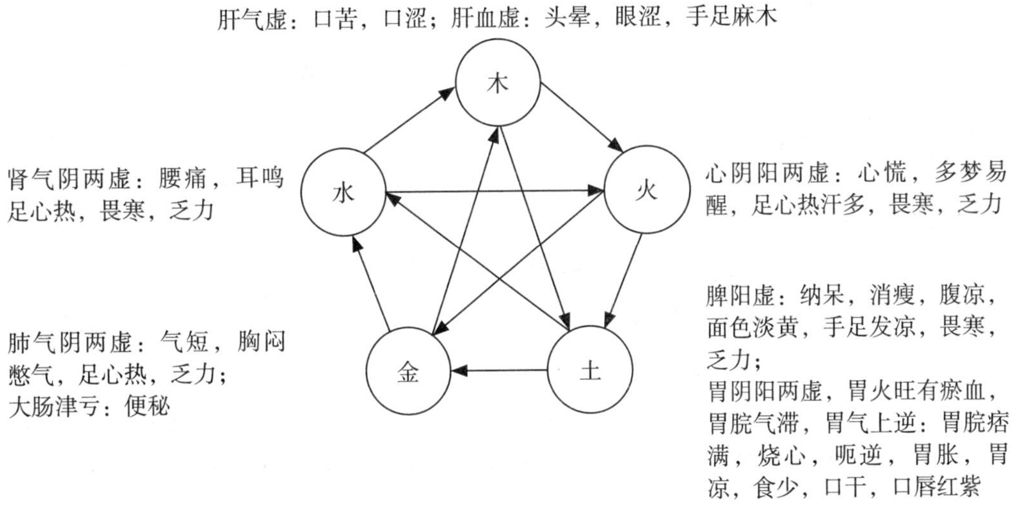

肝气虚：口苦，口涩；肝血虚：头晕，眼涩，手足麻木

木

肾气阴两虚：腰痛，耳鸣足心热，畏寒，乏力

水

火

心阴阳两虚：心慌，多梦易醒，足心热汗多，畏寒，乏力

脾阳虚：纳呆，消瘦，腹凉，面色淡黄，手足发凉，畏寒，乏力；

胃阴阳两虚，胃火旺有瘀血，胃脘气滞，胃气上逆：胃脘痞满，烧心，呃逆，胃胀，胃凉，食少，口干，口唇红紫

肺气阴两虚：气短，胸闷憋气，足心热，乏力；

大肠津亏：便秘

金

土

**图 1–5–3　五脏病证的五行关系图（案例 3）**

本案例的患者出现了 32 个具体的症状和体征，通过辨证分析，得到了 12 个单一证型，其中有 8 个单一证型可以合并为三个不同脏的 3 个复合证候与一个腑的 1 个复合证候，其中恰好有 3 个复合证候都是阴阳两虚型，并且脏腑证候中也只有心、肾、胃这三个脏腑可以有阴阳两虚型的证候，在本案例中全部出现了。

本案例患者的 12 个单一证型，虚证有气虚、血虚、阴虚、阳虚证，实证有热邪、瘀血、气滞证。气虚在肝和肺，血虚在肝脏，阴虚表现在心、肺、肾、胃四个脏腑，阳虚表现在心、肾、脾、胃四个脏腑。热证在心、肺、肾三个脏时为虚热，在胃腑时为阴

虚火旺，在大肠时为实热；瘀血、气滞在胃腑。虚寒则在心、肾、脾、胃四个脏腑。从图 1-5-3 可见本案例“寒热虚实”错杂的复杂性。

### （二）对复杂证候群认知上的缺陷

目前，中医临床中形成了一种被普遍接受的思维习惯，即试图用一两个证型来概括、说明患者的病情或病机的变化。但是，相关临床病例的结果表明：患者个体的证候分型最多达 14 个；存在 3 个及以上证候分型的患者占比大于 96%，证候分型为 1～2 个的患者占比不足 4%；其中证型在 3～10 个的患者占比接近 94%，证型在 4～8 个的患者占比近 72%。这些数据表明，临床中的病例若普遍用 1～2 个证候分型来完成辨证则与临床实际有很大差异。这种差异是对证候群存在认知上的缺陷造成的，降低了辨证的准确性。其根本原因是辨证的过程偏离了整体观念的基本要求，用依据不完整或局部的四诊资料信息完成的辨证分型代替了临床实际完整的辨证分型。而使用片面的论治方法和处方所治疗的客观病证，自然疗效不高，也严重阻碍了证候理论的研究、应用和发展。

### （三）复杂证候群的客观实在问题

如果把存在的 3 个或 3 个以上的证候称为证候群，那么在有限的空间模型中，确实存在着许多复杂的证候群。许多患者往往都有复杂的证候群，尤其是病证多而复杂的患者。单个证候的症状构成可能是简单的，但在对每个证候都辨析清楚之前，客观存在于症状群中的证候群确实是复杂的。

研究过程中，临床资料中分析出来的数据又带来了一系列问题，复杂证候群是客观实在的，但是复杂证候群到底会有多复杂？即证候群中单一证型出现在个体上的有限数量的最大数值是多少；证候群出现在群体上有没有规律性；证候群的分布规律是否能映射出中医理论诊疗系统的结构；等等。若要探讨和回答这些问题，仍然需要从临床数据中去分析，从中医理论体系的固有规律中去挖掘，中医理法方药知识创新的源泉始终是临床数据。

## 二、证候群映射出的病机演变过程中的趋向与终点

### （一）证候群存在的脏腑病机理论问题

对于临床中复杂证候群的内在规律的解释，一是要基于中医病因病机的理论，二是要基于中医脏腑功能相关联的理论。因为，证候以及证候群是病机演变的反映；而病机的演变是在脏腑相关联的基础上出现的。

中医五脏系统在临床中出现的复杂证候群，体现出了五脏系病机演变的过程。临床中的“多个脏系同时发病”是普遍存在的规律；而“五脏系同病”，是病机演变过程中

的趋向与终点，映射出的是中医诊疗原型系统及其基本结构，对其内在机制进行深入的研究，将会为中医临床疗效评价体系的建立提供基础和依据。

### （二）脏腑证候的数据分析及讨论

在收集临床数据的过程中，应按照整体观念的原则，全面、完整的收集每一个患者的四诊信息，将其进行脏腑和气血阴阳分类，再进行辨证分析。如此，我们从完整临床案例资料中随机抽取了 6975 份案例，对其进行脏腑证候的数据分析。

结果表明，脏腑证候的分布呈现出了中医脏腑理论的特征，即五脏系的有机整体性。首先，单一五脏证候的分布规律如下：心脏的证候出现 5512 例，肝脏的证候出现 4248 例，脾脏的证候出现 6771 例，肺脏的证候出现 4290 例，肾脏的证候出现 5340 例。具体见图 1–5–4。

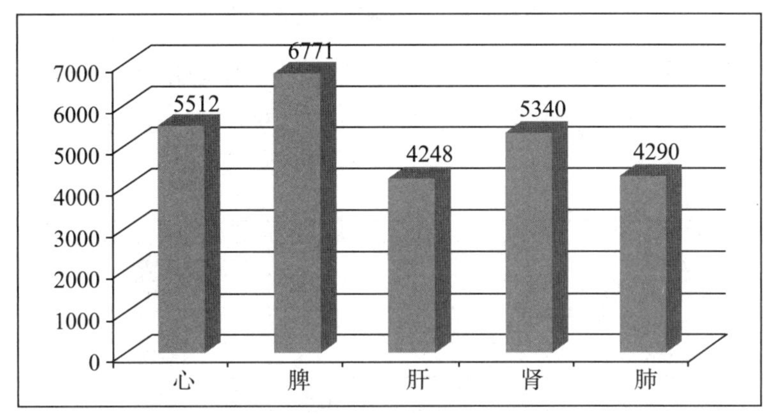


**图 1–5–4　单一五脏证候分布图**

进一步数据分析的结果显示，两脏同时出现证候的有 893 例，三脏同时出现证候的有 1339 例，四脏同时出现证候的有 1730 例，五脏同时出现证候的有 2612 例。具体见图 1–5–5。

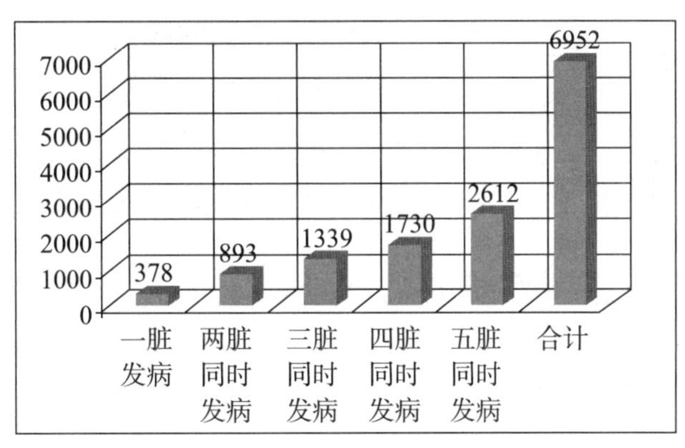


**图 1–5–5　五脏相关发病趋向图**

如果按脏系来分析数据，心系（心与小肠）出现证候的有 5513 例、肺系（肺与大肠）出现证候的有 5171 例、肝系（肝与胆）出现证候的有 4264 例、脾系（脾与胃）出现证候的有 6916 例和肾系（肾与膀胱）出现证候的有 5666 例。具体见图 1–5–6。

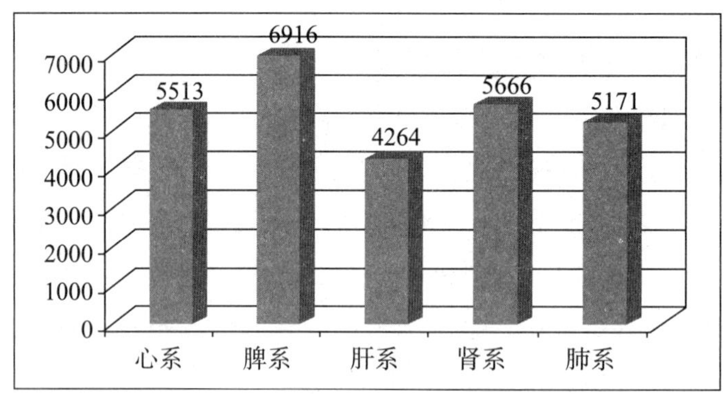


**图 1–5–6　单一脏系证候分布图**

进而，单一脏系出现证候的有 226 例，两脏系同时出现证候的有 635 例，三脏系同时出现证候的有 1259 例，四脏系同时出现证候的有 1998 例，五脏系同时出现证候的有 2853 例。具体见图 1–5–7。

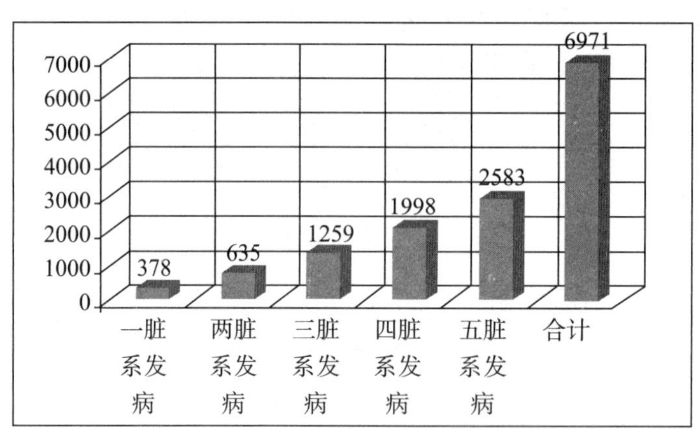


**图 1–5–7　五脏系相关发病趋向图**

从以上数据的分析可以看出，“多个脏系同时发病”是临床中普遍存在的规律，而病证发展的最终结局是“五脏系同时发病”。也就是说，“五脏系同病”是中医临床病机演变过程中的趋向与终点，反映出的是中医诊疗原型系统及其基本结构。

## 三、中医诊疗原型系统的基本结构

### （一）中医“五脏系同病”趋向的问题

中医脏腑理论体系内在的基本规律决定了中医对人体发病规律的认识。其中整体观念尤为重要，而整体观念则正是从中医对人体的脏腑功能、病机变化、诊疗方法以及处方用药中体现出来的。“五脏系同病”是脏腑病机演变过程中的趋向与终点，是上述临床数据分析的结果，恰好也是整体观念的具体体现。

从临床数据和分析结果可以看出，“五脏系同病”是一个趋向。人体发病时，到了一定的程度，五脏系统都会出现病证，这是一个必然的结果。同时，“五脏系同病”也是人体发病的一个过程，共同的发病路径是从单一脏系发病、两个脏系发病、三个脏系发病、四个脏系发病，最后到五个脏系都发病。

### （二）中医诊疗原型系统的基本结构

“五脏系同病”的理念是有一定的理论基础的。目前，中医五行学说和脏腑经络理论中有关五行生克制化与五脏系统关系的论述，是对“五脏系同病”最好的诠释。“五脏系同病”反映出的是病机演变过程中的基本结构，针对这一基本结构，相互对应的是中医诊疗系统，体现出的是中医学的诊疗原型。

查阅文献可以发现，“五脏系同病”的观念虽然没有被明确提出来，但是已经隐喻在其中，具有代表性的是张仲景《金匮要略》中的肾气丸和钱乙《小儿药证直诀》中的六味地黄丸，均表达了一种补肾脏兼调四脏的治疗理念。这种“五脏同调同治”的观念与“五脏系同病”的观念非常相近，但其重要性一直被忽视和遗忘。

总之，“多个脏系同时发病”是在临床中普遍存在的规律；而“五脏系同病”是中医临床病机演变过程中的趋向与终点，反映出的是中医诊疗原型系统及其基本结构，对其内在规律的进一步认识和深刻的揭示将会为中医临床疗效评价体系的建立提供基础和依据。

## 附　Ⅰ.中医辨证论治与心为君主之官理论的关系

《黄帝内经》中有一个重要的命题：心为君主之官，心为五脏六腑之大主。但是现今在临证中已逐渐疏远和淡化“心为中医学的人体‘中枢’”的理论。作为奠定了中医辨证论治和方剂学基础的《伤寒论》，是否体现了《黄帝内经》中的这一命题呢？从表面上看，《伤寒论》六经病变所涉及的脏腑气血经络病证的理法方药，似乎不是以心为主，但若对《伤寒论》中已存在的完整信息进行搜索，归纳比较，还原出《伤寒论》产生的原本临证真实背景，用《伤寒论》自己的语言来评析《伤寒论》，从理法方药四个方面深入揭示心为君主之官的具体内涵，便可启迪思维，把认识论的结论回归到本体论的实在中去，最终达到求真而得实之目的，以重新彰显中医学心为君主之官的重要理论价值和临证意义。

## 一、理寓论中：病因侵袭，它病及心，心伤有症

《素问·六节藏象论》说："心者，生之本，神之变也，其华在面，其充在血脉。"心在人体中的地位和作用，从《黄帝内经》的论述上即可见其意义重大。心主宰五脏，统领六腑，畅通经络。心的功能正常则五脏六腑经络平安；心的功能异常，则五脏六腑经络受损。反之，五脏六腑经络的功能正常，心的功能也健旺；五脏六腑经络的功能异常，心的功能也受损。因而，《素问·灵兰秘典论》中又说："心者，君主之官也，神明出焉……主明则下安……主不明则十二官危。"《伤寒论》中六经病证虽然多不是直接论及心的，但对其基本内容分析归纳后发现，不同因素累及心而出现的症状及其频次是在五脏六腑中最多的。下表为《伤寒论》中心的功能异常所表现出的症状，以及引起其他脏腑功能失常所表现出的症状，从中可窥见一斑。

**表 1-6-1 《伤寒论》中心及其络属功能异常出现的主要症状（198 个）**

| | |
|---|---|
| 血脉（11） | 心痛，心中结痛，心下必痛，心下满微痛，短气，短气但坐，少气，虚羸，额上陷脉急紧，（肤色）赤，头痛未止 |
| 神（83） | 悸，心悸，心中悸，心动悸，心下悸，脐下悸，叉手自冒心，手叉自冒心，气从少腹上冲心，惊，烦惊，惊痫，惊狂，怵惕，惕而不安；<br>烦，微烦，郁郁微烦，微烦不了了，日暮微烦，不烦，时自烦，小烦，大烦，内烦，烦热，发烦，复烦，复时烦，益烦，胸烦，心乱，心烦，心中烦，烦乱，更烦，烦逆，烦躁，躁烦，暴烦，心烦不得安，昼日烦躁不得眠，夜而安静，虚烦，虚烦不得眠，心中懊侬，烦躁欲死，躁，躁无暂安时，躁不得卧，手足躁扰；<br>狂，惊狂，发狂，奄然发狂，狂暴出，狂暴微；<br>不得眠，不得卧，不能卧，但欲起，不得卧寐，卧起不安，反复颠倒；<br>但欲寐，但欲卧，嗜卧，欲眠睡，欲卧，多眠睡，蜷，蜷卧，人反静，身蜷；<br>心恍惚，不识，独语如见鬼状，如见鬼状，谵语，暮则谵语，捻衣摸床，循衣摸床，郑声，重语 |
| 汗液（27） | 汗，小汗出，汗出少，汗多，汗出多，多汗，汗过多，大汗，大汗出，汗出不止，汗遂漏不止，漐漐汗出，汗出濈濈然，濈濈然微汗出，濈然汗出，手足濈然汗出，身濈然汗出，手足漐漐汗出，自微汗出，自汗出，汗自出，微盗汗，盗汗出，头出汗，额上微汗出，头微汗出，额上生汗 |
| 舌（5） | 不能言语，声不出，语言必乱，语言难出，口苦 |
| 面（6） | 面垢，面少赤，面色赤，面合色赤，面色反有热色，面色缘缘正赤 |
| 脉（66） | 不出，不还，不至，无脉，晬时脉还，阴阳俱停，暴出，绝，欲绝；<br>沉而迟，沉紧，迟，迟浮弱，乍紧，结，代，结代，沉结，促，大，短，涩；<br>微，微涩，甚微，微而绝，微浮，微缓，微厥，微弱，微弱数，微涩，微细，微细沉，微欲绝，微数，暴微，虚，虚浮，浮虚而涩，缓，弱，不弦紧而弱；<br>浮大，浮而紧，浮而数，浮弱，浮数，浮而动数，浮缓，洪大，滑而急，数，数急，细，细沉数，细数，细欲绝，阳脉微，阴脉微，阳微阴涩而长；<br>寸脉沉而紧，寸脉沉而迟，寸脉浮数，寸口脉浮而大，寸缓 |

表 1-6-2 《伤寒论》六经病证症状与脏腑对应的数量和频次

| 症状 | 脏腑 | | | | | | | | | |
|---|---|---|---|---|---|---|---|---|---|---|
| | 心 | 肝 | 脾 | 肺 | 肾 | 小肠 | 胆 | 胃 | 大肠 | 膀胱 |
| 个数 | 198 | 61 | 63 | 74 | 31 | 0 | 4 | 110 | 71 | 26 |
| 频次 | 417 | 73 | 97 | 177 | 37 | 0 | 4 | 234 | 167 | 72 |

综上，在《伤寒论》六经病证的各个阶段，不同的致病因素侵袭机体产生各种病变，这些因素和病变又会直接或间接影响到心，使心及其络属功能出现紊乱。从而导致与心相关联的若干病变和症状，自始至终遍及六经病证的全过程。

## 二、法随证立：保心护心，清心养心，摄心救心

《黄帝内经》奠定了中医学的治疗大法，《伤寒论》在临证应用中实践并发展了《黄帝内经》所提出的治疗大法。对八法的应用，可从《伤寒论》论及的用其治疗五脏六腑病证出现的频次统计分析处理中有较明晰的了解，见表 1-6-3。

表 1-6-3 《伤寒论》八法与脏腑对应出现的频次

| 八法 | 脏腑 | | | | | | | | | |
|---|---|---|---|---|---|---|---|---|---|---|
| | 心 | 肝 | 脾 | 肺 | 肾 | 小肠 | 胆 | 胃 | 大肠 | 膀胱 |
| 汗 | 64 | 14 | 9 | 45 | 8 | 0 | 0 | 28 | 16 | 9 |
| 吐 | 14 | 8 | 5 | 7 | 0 | 0 | 0 | 17 | 4 | 1 |
| 下 | 70 | 18 | 18 | 22 | 5 | 0 | 2 | 39 | 43 | 17 |
| 和 | 15 | 8 | 5 | 6 | 4 | 0 | 1 | 17 | 5 | 6 |
| 温 | 41 | 7 | 16 | 20 | 8 | 0 | 1 | 24 | 18 | 11 |
| 清 | 18 | 0 | 7 | 7 | 0 | 0 | 0 | 18 | 7 | 2 |
| 消 | 3 | 0 | 4 | 2 | 0 | 0 | 0 | 6 | 3 | 1 |
| 补 | 9 | 1 | 0 | 2 | 0 | 0 | 0 | 5 | 2 | 2 |

从上表可以看出，《伤寒论》中八法的应用以治疗心之病证的最多，其中治疗心之病证的方法尤以汗法和下法更突出。汗法是《伤寒论》八法中的重要治法之一。《素问·宣明五气》云："五脏化液，心为汗……"心主血，血与津液同出一源，而汗为津液所化生，故有"血汗同源""汗为心之液"之称。人体的汗液是津液通过阳气蒸腾气化后从玄府排出的液体，所以《素问·阴阳别论》又云："阳加于阴谓之汗。"因此，出汗多会伤血累心，使心主血脉、主神的功能出现异常。

应用汗法时若发汗过多，可导致心阳虚而心气不宁，出现心惕惕然而动悸、慌慌然而空虚的症状，病人会本能地以双手交叉按压虚里，以求缓解空虚与动悸，这是桂枝甘草汤的适应证。桂枝甘草汤是治疗发汗过多、伤及心阳的基本方。麻黄汤为发汗之峻

方，方中却蕴含有桂枝甘草汤，这表明仲景在创立麻黄汤时，就依据《黄帝内经》的理论和自身临床实践，将保心气的概念融入其中，以避免麻黄汤峻汗伤心。从这个角度来分析发汗之缓方桂枝汤，道理也会更加清晰。若遇本就已有心虚之质的病人，更要按《难经》中“损其心者，调其营卫”的原则来组方，在调和营卫中保心，在护心基础上发汗，以愈伤寒中风之证。

发汗要保心，汗多自然要护心。桂枝甘草汤是发汗过多时可以护心的方子，茯苓桂枝甘草大枣汤和厚朴生姜半夏甘草人参汤中也寓有此类护心之意。茯苓桂枝甘草大枣汤治发汗后脐下悸，病机是心气虚于上而肾气动于下；厚朴生姜半夏甘草人参汤治发汗后腹胀满，病机是心气虚于上而中气滞于腹。亦可参考仲景在白虎加人参汤中用人参之意，《神农本草经》中言人参“味甘微寒，主补五脏，安精神，定魂魄，止惊悸，除邪气”，说明服桂枝汤大汗出后，除了有烦渴不解、脉洪大外，其人还会伴随有汗多伤心的典型症状，如心悸、少气等。

发汗过多亦可出现阳虚，人体失于温煦时多由心气虚无力鼓动血脉所致。桂枝加附子汤治疗发汗遂漏不止后，病人出现恶风、小便难、四肢微急而难以屈伸等症状。这是发汗太过导致的心阴、心阳受损，阳虚津伤，以致肢体失养，小便不畅，治疗上需鼓动心气、温煦心阳以救心。至于芍药甘草附子汤、茯苓四逆汤和四逆加人参汤，都寓意汗过伤心太重时，要用益受损之心气、补虚衰之心阳的药物。只有心气充足、心阳振奋，心主血脉的功能才会正常运行，神有可守之舍，人体五脏六腑经络及四肢百骸才会有统领之明主。

其他如清心治疗心烦之黄连阿胶汤和栀子豉汤类，摄心治疗烦、惊、狂之桂枝甘草龙骨牡蛎汤、桂枝去芍药加蜀漆牡蛎龙骨救逆汤、柴胡加龙骨牡蛎汤类，泻下治疗谵语、狂之承气汤和抵当汤类，养心治疗心悸之小建中汤、炙甘草汤类，都体现出了“观其脉证，知犯何逆，随证治之”的辨证求实原则，这也正是《伤寒论》治法应用的精髓之所在。

## 三、方应病证：汗证悸狂，不寐多寐，心痛神昏

方剂的组成原则最早见于《黄帝内经》，《素问·至真要大论》云：“主病之谓君，佐君之谓臣，应臣之谓使。”方剂中具体选用何药为君药，何药为臣药、佐药、使药，均由辨证所确立的治法来定，而治法又因不同症状构成的不同病证而有差异。这些最终形成了方剂及药物与病证和症状相对应的治疗关系。《伤寒论》中113首方剂与脏腑的相关数据统计分析结果，见下表。

表 1-6-4 《伤寒论》原文与脏腑的对应关系

| 原文 | 脏腑 | | | | | | | | | |
|---|---|---|---|---|---|---|---|---|---|---|
| | 心 | 肝 | 脾 | 肺 | 肾 | 小肠 | 胆 | 胃 | 大肠 | 膀胱 |
| 条数 | 129 | 28 | 41 | 68 | 18 | 0 | 2 | 90 | 65 | 36 |

表 1-6-5 《伤寒论》113 方与脏腑的对应关系

| 方剂 | 脏腑 | | | | | | | | | |
|---|---|---|---|---|---|---|---|---|---|---|
| | 心 | 肝 | 脾 | 肺 | 肾 | 小肠 | 胆 | 胃 | 大肠 | 膀胱 |
| 数量 | 76 | 17 | 31 | 44 | 16 | 0 | 2 | 51 | 36 | 29 |
| 频次 | 148 | 31 | 45 | 78 | 18 | 0 | 2 | 103 | 76 | 37 |

表 1-6-6 《伤寒论》113 方所涉及的症状个数及频次与脏腑的对应关系

| 症状 | 脏腑 | | | | | | | | | |
|---|---|---|---|---|---|---|---|---|---|---|
| | 心 | 肝 | 脾 | 肺 | 肾 | 小肠 | 胆 | 胃 | 大肠 | 膀胱 |
| 个数 | 85 | 29 | 32 | 40 | 15 | 0 | 2 | 59 | 41 | 13 |
| 频次 | 148 | 31 | 45 | 78 | 18 | 0 | 2 | 103 | 76 | 37 |

表 1-6-7 《伤寒论》心的病证对应的方剂数量和频次

| 方剂 | 心的病证 | | | | | | | | |
|---|---|---|---|---|---|---|---|---|---|
| | 心痛 | 悸（惊） | 烦（躁） | 狂证 | 不寐 | 多寐 | 健忘 | 汗证 | 神昏 |
| 数量 | 5 | 13 | 40 | 3 | 10 | 1 | 1 | 36 | 12 |
| 频次 | 5 | 14 | 65 | 4 | 11 | 2 | 1 | 70 | 23 |

从上四表的数据可以看出，《伤寒论》中有关于心的内容明显多于其他脏腑。《伤寒论》中心功能异常且论及方剂的病证有心痛、悸（惊）、烦（躁）、狂证、不寐、多寐、健忘、汗证、神昏等，这几乎涵盖了心的全部临床常见病证。

## 四、药性对症：苦味入心，寒气制心，温气动心

仲景书中的用药：一是博采而来，二是心悟独创；反映了那个时代对药物的认识水平。仲景用药的依据：一是《神农本草经》，二是自身和同代人的临证经验。因而，分析《伤寒论》中的药物时，以《神农本草经》和《名医别录》中所记载的药物功效为依据，才能还原出仲景真实的用药思路和规律。通过分析《伤寒论》六经病证中各症状的构成，我们可以清晰地看出"心为君主之官"理论的临床意义；通过分析《伤寒论》六经病证中的用药，可以看出张仲景在《黄帝内经》的基础上，又从临床的角度印证了"心为五脏六腑之大主"的立论。心之症状出现的多，相应治疗心的药物也多。

中药的四气、五味、归经是中药功效和主治的理论基础。因此，分析《伤寒论》中所载药物的四气五味和归经，就能反映出仲景用药的规律性。对《伤寒论》中载药 90

味中的88味（除裈裆灰和土瓜根无从考外）进行分析，按每味药物在《伤寒论》113首方中出现频次的多少依次排列，分为五组：第1味到第10味为Ⅰ组，第1味到第20味为Ⅱ组，第1味到30味为Ⅲ组，第1味到40味为Ⅳ组，第1味到第88味为Ⅴ组，具体见表1–6–8。

**表1–6–8 《伤寒论》88味药物性味归经出现的味数和频次**

| 性能 | | 分组 | | | | | | | | | |
|---|---|---|---|---|---|---|---|---|---|---|---|
| | | Ⅰ | | Ⅱ | | Ⅲ | | Ⅳ | | Ⅴ | |
| | | 味数 | 频次 | 味数 | 频次 | 味数 | 频次 | 味数 | 频次 | 味数 | 频次 |
| 四气 | 寒 | 2 | 49 | 8 | 147 | 11 | 163 | 15 | 175 | 43 | 212 |
| | 热 | 2 | 47 | 2 | 47 | 2 | 47 | 2 | 47 | 4 | 49 |
| | 温 | 5 | 162 | 8 | 196 | 11 | 212 | 13 | 218 | 20 | 228 |
| | 凉 | 0 | 0 | 0 | 0 | 1 | 4 | 1 | 4 | 4 | 7 |
| | 平 | 1 | 70 | 2 | 85 | 4 | 95 | 8 | 107 | 14 | 116 |
| 五味 | 酸 | 1 | 33 | 1 | 33 | 1 | 33 | 2 | 36 | 4 | 39 |
| | 苦 | 3 | 71 | 11 | 153 | 15 | 174 | 20 | 189 | 46 | 225 |
| | 甘 | 6 | 231 | 9 | 263 | 15 | 290 | 21 | 308 | 41 | 336 |
| | 辛 | 5 | 147 | 9 | 182 | 14 | 207 | 16 | 213 | 31 | 230 |
| | 咸 | 0 | 0 | 0 | 0 | 2 | 12 | 2 | 12 | 7 | 18 |
| | 淡 | 0 | 0 | 1 | 15 | 1 | 15 | 2 | 18 | 6 | 24 |
| | 涩 | 0 | 0 | 0 | 0 | 1 | 6 | 2 | 9 | 6 | 14 |
| 归经 | 心 | 5 | 182 | 9 | 231 | 11 | 241 | 14 | 250 | 29 | 269 |
| | 肝 | 1 | 33 | 4 | 66 | 6 | 76 | 9 | 85 | 23 | 105 |
| | 脾 | 8 | 269 | 12 | 315 | 17 | 339 | 17 | 339 | 23 | 347 |
| | 肺 | 7 | 232 | 11 | 271 | 16 | 298 | 22 | 316 | 47 | 348 |
| | 肾 | 1 | 23 | 2 | 38 | 5 | 56 | 12 | 77 | 22 | 89 |
| | 小肠 | 0 | 0 | 0 | 0 | 0 | 0 | 0 | 0 | 2 | 3 |
| | 胆 | 1 | 16 | 2 | 23 | 2 | 23 | 2 | 23 | 7 | 29 |
| | 胃 | 6 | 207 | 12 | 305 | 17 | 328 | 19 | 336 | 43 | 368 |
| | 大肠 | 1 | 16 | 5 | 59 | 8 | 77 | 11 | 86 | 27 | 107 |
| | 膀胱 | 1 | 43 | 2 | 57 | 2 | 57 | 4 | 63 | 7 | 68 |
| | 三焦 | 0 | 0 | 1 | 8 | 1 | 8 | 1 | 8 | 1 | 8 |

中药的四气、五味及归经的理论可追溯至《黄帝内经》时期。《素问·五常政大论》云："治热以寒，温而行之；治寒以热，凉而行之；治温以清，冷而行之；治清以温，热而行之。"《素问·至真要大论》云："所谓寒热温凉，反从其病也。"又说，"五味入胃，各归所喜，故酸先入肝，苦先入心，甘先入脾，辛先入肺，咸先入肾。"《神农

本草经》对药物的性味与脏腑的关系也有论述，但未提出药物的归经，直到金元时期张元素才倡导药物归经和引经之说。本文对仲景《伤寒论》用药归经的统计分析，又另参照仲景之后其他医家之说，从上表的数据分析看：苦味药最多，次之是甘味药和辛味药；寒性药最多，温性药次之；归心经的药，次于归肺经和归胃经的药。药味出现的频次规律也基本与上相同。寒性药物能制心热、心火，温性药物又能益心气、补心阳。《素问·阴阳应象大论》又云："苦生心，心生血……（心）在味为苦……"从《伤寒论》中用药性能的分析表明，仲景在六经病证的组方用药上，识理——以心为人体之帅，辨理——明析他证动心伤心，用药治病——不忘疗心护心。

以上深入剖析了《黄帝内经》中"心为君主之官"的命题在《伤寒论》中的体现，其旨在探究中医学的理论研究和临床应用，并运用认识论的结论（即中医理论对人体生理、病理及病证诊治规律的认识）与本体论的实在（即客观实在的人体生理、病理及病证诊治的本源规律）之间的关联，还原《伤寒论》反映的客观原本规律，研究仲景在《伤寒论》中对"心为君主之官"理论的应用。结果表明：心脏为人体之统领；各种病证产生、发展和变化时，都可能直接或间接地累及心脏这个"中枢"，而出现心脏异常的症状。这一结果对于现今临床应用和研究有着重要的价值与意义，即应重视心在人体各病证中的地位，就像现代医学大脑中枢器官在各疾病中的重要作用一样。这不仅是单一理论指导的结论，更是客观临证中的真实反映和体现。《伤寒论》的理法方药体系是在脏腑基础上，以心为核心构建并展开的，其寓意深刻，发人深省。

中医学理论把心作为人体"中枢"之官是必然的，这既是人体生理规律的固有体现，更是临证疾病的自然反映，而现今临证与研究却对这一主题偏离、淡化或忽略，值得引起深刻反思。同时，《伤寒论》作为中医学不朽的经典名著，其论述的内容对临床客观病证的规律反映之逼真，理论应用之独到、深刻，组方用药的针对性之精确，是中医学理论研究和临床应用者所应追求的最高境界。

## Ⅱ. 中医学中肝气虚的理论与病证

中医学认为肝脏主要有两方面的生理功能，即主疏泄和藏血，并与目、筋、泪、怒相络属。人体五脏皆有阴阳气血虚损，那么肝脏也理应有肝气虚，及肝气虚引起的疏泄功能减弱的病证。肝气虚虽在《黄帝内经》《伤寒杂病论》中有所记载，但并没有引起应有的重视，至今关于肝气虚的研究论述极少，教科书也多不提及，使之名存实"亡"。通过搜集文献，获得的关于对肝虚、肝气虚的论述，也多是肝之目、筋、泪、怒等络属出现的异常和肝血虚的内容，余者鲜见。因此，深入研究肝气虚的理论及其病证，阐释肝气虚证产生的内在规律，旨在还原肝气虚在中医脏象学说中应有的地位，从而有效地指导辨证论治的理论研究和临床运用。

## 一、临床实践回顾：酸味食品和中药的独特作用

“酸、苦、甘、辛、咸五味入五脏，酸入肝、补肝”是中医学的基本理论之一，它既是古代医家临床实践的总结，更是古代劳动人民饮食文化的积累与反映。人类的进化过程也是对饮食的自然选择，其中有许多酸味的食品（包括自然的和人工制作的），但相对而言碱性发涩的食品却较少。若把传统的饮食观念与中医学酸入肝的理论及中医临床实践相联系，会有一些收获和更深层次的理解。

通过研究临床 10 万余例消化不良、胃酸分泌过少和缺乏性胃炎、胆汁反流（或糜烂）性胃炎、慢性萎缩性胃炎等以胃酸分泌减少、消化能力下降、胃肠动力障碍为特点的胃病患者的治疗病案，发现酸味食品和酸味中药在治疗过程中显现出了独特的功效；而这方面起初的发现，多是来自患者自身的体验。患者经过一些饮食结构的调整后，诸如纳呆、食少、胃腹胀闷或疼痛、呃逆、恶心、干呕或呕吐黄水、烧心、口干、口苦、或呕吐苦水、口涩等一些症状会有明显减轻或缓解。例如有的喜欢多吃点醋、甚至喜欢常喝点醋，胃会感到舒服，纳呆好转，饭量增加；有的患者喝酸奶或果醋饮料，脘腹胀闷或疼痛会减轻；有的患者吃话梅、西红柿等，呃逆、上气会缓解；有的患者吃山楂或酸菜、泡菜等发酵的酸味菜，烧心、口干、口苦、口涩或吐黄水等会好转。也会有一些患者因进食某些食品而导致病情加重的情况，例如吃香蕉、柿子后，口涩、胃腹胀闷或疼痛的症状会反复；喝鲜奶、豆浆以及进食油腻食品后，会出现恶心、干呕，甚至呕吐的症状；食用含碱或苏打的稀饭、面食、饼干、点心或饮料后，烧心、口干、口苦等加重；等等。

归纳总结一下这类胃病的治疗与患者的饮食体验，不难发现一个规律，即偏酸性饮食会起到有效的缓解或治疗作用，饮食偏碱性会加重病情。基于此，我们认为用抑制胃酸分泌药物和碱性药物通治一切胃病显然是不正确的。

## 二、肝气虚引发的病证与酸味补肝汤

中医学中没有“碱”的概念，但有“涩”的概念，实际上“涩”味与“碱”性相通。举一个日常生活的实例就可体会到：当我们生吃不熟的柿子时，因其碱性较大，咬一口会满嘴发“涩”，会“涩”得口舌“半天不会动”，想要解这“涩”味，得用淡醋漱口才行。这说明了酸味与涩味相反，酸味能解涩味，这与化学中酸碱中和的实质是一样的。通过研究临床数据可发现，唯有“口苦、口涩”等症状按传统的中医理论来辨证分析时无法“对号入座”。在原有中医辨证理论中，对不上哪个证是“口苦、口涩”等症状的归属；勉强对上“证”了，用药后的疗效也不尽人意。

临床经验表明，如果饮食口味以酸味多一些，对以胃酸分泌减少、消化能力下降、胃肠动力障碍为病变特点的胃病及“口苦、口涩”等症状，具有明显的治疗与预防作用。那么，选择适当的酸味中药治疗此类胃病及“口苦、口涩”等症状，疗效也会更好。这说明“口苦、口涩”等症状与肝气虚证的关系密切。既然酸味药可入肝、养肝、补肝，并可用于治疗口涩、口苦（或吐苦）、吐黄、（碱性）烧心等症状，那么，我们就可以认为口涩、口苦（或吐苦）、吐黄、（碱性）烧心等是肝气虚导致的症状。

《中药学》中有26种中药具酸味，其中18种中药可归肝经。这26种酸味药中除去外用药和兼涩味的药，余下的白芍、木瓜、香橼、山楂、乌梅、川牛膝、赤小豆、五味子、山茱萸等中药可治疗因缺乏胃酸分泌而有明显碱性胃液反流的疾病。这些中药对口涩、口苦或呕吐苦水、呕吐黄水、烧心（与吞酸吐清水引起的烧心相反）等症状的治疗有直接的效果；再辅以辨证施膳、调整饮食结构，疗效可进一步提高。这些症状的病机如下。

1. 口涩：自觉口舌发涩，或舌体感觉板、厚，或有粗糙感，或伴辣感，常于晨起前后明显，遇情志不舒、饮食不节时加重。病机为肝气虚则疏泄功能下降，中焦气机不畅，引起脾主运化水湿功能异常，脾土侮肝木，郁久生热化火。

2. 口苦、吐黄：自觉口苦或口吐黄水明显，常于晨起前后、饭前明显，遇情志不舒、饮食不节时加重。病机为肝气虚则疏泄功能下降，胆汁排泄功能异常，导致胆汁不下而反流至胃，使胃主通降功能失常，胃气上逆，胆汁随胃气上溢于口。

3. 烧心：自觉胃热或烧灼感，甚则连及咽喉、口舌，常伴口涩、口苦、口干，多于饭后、饮食不节、情志不舒时加重，或半夜前后发作。本证与烧心伴吞酸、吐清水之证不同。病机为肝气虚则疏泄功能下降，胆汁排泄功能异常，胃主通降功能失职，胆汁郁而化火则烧心；胃气上逆，则烧灼感连及咽喉、口舌。

肝气虚引发的以上几个病证，基本的病理机制皆为肝气虚弱，肝主疏泄功能下降，导致中焦气机枢纽运转失灵，升者不升，降者不降，通路不畅，引起脾主运化水湿、胆主排泄胆汁、胃主通降功能异常。

进一步研究文献后发现，治疗肝虚、肝气虚的大法和组方用药原则，早在《金匮要略》中已有明示：“夫肝之病，补用酸，助用焦苦，益用甘味之药调之。酸入肝，焦苦入心，甘入脾……肝虚则用此法，实则不再用之。经曰：‘虚虚实实，补不足，损有余’，是其意也。”这与临床实证分析的结果是非常吻合的。

由此，依据中医学对应的理论知识与临床经验，结合现代临床，将治疗肝气虚病证的具体用方拟为酸味补肝汤。药物：白芍15克，山楂12克，木瓜9克，香橼6克，乌梅6克，川牛膝6克，赤小豆6克，五味子3克，山茱萸3克，栀子3克，山药3克，甘草3克。功效：补肝气，强疏泄。主治：肝气虚引起的口涩、口苦（或吐苦）、吐黄、

（碱性）烧心等病证。

方中白芍味苦、酸，性微寒，归肝、脾经，为主药，其酸入肝，能补肝气、强疏泄，恢复肝主疏泄的功能，保持中焦气机枢纽运转畅通，则脾能升、胃能降，胆汁下排而不上逆；其寒能制热，制胆汁之郁热。山楂酸、甘，微温，归脾、胃、肝经，其味酸入肝，能补肝气、强疏泄，为消油腻积滞之要药；木瓜酸温，归肝、脾经，其味酸能入肝而补肝气、强疏泄，又能和胃化湿而治吐；香橼辛、微苦、酸，温，归肝、脾、肺经，其味酸入肝，补肝气、强疏泄，又能疏肝理气和中，调畅中焦气机枢纽。上三味辅助主药，共为臣药。川牛膝苦、酸，平，归肝、肾经，其味酸入肝而补肝气、强疏泄，又功擅苦泄下降，能引血下行，以降上炎之火，能灭胆汁郁积于胃所化之火；乌梅酸，平，归肝、脾、肺、大肠经，其味酸入肝而补肝气、强疏泄，又能生津止渴；赤小豆甘、酸，平，归心、小肠经，能利湿退黄；五味子酸，温，归肺、肾、心经，可生津止渴，又能滋水涵木，还能敛金扶木、宁心安木；山茱萸酸、微涩，归肝、肾经，其味酸入肝而补肝气、强疏泄，又能滋水涵木；上五药助君臣之力，共为佐药。

上述九味药体现的是“夫肝之病，补用酸”的原则，“助用焦苦”则选栀子，其味苦，寒，归心、肺、胃、三焦经，既清三焦之火热，又能清利湿热、利胆退黄；“益用甘味之药调之”选山药，其味甘性平，归脾、肺、肾经，益气养阴；甘草甘平，归心、肺、脾、胃经，调和诸药。以上诸药配伍，方证相合，药证对应，疗效直接而显著。酸味补肝汤的组方，一是基于中医学“酸入肝”的理论，二是基于张仲景治疗肝虚的组方原则，三是基于大量临床病例经验的总结，但肝气虚的病证与酸味补肝汤是中医理论中较特别的一个证候和方剂，需进一步在理论研究和临床应用中进行证实和深化。

## 三、肝气虚病证的典型临床案例分析

对于肝气虚引发的病证，可通过临床数据来进行筛选和分析。我们对临床 3341 位胃病患者的完整资料和信息进行分析，筛选出有 3139 例诊断为消化不良，或胃酸分泌减少缺乏性胃炎，或胆汁反流（糜烂）性胃炎，或慢性萎缩性胃炎等疾病。根据以上案例的患者症状和体征，可以提取肝气虚的病证及其相关病证，进行具体分析，见表 1–7。

**表 1–7　肝气虚病证及其相关病证分析**

| | 肝气虚病证 | | | | 肝气虚相关病证 | | | 非肝气虚病证 |
|---|---|---|---|---|---|---|---|---|
| | 口涩（或发辣） | 口苦 | 吐黄 | 烧心（碱性） | 口干 | 口臭 | 嘈杂 | 吞酸、吐清水 |
| 第一诊断例数 | 19 | 26 | 6 | 120 | 9 | 8 | 129 | 9 |
| 总计频数 | 658 | 994 | 24 | 902 | 967 | 218 | 238 | 92 |

从上表可以看出，肝气虚的病证在临床中是极为常见的，其中比较典型的案例有口涩、口苦、吐黄、烧心等，临床研究过程中皆用酸味补肝汤为主加减治疗，均获效。

**案例 1（口涩案）**

男，63 岁。2007 年 12 月 10 日初诊。晨起前后口涩、发板明显半年多，伴有胃热，口苦，烦躁，汗多，舌尖麻木，面目、下肢浮肿，下肢无力，时有足大拇指刺痛感。耳鸣，睡眠多梦易醒，大小便调。舌质红暗，苔白微黄，脉沉细数。心率 97 次 / 分钟，血压为 170/90mmHg。既往有痛风、高血压、冠心病史 3 年余。胃镜示慢性胃炎伴胆汁反流。方用酸味补肝汤治之，并嘱其调整饮食结构。半月后口涩及口苦等症状明显减轻，继按上方调治月余，诸证消失，心率、血压、血尿酸正常。

**案例 2（口苦案）**

女，37 岁，2008 年 1 月 3 日初诊。晨起前后口苦明显 4 个月，伴有口涩、口臭，口干、口舌易生疮、眼涩、手足发凉、腰痛、睡眠多梦易醒。大便偏干，1～2 天 1 次，小便正常。舌质淡红，苔白薄，脉细数。胃镜示胆汁反流性胃炎。既往有口腔溃疡病史 3 年余。处方用酸味补肝汤加决明子、菟丝子，并嘱其调整饮食结构。半月后病人口苦、口涩、口臭、口干及口舌生疮等症状明显好转，后巩固治疗半月，诸证消失，未见反复。

**案例 3（吐黄案）**

男，71 岁，2008 年 11 月 12 日初诊。晨起口吐黄水 10 年余，双足踝处皮肤瘙痒、抓后出血流黄水 30 余年，食海鲜、油腻、辛辣之品后加重。另伴纳呆，消瘦，脘腹时有胀闷、发凉，时有烧心，劳累后胸闷、心慌、气短，睡眠多梦，畏寒，乏力。大便不畅，小便调。舌质暗红，舌边尖少苔、中后薄黄，脉沉细。既往有冠心病史 12 年、慢性萎缩性胃炎 8 年。方用酸味补肝汤加附子、黄柏、通草，并嘱其调整饮食结构。1 月后患者晨起不再吐黄水，足踝处皮肤湿疹基本正常。后用酸味补肝汤为主又继续治疗 3 个月，吐黄、湿疹瘙痒未反复。

**案例 4（烧心案）**

女，49 岁。2008 年 1 月 7 日初诊。烧心 2 年余，常于半夜发作，影响睡眠，久治不愈。另伴有口微苦、呃逆、心慌、气短、眼涩、面潮红、面目双下肢浮肿、下肢无力、腰膝关节酸痛、大小便通畅。舌质淡红暗，舌边尖少苔、中后白薄，脉弦细。既往银屑病史 9 年、高血压病史 6 年。胃镜示慢性胃炎伴胆汁反流。方用酸味补肝汤加柿蒂、党参，并嘱其调整饮食结构。半月后患者烧心消失，睡眠安好，余证也明显缓解。用上方又调治月余，烧心无反复，诸证基本消失，皮肤银屑病明显好转。后按上方继续调治银屑病 3 个月，皮肤基本恢复如常，病情稳定。

总之，临床数据与理论研究表明，中医肝气虚病证是客观存在的，在张仲景肝气虚治疗原则的理论指导下，确立了治疗肝气虚的病证用方——酸味补肝汤，并通过临床应用及疗效进行了验证，补千年中医学肝气虚病证理论之缺，但还需要进一步的临床与实验研究来揭示其内在的机制。

# Ⅲ. 中医病因辨证中的几个问题

中医病因辨证是“治病求本”的重要环节，是体现中医整体观念的具体内容之一。因此，仔细推究辨证论治过程中每一个病证产生的具体原因，追溯其“源头”，是提高临床疗效的关键。在此基于临床数据分析整理的结果，深入探讨饮品（或水）、食物结构（碱性与酸性食品）、自然界清气（氧气）作为致病因素的问题，并提出心虚作为病机致病因素的普遍性问题。

## 一、关于饮品（或水）致病因素的问题

中医学认为“饮食自倍，肠胃乃伤”。其中，“饮”指饮品或水，即饮品或水喝多了，对人体胃肠会造成伤害，出现疾病。进而，脾胃虚弱，则百病由生。正常情况下，水液是人体气血化生所必需的，肺通调水道、脾运化水湿、肾主水，这三个脏会具体参与水液的代谢。现代医学认为，水是生命之源，没有水，就不会有生命。适当饮水对人体有益，但是饮水不当或不合理，尤其是过度喝水，又会使人体产生许多不适的感觉，并直接增加胃肠与心脏的功能负担，时间长了会导致很多疾病。

### （一）现代医学对过度摄入饮品（或水）致病因素的阐释

#### 1. 冲稀、冲淡并过度消耗胃酸和消化酶而导致胃肠病

早上起来过量喝白水或吃饭之前过量喝白水，为什么会导致胃肠病的出现呢？早上起来或是饭前之所以会感到饥饿、想吃东西，是因为胃已分泌好了消化用的胃酸和消化酶，这是人体的条件反射。

如果早上起来或吃饭之前过量喝水，则恰好把胃已分泌好了的胃酸和消化酶给冲稀、冲淡了，会过度消耗胃酸和消化酶。那么吃了东西之后，胃要重新分泌胃酸和消化酶，这无形之中加重了胃肠消化和吸收的负担。

可以这样计算一下，早上起来喝白水的人吃一日三餐，实际上相当于早上起来不喝

白水的人一日吃了四顿饭。如此，早上起来喝白水的人三天用的胃，平常人可以用四天；其三年用的胃，平常人可以用四年……所以，晨起空腹饮用大量的水，实是应该得到彻底纠正的错误养生理念和做法。

**2. 早起空腹喝水并非稀释血液，亦非排毒**

对于为什么不少人早上起来要喝白水，问及此事：有的说是因为口干，有的说是看电视、听广播中专家说的。问其具体为什么要喝，则说不上来。有不少人一天七八杯水，甚至一天七八斤水，问为什么要喝这么多的水？得到的回答是听说多喝水能稀释血液，不长脑血栓，血糖不会高。

其实这是正确理念指导下的错误做法。稀释血液和排毒这个理念没错，但是通过早上起来喝白水这个做法是错误的。因为早上起来空腹喝白开水，在没有稀释血液之前，先稀释了胃酸和消化酶，降低了胃的消化功能，导致吃了东西后，有一部分食物不能够被充分消化，到了肠道反而发成了“毒素”。因此，“毒素”不是排出了，而是增加了。

过量喝水实际上是错误的，长不长脑血栓、血糖高不高和饮水量没有关系。反而是喝水过多，会导致很多疾病，最常见的是慢性胃肠炎、消化不良，还可以引起心脏功能减弱、水肿、水中毒、贫血等病。

有的人说，为什么喝那么多的水，嘴还是干的呢？之所以喝水过多会出现口干，是因为没有足够的唾液；为什么没有足够的唾液，是因为没有足够的胃酸；为什么没有足够的胃酸，是因为喝水多，把胃酸都给冲淡了。因此，早晨起来空腹喝白水、过量喝水，对养生保健来说，都是错误的做法。最终的结果是，不仅不健康，反而生病。

**3. 摄入饮品（或水）不当可能会导致疾病**

摄入饮品或水不当会引发身体多个部位出现不同的病证，但其最基本的原因是喝水不当导致胃肠的消化吸收功能下降、心脏的负担过重。通过临床数据可以分析出，喝水不当可能会导致的疾病有功能性消化不良、胃肠动力不足、胆汁反流性胃炎、萎缩性胃炎、肠易激综合征、腹痛、腹泻、心脏功能减弱、无明显诱因水肿、无明显诱因贫血、无明显诱因消瘦、无明显诱因口干等病证，甚则诱发或加重心肌缺血和心绞痛、诱发或加重胰腺炎和胆囊炎。

### （二）中医学对饮品（或水）致病因素的阐释

从中医理论来说，脾恶湿而喜燥，胃恶燥而喜湿。但是，脾胃对湿和燥的喜恶，是相对而言的，并非越湿越好或越燥越好，要湿、燥适中，过湿、过燥都会变成内盛邪气，而伤及脾胃。因此，早起空腹喝水或过度喝水，首先会加重脾主运化（包括运化水湿）的功能，甚至使水湿变成内盛湿邪，而导致疾病；其次会直接加重胃的负担，影响胃主通降的功能，而出现多种病证。脾胃损伤日久，会累及其他脏腑的功能，则百病由生。

具体来讲，中医学认为饮水过量会伤及脾胃的原因：一是伤害了胃气和津液，使胃受纳腐熟的能力下降，而出现食少、胃胀等症状；二是引起胃的和降功能下降，而出现恶心、呕吐、呃逆等症状；三是损害了脾的运化功能，使脾主运化水谷和水湿的功能下降，而出现纳呆、腹胀、腹泻、水肿等症状；四是会伤及肺主通调水道和肾主水的功能，而出现面目浮肿、下肢浮肿等症状；五是会累及心主血脉的功能，而出现心慌、汗多、胸痛等症状。总之，平时过度摄入饮品（或水）就会过度消耗脾胃的功能，累及其他脏腑及气血的功能，导致水液在体内不能够被及时排出体外，进而会出现水液停滞体内，而形成多种病证。

## 二、关系碱性（涩味）饮食致病因素的问题

### （一）人类进化过程对碱性食品的选择

提起碱性食品，先从秋天树上长的柿子说起。不少人吃了柿子后，会出现胃胀、胃痛、腹胀、纳呆、恶心、呕吐、便秘等症状，甚至会引起胃结石、肠结石等疾病。为什么吃了柿子后，会引起这么多的病证呢？因为柿子发涩、泛碱。如果柿子不熟的时候，咬一口，就会感觉到满嘴发涩、舌头不能动弹，这是因为不熟的柿子“涩劲、碱性”太大了。

由此，梳理一下人类在进化过程中对发涩、泛碱的水果的选择，除了柿子外，还有香蕉、橄榄。其他水果，则多是酸甜味的，例如苹果、梨、甜瓜、西瓜、樱桃、李子、大枣、桃子、杏、葡萄、山楂、菠萝等。

那么，为什么吃了发涩、泛碱的水果，会引起胃胀、胃痛、腹胀、纳呆、恶心、呕吐、便秘以及胃肠结石等疾病呢？原来是因为“酸与碱能互相中和”。

人的消化能力，主要是靠着胃分泌的胃酸和消化酶。人吃了发涩、泛碱的水果，会中和一定量的胃酸和消化酶，导致胃的消化能力下降。个别人会在胃、结肠结成硬块，成为结石。因此，很多野果之所以不能被食用，原因就是“涩劲、碱性”非常大，没法吃。

说到水果，自然就联想到蔬菜。人类在进化过程中，选择了两种发涩、泛碱的蔬菜，一是北方的红根菠菜，二是南方的黄花菜（金针菜）。其他的蔬菜多是中性或偏酸性的。对于红根菠菜和黄花菜（金针菜）的食用，传统上是用开水先烫一下，再食用，目的就是为了脱碱。如果尝一口烫过红根菠菜、黄花菜（金针菜）的水，就会感觉到是发涩的。

现今不少人从山里采野菜食用，说是野菜没有农药、化肥，是绿色食品。例如山麻

楂、榆树钱、槐树花、柳枣、灰菜、荠菜、苦菜、蕨菜等。但是，临床中经常可以见到，不少过多食用野菜的人，不仅引起胃肠疾病，还会诱发、加重心脏病。这是因为野菜多数是发涩、泛碱的，食用不当、过多也会伤胃、伤心。

还有不少人认为花生养胃的，那为什么有些人吃了花生后，会出现恶心呕吐、胃痛、胃胀腹胀？这是因为花生的红皮是发涩、泛碱的。把花生水煮了吃，或做成老醋花生，就好了。如果尝一口煮花生的水，也会感觉到是发涩的。

还有的人听说芡实补肾，就把芡实磨成粉，冲了喝，结果也会出现恶心呕吐、胃痛、胃胀、腹胀。为什么？因为芡实也是发涩、泛碱的。芡实补肾，就是利用芡实的涩劲来治疗腹泻、尿频。所以对一部分人来说，花生、芡实食用不当，不仅不养胃、不补肾，反而伤胃。

### （二）发涩、泛碱食品的药学功能

既然如此，为什么人类在进化过程中还要选择这些东西呢？关于碱性食品，还有不少人工制作的，比如碱面条、拉面、碱馒头、油条、含有苏打的饼干和点心、苏打水、碱性的离子水等。通过研究发现，这是由于人群中，有一部分人的胃酸过多，容易吐酸水，时间长了会形成胃溃疡、十二指肠溃疡。这类人群适量食用一点碱性食品，可以中和一部分胃酸，从而防止胃溃疡、十二指肠溃疡的形成，甚至达到治疗胃溃疡、十二指肠溃疡的目的。因此，人类在进化过程中选择的发涩、泛碱的食品，是人类最早用来防治胃酸过多、胃溃疡、十二指肠溃疡的主要药物。

从上面的介绍可以看出，发涩、泛碱的食品也不是一无是处，但要根据每个人的身体情况来合理地选用。那么，如何来判断自己是适合食用发涩、泛碱的食品呢？上面提到过，只要有吞酸、吐酸水、吐清水的情况，或患有胃溃疡、十二指肠溃疡的人，都适合吃点碱性食品；反过来，则不宜食用酸味食品。

如果有口苦、口涩、吐黄水、吐绿水、吐黄褐色水等情况，这些是胆汁反流形成的，是碱性液。如果吃了发涩、泛碱的东西，会进一步加重。这种情况吃酸味食品则会减轻。

另外，凡是患者消化不良、胆汁反流性胃炎、萎缩性胃炎、胃酸缺乏性胃炎，或者是伴有消化不良的一些疾病如胰腺炎、肝炎、胆囊炎等的人群，就不适合吃发涩、泛碱的东西，而是适合食用酸味的食品。

临床上，经常会见到有些人有“烧心”症状，多数会认为是胃酸分泌过多引起的烧心，其实不然。相当一部分是“碱”多引起的。那么如何区别“烧心”的胃酸多引起，还是“碱”多引起的呢？上面已提到过：如果是伴有口苦、口涩、吐黄水、吐绿水、吐黄褐色水等症状的烧心，是胆汁反流引起的烧心；如果是伴有吞酸、吐酸水、吐清水等症状的烧心，则是胃酸多引起的烧心。

## 三、关于酸味饮食致病因素的问题

### （一）人类进化过程对酸味食品的选择

酸味食品自古有之，也就是说，酸味食品一直伴随着人类的进化。例如山楂和西红柿。过年过节时候，都会有卖糖葫芦的，为什么？主要的原因是：过年过节时大鱼大肉吃得会多一些，吃糖葫芦是用山楂来帮助消化吸收。中医用山楂，就是来消肉食和油腻之食。现今有山楂片、山楂糕、山楂汁等，食用起来很方便。西方国家在历史上则是选择了西红柿，用西红柿之酸，来帮助消化吸收。由此，西餐中肯德基、麦当劳、比萨饼、意大利面等，多是用番茄酱来调味。

虽然东方和西方对酸味食品选择的品种不同，但主要目的是相同的，只不过是不同地域的人，因地域的物种有差别，而有了不同的选择。在接受自然界提供的酸味食物的过程中，人类也一直在探索人工制作的酸味食物，食用醋的发明便是如此。中国人习惯用醋作调味品，就像西方国家习惯用番茄作调味品一样。

无论东方还是西方，还有一种人工酸味食物，便是“发酵”的食物。例如，东北的酸菜（大白菜发酵）、四川的泡菜、南方梅干菜、朝鲜族的泡菜等，是非常有代表性的人工制作的酸味食物；而这些人工制作的酸味食物，在欧美和其他的国家，也同样有之。

### （二）人类日常生活中对酸味食物的渴求

我们认识到摄入到体内的饮食物，主要是依靠胃分泌的胃酸来消化的。有相当一部分人的胃酸分泌相对不足，对摄入到体内的饮食物的消化有困难，因而需要酸味的食物来帮助消化。

例如：有一部分人喝鲜奶会出现胃胀、腹胀、腹泻，或恶心、呕吐等反应，主要原因是这一部分人的胃酸和消化酶分泌得少。如果改成发酵的奶制品，这些不良反应则不会出现，或很轻微。因此，人类进化过程中，便制作出来了酸奶、奶茶、奶油、奶酪等适合于大多数人食用的发酵的奶制品。

自古到今使用的“发面引子”（或老面），也是人类进化过程中的自然选择。馒头或其他一些面食，之所以需要用“引子”来发酵，完全是由于胃的消化需要。中国人发馒头，和西方国家发面包是一个道理。现今我们有了酵母粉，使用起来更方便了。

说到发酵食品，要说一下豆腐和北京的老豆汁。为什么要把大豆（黄豆）做成豆腐、豆腐皮、豆腐脑来吃，北京人要把豆浆发酵成老豆汁来喝，喝豆浆、豆粉不是更方便、更好呢？说起来，喝豆浆、豆粉是方便，但不是人人都适合，可以说是多数人不太适合。因为有的人喝豆浆、豆粉后会出现胃胀、腹胀、呃逆、矢气等不舒服的感觉。因此，将大豆（黄豆）做成豆腐、豆腐皮、豆腐脑，北京人把豆浆发酵成老豆汁，目的是通过发酵，把大豆中的“气”发取出，以利于消化吸收。

从另一角度来讲，豆浆、豆粉可用作充饥食品。例如：压缩饼干主要是用炒豆粉为原料来制作的。吃一两块压缩饼干，再喝上一两斤水，一天都不会感到饥饿，这是为什么？主要是因为吃了压缩饼干，再喝上水，胃肠会产生许多气，能充饥。

## 四、中医膳食结构的辨证调整原则

通过以上分析的内容，梳理一下日常的饮食结构，中医临床中出现的恶心、呕吐、纳呆、胃胀、腹胀、泄泻、口苦、口涩、黄疸、痞证等病证可参考西医学中消化不良、胆汁反流性胃炎、萎缩性胃炎、胃酸缺乏性胃炎，或者是伴有消化不良的一些疾病。中医膳食结构的辨证调整原则有如下几个方面。

### （一）不宜食用或过多食用的饮品、食物

**1. 碱性食物：**如碱稀饭、碱面条、拉面、碱馒头、油条、含有碱或苏打的饼干点心、苏打水、碱性离子水、根菠菜、黄花菜、香蕉、柿子，野菜（山马扎、榆树钱、槐树花、柳枣、灰菜、荠菜、苦菜、蕨菜等）。

**2. 偏硬的食物：**如烫面的饼、包子、饺子，汤圆，年糕，糯米，粽子，过水的面条，拉面，煮的玉米，鲜枣，宽粉，粉皮，拉皮，海带，鱿鱼等。

**3. 生冷冰镇食物：**如冰的水、奶、饮料、水果等。

**4. 油腻或不易消化的食物：**如香油、肥肉、牛奶、羊奶、豆奶、花生奶、豆浆、豆粉、奶粉、芝麻糊、麦片、核桃粉等。

**5. 辛辣的食物：**如辣椒、韭菜等。

**6. 滑肠的食物：**蜂蜜、香油等。

### （二）适宜的饮品、食物

**1. 宜吃酸味食物：**如酸奶、米醋、东北的酸菜、四川的泡菜等。

**2. 宜吃软性食物：**如酵母菌或“引子”发的面食，无碱面条，片汤、馄饨、疙瘩汤等软烂的面食，软皮的饺子，软米饭等。

**3. 宜偏清淡食物：**如鱼、肉、排骨、鸡、鸭、鸡蛋等烹饪时放油少一点，再加适量的米醋，以利于消化吸收。

**4. 宜偏温热食物：**酸奶等食物吃前宜温一下，祛除凉气、寒气后再服用。

**5. 宜吃味薄的食物：** 如大葱、大蒜、香菜、姜等做熟后可食用。

**6. 宜酸甜食品：** 如苹果、梨、香蕉、橘子、甜瓜、西瓜、樱桃、李子、大枣、桃子，红糖、白糖和冰糖及含糖的点心及果汁（例如苹果汁、梨汁、桃汁、橘汁、橙汁、山楂汁等），果醋饮料（例如苹果醋饮料、山楂饮料、大枣饮料等）。

## 五、关于自然界清气不足作为致病因素的问题

临床中常见到患者出现全身乏力、易疲劳、畏寒、胃凉腹凉、手足发凉、后背或腰骶酸痛、膝关节凉等症状，中医辨证以脾阳虚和肾阳虚为主。

深入探究分析此类患者出现“全身乏力易疲劳、畏寒”等症状的原因，发现此类病证的出现有一定的规律性，即患者的身体不是缺吃喝的“营养”，而是体内缺乏“氧气”。中医学理论认为，人体后天之气的生成需要“水谷之精气”和“自然界之清气”，二者缺一不可。患者虽然饮食丰盛、营养富余，但由于工作忙碌并常熬夜，缺乏一些有氧运动，自然界的清气吸入不够，导致气的生成不足而出现体力逐渐下降，并以“亚健康”调理多时而不见好转。

因此，本病证的治疗过程中要建议患者做适当的一些有氧运动，并以太极拳、太极剑为最好，必要的情况下也可以建议患者吸氧治疗，不适合做剧烈运动；另外，散步、体操、伸展肢体、慢跑等活动的时间不宜太长，半个小时左右为宜。

从西医学的角度讲，此类患者出现的问题，主要是由于劳累后体内缺“氧气”，引起心脏功能减弱，出现心脏动力不足，导致血液循环减慢而产生出乏力、畏寒、身体局部发凉的症状。因为人体的能量和热量主要是通过血液来输送的，血液循环快又多的部位，能量和热量充足，则不怕凉、且有劲；血液循环慢又少的部位，能量和热量不足，则发凉怕冷、且没有劲。因此，此类患者的治疗调理要从增强心脏功能入手，提高心脏的动力，使血液循环加快一些。

从中医学的角度，存在着“心火不能温暖脾土”即“火不生土”的原发病机，病情的进一步发展出现脾阳虚累及肾阳，为“心火不能下行温暖肾水”而出现肾阳虚。因此，中医处方用药的过程中，要体现出“补心温阳”的寓意，体现出治疗“火不生土”的潜在病机。

## 六、关于心虚作为致病因素的问题

关于致病因素的问题，以往论述提及的多以痰饮、瘀血、结石为主，是病机过程的产物，重新成为了病因。在此探讨的是，疾病发生发展过程中，许多病证的出现，多可追溯到其“源头”为“心虚”造成的。也就是说，心虚可以作为致病因素而引起若干病证。

### （一）心虚作为致病因素所引起的若干病证

《黄帝内经》立论中医学对人体“中枢”的认识，把心脏作为人体的“君主之官”“五脏六腑之大主”，并且认为心脏的功能与五脏六腑经络功能关系密切。心脏功能正常，则人体气血运行平稳，脏腑经络功能健旺；心脏功能异常，则人体气血运行紊乱，脏腑经络会出现病变，从而出现“病机”作为致病因素的情况。

从大量的临床数据统计分析的结果看：心脏功能虚弱，心主血脉和主神的功能异常，心气无力推动血液在脉络中循行，会导致心脏之外的许多病证出现。临床中心虚包括心气虚、心血虚、心阳虚、心阴虚、心气血两虚、心气阴两虚、心阴阳两虚，可以引起相关脏腑的病证如下。

1. 可以引起肺虚，包括肺气虚、肺阴虚、肺气阴两虚，病机为心主血脉与肺主气的功能关系失常，容易出现的症状和体征有气短、胸闷、憋气等。

2. 可以导致脾虚，包括脾气虚、脾阳虚，病机为“心火不能温暖脾土”，容易出现的症状和体征有胃凉、腹凉、手足发凉、肢体乏力、手足面色淡黄或萎黄、双手肿胀等。

3. 可以累及出现肝虚，包括肝血虚、肝阴虚，病机为“子盗母气”，容易出现的症状和体征有头晕、头痛、头麻、头悸动、头发紧、头目不清、眼涩、眼干、上下肢抽筋、肢体麻木或木乱、胃脘或腹部收缩或抽筋、手足心发痒、颈悸动、胃悸动、腹悸动等。

4. 可以形成肾虚，包括肾气虚、肾阴虚、肾阳虚、肾气阴两虚、肾阴阳两虚，病机为心火不能下行温暖肾水，容易出现的症状和体征有头凉、脑鸣、后背发凉或酸痛、双手关节疼痛、膝关节或踝关节发凉或肿胀或疼痛、下肢浮肿、足跟痛等。

5. 可以引起胆虚，形成惊悸、不寐、抑郁等症状。

从现代医学的角度来讲，人体各个部位所需的营养、能量等都需要心脏充足的动力才能顺利及时输送到。因此，各种因素导致心脏动力减弱后，首先是离心脏较远的部位容易出现症状，如手足、头、腹部等。具体见图 1–7。

### （二）中医心脾两虚病证的密切关系

从中医理论上来阐述心、脾两个脏的关系，主要有三个方面。一是心为“君主之官”，统领人体五脏六腑；二是心主血脉，脾为气血化生之源；三是心火生脾土。但是，最根本与直接的关系是心、脾两脏之间的气血关系。临床发病过程中，表现出的是心脏的病证与脾胃的病证常常合并在一起出现，并互相影响。

现代医学认为，心脏是人体“动”的次数最多的器官，一般人心脏平均每分钟跳

75 次左右，其次是胃肠“动”的次数，一般人胃肠平均每分钟蠕动 3～5 次左右。其他的人体器官则很少有同心脏及胃肠这样明显运动的。相关研究表明，心脏的动力与胃肠的动力有明显的联系。心脏动力减弱，会引起胃肠动力不足；而胃肠动力不足，又会累及心脏功能减弱。因此，心脏病和胃肠病常合并发作。

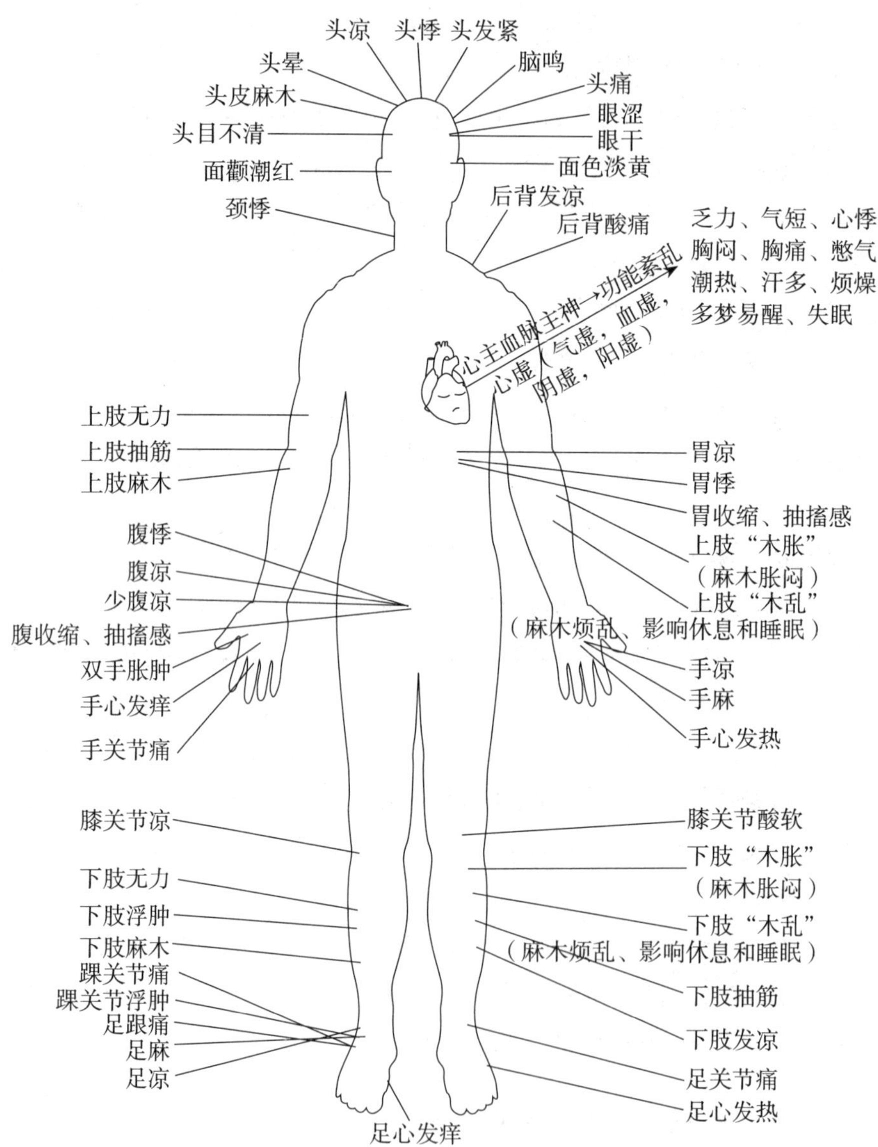


**图 1–7　中医心虚“病机”作为致病因素所引起若干病证**

心脏的相关疾病如冠心病、心肌缺血、心绞痛、心肌梗死、心肌炎、心律不齐、心功能减弱及先天性心脏病等，常出现心悸、胸闷、胸痛、憋气、气短、汗多、潮热、烦躁、畏寒、睡眠多梦易醒、或失眠、乏力、手足心发热等症状。这些症状往往会与慢性胃肠病、胃肠动力不足出现的胃胀、胃痛、腹胀、腹痛、烧心、嘈杂、口干、口苦、口涩、呃逆、矢气、纳呆、食少、胃凉、腹凉、腹鸣、胃悸、腹悸、甚则胃抽筋收缩感、腹抽筋收缩感等症状同时出现。因而，在治疗上需要同时治疗心脏病和胃肠病，才能取得最好的效果。

许多小儿及青少年的慢性胃肠病，也与心脏功能减弱有密切的关系。由于年龄尚小，他们发病时出现的病症往往较简单，如恶心、晨起饭后明显，或饮食不节易出现呕吐，或胃脘胀闷，或呃逆，或口干、口苦，同时会伴有心脏功能减弱的病症，如汗多，或乏力、饭后不愿活动，或手足发凉，或头晕等。在治疗上，除了消除胃肠炎症、改善胃肠消化功能、促进胃肠动力外，还应考虑恢复心脏的功能，才能较好的恢复病情。

因此，中医学中心与脾胃的病证，在临床上可能存在着相互为致病因素的问题，其具体的机制尚需要进一步的研究。

# 第二章

# 心脏、小肠常见证候的辨证论治路径和规律

## 第一节　心脏、小肠常见证候的理法方药对应关系

心脏的常见证候有 10 个，其中有心气虚、心血虚、心阴虚、心阳虚、心阳虚脱共 5 个虚证，有心火亢盛、瘀阻脑络、痰火扰神、痰蒙心神、心脉痹阻等 5 个实证。另外，小肠的常见证候为小肠实热。对这些证候的四诊症状和体征的定性问题，以及对应的治法、方剂和药物，讨论如下。

### 一、心气虚

#### （一）心气虚证候四诊症状和体征的定性

心悸或怔忡，乏力，懒言，精神疲倦，或多寐嗜睡，或有自汗，或手足心汗多，活动后诸症加重，面色淡白，舌质淡，脉虚。

#### （二）心气虚证候的理法方药对应关系

心气虚证候的理法方药对应关系，具体见表 2–1–1。

表 2–1–1　心气虚证候的理法方药对应关系

| 心脏功能与络属 | | 症状和体征 | 治法 | 方剂 | 药物 |
|---|---|---|---|---|---|
| 功能 | 主血脉 | 心悸或怔忡 | 补气养心 | 龙骨汤 | 龙骨，牡蛎，熟地黄，党参，茯苓，肉桂 |
| | 主神 | 精神疲倦 | 补气养神 | 养心汤 | 党参，黄芪，茯苓，当归，五味子 |
| | | 多寐嗜睡 | 养心醒神 | 安神定志丸 | 菖蒲，远志，茯神，龙齿 |
| 络属 | 五液为汗 | 自汗或手足心汗多 | 补气敛汗 | 牡蛎散 | 黄芪，牡蛎，浮小麦 |
| | 开窍于舌 | 舌质淡 | 补气养心 | — | 党参，黄芪 |
| | | 懒言 | 补气养心 | 养心汤 | 党参，黄芪，五味子 |

续表

| 心脏功能与络属 | | 症状和体征 | 治法 | 方剂 | 药物 |
|---|---|---|---|---|---|
| 络属 | 其华在面 | 面色淡白 | 补气养荣 | 养心汤 | 黄芪，当归 |
| 其他 | | 乏力 | 补气养心 | — | 党参，黄芪 |

## 二、心血虚

### （一）心血虚证候四诊症状和体征的定性

心悸，失眠，多梦易醒，或多寐嗜睡，健忘，面色淡白，舌色淡，脉细无力。

### （二）心血虚证候的理法方药对应关系

心血虚证候的理法方药对应关系，具体见表 2–1–2。

**表 2–1–2　心血虚证候的理法方药对应关系**

| 心脏功能与络属 | | 症状和体征 | 治法 | 方剂 | 药物 |
|---|---|---|---|---|---|
| 功能 | 主血脉 | 心悸 | 养心补血 | 龙骨汤 | 龙骨，牡蛎，熟地黄，党参，茯苓，肉桂 |
| | 主神 | 失眠或多梦易醒 | 养血安神 | 养心汤 | 茯苓，五味子，茯神，酸枣仁，柏子仁 |
| | | 多寐嗜睡 | 养心醒神 | 安神定志丸 | 菖蒲，远志，茯神，龙齿，党参 |
| | | 健忘 | 安神聪脑 | 远志丸 | 党参，黄芪，熟地黄，当归，远志，茯神，菖蒲 |
| 络属 | 开窍于舌 | 舌色淡 | 补血养荣 | 当归补血汤 | 黄芪，当归 |
| | 其华在面 | 面色淡白 | 补血养荣 | 当归补血汤 | 黄芪，当归 |

## 三、心阴虚

### （一）心阴虚证候四诊症状和体征的定性

心悸，心烦，失眠，多梦易醒，或多寐嗜睡，健忘，两颧潮红，手足心发热，潮热，汗出，或盗汗，舌红少苔乏津，脉细数。

### （二）心阴虚证候的理法方药对应关系

心阴虚证候的理法方药对应关系，具体见表 2–1–3。

**表 2-1-3　心阴虚证候的理法方药对应关系**

| 心脏功能与络属功能 | | 症状和体征 | 治法 | 方剂 | 药物 |
|---|---|---|---|---|---|
| 功能 | 主血脉 | 心悸 | 滋阴养心 | 天王补心丹＋龙骨汤 | 丹参，玄参，茯苓，五味子，天冬，麦冬，生地黄，龙骨，牡蛎 |
| | 主神 | 心烦 | 养阴除烦 | 百合地黄汤＋天王补心丹 | 生地黄，百合，丹参，五味子，天冬，麦冬，茯神，酸枣仁 |
| | | 失眠或多梦易醒 | 滋阴养心，安神 | 天王补心丹 | 酸枣仁，柏子仁，五味子，天冬，麦冬，生地黄，当归 |
| | | 多寐嗜睡 | 滋阴养心，醒神 | 天王补心丹＋远志丸 | 五味子，天冬，麦冬，生地黄，菖蒲，当归，远志，茯神 |
| | | 健忘 | 滋阴养心，安神聪脑 | 天王补心丹＋远志丸 | 五味子，天冬，麦冬，生地黄，菖蒲，当归，远志，茯神 |
| 络属 | 五液为汗 | 汗出或盗汗 | 滋阴，退虚热，敛汗 | 天王补心丹＋牡蛎散＋胡黄连 | 生地黄，玄参，麦冬，胡黄连，牡蛎，浮小麦 |
| | 开窍于舌 | 舌红少苔乏津 | 滋阴养心 | — | 天冬，麦冬，百合 |
| | 五色为赤 | 两颧潮红 | 清退虚热 | 天王补心丹＋胡黄连 | 生地黄，玄参，麦冬，天冬，胡黄连 |
| 其他 | | 手足发热，潮热 | 滋阴，退虚热 | 天王补心丹＋胡黄连 | 生地黄，玄参，麦冬，天冬，胡黄连 |

## 四、心阳虚

### （一）心阳虚证候四诊症状和体征的定性

心悸或怔忡，心胸憋闷或痛，神疲，面色㿠白，或烦躁，或多寐嗜睡，或面青紫，自汗，或手足心汗多，畏寒，或舌发凉，或面部发凉，或心胸发凉，畏寒喜暖，懒言，乏力，舌质淡胖或紫暗，苔白滑，脉弱或结或代。

### （二）心阳虚证候的理法方药对应关系

心阳虚证候的理法方药对应关系，具体见表 2-1-4。

**表 2-1-4　心阳虚证候的理法方药对应关系**

| 心脏功能与络属 | | 症状和体征 | 治法 | 方剂 | 药物 |
|---|---|---|---|---|---|
| 功能 | 主血脉 | 心悸或怔忡 | 温阳养心 | 保元汤＋龙骨汤 | 人参，黄芪，肉桂，龙骨，牡蛎，熟地黄，茯苓，甘草 |
| | | 心胸憋闷或痛 | 温阳养心<br>祛寒止痛 | 附子汤＋瓜蒌薤白白酒汤 | 人参，白术，茯苓，白芍，附子，瓜蒌，薤白，白酒 |

续表

| 心脏功能与络属 | | 症状和体征 | 治法 | 方剂 | 药物 |
|---|---|---|---|---|---|
| 功能 | 主血脉 | 心胸发凉，畏寒喜暖 | 温阳养心，散寒 | 附子汤 | 附子，人参，白术，茯苓，白芍，干姜 |
| | 主神 | 神疲 | 温阳养心，安神 | 保元汤 | 人参，黄芪，肉桂 |
| | | 烦躁 | 温阳养心，除烦 | 当归四逆汤 | 当归，肉桂，细辛，通草，白芍，甘草 |
| | | 多寐嗜睡 | 温阳养心，醒神 | 四逆汤 | 附子，干姜，甘草 |
| 络属 | 五液为汗 | 自汗，或手足心汗多 | 温阳敛汗 | 附子汤 + 牡蛎散 | 附子，人参，白术，茯苓，白芍，干姜，黄芪，牡蛎，浮小麦 |
| | 开窍于舌 | 懒言 | 温阳养心 | 保元汤 | 人参，黄芪，肉桂，甘草 |
| | | 舌发凉 | 温阳散寒 | 附子汤 | 附子，人参，茯苓，白芍 |
| | 其华在面 | 面色㿠白，或面青紫 | 温阳散寒，养荣 | 附子汤 | 附子，人参，白术，茯苓，白芍，干姜 |
| | | 面部发凉 | 温阳散寒 | 附子汤 | 附子，人参，白术，茯苓，白芍，干姜 |
| 其他 | | 畏寒 | 温阳散寒 | 附子汤 | 附子，人参，白术，茯苓，白芍，干姜 |

## 五、心阳虚脱

### （一）心阳虚脱证候四诊症状和体征的定性

心悸或怔忡，心胸剧痛，神志模糊或昏迷，或突然冷汗淋漓，四肢厥冷，面色苍白，舌青紫，脉微欲绝。

### （二）心阳虚脱证候的理法方药对应关系

心阳虚脱证候的理法方药对应关系，具体见表 2–1–5。

**表 2–1–5　心阳虚脱证候的理法方药对应关系**

| 心脏功能与络属 | | 症状和体征 | 治法 | 方剂 | 药物 |
|---|---|---|---|---|---|
| 功能 | 主血脉 | 心悸或怔忡 | 温阳养心 | 保元汤 + 龙骨汤 | 人参，黄芪，肉桂，龙骨，牡蛎，熟地黄，茯苓，甘草 |
| | | 心胸剧痛 | 温阳养心祛寒止痛 | 附子汤 + 瓜蒌薤白白酒汤 | 人参，茯苓，白芍，附子，瓜蒌，薤白，白酒 |
| | 主神 | 神志模糊或昏迷 | 温阳养心醒神 | 保元汤 + 菖蒲 | 党参，黄芪，肉桂，甘草，菖蒲 |
| 络属 | 五液为汗 | 突然冷汗淋漓 | 温阳敛汗 | 附子汤 + 牡蛎散 | 附子，人参，白术，茯苓，白芍，干姜，牡蛎，浮小麦，黄芪 |
| | 开窍于舌 | 舌青紫 | 回阳救逆 | 四逆汤 + 人参 | 附子，干姜，人参，甘草 |
| | 其华在面 | 面色苍白 | 温阳养荣 | 参附汤 | 附子，人参，甘草 |
| 其他 | | 四肢厥冷 | 温阳祛寒 | 四逆汤 | 附子，干姜，甘草 |

## 六、心火亢盛

### （一）心火亢盛证候四诊症状和体征的定性

心烦，发热，失眠，狂躁，神昏谵语，面红发热，或手足心发红，或面部痤疮色红，或舌有烧灼、肿痛感，或舌尖生疮、溃烂疼痛，或肌衄，舌尖红绛，苔黄，脉数有力。

### （二）心火亢盛证候的理法方药对应关系

心火亢盛证候的理法方药对应关系，具体见表 2–1–6。

**表 2–1–6　心火亢盛证候的理法方药对应关系**

| 心脏功能与络属 | | 症状和体征 | 治法 | 方剂 | 药物 |
|---|---|---|---|---|---|
| 功能 | 主神 | 心烦 | 清心泻火，除烦 | 栀子豉汤 | 炒栀子，淡豆豉 |
| | | 失眠，狂躁 | 清心泻火，安神 | 朱砂安神丸 | 朱砂，黄连，生地黄 |
| | | 神昏谵语 | 清心泻火，醒神 | 安宫牛黄丸 | 牛黄，郁金，犀角（用代用品），黄连，朱砂，栀子，雄黄，黄芩，珍珠，冰片，麝香 |
| 络属 | 开窍于舌 | 舌发热烧灼、肿痛，或舌生疮、溃烂疼痛 | 清心泻火，解毒 | 黄连解毒汤 | 黄芩，黄连，黄柏，栀子 |
| | 其华在面 | 面红发热，或面部痤疮色红 | 清心泻火，祛热 | 导赤散＋黄连泻心汤 | 生地黄，木通，竹叶，黄连，黄芩，大黄，甘草 |
| | 五色为赤 | 手足心发红 | 清心泻火，祛热 | 导赤散＋黄连泻心汤 | 生地黄，木通，竹叶，黄连，黄芩，大黄，甘草 |
| 其他 | | 发热 | 清热泻火 | 大黄黄连泻心汤 | 大黄，黄芩，黄连 |

## 七、瘀阻脑络

### （一）瘀阻脑络证候四诊症状和体征的定性

心悸，健忘，失眠，或头晕、头痛经久不愈，痛如针刺、痛处固定，或头部外伤后昏不知人，面色晦暗，舌质紫暗或有斑点，脉细涩。

### （二）瘀阻脑络证候的理法方药对应关系

瘀阻脑络证候的理法方药对应关系，具体见表 2–1–7。

**表 2–1–7　瘀阻脑络证候的理法方药对应关系**

<table>
<tr><th colspan="2">心脏功能与络属</th><th>症状和体征</th><th>治法</th><th>方剂</th><th>药物</th></tr>
<tr><td rowspan="5">功能</td><td rowspan="3">主血脉</td><td>心悸</td><td>活血养心</td><td>血府逐瘀汤＋龙骨汤</td><td>桃仁，红花，当归，赤芍，川芎，柴胡，枳壳，赤芍，川牛膝，桔梗，龙骨，牡蛎，熟地黄，党参，茯苓，肉桂，甘草</td></tr>
<tr><td>头晕</td><td>活血聪脑</td><td>通窍活血汤＋安神定志丸</td><td>桃仁，红花，赤芍，川芎，麝香，老葱，菖蒲，远志，茯神，茯苓，朱砂，龙齿，党参</td></tr>
<tr><td>头痛经久不愈，痛如针刺，痛处固定</td><td>活血通窍</td><td>通窍活血汤</td><td>桃仁，红花，赤芍，川芎，麝香，老葱</td></tr>
<tr><td rowspan="2">主神</td><td>健忘，失眠</td><td>活血养心安神</td><td>血府逐瘀汤＋龙骨汤</td><td>桃仁，红花，当归，赤芍，川芎，柴胡，枳壳，赤芍，川牛膝，桔梗，龙骨，牡蛎，熟地黄，党参，茯苓，肉桂，甘草</td></tr>
<tr><td>头部外伤后昏不知人</td><td>活血通窍</td><td>通窍活血汤</td><td>桃仁，红花，赤芍，川芎，麝香，老葱</td></tr>
<tr><td rowspan="2">络属</td><td>开窍于舌</td><td>质紫暗或有斑点</td><td>活血</td><td>—</td><td>丹参</td></tr>
<tr><td>其华在面</td><td>面色晦暗</td><td>活血养荣</td><td>桃红四物汤</td><td>桃仁，红花，当归，白芍，熟地黄，川芎</td></tr>
</table>

# 八、痰火扰神

## （一）痰火扰神证候四诊症状和体征的定性

心烦，发热，失眠，神昏谵语，或狂躁妄动、打人毁物、不避亲疏、胡言乱语、哭笑无常，面赤发热，或伴胸闷、气粗、咳吐黄痰且喉间痰鸣，舌质红，苔黄腻，脉滑数。

## （二）痰火扰神证候的理法方药对应关系

痰火扰神证候的理法方药对应关系，具体见表 2–1–8–1。痰火扰神证伴随肺属证候的理法方药对应关系，具体见表 2–1–8–2。

**表 2–1–8–1　痰火扰神证候的理法方药对应关系**

<table>
<tr><th colspan="2">心脏功能与络属</th><th>症状和体征</th><th>治法</th><th>方剂</th><th>药物</th></tr>
<tr><td rowspan="2">功能</td><td rowspan="2">主神</td><td>心烦</td><td>清热化痰，除烦</td><td>黄连温胆汤</td><td>黄连，竹茹，枳实，半夏，陈皮，茯苓，甘草</td></tr>
<tr><td>失眠</td><td>清热化痰，除烦安神</td><td>黄连温胆汤＋朱砂安神丸</td><td>黄连，竹茹，枳实，半夏，陈皮，茯苓，甘草，朱砂，生地黄，当归</td></tr>
</table>

续表

| 心脏功能与络属 | | 症状和体征 | 治法 | 方剂 | 药物 |
|---|---|---|---|---|---|
| 功能 | 主神 | 神昏谵语 | 清热化痰，醒神 | 安宫牛黄丸 | 牛黄，郁金，犀角（用代用品），黄连，朱砂，栀子，雄黄，黄芩，珍珠，冰片，麝香 |
| | | 狂躁妄动，打人毁物，不避亲疏，胡言乱语，哭笑无常 | 清热化痰，安神 | 生铁落饮 | 生铁落，钩藤，胆南星，石菖蒲，茯神，贝母 |
| 络属 | 开窍于舌 | 舌质红，苔黄腻 | 清热化痰 | — | 黄连，半夏 |
| | 其华在面 | 面赤发热 | 清心泻火 | 导赤散＋黄连温胆汤 | 生地黄，竹叶，木通，黄连，竹茹，甘草 |

**表 2–1–8–2　痰火扰神证伴随肺属证候的理法方药对应关系**

| 肺脏功能 | 症状和体征 | 治法 | 方剂 | 药物 |
|---|---|---|---|---|
| 主气司呼吸 | 胸闷，气粗 | 清热化痰，宽胸散结 | 小陷胸汤 | 黄连，半夏，瓜蒌 |
| 主通调水道 | 咳吐黄痰，喉间痰鸣 | 清热化痰 | 清气化痰丸 | 黄芩，胆南星，半夏，瓜蒌，茯苓，陈皮 |

## 九、痰蒙心神

### （一）痰蒙心神证候四诊症状和体征的定性

神情痴呆，意识模糊，甚则昏不知人，或神情抑郁、表情淡漠、喃喃独语、举止失常，或突然昏仆、不省人事、口吐涎沫，面色晦暗，舌苔白腻，脉滑。

### （二）痰蒙心神证候的理法方药对应关系

痰蒙心神证候中三种情况的理法方药对应关系，具体见表 2–1–9–1 至表 2–1–9–3。

**表 2–1–9–1　痰蒙心神证候的理法方药对应关系（第一种情况）**

| 心脏功能与络属 | | 症状和体征 | 治法 | 方剂 | 药物 |
|---|---|---|---|---|---|
| 功能 | 主神 | 神情痴呆，意识模糊，甚则昏不知人 | 化痰开窍，醒神 | 苏合香丸 | 苏合香，安息香，冰片，水牛角，麝香，檀香，沉香，丁香，香附，木香，乳香，荜茇，白术，诃子，朱砂 |
| 络属 | 其华在面 | 面色晦暗 | 化痰养荣 | 温胆汤 | 竹茹，枳实，半夏，陈皮，茯苓，干姜，甘草 |

**表 2–1–9–2　痰蒙心神证候的理法方药对应关系（第二种情况）**

| 心脏功能与络属 | | 症状和体征 | 治法 | 方剂 | 药物 |
|---|---|---|---|---|---|
| 功能 | 主神 | 神情抑郁，表情淡漠，喃喃独语，举止失常 | 化痰开窍，安神 | 顺气导痰汤 | 半夏，茯苓，陈皮，胆南星，橘红，木香，香附，枳实 |
| 络属 | 其华在面 | 面色晦暗 | 化痰养荣 | 温胆汤 | 竹茹，枳实，半夏，陈皮，茯苓，干姜，甘草 |

**表 2–1–9–3　痰蒙心神证候的理法方药对应关系（第三种情况）**

| 心脏功能与络属 | | 症状和体征 | 治法 | 方剂 | 药物 |
|---|---|---|---|---|---|
| 功能 | 主神 | 突然昏仆，不省人事 | 化痰开窍，醒神 | 苏合香丸 | 苏合香，安息香，冰片，水牛角，麝香，檀香，沉香，丁香，香附，木香，乳香，荜茇，白术，诃子，朱砂 |
| | | 口吐涎沫 | 化痰 | 二陈汤 | 半夏，陈皮，茯苓 |
| 络属 | 其华在面 | 面色晦暗 | 化痰养荣 | 温胆汤 | 竹茹，枳实，半夏，陈皮，茯苓，干姜，甘草 |

# 十、心脉痹阻

## （一）心脉痹阻证候四诊症状和体征的定性

心悸或怔忡，心胸憋闷、疼痛，痛引肩背内臂，时作时止，刺痛为主，舌质晦暗或有青紫斑点，脉细、涩、结、代；或心胸憋闷为主，体胖，身重困倦，舌苔白腻，脉沉滑或沉涩；或遇寒剧痛为主，得温痛减，畏寒肢冷，舌淡苔白，脉沉迟或沉紧；或胀痛为主，与情志变化有关，善太息，舌淡红，脉弦。

## （二）心脉痹阻证候的理法方药对应关系

心脉痹阻证候四种情况的理法方药对应关系，具体见表 2–1–10–1 至表 2–1–10–4。

**表 2–1–10–1　心脉瘀血痹阻证候的理法方药对应关系（第一种情况）**

| 心脏功能 | 症状和体征 | 治法 | 方剂 | 药物 |
|---|---|---|---|---|
| 主血脉 | 心悸或怔忡 | 活血养心 | 血府逐瘀汤＋龙骨汤 | 桃仁，红花，当归，赤芍，川芎，柴胡，枳壳，赤芍，川牛膝，桔梗，龙骨，牡蛎，熟地黄，党参，茯苓，肉桂，甘草 |
| | 心胸憋闷、疼痛，痛引肩背内臂、时作时止，以刺痛为主 | 活血养心，通脉止痛 | 血府逐瘀汤＋丹参饮 | 桃仁，红花，当归，赤芍，川芎，柴胡，枳壳，赤芍，川牛膝，桔梗，丹参，檀香 |

**表 2–1–10–2　心脉痰浊痹阻证候的理法方药对应关系（第二种情况）**

| 心脏功能 | 症状和体征 | 治法 | 方剂 | 药物 |
|---|---|---|---|---|
| 主血脉 | 心悸或怔忡 | 化痰养心 | 温胆汤＋龙骨汤 | 竹茹，枳实，半夏，陈皮，茯苓，干姜，甘草，龙骨，牡蛎，党参，茯苓，肉桂 |
| | 心胸憋闷、疼痛，痛引肩背内臂、时作时止，以心胸憋闷为主 | 化痰养心，宣痹止痛 | 瓜蒌薤白半夏汤＋温胆汤 | 瓜蒌，薤白，竹茹，枳实，半夏，陈皮，茯苓，干姜，甘草 |

**表 2–1–10–3 心脉寒凝痹阻证候的理法方药对应关系（第三种情况）**

| 心脏功能 | 症状和体征 | 治法 | 方剂 | 药物 |
|---|---|---|---|---|
| 主血脉 | 心悸或怔忡 | 温阳散寒 | 附子汤＋龙骨汤 | 人参，白术，茯苓，白芍，附子，龙骨，牡蛎，熟地黄，肉桂，甘草 |
| | 心胸憋闷、疼痛，痛引肩背内臂、时作时止，以遇寒剧痛为主 | 温阳养心散寒止痛 | 附子汤 | 人参，白术，茯苓，白芍，附子 |
| 其他 | 畏寒 | 散寒止痛 | 当归四逆汤 | 当归，桂枝，细辛，通草 |

**表 2–1–10–4 心脉气滞痹阻证候的理法方药对应关系（第四种情况）**

| 心脏功能 | 症状和体征 | 治法 | 方剂 | 药物 |
|---|---|---|---|---|
| 主血脉 | 心悸或怔忡 | 理气养心 | 四逆散＋龙骨汤 | 柴胡，枳壳，芍药，甘草，龙骨，牡蛎 |
| | 心胸憋闷、疼痛，痛引肩背内臂、时作时止，以胀痛为主 | 理气养心，止痛 | 四逆散＋瓜蒌薤白半夏汤 | 柴胡，枳壳，芍药，甘草，瓜蒌，薤白，半夏 |

## 十一、心脏常见证候小结

在临床中，心脏证候在功能方面表现出的症状和体征主要有心悸或怔忡，心胸憋闷或疼痛、痛引肩背内臂、时作时止、遇寒剧痛，或刺痛为主，或心胸憋闷为主，或胀痛为主，或心胸发凉、畏寒喜暖，或头晕，或头痛经久不愈、痛如针刺、痛处固定，精神疲倦，不寐，多梦易醒，多寐嗜睡，健忘，心烦，意识模糊或昏迷，狂躁，神昏谵语，打人毁物、不避亲疏、胡言乱语、哭笑无常，神情痴呆、意识模糊、甚则昏不知人，神情抑郁、表情淡漠、喃喃独语、举止失常，突然昏仆、不省人事、口吐涎沫，或头部外伤后昏不知人，共 22 个。

心脏证候在络属方面表现出的症状和体征有自汗或手足心汗多，汗出或盗汗，突然冷汗淋漓，或舌发凉，或舌青紫，或舌紫暗、有斑点，或舌发热烧灼、肿痛，或舌生疮、溃烂疼痛，懒言，面色白，或面青紫（晦暗），面部发凉，面红发热，面部痤疮色红，两颧潮红，或手足心发红，共 18 个。其在气血阴阳方面表现出的症状和体征有乏力、手足发热、潮热、畏寒、四肢厥冷、发热，共 6 个。

心脏常见证候对应的方剂有龙骨汤、天王补心丹、保元汤、血府逐瘀汤、温胆汤、四逆散、瓜蒌薤白白酒汤、附子汤、丹参饮、瓜蒌薤白半夏汤、通窍活血汤、安神定志丸、养心汤、朱砂安神丸、黄连温胆汤、远志丸、百合地黄汤、栀子豉汤、当归四逆汤、生铁落饮、安宫牛黄丸、顺气导痰汤、牡蛎散、当归补血汤、黄连解毒汤、四逆汤、参附汤、桃红四物汤、导赤散、黄连泻心汤、大黄黄连泻心汤，共 31 个。

综上，汇总心脏常见证候的理法方药对应关系，具体见表 2–1–11。

**表 2-1-11　心脏常见证候的理法方药对应关系表**

| 心脏功能与络属 | | 症状和体征 | 治法 | 方剂 | 药物 |
|---|---|---|---|---|---|
| 功能 | 主血脉 | 心悸或怔忡 | 补气养心（心气虚） | 龙骨汤 | 龙骨，牡蛎，熟地黄，党参，茯苓，肉桂 |
| | | | 补血养心（心血虚） | 龙骨汤 | 龙骨，牡蛎，熟地黄，党参，茯苓，肉桂 |
| | | | 滋阴养心（心阴虚） | 天王补心丹＋龙骨汤 | 丹参，玄参，茯苓，五味子，天冬，麦冬，生地黄，龙骨，牡蛎 |
| | | | 温阳养心（心阳虚） | 保元汤＋龙骨汤 | 人参，黄芪，肉桂，龙骨，牡蛎，熟地黄，茯苓，甘草 |
| | | | 养心活血（血瘀） | 血府逐瘀汤＋龙骨汤 | 桃仁，红花，当归，赤芍，川芎，柴胡，枳壳，赤芍，川牛膝，桔梗，龙骨，牡蛎，熟地黄，党参，茯苓，肉桂，甘草 |
| | | | 养心化痰（痰浊） | 温胆汤＋龙骨汤 | 竹茹，枳实，半夏，陈皮，茯苓，干姜，甘草，龙骨，牡蛎，党参，茯苓，肉桂 |
| | | | 养心理气止痛（气滞） | 四逆散＋龙骨汤 | 柴胡，枳壳，芍药，甘草，龙骨，牡蛎 |
| | | 心胸憋闷疼痛，或心胸发凉、畏寒喜暖，或心胸憋闷疼痛、痛引肩背内臂、时作时止，遇寒剧痛 | 温阳养心，祛寒止痛（心阳虚、寒凝） | 瓜蒌薤白白酒汤＋附子汤 | 瓜蒌，薤白，白酒，附子，人参，茯苓，白芍 |
| | | 心胸憋闷、疼痛，痛引肩背内臂、时作时止，以刺痛为主 | 活血养心，通脉止痛（血瘀） | 血府逐瘀汤＋丹参饮 | 桃仁，红花，当归，赤芍，川芎，柴胡，枳壳，赤芍，川牛膝，桔梗，丹参，檀香 |
| | | 心胸憋闷、疼痛，痛引肩背内臂、时作时止，以心胸憋闷为主 | 化痰养心，宣痹止痛（痰浊） | 瓜蒌薤白半夏汤＋温胆汤 | 瓜蒌，薤白，竹茹，枳实，半夏，陈皮，茯苓，干姜，甘草 |
| | | 心胸憋闷、疼痛，痛引肩背内臂、时作时止，以胀痛为主 | 养心理气止痛（气滞） | 四逆散＋瓜蒌薤白半夏汤 | 柴胡，枳壳，芍药，甘草，瓜蒌，薤白，半夏 |
| | | 头晕头痛经久不愈、痛如针刺、痛处固定 | 活血聪脑通窍（血瘀） | 通窍活血汤＋安神定志丸 | 桃仁，红花，赤芍，川芎，麝香，老葱，菖蒲，远志，茯神，茯苓，朱砂，龙齿，党参 |
| | 主神 | 精神疲倦 | 补气养神（心气虚） | 养心汤 | 党参，黄芪，茯苓，当归，五味子 |
| | | | 温阳养心安神（心阳虚） | 保元汤 | 人参，黄芪，肉桂 |

续表

| 心脏功能与络属 | | 症状和体征 | 治法 | 方剂 | 药物 |
|---|---|---|---|---|---|
| 功能 | 主神 | 不寐 | 养血安神（心血虚） | 养心汤 | 茯苓，五味子，茯神，酸枣仁，柏子仁 |
| | | | 滋阴养心安神（心阴虚） | 天王补心丹 | 酸枣仁，柏子仁，五味子，天冬，麦冬，生地黄，当归 |
| | | | 泻火清心安神（心火旺） | 朱砂安神丸 | 朱砂，黄连，生地黄 |
| | | | 活血养心安神（血瘀） | 血府逐瘀汤＋龙骨汤 | 桃仁，红花，当归，赤芍，川芎，柴胡，枳壳，赤芍，川牛膝，桔梗，龙骨，牡蛎，熟地黄，党参，茯苓，肉桂，甘草 |
| | | | 清热化痰，除烦安神（痰浊） | 黄连温胆汤＋朱砂安神丸 | 黄连，竹茹，枳实，半夏，陈皮，茯苓，甘草，朱砂，生地黄，当归 |
| | | 多梦易醒 | 养血安神（心血虚） | 养心汤 | 茯苓，五味子，茯神，酸枣仁，柏子仁 |
| | | | 滋阴养心安神（心阴虚） | 天王补心丹 | 酸枣仁，柏子仁，五味子，天冬，麦冬，生地黄，当归 |
| | | 多寐嗜睡 | 养心醒神（心气虚） | 安神定志丸 | 菖蒲，远志，茯神，龙齿 |
| | | | 温阳养心醒神（心阳虚） | 四逆汤 | 附子，干姜，甘草 |
| | | | 养心醒神（心血虚） | 安神定志丸 | 菖蒲，远志，茯神，龙齿，党参 |
| | | | 滋阴养心醒神（心阴虚） | 天王补心丹＋远志丸 | 五味子，天冬，麦冬，生地黄，菖蒲，当归，远志，茯神 |
| | | 健忘 | 安神聪脑（心血虚） | 远志丸 | 党参，黄芪，熟地黄，当归，远志，茯神，菖蒲 |
| | | | 滋阴养心，安神聪脑（心阴虚） | 天王补心丹＋远志丸 | 五味子，天冬，麦冬，生地黄，菖蒲，当归，远志，茯神 |
| | | | 活血养心安神（血瘀） | 血府逐瘀汤＋龙骨汤 | 桃仁，红花，当归，赤芍，川芎，柴胡，枳壳，赤芍，川牛膝，桔梗，龙骨，牡蛎，熟地黄，党参，茯苓，肉桂，甘草 |
| | | 心烦 | 养阴除烦（心阴虚） | 百合地黄汤＋天王补心丹 | 生地黄，百合，丹参，五味子，天冬，麦冬，茯神，枣仁 |
| | | | 泻火清心除烦（心火旺） | 栀子豉汤 | 炒栀子，淡豆豉 |

续表

| 心脏功能与络属 | | 症状和体征 | 治法 | 方剂 | 药物 |
|---|---|---|---|---|---|
| 功能 | 主神 | 心烦 | 清热化痰除烦（痰浊） | 黄连温胆汤 | 黄连，竹茹，枳实，半夏，陈皮，茯苓，甘草 |
| | | | 温阳养心除烦（心阳虚） | 当归四逆汤 | 当归，肉桂，细辛，通草，白芍，甘草 |
| | | 神志模糊或昏迷 | 温阳养心醒神（心阳虚脱） | 保元汤＋菖蒲 | 党参，黄芪，肉桂，甘草，菖蒲 |
| | | 狂躁 | 泻火清心安神（心火旺） | 朱砂安神丸 | 朱砂，黄连，生地黄 |
| | | | 清热化痰安神（痰浊） | 生铁落饮 | 生铁落，钩藤，胆南星，石菖蒲，茯神，贝母 |
| | | 神昏谵语 | 泻火清心醒神（心火旺） | 安宫牛黄丸 | 牛黄，郁金，犀角（用代用品），黄连，朱砂，栀子，雄黄，黄芩，珍珠，冰片，麝香 |
| | | | 清热化痰醒神（痰浊） | 安宫牛黄丸 | 牛黄，郁金，犀角（用代用品），黄连，朱砂，栀子，雄黄，黄芩，珍珠，冰片，麝香 |
| | | 打人毁物，不避亲疏，胡言乱语，哭笑无常 | 清热化痰安神（痰浊） | 生铁落饮 | 生铁落，钩藤，胆南星，石菖蒲，茯神，贝母 |
| | | 神情痴呆，意识模糊，甚则昏不知人 | 化痰开窍醒神（痰浊） | 苏合香丸 | 苏合香，安息香，冰片，水牛角，麝香，檀香，沉香，丁香，香附，木香，乳香，荜茇，白术，诃子，朱砂 |
| | | 神情抑郁，表情淡漠，喃喃独语，举止失常 | 化痰开窍安神（痰浊） | 顺气导痰汤 | 半夏，茯苓，陈皮，胆南星，橘红，木香，香附，枳实 |
| | | 突然昏仆，不省人事，口吐涎沫 | 化痰开窍醒神（痰浊） | 苏合香丸＋二陈汤 | 苏合香，安息香，冰片，水牛角，麝香，檀香，沉香，丁香，香附，木香，乳香，荜茇，白术，诃子，朱砂，半夏，陈皮，茯苓 |
| | | 头部外伤后昏不知人 | 活血通窍（血瘀） | 通窍活血汤 | 桃仁，红花，赤芍，川芎，麝香，老葱 |
| 络属 | 在液为汗 | 自汗或手足心汗多 | 补气敛汗（心气虚） | 牡蛎散 | 黄芪，牡蛎，浮小麦 |
| | | | 温阳敛汗（心阳虚） | 附子汤＋牡蛎散 | 附子，人参，白术，茯苓，白芍，干姜，黄芪，牡蛎，浮小麦 |
| | | 汗出或盗汗 | 滋阴退虚热敛汗（心阴虚） | 天王补心丹＋牡蛎散＋胡黄连 | 生地黄，玄参，麦冬，胡黄连，牡蛎，浮小麦 |

续表

| 心脏功能与络属 | | 症状和体征 | 治法 | 方剂 | 药物 |
|---|---|---|---|---|---|
| 络属 | 在液为汗 | 突然冷汗淋漓 | 温阳敛汗（心阳虚脱） | 附子汤＋牡蛎散 | 附子，人参，白术，茯苓，白芍，干姜，牡蛎，浮小麦，黄芪 |
| | 开窍于舌 | 舌质淡 | 补气养心（心气虚） | — | 党参，黄芪 |
| | | | 补血养荣（心血虚） | 当归补血汤 | 黄芪，当归 |
| | | | 温阳养心（心阳虚） | — | 附子，肉桂 |
| | | 舌质红 | 清热降火（热证或火旺） | — | 黄连，半夏 |
| | | | 滋阴养心（心阴虚） | — | 天冬，麦冬，百合 |
| | | 舌发热烧灼、肿痛，或舌生疮、溃烂疼痛 | 泻火清心解毒（心火旺） | 黄连解毒汤 | 黄芩，黄连，黄柏，栀子 |
| | | 舌发凉 | 温阳散寒（心阳虚） | 附子汤 | 附子，人参，白术，茯苓，白芍，干姜 |
| | | 舌青紫 | 回阳救逆（心阳虚脱） | 四逆汤＋人参 | 附子，干姜，人参，甘草 |
| | | 质紫暗或有斑点 | 活血（血瘀） | — | 丹参 |
| | | 懒言 | 补气养心（心气虚） | 养心汤 | 党参，黄芪，五味子 |
| | | | 温阳养心（心阳虚） | 保元汤 | 人参，黄芪，肉桂，甘草 |
| | 其华在面 | 面色白 | 补气养荣（心气虚） | 养心汤 | 黄芪，当归 |
| | | | 补血养荣（心血虚） | 当归补血汤 | 黄芪，当归 |
| | | | 温阳散寒养荣（心阳虚） | 附子汤 | 附子，人参，白术，茯苓，白芍，干姜 |
| | | | 温阳养荣（心阳虚脱） | 参附汤 | 附子，人参，甘草 |
| | | 面青紫（晦暗） | 温阳散寒养荣（心阳虚） | 附子汤 | 附子，人参，茯苓，白芍 |
| | | | 活血养荣（血瘀） | 桃红四物汤 | 桃仁，红花，当归，白芍，熟地黄，川芎 |
| | | | 化痰养荣（痰浊） | 温胆汤 | 竹茹，枳实，半夏，陈皮，茯苓，干姜，甘草 |

续表

| 心脏功能与络属 | | 症状和体征 | 治法 | 方剂 | 药物 |
|---|---|---|---|---|---|
| 络属 | 其华在面 | 面部发凉 | 温阳散寒（心阳虚） | 附子汤 | 附子，人参，白术，茯苓，白芍，干姜 |
| | | 面红发热 | 清心泻火（热证、火旺） | 导赤散＋黄连泻心汤 | 生地黄，木通，竹叶，黄连，黄芩，大黄，甘草 |
| | | 面部痤疮色红 | 泻火清心祛热（心火旺） | 导赤散＋黄连泻心汤 | 生地黄，木通，竹叶，黄连，黄芩，大黄，甘草 |
| | 五色为赤 | 两颧潮红 | 清退虚热（心阴虚） | 天王补心丹＋胡黄连 | 生地黄，玄参，麦冬，天冬，胡黄连 |
| | | 手足心发红 | 泻火清心祛热（心火旺） | 导赤散＋黄连泻心汤 | 生地黄，木通，竹叶，黄连，黄芩，大黄，甘草 |
| 其他 | 气虚 | 乏力 | 补气养心 | — | 党参，黄芪 |
| | 阴虚 | 手足发热，潮热 | 滋阴，清退虚热 | 天王补心丹＋胡黄连 | 生地黄，玄参，麦冬，天冬，胡黄连 |
| | 阳虚 | 畏寒 | 温阳散寒（心阳虚） | 附子汤 | 附子，人参，白术，茯苓，白芍，干姜 |
| | | | 散寒止痛（寒凝） | 当归四逆汤 | 当归，桂枝，细辛，通草 |
| | | 四肢厥冷 | 温阳祛寒（心阳虚脱） | 四逆汤 | 附子，干姜，甘草 |
| | 火旺 | 发热 | 泻火清热 | 大黄黄连泻心汤 | 大黄，黄芩，黄连 |

## 十二、小肠实热（心火下移）

### （一）小肠实热证候（心火下移）四诊症状和体征的定性

小便短赤、热涩痛，尿血，心烦口渴，口舌生疮，脐腹胀痛，舌红，苔黄，脉数。

### （二）小肠实热证候（心火下移）的理法方药对应关系

小肠实热证候（心火下移）的理法方药对应关系，具体见表2–1–12–1和2–1–12–2。

**表2–1–12–1 心火旺盛证候构成要素的理法方药对应**

| 心脏功能与络属 | | 症状和体征 | 治法 | 方剂 | 药物 |
|---|---|---|---|---|---|
| 功能 | 主血脉 | 心烦 | 泻火清心，除烦 | 栀子豉汤 | 炒栀子，淡豆豉 |
| 络属 | 开窍于舌 | 舌生疮，舌红 | 泻火清心，解毒 | 黄连解毒汤 | 黄芩，黄连，黄柏，栀子 |

表 2–1–12–2　小肠实热证候构成要素的理法方药对应

| 小肠功能 | 症状和体征 | 治法 | 方剂 | 药物 |
| --- | --- | --- | --- | --- |
| 主受盛化物 | 脐腹胀痛 | 清心利尿 | 导赤散 | 竹叶，木通，生地黄，甘草 |
| 主液 | 小便短赤热涩痛，尿血 | 清心利尿 | 导赤散 | 竹叶，木通，生地黄，甘草 |

## 第二节　以心气虚为主证的案例

在临床中，心气虚多会伴有其他脏腑气虚，常会伴有脾气虚、胃气虚、肺气虚、肾气虚、肝气虚等证候。本节分析以心气虚为主证的辨证论治过程，具体见案例 1 和案例 2。

### 案例 1

本案例以心气虚为主要证候，同时伴有心络脉瘀阻、心热、胃气虚、胃气上逆、肝气虚、脾气虚、肝血虚、肝阳上亢、肾气虚、关节络脉瘀阻、肺气虚、大肠津亏等证候出现。

姜某，女，68 岁，初诊时间为 2007 年 11 月 26 日。

主诉：心慌 1 周余，伴胸部刀刮样胀闷、疼痛，近日加重。

现病史：患者 1 周前无明显诱因出现心慌，伴胸部刀刮样胀闷、疼痛，甚则累及下巴疼痛。近日症状加重，并伴有呃逆，食少，口苦，憋气，气短，烦躁，乏力，眼涩，汗多，头晕，耳鸣，后枕部疼痛，颈部疼痛、僵硬，面色淡黄，面目浮肿，手关节痛，手麻，腰痛，膝关节痛，下肢浮肿、无力，头发斑白。睡眠可，大便秘结，5～6 日一次，小便调。舌尖红，苔白微黄，脉弦。

既往史：高血压病史 10 年。

检查：心电图示心肌缺血；心率为 78 次 / 分钟；血压为 195/82mmHg；胃肠镜示慢性胆汁反流性胃炎、慢性结肠炎；腹部 B 超示肝、胆、胰、脾、肾未见异常。

西医诊断：

主要诊断：冠心病、心肌缺血、心绞痛；高血压。

其他诊断：慢性胆汁反流性胃炎；慢性结肠炎；胃肠动力不足；便秘。

中医诊断：

主要诊断：胸痹。

其他诊断：呃逆；口苦；心悸；汗证；头痛；眩晕；水肿；腰痛；痹证；便秘。

依据本案例的四诊症状和体征，对其进行辨证论治的过程分析，具体步骤和结果见表 2–2–1–1 和表 2–2–1–2。

**表 2–2–1–1　四诊症状和体征的脏腑及气血阴阳归属定位分析（案例 1）**

| 脏腑及气血阴阳 | | 四诊症状和体征 |
|---|---|---|
| 五脏 | 心 | 主血脉：心慌，胸痛，甚则累及下巴疼痛；主神：烦躁；汗：汗多 |
| | 脾 | 黄色：面色淡黄；四肢：下肢无力；口：口苦 |
| | 肝 | 主藏血：头晕，手麻；主筋：后枕部疼痛，颈部疼痛、僵硬；目：眼涩 |
| | 肾 | 肾府：腰痛；主水：下肢浮肿；主骨：手关节、膝关节痛；发：头发斑白；耳：耳鸣 |
| | 肺 | 主气：气短；主宣发、肃降：胸闷，憋气；主通调水道：面目浮肿 |
| 五腑 | 小肠 | — |
| | 胃 | 主受纳：食少；主和降：呃逆 |
| | 胆 | — |
| | 膀胱 | — |
| | 大肠 | 主传导：便秘 |
| 气血阴阳 | 气 | 乏力 |
| | 血 | — |
| | 阴 | — |
| | 阳 | — |

**表 2–2–1–2　中医四态五阶段辨证分析（案例 1）**

| | | | | | | | | | | |
|---|---|---|---|---|---|---|---|---|---|---|
| 隐态系统 | 隐性病变 | 舌质淡红尖红，苔白微黄，脉弦 | | | | | | | | |
| | 显性病变 | 心慌，乏力，胸痛，甚则累及下巴疼痛 | 烦躁 | 食少，呃逆 | 口苦 | 乏力 | 头晕，后枕部疼痛 | 腰痛，乏力 | 胸闷，憋气，气短，乏力 | 便秘 |
| 显态系统 | 隐性病变 | — | — | — | — | 面色淡黄，下肢无力 | 手麻，眼涩，颈部疼痛、僵硬 | 耳鸣，手关节、膝关节疼痛，头发斑白 | — | — |
| | 显性病变 | 汗多 | — | — | — | — | — | 下肢浮肿 | 面目浮肿 | — |
| 证候群 | | 心气虚，心络脉瘀阻 | 心热 | 胃气虚，胃失和降，胃气上逆 | 肝气虚 | 脾气虚，脾失运化 | 肝血虚，肝阳上亢 | 肾气虚，关节络脉瘀阻 | 肺气虚，肺失宣降 | 大肠津亏 |
| 治法 | | 益心气，通络止痛，敛汗 | 清心除烦 | 益胃消食，降逆止呃 | 补肝气，强肝泄 | 健脾益气，养荣 | 平肝潜阳，补肝血，荣筋明目 | 补肾气，利水消肿，健骨，聪耳乌发 | 益肺气，宣肺消肿，宽胸顺气 | 润肠泄热，行气通便 |
| 对应方剂或药物 | | 养心汤，血府逐瘀汤，牡蛎散 | 百合地黄汤，黄连 | 保和丸，柿蒂汤 | 酸味补肝汤 | 四君子汤，小建中汤 | 杞菊地黄丸，天麻钩藤饮，木瓜 | 济生肾气丸，耳聋左慈丸，杜仲，何首乌 | 四君子汤，五皮散，瓜蒌 | 火麻仁 |

## 精准论治

### 1. 方剂与证候的对应分析

本患者的主要证候为心气虚，兼见心络脉瘀阻、心热、胃气虚、胃气上逆、肝气虚、脾气虚、肝血虚、肝阳上亢、肾气虚、关节络脉瘀阻、肺气虚、大肠津亏。因心气虚、心络脉瘀阻出现的“心慌，胸痛，甚则累及下巴疼痛，乏力，汗多”，可选用养心汤合牡蛎散、血府逐瘀汤以益心气、通络止痛、敛汗；针对“烦躁”可选用百合地黄汤加黄连以清心除烦；选用保和丸合柿蒂汤以益胃消食、降逆止呃，治疗胃气虚、胃气上逆出现的“食少、呃逆”；针对“口苦”可选用酸味补肝汤以补肝气、强肝泄；因脾气虚所表现出的“乏力、面色淡黄、下肢无力”，可选用四君子汤合小建中汤以健脾益气、养荣；因肝血虚、肝阳上亢出现的“头晕，手麻，眼涩，枕后部疼痛，颈部疼痛、僵硬”，可选用杞菊地黄丸合天麻钩藤饮加木瓜以平肝潜阳、补肝血、荣筋明目；针对“腰痛，乏力，手关节、膝关节疼痛，下肢浮肿”，可选用济生肾气丸加杜仲以补肾气、利水消肿、健骨；因肺气虚所表现出的“胸闷、憋气、气短、乏力、面目浮肿”，可选用四君子汤合五皮散加瓜蒌以益肺气、宣肺消肿、宽胸顺气；火麻仁具润肠通便之效，以治疗“便秘”。

### 2. 药物与疾病、证候、症状的对应分析

在“方证”对应的基础上，我们最终的目的是实现药物“对病、对证、对症”的精准对应。本案例证候与方剂的精准对应关系具体见表 2–2–1–3。

**表 2–2–1–3　证候与方剂的精准对应关系（案例 1）**

| 证候 | | 方剂 | 药物 |
|---|---|---|---|
| 主要证候 | 心气虚 | 养心汤 | 黄芪，茯苓，茯神，当归，川芎，炙甘草，法半夏，柏子仁，酸枣仁，远志，五味子，党参，肉桂 |
| | | 牡蛎散 | 煅牡蛎，黄芪，麻黄根，浮小麦 |
| 其他证候 | 心络脉瘀阻 | 血府逐瘀汤 | 桃仁，红花，生地黄，赤芍，当归，川芎，柴胡，枳壳，桔梗，川牛膝，甘草 |
| | 心热 | 百合地黄汤 | 百合，生地黄 |
| | 胃气虚 | 保和丸 | 神曲，山楂，半夏，茯苓，陈皮，连翘，莱菔子 |
| | 胃气上逆 | 柿蒂汤 | 柿蒂 |
| | 肝气虚 | 酸味补肝汤 | 白芍，山楂，木瓜，香橼，乌梅，川牛膝，赤小豆，五味子，山茱萸，栀子，山药，甘草 |
| | 脾气虚，脾失运化 | 四君子汤 | 党参，白术，茯苓，甘草 |
| | | 小建中汤 | 桂枝，白芍，饴糖，炙甘草 |
| | 肝血虚 | 杞菊地黄丸 | 枸杞子，菊花，熟地黄，山药，山茱萸，茯苓，牡丹皮，泽泻 |
| | 肝阳上亢 | 天麻钩藤饮 | 天麻，钩藤，石决明，川牛膝，桑寄生，杜仲，栀子，黄芩，益母草，朱茯神，夜交藤 |

续表

| 证候 | | 方剂 | 药物 |
|---|---|---|---|
| 其他证候 | 肾气虚 | 济生肾气丸 | 车前子，川牛膝，附子，肉桂，熟地黄，山药，山茱萸，茯苓，泽泻，牡丹皮 |
| | 肺气虚 | 四君子汤 | 党参，白术，茯苓，甘草 |
| | 肺失宣降 | 五皮散 + 瓜蒌 | 陈皮，生姜皮，茯苓皮，大腹皮，桑白皮，瓜蒌 |
| | 大肠津亏 | — | 火麻仁 |

依据上表中方剂和药物的基本信息，筛选本案例治疗过程中每个具体症状所要对应的具体药物，结果见表 2–2–1–4。

**表 2–2–1–4　症状与药物的精准对应关系（案例 1）**

| 症状 | 药物 |
|---|---|
| 心慌 | 牡蛎，茯苓 |
| 胸痛，甚则累及下巴疼痛 | 赤芍，当归，川芎，红花，枳壳，川牛膝 |
| 汗多 | 煅牡蛎，山茱萸 |
| 烦躁 | 百合，黄连 |
| 下肢无力，乏力 | 党参 |
| 食少 | 党参，山楂 |
| 呃逆 | 柿蒂 |
| 口苦 | 白芍，山楂，川牛膝，山茱萸，木瓜 |
| 面色淡黄 | 桂枝，白芍，饴糖，炙甘草 |
| 头晕，后枕部疼痛 | 枸杞子，菊花，天麻，钩藤 |
| 眼涩 | 枸杞子，菊花，山茱萸 |
| 手麻，颈痛僵硬 | 木瓜，白芍 |
| 腰痛，手及膝关节痛 | 肉桂，山茱萸，杜仲，川牛膝 |
| 下肢浮肿 | 车前子，肉桂，山茱萸，茯苓，川牛膝 |
| 胸闷，憋气 | 瓜蒌，枳壳 |
| 气短 | 党参 |
| 面目浮肿 | 生姜皮，茯苓皮，桑白皮 |
| 便秘 | 火麻仁，白芍，当归，瓜蒌 |

根据上表信息对本案例的处方用药进行分析，可以得出：针对“心慌”可选用牡蛎、茯苓以养心安神；煅牡蛎、山茱萸可益气固摄止汗，以治疗心气虚出现的“汗多”；心络脉瘀阻所表现出的“胸痛，甚则累及下巴疼痛”，可选用赤芍、当归、川芎、红花、枳壳、川牛膝以通心络止痛；百合、黄连具有清心除烦之效，以治疗“烦躁”；党参具有益气之效，以治疗气虚出现的“下肢无力、乏力”；“食少”为胃气虚、受纳功能下降之象，可选用党参、山楂以养胃消食；柿蒂具有降逆和胃之效，以治疗胃气上逆出现的“呃逆”；肝气虚所表现出的“口苦”，可选用白芍、山楂、川牛膝、山茱萸、木瓜以补肝气、强肝泄；桂枝、白芍、饴糖、炙甘草可健脾养荣，用以治疗“面色淡黄”；肝血虚、肝阳上亢出现的“头晕，后枕部疼痛”，可选用枸杞子、菊花、天麻、钩藤以补

肝血、平肝潜阳；针对“眼涩”可选用枸杞子、菊花、山茱萸以补肝血明目；木瓜、白芍可养阴荣筋，用以治疗“手麻、颈痛僵硬”；肉桂、山茱萸、杜仲、川牛膝可补肾气、健骨，用以治疗肾气虚出现的“腰痛、手及膝关节痛”；肾气虚所表现出的“下肢浮肿”，可选用车前子、肉桂、山茱萸、茯苓、川牛膝以补肾气、利水消肿；瓜蒌、枳壳可宽胸理气，用以治疗“胸闷、憋气”；党参可补益肺气，用以治疗肺气虚所表现出的“气短”；肺气失宣所表现出的“面目浮肿”，可选用生姜皮、茯苓皮、桑白皮以宣肺利水；火麻仁、白芍、当归、瓜蒌可润肠通便，用以治疗“便秘”。

从药物与疾病对应关系的角度来分析，本案例的冠心病、心肌缺血、心绞痛可选用的药物为丹参、三七，高血压可选用的药物为罗布麻、决明子，慢性胆汁反流性胃炎可选用的药物为白芍、山楂、木瓜，慢性结肠炎、胃肠动力不足可选用的药物为火麻仁、白芍、当归，诸药合用以增强疗效。

**3. 一药治疗“多病、多证、多症”的对应分析**

依据“方证对应”与“药症对应”的分析，本案例一药对应“多病、多证、多症”的归纳总结如下，具体见表 2–2–1–5。

**表 2–2–1–5　一药对应“多病、多证、多症”分析（案例 1）**

| 药物 | 症状与疾病 |
|---|---|
| 牡蛎 | 心慌，汗多 |
| 山楂 | 食少，口苦 |
| 川牛膝 | 胸痛，甚则累及下巴疼痛，口苦，腰痛，手及膝关节痛 |
| 白芍 | 口苦，面色淡黄，手麻，颈痛僵硬，便秘胸痛及下巴疼痛，便秘 |
| 当归，山茱萸 | 口苦，眼涩，腰痛，手及膝关节痛，下肢浮肿 |
| 茯苓 | 心慌，下肢浮肿，面目浮肿 |
| 党参 | 食少，下肢无力，乏力，气短 |
| 枸杞子，菊花 | 头晕，后枕部疼痛，眼涩 |
| 肉桂 | 腰痛，手及膝关节痛，下肢浮肿 |
| 木瓜 | 口苦，手麻，颈痛僵硬 |
| 瓜蒌 | 胸闷，憋气，便秘 |
| 决明子 | 高血压，便秘 |
| 枳壳 | 胸痛及下巴疼痛，胸闷，憋气 |
| 丹参，三七 | 冠心病心肌缺血、心绞痛 |
| 罗布麻，决明子 | 高血压 |
| 白芍，山楂，木瓜 | 慢性胆汁反流性胃炎 |
| 火麻仁，白芍，当归 | 慢性结肠炎，便秘，胃肠动力不足 |

**4. 处方**

由于选用方剂中生地黄、熟地黄滋腻碍胃，用之会加重食少、呃逆、口苦等症，故舍而不用；牡蛎散中选取煅牡蛎以益气固表止汗，用其药力足够，故其他药物舍而不用；针对肝气虚出现的“口苦”，从酸味补肝汤中选用白芍、山楂、川牛膝、山茱萸、木瓜以补肝气、强肝泄，效用足够，故其他药物删而不用；患者没有明显脾失健运的征象，故没有选用四君子汤中的白术；因肝阳上亢导致“头晕，后枕部疼痛”，故从天麻钩藤饮中选用天麻和钩藤以平肝潜阳；由于患者无腹部胀大、腹水等表现，故五皮散中的陈皮、大腹皮弃而不用；血府逐瘀汤中的柴胡、桔梗、桃仁，养心汤中的法半夏、柏子仁、酸枣仁、远志、五味子，保和丸中的神曲、半夏、陈皮、连翘、莱菔子，以及济生肾气丸中的附子、山药、泽泻、牡丹皮由于没有与之相对应的症状，故去而不用。

最后，进一步考虑“三因制宜”的原则，本案例的治疗用药如下。

处方：党参 15 克，茯苓 10 克，煅牡蛎 60 克，丹参 30 克，三七 10 克，赤芍 10 克，当归 10 克，川芎 6 克，红花 6 克，川牛膝 10 克，百合 30 克，黄连 10 克，罗布麻 60 克，决明子 30 克，柿蒂 10 克，炒白芍 10 克，炒山楂 10 克，山茱萸 10 克，桂枝 10 克，枸杞子 15 克，菊花 6 克，天麻 10 克，钩藤 30 克，木瓜 10 克，炒杜仲 10 克，车前子 10 克，瓜蒌 10 克，桑白皮 10 克，枳壳 10 克，炙甘草 6 克，饴糖 4 块，生姜 6 片，大枣 6 枚。方中牡蛎先煎，钩藤后下，三七可研末冲服，也可打碎入煎剂，水煎服。由于方中有煅牡蛎，故煎煮后需沉淀 20 分钟后再服用。

**5. 病因与病机演变分析**

本案例患者由于劳累过度，耗伤心神及肾脏，出现心、肾气虚。心气不足，心主血脉的功能下降，心无力鼓动血液，日久则出现气滞、络脉瘀血。心血运行不畅，郁而化热，出现心热。心气虚，“火不生土”则脾胃气虚，进而胃失和降，出现胃气上逆。心气虚导致肝气血两虚，为“子盗母气”。脾气虚导致肺气虚，为“土不生金”。胃气虚，出现和降功能障碍，加之肺气不足，则肺之肃降功能失常，致大肠传导不利，大肠津亏。具体见图 2–2–1–1。

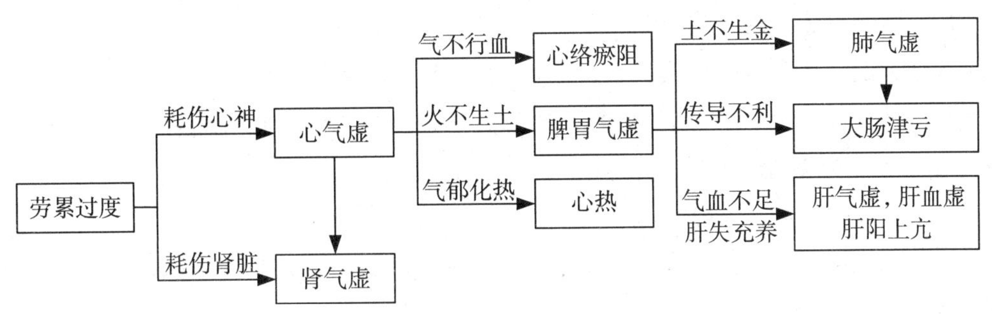


**图 2–2–1–1　病因病机演变过程图（案例 1）**

由上可得，本患者的病证以心气虚为主。心气虚，心络脉瘀阻，不通则痛，故见“胸痛，甚则累及下巴疼痛”；心失所养，则见“心慌、乏力”；心气虚，津液失于固摄，则见“汗多”；热邪扰心，则见“烦躁”。脾气虚，脾失健运，下肢失于充养，则见“下肢无力、乏力”；气血化生不足，面部失于荣养，则见“面色淡黄”。胃气虚，胃主受纳腐熟的功能失常，则见“食少”；胃失和降，胃气上逆，则见“呃逆”。肝气虚，肝失疏泄，胆汁排泄异常，上逆于胃，承于口，则见“口苦”；肝血虚，清窍失于荣养，肝阳上亢，则见“头晕，后枕部疼痛”；目失所养，则见“眼涩”；肝血虚，筋脉失于濡养，则见“手麻、颈痛僵硬”。肾气虚，关节络脉瘀阻，腰府失养，则见“腰痛、手及膝关节痛、乏力”；肾主水的功能减退，下焦水液代谢不利，则见“下肢浮肿”。肺气虚，肺主气司呼吸的功能失常，则见“胸闷、憋气、气短、乏力”；肺主通调水道的功能减退，则见“面目浮肿”。大肠津亏，传导不利，则见“便秘”。

本案例的病变脏腑涉及心、肝、脾、肺、肾五个脏和胃、大肠两个腑，属于“五脏同病”，具体见图 2-2-1-2。

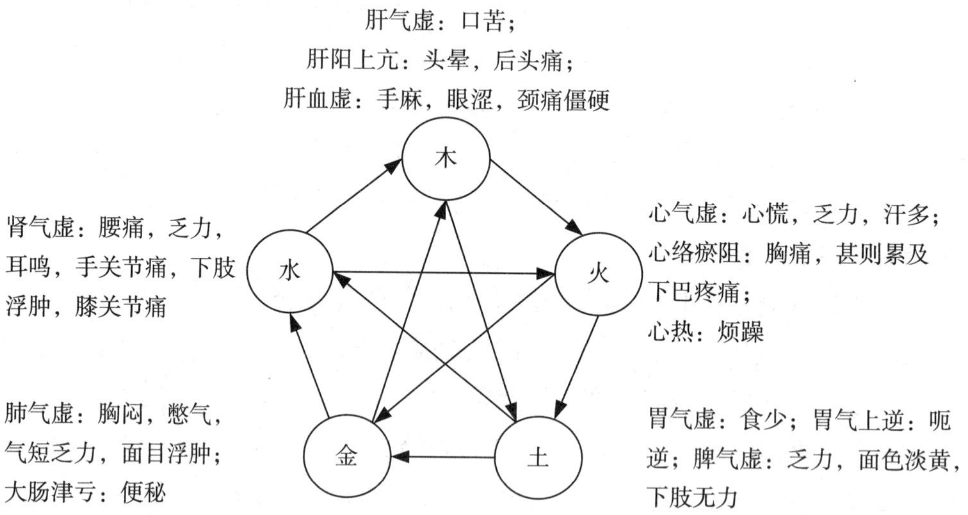

肝气虚：口苦；
肝阳上亢：头晕，后头痛；
肝血虚：手麻，眼涩，颈痛僵硬

木

肾气虚：腰痛，乏力，耳鸣，手关节痛，下肢浮肿，膝关节痛

水

火

心气虚：心慌，乏力，汗多；
心络瘀阻：胸痛，甚则累及下巴疼痛；
心热：烦躁

肺气虚：胸闷，憋气，气短乏力，面目浮肿；
大肠津亏：便秘

金

土

胃气虚：食少；胃气上逆：呃逆；脾气虚：乏力，面色淡黄，下肢无力

**图 2-2-1-2　五行 - 五脏 - 疾病分析图（案例 1）**

**6. 证候的寒热虚实性质分析**

本患者的病证存在“虚实夹杂”的特点。“虚”表现为气虚、血虚、津亏，气虚有心气虚、胃气虚、肝气虚、脾气虚、肾气虚、肺气虚，血虚为肝血虚，津亏表现在大肠；“实”表现为心络脉瘀阻、关节络脉瘀阻、心热、胃气上逆。

**7. 辨证施膳与禁忌分析**

关于膳食辨证调养，本患者应适当摄入酸味或酸甜味的食品，避免劳累，注意多休息，还应结合一定的有氧运动。

**8. 预后分析**

本案例若以上述药物配伍作为基本方，加减治疗 2～3 个月可获得显著的临床疗效，但其冠心病、心肌缺血、心绞痛和高血压则需要长期调养和不间断的治疗。

## 案例 2

汗证为心之常见病证，多由劳累诱发，容易累及其他脏腑而出现相应的病证。本案例以心气虚为主要证候，同时伴有肾阳虚、脾气虚证出现。

李某，男，40 岁，就诊时间为 2007 年 8 月 6 日。

主诉：汗出多 1 年余，近日加重。

现病史：患者近 1 年前无明显诱因出现汗多，近来明显加重，伴有腰痛发凉，下肢浮肿、无力。睡眠一般，大小便通畅。舌质淡白尖红，苔白薄微黄，脉沉弱。

既往史：慢性肾炎及高血压病史。

检查：心率为 76 次 / 分钟；血压为 146/99mmHg；尿蛋白（+++）；腹部 B 超示肝、胆、胰、脾、肾未见异常。

西医诊断：

主要诊断：慢性肾炎。

其他诊断：高血压。

中医诊断：

主要诊断：汗证。

其他诊断：水肿；腰痛。

依据本案例的四诊症状和体征，对其进行辨证论治的过程分析，具体步骤和结果见表 2-2-2-1 和表 2-2-2-2。

**表 2-2-2-1　四诊症状和体征的五脏归属定位分析（案例 2）**

| 五脏 | 四诊症状和体征 |
| --- | --- |
| 心 | 汗：汗多 |
| 脾 | 四肢：下肢无力 |
| 肝 | — |
| 肾 | 肾府：腰痛发凉；主水：下肢浮肿；藏精：尿浊 |
| 肺 | — |

**表 2-2-2-2　中医四态五阶段辨证分析（案例 2）**

| 隐态系统 | 隐性病变 | 舌质淡白尖红，苔白薄微黄，脉沉弱 | | |
| --- | --- | --- | --- | --- |
| | 显性病变 | — | 腰痛发凉 | — |
| 显态系统 | 隐性病变 | — | — | 下肢无力 |
| | 显性病变 | 汗多 | 下肢浮肿，尿浊 | — |
| 证候群 | | 心气虚 | 肾阳虚 | 脾气虚，脾失运化 |
| 治法 | | 益心气，敛汗 | 温肾阳祛寒，利水消肿 | 健脾益气 |
| 对应方剂或药物 | | 牡蛎散 | 济生肾气丸，金锁固精汤 | 四君子汤 |

## 精准论治

### 1. 方剂与证候的对应分析

本患者的主要证候为心气虚，兼见肾阳虚、脾气虚证。牡蛎散功专益心气、敛汗，用于治疗心气虚导致的“汗多”；肾阳虚导致的“腰痛发凉、下肢浮肿”，可选用济生肾气丸合金锁固精汤以温肾阳、祛寒、利水消肿；针对“下肢无力”，可选用四君子汤以益气健脾。

### 2. 药物与疾病、证候、症状的对应分析

在“方证”对应的基础上，我们最终的目的是实现药物“对病、对证、对症”的精准对应。本案例证候与方剂的精准对应关系具体见表 2-2-2-3。

**表 2-2-2-3　证候与方剂的精准对应关系（案例 2）**

| 证候 | | 方剂 | 药物 |
|---|---|---|---|
| 主要证候 | 心气虚 | 牡蛎散 | 煅牡蛎，黄芪，麻黄根，浮小麦 |
| 其他证候 | 肾阳虚 | 济生肾气丸 | 车前子，川牛膝，附子，肉桂，熟地黄，山药，山茱萸，茯苓，泽泻，牡丹皮 |
| | | 金锁固精汤 | 龙骨，牡蛎，芡实，沙苑子，莲子 |
| | 脾气虚 | 四君子汤 | 党参，白术，茯苓，甘草 |

依据上表中方剂和药物的基本信息，筛选本案例治疗过程中每个具体症状所要对应的具体药物，结果见表 2-2-2-4。

**表 2-2-2-4　症状与药物的精准对应关系（案例 2）**

| 症状 | 药物 |
|---|---|
| 汗多 | 煅牡蛎，黄芪，浮小麦 |
| 腰痛发凉 | 川牛膝，附子，肉桂，熟地黄，山药，山茱萸 |
| 下肢浮肿 | 车前子，附子，肉桂，熟地黄，山药，山茱萸，茯苓，泽泻 |
| 尿浊 | 牡蛎，芡实，沙苑子，莲子，熟地黄，山药，山茱萸 |
| 下肢无力 | 党参，黄芪，山药 |

根据上表信息对本案例的处方用药进行分析，可以得出：针对“汗多”，可选用煅牡蛎、黄芪、浮小麦以益气固摄敛汗；肾阳虚导致的“腰痛发凉”，可选用川牛膝、附子、肉桂、熟地黄、山药、山茱萸以温肾祛寒、壮骨；肾阳虚导致的“下肢浮肿”，可选用车前子、附子、肉桂、熟地黄、山药、山茱萸、茯苓、泽泻以温肾利水；牡蛎、芡实、沙苑子、莲子、熟地黄、山药、山茱萸可补肾填精、固摄缩尿，用以治疗肾虚出现的“尿浊”；“下肢无力”为脾气虚之象，选用党参、黄芪、山药以益气健脾。

从药物与疾病对应关系的角度来分析，治疗本案例慢性肾炎导致的蛋白尿可选用的药物为龟甲、鳖甲；治疗高血压可选用的药物为罗布麻；诸药合用以增强疗效。

**3. 一药治疗“多病、多证、多症”的对应分析**

依据“方证对应”与“药症对应”的分析，本案例一药对应“多病、多证、多症”的归纳总结如下，具体见表 2-2-2-5。

**表 2-2-2-5　一药对应“多病、多证、多症”分析表（案例 2）**

| 药物 | 症状与疾病 |
|---|---|
| 附子，肉桂 | 腰痛发凉，下肢浮肿 |
| 熟地黄，山药，山茱萸 | 腰痛发凉，下肢浮肿，尿浊 |
| 黄芪 | 汗多，下肢无力 |
| 牡蛎 | 汗多，尿浊 |
| 龟甲，鳖甲 | 慢性肾炎尿蛋白 |
| 罗布麻 | 高血压 |

**4. 处方**

从牡蛎散中选取煅牡蛎、黄芪、浮小麦以治疗心气虚导致的“汗多”，效用足够，故其他药物没有选用；患者没有明显的热象，故济生肾气丸中的牡丹皮舍而不用；患者没有明显脾失健运的表现，故四君子汤中的白术删而不用。

最后，进一步考虑“三因制宜”的原则，本案例的治疗用药如下。

处方：黄芪 30 克，煅牡蛎 60 克，浮小麦 60 克，熟地黄 30 克，炒山药 30 克，山茱萸 30 克，制附子 6 克，肉桂 6 克，芡实 10 克，沙苑子 10 克，莲子仁 10 克，川牛膝 10 克，车前子 6 克，茯苓 10 克，泽泻 6 克，党参 10 克，龟板 10 克，鳖甲 10 克，罗布麻 30 克，炙甘草 6 克。方中煅牡蛎、龟甲、鳖甲、附子宜先煎，水煎服。由于方中有煅牡蛎，故煎煮后需沉淀 20 分钟后再服用。

**5. 病因与病机演变分析**

本案例为劳累过度，耗伤心神，累及肾脏所致。劳累过度，耗伤心气，出现心气虚；耗伤肾阳，出现肾阳虚。心气虚又可导致脾气虚，为“火不生土”。具体见图 2-2-2-1。

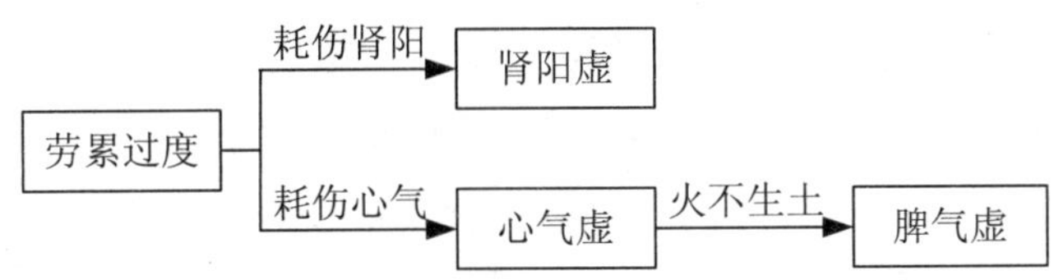


**图 2-2-2-1　病因病机演变过程图（案例 2）**

由上可得，本患者的病证以心气虚为主。心气虚，津液失于固摄，则见“汗多”。肾阳虚，腰府失于温养，则见“腰痛发凉”；肾主水的功能减退，下焦水液代谢不利，故见“下肢浮肿”。脾气虚，下肢失于充养，则见“下肢无力”。

本案例涉及心、脾、肾三个脏，具体见图 2-2-2-2。

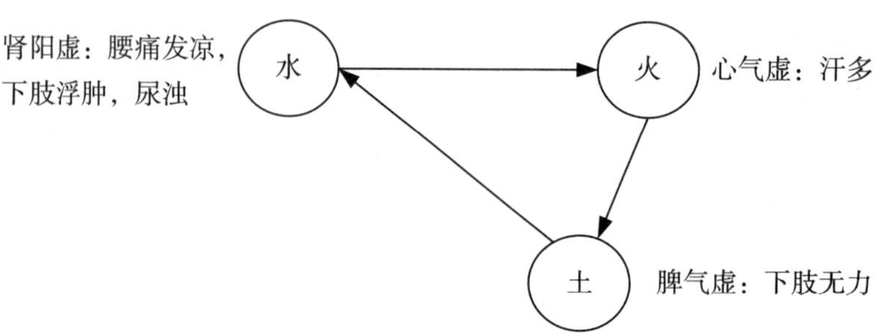


图 2-2-2-2　五行 – 五脏 – 疾病分析图（案例 2）

**6. 辨证施膳与禁忌分析**

关于膳食辨证调养，本患者饮食宜清淡，避免肥甘厚腻之品，适当摄入酸味食品，低盐饮食，并注意多休息，避免劳累，还应结合一定的有氧运动。

**7. 预后分析**

本案例若以上述药物配伍作为基本方，加减治疗 3～4 个月可以获得显著的临床疗效，但其慢性肾炎和高血压则需要长期调养和诊疗。

## 第三节　以心血虚为主证的案例

在临床中，心血虚证多伴有肝血虚及气虚的证候，例如会伴有脾气虚、肺气虚、肾气虚、肝气虚等证候。本节分析以心血虚为主证的辨证论治过程，具体见案例 3 和案例 4。

### 案例 3

本案例以心血虚为主要证候，同时伴有络脉瘀阻、脾阳虚、肝气虚、肝血虚、肺气虚、肾气虚和膀胱有热的证候。

郝某，男，57 岁，初诊时间为 2007 年 11 月 9 日。

主诉：嗜睡 3 年多，伴左胸疼痛、发闷，近日加重。

现病史：患者 3 年前无明显诱因出现嗜睡，伴左胸疼痛、发闷，腹凉、夏天睡眠需盖小被，口苦，眼涩，面目浮肿，下肢浮肿、无力。嗜睡，多梦易醒，腹泻，小便黄。舌质淡红、尖红，苔白薄，脉沉弦细。

检查：心电图示心肌缺血；心率为 79 次 / 分钟；血压为 152/98mmHg；肠镜示慢性结肠炎；腹部 B 超示肝、胆、胰、脾、肾未见异常。

西医诊断：

主要诊断：冠心病、心肌缺血、心绞痛。

其他诊断：慢性结肠炎；高血压。

中医诊断：

主要诊断：多寐；胸痹。

其他诊断：口苦；泄泻；水肿。

依据本案例的四诊症状和体征，对其进行辨证论治的过程分析，具体步骤和结果见表 2–3–3–1 和表 2–3–3–2。

**表 2–3–3–1 四诊症状和体征的脏腑归属定位分析（案例 3）**

| 脏腑 | | 四诊症状和体征 |
|---|---|---|
| 五脏 | 心 | 主血脉：胸痛；主神：嗜睡，多梦易醒 |
| | 脾 | 主运化：腹凉，腹泻；四肢：下肢无力；口：口苦 |
| | 肝 | 目：眼涩 |
| | 肾 | 主水：下肢浮肿 |
| | 肺 | 主宣发、肃降：左胸闷；主通调水道：面目浮肿 |
| 五腑 | 小肠 | — |
| | 胃 | — |
| | 胆 | — |
| | 膀胱 | 小便黄 |
| | 大肠 | — |

**表 2–3–3–2 中医四态五阶段辨证分析（案例 3）**

| | | | | | | | | |
|---|---|---|---|---|---|---|---|---|
| 隐态系统 | 隐性病变 | 舌质淡红、尖红，苔白薄，脉沉弦细 | | | | | | |
| | 显性病变 | 左胸痛，嗜睡，多梦易醒 | 左胸闷 | 腹泻，腹凉 | 口苦 | — | — | 小便黄 |
| 显态系统 | 隐性病变 | — | — | 下肢无力 | — | 眼涩 | — | — |
| | 显性病变 | — | 面目浮肿 | — | — | — | 下肢浮肿 | — |
| 证候群 | | 心血虚，心络脉瘀阻 | 肺气虚，肺失宣降 | 脾阳虚，脾失运化 | 肝气虚 | 肝血虚 | 肾气虚 | 膀胱有热 |
| 治法 | | 养心醒神，化瘀心络，止痛 | 益肺气，宽胸顺气，宣肺消肿 | 温补脾阳，祛寒止泻 | 补肝气，强肝泄 | 补肝血，明目 | 补肾气，利水消肿 | 清利膀胱 |
| 对应方剂或药物 | | 养心汤，丹参饮，菖蒲 | 四君子汤，五皮散，瓜蒌，薤白 | 理中丸 | 酸味补肝汤 | 杞菊地黄丸 | 济生肾气丸 | 车前子 |

## 精准论治

### 1. 方剂与证候的对应分析

本患者的主要证候为心血虚，兼见络脉瘀阻、脾阳虚、肝气虚、肝血虚、肺气虚、肾气虚和膀胱有热。可选用养心汤合丹参饮加菖蒲，以补血养心醒神、活血通络止痛，用于治疗心血虚、心脉痹阻所致的“嗜睡、多梦易醒、左胸痛”等心属症状；四君子汤合五皮散可补益肺气、宣肺利水，用于治疗肺气不足、津液失于输布所致的“面目浮肿”；瓜蒌、薤白可宽胸理气，用以治疗“左胸闷”；理中丸可温脾散寒、燥湿止泻，治疗脾阳虚所出现的“腹凉、腹泻、下肢无力”等脾属症状；酸味补肝汤是针对肝气虚所致的“口苦”而设；杞菊地黄丸补益肝血，可以治疗肝血虚所致的“眼涩”；济生肾气丸是针对肾气虚所致的“下肢浮肿”而设；车前子具有利尿通淋之效，用以治疗膀胱有热所致的“小便黄”。

### 2. 药物与疾病、证候、症状的对应分析

在“方证”对应的基础上，我们最终的目的是实现药物“对病、对证、对症”的精准对应。本案例证候与方剂的精准对应关系具体见表 2–3–3–3。

**表 2–3–3–3　证候与方剂的精准对应关系（案例 3）**

| 证候 | | 方剂 | 药物 |
|---|---|---|---|
| 主要证候 | 心血虚 | 养心汤 | 黄芪，茯苓，茯神，当归，川芎，炙甘草，法半夏，柏子仁，酸枣仁，远志，五味子，党参，肉桂 |
| 其他证候 | 心脉痹阻 | 丹参饮 | 丹参，檀香，砂仁 |
| | 肺气虚，肺失宣降 | 四君子汤 | 党参，白术，茯苓，甘草 |
| | | 五皮散 | 陈皮，生姜皮，茯苓皮，大腹皮，桑白皮 |
| | 脾阳虚 | 理中丸 | 党参，白术，干姜，炙甘草 |
| | 肝气虚 | 酸味补肝汤 | 白芍，山楂，木瓜，香橼，乌梅，川牛膝，赤小豆，五味子，山茱萸，栀子，山药，甘草 |
| | 肝血虚 | 杞菊地黄丸 | 枸杞子，菊花，熟地黄，山药，山茱萸，茯苓，泽泻，牡丹皮 |
| | 肾气虚 | 济生肾气丸 | 附子，车前子，川牛膝，肉桂，熟地黄，山药，山茱萸，茯苓，泽泻，牡丹皮 |
| | 膀胱湿热 | — | 车前子 |

依据上表中方剂和药物的基本信息，筛选本案例治疗过程中每个具体症状所要对应的具体药物，结果见表 2–3–3–4。

**表 2–3–3–4　症状与药物的精准对应关系（案例 3）**

| 症状 | 药物 |
|---|---|
| 嗜睡，多梦易醒 | 茯苓，五味子，菖蒲 |
| 左胸痛 | 丹参，檀香 |
| 左胸闷 | 瓜蒌，薤白 |

续表

| 症状 | 药物 |
|---|---|
| 面目浮肿 | 生姜皮，茯苓皮，桑白皮 |
| 腹泻，腹凉，下肢无力 | 党参，干姜，白术，砂仁，附子，山药 |
| 口苦 | 白芍，乌梅，山药，山茱萸，五味子 |
| 小便黄 | 车前子 |
| 眼涩 | 枸杞子，菊花 |
| 下肢浮肿 | 附子，肉桂，山药，山茱萸，车前子，茯苓 |

根据上表信息对本案例的处方用药进行分析，可以得出：丹参、檀香活血止痛、养心安神，用以治疗心血虚、心络脉瘀血所致的“左胸痛”；“嗜睡、多梦易醒”是心血虚、血不养神所致，故选择茯苓、五味子、菖蒲以补心养心醒神；针对“左胸闷”选择瓜蒌、薤白以宽胸理气；“面目浮肿”为肺失宣降、肺通调水道的功能失常之象，故选用生姜皮、茯苓皮、桑白皮以宣肺利水消肿；“腹凉、腹泻、下肢无力”为脾阳虚的表现，故选择党参、干姜、白术、砂仁、附子、山药以温脾祛寒、燥湿止泻；“口苦”为肝气虚的表现，选择白芍、乌梅、山药、山茱萸、五味子以补肝气、强肝泄；针对“小便黄”选择车前子以清利膀胱；针对“眼涩”选择枸杞子、菊花，用以补肝血、明目；针对“下肢浮肿”选择附子、肉桂、山药、山茱萸、车前子、茯苓，用以温肾利水消肿。

从药物与疾病对应关系的角度来分析，本案例嗜睡可选用的药物为菖蒲，冠心病、心肌缺血、心绞痛可选用的药物为丹参、三七，高血压可选用的药物为罗布麻，慢性胆汁反流性胃炎可选用的药物为白芍、乌梅、五味子、山药、山茱萸，诸药合用以增强疗效。

**3. 一药治疗“多病、多证、多症”的对应分析**

依据“方证对应”与“药症对应”的分析，本案例一药对应“多病、多证、多症”的归纳总结如下，具体见表 2–3–3–5。

**表 2–3–3–5 一药对应“多病、多证、多症”分析表（案例 3）**

| 药物 | 症状与疾病 |
|---|---|
| 茯苓 | 嗜睡，多梦易醒，面目浮肿，下肢浮肿 |
| 附子 | 腹凉，下肢浮肿 |
| 砂仁 | 左胸痛，左胸闷，腹泻 |
| 干姜 | 腹泻，腹凉 |
| 车前子 | 小便黄，下肢浮肿 |
| 山药 | 口苦，下肢无力，下肢浮肿 |
| 山茱萸 | 口苦，下肢浮肿 |
| 五味子 | 嗜睡，多梦易醒，口苦 |
| 丹参 | 左胸痛 |

续表

| 药物 | 症状与疾病 |
| --- | --- |
| 白芍，乌梅 | 口苦 |
| 菖蒲 | 嗜睡 |
| 丹参，三七 | 冠心病心肌缺血、心绞痛 |
| 白芍，乌梅，五味子，山药，山茱萸 | 慢性胆汁反流性胃炎 |

**4. 处方**

本患者的心属症状为“嗜睡、多梦易醒、左胸痛”，在选择药物的过程中，由于患者有“嗜睡”的症状，所以养心汤合丹参饮方剂中的柏子仁、酸枣仁、远志、五味子舍而不用，只选择了丹参、檀香、茯苓、五味子等药物；当归、川芎和柏子仁会加重患者“腹泻”的症状，故弃而不用；患者没有明显恶心、吐痰的症状，故没有选用半夏；在补气方面，用党参替代黄芪；酸味补肝汤中选用白芍和乌梅来治疗“口苦”，效用足够，故山楂、木瓜、香橼、川牛膝、赤小豆、栀子等药物舍而不用；杞菊地黄丸和济生肾气丸中的熟地黄会加重患者“腹泻”的症状，故舍而不用；由于患者没有明显的肝热证候，故没有选用牡丹皮；五皮散中的陈皮和大腹皮的功效主要作用于中焦，故舍而不用。另外，山药与山茱萸也是酸味补肝汤中的药物，可以助白芍、乌梅治疗“口苦”之力。五皮散中的桑白皮用于治疗“面目浮肿”，实际处方中以茯苓来替代茯苓皮、生姜替代生姜皮。

最后，进一步考虑“三因制宜”的原则，本案例的治疗用药如下。

处方：茯苓 15 克，五味子 15 克，菖蒲 10 克，丹参 30 克，三七 10 克，檀香 10 克，瓜蒌 10 克，薤白 10 克，砂仁 10 克，制附子 6 克，干姜 10 克，肉桂 6 克，炒白术 10 克，党参 15 克，炒白芍 10 克，乌梅 6 克，枸杞子 15 克，菊花 3 克，炒山药 10 克，山茱萸 10 克，车前子 6 克，桑白皮 6 克，罗布麻 30 克，甘草 6 克，生姜 6 片，大枣 6 枚。方中附子宜先煎，檀香、砂仁宜后下，三七可研末冲服，也可打碎入煎剂，其余水煎服。

**5. 病因与病机演变分析**

本案例患者由于劳累过度，耗伤心肾，引起心血虚、络脉瘀阻，继而脾阳虚、肾气虚。气血化生不足，加之心血虚“子盗母气”，肝失充养，出现肝气虚、肝血虚。脾虚导致肺气虚，为“土不生金”。肾气虚，膀胱气化不利，郁而化热，则出现膀胱有热。具体见图 2–3–3–1。

由上可得，本患者因劳累出现心血虚，心神失养，则“嗜睡、多梦易醒”；络脉瘀阻，则“左胸痛”。脾阳虚，四肢失于濡养，则见“下肢无力”；腹部失于温煦，则见“腹凉”；水谷运化功能失常，则见“腹泻”。肝血虚，目失所养，则见“目涩”。肺气不足，肺失宣降，则“左胸闷”；肺通调水道的功能失常，津液失于输布，则见“面目浮肿”。肝气不足，胆汁排泄功能失常，则胆汁上逆于胃、承于口，则见“口苦”。肾气虚，肾主水的功能失常，津液失于输布，则见“下肢浮肿”。膀胱气化不利，水液积而化热，则见“小便黄”。

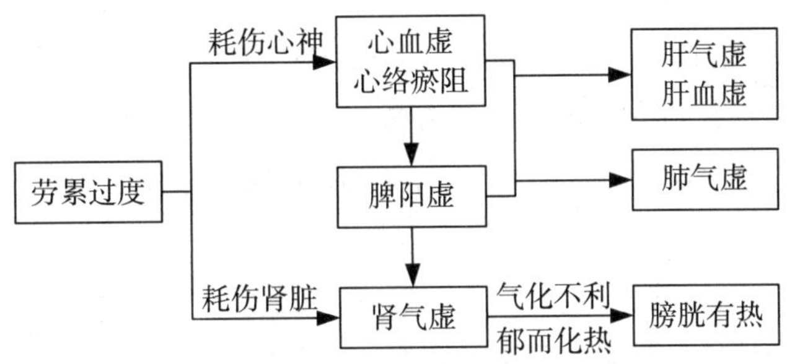


**图 2-3-3-1　病因病机演变过程图（案例 3）**

本案例的病变脏腑涉及心、肝、脾、肺、肾五个脏和膀胱，属于“五脏同病”，具体见图 2-3-3-2。

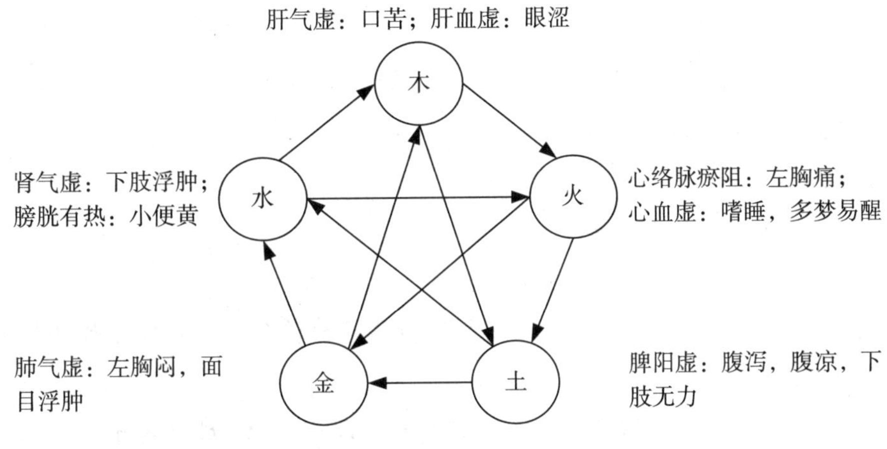


**图 2-3-3-2　五行－五脏－疾病分析图（案例 3）**

**6. 证候的寒热虚实性质分析**

由此可见，本患者的病证存在“寒热错杂、虚实并存”的特点。“寒”为脾阳虚所表现出的虚寒，“热”为膀胱有热所表现出的实热；“虚”为气虚、血虚、阳虚，气虚有肝气虚、肺气虚，血虚有肝血虚，阳虚有脾阳虚；“实”为心络脉瘀阻和膀胱有热。

**7. 辨证施膳与禁忌分析**

本患者的膳食调养，应嘱其避免生冷饮食、苦味食品，不宜晨起喝水过多，应适当摄入酸味食品，并注意多加休息调养，进行适度有氧运动。

**8. 预后分析**

本案例若以上述药物配伍作为基本方，加减治疗 1～2 个月可以获得显著的临床疗效，但其冠心病、心肌缺血、心绞痛和高血压则需要长期调养和诊疗。

### 案例 4

本案例是以心血虚为主要证候，同时伴有肝血虚、心火内郁、肺气虚、胃脘气滞、胃气上逆、肾阳虚、脾阳虚、脾气郁滞、膀胱有热、大肠津亏。

姜某，女，21 岁，初诊时间为 2007 年 10 月 3 日。

主诉：晨起时心有发空感 1 个月余，俯卧可减轻，伴全身乏力、头晕、胸闷、憋气。

现病史：患者 1 个月前无明显诱因出现晨起时心有发空感，俯卧可减轻，伴全身乏力、头晕、胸闷、憋气、胃胀、呃逆、腹胀、少腹痛、后枕部疼痛、畏寒、冬天手足发凉、手足麻木、腰痛。睡眠可，大便秘结，两日一次，小便黄。舌质淡红尖赤，苔白薄，脉沉细数。

检查：心率为 98 次 / 分钟；血压为 113/72mmHg；腹部 B 超示肝、胆、胰、脾、肾未见异常。

西医诊断：

主要诊断：心功能减弱。

其他诊断：眩晕；胃肠动力不足。

中医诊断：

主要诊断：心悸；眩晕；胸痹。

其他诊断：呃逆；腹痛；头痛；腰痛。

依据本案例的四诊症状和体征，对其进行辨证论治分析，具体步骤和结果见表 2-3-4-1 和表 2-3-4-2。

**表 2-3-4-1　四诊症状和体征的脏腑及气血阴阳归属定位分析（案例 4）**

| 脏腑及气血阴阳 | | 四诊症状和体征 |
|---|---|---|
| 五脏 | 心 | 主血脉：晨起时心有发空感，俯卧可减轻 |
| | 脾 | 主运化：腹胀，少腹痛；四肢：手足发凉 |
| | 肝 | 主藏血：头晕、手足麻木 |
| | 肾 | 肾府：腰痛；主骨：后枕部疼痛、畏寒 |
| | 肺 | 主宣发、肃降：胸闷、憋气 |
| 五腑 | 小肠 | — |
| | 胃 | 主和降：胃胀，呃逆 |
| | 胆 | — |
| | 膀胱 | 小便黄 |
| | 大肠 | 主传导：便秘 |

续表

| 脏腑及气血阴阳 | | 四诊症状和体征 |
|---|---|---|
| 气血阴阳 | 气 | 乏力 |
| | 血 | — |
| | 阴 | — |
| | 阳 | — |

**表 2-3-4-2 中医四态五阶段辨证分析（案例 4）**

| 隐态系统 | 隐性病变 | 舌质淡红白尖赤，苔白薄，脉沉细数 | | | | | | | |
|---|---|---|---|---|---|---|---|---|---|
| | 显性病变 | 晨起时心有发空感，俯卧可减轻，乏力 | 头晕 | 胸闷，憋气，乏力 | 胃胀，呃逆 | 腰痛，乏力 | 腹胀，少腹痛，乏力 | 小便黄 | 便秘 |
| 显态系统 | 隐性病变 | — | 手足麻木 | — | — | 后枕部疼痛，畏寒 | 手足发凉 | — | — |
| | 显性病变 | — | — | — | — | — | — | — | — |
| 证候群 | | 心气血两虚，心火内郁 | 肝血虚 | 肺气虚，肺失宣降 | 胃失和降，胃脘气滞，胃气上逆 | 肾阳虚 | 脾阳虚，脾失运化，脾气郁滞 | 膀胱有热 | 大肠津亏，传导不利 |
| 治法 | | 养心血，清心火 | 补肝血，荣筋 | 益肺气，宽胸顺气 | 理气，降逆止呃 | 温肾阳，祛寒 | 温脾祛寒，理气止痛 | 清利膀胱 | 润肠泄热，行气通便 |
| 对应方剂或药物 | | 养心汤，龙骨汤，黄连 | 杞菊地黄丸，木瓜 | 四君子汤，瓜蒌 | 橘皮竹茹汤 | 肾气丸 | 理中丸，小建中汤，厚朴 | 芦根 | 麻子仁丸 |

## 精准论治

### 1. 方剂与证候的对应分析

本患者的主要证候为心气血两虚，兼见肝血虚、心火内郁、肺气虚、胃脘气滞、胃气上逆、肾阳虚、脾阳虚、脾气郁滞、膀胱有热、大肠津亏。选用养心汤合龙骨汤加黄连以补心气、养心血、清心火，用于治疗心气血两虚、心火内郁所致的“晨起时心有发空感，俯卧可减轻，乏力”；肝血虚所致的“头晕、手足麻木”，可选用杞菊地黄丸加木瓜以滋补肝血；肺气虚所致的“胸闷、憋气、乏力”，可选用四君子汤加瓜蒌以补益肺气、宽胸顺气；橘皮竹茹汤可理气降逆止呃，用以治疗胃脘气滞、胃气上逆所致的“胃胀、呃逆”；针对“腰痛、后枕部疼痛畏寒”，可选用肾气丸以温肾祛寒；理中丸合小建中汤加厚朴可温脾祛寒、理气止痛，用以治疗脾阳虚、脾气郁滞所致的“腹胀、少腹痛、手足发凉”；“小便黄”为膀胱有热之象，选用芦根以清利膀胱；麻子仁丸功专润肠通便，用以治疗大肠津亏所表现出的“便秘”。

**2. 药物与疾病、证候、症状的对应分析**

在“方证”对应的基础上，我们最终的目的是实现药物“对病、对证、对症”的精准对应。本案例证候与方剂的精准对应关系具体见表 2-3-4-3。

**表 2-3-4-3　证候与方剂的精准对应关系（案例 4）**

| 证候 | | 方剂 | 药物 |
|---|---|---|---|
| 主要证候 | 心血虚 | 养心汤 | 黄芪，茯苓，茯神，当归，川芎，炙甘草，法半夏，柏子仁，酸枣仁，远志，五味子，党参，肉桂 |
| | | 龙骨汤 | 龙骨，牡蛎，熟地黄，党参，茯苓，肉桂，甘草 |
| 其他证候 | 心火内郁 | — | 黄连 |
| | 肝血虚 | 杞菊地黄丸 | 枸杞子，菊花，熟地黄，山药，山茱萸，茯苓，牡丹皮，泽泻 |
| | 肺气虚 | 四君子汤 | 党参，白术，茯苓，甘草 |
| | 肺失宣降 | — | 瓜蒌 |
| | 胃脘气滞，胃气上逆 | 橘皮竹茹汤 | 陈皮，竹茹，党参，炙甘草 |
| | 肾阳虚 | 肾气丸 | 附子，肉桂，熟地黄，山药，山茱萸，茯苓，泽泻，牡丹皮 |
| | 脾阳虚，脾失运化 | 理中丸 | 干姜，党参，白术，炙甘草 |
| | | 小建中汤 | 桂枝，白芍，饴糖，炙甘草 |
| | 脾气郁滞 | — | 厚朴 |
| | 膀胱有热 | — | 芦根 |
| | 大肠津亏 | 麻子仁丸 | 火麻仁，白芍，枳实，大黄，厚朴，杏仁，蜂蜜 |

依据上表中方剂和药物的基本信息，筛选本案例治疗过程中每个具体症状所要对应的具体药物，结果见表 2-3-4-4。

**表 2-3-4-4　症状与药物的精准对应关系（案例 4）**

| 症状 | 药物 |
|---|---|
| 晨起时心有发空感，俯卧可减轻 | 茯苓，龙骨，牡蛎，黄芪，党参，当归，黄连 |
| 头晕 | 枸杞子，菊花 |
| 手足麻木 | 木瓜，白芍，当归 |
| 胸闷，憋气 | 瓜蒌 |
| 胃胀 | 陈皮 |
| 呃逆 | 陈皮，竹茹 |
| 腰痛 | 肉桂，山药，山茱萸 |
| 后枕部疼痛，畏寒 | 肉桂 |
| 腹胀 | 厚朴 |
| 少腹痛 | 桂枝，白芍，甘草 |
| 手足发凉 | 肉桂，干姜 |
| 小便黄 | 芦根 |
| 乏力 | 党参，黄芪，山药 |
| 便秘 | 火麻仁，白芍，当归 |

根据上表信息对本案例的处方用药进行分析，可以得出：心血虚、心火内郁所致的“晨起时心有发空感，俯卧可减轻”选用茯苓、龙骨、牡蛎、党参、黄芪、当归以补血养心，用黄连以清心火；肝血虚所致的“头晕”选用枸杞子、菊花以滋补肝血；木瓜、白芍、当归可养血荣筋，用以治疗“手足麻木”；瓜蒌可宽胸顺气，用以治疗肺气虚所致的“胸闷、憋气”；针对胃脘气滞所致的“胃胀”可选用陈皮以理气除胀；“呃逆”为胃气上逆的表现，选用陈皮、竹茹以理气和胃降逆；肉桂、山药、山茱萸可温补肾阳，用以治疗肾阳虚所致的“腰痛”；针对“后枕部疼痛，畏寒”可选用肉桂、延胡索以温阳活络止痛；厚朴可理气除胀，用以治疗脾气郁滞所致的“腹胀”；脾络不通所致的“少腹痛”，可选用桂枝、白芍、甘草以缓急止痛；肉桂、干姜可温脾祛寒，用以治疗“手足发凉”；“小便黄”为膀胱有热之象，可选用芦根以清利膀胱；党参、黄芪、山药补气以治疗“乏力”；针对“便秘”可选用火麻仁、白芍、当归以润肠通便。

从药物与疾病对应关系的角度来分析，本案例腹痛可以选用的药物为延胡索。

**3. 一药治疗“多病、多证、多症”的对应分析**

依据“方证对应”与“药症对应”的分析，本案例一药对应“多病、多证、多症”的归纳总结如下，具体见表 2–3–4–5。

**表 2–3–4–5　一药对应“多病、多证、多症”分析表（案例 4）**

| 药物 | 症状 |
| --- | --- |
| 白芍 | 手足麻木，少腹痛，便秘 |
| 陈皮 | 胃胀，呃逆 |
| 党参，黄芪 | 晨起时心有发空感，俯卧可减轻，乏力 |
| 当归 | 晨起时心有发空感，俯卧可减轻，便秘 |
| 肉桂 | 腰痛，后枕部疼痛，畏寒，手足发凉 |
| 延胡索 | 后枕部疼痛畏寒，少腹痛 |
| 山药，山茱萸 | 头晕，腰痛 |

**4. 处方**

由于患者没有明显脾失健运的征象，故四君子汤和理中丸中的白术没有选用；由于患者有胃脘气滞所表现出的“胃胀”，而熟地黄滋腻碍胃，故弃而不用；患者没有明显心神不安的表现，故养心汤中的柏子仁、酸枣仁删而不用；从麻子仁丸中选取火麻仁、白芍以润肠通便，效用足够，故其他药物没有选用；养心汤中的川芎、法半夏、远志、五味子，杞菊地黄丸中的牡丹皮、泽泻和肾气丸中的附子、牡丹皮、泽泻，均由于没有对应的症状，故去而不用。

最后，进一步考虑“三因制宜”的原则，本案例的治疗用药如下。

处方：黄芪 30 克，党参 15 克，当归 15 克，茯苓 10 克，龙骨 60 克，牡蛎 60 克，黄连 10 克，枸杞子 15 克，菊花 6 克，木瓜 10 克，炒白芍 10 克，瓜蒌 10 克，陈皮 10

克，竹茹 10 克，肉桂 3 克，炒山药 10 克，山茱萸 10 克，延胡索 10 克，厚朴 10 克，干姜 6 克，芦根 6 克，火麻仁 15 克，炙甘草 6 克。方中龙骨、牡蛎宜先煎，其余水煎服。煎煮后需沉淀 20 分钟后再服用。

**5. 病因与病机演变分析**

本案例患者由于劳累过度，暗耗心气、心血，从而出现心气血两虚，火不生土，则致脾阳虚。脾虚导致肺气虚，为“土不生金”；脾不升清，胃不降浊，胃失和降，则出现胃脘气滞、胃气上逆；脾虚，气血化生不足，肝失充养，则出现肝血虚。肺气虚，肺的肃降功能障碍，加之胃脘气滞，大肠传导不利，则大肠津亏。劳累过度，亦可耗伤肾脏，出现肾阳虚，继而膀胱气化不利，津液停滞，郁而化热，则膀胱有热。具体见图 2–3–4–1。

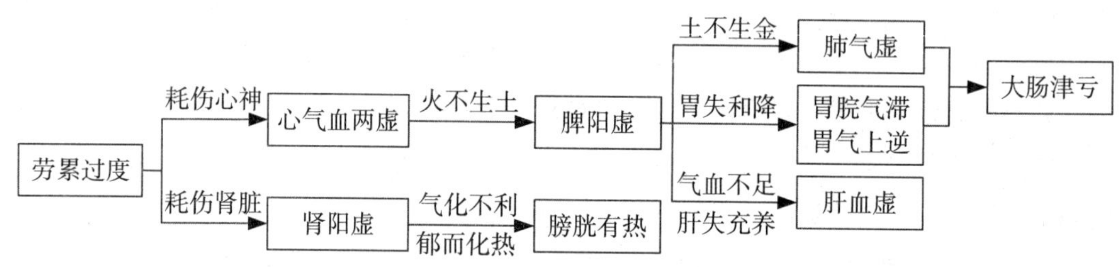


**图 2–3–4–1 病因病机演变过程图（案例 4）**

由上可得，本患者的主要证候为心气血两虚。心气血两虚，心失所养，则见“晨起时心有发空感，俯卧可减轻，乏力”；肝血虚，清窍失养，则见“头晕”；筋脉失于濡养，则见“手足麻木”。肺气虚，肺主气司呼吸的功能减退，则见“胸闷、憋气”。胃脘气滞，则见“胃胀”；“呃逆”为胃气上逆之象。肾阳虚，腰失温煦，则见“腰痛”；太阳经脉不利，则见“后枕部疼痛，畏寒”。脾气郁滞，则见“腹胀”；脾络不通，则见“少腹痛”；脾阳虚，四肢失于温煦，则见“手足发凉”。膀胱有热，消耗津液，则见“小便黄”。大肠津亏，大肠传导不利，则见“便秘”。

本案例病变脏腑涉及心、肝、脾、肺、肾五个脏和胃、膀胱、大肠三个腑，属于“五脏同病”，具体见图 2–3–4–2。

**6. 证候的寒热虚实性质分析**

本患者的病证存在“寒热错杂、虚实夹杂”的特点。“寒”为脾肾阳虚所表现出的虚寒；“热”为心火内郁和膀胱有热所表现出的实热；“虚”包括气虚、血虚、阳虚和津亏，气虚为心气虚、肺气虚，血虚为心肝血虚，津亏表现于大肠；“实”包括实热、气滞和气逆，气滞为脾胃气滞，气逆为胃气上逆。

**7. 辨证施膳与禁忌分析**

本患者应注意多加休息，避免劳累，适当做有氧运动。

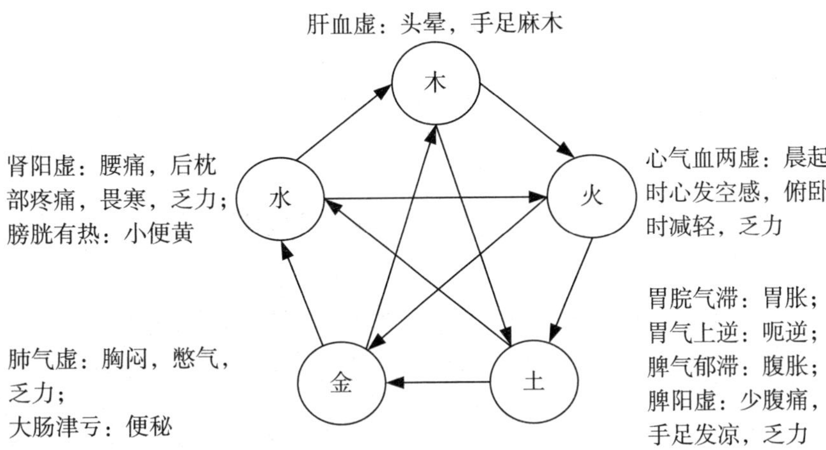


**图 2-3-4-2　五行 – 五脏 – 疾病分析图（案例 4）**

**8. 预后分析**

本案例若以上述药物配伍作为基本方，加减治疗 1 个月左右，可以获得显著的临床疗效。

# 第四节　以心阴虚为主证的案例

心阴虚多伴有其他脏腑气虚的证候出现，例如会伴有脾气虚、胃气虚、肺气虚、肾气虚、肝气虚等证候。本节分析以心阴虚为主证的辨证论治过程，具体见案例 5 ～ 7。

## 案例 5

失眠是心之常见病证，多由劳心过度诱发，容易累及其他脏腑而出现相应的病证。本案例以心阴虚为主要证候，同时伴有胃脘气滞、脾气郁滞、胃有瘀血、脾气虚、肝血虚、肝阳上亢和肾气虚。

常某，男，55 岁，初诊时间为 2007 年 12 月 6 日。

主诉：失眠 5 年余，伴多梦易醒，近日加重。

现病史：患者 5 年前无明显诱因出现失眠，多梦易醒。近日加重，伴有胃胀，腹胀，面潮红，口唇红紫，头晕、头胀，下肢浮肿、无力，头发斑白、稀疏。大便调，小便频。舌质淡白，苔白，脉沉细数。

检查：心电图示心肌缺血；心率为 97 次 / 分钟；血压为 170/92 mmHg；腹部 B 超示肝、胆、胰、脾、肾未见异常。

西医诊断：

主要诊断：失眠、脑神经衰弱。

其他诊断：冠心病心肌缺血；高血压。

中医诊断：

主要诊断：不寐。

其他诊断：胃胀；腹胀；水肿；眩晕。

依据本案例的四诊症状和体征，对其进行辨证论治的过程分析，具体步骤和结果见表 2–4–5–1 和表 2–4–5–2。

**表 2–4–5–1 四诊症状和体征的脏腑归属定位分析（案例 5）**

| 脏腑 | | 四诊症状和体征 |
|---|---|---|
| 五脏 | 心 | 主神：失眠，多梦易醒；面：面潮红 |
| | 脾 | 主运化：腹胀；四肢：下肢无力；唇：口唇红紫 |
| | 肝 | 主疏泄：头晕、头胀 |
| | 肾 | 主水：下肢浮肿；发：头发斑白、稀疏 |
| | 肺 | — |
| 五腑 | 小肠 | — |
| | 胃 | 主和降：胃胀 |
| | 胆 | — |
| | 膀胱 | 主气化：小便频 |
| | 大肠 | — |

**表 2–4–5–2 中医四态五阶段辨证分析（案例 5）**

| 隐态系统 | 隐性病变 | 舌质淡白，苔白，脉沉细数 | | | | |
|---|---|---|---|---|---|---|
| | 显性病变 | 失眠，多梦易醒 | 胃胀 | 腹胀 | 头晕，头胀 | — |
| 显态系统 | 隐性病变 | 面潮红 | 口唇红紫 | 下肢无力 | — | 头发斑白 |
| | 显性病变 | — | — | — | — | 头发稀疏，下肢浮肿 |
| 证候群 | | 心阴虚 | 胃热有瘀血，胃脘气滞 | 脾气虚，脾气郁滞 | 肝血虚，肝阳上亢 | 肾气虚 |
| 治法 | | 滋心阴，退虚热，安神 | 理气和胃，清胃化瘀 | 健脾益气，理气消胀 | 补肝血，平肝潜阳 | 补肾气，利水消肿，生发乌发 |
| 对应方剂或药物 | | 天王补心丹，胡黄连 | 陈皮，丹参 | 四君子汤，厚朴 | 天麻钩藤饮，杞菊地黄丸 | 济生肾气丸，何首乌 |

## 精准论治

### 1. 方剂与证候的对应分析

本患者的主要证候为心阴虚，兼有胃脘气滞、脾气郁滞、胃有瘀血、脾气虚、肝血虚、肝阳上亢和肾气虚。选用天王补心丹可以治疗心阴虚所致的“失眠、多梦易醒、面潮红”；“胃胀”为胃脘气滞的外在表现，故选用陈皮以理气和胃；丹参清胃化瘀，用以治疗胃热有瘀血所致的“口唇红紫”；四君子汤合厚朴益气健脾、理气除胀，用于治疗脾气虚、脾气郁滞所致的“腹胀、下肢无力”；天麻钩藤饮平肝潜阳，杞菊地黄丸滋补肝血、明目，是针对肝血虚、肝阳上亢所致的“头晕、头胀”而设的；济生肾气丸可以治疗肾气虚所致的“下肢浮肿”。

**2. 药物与疾病、证候、症状的对应分析**

在“方证”对应的基础上，我们最终的目的是实现药物“对病、对证、对症”的精准对应。本案例证候与方剂的精准对应关系具体见表 2–4–5–3。

**表 2–4–5–3　证候与方剂的精准对应关系（案例 5）**

| 证候 | | 方剂 | 药物 |
|---|---|---|---|
| 主要证候 | 心阴虚 | 天王补心丹 | 党参，玄参，丹参，茯苓，五味子，远志，桔梗，当归，天冬，麦冬，柏子仁，酸枣仁，生地黄，朱砂，胡黄连 |
| 其他证候 | 胃脘气滞 | — | 陈皮 |
| | 胃热有瘀血 | — | 丹参 |
| | 脾气虚 | 四君子汤 | 党参，茯苓，白术，炙甘草 |
| | 脾气郁滞 | — | 厚朴 |
| | 肝血虚 | 杞菊地黄丸 | 枸杞子，菊花，熟地黄，山药，山茱萸，茯苓，泽泻，牡丹皮 |
| | 肝阳上亢 | 天麻钩藤饮 | 天麻，钩藤，石决明，川牛膝，桑寄生，杜仲，栀子，黄芩，益母草，朱茯神，夜交藤 |
| | 肾气虚 | 济生肾气丸 | 附子，车前子，川牛膝，肉桂，熟地黄，山药，山茱萸，茯苓，泽泻，牡丹皮 |

依据上表中方剂和药物的基本信息，筛选本案例治疗过程中每个具体症状所要对应的具体药物，结果见表 2–4–5–4。

**表 2–4–5–4　症状与药物的精准对应关系（案例 5）**

| 症状 | 药物 |
|---|---|
| 失眠，多梦易醒，面潮红 | 酸枣仁，丹参，天冬，麦冬，茯苓，夜交藤，胡黄连 |
| 胃胀 | 陈皮 |
| 腹胀 | 厚朴 |
| 头晕 | 枸杞子，菊花 |
| 头胀 | 天麻，钩藤 |
| 口唇红紫 | 丹参 |
| 下肢无力 | 党参，山药 |
| 下肢浮肿 | 山药，山茱萸，附子，肉桂，车前子，茯苓 |

根据上表信息对本案例的处方用药进行分析，可以得出：“失眠、多梦易醒、面潮红”为心阴虚火旺的表现，故选择酸枣仁、丹参、天冬、麦冬、茯苓、胡黄连、夜交藤以滋心阴、退虚热、安神；“胃胀”为胃脘气滞之象，故选择陈皮以理气和胃；针对“腹胀”选择厚朴以理气除胀；肝血虚、肝阳上亢所致的“头晕、头胀”，选用枸杞子、菊花、天麻、钩藤以滋补肝血、平肝潜阳；丹参可清胃化瘀，用于治疗胃热有瘀血所致

的“口唇红紫”；党参、山药益气健脾，用以治疗“下肢无力”；针对“下肢浮肿”，可选用山药、山茱萸、附子、车前子、茯苓、肉桂以补肾气、利水消肿。另外，患者的主要症状为“失眠”，选用天麻钩藤饮中的夜交藤以助养心安神之力。

从药物与疾病对应关系的角度来分析，本案例失眠可选用的药物为琥珀，高血压可选用的药物为罗布麻，诸药合用以增强疗效。

**3. 一药治疗“多病、多证、多症”的对应分析**

依据“方证对应”与“药症对应”的分析，本案例一药对应“多病、多证、多症”的归纳总结如下，具体见表 2-4-5-5。

**表 2-4-5-5　一药对应“多病、多证、多症”分析表（案例 5）**

| 药物 | 症状与疾病 |
|---|---|
| 天冬，麦冬 | 失眠，多梦易醒，面潮红 |
| 丹参 | 失眠，多梦易醒，面潮红，口唇红紫 |
| 茯苓 | 失眠，多梦易醒，下肢浮肿 |
| 山药 | 下肢无力，下肢浮肿 |
| 琥珀 | 失眠 |
| 罗布麻 | 高血压 |

**4. 处方**

本患者主要为“失眠、多梦易醒、面潮红”，反映出的是心阴虚证候，因此，从天王补心丹当中选取滋阴养心安神的药物，玄参、五味子、远志、桔梗、当归、朱砂等药物舍而不用。因为有“胃胀、腹胀”的症状，天王补心丹中的柏子仁、生地黄以及杞菊地黄丸和济生肾气丸中的熟地黄滋腻碍胃，容易加重“胃胀、腹胀”的症状，所以舍而不用。至于四君子汤中的白术，天麻钩藤饮中的石决明、川牛膝、桑寄生、杜仲、栀子、黄芩、益母草，以及济生肾气丸中的川牛膝、泽泻和牡丹皮，因为方剂配伍药味多少和药物与症状的对应关系等方面的因素，在加减化裁中去而不用。

最后，进一步考虑“三因制宜”的原则，本案例的治疗用药如下。

处方：炒枣仁 60 克，丹参 15 克，天冬 15 克，夜交藤 30 克，琥珀 10 克，麦冬 15 克，胡黄连 15 克，陈皮 10 克，厚朴 10 克，枸杞子 15 克，菊花 6 克，天麻 10 克，钩藤 30 克，党参 15 克，炒山药 15 克，山茱萸 15 克，制附子 3 克，肉桂 3 克，车前子 6 克，罗布麻 30 克，炙甘草 6 克。方中琥珀研末冲服，附子宜先煎，钩藤宜后下，水煎服。

**5. 病因与病机演变分析**

本案例由于劳累过度，耗伤心肾，出现心阴虚、肾气虚。心阴虚，火不生土，导致脾气虚、脾气郁滞、胃脘气滞。脾气虚，则气血化生不足，肝失充养，加之“子盗母气”，而出现肝血虚；肝阴不能涵养肝阳，日久形成肝阳上亢。胃脘气滞，日久则气不行血，出现胃有瘀血。具体见图 2–4–5–1。

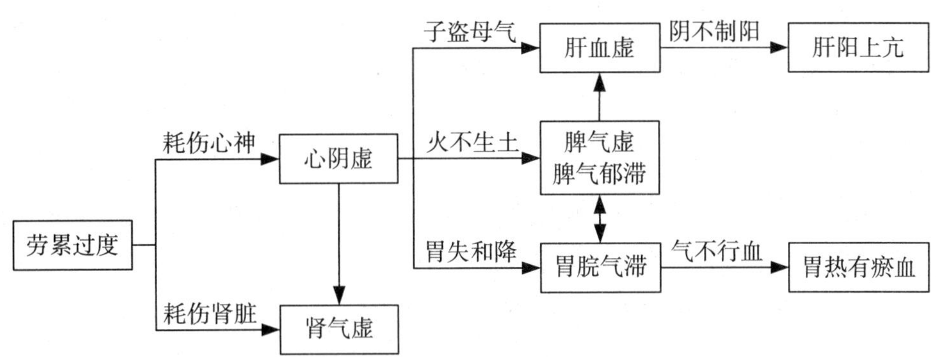


**图 2–4–5–1　病因病机演变过程图（案例 5）**

通过以上分析，本患者因劳心过度，出现心阴虚，虚火内盛，扰及心神，则见“失眠、多梦易醒”；虚火上炎，则见“面潮红”。脾气虚，脾气郁滞，则见“腹胀、下肢无力”。胃主和降的功能失常，出现胃脘气滞则见“胃胀”；胃脘气滞日久引起胃热有瘀血，表现于外，则出现“口唇红紫”。肝血虚，不能上荣清窍，肝阳上亢，上扰清阳，则见“头晕、头胀”。肾气虚，肾主水的功能失常，津液失于输布，则见“下肢浮肿”。

本案例病变脏腑涉及心、肝、脾、肾四个脏和胃腑。具体见图 2–4–5–2。

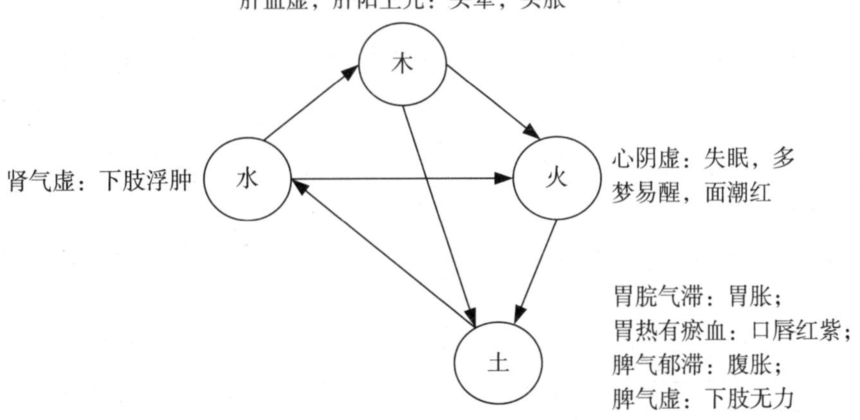


**图 2–4–5–2　五行 – 五脏 – 疾病分析图（案例 5）**

**6. 证候的寒热虚实性质分析**

本患者的病证存在“虚实夹杂”的特点。“虚”包括气虚、血虚和阴虚，气虚包括脾气虚和肾气虚，血虚为肝血虚，阴虚为心阴虚；“实”为脾胃气滞和胃有瘀血。

**7. 辨证施膳与禁忌分析**

本患者的膳食调养，饮食应以清淡为主，晚间不宜吃得过饱，不宜饮用咖啡、茶水等有碍睡眠之品，适当摄入酸味食品，并嘱其多加休息调养，适度进行有氧运动。

**8. 预后分析**

本案例若以上述药物配伍作为基本方，加减治疗 1～2 个月可以获得显著的临床疗效，但其冠心病、心肌缺血和高血压则需要长期调养和诊疗。

## 案例 6

本案例以心阴虚为主要证候，同时伴有肺气虚、脾气虚、脾气郁滞、肝血虚、肝阳上亢、肾气虚、膀胱湿热、大肠津亏证候。

张某，女，41 岁，初诊时间为 2008 年 2 月 26 日。

主诉：心慌、胸闷 5 年余，伴小腹胀痛，近日加重。

现病史：患者 5 年前无明显诱因出现心慌、胸闷，小腹胀痛。近日加重，伴有憋气、烦躁、眼涩、头晕、面潮红、后背酸痛、嗜睡、多梦易醒，大便秘结，3～4 日一次，时有小便急、频、热痛（一年发作 2 次）。舌质淡红、尖红，苔白薄，脉沉弦细。

既往史：高血压病史 5 年。

检查：心电图示心律不齐、心肌缺血；心率为 80 次 / 分钟；血压为 151/101mmHg；肠镜示慢性结肠炎；腹部 B 超示肝、胆、胰、脾、肾未见异常。

西医诊断：

主要诊断：心律失常、心肌缺血。

其他诊断：便秘、慢性结肠炎；胃肠动力不足；膀胱尿路炎症；高血压。

中医诊断：

主要诊断：心悸；胸痹。

其他诊断：腹痛；眩晕；多寐；便秘；淋证。

依据本案例的四诊症状和体征，对其进行辨证论治的过程分析，具体步骤和结果见表 2-4-6-1 和表 2-4-6-2。

**表 2-4-6-1　四诊症状和体征的脏腑归属定位分析（案例 6）**

| 脏腑 | | 四诊症状和体征 |
|---|---|---|
| 五脏 | 心 | 主血脉：心慌；主神：多梦易醒，烦躁，嗜睡；面：面潮红 |
| | 脾 | 主运化：小腹胀痛 |
| | 肝 | 主藏血：头晕；目：眼涩 |
| | 肾 | 主骨：后背酸痛 |
| | 肺 | 主宣发、肃降：胸闷，憋气 |
| 五腑 | 小肠 | — |
| | 胃 | — |

续表

| 脏腑 | | 四诊症状和体征 |
|---|---|---|
| 五腑 | 胆 | — |
| | 膀胱 | 小便急、频、热、痛 |
| | 大肠 | 主传导：便秘 |

**表 2-4-6-2 中医四态五阶段辨证分析（案例 6）**

| | | | | | | | | |
|---|---|---|---|---|---|---|---|---|
| 隐态系统 | 隐性病变 | 舌质淡红、尖红，苔白薄，脉沉弦细 | | | | | | |
| | 显性病变 | 心慌，烦躁，多梦易醒，嗜睡 | 胸闷，憋气 | 少腹胀痛 | 头晕 | — | 小便急、频、热、痛 | 便秘 |
| 显态系统 | 隐性病变 | 面潮红 | — | — | 眼涩 | 后背酸痛 | — | — |
| | 显性病变 | — | — | — | — | — | — | — |
| 证候群 | | 心阴虚 | 肺失宣降 | 脾失运化，脾气郁滞 | 肝血虚，肝阳上亢 | 肾气虚 | 膀胱湿热 | 大肠津亏，传导不利 |
| 治法 | | 滋心阴，退虚热，安神除烦 | 宽胸顺气 | 理气止痛 | 补肝血，平肝潜阳，明目 | 补肾气 | 清利湿热 | 润肠泄热，行气通便 |
| 对应方剂或药物 | | 天王补心丹，龙骨汤，胡黄连 | 瓜蒌薤白半夏汤 | 厚朴，延胡索 | 天麻钩藤饮，杞菊地黄丸 | 肾气丸 | 八正散 | 麻子仁 |

## 精准论治

### 1. 方剂与证候的对应分析

本患者的主要证候为心阴虚，兼见肺失宣降、脾失运化、脾气郁滞、肝血虚、肝阳上亢、肾气虚、膀胱湿热、大肠津亏。选用天王补心丹合龙骨汤加胡黄连滋心阴、退虚热、安神除烦，以治疗心阴虚所致的“心慌、烦躁、多梦易醒、嗜睡、面潮红”；针对“胸闷、憋气”选用瓜蒌薤白半夏汤以宽胸顺气；延胡索加厚朴可理气止痛，用以治疗“少腹胀痛”；“头晕、眼涩”为肝血虚、肝阳上亢的表现，故选用杞菊地黄丸合天麻钩藤饮以滋补肝血、平肝潜阳；肾气虚所致的“后背酸痛”可选用肾气丸以补肾气；“小便急、频、热、痛”为膀胱湿热之象，选用八正散以清利膀胱湿热；大肠津亏所致的“便秘”选用麻子仁以润肠通便。

### 2. 药物与疾病、证候、症状的对应分析

在“方证”对应的基础上，我们最终的目的是实现药物“对病、对证、对症”的精准对应。本案例证候与方剂的精准对应关系具体见表 2-4-6-3。

**表 2-4-6-3　证候与方剂的精准对应关系（案例 6）**

| 证候 | | 方剂 | 药物 |
|---|---|---|---|
| 主要证候 | 心阴虚 | 天王补心丹 | 党参，玄参，丹参，茯苓，五味子，远志，桔梗，当归，天冬，麦冬，柏子仁，酸枣仁，生地黄，朱砂 |
| | | 龙骨汤＋胡黄连 | 龙骨，牡蛎，茯苓，肉桂，党参，熟地黄，甘草，胡黄连 |
| 其他证候 | 肺失宣降 | 瓜蒌薤白半夏汤 | 瓜蒌，薤白，半夏 |
| | 脾气郁滞 | — | 厚朴，延胡索 |
| | 肝血虚 | 杞菊地黄丸 | 枸杞子，菊花，熟地黄，山药，山茱萸，茯苓，泽泻，牡丹皮 |
| | 肝阳上亢 | 天麻钩藤饮 | 天麻，钩藤，石决明，栀子，黄芩，杜仲，桑寄生，牛膝，夜交藤，茯神，益母草 |
| | 肾气虚 | 肾气丸 | 附子，肉桂，熟地黄，山药，山茱萸，茯苓，泽泻，牡丹皮 |
| | 膀胱湿热 | 八正散 | 木通，车前子，萹蓄，瞿麦，滑石，甘草，大黄，栀子，灯心草 |
| | 大肠津亏 | — | 火麻仁 |

依据上表中方剂和药物的基本信息，筛选本案例治疗过程中每个具体症状所要对应的具体药物，结果见表 2-4-6-4。

**表 2-4-6-4　症状与药物的精准对应关系（案例 6）**

| 症状 | 药物 |
|---|---|
| 心慌 | 天冬，麦冬，龙骨，牡蛎，茯苓，丹参 |
| 多梦易醒，嗜睡 | 酸枣仁，柏子仁，茯苓，丹参 |
| 烦躁，面潮红 | 天冬，麦冬，胡黄连，栀子，丹参 |
| 胸闷，憋气 | 瓜蒌 |
| 少腹胀 | 厚朴 |
| 少腹痛 | 延胡索 |
| 头晕，眼涩 | 枸杞子，菊花，天麻，钩藤，山药，山茱萸 |
| 后背酸痛 | 杜仲，川牛膝，山药，山茱萸 |
| 时有小便急、频、热、痛 | 车前子，栀子，滑石，川牛膝 |
| 便秘 | 火麻仁，柏子仁，麦冬，瓜蒌 |

根据上表信息对本案例的处方用药进行分析，可以得出：针对“心慌”选用天冬、麦冬、龙骨、牡蛎、茯苓、丹参以养阴安神；酸枣仁、柏子仁、茯苓、丹参可养心安神，用以治疗“多梦易醒、嗜睡”；心阴虚、虚热内盛所致的“烦躁、面潮红”，可选用天冬、麦冬、胡黄连、栀子、丹参以养心阴、清热除烦；瓜蒌有宽胸顺气之效，用以治疗“胸闷、憋气”；脾气虚、脾气郁滞所致的“少腹胀痛”选用厚朴、延胡索以理气止痛；肝血虚、肝阳上亢所致的“头晕、眼涩”选用枸杞子、菊花、天麻、钩藤、山药、山茱萸以滋补肝血、平肝潜阳；针对“后背酸痛”选用杜仲、川牛膝、山药、山茱萸以补肾气；膀胱湿热所致的“小便急、频、热、痛”，可选用车前子、栀子、滑石、川牛膝以清利膀胱湿热；火麻仁、柏子仁、麦冬、瓜蒌可润肠通便，用以治疗“便秘”。

从药物与疾病对应关系的角度来分析，本案例高血压可选用的药物为罗布麻、决明子，诸药合用以增强疗效。

**3. 一药治疗“多病、多证、多症”的对应分析**

依据“方证对应”与“药症对应”的分析，本案例一药对应“多病、多证、多症”的归纳总结如下，具体见表 2-4-6-5。

**表 2-4-6-5　一药对应“多病、多证、多症”分析表（案例 6）**

| 药物 | 症状与疾病 |
|---|---|
| 丹参 | 心慌，多梦易醒，嗜睡，烦躁，面潮红 |
| 茯苓 | 心慌，多梦易醒，嗜睡 |
| 天冬 | 心慌，烦躁，面潮红 |
| 麦冬 | 心慌，烦躁，面潮红，便秘 |
| 柏子仁 | 多梦易醒，嗜睡，便秘 |
| 山茱萸，山药 | 头晕，眼涩，后背酸痛 |
| 川牛膝 | 后背酸痛，时有小便急、频、热、痛 |
| 瓜蒌 | 胸闷，憋气，便秘 |
| 罗布麻，决明子 | 高血压 |

**4. 处方**

由于患者没有明显阳虚的表现，故没有选用附子、肉桂；脾气郁滞致“少腹胀”，而熟地黄滋腻碍胃，用后会加重这一表现，故没有选用；从天麻钩藤饮中选用天麻、钩藤以平肝潜阳，因效用足够，故其他药物舍而不用；针对膀胱湿热从八正散中选取车前子、栀子、滑石以清理膀胱湿热，其他药物舍而不用；天王补心丹中的党参、玄参、五味子、远志、桔梗、当归、生地黄、朱砂，杞菊地黄丸和肾气丸中的泽泻、牡丹皮，瓜蒌薤白半夏汤中的薤白、半夏，由于没有与之相对应的症状，故删而不用。

最后，进一步考虑“三因制宜”的原则，本案例的治疗用药如下。

处方：天冬 30 克，麦冬 30 克，龙骨 60 克，牡蛎 60 克，茯苓 15 克，丹参 15 克，炒枣仁 15 克，柏子仁 15 克，胡黄连 10 克，瓜蒌 10 克，厚朴 10 克，延胡索 10 克，枸杞子 15 克，菊花 10 克，天麻 10 克，钩藤 10 克，炒杜仲 10 克，川牛膝 10 克，炒山药 10 克，山茱萸 10 克，火麻仁 15 克，罗布麻 30 克，决明子 30 克，甘草 6 克。方中龙骨、牡蛎宜先煎，水煎服。由于方中有龙骨、牡蛎，故煎煮后需沉淀 20 分钟后再服用。

**5. 病因与病机演变分析**

本案例由于劳累过度，复有 10 多年晨起过量饮水的习惯所致。劳累过度，耗伤心肾，出现心阴虚、肾气虚；心阴虚导致肝阳上亢，为“子盗母气”；肾气虚，则膀胱气化不利，津液停滞，郁而化热，出现膀胱湿热。经常晨起过量饮水，损伤脾的运化功能，加之心虚“火不生土”，出现脾气虚、脾气郁滞；脾气虚，气血化生不足，肝失充养，则见肝血虚；脾气虚，土不生金，导致肺气虚。肺气虚，肺的肃降功能失常，大肠传导不利，出现大肠津亏。具体见图 2–4–6–1。

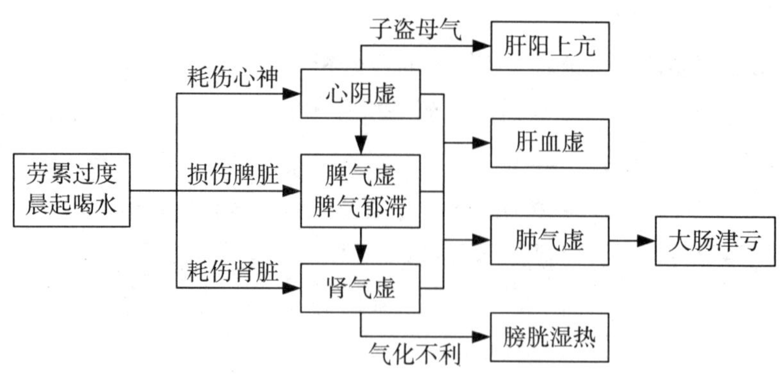


**图 2–4–6–1　病因病机演变过程图（案例 6）**

由上可得，本患者的病证以心阴虚为主。心阴虚，心失所养，则见“心慌”；心神失养，则见“多梦易醒、嗜睡”；阴不制阳，虚热上炎，则见“面潮红”；虚热扰及心神，则见“烦躁”。肺气虚，肺失宣降，则见“胸闷、憋气”。脾气虚，脾气郁滞，则见“少腹胀痛”。肝血虚，目失所养，则见“眼涩”；肝阳上亢，上扰清阳，则见“头晕”。肾气虚，腰府失养，则见“后背酸痛”。“小便急、频、热、痛”为膀胱湿热之象。大肠津亏，大肠传导不利，则见“便秘”。

本案例涉及心、肝、脾、肺、肾五个脏和胃、大肠两个腑，属于“五脏同病”。具体见图 2–4–6–2。

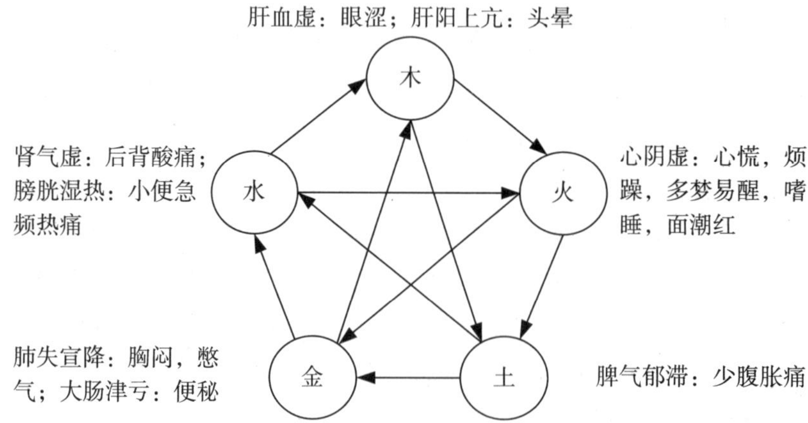


**图 2–4–6–2　五行 – 五脏 – 疾病分析图（案例 6）**

**6. 证候的寒热虚实性质分析**

本患者的病证存在“虚实夹杂”的特点。“虚”包括气虚、阴虚、血虚和津亏，气虚有脾气虚、肺气虚，阴虚有心阴虚、肝阴虚，血虚即肝血虚，津亏为大肠津亏；“实”包括脾气郁滞和膀胱湿热。

**7. 辨证施膳与禁忌分析**

本患者应适当摄入酸味食品，并注意多加休息，避免劳累，戒掉晨起过量饮水的不良生活习惯，适度进行有氧运动。

**8. 预后分析**

本案例若以上述药物配伍作为基本方，加减治疗 1～2 个月可以获得显著的临床疗效，但其心律失常、心肌缺血和高血压则需要长期调养和诊疗。

## 案例 7

本案例以心阴虚为主要证候，同时伴有心络脉瘀阻、胃火旺盛、胃有瘀血、肝气虚、脾气虚、肾气虚证候。

丁某，男，35 岁，初诊时间为 2010 年 2 月 25 日。

主诉：胃脘疼痛、烧心 4 年余，伴胸痛、腹泻。

现病史：患者 4 年前无明显诱因出现胃脘疼痛、烧心，伴胸痛、腹泻。近日症状加重，伴夜间吞酸吐苦，面颧红紫，口唇红紫，肩背痛。睡眠可。大便溏稀，小便调。舌质淡红，苔薄白、中后微黄，脉弦细。

既往史：高血压病史。

检查：血压为 130/90 mmHg；胃肠镜示慢性胃炎伴胆汁反流，反流性食管炎，慢性结肠炎；腹部 B 超示肝、胆、胰、脾、肾未见异常。

西医诊断：

主要诊断：慢性胃炎伴胆汁反流；反流性食管炎。

其他诊断：慢性结肠炎。

中医诊断：

主要诊断：胃脘痛；胸痹。

其他诊断：烧心；泄泻。

依据本案例的四诊症状和体征，对其进行辨证论治的过程分析，具体步骤和结果见表 2–4–7–1 和表 2–4–7–2。

**表 2–4–7–1　四诊症状和体征的脏腑归属定位分析（案例 7）**

| 脏腑 | | 四诊症状和体征 |
|---|---|---|
| 五脏 | 心 | 主血脉：胸痛；面：面颧红紫 |
| | 脾 | 主运化：腹泻；唇：口唇红紫 |
| | 肝 | — |
| | 肾 | 主骨：肩背痛 |
| | 肺 | — |

续表

| 脏腑 | | 四诊症状和体征 |
|---|---|---|
| 五腑 | 小肠 | — |
| | 胃 | 主和降：烧心，胃痛，夜间吞酸、吐苦 |
| | 胆 | — |
| | 膀胱 | — |
| | 大肠 | — |

**表 2-4-7-2　中医四态五阶段辨证分析（案例 7）**

| | | | | | | |
|---|---|---|---|---|---|---|
| 隐态系统 | 隐性病变 | 舌质淡红，苔薄白、中后微黄，脉弦细 | | | | |
| | 显性病变 | 胸痛 | 胃痛，烧心 | — | 腹泻 | — |
| 显态系统 | 隐性病变 | 面颧红紫 | 口唇红紫 | — | — | 肩背痛 |
| | 显性病变 | — | 夜间吞酸 | 吐苦 | — | — |
| 证候群 | | 心阴虚，心络脉瘀阻 | 胃火旺盛，胃有瘀血 | 肝气虚 | 脾气虚，脾失运化 | 肾气虚 |
| 治法 | | 滋心阴，通络止痛 | 清胃降火，活血化瘀，制酸止痛 | 补肝气，强肝泄 | 健脾益气，渗湿止泻 | 补肾气 |
| 对应方剂或药物 | | 天王补心丹 | 玉女煎，左金丸，丹参，延胡索 | 酸味补肝汤 | 参苓白术散 | 肾气丸 |

## 精准论治

### 1. 方剂与证候的对应分析

本患者的主要证候为心阴虚，兼见心络脉瘀阻、胃火旺盛、胃有瘀血、肝气虚、脾气虚、肾气虚。选用天王补心丹滋心阴、通络止痛，以治疗心阴虚、心络瘀阻所致的“胸痛、面颧红紫”；胃火旺盛、胃有瘀血所致的“胃痛、烧心、夜间吞酸、口唇红紫”，可选用玉女煎合左金丸加丹参、延胡索以清胃降火、活血化瘀、制酸止痛；肝气虚所致的“口苦”可选用酸味补肝汤以补肝气、强肝泄；参苓白术散益气健脾、渗湿止泻，用以治疗脾气虚所致的“腹泻”；针对“肩背痛”选用肾气丸以补肾气。

### 2. 药物与疾病、证候、症状的对应分析

在“方证”对应的基础上，我们最终的目的是实现药物“对病、对证、对症”的精准对应。本案例证候与方剂的精准对应关系具体见表 2-4-7-3。

**表 2-4-7-3　证候与方剂的精准对应关系（案例 7）**

| 证候 | | 方剂 | 药物 |
|---|---|---|---|
| 主要证候 | 心阴虚，心络脉瘀阻 | 天王补心丹 | 党参，玄参，丹参，茯苓，五味子，远志，桔梗，当归，天冬，麦冬，柏子仁，酸枣仁，生地黄，朱砂 |
| 其他证候 | 胃火旺盛 | 玉女煎 | 石膏，熟地黄，知母，麦冬，川牛膝 |
| | | 左金丸 | 黄连，吴茱萸 |
| | 胃有瘀血 | — | 丹参 |

续表

| 证候 | | 方剂 | 药物 |
|---|---|---|---|
| 其他证候 | 肝气虚 | 酸味补肝汤 | 白芍，山楂，木瓜，香橼，乌梅，川牛膝，赤小豆，五味子，山茱萸，栀子，山药，甘草 |
| | 脾气虚 | 参苓白术散 | 党参，白术，茯苓，甘草，山药，莲子肉，白扁豆，砂仁，薏苡仁，桔梗 |
| | 肾气虚 | 肾气丸 | 附子，肉桂，熟地黄，山药，山茱萸，茯苓，泽泻，牡丹皮 |

依据上表中方剂和药物的基本信息，筛选本案例治疗过程中每个具体症状所要对应的具体药物，结果见表 2-4-7-4。

**表 2-4-7-4　症状与药物的精准对应关系（案例 7）**

| 症状 | 药物 |
|---|---|
| 胸痛 | 丹参 |
| 面颧红紫 | 丹参，天冬 |
| 胃痛 | 丹参，延胡索，白芍，甘草 |
| 口唇红紫 | 丹参 |
| 烧心 | 知母，川牛膝 |
| 夜间吞酸 | 黄连，吴茱萸 |
| 吐苦 | 白芍，乌梅，山药，山茱萸，川牛膝 |
| 腹泻 | 白术，茯苓，山药，莲子仁，砂仁，薏苡仁 |
| 肩背痛 | 山药，山茱萸，川牛膝 |

根据上表信息对本案例的处方用药进行分析，可以得出：心络脉瘀血所致的“胸痛”可选用丹参以活血化瘀；心阴虚、心络脉瘀血所致的“面颧红紫”选用丹参、天冬以滋补心阴、通络止痛；胃有瘀血所致的“胃痛”选用丹参、延胡索、白芍、甘草以活血化瘀、缓急止痛；针对“口唇红紫”选用丹参以清胃化瘀；知母、川牛膝可清胃泻火，用以治疗胃火炽盛所致的“烧心”；针对“夜间吞酸”选用黄连、吴茱萸以清热制酸；“吐苦”为肝气虚的表现，选用白芍、乌梅、山药、山茱萸、川牛膝以补肝气、强肝泄；白术、茯苓、山药、莲子仁、砂仁、薏苡仁可益气健脾、燥湿止泻，用以治疗脾气虚所表现出的“腹泻”；针对肾气虚所致的“肩背痛”，可选用山药、山茱萸、川牛膝以补肾气。

从药物与疾病对应关系的角度来分析，本案例慢性胃炎伴胆汁反流、反流性食管炎可选用的药物为白芍、乌梅、山药、山茱萸、川牛膝，诸药合用以增强疗效。

**3. 一药治疗“多病、多证、多症”的对应分析**

依据“方证对应”与“药症对应”的分析，本案例一药对应“多病、多证、多症”的归纳总结如下，具体见表 2-4-7-5。

表 2-4-7-5 一药对应“多病、多证、多症”分析表（案例 7）

| 药物 | 症状与疾病 |
|---|---|
| 丹参 | 胸痛，面颧红紫，胃痛，口唇红紫 |
| 白芍 | 胃痛，吐苦 |
| 川牛膝 | 烧心，吐苦，肩背痛 |
| 山茱萸 | 吐苦，肩背痛 |
| 山药 | 吐苦，腹泻，肩背痛 |
| 乌梅 | 吐苦 |
| 白芍，乌梅，山药，山茱萸，川牛膝 | 慢性胃炎、胆汁反流、反流性食管炎 |

**4. 处方**

由于患者有“腹泻”的症状，石膏过于寒凉，麦冬、玄参、当归、柏子仁润肠，用后会加重患者“腹泻”的表现，且熟地黄、生地黄滋腻碍胃会加重胃痛、烧心、吐苦等症状，故没有选用这些药物；从酸味补肝汤中选用白芍、乌梅、山药、山茱萸、川牛膝以补肝气、强肝泄，用于治疗肝气虚出现的“吐苦”，因药力足够，故其他药物舍而不用；天王补心丹中的党参、茯苓、五味子、远志、桔梗、酸枣仁、朱砂，参苓白术散中的党参、白扁豆、桔梗和肾气丸中的附子、肉桂、泽泻、牡丹皮，由于没有与这些药物相对应的症状，故删而不用。

最后，进一步考虑“三因制宜”的原则，本案例的治疗用药如下。

处方：丹参 15 克，天冬 15 克，延胡索 10 克，炒白芍 10 克，知母 10 克，川牛膝 10 克，黄连 10 克，吴茱萸 3 克，乌梅 10 克，炒山药 10 克，山茱萸 10 克，炒白术 10 克，茯苓 10 克，莲子仁 10 克，砂仁 6 克，薏苡仁 10 克，甘草 6 克。方中砂仁宜后下，水煎服。

**5. 病因与病机演变分析**

本案例由于饮食不节，经常暴饮暴食，尤其是晚饭食量过多所致。经常暴饮暴食，超出了脾的运化能力，日久出现脾气虚。脾气虚，后天不能充养先天，日久则出现肾气虚。脾气虚，子盗母气，则导致心阴虚。心阴虚日久，血液运行不畅，出现心络脉瘀阻；心阴虚导致肝气虚，亦为“子盗母气”。暴饮暴食，脾不升清，则胃不降浊，胃脘气机不畅，日久气不行血，可出现胃脘瘀血。暴饮暴食，胃失受纳，饮食积于胃，日久生热化火，导致胃火旺盛。具体见图 2-4-7-1。

由上可得，本患者的主要证候为心阴虚。心阴虚，心络脉瘀阻，则见“胸痛、面颧红紫”。胃有瘀血，胃络不通，则见“胃痛、口唇红紫”；胃火炽盛，则见“烧心、夜间吞酸”；肝气虚，胆汁排泄失常，上逆于口，则见“吐苦”。脾气虚，脾失健运，则见“腹泻”。肾气虚，腰府失养，则见“肩背痛”。

本案例病变脏腑涉及心、肝、脾、肾四个脏及胃腑，具体见图 2-4-7-2。

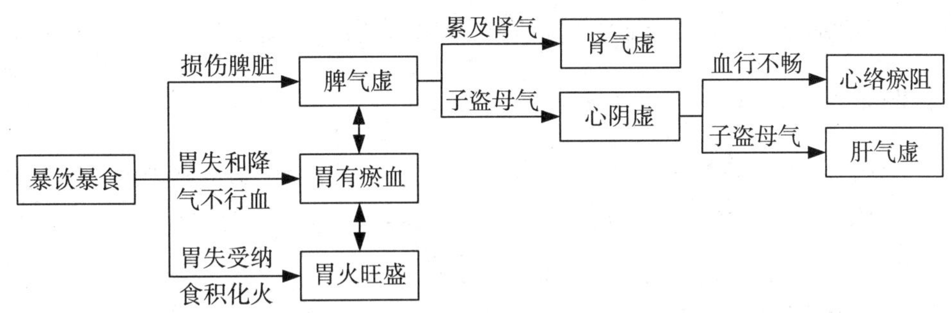


图 2-4-7-1　病因病机演变过程图（案例 7）

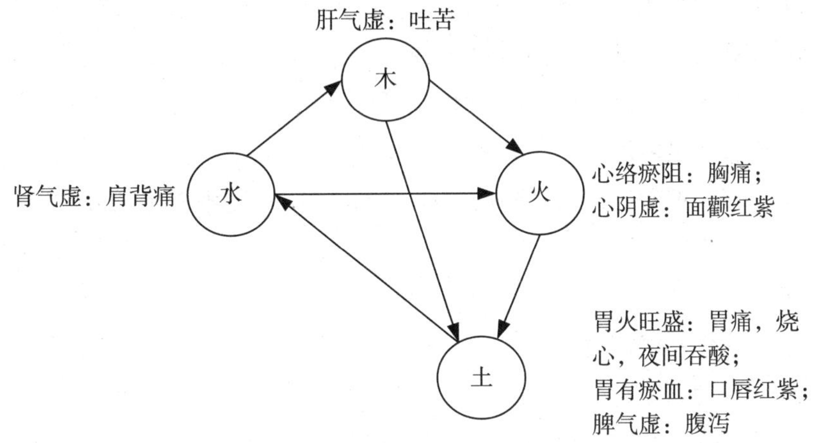


图 2-4-7-2　五行－五脏－疾病分析图（案例 7）

**6. 证候的寒热虚实性质分析**

本患者的证候存在“虚实夹杂”的特点。“虚”包括气虚和阴虚，气虚有脾气虚、肝气虚和肾气虚，阴虚即心阴虚；“实”为血瘀和胃火旺盛，血瘀包括心络脉瘀阻和胃脘瘀血。

**7. 辨证施膳与禁忌分析**

关于膳食辨证调养，本患者应戒掉暴饮暴食的不良饮食习惯，饮食以清淡为主，适当摄入酸味食品，避免辛辣刺激及肥甘厚腻之品。

**8. 预后分析**

本案例若以上述药物配伍作为基本方，加减治疗 1～2 个月可以获得显著的临床疗效。

## 第五节　以心阳虚为主证的案例

心阳虚的证候多伴有其他脏腑阳虚的证候，例如脾阳虚、胃阳虚、肾阳虚等证候。

本节分析以心阳虚为主证的辨证论治过程，具体见案例 8 和案例 9。

## 案例 8

本案例以心阳虚为主要证候，同时伴有肾阳虚、心络脉瘀血、脾阳虚、脾气郁滞、肝血虚、肝风内动、肝气郁滞、肺气虚、大肠传导不利。

郭某，女，35 岁，初诊时间为 2007 年 11 月 19 日。

主诉：间断心慌、烦躁 10 年，情志不舒明显，伴后背酸痛沉重。

现病史：患者 10 年前无明显诱因出现间断心慌、烦躁，情志不舒明显，后背酸痛沉重。近日症状加重，伴有腹胀，乏力，眼涩，畏寒，善叹息，健忘，头痛、有跳动感，面目浮肿，手足发凉，腰痛，下肢浮肿、无力。睡眠一般。大便秘结，1～2 日一次，小便调。舌质紫暗、有瘀点，苔白薄滑，脉沉细。

既往史：脑神经衰弱病史。

检查：心率为 79 次 / 分钟；血压为 116/75 mmHg；腹部 B 超示肝、胆、胰、脾、肾未见异常。

西医诊断：

主要诊断：心脏功能减弱。

其他诊断：肠动力不足。

中医诊断：

主要诊断：心悸；痹证。

其他诊断：腹胀；健忘；头痛；水肿；腰痛。

依据本案例的四诊症状和体征，对其进行辨证论治的过程分析，具体步骤和结果见表 2-5-8-1 和表 2-5-8-2。

**表 2-5-8-1　四诊症状和体征的脏腑及气血阴阳归属定位分析（案例 8）**

| 脏腑及气血阴阳 | | 四诊症状和体征 |
|---|---|---|
| 五脏 | 心 | 主血脉：心慌；主神：烦躁，健忘 |
| | 脾 | 主运化：腹胀；四肢：手足发凉，下肢无力 |
| | 肝 | 主疏泄：善叹息；主风、主动：头痛、有跳动感；目：眼涩 |
| | 肾 | 肾府：腰痛；主骨：后背酸痛；主水：下肢浮肿 |
| | 肺 | 主通调水道：面目浮肿 |
| 五腑 | 小肠 | — |
| | 胃 | — |
| | 胆 | — |
| | 膀胱 | — |
| | 大肠 | 主传导：便秘 |

续表

| 脏腑及气血阴阳 | | 四诊症状和体征 |
|---|---|---|
| 气血阴阳 | 气 | 乏力 |
| | 血 | — |
| | 阴 | — |
| | 阳 | 畏寒 |

**表 2-5-8-2　中医四态五阶段辨证分析（案例 8）**

| | | | | | | | | |
|---|---|---|---|---|---|---|---|---|
| 隐态系统 | 隐性病变 | 舌质紫暗、有瘀点多，苔白薄滑，脉沉细 | | | | | | |
| | 显性病变 | 烦躁，健忘，心慌，畏寒，乏力 | 腹胀，畏寒，乏力 | 头痛，有跳动感 | 善叹息 | 腰痛，畏寒，乏力 | 乏力 | 便秘 |
| 显态系统 | 隐性病变 | — | 手足发凉，下肢无力 | 眼涩 | — | 后背酸痛沉重 | — | — |
| | 显性病变 | — | — | — | — | 下肢浮肿 | 面目浮肿 | — |
| 证候群 | | 心阳虚，心络脉瘀血 | 脾阳虚，脾气郁滞 | 肝血虚，肝风内动 | 肝气郁滞 | 肾阳虚 | 肺气虚，肺失宣降 | 大肠津亏，传导不利 |
| 治法 | | 温心祛寒，安神除烦 | 温脾祛寒，理气消胀 | 补肝血，平肝息风 | 疏肝解郁 | 温肾祛寒，利水消肿 | 益肺气，宣肺消肿 | 润肠通便 |
| 对应方剂或药物 | | 养心汤，龙骨汤 | 附子理中丸，厚朴 | 杞菊地黄丸，石决明 | 郁金 | 济生肾气丸 | 四君子汤，五皮散 | 麻子仁 |

## 精准论治

### 1. 方剂与证候的对应分析

本患者的主要证候为心阳虚，兼见肾阳虚、心络脉瘀血、脾阳虚、脾气郁滞、肝血虚、肝风内动、肝气郁滞、肺气虚、大肠传导不利。可选用养心汤、龙骨汤加丹参，用以治疗心阳虚、心络脉瘀血所致的“心慌、烦躁、健忘、畏寒、乏力”；附子理中丸加厚朴可温脾祛寒、理气，用以治疗脾阳虚、脾气郁滞所致的“腹胀、手足发凉、下肢无力、畏寒、乏力”；杞菊地黄丸滋补肝血，用于治疗肝血虚所致的“眼涩”；杞菊地黄丸加石决明可滋阴潜阳，适用于肝风内动所致的“头痛、有跳动感”；肝气郁结所致的“善叹息”可以用郁金来治疗；济生肾气丸温肾祛寒、利水消肿，可以治疗肾阳虚所致的“腰痛、后背酸痛沉重、下肢浮肿、畏寒、乏力”；四君子汤合五皮散可以治疗肺气虚所致的“面目浮肿、乏力”；麻子仁是针对大肠传导不利所致的“便秘”而设。

### 2. 药物与疾病、证候、症状的对应分析

在“方证”对应的基础上，我们最终的目的是实现药物“对病、对证、对症”的精准对应。本案例证候与方剂的精准对应关系具体见表 2-5-8-3。

**表 2-5-8-3 证候与方剂的精准对应关系（案例 8）**

| 证候 | | 方剂 | 药物 |
|---|---|---|---|
| 主要证候 | 心阳虚，心络脉瘀血 | 养心汤 | 黄芪，茯苓，茯神，当归，川芎，炙甘草，法半夏，柏子仁，酸枣仁，远志，五味子，党参，肉桂 |
| | | 龙骨汤 | 龙骨，牡蛎，熟地黄，党参，茯苓，肉桂，甘草 |
| 其他证候 | 脾阳虚 | 附子理中丸 | 附子，干姜，党参，白术，炙甘草 |
| | 脾气郁滞 | — | 厚朴 |
| | 肝血虚 | 杞菊地黄丸 | 枸杞子，菊花，熟地黄，山药，山茱萸，茯苓，牡丹皮，泽泻 |
| | 肝风内动 | — | 石决明，枸杞子，菊花，牡丹皮 |
| | 肝气郁滞 | — | 郁金 |
| | 肾阳虚 | 济生肾气丸 | 附子，车前子，川牛膝，肉桂，熟地黄，山药，山茱萸，茯苓，泽泻，牡丹皮 |
| | 肺气虚 | 四君子汤 | 党参，白术，茯苓，炙甘草 |
| | 肺失宣降 | 五皮散 | 陈皮，生姜皮，茯苓皮，大腹皮，桑白皮 |
| | 大肠传导不利 | — | 火麻仁 |

依据上表中方剂和药物的基本信息，筛选本案例治疗过程中每个具体症状所要对应的具体药物，结果见表 2-5-8-4。

**表 2-5-8-4 症状与药物的精准对应关系（案例 8）**

| 症状 | 药物 |
|---|---|
| 心慌 | 龙骨，牡蛎，党参，黄芪，当归，茯苓，肉桂 |
| 烦躁 | 茯苓，龙骨，牡蛎 |
| 健忘 | 茯神，远志，党参，黄芪，当归 |
| 腹胀 | 厚朴 |
| 头痛、有跳动感 | 石决明，枸杞子，菊花 |
| 善叹息 | 郁金 |
| 腰痛，后背酸痛沉 | 山药，山茱萸，川牛膝 |
| 便秘 | 火麻仁，当归 |
| 眼涩 | 枸杞子，菊花 |
| 下肢浮肿 | 山药，山茱萸，车前子，茯苓，泽泻，附子，肉桂 |
| 面目浮肿 | 生姜皮，茯苓皮，桑白皮 |
| 手足发凉，下肢无力，乏力，畏寒 | 附子，干姜，党参，黄芪，肉桂 |

根据上表信息对本案例的处方用药进行分析，可以得出：龙骨、牡蛎、党参、黄芪、当归、茯苓、肉桂可温心阳、祛寒，用于治疗心阳虚所表现出的“心慌”；针对“烦躁”选用龙骨、牡蛎、茯苓以除烦安神；茯神、远志、党参、黄芪、当归功能安神聪脑以治疗“健忘”；厚朴可理气除胀，用以治疗脾气郁滞所致的“腹胀”；针对“头痛、有跳动感”选择石决明、枸杞子、菊花以平肝潜阳；郁金可疏肝解郁，用以治疗肝气郁结所致的“善叹息”；山药、山茱萸、川牛膝可补肾填精、壮骨止痛，用以治疗

“腰痛、后背酸痛沉重”；大肠津亏所致的“便秘”，可选择火麻仁、当归以润肠通便；枸杞子、菊花可补肝血明目，用以治疗肝血虚所致的“眼涩”；山药、山茱萸、车前子、茯苓、泽泻、附子、肉桂可补肾阳、利水消肿，用以治疗肾阳虚所表现出的“下肢浮肿”；“面目浮肿”为肺气虚、肺失宣降的表现，故选择生姜皮、茯苓皮、桑白皮以宣肺利水；针对“手足发凉、下肢无力、畏寒、乏力”，可选择附子、干姜、肉桂、党参、黄芪以益气温阳散寒。

从药物与疾病对应关系的角度来分析，本案例无特别用药。

**3. 一药治疗“多病、多证、多症”的对应分析**

依据“方证对应”与“药症对应”的分析，本案例一药对应“多病、多证、多症”的归纳总结如下，具体见表 2-5-8-5。

**表 2-5-8-5　一药对应“多病、多证、多症”分析表（案例 8）**

| 药物 | 症状 |
| --- | --- |
| 党参，黄芪 | 心慌，健忘，下肢无力，乏力 |
| 茯苓 | 心慌，烦躁，健忘，下肢浮肿，面目浮肿 |
| 当归 | 心慌，健忘，便秘 |
| 肉桂 | 心慌，下肢浮肿，畏寒 |
| 附子 | 下肢浮肿，手足发凉，畏寒 |
| 干姜 | 手足发凉，畏寒 |
| 山药，山茱萸 | 腰痛，后背酸痛沉重，下肢浮肿 |
| 枸杞子，菊花 | 头痛、有跳动感，眼涩 |

**4. 处方**

由于熟地黄滋腻碍胃，影响脾运化功能，会加重腹胀症状，故没有选用；患者没有睡眠的问题，所以养心汤中的柏子仁、酸枣仁、五味子等几味药物没有选用；患者舌质表现出瘀血的征象，在实际处方中用丹参来活血化瘀，并且丹参能够养心安神除烦，川芎恐其耗伤心阳，舍而不用；患者没有咳痰、恶心等症状，故法半夏弃而不用。选用方剂中出现的牡丹皮、白术、陈皮、大腹皮因为没有对应的症状，故没有选用。

最后，进一步考虑“三因制宜”的原则，本案例的治疗用药如下。

处方：黄芪 30 克，党参 15 克，当归 15 克，肉桂 6 克，熟地黄 15 克，茯苓 10 克，龙骨 60 克，牡蛎 60 克，制附子 6 克，干姜 6 克，远志 6 克，厚朴 10 克，石决明 30 克，枸杞子 15 克，菊花 6 克，郁金 10 克，炒山药 15 克，山茱萸 15 克，川牛膝 10 克，火麻仁 10 克，车前子 6 克，泽泻 6 克，桑白皮 6 克，甘草 6 克。方中龙骨、牡蛎、石决明、附子宜先煎，水煎服。由于方中有龙骨、牡蛎、石决明，故煎煮后需沉淀 20 分钟后再服用。

**5. 病因与病机演变分析**

本案例由于长期劳累，经常贪食生冷与冰镇食品，加之情志不舒，日久则损伤人体五脏的功能，导致多种证候的出现。患者劳累日久，损伤心神，心阳耗损，最终导致心阳虚、心络脉瘀阻。心阳虚，心火不能温暖脾土，加上患者经常贪食生冷与冰镇食品，能够直接损伤脾脏阳气，引起脾阳虚的证候。心虚累及肝脏，脾虚气血化生不足，肝失充养，出现肝血虚，不能够涵养肝阳，又出现肝阳上亢。心阳虚则心火不能下行温暖肾水，脾阳虚则脾土不能够克制肾水，导致肾脏阳气耗损，出现肾阳虚的证候。嗜食生冷，损伤脾脏，脾虚则气血化生不足，不能够荣养肺脏，则出现肺气虚。肺失肃降，大肠传导不利，则见大肠津亏。情志不舒，导致肝主疏泄的功能异常，则出现肝气郁结的证候。具体见图 2–5–8–1。

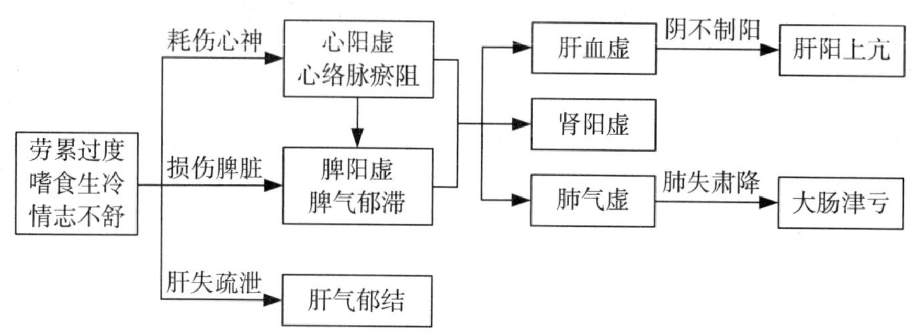


**图 2–5–8–1　病因病机演变过程图（案例 8）**

心阳虚，温煦失职，则见“畏寒、乏力”；心失所养，则见“心慌”；心络脉瘀血，心神失养，则见“健忘”。脾阳虚，温煦失职，四肢失于温养，则见“手足发凉、下肢无力、畏寒、乏力”；脾气郁滞，则见“腹胀”。肝风内动，则见“头痛、有跳动感”；肝气郁结，气机不畅，则见“善叹息”；肝血虚，目失所养，则见“眼涩”。肾阳虚，温煦失职，则见“畏寒、乏力”；腰府失养，则见“腰痛、后背酸痛沉重”；肾主水的功能失常，则见“下肢浮肿”。肺气虚，肺主通调水道的功能失常，则见“面目浮肿、乏力”。大肠津亏，大肠传导不利，则见“便秘”。

本案例病变脏腑涉及心、肝、脾、肺、肾五个脏和大肠，属于“五脏同病”，具体见图 2–5–8–2。

**6. 证候的寒热虚实性质分析**

本患者的病证存在“虚实夹杂”的特点。“虚”包括气虚、血虚、阳虚和津亏，气虚为肺气虚，血虚为肝血虚，阳虚包括心阳虚和肾阳虚，津亏表现于大肠；“实”包括心络脉瘀血、脾气郁滞和肝气郁滞。

**7. 辨证施膳与禁忌分析**

关于膳食辨证调养，本患者应避免饮食生冷及冰镇食品，适当摄入酸味食品。另外，要注意多加休息，适当做有氧运动，调畅情绪，避免情绪有大的波动。

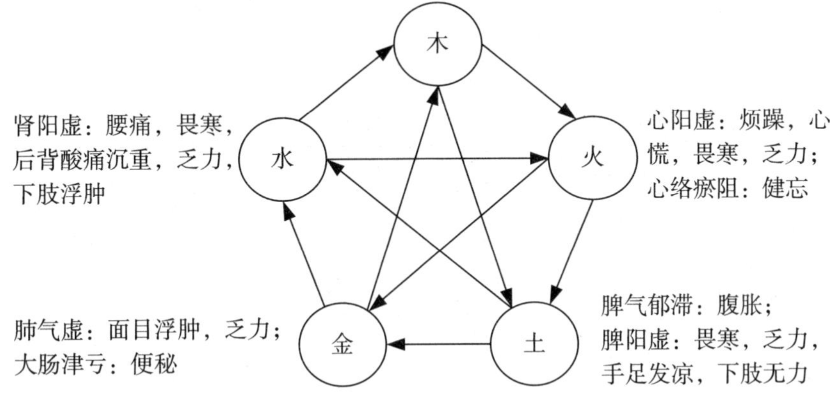


**图 2-5-8-2　五行 – 五脏 – 疾病分析图（案例 8）**

**8. 预后分析**

本案例若以上述药物配伍作为基本方，加减治疗 1～2 个月可以获得显著的临床疗效。

## 案例 9

本案例以心阳虚为主要证候，同时伴有肺气阴两虚、肝血虚、肾阳虚、脾气虚证候。

宋某，女，45 岁，初诊时间为 2010 年 4 月 30 日。

主诉：间断失眠 5 年余，近日加重。

现病史：患者 5 年余前无明显诱因出现失眠。近日失眠加重，伴有咽干，心慌，乏力，眼涩，畏寒，面目浮肿，头晕，头痛，腰痛，后背酸痛，下肢浮肿、无力，足跟痛。多梦易醒。二便调。舌质淡红，苔边尖少、中后白微黄，脉沉细数。

检查：腹部 B 超示肝、胆、胰、脾、肾未见异常

西医诊断：

主要诊断：脑神经衰弱，失眠。

其他诊断：心功能减弱。

中医诊断：

主要诊断：不寐。

其他诊断：心悸；水肿；眩晕；头痛；腰痛；痹证。

依据本案例的四诊症状和体征，对其进行辨证论治的过程分析，具体步骤和结果见表 2-5-9-1 和表 2-5-9-2。

表 2-5-9-1　四诊症状和体征的五脏及气血阴阳归属定位分析（案例 9）

| 五脏及气血阴阳 | | 四诊症状和体征 |
|---|---|---|
| 五脏 | 心 | 主血脉：心慌；主神：失眠，多梦易醒 |
| | 脾 | 四肢：下肢无力 |
| | 肝 | 主藏血：头晕，头痛；目：眼涩 |
| | 肾 | 肾府：腰痛；主骨：足跟痛，后背酸痛；主水：下肢浮肿 |
| | 肺 | 主通调水道：面目浮肿；咽：咽干 |
| 气血阴阳 | 气 | 乏力 |
| | 血 | — |
| | 阴 | — |
| | 阳 | 畏寒 |

表 2-5-9-2　中医四态五阶段辨证分析（案例 9）

| | | | | | | |
|---|---|---|---|---|---|---|
| 隐态系统 | 隐性病变 | 舌质淡红，苔边尖少、中后白微黄，脉沉细数 | | | | |
| | 显性病变 | 失眠，心慌，多梦易醒，畏寒，乏力 | 乏力 | 头晕，头痛 | 腰痛，畏寒，乏力 | 乏力 |
| 显态系统 | 隐性病变 | — | 咽干 | 眼涩 | 后背酸痛，足跟痛 | 下肢无力 |
| | 显性病变 | — | 面目浮肿 | — | 下肢浮肿 | — |
| 证候群 | | 心阳虚 | 肺气阴两虚，肺失宣降 | 肝血虚 | 肾阳虚 | 脾气虚，脾失运化 |
| 治法 | | 温心祛寒，安神 | 益肺气，滋肺阴，消肿利咽 | 补肝血明目 | 温肾祛寒，利水消肿，健骨 | 健脾益气 |
| 对应方剂或药物 | | 养心汤，龙骨，牡蛎 | 四君子汤，五皮散，麦冬 | 杞菊地黄丸 | 济生肾气丸，独活寄生汤 | 四君子汤 |

## 精准论治

### 1. 方剂与证候的对应分析

本患者的主要证候为心阳虚，兼见肺气阴两虚、肝血虚、肾阳虚、脾气虚证候。选用养心汤加龙骨、牡蛎温心阳祛寒、安神以治疗心阳虚所表现出的“心慌、失眠、多梦易醒、畏寒、乏力”；肺气阴两虚所表现出的“面目浮肿、咽干、乏力”选用五皮散合四君子汤加麦冬以益肺气消肿、滋肺阴利咽；“头晕、头痛、眼涩”为肝血虚的表现，选用杞菊地黄丸以滋养肝血；针对肾阳虚所表现出的“腰痛、后背酸痛、足跟痛、下肢浮肿、畏寒、乏力”选用济生肾气丸合独活寄生汤以温肾阳祛寒、健骨、利水消肿；“下肢无力、乏力”为脾气虚的表现，选用四君子汤以益气健脾。

### 2. 药物与疾病、证候、症状的对应分析

在“方证”对应的基础上，我们最终的目的是实现药物“对病、对证、对症”的精准对应。本案例证候与方剂的精准对应关系具体见表 2-5-9-3。

**表 2-5-9-3　证候与方剂的精准对应关系（案例 9）**

| 证候 | | 方剂 | 药物 |
|---|---|---|---|
| 主要证候 | 心阳虚 | 养心汤+龙骨，牡蛎 | 黄芪，茯苓，茯神，当归，川芎，炙甘草，法半夏，柏子仁，酸枣仁，远志，五味子，党参，肉桂，龙骨，牡蛎 |
| 其他证候 | 肺气阴两虚 | 四君子汤+麦冬 | 党参，白术，茯苓，甘草，麦冬 |
| | 肺失宣降 | 五皮散 | 陈皮，生姜皮，茯苓皮，大腹皮，桑白皮 |
| | 肝血虚 | 杞菊地黄丸 | 枸杞子，菊花，熟地黄，山药，山茱萸，茯苓，牡丹皮，泽泻 |
| | 肾阳虚 | 济生肾气丸 | 车前子，川牛膝，附子，肉桂，熟地黄，山药，山茱萸，茯苓，泽泻，牡丹皮 |
| | | 独活寄生汤 | 独活，桑寄生，秦艽，防风，细辛，当归，白芍，川芎，熟地黄，杜仲，牛膝，党参，茯苓，甘草，肉桂心 |
| | 脾气虚 | 四君子汤 | 党参，白术，茯苓，甘草 |

依据上表中方剂和药物的基本信息，筛选本案例治疗过程中每个具体症状所要对应的具体药物，结果见表 2-5-9-4。

**表 2-5-9-4　症状与药物的精准对应关系（案例 9）**

| 症状 | 药物 |
|---|---|
| 失眠，多梦易醒 | 酸枣仁，柏子仁，茯苓，五味子，远志，龙骨，牡蛎，麦冬 |
| 心慌 | 茯苓，五味子，龙骨，牡蛎，麦冬 |
| 面目浮肿 | 生姜皮，茯苓皮，桑白皮 |
| 咽干 | 桑白皮，菊花，麦冬 |
| 头晕，头痛，眼涩 | 枸杞子，菊花，熟地黄，山药，山茱萸 |
| 腰痛，后背酸痛，足跟痛 | 附子，肉桂，熟地黄，山药，山茱萸，桑寄生，杜仲 |
| 下肢浮肿 | 车前子，附子，肉桂，熟地黄，山药，山茱萸，茯苓 |
| 畏寒 | 附子，肉桂 |
| 下肢无力，乏力 | 党参，山药 |

根据上表信息对本案例的处方用药进行分析，可以得出：心阳虚所表现出的“失眠、多梦易醒”选用酸枣仁、柏子仁、茯苓、五味子、远志、龙骨、牡蛎、麦冬以养心安神；针对“心慌”选用茯苓、五味子、龙骨、牡蛎、麦冬养心安神；肺气阴两虚、肺失宣降所表现出的“面目浮肿”可选用生姜皮、茯苓皮、桑白皮以宣肺利水消肿；针对“咽干”选用桑白皮、菊花、麦冬以滋肺阴利咽；枸杞子、菊花、熟地黄、山药、山茱萸滋补肝血以治疗肝血虚所表现出的“头晕、头痛、眼涩”；肾阳虚所表现出的“腰痛、后背酸痛，足跟痛”选用附子、肉桂、熟地黄、山药、山茱萸、桑寄生、杜仲以温补肾阳、壮骨；车前子、熟地黄、山药、山茱萸、茯苓、附子、肉桂温肾利水消肿以治疗“下肢浮肿”；针对“畏寒”选用附子、肉桂以温阳祛寒；党参、山药益气健脾以治疗“下肢无力、乏力”。

从药物与疾病对应关系的角度来分析，本案例失眠可选用的药物为琥珀、黄连、肉桂，心慌可选用的药物为龙骨、牡蛎，诸药合用以增强疗效。

**3. 一药治疗“多病、多证、多症”的对应分析**

依据“方证对应”与“药症对应”的分析，本案例一药对应“多病、多证、多症”的归纳总结如下，具体见表2–5–9–5。

**表2–5–9–5 一药对应“多病、多证、多症”分析表（案例9）**

| 药物 | 症状与疾病 |
|---|---|
| 党参 | 下肢无力，乏力 |
| 茯苓 | 心慌，失眠，多梦易醒，面目浮肿，下肢浮肿 |
| 五味子，龙骨，牡蛎桑 | 心慌，失眠，多梦易醒 |
| 白皮 | 面目浮肿，咽干 |
| 麦冬 | 心慌，咽干，失眠，多梦易醒 |
| 菊花 | 咽干，头晕，头痛，眼涩 |
| 熟地黄，山茱萸 | 头晕，头痛，眼涩，腰痛，后背酸痛，足跟痛，下肢浮肿 |
| 山药 | 头晕，头痛，眼涩，腰痛，后背酸痛，足跟痛，下肢浮肿，下肢无力，乏力 |
| 附子，肉桂 | 腰痛，后背酸痛，足跟痛，畏寒，下肢浮肿 |
| 琥珀，黄连，肉桂 | 失眠 |

**4. 处方**

由于患者没有明显脾失健运的表现，故四君子汤中的白术没有选用；由于患者没有腹部胀大及腹水的表现，故五皮散中的陈皮、大腹皮舍而不用；从独活寄生汤中选用桑寄生、杜仲以补肾壮骨，其他药物没有选用；养心汤中的黄芪、当归、川芎、法半夏，杞菊地黄丸中的牡丹皮、泽泻和济生肾气丸中的川牛膝，均由于没有相对应的症状，删而不用。

最后，进一步考虑“三因制宜”的原则，本案例的治疗用药如下。

处方：炒枣仁60克，柏子仁30克，琥珀10克，黄连10克，麦冬30克，党参15克，茯苓15克，五味子15克，龙骨60克，牡蛎60克，桑白皮10克，枸杞子15克，菊花6克，熟地黄30克，炒山药15克，山茱萸15克，制附子3克，肉桂3克，桑寄生15克，炒杜仲15克，车前子10克，远志10克，甘草6克。方中琥珀研末冲服，龙骨、牡蛎、附子宜先煎，水煎服。由于方中有龙骨、牡蛎，故煎煮后需沉淀20分钟后再服用。

**5. 病因与病机演变分析**

本案例患者由于劳累过度，复有爱吃碱性食品和苦味食品的习惯，耗伤心神，出现心阳虚。继而火不生土，责之于脾，加之吃碱性食品和苦味食品损伤脾气，导致脾气虚。心阳虚与脾气虚，进而导致肺气阴两虚，为“土不生金”；气血化生不足，肝失充养，加之“子盗母气”，出现肝血虚；心阳虚日久，累及肾阳，则出现肾阳虚。具体见图2–5–9–1。

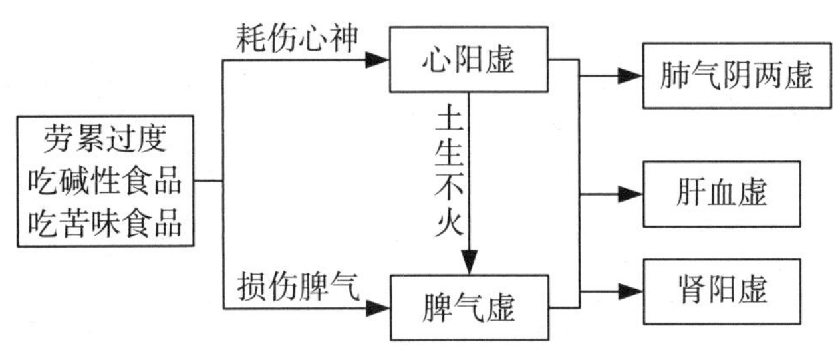


**图 2-5-9-1　病因病机演变过程图（案例 9）**

由上可得，本患者的主要证候为心阳虚。心阳虚，心失温养，则见“心慌”；心神失养，则见“失眠、多梦易醒”。肺气阴两虚，肺主通调水道的功能失常，则见“面目浮肿”；咽喉失于滋养，则见“咽干”。肝血虚，清窍失养，则见“头晕、头痛”；目失所养，则见“眼涩”。肾阳虚，腰府失养，则见“腰痛、后背酸痛、足跟痛”；肾主水的功能失常，下焦水液代谢不利，则见“下肢浮肿”。脾气虚，则见“下肢无力、乏力”。心肾阳虚，温煦失职，则见“畏寒、乏力”。

本案例病变脏腑涉及心、肝、脾、肺、肾五个脏，属于“五脏同病”，具体见图 2-5-9-2。

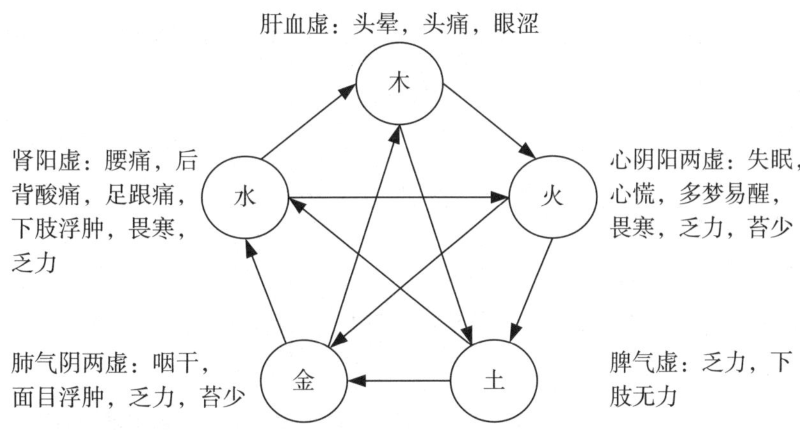


**图 2-5-9-2　五行 - 五脏 - 疾病分析图（案例 9）**

**6. 证候的寒热虚实性质分析**

本患者的病证存在“寒热错杂”的特点。“寒”为心肾阳虚出现的虚寒，“热”为心肺阴虚出现的虚热。

**7. 辨证施膳与禁忌分析**

本患者应注意多加休息，避免劳累，饮食以酸味或酸甜味的食品为主，避免食用碱性食品及苦味菜品。

**8. 预后分析**

本案例若以上述药物配伍为基本方，加减治疗 2 ～ 3 个月，可获得显著的临床疗效。

# 第六节　以心气血两虚为主证的案例

心气血两虚的证候多伴有肝血虚和其他脏腑气虚的证候存在，例如会伴有脾气虚、胃气虚、肺气虚、肾气虚、肝气虚等证候的出现，本节分析以心气血两虚为主证的辨证论治过程，具体见案例 10～12。

## 案例 10

本案例是以心气血两虚为主要证候，同时伴有肺气虚、脾阳虚、肝血虚、大肠津亏证候出现。

孙某，女，20 岁，初诊时间为 2007 年 12 月 21 日。

主诉：心慌、胸闷 5 年余，伴气短、乏力，近日加重。

现病史：患者 5 年前无明显诱因出现心慌、胸闷、气短、乏力。近日加重，伴有面色淡白，手足发凉，头晕。睡眠可，大便秘结 1～2 日一次，小便调。舌质红，苔白薄，脉沉细而弱。

检查：心电图示心律失常；心率为 77 次 / 分；血压为 114/79 mmHg；腹部 B 超示肝、胆、胰、脾、肾未见异常。

西医诊断：心律失常、心功能减弱。

中医诊断：

主要诊断：心悸；胸痹。

其他诊断：眩晕；便秘。

依据本案例的四诊症状和体征，对其进行辨证论治的过程分析，具体步骤和结果见表 2–6–10–1 和表 2–6–10–2。

**表 2–6–10–1　四诊症状和体征的脏腑及气血阴阳归属定位分析（案例 10）**

| 脏腑及气血阴阳 | | 四诊症状和体征 |
|---|---|---|
| 五脏 | 心 | 主血脉：心慌；面：面色淡白 |
| | 脾 | 四肢：手足发凉 |
| | 肝 | 主藏血：头晕 |
| | 肾 | — |
| | 肺 | 主气：气短；主宣发、肃降：胸闷 |
| 五腑 | 小肠 | — |
| | 胃 | — |

续表

| 脏腑及气血阴阳 | | 四诊症状和体征 |
|---|---|---|
| 五腑 | 胆 | — |
| | 膀胱 | — |
| | 大肠 | 主传导：便秘 |
| 气血阴阳 | 气 | 乏力 |
| | 血 | — |
| | 阴 | — |
| | 阳 | — |

**表 2–6–10–2　中医四态五阶段辨证分析（案例 10）**

| 隐态系统 | 隐性病变 | 舌质红，苔白薄，脉沉细而弱 | | | | |
|---|---|---|---|---|---|---|
| | 显性病变 | 心慌，乏力 | 胸闷，气短，乏力 | 乏力 | 头晕 | 便秘 |
| 显态系统 | 隐性病变 | 面色淡白 | — | 手足发凉 | — | — |
| | 显性病变 | — | — | — | — | — |
| 证候群 | | 心气血两虚 | 肺气虚，肺失宣降 | 脾阳虚，脾失运化 | 肝血虚 | 大肠津亏，传导不利 |
| 治法 | | 补心气，养心血 | 益肺气，宽胸顺气 | 温补脾阳，祛寒 | 补肝血 | 润肠泄热，行气通便 |
| 对应方剂或药物 | | 养心汤，龙骨汤 | 四君子汤，瓜蒌，薤白 | 理中丸 | 杞菊地黄丸 | 麻子仁丸 |

## 精准论治

### 1. 方剂与证候的对应分析

本患者的主要证候为心气血两虚，兼见肺气虚、脾阳虚、肝血虚、大肠津亏证候。选用养心汤合龙骨汤益心气、养心血以治疗心气血两虚所表现出的“心慌、面色淡白、乏力”；肺气虚所表现出的“胸闷、气短、乏力”选用四君子汤加瓜蒌、薤白以补益肺气、宽胸顺气；针对脾阳虚所表现出的“手足发凉、乏力”选用理中丸以温脾祛寒；杞菊地黄丸滋补肝血以治疗肝血虚所表现出的“头晕”；大肠津亏所表现出的“便秘”选用麻子仁丸以润肠通便。

### 2. 药物与疾病、证候、症状的对应分析

在“方证”对应的基础上，最终目的是实现药物“对病、对证、对症”的精准对应。本案例证候与方剂的精准对应关系具体见表 2–6–10–3。

表 2-6-10-3　证候与方剂的精准对应关系（案例 10）

| 证候 | | 方剂 | 药物 |
|---|---|---|---|
| 主要证候 | 心气血两虚 | 养心汤 | 黄芪，茯苓，茯神，当归，川芎，炙甘草，法半夏，柏子仁，酸枣仁，远志，五味子，党参，肉桂 |
| | | 龙骨汤 | 龙骨，牡蛎，茯苓，肉桂，党参，熟地黄，甘草 |
| 其他证候 | 肺气虚，肺失宣降 | 四君子汤＋瓜蒌，薤白 | 党参，白术，茯苓，甘草，瓜蒌，薤白 |
| | 脾阳虚 | 理中丸 | 干姜，党参，白术，炙甘草 |
| | 肝血虚 | 杞菊地黄丸 | 枸杞子，菊花，熟地黄，山药，山茱萸，茯苓，牡丹皮，泽泻 |
| | 大肠津亏 | 麻子仁丸 | 火麻仁，白芍，枳实，大黄，厚朴，杏仁，蜂蜜 |

依据上表中方剂和药物的基本信息，筛选本案例治疗过程中每个具体症状所要对应的具体药物，结果见表 2-6-10-4。

表 2-6-10-4　症状与药物的精准对应关系（案例 10）

| 症状 | 药物 |
|---|---|
| 心慌 | 龙骨，牡蛎，茯苓，五味子 |
| 面色淡白 | 黄芪，当归，熟地黄，白芍，党参，肉桂 |
| 胸闷 | 瓜蒌，薤白 |
| 气短 | 党参，五味子 |
| 乏力 | 党参，黄芪 |
| 手足发凉 | 干姜 |
| 头晕 | 枸杞子，菊花，白芍 |
| 便秘 | 火麻仁，白芍，当归，熟地黄，瓜蒌 |

根据上表信息对本案例的处方用药进行分析，可以得出：针对“心慌”选用龙骨、牡蛎、茯苓、五味子以养心安神；心血虚所表现出的“面色淡白”可选用黄芪、当归、熟地黄、白芍、党参、肉桂以补养心血；瓜蒌、薤白宽胸顺气以治疗“胸闷、气短”；针对“乏力”选用党参、黄芪以益气；脾阳虚所表现出的“手足发凉”选用干姜以温脾祛寒；肝血虚所表现出的“头晕”选用枸杞子、菊花、白芍以滋养肝血；火麻仁、白芍、当归、熟地黄、瓜蒌润肠通便以治疗大肠津亏所表现出的“便秘”。

从药物与疾病对应关系的角度来分析，本案例无特别药物选用。

**3. 一药治疗“多病、多证、多症”的对应分析**

依据“方证对应”与“药症对应”的分析，本案例一药对应“多病、多证、多症”的归纳总结如下，具体见表 2-6-10-5。

表 2-6-10-5　一药对应“多病、多证、多症”分析表（案例 10）

| 药物 | 症状 |
|---|---|
| 白芍 | 面色淡白，头晕，便秘 |
| 熟地黄，当归，五味子 | 面色淡白，便秘 |

续表

| 药物 | 症状 |
| --- | --- |
| | 心慌，气短 |
| 党参 | 面色淡白，气短，乏力 |
| 黄芪 | 面色淡白，乏力 |
| 瓜蒌 | 胸闷，便秘 |

**4. 处方**

由于患者没有明显的脾失健运的表现，故四君子汤和理中丸中的白术没有选用；从麻子仁丸中选用火麻仁和白芍以润肠通便，效用足够，其他药物舍而不用；养心汤中的川芎、法半夏、柏子仁、酸枣仁、远志、和杞菊地黄丸中的山药、山茱萸、牡丹皮、泽泻由于没有与之相对应的症状，故删而不用。

最后，进一步考虑"三因制宜"的原则，本案例的治疗用药如下。

处方：黄芪 30 克，当归 15 克，熟地黄 15 克，炒白芍 15 克，龙骨 60 克，牡蛎 60 克，茯苓 10 克，党参 10 克，五味子 10 克，肉桂 3 克，瓜蒌 10 克，薤白 10 克，干姜 3 克，枸杞子 15 克，菊花 6 克，火麻仁 10 克，甘草 6 克。方中龙骨、牡蛎宜先煎，水煎服。由于方中有龙骨、牡蛎，故煎煮后需沉淀 20 分钟后再服用。

**5. 病因与病机演变分析**

本案例由于学习劳累，经常熬夜，耗伤心血，从而出现心气血两虚。心虚导致脾阳虚，为"火不生土"。脾阳虚导致肺气虚，为"土不生金"；心主血，肺主气，心虚不能生肺气，也可导致肺气虚。肺气虚，肺主肃降功能失常，可以引起大肠传导不利；另外，脾虚则脾主升清的功能下降，会引起胃主和降和大肠传导的功能下降，最后形成食物残渣积于大肠，日久生热，出现大肠津亏。脾虚，气血化生不足，肝失充养，加之心虚"子盗母气"，导致肝血虚。具体见图 2-6-10-1。

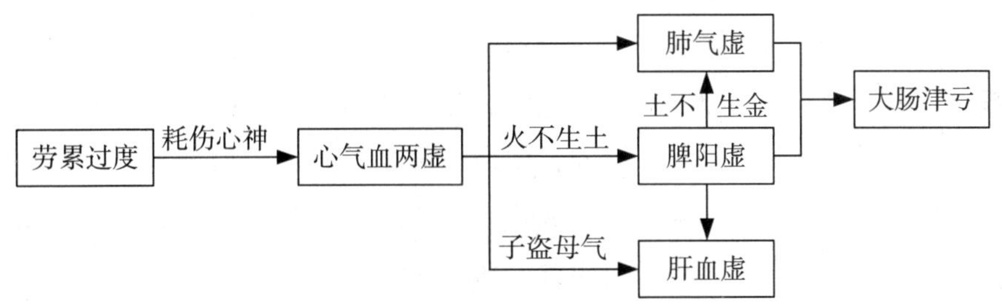


**图 2-6-10-1　病因病机演变过程图（案例 10）**

通过以上分析，本患者的主要证候为心气血两虚。心气血两虚，心失所养，则见"心慌、乏力"；面失充养，则见"面色淡白"。肺气虚，肺失宣降，则见"胸闷、气短、乏力"。脾阳虚，四肢失于温养，则见"手足发凉"。肝血虚，清窍失于濡养，则见"头晕"。大肠津亏，大肠传导不利，则见"便秘"。

本案例涉及心、肝、脾、肺四个脏和大肠，具体见图 2–6–10–2。

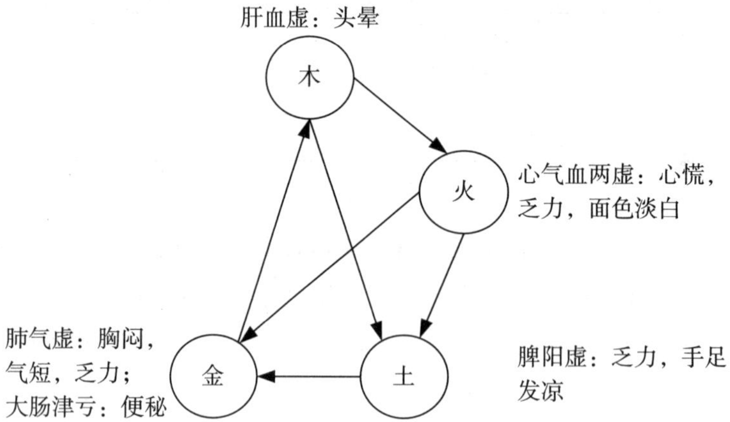


**图 2–6–10–2　五行 – 五脏 – 疾病分析图（案例 10）**

**6. 辨证施膳与禁忌分析**

本患者的膳食辨证调养，应适当摄入酸味食品，注意休息，避免劳累，进行适度有氧运动。

**7. 预后分析**

本案例若以上述药物配伍作为基本方，加减治疗 1～2 个月，可以获得显著的临床疗效。

## 案例 11

本案例是以心气血两虚为主要证候，同时伴有心络脉瘀阻、心火旺盛、肺气虚、肾气虚、肝血虚、胃气虚、胃有瘀血、脾气虚证候出现。

高某，男，50 岁，初诊时间为 2007 年 8 月 21 日。

主诉：胸前区针刺样疼痛 2 年半，劳累后明显，近日加重。

现病史：患者 2 年半前无明显诱因出现胸前区针刺样疼痛，劳累后明显。近日加重，伴有食少，舌易生疮，心慌，胸闷，烦躁，眼涩，汗多，面色淡黄，面目浮肿，口唇淡紫，双眼圈晦暗，后背时常发僵、酸软，手麻，下肢浮肿，头发斑白。睡眠可，大小便调。舌质淡白红，苔白薄中后白微黄，脉沉迟而弱。

既往史：冠心病心肌缺血及心绞痛病史。

检查：心电图示心肌缺血；腹部 B 超示肝、胆、胰、脾、肾未见异常。

西医诊断：

主要诊断：冠心病心肌缺血、心绞痛。

其他诊断：舌溃疡。

中医诊断：

主要诊断：胸痹。

其他诊断：心悸；汗证；舌疮；水肿。

依据本案例的四诊症状和体征，对其进行辨证论治的过程分析，具体步骤和结果见表 2-6-11-1 和表 2-6-11-2。

**表 2-6-11-1　四诊症状和体征的脏腑归属定位分析（案例 11）**

| 脏腑 | | 四诊症状和体征 |
|---|---|---|
| 五脏 | 心 | 主血脉：心慌，胸前区针刺样疼痛；主神：烦躁；汗：汗多；舌：舌疮 |
| | 脾 | 黄色：面色淡黄；唇：口唇淡紫 |
| | 肝 | 主藏血：手麻；主筋：后背发僵；目：眼涩 |
| | 肾 | 黑色：眼圈晦暗；主骨：后背酸软；主水：下肢浮肿；发：头发斑白 |
| | 肺 | 主宣发、肃降：胸闷；主通调水道：面目浮肿 |
| 五腑 | 小肠 | — |
| | 胃 | 主受纳：食少 |
| | 胆 | — |
| | 膀胱 | — |
| | 大肠 | — |

**表 2-6-11-2　中医四态五阶段辨证分析（案例 11）**

| 隐态系统 | 隐性病变 | 舌质淡白红，苔白薄中后白微黄，脉沉迟而弱 | | | | | | |
|---|---|---|---|---|---|---|---|---|
| | 显性病变 | 胸前区针刺样疼痛，心慌 | 烦躁 | 胸闷 | — | — | 食少 | — |
| 显态系统 | 隐性病变 | — | — | — | 后背酸痛，眼圈晦暗，头发斑白 | 眼涩，手麻，后背发僵 | 口唇淡紫 | 面色淡黄 |
| | 显性病变 | 汗多 | 舌疮 | 面目浮肿 | 下肢浮肿 | — | — | — |
| 证候群 | | 心气血两虚，心络脉瘀阻 | 心火旺盛 | 肺气虚，肺失宣降 | 肾气虚 | 肝血虚，筋脉失养 | 胃气虚，有瘀血 | 脾气虚，脾失运化 |
| 治法 | | 益心气，养心血，通心络止痛，敛汗 | 清心除烦 | 益肺气，宽胸顺气，宣肺消肿 | 补肾气，利水消肿，乌发 | 补肝血，荣筋，明目 | 益胃化瘀 | 健脾养荣 |
| 对应方剂或药物 | | 养心汤，血府逐瘀汤，牡蛎散 | 导赤散，黄连 | 四君子汤，五皮散，瓜蒌，薤白 | 济生肾气丸，何首乌 | 杞菊地黄丸，木瓜 | 保和丸，丹参 | 小建中汤 |

## 精准论治

### 1. 方剂与证候的对应分析

本患者的主要证候为心气血两虚，兼见心络脉瘀阻、心火旺盛、肺气虚、肾气虚、肝血虚、胃气虚、胃有瘀血、脾气虚证候。选用养心汤、血府逐瘀汤合牡蛎散益心气、养心血、通心络止痛、敛汗以治疗心气血两虚、心络脉瘀阻所表现出的“胸前区针刺样疼痛、心慌、汗多”；心火旺盛所表现出的“烦躁、舌疮”选用导赤散加黄连以清心除烦；“胸闷、面目浮肿”为肺气虚的表现，选用四君子汤合五皮散加瓜蒌、薤白以益肺气、宽胸顺气、宣肺消肿；肾气虚所表现出的“眼圈晦暗、后背酸痛、下肢浮肿”可选用济生肾气丸以补肾气、利水消肿；“眼涩、手麻、后背发僵”为肝血虚的表现，选用杞菊地黄丸加木瓜以补肝血荣筋明目；“食少”为胃气虚之象，选用保和丸以和胃消食；针对“口唇淡紫”选用丹参以活血化瘀；小建中汤功能健脾养荣以治疗“面色淡黄”。

**2. 药物与疾病、证候、症状的对应分析**

在“方证”对应的基础上，最终目的是实现药物“对病、对证、对症”的精准对应。本案例证候与方剂的精准对应关系具体见表 2–6–11–3。

**表 2–6–11–3 证候与方剂的精准对应关系（案例 11）**

| 证候 | | 方剂 | 药物 |
|---|---|---|---|
| 主要证候 | 心气血两虚 | 养心汤 | 黄芪，茯苓，茯神，当归，川芎，炙甘草，法半夏，柏子仁，酸枣仁，远志，五味子，党参，肉桂 |
| | | 牡蛎散 | 牡蛎，黄芪，麻黄根，浮小麦 |
| 其他证候 | 心络脉瘀阻 | 血府逐瘀汤 | 桃仁，红花，生地黄，赤芍，当归，川芎，柴胡，枳壳，桔梗，川牛膝，甘草 |
| | 心火旺盛 | 导赤散 | 木通，生地黄，竹叶，甘草 |
| | 肺气虚，肺失宣降 | 四君子汤 | 党参，白术，茯苓，甘草 |
| | | 五皮散 | 陈皮，生姜皮，茯苓皮，大腹皮，桑白皮 |
| | 肾气虚 | 济生肾气丸 | 车前子，川牛膝，附子，肉桂，熟地黄，山药，山茱萸，茯苓，泽泻，牡丹皮 |
| | 肝血虚 | 杞菊地黄丸 | 枸杞子，菊花，熟地黄，山药，山茱萸，茯苓，牡丹皮，泽泻 |
| | 胃气虚 | 保和丸 | 神曲，山楂，半夏，茯苓，陈皮，连翘，莱菔子 |
| | 胃有瘀血 | — | 丹参 |
| | 脾气虚 | 小建中汤 | 桂枝，白芍，饴糖，炙甘草 |

依据上表中方剂和药物的基本信息，筛选本案例治疗过程中每个具体症状所要对应的具体药物，结果见表 2–6–11–4。

**表 2–6–11–4 症状与药物的精准对应关系（案例 11）**

| 症状 | 药物 |
|---|---|
| 胸前区针刺样疼痛 | 生地黄，赤芍，当归，川芎，红花，川牛膝，丹参，檀香 |
| 心慌 | 丹参，茯苓，牡蛎，五味子 |
| 汗多 | 黄芪，牡蛎，五味子 |
| 烦躁，舌疮 | 生地黄，黄连，丹参，赤芍，川牛膝 |

续表

| 症状 | 药物 |
|---|---|
| 胸闷 | 瓜蒌，薤白 |
| 面目浮肿 | 生姜皮，茯苓皮，桑白皮 |
| 眼圈晦暗 | 山药，山茱萸，枸杞子 |
| 后背酸痛 | 生地黄，山药，山茱萸，川牛膝 |
| 下肢浮肿 | 车前子，附子，肉桂，生地黄，山药，山茱萸，茯苓 |
| 眼涩，手麻，后背发僵 | 枸杞子，菊花，山药，山茱萸，木瓜 |
| 食少 | 神曲，山楂 |
| 口唇淡紫 | 丹参，川牛膝 |
| 面色淡黄 | 桂枝，白芍，饴糖，炙甘草 |

根据上表信息对本案例的处方用药进行分析，可以得出：心络脉瘀阻所表现出的“胸前区针刺样疼痛”选用生地黄、红花、赤芍、当归、川芎、川牛膝、丹参、檀香以活血通络止痛；心气血两虚所表现出的“心慌”选用丹参、茯苓、牡蛎、五味子以养心安神；针对“汗多”可选用黄芪、牡蛎、五味子以益气固摄止汗；“烦躁、舌疮”为心火炽盛的表现，选用生地黄、黄连、丹参、赤芍、川牛膝以清心除烦；瓜蒌、薤白宽胸顺气以治疗肺气虚所表现出的“胸闷”；针对“面目浮肿”选用生姜皮、茯苓皮、桑白皮以宣肺利水消肿；“眼圈晦暗”为肾虚的表现，选用山药、山茱萸、枸杞子补肾填精；“后背酸痛”为肾气虚的表现，选用生地黄、山药、山茱萸、川牛膝以补肾气；肝血虚所表现出的“眼涩、手麻、后背发僵”选用枸杞子、菊花、山药、山茱萸、木瓜以滋补肝血；神曲、山楂功能和胃消食以治疗“食少”；“口唇淡紫”为胃有瘀血之象，选用丹参、川牛膝以活血化瘀；针对“面色淡黄”选用桂枝、白芍、饴糖、炙甘草以健脾养荣。

从药物与疾病对应关系的角度来分析，本案例冠心病心肌缺血、心绞痛可选用的药物为丹参、三七，诸药合用以增强疗效。

**3. 一药治疗“多病、多证、多症”的对应分析**

依据“方证对应”与“药症对应”的分析，本案例一药对应“多病、多证、多症”的归纳总结如下，具体见表 2-6-11-5。

**表 2-6-11-5　一药对应“多病、多证、多症”分析表（案例 11）**

| 药物 | 症状与疾病 |
|---|---|
| 丹参 | 胸前区针刺样疼痛，心慌，烦躁，舌疮，口唇淡紫 |
| 川牛膝 | 胸前区针刺样疼痛，烦躁，舌疮，后背酸痛，口唇淡紫 |
| 茯苓 | 心慌，面目浮肿，下肢浮肿 |
| 五味子，牡蛎 | 心慌，汗多 |
| 生地黄 | 胸前区针刺样疼痛，烦躁，舌疮，后背酸痛，下肢浮肿 |
| 山药，山茱萸 | 眼圈晦暗，后背酸痛，下肢浮肿，眼涩 |
| 赤芍 | 胸前区针刺样疼痛，烦躁，舌疮 |

续表

| 药物 | 症状与疾病 |
|---|---|
| 白芍 | 手麻，后背发僵，面色淡黄 |
| 枸杞子 | 眼圈晦暗，眼涩 |
| 丹参，三七 | 冠心病心肌缺血、心绞痛 |

**4. 处方**

由于从牡蛎散中选取煅牡蛎和黄芪以益气收敛止汗，效用足够，故其他药物舍而不用；由于患者没有明显的乏力及脾失健运的表现，故四君子汤中的党参、白术没有选用；患者没有胃脘气滞、胃气上逆、胃热等表现，故保和丸中的半夏、陈皮、连翘、莱菔子在方剂的加减化裁中舍而不用；导赤散中的木通、竹叶等利尿药，限于药味及方剂配伍，弃而不用；由于没有腹部胀大及腹水等表现，五皮散中的陈皮、大腹皮删而不用；养心汤中的柏子仁、酸枣仁、远志，血府逐瘀汤中的桃仁、柴胡、枳壳、桔梗，济生肾气丸和杞菊地黄丸中的熟地黄、牡丹皮由于没有对应的症状，故舍而不用。

最后，进一步考虑“三因制宜”的原则，本案例的治疗用药如下。

处方：生地黄 30 克，丹参 10 克，三七 10 克，赤芍 10 克，当归 10 克，川芎 6 克，红花 6 克，檀香 10 克，川牛膝 10 克，茯苓 10 克，牡蛎 60 克，五味子 10 克，黄芪 30 克，黄连 10 克，瓜蒌 10 克，薤白 10 克，桑白皮 10 克，炒山药 10 克，山茱萸 10 克，车前子 6 克，制附子 6 克，肉桂 6 克，枸杞子 15 克，菊花 6 克，木瓜 10 克，炒白芍 10 克，炒神曲 10 克，炒山楂 10 克，炙甘草 6 克，饴糖 4 块，生姜 6 片，大枣 6 枚。方中瓜蒌与附子虽有违“十八反”的配伍禁忌，但在临床实际应用过程中并无任何问题，三七可研末冲服，也可打碎入煎剂，牡蛎、附子宜先煎，檀香宜后下，水煎服。由于方中有龙骨、牡蛎，故煎煮后需沉淀 20 分钟后再服用。

**5. 病因与病机演变分析**

本案例由于饮酒吸烟过度，复有长期暴饮暴食，劳累过度所致。劳心过度，耗伤心神及肾脏，出现心气血两虚和肾气虚。心气无力推动血液运行，心血运行不畅，出现心络脉瘀阻。饮酒吸烟过度，化热生火，出现心火旺盛。心虚导致脾胃气虚，为“火不生土”。脾气虚导致肺气虚，为“土不生金”；脾虚，气血化生不足，肝失充养，出现肝血虚。胃气虚，气不行血，日久出现胃有瘀血。具体见图 2–6–11–1。

通过以上分析，本患者的主要证候为心气血两虚、心络脉瘀阻。心络脉瘀阻，不通则痛，故见“胸前区针刺样疼痛”；心气血两虚，心失所养，则见“心慌”；津液固摄不及，则见“汗多”；心火炽盛，热扰心神，则见“烦躁”；心火上炎，则见“舌疮”。肺气虚，肺失宣降，则见“胸闷”；肺主通调水道的功能失常，则见“面目浮肿”。肾气虚，骨失充养，故见“眼圈晦暗、后背酸痛”；肾主水的功能失常，下焦水液代谢不利，则见“下肢浮肿”；发失充养，则见“头发斑白”。肝血虚，目失所养，则见“眼涩”；

筋脉失于濡养，则见“手麻、后背发僵”。胃气虚，受纳腐熟功能减退，故见“食少”；胃有瘀血，则见“口唇淡紫”。“面色淡黄”为脾气虚、气血化生不足、肌肤失于充养所致。

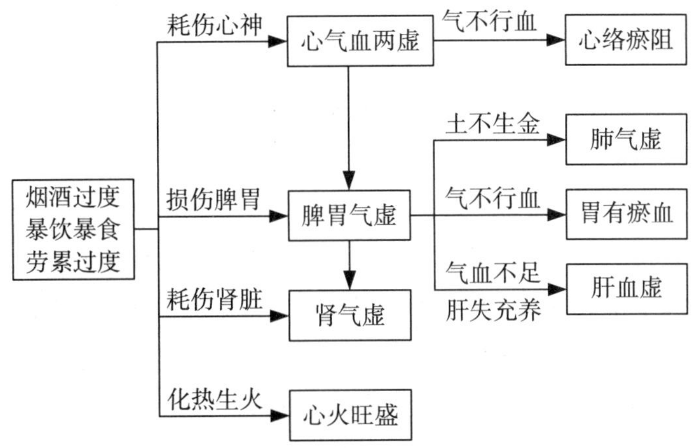


**图 2-6-11-1　病因病机演变过程图（案例 11）**

本案例涉及心、肝、脾、肺、肾五个脏和胃腑，属于“五脏同病”，具体见图 2-6-11-2。

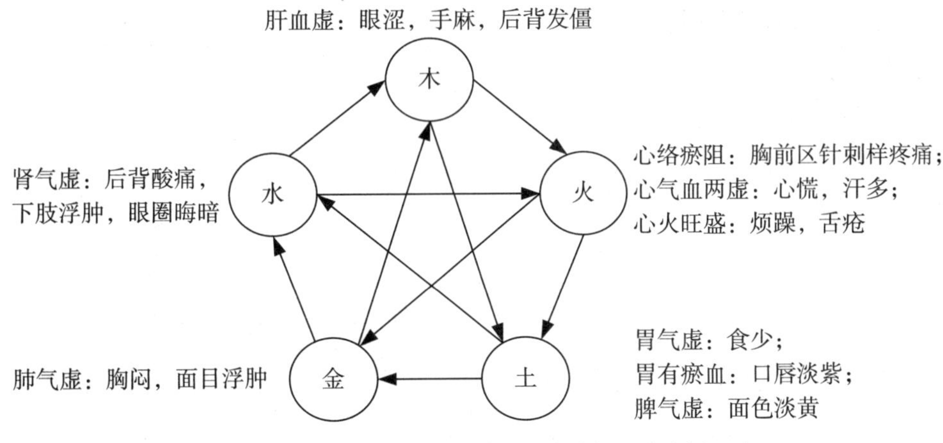


**图 2-6-11-2　五行 - 五脏 - 疾病分析图（案例 11）**

**6. 证候的寒热虚实性质分析**

本患者的病证存在“虚实夹杂”的特点。“虚”包括气虚、血虚，气虚有心气虚、肺气虚、脾胃气虚和肾气虚；“实”包括心络脉瘀阻、胃有瘀血所体现出的血瘀和心火旺盛。

**7. 辨证施膳与禁忌分析**

本患者应戒烟限酒，饮食以清淡易消化之品为主，适当摄入酸味食品，避免膏粱厚味，并注意休息，避免劳累，进行适度有氧运动。

**8. 预后分析**

本案例若以上述药物配伍作为基本方，加减治疗 2～3 个月可以收到显著的临床效果，但其冠心病心肌缺血、心绞痛则需要长期调养和不间断的治疗。

## 案例 12

本案例是以心气血两虚为主要证候，同时伴有脾气虚、肝血虚、肾气虚、肺气虚、胃有瘀血证候出现。

赵某，女，53 岁，初诊时间为 2010 年 10 月 24 日。

主诉：全身乏力、沉重感半年多，伴汗多，头胀闷，近日加重。

现病史：患者半年多前无明显诱因出现全身乏力、沉重感，汗多，头胀闷。近日加重，伴有心慌，多梦易醒，口唇发紫，面目浮肿，头晕，眼涩，腹痛，胸闷，憋气，气短，下肢浮肿、无力。舌质淡红，苔白薄，脉弦细。

检查：心电图示心肌缺血；心率为 76 次 / 分钟；肠镜示慢性结肠炎；腹部 B 超示肝、胆、胰、脾、肾未见异常。

西医诊断：

主要诊断：心肌缺血。

其他诊断：慢性结肠炎。

中医诊断：

主要诊断：虚劳；汗证。

其他诊断：腹痛；不寐；眩晕；心悸；水肿；胸痹。

依据本案例的四诊症状和体征，对其进行辨证论治的过程分析，具体步骤和结果见表 2-6-12-1 和表 2-6-12-2。

**表 2-6-12-1　四诊症状和体征的五脏及气血阴阳归属定位分析（案例 12）**

| 五脏及气血阴阳 | | 四诊症状和体征 |
|---|---|---|
| 五脏 | 心 | 主血脉：心慌；主神：多梦易醒；汗：汗多 |
| | 脾 | 主运化：腹痛；四肢：下肢无力；唇：口唇发紫 |
| | 肝 | 主藏血：头晕，头胀闷；目：眼涩 |
| | 肾 | 主水：下肢浮肿 |
| | 肺 | 主气：气短；主宣发、肃降：胸闷，憋气；主通调水道：面目浮肿 |
| 气血阴阳 | 气 | 全身乏力沉重感 |
| | 血 | — |
| | 阴 | — |
| | 阳 | — |

表 2-6-12-2　中医四态五阶段辨证分析（案例 12）

| | | | | | | | |
|---|---|---|---|---|---|---|---|
| 隐态系统 | 隐性病变 | 舌质淡红，苔白薄，脉弦细 | | | | | |
| | 显性病变 | 全身乏力，心慌，多梦易醒 | 全身乏力，沉重感，腹痛 | 全身乏力 | 全身乏力，气短，胸闷，憋气 | 头胀闷，头晕 | — |
| 显态系统 | 隐性病变 | — | 下肢无力 | — | — | 眼涩 | 口唇发紫 |
| | 显性病变 | 汗多 | — | 下肢浮肿 | 面目浮肿 | — | — |
| 证候群 | | 心气血两虚 | 脾气虚，脾失运化 | 肾气虚 | 肺气虚，肺失宣降 | 肝血虚 | 胃有瘀血 |
| 治法 | | 益心气，养心血，安神，敛汗 | 健脾益气，止痛 | 补肾气，利水消肿 | 补益肺气，宣肺消肿，宽胸顺气 | 补肝血，明目 | 化瘀和胃 |
| 对应方剂或药物 | | 养心汤，牡蛎散 | 四君子汤，小建中汤 | 济生肾气丸 | 四君子汤，五皮散瓜蒌，薤白 | 杞菊地黄丸 | 丹参 |

## 精准论治

### 1. 方剂与证候的对应分析

本患者的主要证候为心气血两虚，兼见脾气虚、肝血虚、肾气虚、肺气虚、胃有瘀血。心气血两虚出现的“心慌、多梦易醒、汗多、乏力”选用养心汤合牡蛎散以益心气、养心血、安神敛汗；“下肢无力、乏力、沉重感、腹痛”为脾气虚之象，选用四君子汤合小建中汤以益气健脾、缓急止痛；肾气虚出现的“下肢浮肿、乏力”选用济生肾气丸以补肾气、利水消肿；“面目浮肿、气短、胸闷、憋气、乏力”为肺气虚的表现，选用四君子汤合五皮散加瓜蒌、薤白以补益肺气、宣肺消肿、宽胸顺气；杞菊地黄丸补肝血、明目以治疗肝血虚出现的“头胀闷、头晕、眼涩”；丹参化瘀和胃以治疗胃有瘀血出现的“口唇发紫”。

### 2. 药物与疾病、证候、症状的对应分析

在“方证”对应的基础上，最终目的是实现药物“对病、对证、对症”的精准对应。本案例证候与方剂的精准对应关系具体见表 2-6-12-3。

表 2-6-12-3　证候与方剂的精准对应关系（案例 12）

| 证候 | | 方剂 | 药物 |
|---|---|---|---|
| 主要证候 | 心气血两虚 | 养心汤 | 黄芪，茯苓，茯神，当归，川芎，炙甘草，法半夏，柏子仁，酸枣仁，远志，五味子，党参，肉桂 |
| | | 牡蛎散 | 煅牡蛎，黄芪，麻黄根，浮小麦 |
| 其他证候 | 脾气虚，脾失运化 | 四君子汤 | 党参，白术，茯苓，甘草 |
| | | 小建中汤 | 桂枝，白芍，饴糖，炙甘草 |
| | 肝血虚 | 杞菊地黄丸 | 枸杞子，菊花，熟地黄，山药，山茱萸，茯苓，泽泻，牡丹皮 |
| | 肾气虚 | 济生肾气丸 | 车前子，川牛膝，附子，肉桂，熟地黄，山药，山茱萸，茯苓，泽泻，牡丹皮 |

续表

| 证候 | | 方剂 | 药物 |
|---|---|---|---|
| 其他证候 | 肺气虚，肺失宣降 | 四君子汤 | 党参，白术，茯苓，甘草 |
| | | 五皮散+瓜蒌，薤白 | 陈皮，生姜皮，茯苓皮，大腹皮，桑白皮，瓜蒌，薤白 |
| | 胃有瘀血 | — | 丹参 |

依据上表中方剂和药物的基本信息，筛选本案例治疗过程中每个具体症状所要对应的具体药物，结果见表 2–6–12–4。

**表 2–6–12–4　症状与药物的精准对应关系（案例 12）**

| 症状 | 药物 |
|---|---|
| 乏力，下肢无力 | 党参，黄芪，山药 |
| 心慌 | 牡蛎，茯苓，当归 |
| 多梦易醒 | 酸枣仁，茯苓，柏子仁，当归 |
| 汗多 | 煅牡蛎，黄芪 |
| 头胀闷，头晕，眼涩 | 枸杞子，菊花，山药，山茱萸 |
| 腹痛 | 桂枝，白芍，甘草 |
| 下肢浮肿 | 车前子，附子，肉桂，山药，山茱萸，茯苓 |
| 胸闷，憋气 | 瓜蒌 |
| 气短 | 党参，紫苏子，当归 |
| 面目浮肿 | 生姜皮，茯苓皮，桑白皮 |
| 口唇发紫 | 丹参 |

根据上表信息对本案例的处方用药进行分析，可以得出：针对“乏力、下肢无力”选用党参、黄芪、山药以益气健脾；牡蛎、茯苓、当归补血养心以治疗心气血两虚所表现出的“心慌”；酸枣仁、茯苓、柏子仁、当归养心安神以治疗“多梦易醒”；针对“汗多”选用煅牡蛎、黄芪以益气固摄止汗；肝血虚所表现出的“头胀闷、头晕、眼涩”选用枸杞子、菊花、山药、山茱萸以滋补肝血；桂枝、白芍、甘草缓急止痛以治疗脾络不通所表现出的“腹痛”；肾气虚所表现出的“下肢浮肿”选用车前子、附子、肉桂、山药、山茱萸、茯苓以补肾气、利水消肿；瓜蒌可宽胸顺气，用以治疗肺气虚所表现出的“胸闷、憋气”；针对“气短”选用党参、紫苏子、当归以补气降气；针对“面目浮肿”选用生姜皮、茯苓皮、桑白皮以宣肺利水；丹参活血化瘀以治疗“口唇发紫”。

从药物与疾病对应关系的角度来分析，本案例虚劳与心肌缺血可选用的药物为人参、阿胶，腹痛可以选用的药物为延胡索、白芍、甘草，诸药合用以增强疗效。

**3. 一药治疗“多病、多证、多症”的对应分析**

依据“方证对应”与“药症对应”的分析，本案例一药对应“多病、多证、多症”的归纳总结如下，具体见表 2–6–12–5。

**表 2-6-12-5　一药对应“多病、多证、多症”分析表（案例 12）**

| 药物 | 症状与疾病 |
|---|---|
| 党参 | 乏力，下肢无力，气短 |
| 黄芪 | 乏力，下肢无力，汗多 |
| 山药 | 乏力，下肢无力，头胀闷，头晕，眼涩，下肢浮肿 |
| 牡蛎 | 心慌，汗多 |
| 茯苓 | 心慌，多梦易醒，下肢浮肿，面目浮肿 |
| 当归 | 心慌，多梦易醒，气短 |
| 山茱萸 | 头胀闷，头晕，眼涩，下肢浮肿 |
| 人参，阿胶 | 虚劳、心肌缺血 |
| 延胡索，白芍，甘草 | 腹痛 |

**4. 处方**

由于熟地黄滋腻碍胃，影响脾胃的功能，会加重腹痛症状，故没有选用；养心汤中的川芎、半夏、远志、五味子由于没有对应的症状，故舍而不用；牡蛎散中的煅牡蛎、黄芪治疗“汗多”，效用足够，故其他药物没有选用；由于患者没有腹部胀大、腹水等症状表现，故五皮散中的陈皮、大腹皮没有选用；由于患者没有明显的脾失健运的表现，故四君子汤中的白术舍而不用；杞菊地黄丸和济生肾气丸中的川牛膝、熟地黄、泽泻、牡丹皮由于没有与之相对应的症状，故删而不用。

最后，进一步考虑“三因制宜”的原则，本案例的治疗用药如下。

处方：人参 15 克，阿胶 10 克，党参 30 克，黄芪 30 克，炒山药 15 克，牡蛎 60 克，茯苓 10 克，当归 10 克，炒枣仁 10 克，柏子仁 10 克，枸杞子 15 克，菊花 6 克，山茱萸 10 克，延胡索 10 克，车前子 6 克，制附子 3 克，肉桂 3 克，瓜蒌 10 克，苏子 6 克，桑白皮 6 克，丹参 10 克，炒白芍 10 克，甘草 6 克。方中瓜蒌与附子虽有违“十八反”的配伍禁忌，但在临床实际应用过程中并无任何问题，人参宜研末冲服，阿胶烊化冲服，牡蛎、附子宜先煎，其余水煎服。由于方中有牡蛎，故煎煮后需沉淀 20 分钟后再服用。

**5. 病因与病机演变分析**

本案例患者由于劳心过度，复有 10 余年晨起喝白水及吃苦味食品的习惯所致。劳累过度，耗伤心神，出现心气血两虚。晨起喝白水及吃苦味菜品损伤脾胃的运化功能，加之心虚“火不生土”，出现脾气虚。胃失和降，胃脘气机不畅，日久气不行血，出现胃脘瘀血。脾肾气虚及心气血两虚，日久累及肺气和肝血，出现肺气虚和肝血虚。具体见图 2-6-12-1。

由上可得，本患者的病证以心气血两虚。心气血两虚，心失所养，则见“心慌、乏力”；心神失养，则见“多梦易醒”；津液失于固摄，则见“汗多”。肝血虚，清窍失养，则见“头胀闷、头晕”；目失所养，则见“眼涩”。脾气虚，气血化生不足，下肢失于充养，则见“下肢无力、沉重感、乏力”。肾气虚，肾主水的功能减退，则见“下肢水肿、乏力”。肺气虚，肺主气司呼吸的功能减退，则见“胸闷、憋气、气短、乏力”；肺主通调水道的功能失常，上焦水液代谢不利，则见“面目浮肿”。“口唇发紫”为胃有瘀血的表现。

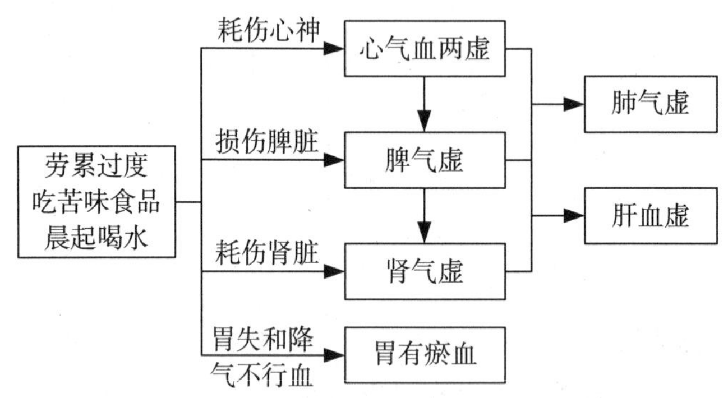


**图 2-6-12-1　病因病机演变过程图（案例 12）**

本案例涉及心、肝、脾、肺、肾五个脏及胃腑，属于“五脏同病”，具体见图 2-6-12-2。

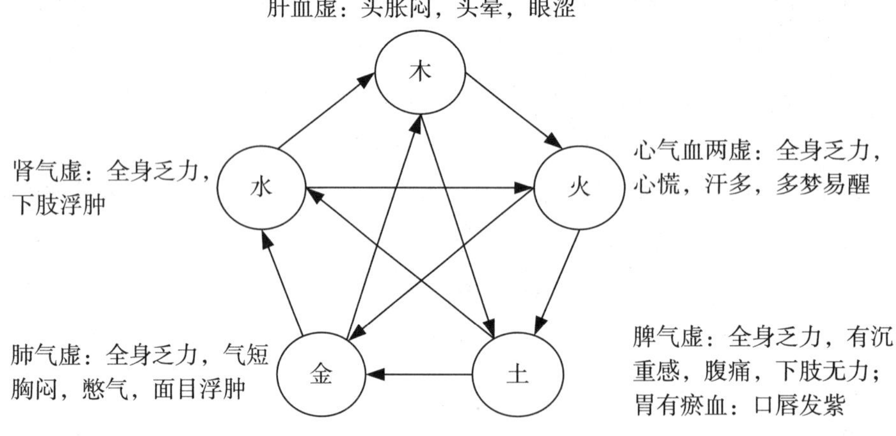


**图 2-6-12-2　五行－五脏－疾病分析图（案例 12）**

**6. 证候的寒热虚实性质分析**

本患者的病证存在“虚实夹杂”的特点。“虚”有气虚、血虚，气虚表现为脾气虚、心气虚、肾气虚、肺气虚，血虚表现为心血虚、肝血虚；“实”为胃脘瘀血。

**7. 辨证施膳与禁忌分析**

本患者应适当摄入酸味食品，并注意多休息，避免劳累，戒掉晨起喝白水及吃苦味菜品的不良饮食习惯，进行适度有氧运动。

**8. 预后分析**

本案例若以上述药物配伍作为基本方，加减治疗 1～2 个月，可以获得显著的临床疗效。

## 第七节　以心气阴两虚为主证的案例

心气阴两虚的证候多伴有肺气阴两虚和肾气阴两虚的存在，也会伴有其他脏腑气虚或阳虚的证候存在，本节分析以心气阴两虚为主证的辨证论治过程，具体见案例 13～15。

### 案例 13

本案例是以心气阴两虚为主要证候，同时伴有肝气郁滞、肝瘀血内阻、胃火旺盛、胃有瘀血、肝气虚、胃气虚、脾气虚和肺气虚证候出现。

李某，女，36 岁，初诊时间为 2008 年 2 月 15 日。

主诉：心慌 2 个月，伴两乳胀痛，近日加重。

现病史：患者 2 个月前无明显诱因出现心慌，两乳胀痛。近日加重，伴有烧心、食少、口苦、胸闷、憋气、气短、烦躁、乏力、面色淡黄、面颧潮红、口唇红紫、下肢无力。睡眠多梦易醒、时失眠。大小便调。舌质淡红暗、有瘀血点，苔白薄，脉沉细而弱。

既往史：贫血病史。

检查：心率为 84 次 / 分钟；血压为 124/71 mmHg；乳腺 B 超示双侧乳腺小叶增生；腹部 B 超示肝、胆、胰、脾、肾未见异常。

西医诊断：

主要诊断：贫血、心功能减弱；乳腺增生病。

其他诊断：慢性胃炎胆汁反流；脑神经衰弱、失眠。

中医诊断：

主要诊断：心悸；乳癖。

其他诊断：烧心；胸痹；不寐。

依据本案例的四诊症状和体征，对其进行辨证论治的过程分析，具体步骤和结果见表 2-7-13-1 和表 2-7-13-2。

**表 2-7-13-1　四诊症状和体征的脏腑及气血阴阳归属定位分析（案例 13）**

| 脏腑及气血阴阳 | | 四诊症状和体征 |
|---|---|---|
| 五脏 | 心 | 主血脉：心慌；主神：烦躁，失眠，多梦易醒；面：面颧潮红 |
| | 脾 | 黄色：面色淡黄；四肢：下肢无力；口：口苦；唇：口唇红紫 |
| | 肝 | 主疏泄：两乳胀痛 |
| | 肾 | — |
| | 肺 | 主气：气短；主宣发、肃降：胸闷，憋气 |
| 五腑 | 小肠 | — |
| | 胃 | 主受纳：食少；主和降：烧心 |
| | 胆 | — |
| | 膀胱 | — |
| | 大肠 | — |
| 气血阴阳 | 气 | 乏力 |
| | 血 | — |
| | 阴 | — |
| | 阳 | — |

**表 2-7-13-2　中医四态五阶段辨证分析（案例 13）**

| | | | | | | | | |
|---|---|---|---|---|---|---|---|---|
| 隐态系统 | 隐性病变 | 舌质淡红暗、有瘀血点，苔白薄，脉沉细而弱 | | | | | | |
| | 显性病变 | 心慌，乏力，烦躁，失眠，多梦易醒 | — | 烧心 | 口苦 | 食少 | 乏力 | 胸闷，憋气，气短，乏力 |
| 显态系统 | 隐性病变 | 面颧潮红 | 两乳胀痛 | 口唇红紫 | — | — | 面色淡黄，下肢无力 | — |
| | 显性病变 | — | — | — | — | — | — | — |
| 证候群 | | 心气阴两虚 | 肝气郁滞，瘀血阻络 | 胃火旺盛，胃有瘀血，胃失和降 | 肝气虚 | 胃气虚，胃失和降 | 脾气虚，脾失运化 | 肺气虚，肺失宣降 |
| 治法 | | 益心气，滋心阴，退虚热，安神除烦 | 疏肝行气，活血止痛 | 滋胃阴，降胃火，活血化瘀 | 补肝气，强肝泄 | 益胃消食 | 健脾养荣 | 益肺气，宽胸顺气 |
| 对应方剂或药物 | | 天王补心丹，龙骨汤，胡黄连 | 柴胡疏肝散 | 玉女煎，丹参 | 酸味补肝汤 | 保和丸 | 四君子汤，小建中汤 | 苏子降气汤，瓜蒌 |

## 精准论治

### 1. 方剂与证候的对应分析

本患者的主要证候为心气阴两虚证候，兼见肝气郁滞、肝瘀血内阻、胃火旺盛、胃有瘀血、肝气虚、胃气虚、脾气虚和肺气虚证候，选用的方剂为天王补心丹、龙骨汤、柴胡疏肝散、玉女煎、丹参、酸味补肝汤、保和丸、四君子汤、小建中汤、苏子降气汤、瓜蒌。其寓意在于，天王补心丹、龙骨汤加胡黄连益心气、滋心阴、退虚热、安神除烦用于治疗心气阴两虚所致的“心慌、乏力、烦躁、失眠、多梦易醒、面颧潮红”；柴胡疏肝散疏肝行气、活血止痛用于治疗肝气郁滞、瘀血阻络所致的“两乳胀痛”；玉女煎加丹参滋胃阴、降胃火、化瘀用于治疗胃火旺盛、胃有瘀血所致的“烧心、口唇红紫”；酸味补肝汤补肝气、强肝泄用于治疗肝气虚所致的“口苦”；保和丸益胃消食用于治疗胃气虚、失和降所致的“食少”；四君子汤合小建中汤健脾养荣用于治疗脾气虚、失运化所致的“乏力、面色淡黄、下肢无力”；苏子降气汤加瓜蒌益肺气、宽胸顺气用于治疗肺气虚、失宣降所致的“胸闷、憋气、气短、乏力”。

**2. 药物与疾病、证候、症状的对应分析**

在实现患者的证候与方剂的对应之后，还要实现药物“对病、对证、对症”的对应。在“方证”对应的基础上，最终实现“药症”的精准对应。本案例证候与方剂的精准对应关系具体见表 2–7–13–3。

**表 2–7–13–3　证候与方剂的精准对应关系（案例 13）**

| 证候 | | 方剂 | 药物 |
|---|---|---|---|
| 主要证候 | 心气阴两虚 | 天王补心丹 | 党参，玄参，丹参，茯苓，五味子，远志，桔梗，当归，天冬，麦冬，柏子仁，酸枣仁，生地黄，朱砂 |
| | | 龙骨汤 | 龙骨，牡蛎，熟地黄，党参，茯苓，肉桂，甘草 |
| 其他证候 | 肝气郁滞，瘀血阻络 | 柴胡疏肝散 | 陈皮，柴胡，川芎，枳壳，芍药，甘草，香附 |
| | 胃气虚 | 保和丸 | 神曲，山楂，陈皮，半夏，茯苓，连翘，莱菔子 |
| | 胃火旺盛 | 玉女煎 | 石膏，熟地黄，知母，麦冬，川牛膝 |
| | 胃有瘀血 | — | 丹参 |
| | 肝气虚 | 酸味补肝汤 | 白芍，山楂，木瓜，香橼，乌梅，川牛膝，赤小豆，五味子，山茱萸，栀子，山药，甘草 |
| | 脾气虚，脾失运化 | 四君子汤 | 党参，白术，茯苓，炙甘草 |
| | | 小建中汤 | 桂枝，白芍，饴糖，炙甘草 |
| | 肺气虚，肺失宣降 | 苏子降气汤＋瓜蒌 | 紫苏子，陈皮，半夏，当归，前胡，厚朴，肉桂，甘草，生姜，瓜蒌 |

依据上表中方剂和药物的基本信息，筛选本案例治疗过程中每个具体症状所要对应的具体药物，结果见表 2–7–13–5。

**表 2–7–13–4　症状与药物的精准对应关系（案例 13）**

| 症状 | 药物 |
|---|---|
| 心慌 | 龙骨，牡蛎，天冬，麦冬，党参 |
| 烦躁，面颧潮红 | 天冬，麦冬，胡黄连，栀子 |
| 失眠，多梦易醒 | 龙骨，牡蛎，酸枣仁，茯苓，丹参，党参，天冬，麦冬 |
| 烧心 | 石膏，知母，川牛膝，麦冬，栀子 |
| 口苦 | 白芍，山楂，乌梅，栀子，川牛膝 |

续表

| 症状 | 药物 |
|---|---|
| 食少 | 神曲，山楂 |
| 胸闷，憋气，气短 | 瓜蒌，紫苏子，当归 |
| 两乳胀痛 | 香附，川芎，白芍 |
| 口唇红紫 | 丹参 |
| 面色淡黄 | 桂枝，白芍，饴糖，炙甘草 |
| 下肢无力，乏力 | 党参 |

根据上表信息对本案例的处方用药进行分析，可以得出：针对“心慌”选择龙骨、牡蛎、天冬、麦冬、党参以益气滋阴、养心安神；天冬、麦冬、胡黄连、栀子功能滋阴安神、清热除烦，用于治疗心阴虚所表现出的“烦躁、面颧潮红”；龙骨、牡蛎、酸枣仁、茯苓、丹参、党参、天冬、麦冬益气滋阴、养心安神以治疗“失眠、多梦易醒”；胃火旺盛出现的“烧心”选用石膏、知母、川牛膝、麦冬、栀子以清胃降火；“口苦”为肝气不足的表现，选择白芍、山楂、乌梅、栀子、川牛膝以补肝气、强肝泄；神曲、山楂消食和胃以治疗“食少”；针对“胸闷、憋气、气短”选择瓜蒌、紫苏子、当归以宣肺宽胸降气；香附、川芎、白芍疏肝理气、活血止痛，用于治疗肝气郁结、血行不畅所表现出的“两乳胀痛”；“口唇红紫”为胃有瘀血之象，选择丹参以活血化瘀；针对“面色淡黄”选择桂枝、白芍、饴糖、炙甘草以健脾养荣；党参益气健脾以治疗“下肢无力、乏力”。

从药物与疾病对应关系的角度来分析，本案例无特别药物选用。

**3. 一药治疗“多病、多证、多症”的对应分析**

依据“方证对应”与“药症对应”的分析，本案例一药对应“多病、多证、多症”的归纳总结如下，具体见表 2-7-13-5。

**表 2-7-13-5　一药对应“多病、多证、多症”分析表（案例 13）**

| 药物 | 症状 |
|---|---|
| 党参 | 心慌，失眠，多梦易醒，下肢无力，乏力 |
| 天冬 | 心慌，烦躁，面颧潮红，失眠，多梦易醒 |
| 麦冬 | 心慌，烦躁，面颧潮红，失眠，多梦易醒，烧心，口唇红紫 |
| 栀子 | 烦躁，面颧潮红，烧心，口苦，口唇红紫 |
| 龙骨，牡蛎 | 心慌，失眠，多梦易醒 |
| 川牛膝 | 烧心，口唇红紫，口苦 |
| 石膏，知母 | 烧心，口唇红紫 |
| 山楂 | 口苦，食少 |
| 丹参 | 失眠，多梦易醒，口唇红紫 |
| 白芍 | 口苦，两乳胀痛，面色淡黄 |

**4. 处方**

由于本患者出现“食少”的症状，天王补心丹中的柏子仁、朱砂容易影响胃的受纳功能，故舍而不用；玄参、五味子、远志、桔梗没有对应的相关症状，故在方剂的加减化裁中舍去不用。从保和丸中的药物选取山楂和神曲开胃消食，对应“食少”的症状，患者没有出现胃脘气滞、胃气上逆的相应症状，故陈皮、半夏、莱菔子没有选用；连翘虽能清热散结，可用于胃食积化热出现的症状，但是治疗本病证选用的玉女煎中的石膏、知母、麦冬，其功效可予以替代。玉女煎中的熟地黄滋腻碍胃，故没有选用。从酸味补肝汤中选取白芍、乌梅、山楂、炒栀子、川牛膝，既能够治疗“口苦”，又能够增强治疗“烧心”等药物的功效，余下的木瓜、香橼、赤小豆、山茱萸、山药等药物，由于方剂药物配伍的原因，弃而不用。由于患者有胃火旺盛的症状，白术温燥，故舍而不用。苏子降气汤中的前胡、厚朴、肉桂缺乏对应的症状，故没有选用。柴胡疏肝散中选择香附、川芎、白芍，药力足够，故陈皮、柴胡、枳壳删去不用。

最后，进一步考虑“三因制宜”的原则，本案例的治疗用药如下。

处方：党参 30 克，天冬 15 克，麦冬 15 克，胡黄连 10 克，炒枣仁 15 克，茯苓 10 克，龙骨 60 克，牡蛎 60 克，石膏 15 克，知母 10 克，川牛膝 10 克，炒白芍 10 克，炒栀子 10 克，炒山楂 10 克，乌梅 10 克，炒神曲 10 克，瓜蒌 10 克，苏子 6 克，当归 6 克，香附 6 克，川芎 6 克，丹参 10 克，桂枝 6 克，炙甘草 6 克，生姜 6 片，大枣 6 枚，饴糖 4 块。方中龙骨、牡蛎、石膏宜先煎，其余水煎服。由于方中有石膏、龙骨、牡蛎，故煎煮后需沉淀 20 分钟后再服用。

**5. 病因与病机演变分析**

本案例由于劳累、情志不舒，加之有晨起喝白水的习惯，而诱发诸多证候的出现。患者劳累心脏，耗气伤阴，出现心脏气阴两虚的证候。情志不舒，引起肝主疏泄的功能下降，形成气滞血瘀。患者晨起喝白水的习惯，损伤脾胃功能，导致脾胃证候的产生。晨起喝白水过多，导致胃受纳腐熟水谷的功能下降，容易出现饮食积滞，日久生热化火，形成胃火旺盛；胃失和降，日久气不行血，形成胃脘瘀血。脾虚导致肺气虚，为“土不生金”。心虚累及肝脏，出现肝气虚，为“子盗母气”。具体见图 2-7-13-1。

分析以上证候产生的过程，患者的病证是以心脏气阴两虚为主要证候，心气阴两虚导致心神失养，心主血脉的功能失常，则见“心慌、乏力”；虚火扰及心神，则见“烦躁、失眠、多梦易醒”；虚热上炎，则见“面颧潮红”。胃瘀血中阻，则见“口唇红紫”。胃气不足，受纳功能下降，则见“食少”。胃火炽盛，则见“烧心”。肝气虚，疏泄和排泄胆汁的功能下降，胆汁上逆于胃，泛于口则见“口苦”。肺气虚，肺失宣降，则见“胸闷、憋气、气短、乏力”。肝气郁结，日久血瘀，则见“两乳胀痛”。脾气虚，气血化生不足，不能荣养四肢和面部，则见“面色淡黄、下肢无力、乏力”。

从现代医学而言，患者的身体虚弱、贫血的原因，是由于患者有 10 余年晨起喝白水的习惯造成的。晨起喝白水，直接冲淡了胃酸和消化酶，导致早晨进食后胃的消化负担加重，部分食物不能被充分消化吸收，日久缺乏营养，造成贫血。从中医学角度讲，患者晨起喝白水，是直接耗伤脾胃之气，日久出现胃阴虚或脾胃阳虚，甚至形成胃脘气滞或脾气郁滞、胃脘瘀血、胃火旺盛、脾胃湿热、脾胃寒湿等证候，最终的后果是胃受纳腐熟水谷、主和降与脾主运化功能下降，引起气血化生不足，形成不同脏腑的虚证和实证。

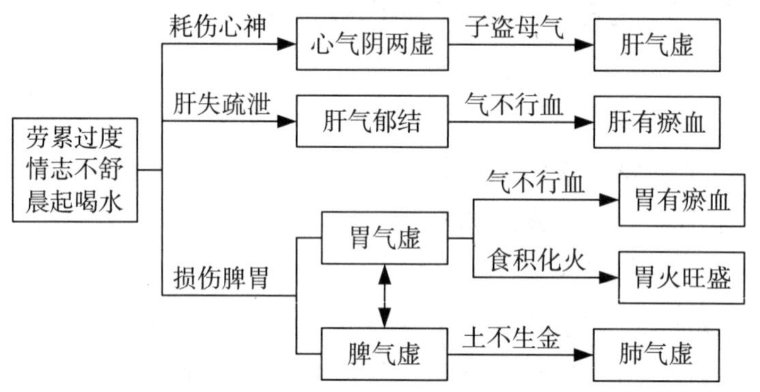


**图 2–7–13–1　病因病机演变过程图（案例 13）**

本案例涉及心、肝、脾、肺四个脏和胃腑，具体见图 2–7–13–2。

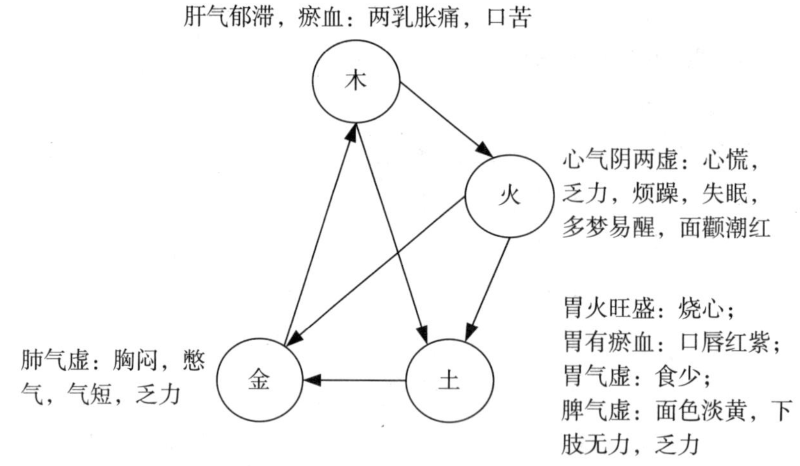


**图 2–7–13–2　五行 – 五脏 – 疾病分析图（案例 13）**

**6. 证候的寒热虚实性质分析**

本患者的病证存在“虚实夹杂”的特点。“虚”包括气虚和阴虚，气虚有心气虚、肝气虚、胃气虚和肺气虚，阴虚为心阴虚；“实”包括肝气郁滞、肝瘀血内阻、胃火旺盛和胃有瘀血。

**7. 辨证施膳与禁忌分析**

本患者应嘱其去掉晨起喝白水的习惯，宜适当摄入酸味或酸甜味的食品。另外，应嘱其调节情志，避免劳累，多加注意适宜的健康有氧运动。

**8. 预后分析**

本案例若以上述药物配伍作为基本方，加减治疗 2～3 个月，可以获得显著的临床疗效。

## 案例 14

本案例是以心气阴两虚为主要证候，同时伴有胆气虚、脾气虚证候出现。

徐某，男，13 岁，初诊时间为 2010 年 7 月 20 日。

主诉：乏力则汗多、畏热 5 年多，伴易惊，近日加重。

现病史：患者 5 年前无明显诱因出现乏力则汗多、畏热，易惊。近日加重，伴有手足、面色淡白。舌质淡红，苔边尖少、中后白薄，脉细。

检查：腹部 B 超示肝、胆、胰、脾、肾未见异常。

西医诊断：心脏功能减弱。

中医诊断：汗证。

依据本案例的四诊症状和体征，对其进行辨证论治的过程分析，具体步骤和结果见表 2–7–14–1 和表 2–7–14–2。

**表 2–7–14–1　四诊症状和体征的五脏及气血阴阳归属定位分析（案例 14）**

| 五脏及气血阴阳 | | 四诊症状和体征 |
|---|---|---|
| 五脏 | 心 | 汗：汗多；面：面色淡白 |
| | 脾 | 四肢：手足淡白 |
| | 肝 | — |
| | 肾 | 惊恐：易惊 |
| | 肺 | — |
| 气血阴阳 | 气 | 乏力 |
| | 血 | — |
| | 阴 | — |
| | 阳 | 畏热 |

**表 2–7–14–2　中医四态五阶段辨证分析（案例 14）**

| 隐态系统 | 隐性病变 | 舌质淡红，苔边尖少、中后白薄，脉细 | | |
|---|---|---|---|---|
| | 显性病变 | 乏力，畏热 | 易惊 | 乏力 |
| 显态系统 | 隐性病变 | 面色淡白 | — | 手足淡白 |
| | 显性病变 | 汗多 | — | — |
| 证候群 | | 心气阴两虚 | 胆气虚 | 脾气虚，脾失运化 |
| 治法 | | 益心气，滋心阴，退虚热，敛汗 | 安神定志 | 健脾益气 |
| 对应方剂或药物 | | 百合地黄汤，牡蛎散，胡黄连 | 安神定志丸 | 四君子汤 |

## 精准论治

**1. 方剂与证候的对应分析**

本患者的主要证候为心气阴两虚，兼见胆气虚、脾气虚证候。选用百合地黄汤合牡蛎散益心气、滋心阴、退虚热、敛汗以治疗心气阴两虚出现的“乏力、畏热、面色淡白、汗多”；胆气虚出现的“易惊”选用安神定志丸以安神定志；四君子汤健脾益气以治疗脾气虚出现的“乏力、手足淡白”。

**2. 药物与疾病、证候、症状的对应分析**

在“方证”对应的基础上，最终目的是实现药物“对病、对证、对症”的精准对应。本案例证候与方剂的精准对应关系具体见表 2–7–14–3。

**表 2–7–14–3　证候与方剂的精准对应关系（案例 14）**

| 证候 | | 方剂 | 药物 |
|---|---|---|---|
| 主要证候 | 心气阴两虚 | 百合地黄汤 | 百合，生地黄 |
| | | 牡蛎散 | 煅牡蛎，黄芪，麻黄根，浮小麦 |
| 其他证候 | 胆气虚 | 安神定志丸 | 远志，菖蒲，茯神，茯苓，朱砂，龙骨，党参 |
| | 脾气虚 | 四君子汤 | 党参，白术，茯苓，甘草 |

依据上表中方剂和药物的基本信息，筛选本案例治疗过程中每个具体症状所要对应的具体药物，结果见表 2–7–14–4。

**表 2–7–14–4　症状与药物的精准对应关系（案例 14）**

| 症状 | 药物 |
|---|---|
| 乏力 | 党参，黄芪 |
| 汗多 | 煅牡蛎，黄芪，浮小麦 |
| 畏热 | 百合，生地黄，胡黄连 |
| 面色淡白 | 党参，黄芪，茯苓 |
| 易惊 | 远志，菖蒲，茯苓，龙骨，党参 |
| 手足淡白 | 党参，白术，茯苓，甘草 |

根据上表信息对本案例的处方用药进行分析，可以得出：针对“乏力”选用党参、黄芪以益气；煅牡蛎、黄芪、浮小麦益气固摄止汗以治疗心气虚出现的“汗多”；心阴虚出现的“畏热”选用百合、生地黄、胡黄连以滋心阴、退虚热；党参、黄芪、茯苓益气健脾以治疗脾失健运出现的“面色淡白”；胆气虚出现的“易惊”选用远志、菖蒲、茯苓、龙骨、党参以安神定志；脾气虚出现的“手足淡白”选用党参、白术、茯苓、甘草以益气健脾。

从药物与疾病对应关系的角度来分析，本案例无特别药物选用。

**3. 一药治疗“多病、多证、多症”的对应分析**

依据“方证对应”与“药症对应”的分析，本案例一药对应“多病、多证、多症”

的归纳总结如下，具体见表 2–7–14–5。

**表 2–7–14–5　一药对应“多病、多证、多症”分析表（案例 14）**

| 药物 | 症状 |
|---|---|
| 黄芪 | 乏力，汗多，面色淡白 |
| 党参 | 乏力，面色淡白，易惊，手足淡白 |
| 茯苓 | 面色淡白，易惊，手足淡白 |

**4. 处方**

最后，进一步考虑“三因制宜”的原则，本案例的治疗用药如下。

处方：党参 10 克，黄芪 10 克，煅牡蛎 30 克，浮小麦 30 克，百合 10 克，生地黄 10 克，胡黄连 6 克，茯苓 10 克，远志 6 克，菖蒲 6 克，龙骨 30 克，炒白术 10 克，甘草 6 克。方中龙骨、牡蛎宜先煎，水煎服。由于方中有龙骨、牡蛎，故煎煮后需沉淀 20 分钟后再服用。

**5. 病因与病机演变分析**

本案例由于学习劳累，经常熬夜，并经常吃生冷冰镇之品，另有晨起喝白水的习惯所致。劳心过度，耗伤心之气阴，出现心气阴两虚。心虚导致胆气虚，为“子盗母气”。吃冰镇食品及晨起喝白水，伤及脾的运化能力，加之心虚“火不生土”，出现脾气虚。具体见图 2–7–14–1。

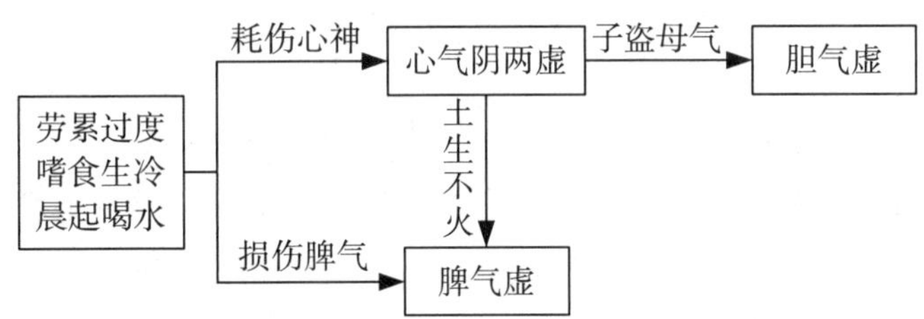


**图 2–7–14–1　病因病机演变过程图（案例 14）**

由上可得，本患者的病证以心气阴两虚为主。心气虚，则见“乏力”；津液失于固摄，则见“汗多”；阴不制阳，虚热内盛，则见“畏热”；面失充养，则见“面色淡白”。胆气虚，胆主决断的功能失常，则见“易惊”。脾气虚，脾失健运，则见“手足淡白、乏力”。

本案例涉及心、脾两个脏和胆腑，具体见图 2–7–14–2。

**6. 辨证施膳与禁忌分析**

本患者的膳食辨证调养，应戒掉经常吃生冷冰镇之品及晨起喝白水的习惯，适当进食酸味或酸甜味的食品，并注意多加休息，避免劳累，进行适度有氧运动。

**7. 预后分析**

本案例若以上述药物配伍作为基本方，加减治疗 1 个月左右，可以获得显著的临床疗效。

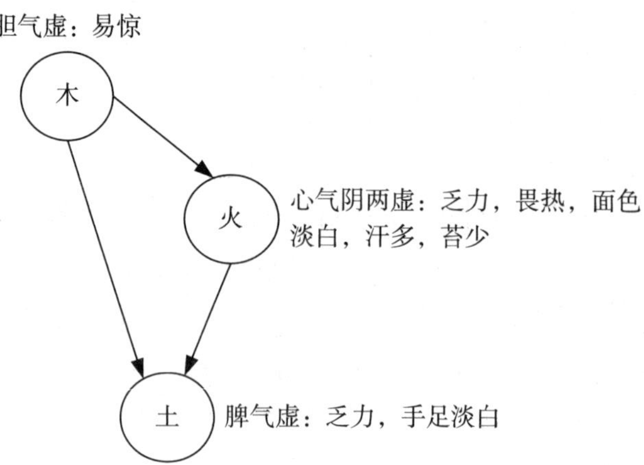


**图 2-7-14-2　五行 - 五脏 - 疾病分析图（案例 14）**

## 案例 15

本案例是以心气阴两虚为主要证候，同时伴有肾阴阳两虚、肺气阴两虚、大肠津亏、脾气虚、脾气郁滞、胃热有瘀血、肝血虚证候出现。

姜某，女，57 岁，初诊时间为 2008 年 2 月 27 日。

主诉：潮热、烦躁、汗多 8 年余，伴左下腹胀痛、便干，近日加重。

现病史：患者 8 年前无明显诱因出现潮热、烦躁、汗多，伴左下腹胀痛、便干。近日加重，伴有眼涩，面目浮肿，口唇红紫，后背发凉，下肢浮肿、无力。睡眠可，小便调。舌质淡红、尖红，苔白，脉沉弦细。

检查：心电图示心肌缺血；心率为 80 次 / 分钟；血压为 146/84 mmHg；肠镜示慢性结肠炎；腹部 B 超示肝、胆、胰、脾、肾未见异常。

西医诊断：

主要诊断：冠心病心肌缺血。

其他诊断：慢性结肠炎、便秘；胃肠动力不足。

中医诊断：

主要诊断：内伤发热。

其他诊断：汗证；腹痛；水肿。

依据本案例的四诊症状和体征，对其进行辨证论治的过程分析，具体步骤和结果见表 2-7-15-1 和表 2-7-15-2。

**表 2-7-15-1　四诊症状和体征的脏腑及气血阴阳归属定位分析（案例 15）**

| 脏腑及气血阴阳 | | 四诊症状和体征 |
|---|---|---|
| 五脏 | 心 | 主神：烦躁；汗：汗多 |
| | 脾 | 主运化：腹胀，左下腹痛；肢：下肢无力；唇：口唇红紫 |
| | 肝 | 目：眼涩 |
| | 肾 | 主水：下肢浮肿；主骨：后背发凉 |
| | 肺 | 主通调水道：面目浮肿 |
| 五腑 | 小肠 | — |
| | 胃 | — |
| | 胆 | — |
| | 膀胱 | — |
| | 大肠 | 主传导：便秘 |
| 气血阴阳 | 气 | — |
| | 血 | — |
| | 阴 | 潮热 |
| | 阳 | — |

**表 2-7-15-2　中医四态五阶段辨证分析（案例 15）**

| | | | | | | | | |
|---|---|---|---|---|---|---|---|---|
| 隐态系统 | 隐性病变 | 舌质淡红、尖红，苔白，脉沉弦细 | | | | | | |
| | 显性病变 | 潮热，烦躁 | 潮热 | 潮热 | 腹胀，左下腹痛 | 便秘 | — | — |
| 显态系统 | 隐性病变 | — | 后背发凉 | — | 下肢无力 | — | 口唇红紫 | 眼涩 |
| | 显性病变 | 汗多 | 下肢浮肿 | 面目浮肿 | — | — | — | — |
| 证候群 | | 心气阴两虚 | 肾阴阳两虚 | 肺气阴两虚，肺失宣降 | 脾气虚，脾气郁滞 | 大肠津亏，传导不利 | 胃热，有瘀血 | 肝血虚 |
| 治法 | | 益心气敛汗，滋心阴，退虚热，安神除烦 | 温肾祛寒，滋肾阴，退虚热，利水消肿 | 益肺气，滋肺阴，退虚热，宣肺消肿 | 补脾气，理气止痛 | 润肠泄热，行气通便 | 清胃化瘀 | 补肝血，明目 |
| 对应方剂或药物 | | 天王补心丹，牡蛎散，胡黄连 | 济生肾气丸，知母，黄柏 | 五皮散，四君子汤 | 四君子汤，小建中汤，厚朴 | 麻子仁 | 丹参 | 杞菊地黄丸 |

## 精准论治

### 1. 方剂与证候的对应分析

本患者的主要证候有心气阴两虚，兼见肾阴阳两虚、肺气阴两虚、大肠津亏、脾气虚、脾气郁滞、胃热有瘀血、肝血虚证候。选用天王补心丹合牡蛎散加胡黄连益心气敛汗、滋心阴、退虚热、安神除烦以治疗心气阴两虚出现的“潮热、烦躁、汗多”；肾阴阳两虚出现的“潮热、后背发凉、下肢浮肿”选用济生肾气丸加知母、黄柏以温肾阳祛寒、滋肾阴、退虚热、利水消肿；“潮热、面目浮肿”为肺气阴两虚的表现，选用四君子汤合五皮散以益肺气、滋肺阴、退虚热、宣肺消肿；脾气虚、脾气郁滞出现的“腹胀、左下腹痛、下肢无力”选用四君子汤合小建中汤加厚朴以健脾益气、理气止痛；麻子仁功专润肠通便以治疗大肠津亏出现的“便秘”；丹参清胃化瘀以治疗“口唇红紫”；肝血虚出现的“眼涩”选用杞菊地黄丸以补肝血、明目。

**2. 药物与疾病、证候、症状的对应分析**

在“方证”对应的基础上，最终目的是实现药物“对病、对证、对症”的精准对应。本案例证候与方剂的精准对应关系具体见表 2–7–15–3。

**表 2–7–15–3　证候与方剂的精准对应关系（案例 15）**

| 证候 | | 方剂 | 药物 |
|---|---|---|---|
| 主要证候 | 心气阴两虚 | 天王补心丹 | 党参，玄参，丹参，茯苓，五味子，远志，桔梗，当归，天冬，麦冬，柏子仁，酸枣仁，生地黄，朱砂 |
| | | 牡蛎散 | 煅牡蛎，黄芪，麻黄根，浮小麦 |
| 其他证候 | 肾阴阳两虚 | 济生肾气丸＋知母，黄柏 | 车前子，川牛膝，附子，肉桂，熟地黄，山药，山茱萸，茯苓，泽泻，牡丹皮，知母，黄柏 |
| | 肺气阴两虚 | 四君子汤 | 党参，白术，茯苓，甘草 |
| | 肺失宣降 | 五皮散 | 陈皮，生姜皮，茯苓皮，大腹皮，桑白皮 |
| | 脾气虚失运化 | 四君子汤<br>小建中汤 | 党参，白术，茯苓，甘草<br>桂枝，白芍，饴糖，炙甘草 |
| | 脾气郁滞 | — | 厚朴 |
| | 大肠津亏 | — | 麻子仁 |
| | 胃热有瘀血 | — | 丹参 |
| | 肝血虚 | 杞菊地黄丸 | 枸杞子，菊花，熟地黄，山药，山茱萸，茯苓，牡丹皮，泽泻 |

依据上表中方剂和药物的基本信息，筛选本案例治疗过程中每个具体症状所要对应的具体药物，结果见表 2–7–15–4。

**表 2–7–15–4　症状与药物的精准对应关系（案例 15）**

| 症状 | 药物 |
|---|---|
| 潮热 | 胡黄连，知母，黄柏 |
| 烦躁 | 天冬，麦冬，丹参 |
| 汗多 | 煅牡蛎 |
| 腹胀 | 厚朴 |
| 左下腹痛 | 桂枝，白芍，饴糖，炙甘草 |
| 便秘 | 火麻仁，麦冬 |
| 后背发凉 | 附子，肉桂，山茱萸 |
| 下肢浮肿 | 车前子，附子，肉桂，山茱萸 |
| 面目浮肿 | 生姜皮，桑白皮 |

续表

| 症状 | 药物 |
| --- | --- |
| 下肢无力 | 党参 |
| 口唇红紫 | 丹参 |
| 眼涩 | 枸杞子，菊花 |

根据上表信息对本案例的处方用药进行分析，可以得出：胡黄连、知母、黄柏滋阴清热以治疗阴虚内热出现的“潮热”；针对“烦躁”选用天冬、麦冬、丹参以滋心阴、除烦；煅牡蛎收敛止汗以治疗心气虚出现的“汗多”；“腹胀”为脾气郁滞的表现，选用厚朴以理气除胀；桂枝、白芍、炙甘草缓急止痛以治疗“左下腹痛”；大肠津亏出现的“便秘”选用火麻仁、麦冬以润肠通便；肾阳虚出现的“后背发凉”选用附子、肉桂、山茱萸以温肾阳祛寒；车前子、附子、肉桂、山茱萸温肾利水以治疗“下肢浮肿”；生姜皮、桑白皮宣肺消肿以治疗“面目浮肿”；“下肢无力”为脾气虚之象，选用党参以益气健脾；丹参清胃化瘀以治疗胃热有瘀血出现的“口唇红紫”；枸杞子、菊花滋补肝血、明目以治疗肝血虚出现的“眼涩”。

从药物与疾病对应关系的角度来分析，本案例腹痛可以选择的药物为延胡索、白芍、甘草，诸药合用以增强疗效。

**3. 一药治疗“多病、多证、多症”的对应分析**

依据“方证对应”与“药症对应”的分析，本案例一药对应“多病、多证、多症”的归纳总结如下，具体见表 2–7–15–5。

**表 2–7–15–5　一药对应“多病、多证、多症”分析表（案例 15）**

| 药物 | 症状与疾病 |
| --- | --- |
| 麦冬 | 烦躁，便秘 |
| 丹参 | 烦躁，口唇红紫 |
| 附子，肉桂，山茱萸 | 后背发凉，下肢浮肿 |
| 延胡索，白芍，甘草 | 腹痛 |

**4. 处方**

由于患者没有明显的脾失健运的表现，故四君子汤中的白术、茯苓没有选用；患者有脾气郁滞所表现出的“腹胀”，而生地黄、熟地黄滋腻碍胃，用后会加重患者的病情，故舍而不用；从牡蛎散中选取煅牡蛎以收敛止汗，药力足够，其他药物没有选用；患者没有腹部胀大、腹水等症状表现，故五皮散中的陈皮、大腹皮去而不用；济生肾气丸和杞菊地黄丸中的川牛膝、山药、泽泻、牡丹皮，天王补心丹中的玄参、五味子、远志、桔梗、当归、柏子仁、酸枣仁、朱砂，由于没有与之相对应的症状，故删而不用。

最后，进一步考虑“三因制宜”的原则，本案例的治疗用药如下。

处方：党参 15 克，天冬 15 克，麦冬 15 克，丹参 15 克，胡黄连 10 克，知母 10

克，黄柏10克，煅牡蛎60克，制附子3克，肉桂3克，山茱萸10克，车前子6克，桑白皮10克，厚朴10克，延胡索10克，火麻仁10克，枸杞子15克，菊花6克，炒白芍10克，甘草6克生姜6片，大枣6枚，饴糖4块。方中牡蛎、附子宜先煎，水煎服，由于方中有牡蛎，故煎煮后需沉淀20分钟后再服用。

**5. 病因与病机演变分析**

本案例由于劳累过度，复有膏粱厚味摄入过多所致。劳累过度，耗伤心肾，出现心气阴两虚、肾阴阳两虚。膏粱厚味摄入过多，超出脾的运化能力，出现脾气虚、脾气郁滞。饮食积于胃，郁而化热，出现胃热；胃失和降，胃脘气机不畅，日久影响血行，出现胃脘瘀血。胃热上冲于肺，耗伤肺之气阴，加之脾虚“土不生金”，出现肺气阴两虚。脾气虚，气血化生不足，肝失充养，加之心虚“子盗母气”，则见肝血虚。胃热耗伤胃肠道的津液，加之肺气阴不足，大肠传导不利，出现大肠津亏证候。具体见图2-7-15-1。

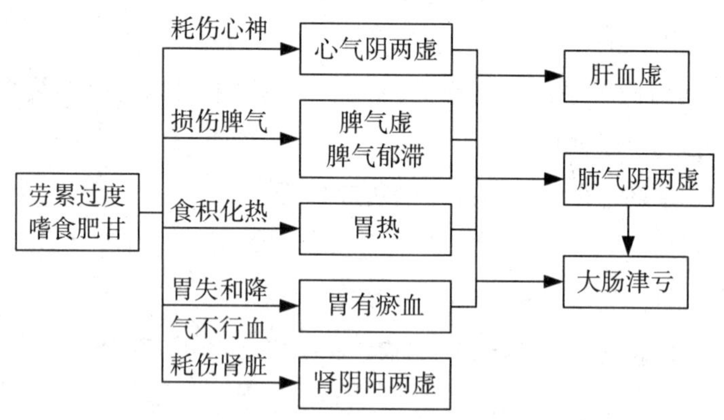


**图2-7-15-1　病因病机演变过程图（案例15）**

由上可得，本患者的病证以心气阴两虚为主。心阴虚，阴不制阳，虚热扰神，则见“烦躁”；心气虚，津液失于固摄，则见“汗多”。肾阳虚，腰府失于温煦，则见“后背发凉”；肾主水的功能减退，下焦水液代谢不利，则见“下肢浮肿”。肺气虚，肺主通调水道的功能减退，上焦水液代谢不利，则见“面目浮肿”。脾气虚，脾络不通，则见“左下腹痛”；气血化生不足，下肢失于充养，则见“下肢无力”；“腹胀”为脾气郁滞的表现。胃热有瘀血，则见“口唇红紫”。肝血虚，目失所养，则见“眼涩”。大肠津亏，大肠传导不利，则见“便秘”。“潮热”为心、肾、肺阴虚，阴不制阳，虚热内盛的共有表现。

本案例涉及心、肝、脾、肺、肾五个脏和胃、大肠两个腑，属于“五脏同病”，具体见图2-7-15-2。

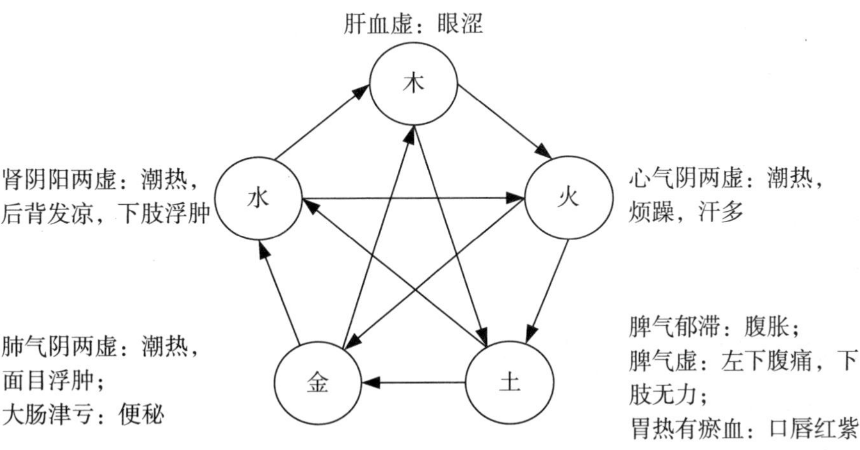


**图 2-7-15-2　五行 - 五脏 - 疾病分析图（案例 15）**

**6. 证候的寒热虚实性质分析**

本患者的病证存在"虚实夹杂"的特点。"虚"包括气虚、阴虚、阳虚、血虚和津亏，气虚有心气虚、肺气虚和脾气虚，阴虚有心阴虚、肾阴虚和肺阴虚，阳虚为肾阳虚，血虚即肝血虚，津亏表现于大肠；"实"包括脾气郁滞、胃热和胃脘瘀血。

**7. 辨证施膳与禁忌分析**

本患者的饮食应以清淡为主，避免辛辣及膏粱厚味之品，可适当摄入酸味食品，并注意多加休息，避免劳累，适当做一些有氧运动。

**8. 预后分析**

本案例若以上述药物配伍作为基本方，加减治疗 1～2 个月可以收到显著的临床效果，但其冠心病心肌缺血则需要长期调养和不间断的治疗。

## 第八节　以心阴阳两虚为主证的案例

心阴阳两虚的证候常伴有肾阴阳两虚、肺气阴两虚及胃阴阳两虚的证候存在，本节分析以心阴阳两虚为主证的辨证论治过程，具体见案例 16～18。

### 案例 16

本案例是以心阴阳两虚为主要证候，同时伴有肝血虚、脾阳虚、肾阳虚、胃有瘀血、膀胱有热、大肠津亏证候出现。

刘某，女，40 岁，初诊时间为 2007 年 10 月 13 日。

主诉：嗜睡 10 年余，伴全身乏力、双手麻木无力，劳累后加重。

现病史：患者 10 年前无明显诱因出现嗜睡，全身乏力、双手麻木无力明显，劳累后加重。伴有少腹痛，面颧潮红，畏寒，口唇淡紫，双手胀肿，头晕，耳闷，手麻，双手关节痛，腰痛，足跟痛。睡眠可，大便秘结不畅，小便黄。舌质淡白红，苔白，脉沉细而弱。

检查：心电图示心肌缺血；心率为 93 次 / 分钟；血压为 147/99mmHg；腹部 B 超示肝、胆、胰、脾、肾未见异常。

西医诊断：

主要诊断：心肌缺血。

其他诊断：高血压。

中医诊断：

主要诊断：多寐。

其他诊断：腹痛；眩晕；痹证；腰痛；便秘。

依据本案例的四诊症状和体征，对其进行辨证论治的过程分析，具体步骤和结果见表 2–8–16–1 和表 2–8–16–2。

**表 2–8–16–1　四诊症状和体征的脏腑及气血阴阳归属定位分析（案例 16）**

| 脏腑及气血阴阳 | | 四诊症状和体征 |
|---|---|---|
| 五脏 | 心 | 主神：嗜睡；面：面颧潮红 |
| | 脾 | 主运化：少腹痛；四肢：双手胀肿；唇：口唇淡紫 |
| | 肝 | 主藏血：头晕，手麻 |
| | 肾 | 肾府：腰痛；耳：耳闷；骨：足跟痛，双手关节痛 |
| | 肺 | — |
| 五腑 | 小肠 | — |
| | 胃 | — |
| | 胆 | — |
| | 膀胱 | 小便黄 |
| | 大肠 | 主传导：便秘，大便不畅 |
| 气血阴阳 | 气 | 乏力 |
| | 血 | — |
| | 阴 | — |
| | 阳 | 畏寒 |

表 2-8-16-2　中医四态五阶段辨证分析（案例 16）

| | | | | | | | | |
|---|---|---|---|---|---|---|---|---|
| 隐态系统 | 隐性病变 | 舌质淡白红，苔白，脉沉细而弱 | | | | | | |
| | 显性病变 | 嗜睡，乏力，畏寒 | 乏力，畏寒，少腹痛 | 腰痛，畏寒，乏力 | 头晕 | — | 小便黄 | 便秘，大便不畅 |
| 显态系统 | 隐性病变 | 面颧潮红 | — | 耳闷，足跟痛，双手关节痛 | 手麻 | 口唇淡紫 | — | — |
| | 显性病变 | | 双手胀肿 | | — | — | — | — |
| 证候群 | | 心阴阳两虚 | 脾阳虚，脾失运化，水湿内停 | 肾阳虚 | 肝血虚 | 胃有瘀血 | 膀胱有热 | 大肠津亏，传导不利 |
| 治法 | | 滋心阴，退虚热，温心阳祛寒 | 温脾祛寒，消肿止痛 | 温肾祛寒，健骨聪耳 | 补肝血，荣筋 | 和胃化瘀 | 清利膀胱 | 润肠泄热，行气通便 |
| 对应方剂或药物 | | 天王补心丹，附子汤，胡黄连，菖蒲 | 附子理中丸，小建中汤，五苓散 | 肾气丸，耳聋左慈丸，杜仲 | 杞菊地黄丸，木瓜 | 丹参 | 芦根 | 麻子仁 |

## 精准论治

### 1. 方剂与证候的对应分析

本患者的主要证候为心阴阳两虚，兼见肝血虚、脾阳虚、肾阳虚、胃有瘀血、膀胱有热、大肠津亏证候。选用天王补心丹合附子汤加胡黄连、菖蒲滋心阴、退虚热、温心阳祛寒以治疗心阴阳两虚所表现出的“嗜睡、面颧潮红、畏寒、乏力”；脾阳虚、水湿内停所表现出的“少腹痛、双手胀肿、畏寒、乏力”选用附子理中丸、小建中汤合五苓散以温脾祛寒、消肿止痛；“头晕、手麻”为肝血虚的表现，选用杞菊地黄丸加木瓜以滋补肝血、荣筋；肾阳虚所表现出的“腰痛、双手关节痛、足跟痛、畏寒、乏力”可选用肾气丸加杜仲以温肾祛寒、健骨；针对“口唇淡紫”选用丹参以活血化瘀；芦根功能清利膀胱以治疗“小便黄”；麻子仁润肠泄热、行气通便以治疗“便秘、大便不畅”。

### 2. 药物与疾病、证候、症状的对应分析

在“方证”对应的基础上，最终目的是实现药物“对病、对证、对症”的精准对应。本案例证候与方剂的精准对应关系具体见表 2-8-16-3。

表 2-8-16-3　证候与方剂的精准对应关系（案例 16）

| 证候 | | 方剂 | 药物 |
|---|---|---|---|
| 主要证候 | 心阴阳两虚 | 天王补心丹 | 党参，玄参，丹参，茯苓，五味子，远志，桔梗，当归，天冬，麦冬，柏子仁，酸枣仁，生地黄，朱砂 |
| | | 附子汤 | 附子，茯苓，党参，白术，白芍 |
| 其他证候 | 脾阳虚，脾失运化，水湿内停 | 附子理中丸 | 附子，干姜，党参，白术，炙甘草 |
| | | 小建中汤 | 桂枝，白芍，饴糖，炙甘草 |
| | | 五苓散 | 猪苓，泽泻，白术，茯苓，桂枝 |

续表

| 证候 | | 方剂 | 药物 |
|---|---|---|---|
| 其他证候 | 肝血虚 | 杞菊地黄丸 | 枸杞子，菊花，熟地黄，山药，山茱萸，茯苓，牡丹皮，泽泻 |
| | 肾阳虚 | 肾气丸 | 附子，肉桂，熟地黄，山药，山茱萸，茯苓，泽泻，牡丹皮 |
| | 胃有瘀血 | — | 丹参 |
| | 膀胱有热 | — | 芦根 |
| | 大肠津亏 | — | 火麻仁 |

依据上表中方剂和药物的基本信息，筛选本案例治疗过程中每个具体症状所要对应的具体药物，结果见表2-8-16-4。

**表2-8-16-4 症状与药物的精准对应关系（案例16）**

| 症状 | 药物 |
|---|---|
| 嗜睡 | 茯苓，丹参，生地黄，当归，菖蒲 |
| 面颧潮红 | 麦冬，胡黄连，生地黄，丹参，牛膝 |
| 少腹痛 | 桂枝，白芍，炙甘草 |
| 双手胀肿 | 白术，茯苓，桂枝 |
| 畏寒 | 附子 |
| 乏力 | 党参 |
| 头晕 | 枸杞子，菊花 |
| 手麻 | 木瓜 |
| 腰痛，双手关节痛，足跟痛 | 附子，山茱萸，杜仲，牛膝 |
| 口唇淡紫 | 丹参，牛膝 |
| 小便黄 | 芦根 |
| 便秘，大便不畅 | 火麻仁，麦冬，生地黄，当归，白芍 |

根据上表信息对本案例的处方用药进行分析，可以得出：心阴虚所表现出的“嗜睡”选用茯苓、丹参、生地黄、当归、菖蒲以养心醒神；麦冬、胡黄连、生地黄、丹参、牛膝滋心阴、退虚热以治疗心阴虚热盛所表现出的“面颧潮红”；脾络不通所表现出的“少腹痛”选用桂枝、白芍、炙甘草以缓急止痛；白术、茯苓、桂枝燥湿健脾以治疗脾虚湿盛所表现出的“双手胀肿”；针对“畏寒”选用附子以温阳祛寒；党参益气以治疗气虚所表现出的“乏力”；“头晕”为肝血虚的表现，选用枸杞子、菊花以滋补肝血；木瓜养血荣筋以治疗“手麻”；肾阳虚所表现出的“腰痛、双手关节痛、足跟痛”选用附子、山茱萸、杜仲、牛膝以温肾祛寒、健骨；针对“口唇淡紫”选用丹参、牛膝以活血化瘀；“小便黄”为膀胱有热之象，选用芦根以清利膀胱；火麻仁、麦冬、生地黄、当归、白芍功专润肠通便以治疗大肠津亏所表现出的“便秘、大便不畅”。

从药物与疾病对应关系的角度来分析，本案例高血压可选用的药物为罗布麻，腹痛可以选择的药物为延胡索、白芍、甘草，诸药合用以增强疗效。

**3. 一药治疗“多病、多证、多症”的对应分析**

依据“方证对应”与“药症对应”的分析，本案例一药对应“多病、多证、多症”的归纳总结如下，具体见表 2-8-16-5。

**表 2-8-16-5　一药对应“多病、多证、多症”分析表（案例 16）**

| 药物 | 症状与疾病 |
| --- | --- |
| 生地黄 | 嗜睡，面颧潮红，便秘，大便不畅 |
| 茯苓 | 嗜睡，双手胀肿 |
| 丹参 | 嗜睡，面颧潮红，口唇淡紫 |
| 牛膝 | 面颧潮红，口唇淡紫，腰痛，双手关节痛，足跟痛 |
| 附子 | 畏寒，腰痛，双手关节痛，足跟痛 |
| 麦冬 | 面颧潮红，便秘，大便不畅 |
| 当归 | 嗜睡，便秘，大便不畅 |
| 桂枝 | 少腹痛，双手胀肿 |
| 白芍 | 少腹痛，便秘，大便不畅 |
| 罗布麻 | 高血压 |
| 延胡索，白芍，甘草 | 腹痛 |

**4. 处方**

由于患者没有心神不安的征象，故天王补心丹中的柏子仁、酸枣仁没有选用；受药物药味的限制，针对“畏寒”仅选用附子以温阳祛寒，干姜、肉桂没有选用；天王补心丹中的玄参、五味子、远志、桔梗、天冬、朱砂，杞菊地黄丸和肾气丸中的熟地黄、山药、牡丹皮、泽泻由于没有对应的症状，故舍而不用。

最后，进一步考虑“三因制宜”的原则，本案例的治疗用药如下。

处方：生地 30 克，当归 15 克，茯苓 10 克，丹参 10 克，菖蒲 10 克，麦冬 10 克，胡黄连 10 克，延胡索 10 克，炒白术 10 克，制附子 6 克，党参 10 克，枸杞子 15 克，菊花 6 克，木瓜 10 克，山茱萸 10 克，炒杜仲 10 克，川牛膝 10 克，芦根 6 克，火麻仁 10 克，罗布麻 30 克，炒白芍 15 克，桂枝 10 克，甘草 6 克。方中附子宜先煎，水煎服。

**5. 病因与病机演变分析**

本案例由于劳累过度，复有 20 余年晨起喝白水的习惯所致。劳心过度，耗伤心神及肾脏，出现心阴阳两虚、肾阳虚。膀胱气化不利，津液郁而化热，出现膀胱有热。长期晨起喝白水，损伤脾的运化功能，出现脾阳虚。脾不升清，则胃不降浊，胃脘气机不畅，日久影响血液运行，出现胃脘瘀血。胃失和降，大肠传导不利，日久出现大肠津亏。脾阳虚，气血化生不足，肝失充养，则见肝血虚。具体见图 2-8-16-1。

通过以上分析，本患者的主要证候为心阴阳两虚。心阴阳两虚，心神失养，则见“嗜睡”；心阴虚，阴不制阳，虚热上扰，则见“面颧潮红”。脾络不通，则见“少腹痛”；脾阳虚，温煦失职，则见“畏寒、乏力”；脾失健运，水饮运化不及，水湿停聚，则见“双手胀肿”。肝血虚，清窍失养，则见“头晕”；筋脉失于濡养，则见“手麻”。肾阳虚，温煦失职，则见“畏寒、乏力”；腰府失养，则见“腰痛、双手关节痛、足跟痛”。胃有瘀血，则见“口唇淡紫”。“小便黄”为膀胱有热之象。大肠津亏，大肠传导不利，则见“便秘、大便不畅”。

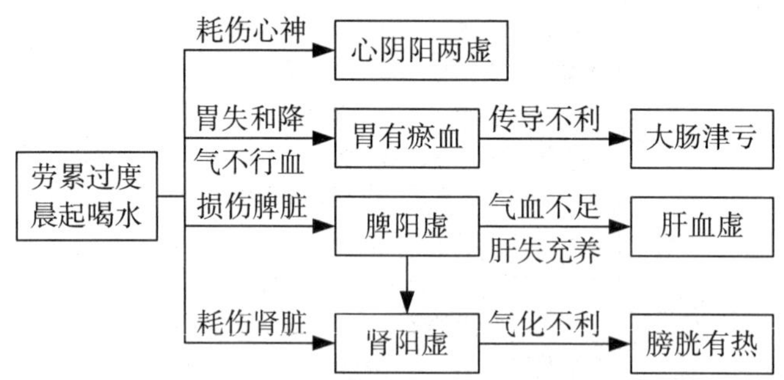


**图 2-8-16-1　病因病机演变过程图（案例 16）**

本案例涉及心、肝、脾、肾四个脏和胃、大肠、膀胱三个腑，具体见图 2-8-16-2。

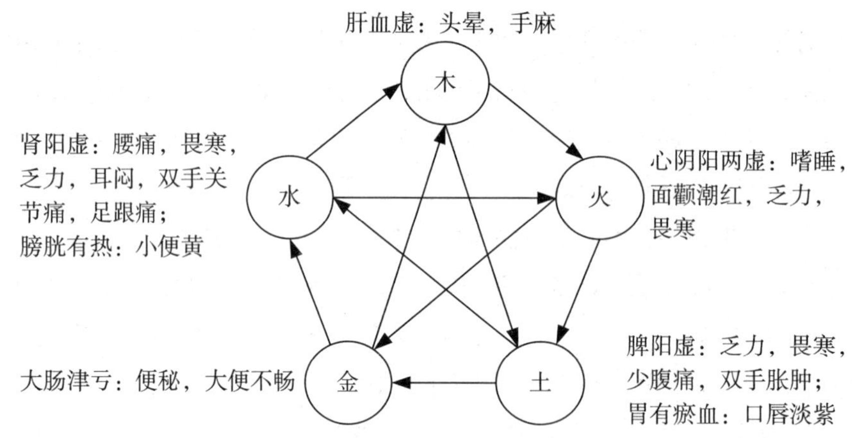


**图 2-8-16-2　五行 – 五脏 – 疾病分析图（案例 16）**

**6. 证候的寒热虚实性质分析**

本患者的证候体现了“寒热错杂、虚实夹杂”的特点。“寒”为心阳虚、脾阳虚、肾阳虚所表现出的虚寒；“热”为膀胱有热所表现出的实热和心阴虚出现的虚热；“虚”包括阴虚、阳虚、血虚和津亏，血虚即肝血虚，津亏表现于大肠；“实”包括胃脘瘀血和膀胱有热。

**7. 辨证施膳与禁忌分析**

本患者应适当摄入酸味食品，并注意休息，避免劳累，戒掉晨起喝白水的不良生活习惯，进行适度有氧运动。

**8. 预后分析**

本案例若以上述药物配伍作为基本方，加减治疗 2～3 个月可以收到显著的临床效果，但其心肌缺血和高血压则需要长期调养和不间断的治疗。

## 案例 17

本案例是以心阴阳两虚为主要证候，同时伴有肾阳虚、脾阳虚、肺气阴两虚、肝血虚、肝气虚证候出现。

韩某，女，60 岁，初诊时间为 2010 年 3 月 22 日。

主诉：失眠 20 余年，伴全身酸软无力，近日加重。

现病史：患者 20 多年前无明显诱因出现失眠，全身酸软无力。近日加重，伴有心慌，胸闷，憋气，气短，口苦，乏力，畏寒，汗多，头痛，手足、面色淡黄，手足麻木，腰痛，足跟痛。头发斑白、稀疏，睡眠多梦易醒。大小便调。舌质淡红，苔少、后白薄，脉沉细（结代）。

检查：心电图示心肌缺血、心律失常；心率为 70 次 / 分钟；血压为 100/60 mmHg；腹部 B 超示肝、胆、胰、脾、肾未见异常。

西医诊断：

主要诊断：脑神经衰弱、失眠。

其他诊断：冠心病心肌缺血、心律失常。

中医诊断：

主要诊断：不寐。

其他诊断：口苦；心悸；胸痹；汗证；头痛；腰痛；痹证。

依据本案例的四诊症状和体征，对其进行辨证论治的过程分析，具体步骤和结果见表 2-8-17-1 和表 2-8-17-2。

**表 2-8-17-1　四诊症状和体征的五脏及气血阴阳归属定位分析（案例 17）**

| 五脏及气血阴阳 | | 四诊症状和体征 |
|---|---|---|
| 五脏 | 心 | 主血脉：心慌；主神：失眠；多梦易醒；汗：汗多 |
| | 脾 | 黄色：面色、手足淡黄；口：口苦 |
| | 肝 | 主藏血：手足麻木，头痛 |
| | 肾 | 肾府：腰痛；主骨：足跟痛；发：头发斑白、稀疏 |
| | 肺 | 主气：气短；主宣发、肃降：胸闷，憋气 |
| 气血阴阳 | 气 | 全身酸软无力 |
| | 血 | — |
| | 阴 | — |
| | 阳 | 畏寒 |

表 2-8-17-2　中医四态五阶段辨证分析（案例 17）

| | | | | | | | |
|---|---|---|---|---|---|---|---|
| 隐态系统 | 隐性病变 | 舌质淡红，苔少、后白薄，脉沉细（结代） | | | | | |
| | 显性病变 | 全身酸软无力，失眠，心慌，多梦易醒，畏寒 | 全身酸软无力，腰痛，畏寒 | 全身酸软，无力，畏寒 | 全身酸软无力，胸闷，憋气，气短，乏力 | 头痛 | 口苦 |
| 显态系统 | 隐性病变 | — | 头发斑白，足跟痛 | 手足、面色淡黄 | — | 手麻，足麻 | — |
| | 显性病变 | 汗多 | 头发稀疏 | — | — | — | — |
| 证候群 | | 心阴阳两虚 | 肾阳虚 | 脾阳虚，脾失运化 | 肺气阴两虚，肺失宣降 | 肝血虚 | 肝气虚 |
| 治法 | | 温心祛寒，滋心阴，安神，敛汗 | 温肾祛寒，健骨，生发乌发 | 温脾祛寒，健脾养荣 | 益肺气，滋肺阴，宽胸顺气 | 补肝血，舒筋活络 | 补肝气，强肝泄 |
| 对应方剂或药物 | | 养心汤，百合地黄汤，牡蛎散 | 肾气丸，杜仲，何首乌 | 理中丸，小建中汤 | 生脉饮，瓜蒌，薤白，紫苏子 | 杞菊地黄丸，木瓜，鸡血藤 | 酸味补肝汤 |

## 精准论治

### 1. 方剂与证候的对应分析

本患者的主要证候为心阴阳两虚，兼见肾阳虚、脾阳虚、肺气阴两虚、肝血虚、肝气虚证候。选用养心汤、百合地黄汤合牡蛎散温心祛寒、滋心阴、安神敛汗以治疗心阴阳两虚出现的“失眠、全身酸软无力、心慌、多梦易醒、畏寒、汗多”；肾阳虚出现的“全身酸软无力、腰痛、畏寒、足跟痛”，可选用肾气丸以温肾祛寒、健骨；理中丸合小建中汤可温脾祛寒、健脾养荣，用以治疗脾阳虚出现的“全身酸软无力、畏寒、手足淡黄、面色淡黄”；“全身酸软无力、胸闷、憋气、气短、乏力、苔少”为肺气虚之象，选用生脉饮加瓜蒌、薤白、紫苏子以补益肺气、滋肺阴、宽胸顺气；肝血虚出现的“头痛、手麻、足麻”可选用杞菊地黄丸加木瓜、鸡血藤，用以补肝血、舒筋活络；针对“口苦”选用酸味补肝汤以补肝气、强肝泄。

### 2. 药物与疾病、证候、症状的对应分析

在“方证”对应的基础上，最终目的是实现药物“对病、对证、对症”的精准对应。本案例证候与方剂的精准对应关系具体见表 2-8-17-3。

表 2-8-17-3　证候与方剂的精准对应关系（案例 17）

| 证候 | | 方剂 | 药物 |
|---|---|---|---|
| 主要证候 | 心阴阳两虚 | 养心汤 | 黄芪，茯苓，茯神，当归，川芎，炙甘草，法半夏，柏子仁，酸枣仁，远志，五味子，党参，肉桂 |
| | | 百合地黄汤 | 百合，生地黄 |
| | | 牡蛎散 | 煅牡蛎，黄芪，麻黄根，浮小麦 |
| 其他证候 | 肾阳虚 | 肾气丸 | 附子，肉桂，熟地黄，山药，山茱萸，茯苓，泽泻，牡丹皮 |

续表

| 证候 | | 方剂 | 药物 |
|---|---|---|---|
| 其他证候 | 脾阳虚，脾失运化 | 理中丸 | 干姜，党参，白术，炙甘草 |
| | | 小建中汤 | 桂枝，白芍，饴糖，炙甘草 |
| | 肺气阴两虚 | 生脉饮 | 党参，麦冬，五味子 |
| | 肺失宣降 | — | 瓜蒌，薤白，麦冬 |
| | 肝血虚 | 杞菊地黄丸＋木瓜，鸡血藤 | 枸杞子，菊花，熟地黄，山药，山茱萸，茯苓，牡丹皮，泽泻，木瓜，鸡血藤 |
| | 肝气虚 | 酸味补肝汤 | 白芍，山楂，木瓜，香橼，乌梅，川牛膝，赤小豆，五味子，山茱萸，栀子，山药，甘草 |

依据上表中方剂和药物的基本信息，筛选本案例治疗过程中每个具体症状所要对应的具体药物，结果见表 2–8–17–4。

**表 2–8–17–4　症状与药物的精准对应关系（案例 17）**

| 症状 | 药物 |
|---|---|
| 失眠，多梦易醒 | 酸枣仁，茯苓，柏子仁，百合，生地黄 |
| 全身酸软无力 | 党参，黄芪 |
| 口苦 | 白芍，木瓜，山药，山茱萸 |
| 心慌 | 茯苓，煅牡蛎，百合，生地黄，麦冬 |
| 胸闷，憋气 | 瓜蒌，薤白 |
| 气短 | 党参，紫苏子，五味子，百合，麦冬 |
| 汗多 | 煅牡蛎，黄芪 |
| 畏寒 | 附子，肉桂，干姜 |
| 腰痛，足跟痛 | 熟地黄，山药，山茱萸，附子，肉桂 |
| 手足、面色淡黄 | 桂枝，白芍，饴糖，炙甘草 |
| 头痛，手麻，足麻 | 枸杞子，菊花，木瓜，鸡血藤 |
| 苔少 | 百合，麦冬 |

根据上表信息对本案例的处方用药进行分析，可以得出：酸枣仁、茯苓、柏子仁、百合、生地黄养心安神以治疗心阴阳两虚出现的“失眠、多梦易醒”；针对气虚出现的“全身酸软无力”选用党参、黄芪以补气；白芍、木瓜、山药、山茱萸补肝气、强肝泄以治疗肝气虚出现的“口苦”；茯苓、煅牡蛎、百合、生地黄、麦冬养心安神以治疗“心慌”；肺失宣降出现的“胸闷、憋气”选用瓜蒌、薤白以宽胸理气；党参、紫苏子、五味子、百合、麦冬益气养阴、降肺气以治疗肺气阴两虚出现的“气短”；煅牡蛎、黄芪益气收敛止汗以治疗心阴阳两虚出现的“汗多”；针对“畏寒”选用附子、肉桂、干姜以温阳祛寒；熟地黄、山药、山茱萸、附子、肉桂温肾壮骨以治疗肾阳虚出现的“腰痛、足跟痛”；脾失健运出现的“手足淡黄、面色淡黄”选用桂枝、白芍、饴糖、炙甘草以健脾养荣；枸杞子、菊花、木瓜、鸡血藤补肝血、舒筋活络以治疗肝血虚出现的“头痛、手麻、足麻”；针对心肺阴虚出现的“苔少”选用百合、麦冬以滋阴。

从药物与疾病对应关系的角度来分析，本案例失眠可选用的药物为琥珀、夜交藤，诸药合用以增强疗效。

**3. 一药治疗"多病、多证、多症"的对应分析**

依据"方证对应"与"药症对应"的分析，本案例一药对应"多病、多证、多症"的归纳总结如下，具体见表 2–8–17–5。

表 2–8–17–5　一药对应"多病、多证、多症"分析表（案例 17）

| 药物 | 症状 |
|---|---|
| 百合 | 失眠，多梦易醒，心慌，气短，苔少 |
| 茯苓，生地黄 | 失眠，多梦易醒，心慌 |
| 黄芪 | 全身酸软无力，汗多 |
| 白芍 | 口苦，手足、面色淡黄 |
| 木瓜 | 口苦，头痛，手麻，足麻 |
| 山药，山茱萸 | 口苦，腰痛，足跟痛 |
| 牡蛎 | 心慌，汗多 |
| 党参 | 全身酸软无力，气短 |
| 麦冬 | 心慌，气短，苔少 |
| 附子，肉桂 | 畏寒，腰痛，足跟痛 |
| 五味子 | 口苦，气短，汗多 |
| 琥珀，夜交藤 | 失眠 |

**4. 处方**

针对心阴阳两虚出现的"汗多"从牡蛎散中选取煅牡蛎和黄芪以益气收敛止汗，药力足够，其他药物没有选用；肝气虚出现的"口苦"从酸味补肝汤中选用白芍、木瓜、山药、山茱萸以补肝气、强肝泄，效用足够，其他药物舍而不用；养心汤中的当归、川芎、法半夏、远志、五味子，肾气丸和杞菊地黄丸中的泽泻、牡丹皮，由于没有与之相对应的药物，故删而不用。

最后，进一步考虑"三因制宜"的原则，本案例的治疗用药如下。

处方：炒枣仁 30 克，柏子仁 15 克，百合 15 克，茯苓 15 克，琥珀 10 克，夜交藤 30 克，生地 15 克，党参 15 克，黄芪 15 克，炒白芍 15 克，煅牡蛎 60 克，木瓜 15 克，炒山药 15 克，山茱萸 15 克，麦冬 15 克，制附子 6 克，肉桂 6 克，干姜 6 克，瓜蒌 10 克，薤白 10 克，苏子 6 克，枸杞子 15 克，菊花 6 克，甘草 6 克。方中瓜蒌与附子虽有违"十八反"的配伍禁忌，但在临床实际应用过程中并无任何问题，琥珀宜研末冲服，牡蛎、附子宜先煎，水煎服。由于方中有牡蛎，故煎煮后需沉淀 20 分钟后再服用。

**5. 病因与病机演变分析**

本案例由于劳累过度，复有膏粱厚味摄入过多所致。劳累过度，耗伤心神及肾脏，出现心阴阳两虚、肾阳虚。膏粱厚味摄入过多，超出了脾的运化能力，损伤脾的运化功能，出现脾阳虚。脾虚，气血化生不足，肝失充养，加之心虚"子盗母气"，出现肝气虚、肝血虚。脾虚导致肺气阴两虚，为"土不生金"。具体见图 2–8–17–1。

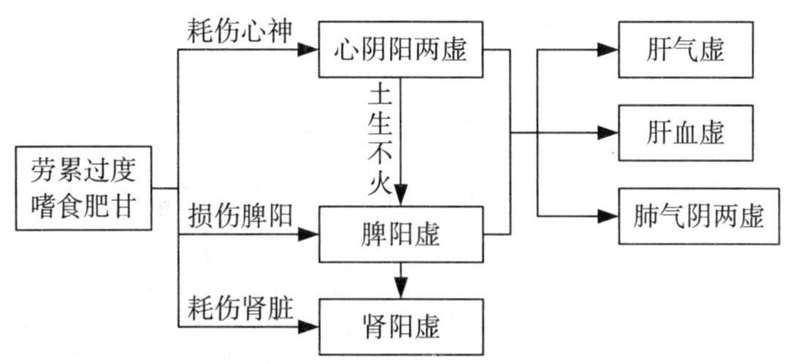


**图 2-8-17-1　病因病机演变过程图（案例 17）**

由上可得，本患者的病证以心阴阳两虚为主。心阴阳两虚，心神失养，则见“失眠、多梦易醒”；心失所养，则见“心慌”；津液失于固摄，则见“汗多”。脾阳虚，脾失健运，气血化生不足，机体失于濡养，则见“手足、面色淡黄”。肝气虚，肝失疏泄，胆汁排泄不利，上逆于胃，承于口，则见“口苦”。肺气阴两虚，肺主气司呼吸的功能减退，则见“胸闷、憋气、气短、全身酸软无力”。肾阳虚，腰府失于温煦，则见“腰痛、足跟痛”。肝血虚，清窍失养，则见“头痛”，筋脉失于濡养，则见“手麻、足麻”。“全身酸软无力、畏寒”为心、脾、肾阳虚的共有表现；“苔少”为心肺阴虚的共有表现。

本案例涉及心、肝、脾、肺、肾五个脏，属于“五脏同病”，具体见图 2-8-17-2。

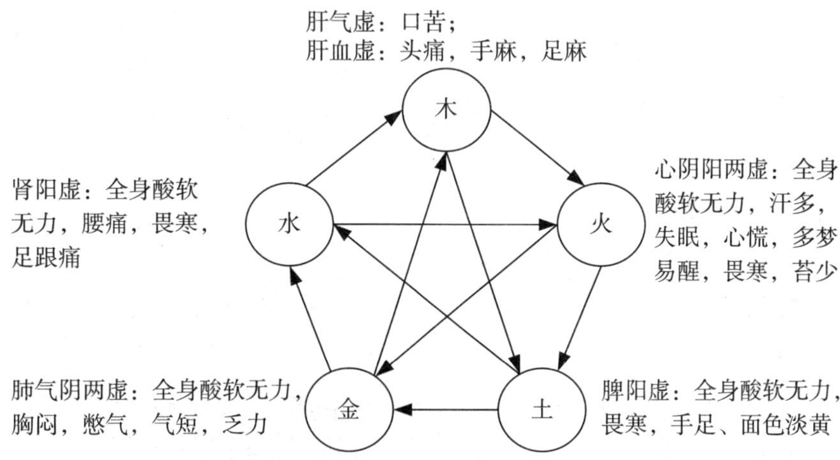


**图 2-8-17-2　五行 – 五脏 – 疾病分析图（案例 17）**

**6. 证候的寒热虚实性质分析**

本患者的病证存在“寒热错杂”的特点。“寒”为心、脾、肾阳虚所表现出的虚寒；“热”为心阴虚所表现出的虚热。

**7. 辨证施膳与禁忌分析**

本患者应注意多加休息，避免劳累，饮食以清淡为主，多食酸味或酸甜味的食品，适当进行适度有氧运动。

**8. 预后分析**

本案例若以上述药物配伍作为基本方，加减治疗 3～4 个月可以收到显著的临床效果，但其冠心病心肌缺血、心律失常则需要长期调养和不间断的治疗。

## 案例 18

本案例是以心阴阳两虚为主要证候，同时伴有肾阴阳两虚、脾阳虚、肝气虚、胃热有瘀血、肝血虚、肺阴虚证候出现。

王某，女，62 岁，初诊时间为 2007 年 9 月 8 日。

主诉：手足心热明显、影响睡眠 10 年多，上午欲睡不能，伴烦躁，近日加重。

现病史：患者 10 年前无明显诱因出现手足心热明显、影响睡眠，烦躁，腰痛、右下肢活动不灵活。近日加重，伴有口苦，口发热感，眼涩，畏寒，汗多，面目浮肿，口唇淡白紫，后背酸痛，手关节痛，手足发凉，膝关节痛，下肢浮肿、无力，足跟痛，头发斑白。睡眠多梦易醒，时失眠、时嗜睡，大小便调。舌质淡白尖淡红，苔白，脉弦数。

既往史：左乳腺术后 2 年病史。

检查：心电图示心肌缺血；心率为 90 次 / 分钟；血压为 138/78 mmHg；腹部 B 超示肝、胆、胰、脾、肾未见异常。

西医诊断：

主要诊断：脑神经衰弱、失眠。

其他诊断：冠心病心肌缺血。

中医诊断：

主要诊断：内伤发热。

其他诊断：不寐；腰痛；汗证；水肿；痹证。

依据本案例的四诊症状和体征，对其进行辨证论治的过程分析，具体步骤和结果见表 2-8-18-1 和表 2-8-18-2。

**表 2-8-18-1　四诊症状和体征的五脏及气血阴阳归属定位分析（案例 18）**

| 五脏及气血阴阳 | | 四诊症状和体征 |
|---|---|---|
| 五脏 | 心 | 主神：烦躁，失眠，嗜睡，多梦易醒；汗：汗多 |
| | 脾 | 四肢：手足发凉，下肢无力；口：口苦，口发热感；唇：口唇淡白紫 |
| | 肝 | 主藏血：眼涩；主筋：右下肢；活动不灵活 |
| | 肾 | 肾府：腰痛；主水：下肢浮肿；主骨：手关节痛，足跟痛，后背酸痛，膝关节痛；发：头发斑白 |
| | 肺 | 主通调水道：面目，浮肿 |

续表

| 五脏及气血阴阳 | | 四诊症状和体征 |
|---|---|---|
| 气血阴阳 | 气 | — |
| | 血 | — |
| | 阴 | 手足心热 |
| | 阳 | 畏寒 |

**2-8-18-2　中医四态五阶段辨证分析（案例 18）**

| | | | | | | | | |
|---|---|---|---|---|---|---|---|---|
| 隐态系统 | 隐性病变 | 舌质淡白尖淡红，苔白，脉弦数 | | | | | | |
| | 显性病变 | 失眠，烦躁，多梦易醒，嗜睡，畏寒 | 腰痛，畏寒 | — | 畏寒 | 口苦 | — | — |
| 显态系统 | 隐性病变 | 手足心热 | 手足心热，手关节痛，后背酸痛，膝关节痛，足跟痛，头发斑白 | 手足心热 | 手足发凉，下肢无力 | — | 口发热感，口唇淡白紫 | 眼涩，右下肢活动不灵活 |
| | 显性病变 | 汗多 | 下肢浮肿 | 面目浮肿 | — | — | — | — |
| 证候群 | | 心阴阳两虚 | 肾阴阳两虚 | 肺阴虚失宣降 | 脾阳虚失运化 | 肝气虚 | 胃热有瘀血 | 肝血虚 |
| 治法 | | 温心祛寒，滋心阴，退虚热，安神，敛汗 | 温肾祛寒，滋肾阴，退虚热，利水消肿，健骨，乌发 | 滋肺阴，退虚热，宣肺消肿 | 温补脾阳，祛寒 | 补肝气，强肝泄 | 清胃化瘀 | 补肝血，明目，荣筋 |
| 对应方剂或药物 | | 天王补心丹，附子汤，养心汤，牡蛎散，胡黄连，菖蒲 | 济生肾气丸，杜仲，何首乌，知母，黄柏 | 麦冬，五皮饮，地骨皮 | 附子理中汤 | 酸味补肝汤 | 玉女煎，丹参 | 杞菊地黄丸，木瓜 |

## 精准论治

### 1. 方剂与证候的对应分析

本患者的主要证候为心阴阳两虚，兼见肾阴阳两虚、脾阳虚、肝气虚、胃热有瘀血、肝血虚、肺阴虚证候。选用天王补心丹、附子汤、养心汤合牡蛎散加胡黄连、菖蒲温心祛寒、滋心阴、退虚热、安神敛汗，以治疗心阴阳两虚出现的“手足心热、烦躁、失眠、多梦易醒、嗜睡、畏寒、汗多”；肾阴阳两虚出现的“手足心热、腰痛、畏寒、手关节痛、后背酸痛、膝关节痛、足跟痛、下肢浮肿”，选用济生肾气丸加杜仲、知母、黄柏以温肾祛寒、滋肾阴、退虚热、利水消肿、健骨；五皮饮加麦冬、地骨皮可滋肺阴、退虚热、宣肺消肿，以治疗肺阴虚出现的“手足心热、面目浮肿”；“畏寒、手足发凉、下肢无力”为脾阳虚之象，选用附子理中汤以温补脾阳、祛寒；针对肝气虚出现的“口苦”，选用酸味补肝汤以补肝气、强肝泄；“口发热感、口唇淡白紫”为胃热有瘀血之象，选用玉女煎加丹参以清胃化瘀；肝血虚出现的“眼涩、右下肢活动不灵活”，选用杞菊地黄丸加木瓜以补肝血明目、荣筋。

**2. 药物与疾病、证候、症状的对应分析**

在“方证”对应的基础上，最终目的是实现药物“对病、对证、对症”的精准对应。本案例证候与方剂的精准对应关系具体见表 2–8–18–3。

**表 2–8–18–3 证候与方剂的精准对应关系（案例 18）**

| 证候 | | 方剂 | 药物 |
|---|---|---|---|
| 主要证候 | 心阴阳两虚 | 天王补心丹 | 党参，玄参，丹参，茯苓，五味子，远志，桔梗，当归，天冬，麦冬，柏子仁，酸枣仁，生地黄，朱砂 |
| | | 附子汤 | 附子，茯苓，党参，白术，白芍 |
| | | 养心汤 | 黄芪，茯苓，茯神，当归，川芎，炙甘草，法半夏，柏子仁，酸枣仁，远志，五味子，党参，肉桂 |
| | | 牡蛎散 | 煅牡蛎，黄芪，麻黄根，浮小麦 |
| 其他证候 | 肾阴阳两虚 | 济生肾气丸＋杜仲，知母，黄柏 | 车前子，川牛膝，附子，肉桂，熟地黄，山药，山茱萸，茯苓，泽泻，牡丹皮，杜仲，知母，黄柏 |
| | 脾阳虚祛寒 | 附子理中汤 | 附子，干姜，党参，白术，炙甘草 |
| | 肝气虚 | 酸味补肝汤 | 白芍，山楂，木瓜，香橼，乌梅，川牛膝，赤小豆，五味子，山茱萸，栀子，山药，甘草 |
| | 胃热 | 玉女煎 | 石膏，熟地黄，知母，麦冬，川牛膝 |
| | 胃有瘀血 | — | 丹参 |
| | 肝血虚 | 杞菊地黄丸 | 枸杞子，菊花，熟地黄，山药，山茱萸，茯苓，牡丹皮，泽泻 |
| | 肺阴虚 | 五皮饮＋麦冬，地骨皮 | 陈皮，生姜皮，茯苓皮，大腹皮，桑白皮，麦冬，地骨皮 |

依据上表中方剂和药物的基本信息，筛选本案例治疗过程中每个具体症状所要对应的具体药物，结果见表 2–8–18–4。

**表 2–8–18–4 症状与药物的精准对应关系（案例 18）**

| 症状 | 药物 |
|---|---|
| 手足心热 | 天冬，麦冬，知母，黄柏，胡黄连，地骨皮，牡丹皮 |
| 失眠，多梦易醒 | 酸枣仁，丹参，茯苓 |
| 烦躁 | 丹参，天冬，麦冬，知母，胡黄连 |
| 嗜睡 | 菖蒲 |
| 汗多 | 煅牡蛎，五味子 |
| 手足发凉，畏寒 | 附子，肉桂，干姜 |
| 腰痛，手关节痛，后背酸痛，膝关节痛，足跟痛 | 川牛膝，山药，山茱萸，杜仲，附子，肉桂 |
| 下肢浮肿 | 车前子，附子，肉桂，山药，山茱萸，茯苓 |
| 下肢无力 | 党参，山药 |
| 口苦 | 白芍，木瓜，川牛膝，山药，山茱萸，五味子 |

续表

| 症状 | 药物 |
| --- | --- |
| 口发热感 | 知母，麦冬，川牛膝 |
| 口唇淡白紫 | 丹参 |
| 眼涩 | 枸杞子，菊花 |
| 右下肢活动不灵活 | 白芍，木瓜，川牛膝 |
| 面目浮肿 | 生姜皮，茯苓皮，桑白皮 |

根据上表信息对本案例的处方用药进行分析，可以得出：心、肺、肾阴虚出现的“手足心热”选用天冬、麦冬、知母、黄柏、胡黄连、地骨皮、牡丹皮以滋阴清热；酸枣仁、丹参、茯苓养心安神以治疗“失眠、多梦易醒”；心阴虚出现的“烦躁”选用丹参、天冬、麦冬、知母、胡黄连以滋心阴、退热除烦；菖蒲开窍醒神以治疗“嗜睡”；煅牡蛎、五味子收敛止汗以治疗“汗多”；针对“手足发凉、畏寒”选用附子、肉桂、干姜以温阳祛寒；川牛膝、山药、山茱萸、杜仲、附子、肉桂温肾壮骨以治疗“腰痛、手关节痛、后背酸痛、膝关节痛、足跟痛”；肾阳虚出现的“下肢浮肿”选用车前子、附子、肉桂、山药、山茱萸、茯苓以温肾利水；党参、山药益气健脾以治疗“下肢无力”；“口苦”为肝气虚之象，选用白芍、木瓜、川牛膝、山药、山茱萸、五味子以补肝气、强肝泄；胃热出现的“口发热感”选用知母、麦冬、川牛膝以清胃降火；丹参活血以治疗胃有瘀血出现的“口唇淡白紫”；肝血虚出现的“眼涩”选用枸杞子、菊花以补肝血、明目；白芍、木瓜、川牛膝养血荣筋以治疗“右下肢活动不灵活”；肺失宣降出现的“面目浮肿”选用生姜皮、茯苓皮、桑白皮以宣肺利水。

从药物与疾病对应关系的角度来分析，本案例无特别药物选用。

**3. 一药治疗“多病、多证、多症”的对应分析**

依据“方证对应”与“药症对应”的分析，本案例一药对应“多病、多证、多症”的归纳总结如下，具体见表2–8–18–5。

**表2–8–18–5　一药对应“多病、多证、多症”分析表（案例18）**

| 药物 | 症状 |
| --- | --- |
| 天冬，胡黄连 | 手足心热，烦躁 |
| 麦冬，知母 | 手足心热，烦躁，口发热感 |
| 丹参 | 失眠，多梦易醒，烦躁，口唇淡白紫 |
| 茯苓 | 失眠，多梦易醒，下肢浮肿，面目浮肿 |
| 附子，肉桂 | 手足发凉，畏寒，腰痛，手关节痛，后背酸痛，膝关节痛，足跟痛，下肢浮肿 |
| 川牛膝 | 腰痛，手关节痛，后背酸痛，膝关节痛，足跟痛，口苦，口发热感，右下肢活动不灵活 |
| 山药 | 腰痛，手关节痛，后背酸痛，膝关节痛，足跟痛，下肢浮肿，下肢无力，口苦 |
| 山茱萸 | 腰痛，手关节痛，后背酸痛，膝关节痛，足跟痛，下肢浮肿，口苦 |
| 白芍，木瓜 | 口苦，右下肢活动不灵活 |
| 五味子 | 汗多，口苦 |

**4. 处方**

由于患者没有明显的脾失健运的表现，故附子汤和附子理中汤中的白术没有选用；限于药味的关系，仅从牡蛎散中选取煅牡蛎以收敛固摄止汗，其他药物没有选用；患者有肝气虚出现的“口苦”，而生地黄和熟地黄滋腻碍胃，用后会加重患者的表现，故舍而不用；针对“口苦”从酸味补肝汤中选取白芍、木瓜、川牛膝、山药、山茱萸、五味子以补肝气、强肝泄，药力足够，其他药物弃而不用；玉女煎中的石膏过于寒凉，恐有败胃之弊，故没有选用；患者没有腹部胀大、腹水等症状表现，故五皮饮中的陈皮、大腹皮去而不用；天王补心丹中的玄参、远志、桔梗、当归、柏子仁、朱砂，养心汤中的黄芪、当归、川芎、法半夏、柏子仁、远志，济生肾气丸和杞菊地黄丸中的泽泻由于没有对应的症状，故删而不用。

最后，进一步考虑“三因制宜”的原则，本案例的治疗用药如下。

处方：天冬 30 克，麦冬 30 克，知母 10 克，黄柏 10 克，胡黄连 10 克，地骨皮 10 克，丹皮 10 克，炒枣仁 15 克，丹参 10 克，茯苓 10 克，菖蒲 10 克，煅牡蛎 60 克，五味子 10 克，制附子 6 克，肉桂 6 克，干姜 6 克，川牛膝 10 克，炒山药 10 克，山茱萸 10 克，炒杜仲 10 克，车前子 10 克，党参 10 克，炒白芍 10 克，木瓜 10 克，枸杞子 15 克，菊花 6 克，桑白皮 10 克，甘草 6 克。方中牡蛎、附子宜先煎，水煎服。由于方中有牡蛎，故煎煮后需沉淀 20 分钟后再服用。

**5. 病因与病机演变分析**

本案例由于劳累过度，复有晨起喝白水及吃碱性食品的生活习惯所致。劳累过度，耗伤心肾，出现心肾阴阳两虚。长期晨起喝白水及吃碱性食品，损伤脾的运化能力，加之心虚“火不生土”，出现脾阳虚。脾虚，气血化生不足，肝失充养，加之心虚“子盗母气”，出现肝气虚、肝血虚。胃的受纳腐熟功能减退，饮食滞而不化，郁而化热，出现胃热；胃热上冲咽喉，耗伤肺阴，出现肺阴虚。胃脘气机不畅，日久血液运行障碍，出现胃有瘀血。具体见图 2-8-18-1。

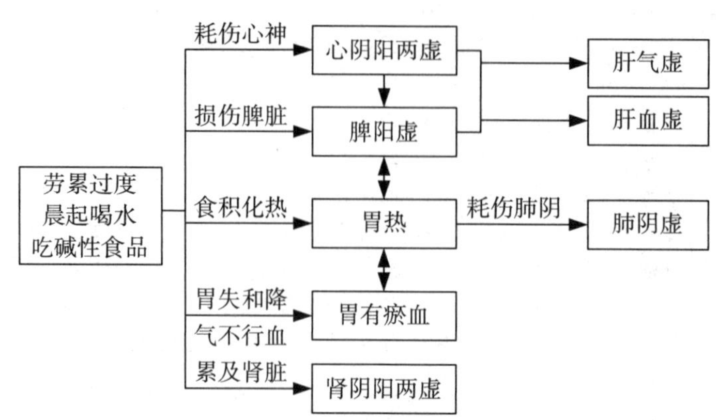


**图 2-8-18-1　病因病机演变过程图（案例 18）**

由上可得，本患者的病证以心阴阳两虚为主。“手足心热”为心、肺、肾阴虚，阴不制阳，虚热内盛的共有表现。心阴阳两虚，心神失养，出现“失眠、多梦易醒”；津液失于固摄，则见“汗多”；心阴虚，阴不制阳，虚热扰神，则见“烦躁”。肾阳虚，腰府失养，则见“腰痛、手关节痛、后背酸痛、膝关节痛、足跟痛”；肾主水的功能减退，下焦水液代谢不利，则见“下肢浮肿”。脾阳虚，四肢失于温养，则见“手足发凉、畏寒、下肢无力”。肝气虚，肝失疏泄，胆汁排泄不利，上逆于胃，承于口，则见“口苦”；肝血虚，目失所养，则见“眼涩”；筋脉失于濡养，则见“右下肢活动不灵活”。“口发热感”为胃热的表现；胃有瘀血，则见“口唇淡白紫”。肺阴虚，肺主通调水道的功能减退，上焦水液代谢不利，则见“面目浮肿”。

本案例涉及心、肝、脾、肺、肾五个脏和胃腑，属于“五脏同病”，具体见图 2–8–18–2。

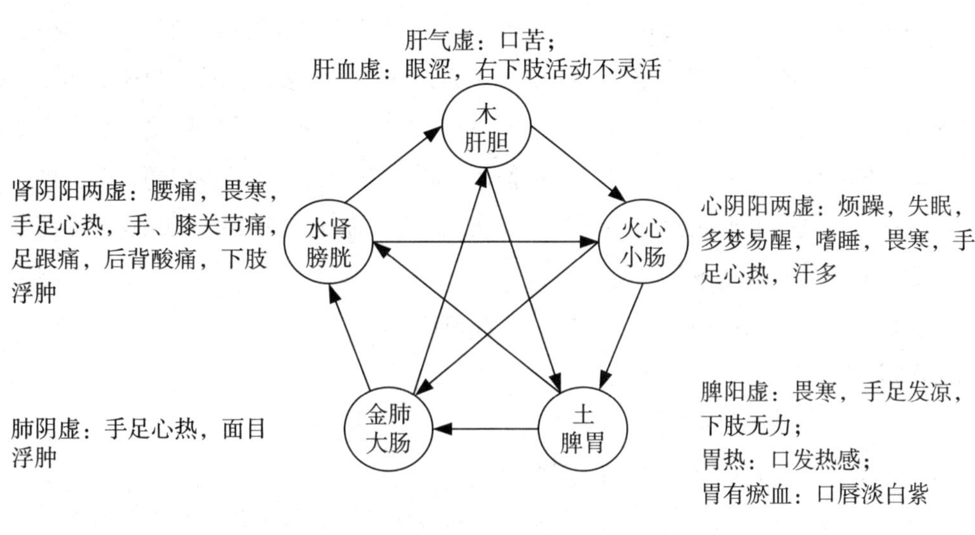


**图 2–8–18–2　五行 – 五脏 – 疾病分析图（案例 18）**

**6. 证候的寒热虚实性质分析**

本患者的病证存在“寒热错杂、虚实夹杂”的特点。“寒”为心、脾、肾阳虚所表现出的虚寒；“热”为胃热所表现出的实热和心、肺、肾阴虚所表现出的虚热；“虚”包括气虚、血虚、阴虚和阳虚，气虚为肝气虚，血虚为肝血虚；“实”为胃热和胃有瘀血。

**7. 辨证施膳与禁忌分析**

本患者应戒掉有晨起喝白水及吃碱性食品的生活习惯，饮食宜以酸味或酸甜味的食品为主，并注意多休息，避免劳累，适当做一些有氧运动。

**8. 预后分析**

本案例若以上述药物配伍作为基本方，加减治疗 2～3 个月可以收到显著的临床效果，但其冠心病心肌缺血则需要长期调养和不间断的治疗。

# 第九节　以心络脉瘀阻为主证的案例

心络脉瘀阻的证候常伴有心虚的证候出现，也会伴有其他脏腑虚弱的证候出现，本节分析以心络脉瘀阻为主证的辨证论治过程，具体见案例 19 和案例 20。

## 案例 19

本案例是以心络脉痹阻为主要证候，同时伴有心气阴两虚、肺气阴两虚、肾不纳气、胃热、胃有瘀血、肝气虚、脾气虚、大肠有热、肝血虚、肾气阴两虚证候出现。

安某，女，53 岁，初诊时间为 2007 年 12 月 31 日。

主诉：胸痛、胸闷 3 个月余，走路及劳累后明显，伴气短、喘促，近日加重。

现病史：患者 3 个月前无明显诱因出现胸闷、胸痛，走路及劳累后明显，伴气短、喘促。近日加重，伴有心慌，憋气，烦躁，乏力，潮热，汗多，口苦，口干，眼涩，面目浮肿，面颧潮红，口唇红紫，双手胀肿，后背酸痛，腰痛，手、膝关节痛，下肢浮肿、无力。睡眠多梦易醒，大便秘结，小便调。舌质淡红、尖红，苔白薄，脉弦数。

检查：心电图示心肌缺血；心率为 102 次 / 分钟；血压为 154/97 mmHg；腹部 B 超示肝、胆、胰、脾、肾未见异常。

西医诊断：冠心病心肌缺血、心绞痛；高血压。

中医诊断：

主要诊断：胸痹；喘证。

其他诊断：心悸；汗证；水肿；腰痛；痹证。

依据本案例的四诊症状和体征，对其进行辨证论治的过程分析，具体步骤和结果见表 2-9-19-1 和表 2-9-19-2。

**表 2-9-19-1　四诊症状和体征的脏腑及气血阴阳归属定位分析（案例 19）**

| 脏腑及气血阴阳 | | 四诊症状和体征 |
| --- | --- | --- |
| 五脏 | 心 | 主血脉：心慌，胸痛；主神：烦躁，多梦易醒；汗：汗多；面：面颧潮红 |
| | 脾 | 四肢：双手胀肿，下肢无力；口：口苦，口干；唇：口唇红紫 |
| | 肝 | 目：眼涩 |
| | 肾 | 肾府：腰痛；主骨：后背酸痛，手、膝关节痛；主水：下肢浮肿 |
| | 肺 | 主气：气短，喘促；主宣发、肃降：胸闷，憋气；主通调水道：面目浮肿 |
| 五腑 | 小肠 | — |
| | 胃 | — |
| | 胆 | — |

续表

| 脏腑及气血阴阳 | | 四诊症状和体征 |
|---|---|---|
| 五腑 | 膀胱 | — |
| | 大肠 | 主传导：便秘 |
| 气血阴阳 | 气 | 乏力 |
| | 血 | — |
| | 阴 | 潮热 |
| | 阳 | — |

**表 2-9-19-2　中医四态五阶段辨证分析（案例 19）**

| | | | | | | | | | |
|---|---|---|---|---|---|---|---|---|---|
| 隐态系统 | 隐性病变 | 舌质淡红、尖红，苔白薄，脉弦数 | | | | | | | |
| | 显性病变 | 胸痛，心慌，多梦易醒，烦躁，潮热，乏力 | 气短，喘促，胸闷，憋气，潮热，乏力 | — | 口苦 | 乏力 | 便秘 | — | 腰痛，潮热，乏力 |
| 显态系统 | 隐性病变 | 面颧潮红 | — | 口干，口唇，红紫 | — | 下肢无力 | — | 眼涩 | 后背酸痛，手、膝关节痛 |
| | 显性病变 | 汗多 | 面目浮肿 | — | — | 双手胀肿 | — | — | 下肢浮肿 |
| 证候群 | | 心气阴两虚，心络脉瘀阻 | 肺气阴两虚，肺失宣降，肾不纳气 | 胃热，有瘀血 | 肝气虚 | 脾气虚，脾失运化，水湿内停 | 大肠津亏，传导不利 | 肝血虚 | 肾气阴两虚 |
| 治法 | | 益心气敛汗，滋心阴，退虚热，安神除烦，通络止痛 | 益肺气，宣肺平喘，宽胸顺气，消肿 | 清胃，化瘀 | 补肝气，强肝泄 | 健脾益气，消肿 | 润肠泄热，行气通便 | 补肝血明目 | 补肾气，滋肾阴，退虚热，健骨，利水消肿 |
| 对应方剂或药物 | | 天王补心丹，牡蛎散 | 生脉饮，五皮散，瓜蒌 | 丹参，麦冬 | 酸味补肝汤 | 四君子汤，五苓散 | 麻子仁 | 杞菊地黄丸 | 济生肾气丸，独活寄生汤，知母，黄柏 |

## 精准论治

### 1. 方剂与证候的对应分析

本患者的主要证候为心络脉瘀阻，兼见心气阴两虚、肺气阴两虚、肾不纳气、胃热、胃有瘀血、肝气虚、脾气虚、大肠有热、肝血虚、肾气阴两虚证候。故选用天王补心丹合牡蛎散益心气敛汗、滋心阴、退虚热、安神除烦、通络止痛，以治疗心气阴两虚、心络脉瘀阻所表现出的“胸痛、心慌、多梦易醒、烦躁、潮热、乏力、面颧潮红、汗多”；肺气阴两虚出现的“气短、喘促、胸闷、憋气、潮热、乏力、面目浮肿”可选用生脉饮合五皮散加瓜蒌，用以益肺气、宣肺平喘、宽胸顺气、消肿；“口干”为胃热之象，选用麦冬以养胃生津；针对“口唇红紫”选用丹参以清胃化瘀；酸味补肝汤可补肝气、强肝泄用以治疗肝气虚出现的“口苦”；“双手胀肿、下肢无力、乏力”为脾气虚的表现，选用四君子汤合五苓散以健脾益气、消肿；火麻仁功专润肠泄热、行气通便以治疗“便秘”；杞菊地黄丸可滋补肝血明目，用以治疗肝血虚表现出的“眼涩”；肾气阴两虚所表现出的“腰痛、后背酸痛、手关节痛、膝关节痛、下肢浮肿、潮热、乏力”，可选用济生肾气丸合独活寄生汤加知母、黄柏以补肾气、滋肾阴、退虚热、健骨、利水消肿。

**2. 药物与疾病、证候、症状的对应分析**

上面是针对这一患者的病证，实现证候与方剂的对应，最终的目的是在“方证”对应的基础上进一步实现药物“对病、对证、对症”的精准对应。本案例证候与方剂的精准对应关系具体见表 2–9–19–3。

**表 2–9–19–3　证候与方剂的精准对应关系（案例 19）**

| 证候 | | 方剂 | 药物 |
|---|---|---|---|
| 主要证候 | 心气阴两虚，心络脉痹阻 | 天王补心丹 | 党参，玄参，丹参，茯苓，五味子，远志，桔梗，当归，天冬，麦冬，柏子仁，酸枣仁，生地黄，朱砂 |
| | | 牡蛎散 | 煅牡蛎，黄芪，麻黄根，浮小麦 |
| 其他证候 | 肺气阴两虚 | 生脉饮＋瓜蒌 | 党参，麦冬，五味子，瓜蒌 |
| | 肺失宣降 | 五皮散 | 陈皮，生姜皮，茯苓皮，大腹皮，桑白皮 |
| | 胃热 | — | 麦冬 |
| | 胃有瘀血 | — | 丹参 |
| | 肝气虚 | 酸味补肝汤 | 白芍，山楂，木瓜，香橼，乌梅，川牛膝，赤小豆，五味子，山茱萸，栀子，山药，甘草 |
| | 脾气虚，水湿内停 | 四君子汤 | 党参，白术，茯苓，甘草 |
| | | 五苓散 | 茯苓，猪苓，泽泻，白术，桂枝 |
| | 大肠有热 | — | 火麻仁 |
| | 肝血虚 | 杞菊地黄丸 | 枸杞子，菊花，熟地黄，山药，山茱萸，茯苓，牡丹皮，泽泻 |
| | 肾气阴两虚 | 济生肾气丸 | 熟地黄，山药，山茱萸，茯苓，牡丹皮，泽泻，附子，肉桂，川牛膝，车前子 |
| | | 独活寄生汤＋知母，黄柏 | 独活，桑寄生，杜仲，川牛膝，细辛，秦艽，茯苓，肉桂心，防风，川芎，党参，甘草，当归，白芍，熟地黄，知母，黄柏 |

依据上表中方剂和药物的基本信息，筛选本案例治疗过程中每个具体症状所要对应的具体药物，结果见表 2–9–19–4。

**表 2–9–19–4　症状与药物的精准对应关系（案例 19）**

| 症状 | 药物 |
|---|---|
| 胸痛 | 丹参，瓜蒌 |
| 心慌 | 牡蛎，天冬，麦冬，茯苓 |
| 多梦易醒 | 酸枣仁，茯苓 |
| 烦躁 | 丹参，天冬，麦冬 |
| 面颧潮红 | 天冬，麦冬 |
| 汗多 | 煅牡蛎，五味子 |
| 气短，喘促 | 紫苏子，当归，麦冬，五味子 |
| 胸闷，憋气 | 瓜蒌 |
| 口苦 | 白芍，乌梅，川牛膝，五味子，山茱萸 |
| 双手胀肿 | 茯苓，泽泻，桂枝 |
| 眼涩 | 枸杞子，菊花 |
| 腰痛，后背酸痛，手、膝关节痛 | 山茱萸，杜仲，川牛膝 |
| 下肢浮肿 | 山茱萸，茯苓，泽泻，车前子 |
| 面目浮肿 | 生姜皮，茯苓皮，桑白皮 |
| 口干 | 麦冬 |
| 口唇红紫 | 丹参 |
| 便秘 | 火麻仁，麦冬，当归，白芍，瓜蒌 |
| 潮热 | 知母，黄柏，麦冬 |
| 下肢无力，乏力 | 党参 |

根据上表信息对本案例的处方用药进行分析，可以得出：选择丹参、瓜蒌理气活血、通络止痛以治疗心络脉瘀阻出现的“胸痛”；针对“心慌”选用牡蛎、天冬、麦冬、茯苓以养阴安神；酸枣仁、茯苓养心安神以治疗“多梦易醒”；针对“烦躁”选用丹参、天冬、麦冬以养阴除烦；“面颧潮红”为心阴虚的表现，可选用天冬、麦冬以养阴清热；煅牡蛎、五味子益气固摄敛汗以治疗“汗多”；紫苏子、当归、麦冬、五味子养阴降气以治疗“气短、喘促”；针对“胸闷、憋气”选用瓜蒌以宽胸顺气；肝气虚出现的“口苦”选用白芍、乌梅、川牛膝、五味子、山茱萸以补肝气、强肝泄；“双手胀肿”为脾虚湿盛的表现，可选用茯苓、泽泻、桂枝以温阳健脾、渗湿消肿；枸杞子、菊花补肝血明目以治疗“眼涩”；针对“腰痛、后背酸痛”选用山茱萸、杜仲、川牛膝以补肾壮骨；山茱萸、杜仲、川牛膝强骨以治疗“手关节痛、膝关节痛”；山茱萸、茯苓、泽泻、车前子补肾利水以治疗“下肢浮肿”；针对“面目浮肿”选择生姜皮、茯苓皮、桑白皮以宣肺利水；麦冬养阴生津以治疗“口干”；“口唇红紫”为胃热有瘀血之象，选择丹参以清胃化瘀；火麻仁、麦冬、当归、白芍、瓜蒌润肠通便以治疗“便秘”；知母、黄柏、麦冬滋阴清热以治疗“潮热”；党参益气健脾以治疗“下肢无力、乏力”。

从药物与疾病对应关系的角度来分析，本案例冠心病心肌缺血、心绞痛可选用的药物为丹参、三七，高血压可选用的药物为罗布麻、决明子，诸药合用以增强疗效。

**3. 一药治疗“多病、多证、多症”的对应分析**

依据“方证对应”与“药症对应”的分析，本案例一药对应“多病、多证、多症”的归纳总结如下，具体见表 2–9–19–5。

**表 2–9–19–5　一药对应“多病、多证、多症”分析表（案例 19）**

| 药物 | 症状与疾病 |
|---|---|
| 丹参 | 胸痛，烦躁，口唇红紫 |
| 瓜蒌 | 胸痛，胸闷，憋气，便秘 |
| 牡蛎 | 心慌，汗多 |
| 天冬 | 心慌，烦躁，面颧潮红 |
| 麦冬 | 心慌，烦躁，面颧潮红，气短，喘促，口干，便秘 |
| 茯苓 | 心慌，多梦易醒，双手胀肿，下肢浮肿，面目浮肿 |
| 五味子 | 汗多，气短，喘促，口苦 |
| 川牛膝 | 口苦，腰痛，后背酸痛，手、膝关节痛 |
| 山茱萸 | 口苦，腰痛，后背酸痛，手、膝关节痛，下肢浮肿 |
| 泽泻 | 双手胀肿，下肢浮肿 |
| 当归 | 气短，喘促，便秘 |
| 白芍 | 口苦，便秘 |
| 丹参，三七 | 冠心病心肌缺血、心绞痛 |
| 罗布麻，决明子 | 高血压 |

**4. 处方**

对于选用方剂中药物的加减化裁过程中，由于生地黄、熟地黄滋腻碍胃，会加重口苦症状，故没有选用；天王补心丹中选取了对应“心慌、多梦、烦躁、面色潮红、汗多、乏力”等症状的药物，玄参、远志、桔梗、柏子仁、朱砂等 5 味药物没有选用。五皮散当中删去治疗腹胀、腹水的陈皮、大腹皮。针对“口苦”从酸味补肝汤中选取了白芍、乌梅、川牛膝、五味子、山茱萸，这些药物还能够治疗“气短、喘促、手关节痛、膝关节痛、腰痛、后背酸痛、下肢浮肿”等症状，其他药物山楂、木瓜、香橼、赤小豆、栀子、山药等由于没有相对应的症状，故舍而不用。五苓散当中选用茯苓、桂枝、泽泻来治疗“双手肿胀”的效力足够，故删去白术和猪苓。患者由于没有外感风寒湿的证候及症状出现，所以独活寄生汤中的附子、独活、桑寄生、细辛、秦艽、防风、川芎没有选用。另外，选用的药物中，与山药和牡丹皮功效交叉相近的药物有多种，故没有选用。

最后，进一步考虑“三因制宜”的原则，本案例的治疗用药如下。

处方：丹参 30 克，三七 10 克，党参 30 克，瓜蒌 10 克，天冬 15 克，麦冬 15 克，茯苓 10 克，炒枣仁 10 克，煅牡蛎 60 克，五味子 10 克，苏子 6 克，当归 10 克，炒白芍 15 克，乌梅 10 克，泽泻 10 克，肉桂 6 克，枸杞子 15 克，菊花 6 克，山茱萸 15 克，炒杜仲 10 克，川牛膝 10 克，车前子 6 克，桑白皮 6 克，火麻仁 10 克，知母 10 克，黄柏 10 克，罗布麻 30 克，决明子 30 克，甘草 6 克。方中三七可研末冲服，也可打碎入煎剂，牡蛎宜先煎，水煎服。由于方中有牡蛎，故煎煮后需沉淀 20 分钟后再服用。

**5. 病因与病机演变分析**

本案例由于劳累过度，损伤心脏和肾脏，导致心肾气阴两虚，心气不足，心主血脉功能失常，心气无力推动血液在脉络中循行，血液运行不畅，日久出现心络脉痹阻。心虚则心火不能生脾土，出现脾气虚。脾虚则脾主升清的功能下降，脾不升清则胃不降浊，胃不降浊则胃气滞于胃腑而化热；胃气滞而日久，则出现胃有瘀血。脾虚导致肺气阴两虚，为“土不生金”。大肠传导功能为胃和降功能的延伸，胃失和降则大肠传导不利，复有肺虚、肺失宣降，也引起大肠传导功能下降，从而出现饮食糟粕滞于大肠，日久化热，形成大肠有热。心虚导致肝气虚和肝血虚，为“子盗母气”。具体见图 2–9–19–1。

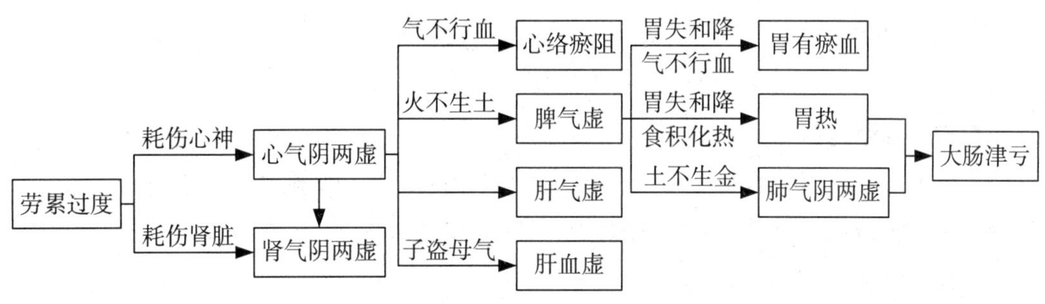


**图 2–9–19–1　病因病机演变过程图（案例 19）**

通过以上分析，患者心气阴两虚、络脉痹阻，不通则痛，出现“胸痛”；心气阴两虚，心失所养，则见“心慌、乏力”；阴不制阳，虚热上炎，则见“面颧潮红、潮热”；虚热扰及心神，则见“多梦易醒、烦躁”；五液中的汗液为心之液，心气虚，津液失于固摄，则见“汗多”。肺气阴两虚，阴不制阳，虚热内盛，则见“潮热、乏力”；肺气虚，肺主气司呼吸的功能下降，复有肾不纳气，则见“气短、喘促”；肺主宣降的功能失常，则见“胸闷、憋气”；肺主通调水道的功能失常，则见“面目浮肿”。脾气虚，四肢失于荣养，则见“下肢无力、乏力”；水液运化不及，水湿停聚，则见“双手胀肿”。肾气阴两虚，腰府失养，则见“腰痛、后背酸痛、乏力”；关节络脉瘀阻，则出现“手关节痛、膝关节痛”；肾主水的功能失常，津液失于输布，则见“下肢浮肿”；阴不制阳，虚热内扰，则见“潮热”。胃热内盛，则见“口干”；胃瘀血中阻，则见“口唇红紫”。大肠津亏，大肠传导不利，则见“便秘”。

本案例涉及心、肝、脾、肺、肾五个脏和胃、大肠两个腑，属于“五脏同病”，具体见图 2–9–19–2。

**6. 证候的寒热虚实性质分析**

本患者的病证“寒热虚实”中存在热证、虚证和实证。热证为心阴虚、肺阴虚体现出的虚热和胃热、大肠有热体现出的实热；虚证为气虚、血虚和阴虚，气虚有心气虚、肺气虚、脾气虚、肝气虚和肾气虚，血虚有肝血虚，阴虚有心阴虚、肺阴虚和肾阴虚；

实证即心络脉瘀阻、胃有瘀血和实热证。

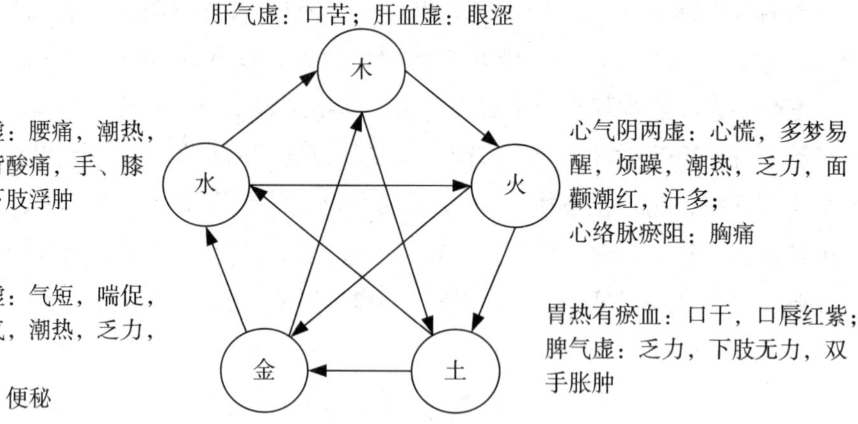


**图 2-9-19-2　五行－五脏－疾病分析图（案例 19）**

**7. 辨证施膳与禁忌分析**

本患者应适当摄入酸味食品，避免饮食生冷冰镇食品和辛辣食品，不能吃含碱和苏打食品，不宜故意多喝水。注意多加休息，避免劳累，进行适度有氧运动。

**8. 预后分析**

本案例若以上述药物配伍作为基本方，加减治疗 2～3 个月可以收到显著的临床效果，但其冠心病心肌缺血、心绞痛和高血压则需要长期调养和不间断的治疗。

## 案例 20

本案例是以心络脉瘀阻为主要证候，同时伴有心阴阳两虚、胃有瘀血、胃火旺盛、胃气上逆、胃阳虚、肾阳虚、脾阳虚、肺气虚、肝阳上亢证候出现。

李某，女，65 岁，初诊时间为 2007 年 10 月 18 日。

主诉：左侧胃脘疼痛、甚则累及左侧后背疼痛 5～6 年，伴全身酸软乏力，畏寒，劳累及情志不舒，近 3 日加重。

现病史：患者 5～6 年前无明显诱因出现左侧胃脘疼痛、甚则累及左侧后背疼痛，全身酸软乏力，畏寒，劳累及情志不舒。近 3 日加重，伴有呃逆，烧心，胃凉，胸闷，憋气，头痛，乏力，畏寒，口唇红紫，面目浮肿，面潮红，下肢浮肿、无力，头发斑白、稀疏。睡眠可，腹泻，小便通畅。舌质淡红尖红，苔薄黄，脉沉弦细。

检查：心电图示心肌缺血；心率为 77 次 / 分钟；血压为 146/72mmHg；胃镜示慢性胆汁反流性胃炎；腹部 B 超示肝、胆、胰、脾、肾未见异常。

西医诊断：

主要诊断：冠心病心肌缺血、心绞痛；慢性胆汁反流性胃炎、胃肠动力不足。

其他诊断：高血压。

中医诊断：

主要诊断：胸痹；胃脘痛。

其他诊断：呃逆；烧心；水肿；头痛；痹证。

依据本案例的四诊症状和体征，对其进行辨证论治的过程分析，具体步骤和结果见表 2-9-20-1 和表 2-9-20-2。

**表 2-9-20-1　四诊症状和体征的脏腑及气血阴阳归属定位分析（案例 20）**

| 脏腑及气血阴阳 | | 四诊症状和体征 |
|---|---|---|
| 五脏 | 心 | 主血脉：左胸痛；面：面潮红 |
| | 脾 | 主运化：腹泻；四肢：下肢无力；唇：口唇红紫 |
| | 肝 | 主藏血：头痛 |
| | 肾 | 主水：下肢浮肿；主骨：左后背疼痛；发：头发斑白、稀疏 |
| | 肺 | 主气司呼吸：胸闷，憋气；主通调水道：面目浮肿 |
| 五腑 | 小肠 | — |
| | 胃 | 主和降：呃逆，烧心，左胃脘疼痛，胃凉 |
| | 胆 | — |
| | 膀胱 | — |
| | 大肠 | — |
| 气血阴阳 | 气 | 乏力 |
| | 血 | — |
| | 阴 | — |
| | 阳 | 畏寒 |

**表 2-9-20-2　中医四态五阶段辨证分析（案例 20）**

| | | | | | | | | |
|---|---|---|---|---|---|---|---|---|
| 隐态系统 | 隐性病变 | 舌质淡红尖红，苔薄黄，脉沉弦细 | | | | | | |
| | 显性病变 | 左胸痛，畏寒，乏力 | 左胃脘疼痛，呃逆，烧心 | 胃凉 | 腹泻，畏寒，乏力 | 畏寒，乏力 | 胸闷，憋气，乏力 | 头痛 |
| 显态系统 | 隐性病变 | 面潮红 | 口唇红紫 | — | 下肢无力 | 左后背疼痛，头发斑白 | — | — |
| | 显性病变 | — | — | — | — | 下肢浮肿，头发稀疏 | 面目浮肿 | — |
| 证候群 | | 心阴阳两虚，心络脉瘀阻 | 胃火旺盛，胃有瘀血，胃气上逆 | 胃阳虚 | 脾阳虚，脾失运化 | 肾阳虚 | 肺气虚，肺失宣降 | 肝阳上亢 |
| 治法 | | 温心阳祛寒，滋心阴，退虚热，通心络止痛 | 清胃降火，化瘀，降逆止呃 | 温胃阳，祛寒 | 温脾祛寒，健脾止泻 | 补肾阳，祛寒，利水消肿，生发乌发 | 补益肺气，宣肺消肿，宽胸顺气 | 平肝潜阳 |
| 对应方剂或药物 | | 丹参，附子汤，百合地黄汤，胡黄连 | 玉女煎，橘皮竹茹汤，丹参，延胡索 | 理中丸 | 理中丸 | 济生肾气丸，何首乌 | 四君子汤，五皮饮，瓜蒌，薤白 | 天麻钩藤饮 |

## 精准论治

**1. 方剂与证候的对应分析**

本患者的主要证候为心络脉瘀阻，兼见心阴阳两虚、胃有瘀血、胃火旺盛、胃气上逆、胃阳虚、肾阳虚、脾阳虚、肺气虚、肝阳上亢证候。丹参活血通络止痛以治疗心络脉瘀阻出现的“左胸痛”；心阴阳两虚出现的“畏寒、乏力、面潮红”可选用附子汤合百合地黄汤以温心阳祛寒、滋心阴、退虚热；“左胃脘疼痛、口唇红紫”为胃热有瘀血的表现，选用丹参、延胡索以清热活血、通络止痛；针对胃气上逆出现的“呃逆”可选用橘皮竹茹汤以降逆止呃；“烧心”为胃火旺盛之象，选用玉女煎以清胃降火；胃阳虚出现的“胃凉”选用理中丸以温胃阳祛寒；脾阳虚出现的“腹泻、畏寒、乏力、下肢无力”，可选用理中丸以温脾祛寒止泻；济生肾气丸补肾阳祛寒、利水消肿用以治疗肾阳虚出现的“畏寒、乏力、左后背疼痛、下肢浮肿”；肺气虚出现的“胸闷、憋气、乏力、面目浮肿”选用四君子汤合五皮饮加瓜蒌、薤白，以补益肺气、宣肺消肿、宽胸顺气；肝阳上亢出现的“头痛”选用天麻钩藤饮以平肝潜阳。

**2. 药物与疾病、证候、症状的对应分析**

在“方证”对应的基础上，最终目的是实现药物“对病、对证、对症”的精准对应。本案例证候与方剂的精准对应关系具体见表 2-9-20-3。

**表 2-9-20-3　证候与方剂的精准对应关系（案例 20）**

| 证候 | | 方剂 | 药物 |
|---|---|---|---|
| 主要证候 | 心阴阳两虚 | 附子汤 | 附子，茯苓，党参，白术，白芍 |
| | | 百合地黄汤 | 百合，生地黄 |
| | 心络脉瘀阻 | — | 丹参 |
| 其他证候 | 胃火旺盛 | 玉女煎 | 石膏，熟地黄，知母，麦冬，川牛膝 |
| | 胃有瘀血 | — | 丹参，延胡索 |
| | 胃气上逆 | 橘皮竹茹汤 | 陈皮，竹茹，党参，甘草 |
| | 胃阳虚 | 理中丸 | 干姜，党参，白术，炙甘草 |
| | 脾阳虚 | 理中丸 | 干姜，党参，白术，炙甘草 |
| | 肾阳虚 | 济生肾气丸 | 车前子，川牛膝，附子，肉桂，熟地黄，山药，山茱萸，茯苓，泽泻，牡丹皮 |
| | 肺气虚 | 四君子汤 | 党参，白术，茯苓，甘草 |
| | 失宣降 | 五皮饮 + 瓜蒌，薤白 | 陈皮，生姜皮，茯苓皮，大腹皮，桑白皮，瓜蒌，薤白 |
| | 肝阳上亢 | 天麻钩藤饮 | 天麻，钩藤，石决明，栀子，黄芩，杜仲，桑寄生，川牛膝，夜交藤，朱茯神，益母草 |

依据上表中方剂和药物的基本信息，筛选本案例治疗过程中每个具体症状所要对应

的具体药物，结果见表 2–9–20–4。

**表 2–9–20–4　症状与药物的精准对应关系（案例 20）**

| 症状 | 药物 |
|---|---|
| 左胸痛 | 丹参，川牛膝，延胡索 |
| 左胃脘疼痛 | 丹参，延胡索 |
| 左后背疼痛 | 川牛膝，山药，山茱萸 |
| 面潮红 | 百合，麦冬，胡黄连，川牛膝，丹参 |
| 下肢无力，乏力 | 党参，山药 |
| 呃逆 | 陈皮，竹茹 |
| 烧心 | 知母，麦冬，川牛膝 |
| 口唇红紫 | 丹参 |
| 胃凉，畏寒 | 附子，干姜 |
| 胸闷，憋气 | 瓜蒌，薤白 |
| 腹泻 | 党参，白术，山药 |
| 下肢浮肿 | 车前子，川牛膝，附子，山药，山茱萸，茯苓 |
| 面目浮肿 | 生姜皮，茯苓皮，桑白皮 |
| 头痛 | 天麻，钩藤 |

根据上表信息对本案例的处方用药进行分析，可以得出：心络脉瘀阻出现的“左胸痛”选用丹参、川牛膝、延胡索以通心络止痛；丹参、延胡索活血止痛以治疗胃有瘀血出现的“左胃脘疼痛”；针对“左后背疼痛”选用川牛膝、山药、山茱萸以补肾壮骨；心阴虚出现的“面潮红”选用百合、麦冬、胡黄连、川牛膝、丹参以滋心阴、退虚热；党参、山药益气健脾以治疗脾气虚出现的“下肢无力、乏力”；胃气上逆出现的“呃逆”选用陈皮、竹茹以降逆止呃；针对“烧心”选用知母、麦冬、川牛膝以清胃降火；丹参清胃化瘀以治疗胃热有瘀血出现的“口唇红紫”；胃阳虚出现的“胃凉”选用附子、干姜以温胃祛寒；瓜蒌、薤白宽胸顺气以治疗“胸闷、憋气”；党参、白术、山药益气健脾、燥湿止泻以治疗脾气虚出现的“腹泻”；针对“畏寒”选用附子、干姜以温阳祛寒；肾阳虚出现的“下肢浮肿”选用车前子、川牛膝、附子、山药、山茱萸、茯苓以温肾利水；生姜皮、茯苓皮、桑白皮宣肺利水以治疗肺气虚出现的“面目浮肿”；肝阳上亢出现的“头痛”选用天麻、钩藤以平肝潜阳。

从药物与疾病对应关系的角度来分析，本案例冠心病心肌缺血、心绞痛可选用的药物为丹参、三七，高血压可选用的药物为罗布麻，慢性胆汁反流性胃炎可选用的药物为山楂、乌梅、川牛膝、山药、山茱萸，诸药合用以增强疗效。

**3. 一药治疗“多病、多证、多症”的对应分析**

依据“方证对应”与“药症对应”的分析，本案例一药对应“多病、多证、多症”的归纳总结如下，具体见表 2–9–20–5。

**表 2-9-20-5　一药对应“多病、多证、多症”分析表（案例 20）**

| 药物 | 症状与疾病 |
|---|---|
| 丹参 | 左胸痛，左胃脘疼痛，面潮红，口唇红紫 |
| 川牛膝 | 左胸痛，左后背疼痛，面潮红，烧心，下肢浮肿 |
| 延胡索 | 左胸痛，左胃脘疼痛 |
| 山药 | 左后背疼痛，下肢无力，乏力，腹泻，下肢浮肿 |
| 山茱萸 | 左后背疼痛，下肢浮肿 |
| 麦冬 | 面潮红，烧心 |
| 党参 | 下肢无力，乏力，腹泻 |
| 附子 | 胃凉，畏寒，下肢浮肿 |
| 茯苓 | 下肢浮肿，面目浮肿 |
| 干姜 | 胃凉，畏寒 |
| 丹参，三七 | 冠心病心肌缺血、心绞痛 |
| 罗布麻 | 高血压 |
| 山楂，乌梅，川牛膝，山药，山茱萸 | 慢性胆汁反流性胃炎 |

**4. 处方**

由于患者有脾气虚出现的“腹泻”，生地黄、熟地黄滋腻碍胃，石膏过于寒凉，用后会加重患者“腹泻”的表现，故没有选用；患者没有腹水的表现，故五皮饮中的大腹皮没有选用；济生肾气丸中的泽泻、牡丹皮没有与之相对应的症状，故舍而不用。

最后，进一步考虑“三因制宜”的原则，本案例的治疗用药如下。

处方：丹参 30 克，三七 10 克，延胡索 10 克，川牛膝 10 克，炒山药 15 克，山茱萸 15 克，百合 30 克，麦冬 15 克，胡黄连 10 克，党参 15 克，陈皮 10 克，竹茹 10 克，知母 10 克，炒山楂 10 克，乌梅 10 克，制附子 6 克，干姜 6 克，瓜蒌 10 克，薤白 10 克，炒白术 10 克，车前子 10 克，茯苓 10 克，桑白皮 10 克，天麻 10 克，钩藤 30 克，罗布麻 30 克，甘草 6 克。方中瓜蒌与附子虽有违“十八反”的配伍禁忌，但在临床实际应用过程中并无任何问题，三七可研末冲服，也可打碎入煎剂，附子宜先煎，钩藤宜后下，水煎服。

**5. 病因与病机演变分析**

本案例由于劳心过度，复有吃碱性食品及晨起喝白水的生活习惯所致。劳累过度，耗伤心肾，出现心阴阳两虚、肾阳虚。心阳不足，无力鼓动血液运行，出现心络脉瘀阻。吃碱性食品及晨起喝白水，损伤脾胃的运化能力，出现脾胃阳虚。胃受纳腐熟功能减退，胃失和降，出现胃气上逆；胃脘气机不畅，日久影响血液运行，出现胃有瘀血；饮食滞而不化，郁而化火，出现胃火旺盛。心虚“子盗母气”，加之脾虚，肝失充养，出现肝阳上亢。脾虚导致肺气虚，为“土不生金”。具体见图 2-9-20-1。

由上可得，本患者的病证以心络脉瘀阻为主。心络脉瘀阻，心血运行不畅，故见“左胸痛”；心阴虚，阴不制阳，虚热上扰，则见“面潮红”；心阳虚，温煦失职，则见“畏寒、乏力”；胃有瘀血，则见“左胃脘疼痛、口唇红紫”；胃失和降，胃气上逆，则见“呃逆”；“烧心”为胃火旺盛的表现；胃阳不足，胃失温煦，则见“胃凉”。肾阳虚，腰府失于温煦，则见“左后背疼痛”，肾主水的功能减退，下焦水液代谢不利，则见“下肢浮肿”。脾阳虚，气血化生不足，下肢失于充养，则见“下肢无力、乏力”；脾失健运，则见“腹泻”。肺气虚，肺失宣降，则见“胸闷、憋气、乏力”；肺主通调水道的功能减退，上焦水液代谢不利，则见“面目浮肿”。肝阳上亢，上扰清窍，则见“头痛”。“畏寒”为心脾肾阳虚的共有表现。

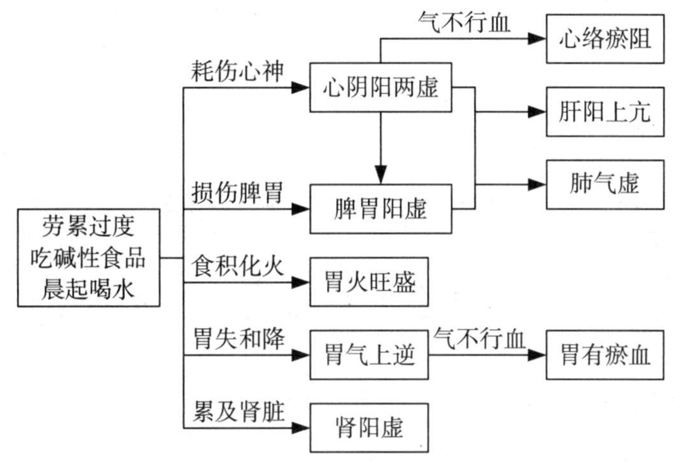


**图 2-9-20-1　病因病机演变过程图（案例 20）**

本案例涉及心、肝、脾、肺、肾五个脏和胃腑，属于“五脏同病”，具体见图 2-9-20-2。

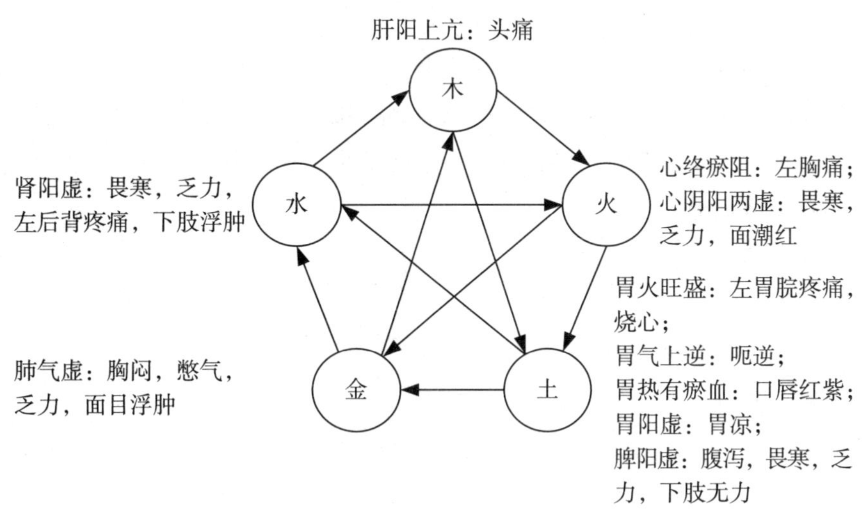


**图 2-9-20-2　五行 – 五脏 – 疾病分析图（案例 20）**

**6. 证候的寒热虚实性质分析**

本患者的病证存在“寒热错杂、虚实夹杂”的特点。“寒”为脾胃阳虚、心肾阳虚所表现出的虚寒；“热”为胃火旺盛所表现出的实热和心阴虚所表现出的虚热；“虚”包括气虚和阳虚，气虚为肺气虚；“实”为实热、气逆和瘀血，气逆为胃气上逆，瘀血为心络脉瘀阻和胃有瘀血。

**7. 辨证施膳与禁忌分析**

本患者的膳食辨证调养，应注意多休息，避免劳累，戒掉吃碱性食及晨起喝白水的不良生活习惯，宜清淡饮食，以酸味或酸甜味的食品为主，避免辛辣及肥甘厚腻之品。

**8. 预后分析**

本案例若以上述药物配伍作为基本方，加减治疗 2～3 个月可以收到显著的临床效果，但其冠心病心肌缺血、心绞痛和高血压则需要长期调养和不间断的治疗。

# 第十节　以心火旺盛为主证的案例

本节分析以心火旺盛为主证的辨证论治过程，具体见案例 21。

## 案例 21

本案例是以心火旺盛为主要证候，同时伴有大肠津亏、心气血两虚、脾阳虚、胃热证候出现。

储某，女，21 岁，初诊时间为 2008 年 4 月 25 日。

主诉：面部潮红、发热 3 个周，伴大便不畅、偏干，近日加重。

现病史：患者 3 个周前无明显诱因出现面部潮红、发热，伴大便不畅、偏干，3～4 日一次。近日加重，伴有乏力，口唇发红，手足发凉。睡眠多梦易醒，小便通畅。舌质淡白红，苔白，脉沉细。

西医诊断：面部皮肤过敏。

中医诊断：

主要诊断：面红发热。

其他诊断：便秘。

依据本案例的四诊症状和体征，对其进行辨证论治的过程分析，具体步骤和结果见表 2–10–21–1 和表 2–10–21–2。

**表 2-10-21-1　四诊症状和体征的脏腑及气血阴阳归属定位分析（案例 21）**

| 脏腑及气血阴阳 | | 四诊症状和体征 |
|---|---|---|
| 五脏 | 心 | 神：多梦易醒；面：面部潮红、发热 |
| | 脾 | 四肢：手足发凉；唇：口唇发红 |
| | 肝 | — |
| | 肾 | — |
| | 肺 | — |
| 五腑 | 小肠 | — |
| | 胃 | — |
| | 胆 | — |
| | 膀胱 | — |
| | 大肠 | 便秘 |
| 气血阴阳 | 气 | 乏力 |
| | 血 | — |
| | 阴 | — |
| | 阳 | — |

**表 2-10-21-2　中医四态五阶段辨证分析（案例 21）**

| 隐态系统 | 隐性病变 | 舌质淡白红，苔白，脉沉细 | | | | |
|---|---|---|---|---|---|---|
| | 显性病变 | — | 乏力，多梦易醒 | 便秘 | 乏力 | 口唇发红 |
| 显态系统 | 隐性病变 | 面部潮红、发热 | — | — | 手足发凉 | — |
| | 显性病变 | — | — | — | — | — |
| 证候群 | | 心火旺盛 | 心气血两虚 | 大肠津亏 | 脾阳虚，脾失运化 | 胃热 |
| 治法 | | 清心泻火 | 补心气，养心血，安心神 | 润肠通便 | 温脾祛寒 | 清胃泻火 |
| 对应方剂或药物 | | 泻心汤 | 养心汤 | 麻子仁丸 | 理中丸 | 玉女煎 |

## 精准论治

### 1. 方剂与证候的对应分析

本患者的主要证候为心火旺盛，兼见大肠津亏、心气血两虚、脾阳虚、胃热证候。心火旺盛出现的“面部潮红、发热”选用泻心汤以清心泻火；养心汤可补心气、养心血、安心神，用以治疗心气血两虚出现的“多梦易醒、乏力”；麻子仁丸润肠通便以治疗大肠津亏出现的“便秘”；“手足发凉、乏力”为脾阳虚的表现，选用理中丸以温脾祛寒；胃热出现的“口唇发红”可选用玉女煎以清胃泻火。

### 2. 药物与疾病、证候、症状的对应分析

在“方证”对应的基础上，最终目的是实现药物“对病、对证、对症”的精准对应。本案例证候与方剂的精准对应关系具体见表 2-10-21-3。

表 2-10-21-3 证候与方剂的精准对应关系（案例 21）

| 证候 | | 方剂 | 药物 |
|---|---|---|---|
| 主要证候 | 心火旺盛 | 泻心汤 | 黄连，黄芩，大黄 |
| 其他证候 | 大肠津亏 | 麻子仁丸 | 火麻仁，白芍，枳实，大黄，厚朴，杏仁，蜂蜜 |
| | 心气血两虚 | 养心汤 | 黄芪，茯苓，茯神，当归，川芎，炙甘草，法半夏，柏子仁，酸枣仁，远志，五味子，党参，肉桂 |
| | 脾阳虚 | 理中丸 | 党参，白术，干姜，炙甘草 |
| | 胃热 | 玉女煎 | 熟地黄，石膏，知母，麦冬，川牛膝 |

依据上表中方剂和药物的基本信息，筛选本案例治疗过程中每个具体症状所要对应的具体药物，结果见表 2-10-21-4。

表 2-10-21-4 症状与药物的精准对应关系（案例 21）

| 症状 | 药物 |
|---|---|
| 面部潮红、发热 | 黄连，黄芩，大黄，知母，麦冬，川牛膝 |
| 便秘 | 火麻仁，白芍，大黄，当归，知母，麦冬，石膏 |
| 乏力 | 党参 |
| 口唇发红 | 石膏，知母，麦冬，川牛膝 |
| 手足发凉 | 干姜 |
| 多梦易醒 | 酸枣仁，当归 |

根据上表信息对本案例的处方用药进行分析，可以得出：心火旺盛出现的“面部潮红、发热”选用黄连、黄芩、大黄、知母、麦冬、川牛膝以清心降火；针对“便秘”选用火麻仁、白芍、大黄、当归、知母、麦冬、石膏以润肠通便；党参益气以治疗“乏力”；胃火旺盛出现的“口唇发红”选用知母、麦冬、川牛膝、石膏以清胃降火；干姜温脾祛寒以治疗脾阳虚出现的“手足发凉”；针对“多梦易醒”选用酸枣仁、当归以养心安神。

从药物与疾病对应关系的角度来分析，本案例无特别药物选用。

**3. 一药治疗“多病、多证、多症”的对应分析**

依据“方证对应”与“药症对应”的分析，本案例一药对应“多病、多证、多症”的归纳总结如下，具体见表 2-10-21-5。

表 2-10-21-5 一药对应“多病、多证、多症”分析表（案例 21）

| 药物 | 症状 |
|---|---|
| 知母，麦冬 | 面部潮红、发热，口唇发红，便秘 |
| 川牛膝 | 面部潮红、发热，口唇发红 |
| 当归 | 便秘，多梦易醒 |
| 大黄 | 面部潮红、发热，便秘 |
| 石膏 | 口唇发红，便秘 |

**4. 处方**

由于患者没有明显的脾失健运的表现，故理中丸中的白术没有选用；针对大肠津亏出现的“便秘”从麻子仁丸中选取火麻仁、白芍、大黄以润肠通便，药力足够，其他药物舍而不用；养心汤中的黄芪、川芎、半夏、柏子仁、茯苓、远志、五味子、肉桂和玉女煎中的熟地黄等药物由于没有与之相对应的症状，故在方剂的加减化裁中删而不用。

最后，进一步考虑“三因制宜”的原则，本案例的治疗用药如下。

处方：黄连15克，黄芩10克，大黄10克，知母10克，麦冬10克，川牛膝10克，火麻仁10克，炒白芍10克，当归10克，石膏10克，党参10克，干姜6克，炒枣仁10克，甘草6克。方中石膏宜先煎，大黄宜后下，水煎服。由于方中有石膏，故煎煮后需沉淀20分钟后再服用。

**5. 病因与病机演变分析**

本案例患者由于嗜食寒凉冰镇食品，损伤脾阳，出现脾阳虚。脾虚，气血化生不足，心失充养，则见心气血两虚。脾不升清，则胃不降浊，胃的受纳腐熟功能减退，饮食物滞而不化，郁而化热，出现胃热。胃热上冲于心，出现心火旺盛。胃热耗伤肠道津液，大肠传导不利，则出现大肠津亏证候。具体见图2–10–21–1。

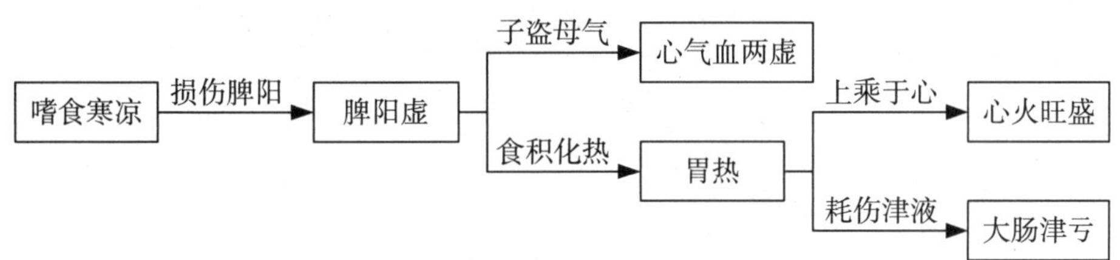


**图2–10–21–1　病因病机演变过程图（案例21）**

由上可得，本患者的病证以心火旺盛为主。心火旺盛，上冲于面，则见“面部潮红、发热”；心血虚，心神失养，出现“多梦易醒”。“便秘”为大肠津亏的表现。脾阳虚，四肢失于温煦，则见“手足发凉”。“口唇发红”为胃热的征象。“乏力”为心脾气虚的共有表现。

本案例涉及心、脾两个脏和胃、大肠两腑，具体见图2–10–21–2。

**6. 证候的寒热虚实性质分析**

本患者的病证存在“寒热错杂、虚实夹杂”的特点。“寒”为脾阳虚所表现出的虚寒；“热”为心火旺盛、胃热所表现出的实热；“虚”包括气虚、血虚、阳虚和津亏，气虚为心气虚，血虚为心血虚，阳虚为脾阳虚，津亏表现于大肠；“实”为实热。

**7. 辨证施膳与禁忌分析**

本患者应戒掉吃冰镇食品的习惯，适当摄入酸味食品，进行适度有氧运动。

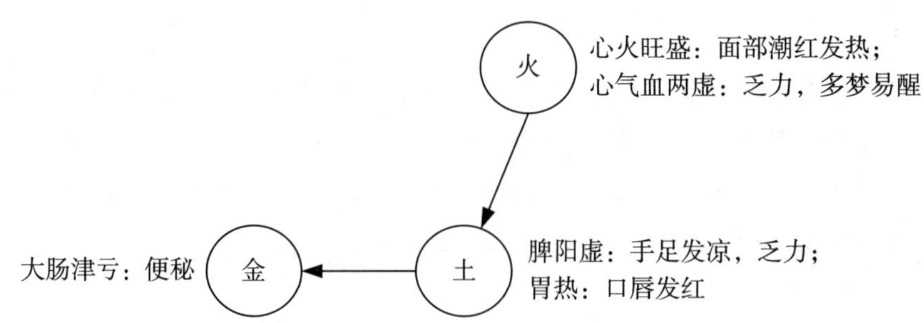


**图 2-10-21-2　五行 - 五脏 - 疾病分析图（案例 21）**

**8. 预后分析**

本案例若以上述药物配伍作为基本方，加减治疗 1 个月左右，可以获得显著的临床疗效。

# 第三章

# 脾脏常见证候的辨证论治路径和规律

## 第一节　脾脏常见证候的理法方药对应关系

脾脏的常见证候有10个，其中有脾气虚、脾虚气陷、脾阳虚、脾不统血等4个虚证，有寒湿困脾、湿热蕴脾、脾气郁滞、脾络瘀血以及水气凌心、水饮内停等6个实证。这些证候的四诊症状和体征的定性问题，以及对应的治法、方剂和药物，分析如下。

### 一、脾气虚

#### （一）脾气虚证候四诊症状和体征的定性

纳呆，腹胀或腹部痞闷、痞硬，腹隐痛，腹鸣，腹泻，肢体倦怠，消瘦或肥胖，双手肿胀或浮肿，面色淡黄或萎黄，手足淡黄或萎黄，或手足淡白，口唇淡白，口淡无味，口淡不渴，乏力。舌淡苔白，脉缓或弱。

#### （二）脾气虚证候的理法方药对应关系

脾气虚证候的理法方药对应关系，具体见表3–1–1。

**表3–1–1　脾气虚证候的理法方药对应关系**

| 脾脏功能与络属 | | 症状和体征 | 治法 | 方剂 | 药物 |
|---|---|---|---|---|---|
| 功能 | 主运化水谷 | 纳呆 | 健脾消食 | 健脾丸 | 党参，白术，麦芽，山楂，甘草 |
| | | 腹胀 | 健脾理气 | 四君子汤+木香，厚朴 | 党参，白术，茯苓，甘草，木香，厚朴 |
| | | 腹部痞闷 | 健脾理气，祛痞 | 枳术丸 | 枳实，白术 |
| | | 腹隐痛 | 健脾止痛 | 小建中汤 | 桂枝，芍药，饴糖，生姜，大枣，甘草 |

续表

<table>
<tr><th colspan="2">脾脏功能与络属</th><th>症状和体征</th><th>治法</th><th>方剂</th><th>药物</th></tr>
<tr><td rowspan="2">功能</td><td rowspan="2">主运化水湿</td><td>腹鸣</td><td>健脾化湿</td><td>苓桂术甘汤</td><td>茯苓，桂枝，白术，甘草</td></tr>
<tr><td>腹泻</td><td>健脾益气，渗湿止泻</td><td>参苓白术散</td><td>党参，白术，茯苓，莲子仁，薏苡仁，白扁豆，山药，砂仁，桔梗</td></tr>
<tr><td rowspan="8">络属</td><td>开窍于口</td><td>口淡无味，口淡不渴</td><td>益气醒脾</td><td>健脾丸</td><td>党参，白术，麦芽，山楂，甘草</td></tr>
<tr><td>其华在唇</td><td>口唇淡白</td><td>健脾益气</td><td>四君子汤</td><td>党参，白术，茯苓，甘草</td></tr>
<tr><td rowspan="5">五体合肉主四肢</td><td>肢体倦怠</td><td>健脾益气</td><td>四君子汤</td><td>党参，白术，茯苓，甘草</td></tr>
<tr><td>消瘦</td><td>健脾益气</td><td>健脾丸</td><td>党参，白术，麦芽，山楂，甘草</td></tr>
<tr><td>肥胖</td><td>健脾化湿</td><td>二陈汤</td><td>半夏，陈皮，茯苓，乌梅，甘草</td></tr>
<tr><td>双手肿胀（或浮肿）</td><td>健脾利水消肿</td><td>五苓散</td><td>白术，茯苓，桂枝，泽泻，猪苓</td></tr>
<tr><td>手足淡白</td><td>健脾益气</td><td>四君子汤</td><td>党参，白术，茯苓，甘草</td></tr>
<tr><td>五色为黄</td><td>手足面色淡黄或萎黄</td><td>健脾生血养荣</td><td>小建中汤</td><td>白芍，桂枝，甘草，饴糖</td></tr>
<tr><td>其他</td><td>气虚</td><td>乏力</td><td>健脾益气</td><td>四君子汤</td><td>党参，白术，茯苓，甘草</td></tr>
</table>

## 二、脾虚气陷

### （一）脾虚气陷证候四诊症状和体征的定性

脘腹重坠作胀、食后益甚，或肛门重坠，或久泄不止，脱肛，或内脏胞宫下垂，或小便浑浊如米泔，或头晕，伴纳呆、肢体倦怠、面色淡黄或萎黄、手足淡黄或萎黄、或手足淡白、口唇淡白、便溏、乏力。舌淡苔白，脉缓或弱。

### （二）脾虚气陷证候的理法方药对应关系

脾虚气陷证候的理法方药对应关系，具体见表 3–1–2。

**表 3–1–2　脾虚气陷证候的理法方药对应关系**

<table>
<tr><th colspan="2">脾脏功能与络属</th><th>症状和体征</th><th>治法</th><th>方剂</th><th>药物</th></tr>
<tr><td rowspan="3">功能</td><td>主运化水谷</td><td>纳呆</td><td>益气健脾</td><td>健脾丸</td><td>党参，白术，麦芽，山楂，甘草</td></tr>
<tr><td>主运化水湿</td><td>便溏</td><td>健脾益气，渗湿止泻</td><td>参苓白术散</td><td>党参，白术，茯苓，莲子仁，薏苡仁，白扁豆，山药，砂仁，桔梗</td></tr>
<tr><td>主升清</td><td>脘腹重坠作胀、食后益甚，或内脏胞宫下垂</td><td>健脾益气，理气升阳举陷</td><td>补中益气汤</td><td>黄芪，党参，白术，甘草，柴胡，升麻，陈皮</td></tr>
</table>

续表

| 脾脏功能与络属 | | 症状和体征 | 治法 | 方剂 | 药物 |
|---|---|---|---|---|---|
| 功能 | 主升清 | 小便浑浊如米泔 | 健脾益气，利湿化浊 | 四君子汤+萆薢分清饮 | 党参，白术，茯苓，甘草，萆薢，益智仁，菖蒲，乌药 |
| | | 肛门重坠、脱肛，或头晕 | 健脾益气升阳 | 补中益气汤 | 黄芪，党参，白术，甘草，柴胡，升麻，陈皮 |
| | | 或久泄不止 | 健脾益气渗湿止泻 | 参苓白术散 | 党参，白术，茯苓，莲子仁，薏苡仁，白扁豆，山药，砂仁，桔梗 |
| 络属 | 开窍于口 | 口淡无味 | 健脾消食 | 健脾丸 | 党参，白术，麦芽，山楂，甘草 |
| | 其华在唇 | 口唇淡白 | 健脾益气 | 四君子汤 | 党参，白术，茯苓，甘草 |
| | 五体合肉，主四肢 | 肢体倦怠，手足淡白 | 健脾益气 | 四君子汤 | 党参，白术，茯苓，甘草 |
| | 五色为黄 | 手足、面色淡黄或萎黄 | 健脾生血养荣 | 小建中汤 | 白芍，桂枝，甘草，饴糖 |
| 其他 | 气虚 | 乏力 | 健脾益气 | 四君子汤 | 党参，白术，茯苓，甘草 |

## 三、脾阳虚

### （一）脾阳虚证候四诊症状和体征的定性

腹凉，肢体或手足发凉，畏寒，纳呆，腹胀，或腹部痞闷或痞硬，腹痛绵绵、喜温喜按，腹鸣，腹泻，肢体倦怠，消瘦，或肥胖，双手肿胀或浮肿，面色淡黄或萎黄，手足淡黄或萎黄，或手足淡白，口唇淡白，口淡无味，口淡不渴，乏力。舌质淡胖或有齿痕，舌苔白滑，脉沉迟无力。

### （二）脾阳虚证候的理法方药对应关系

脾阳虚证候的理法方药对应关系，具体见表3–1–3。

**表3–1–3　脾阳虚证候的理法方药对应关系**

| 脾脏功能与络属 | | 症状和体征 | 治法 | 方剂 | 药物 |
|---|---|---|---|---|---|
| 功能 | 主运化水谷 | 腹凉 | 温中散寒 | 附子理中丸 | 附子，党参，白术，干姜，甘草 |
| | | 纳呆 | 健脾消食 | 健脾丸 | 党参，白术，麦芽，山楂，甘草 |
| | | 腹胀 | 健脾理气 | 四君子汤+木香，厚朴 | 党参，白术，茯苓，甘草，木香，厚朴 |
| | | 腹部痞闷或痞硬 | 健脾理气祛痞 | 枳术丸 | 枳实，白术 |
| | | 腹痛绵绵、喜温喜按 | 温中散寒止痛 | 附子理中丸 | 附子，党参，白术，干姜，甘草 |

续表

| 脾脏功能与络属 | | 症状和体征 | 治法 | 方剂 | 药物 |
|---|---|---|---|---|---|
| 功能 | 主运化水湿 | 腹鸣 | 健脾化湿 | 苓桂术甘汤 | 茯苓，桂枝，白术，甘草 |
| | | 腹泻 | 健脾化湿<br>渗湿止泻 | 参苓白术散 | 党参，白术，茯苓，莲子仁，薏苡仁，山药，白扁豆，砂仁，桔梗 |
| 络属 | 开窍于口 | 口淡不渴<br>口淡无味 | 益气醒脾 | 健脾丸 | 党参，白术，麦芽，山楂，甘草 |
| | 其华在唇 | 口唇淡白 | 健脾益气 | 四君子汤 | 党参，白术，茯苓，甘草 |
| | 五体合肉<br>主四肢 | 手足发凉 | 温阳健脾 | 理中丸 | 党参，白术，干姜，甘草 |
| | | 肢体倦怠 | 健脾益气 | 四君子汤 | 党参，白术，茯苓，甘草 |
| | | 手足淡白 | 健脾益气 | 四君子汤 | 党参，白术，茯苓，甘草 |
| | | 消瘦 | 健脾益气 | 健脾丸 | 党参，白术，麦芽，山楂，甘草 |
| | | 肥胖 | 健脾化湿 | 二陈汤 | 半夏，陈皮，茯苓，乌梅，甘草 |
| | | 双手肿胀<br>（或浮肿） | 健脾利水<br>消肿 | 五苓散 | 白术，茯苓，桂枝，泽泻，猪苓 |
| | 五色为黄 | 手足、面色<br>淡黄或萎黄 | 健脾生血<br>养荣 | 小建中汤 | 白芍，桂枝，甘草，饴糖 |
| 其他 | 阳虚 | 畏寒 | 温中散寒 | 附子理中丸 | 附子，干姜 |
| | 气虚 | 乏力 | 健脾益气 | 四君子汤 | 党参，白术，茯苓，甘草 |

## 四、脾不统血

### （一）脾不统血证候四诊症状和体征的定性

纳呆，便血，或尿血，或吐血，或鼻衄，或紫斑，或妇女月经过多、崩漏，面色萎黄，乏力，少气，懒言，便溏。舌淡，脉细无力。

### （二）脾不统血证候的理法方药对应关系

脾不统血证候的理法方药对应关系，具体见表 3–1–4。

**表 3–1–4　脾不统血证候的理法方药对应关系**

| 脾脏功能与络属 | | 症状和体征 | 治法 | 方剂 | 药物 |
|---|---|---|---|---|---|
| 功能 | 主运化水谷 | 纳呆 | 健脾消食 | 健脾丸 | 党参，白术，麦芽，山楂，甘草 |
| | 主运化水湿 | 便溏 | 渗湿止泻 | 参苓白术散 | 党参，白术，茯苓，莲子仁，薏苡仁，白扁豆，山药，砂仁，桔梗 |
| | 主统血 | 便血，或尿血，或吐血，或鼻衄，或紫斑，或妇女月经过多、崩漏 | 健脾益气<br>摄血 | 归脾汤 | 党参，黄芪，白术，当归，茯苓，甘草 |

续表

| 脾脏功能与络属 | | 症状和体征 | 治法 | 方剂 | 药物 |
|---|---|---|---|---|---|
| 络属 | 开窍于口 | 口淡无味 | 益气醒脾 | 健脾丸 | 党参，白术，麦芽，山楂，甘草 |
| | 其华在唇 | 口唇淡白 | 健脾益气 | 四君子汤 | 党参，白术，茯苓，甘草 |
| | 五体合肉<br>主四肢 | 手足淡白<br>肢体倦怠 | 健脾益气 | 四君子汤 | 党参，白术，茯苓，甘草 |
| | 五色为黄 | 手足、面色淡黄或萎黄 | 健脾生血养荣 | 小建中汤 | 白芍，桂枝，甘草，饴糖 |
| 其他 | 气虚 | 乏力 | 健脾益气 | 四君子汤 | 党参，白术，茯苓，甘草 |

## 五、脾气郁滞

### （一）脾气郁滞证候四诊症状和体征的定性

腹部胀闷，饭后加重、空腹减轻，或劳累后加重。舌质淡白苔薄白，脉弦。

### （二）脾气郁滞证候的理法方药对应关系

脾气郁滞证候的理法方药对应关系，具体见表 3–1–5。

**表 3–1–5　脾气郁滞证候的理法方药对应关系**

| 脾脏功能 | 症状和体征 | 治法 | 方剂 | 药物 |
|---|---|---|---|---|
| 主运化水谷 | 腹部胀闷，饭后加重、空腹减轻，或劳累后加重 | 健脾理气 | 香砂六君子汤 | 党参，白术，茯苓，半夏，陈皮，木香，砂仁，甘草 |

## 六、脾络瘀血

### （一）脾络瘀血证候四诊症状和体征的定性

腹部疼痛、固定不移、或刺痛、或绞痛。舌质淡或暗、紫暗，或有瘀血点、瘀血斑，脉弦。

### （二）脾络瘀血证候的理法方药对应关系

脾络瘀血证候的理法方药对应关系，具体见表 3–1–6。

**表 3–1–6　脾络瘀血证候的理法方药对应关系**

| 脾脏功能 | 症状和体征 | 治法 | 方剂 | 药物 |
|---|---|---|---|---|
| 主统血 | 腹部疼痛，固定不移、或刺痛、或绞痛 | 活血化瘀止痛 | 失笑散 | 蒲黄，五灵脂 |

## 七、寒湿困脾

### （一）寒湿困脾证候四诊症状和体征的定性

腹部胀闷，腹痛，便溏，纳呆，口腻，口淡不渴，头身困重，肢体肿胀，或身目发黄，面色晦暗不泽，舌体淡胖，舌苔白滑或白腻，脉濡缓或沉细。

### （二）寒湿困脾证候的理法方药对应关系

寒湿困脾证候的理法方药对应关系，具体见表 3–1–7。

**表 3–1–7　寒湿困脾证候的理法方药对应关系**

| 脾脏功能与络属 | | 症状和体征 | 治法 | 方剂 | 药物 |
|---|---|---|---|---|---|
| 功能 | 主运化水谷 | 腹部胀闷 | 健脾理气 | 香砂六君子汤 | 木香，砂仁，陈皮，半夏，党参，白术，茯苓，甘草 |
| | | 纳呆 | 健脾消食 | 健脾丸 | 党参，白术，麦芽，山楂，甘草 |
| | | 腹痛 | 温脾散寒止痛 | 理中丸 | 党参，白术，干姜，甘草 |
| | 主运化水湿 | 便溏 | 渗湿止泻 | 参苓白术散 | 党参，白术，茯苓，莲子仁，薏苡仁，白扁豆，山药，砂仁，桔梗 |
| 络属 | 开窍于口 | 口腻 | 健脾化湿 | 平胃散 | 苍术，厚朴，陈皮，甘草 |
| | | 口淡不渴 | 健脾化湿 | 四君子汤＋茵陈术附汤 | 党参，白术，茯苓，茵陈，附子，干姜，甘草，肉桂 |
| | 五体合肉主四肢 | 头身困重 | 健脾化湿 | 茵陈术附汤 | 茵陈，白术，附子，干姜，甘草，肉桂 |
| | | 肢体肿胀 | 温阳健脾利水消肿 | 五苓散 | 桂枝，茯苓，猪苓，白术，泽泻 |
| | 五色为黄 | 身目发黄，面色晦暗不泽 | 健脾化湿 | 茵陈术附汤 | 茵陈，白术，附子，干姜，甘草，肉桂 |

## 八、湿热蕴脾

### （一）湿热蕴脾证候四诊症状和体征的定性

腹部胀闷，纳呆，便溏不爽，肢体困重，或肢体肿胀，口中黏腻，渴不多饮，或身热不扬，汗出不解，或面目发黄色鲜明，皮肤发痒，舌质红，苔黄腻，脉濡数或滑数。

### （二）湿热蕴脾证候的理法方药对应关系

湿热蕴脾证候的理法方药对应关系，具体见表 3–1–8。

**表 3–1–8　湿热蕴脾证候的理法方药对应关系**

| 脾脏功能与络属 | | 症状和体征 | 治法 | 方剂 | 药物 |
|---|---|---|---|---|---|
| 功能 | 主运化水谷 | 腹部胀闷 | 清热化湿理气 | 平胃散＋黄芩，黄连 | 陈皮，苍术，厚朴，黄芩，黄连，甘草 |
| | | 纳呆 | 清热化湿醒脾消食 | 平胃散＋黄芩，黄连，麦芽，山楂 | 陈皮，苍术，厚朴，黄芩，黄连，甘草，麦芽，山楂 |
| | 主运化水湿 | 便溏不爽 | 清热化湿 | 平胃散＋黄芩，黄连，槟榔 | 陈皮，苍术，厚朴，黄芩，黄连，甘草，槟榔 |
| 络属 | 开窍于口 | 口中黏腻，渴不多饮 | 清热利湿 | 三仁汤 | 白豆蔻，薏苡仁，竹叶，滑石，通草，半夏 |
| | 五体合肉主四肢 | 身热不扬，汗出不解肢体困重，或皮肤发痒 | 清热利湿 | 三仁汤 | 白豆蔻，薏苡仁，竹叶，滑石，通草，半夏 |
| | 五色为黄 | 面目发黄色鲜明 | 利湿退黄 | 茵陈蒿汤 | 茵陈蒿，大黄，栀子 |

## 九、脾脏常见证候小结

总结以上脾脏常见证候临床出现的一般症状和体征，在功能紊乱方面表现出的有纳呆，腹胀，腹部胀闷、饭后加重、空腹减轻、或劳累后加重，或腹部痞闷，腹隐痛，腹痛绵绵、喜温喜按，腹痛（发凉喜暖），腹鸣，腹凉，腹泻，脘腹重坠作胀、食后益甚，或内脏胞宫下垂，或小便浑浊如米泔，或肛门重坠，或头晕，或久泄不止，脱肛，便血，或尿血，或吐血，或鼻衄，或紫斑，或妇女月经过多，崩漏等 24 个。

脾脏证候在络属方面表现出的症状和体征有口淡无味，口淡不渴，口腻，渴不多饮，口唇淡白，肢体倦怠，消瘦，或肥胖，双手肿胀（或浮肿），手足淡白，手足发凉，头身困重，肢体肿胀，或身热不扬，汗出不解，肢体困重，或皮肤发痒，面色淡黄或萎黄，手足淡黄或萎黄，身目发黄，面色晦暗不泽，面目发黄、色鲜明等 22 个。其在气血阴阳方面表现出的症状和体征有乏力，畏寒等 2 个。

脾脏常见证候对应的方剂有健脾丸、平胃散、四君子汤、香砂六君子汤、枳术丸、小建中汤、附子理中丸、理中丸、苓桂术甘汤、参苓白术散、补中益气汤、萆薢分清饮、归脾汤、失笑散、茵陈术附汤、三仁汤、五苓散、小建中汤、茵陈蒿汤等 19 个。

汇总脾脏证候的理法方药对应关系，具体见表 3–1–9。

**表 3–1–9　脾脏常见证候的理法方药对应关系表**

| 脾脏功能与络属 | | 症状和体征 | 治法 | 方剂 | 药物 |
|---|---|---|---|---|---|
| 功能 | 主运化水谷 | 纳呆 | 健脾消食（气虚、阳虚） | 健脾丸 | 党参，白术，麦芽，山楂，甘草 |
| | | | 益气健脾（脾虚气陷） | 健脾丸 | 党参，白术，麦芽，山楂，甘草 |

续表

| 脾脏功能与络属 | | 症状和体征 | 治法 | 方剂 | 药物 |
|---|---|---|---|---|---|
| 功能 | 主运化水谷 | 纳呆 | 健脾消食（寒湿） | 健脾丸 | 党参，白术，麦芽，山楂，甘草 |
| | | | 清热化湿，醒脾消食（湿热） | 平胃散＋黄芩，黄连，麦芽，山楂 | 陈皮，苍术，厚朴，黄芩，黄连，甘草，麦芽，山楂 |
| | | | 健脾消食（脾不统血） | 健脾丸 | 党参，白术，麦芽，山楂，甘草 |
| | | 腹胀 | 健脾理气（脾气虚、阳虚） | 四君子汤＋木香，厚朴 | 党参，白术，茯苓，甘草，木香，厚朴 |
| | | | 健脾理气（寒湿） | 香砂六君子汤 | 木香，砂仁，陈皮，半夏，党参，白术，茯苓，甘草 |
| | | | 清热化湿理气（湿热） | 平胃散＋黄芩，黄连 | 陈皮，苍术，厚朴，黄芩，黄连，甘草 |
| | | 腹部胀闷，饭后加重、空腹减轻，或劳累后加重 | 健脾理气（脾气郁滞） | 香砂六君子汤 | 党参，白术，茯苓，半夏，陈皮，木香，砂仁，甘草 |
| | | 腹部痞闷或痞硬 | 健脾理气祛痞（气虚、阳虚） | 枳术丸 | 枳实，白术 |
| | | 腹隐痛 | 健脾止痛（脾气虚） | 小建中汤 | 桂枝，芍药，饴糖，生姜，大枣，甘草 |
| | | 腹痛绵绵、喜温喜按 | 温中散寒止痛（脾阳虚） | 附子理中丸 | 附子，党参，白术，干姜，甘草 |
| | | 腹痛（发凉喜暖） | 温脾散寒止痛（寒湿） | 理中丸 | 党参，白术，干姜，甘草 |
| | | 腹凉 | 温中散寒（脾阳虚） | 附子理中丸 | 附子，党参，白术，干姜，甘草 |
| | 主运化水湿 | 腹鸣 | 健脾化湿（气虚、阳虚） | 苓桂术甘汤 | 茯苓，桂枝，白术，甘草 |
| | | 腹泻 | 健脾益气，渗湿止泻（气虚、阳虚、寒湿） | 参苓白术散 | 党参，白术，茯苓，莲子仁，薏苡仁，白扁豆，山药，砂仁，桔梗 |
| | | | 清热化湿（湿热） | 平胃散＋黄芩，黄连 | 陈皮，苍术，厚朴，黄芩，黄连，甘草 |
| | 主升清 | 脘腹重坠作胀、食后益甚或内脏胞宫下垂 | 健脾益气理气，升阳举陷（脾虚气陷） | 补中益气汤 | 黄芪，党参，白术，甘草，柴胡，升麻，陈皮 |
| | | 小便浑浊如米泔 | 健脾益气，利湿化浊（脾虚气陷） | 四君子汤＋萆薢分清饮 | 党参，白术，茯苓，甘草，萆薢，益智仁，菖蒲，乌药 |
| | | 肛门重坠脱肛或头晕 | 健脾益气升阳（脾虚气陷） | 补中益气汤 | 黄芪，党参，白术，甘草，柴胡，升麻，陈皮 |

续表

| 脾脏功能与络属 | | 症状和体征 | 治法 | 方剂 | 药物 |
|---|---|---|---|---|---|
| 功能 | 主升清 | 久泄不止 | 健脾益气，渗湿止泻（脾虚气陷） | 参苓白术散 | 党参，白术，茯苓，莲子仁，薏苡仁，白扁豆，山药，砂仁，桔梗 |
| | 主统血 | 便血，或尿血，或吐血，或鼻衄或紫斑，或妇女月经过多，崩漏 | 健脾益气摄血（脾不统血） | 归脾汤 | 党参，黄芪，白术，当归，茯苓，甘草 |
| | | 腹部疼痛固定不移，或刺痛或绞痛 | 活血化瘀止痛（血瘀） | 失笑散 | 蒲黄，五灵脂 |
| 络属 | 开窍于口 | 口淡无味，口淡不渴 | 益气醒脾（气虚、阳虚） | 健脾丸 | 党参，白术，麦芽，山楂，甘草 |
| | | | 健脾化湿（寒湿） | 四君子汤＋茵陈术附汤 | 党参，白术，茯苓，茵陈，附子，干姜，甘草，肉桂 |
| | | 口腻 | 健脾化湿（寒湿） | 平胃散 | 苍术，厚朴，陈皮，甘草 |
| | | | 清热利湿（湿热） | 三仁汤 | 白豆蔻，薏苡仁，竹叶，滑石，通草，半夏 |
| | | 渴不多饮 | 清热利湿（湿热） | 三仁汤 | 白豆蔻，薏苡仁，竹叶，滑石，通草，半夏 |
| | 其华在唇 | 口唇淡白 | 健脾益气（气虚、阳虚） | 四君子汤 | 党参，白术，茯苓，甘草 |
| | 五体合肉主四肢 | 肢体倦怠手足淡白 | 健脾益气（气虚、阳虚） | 四君子汤 | 党参，白术，茯苓，甘草 |
| | | 消瘦 | 健脾益气（气虚、阳虚） | 健脾丸 | 党参，白术，麦芽，山楂，甘草 |
| | | 肥胖 | 健脾化湿（气虚、阳虚） | 二陈汤 | 半夏，陈皮，茯苓，乌梅，甘草 |
| | | 双手肿胀（或浮肿） | 健脾利水消肿（气虚、阳虚） | 五苓散 | 白术，茯苓，桂枝，泽泻，猪苓 |
| | | 手足发凉 | 健脾益气（脾阳虚） | 理中丸 | 党参，白术，干姜，甘草 |
| | | 头身困重 | 健脾化湿（寒湿） | 茵陈术附汤 | 茵陈，白术，附子，干姜，甘草，肉桂 |
| | | 肢体肿胀 | 温阳健脾，利水消肿（寒湿） | 五苓散 | 桂枝，茯苓，猪苓，白术，泽泻 |
| | | 身热不扬，汗出不解，肢体困重，或皮肤发痒 | 清热利湿（湿热） | 三仁汤 | 白豆蔻，薏苡仁，竹叶，滑石，通草，半夏 |

续表

| 脾脏功能与络属 | | 症状和体征 | 治法 | 方剂 | 药物 |
|---|---|---|---|---|---|
| 络属 | 五色为黄 | 手足、面色淡黄或萎黄 | 健脾生血养荣（脾虚） | 小建中汤 | 白芍，桂枝，甘草，饴糖 |
| | | 身目发黄，面色晦暗不泽 | 健脾化湿（寒湿） | 茵陈术附汤 | 茵陈，白术，附子，干姜，甘草，肉桂 |
| | | 面目发黄色鲜明 | 利湿退黄（湿热） | 茵陈蒿汤 | 茵陈蒿，大黄，栀子 |
| 其他 | 气虚 | 乏力 | 健脾益气 | 四君子汤 | 党参，白术，茯苓，甘草 |
| | 阳虚 | 畏寒 | 温中散寒 | 附子理中丸 | 附子，干姜 |

## 第二节　以脾气虚为主证的案例

脾气虚证候多伴有胃热的证候存在，也会伴有其他脏腑气虚的证候存在，例如会伴有肺气虚、肾气虚、肝气虚等证候的出现，本节分析以脾气虚为主证的辨证论治过程，具体见案例 1 和案例 2。

### 案例 1

腹隐痛为脾脏常见的病证，多由饮食不节诱发，容易累及其他的脏腑而出现相应的病证。本案例是以脾气虚为主要证候，同时伴有心气虚、心络脉瘀阻、胃热、胃有瘀血、肝气虚、肾气虚证候出现。

董某，男，44 岁，初诊时间为 2008 年 3 月 4 日。

主诉：腹部两侧隐痛 2 年余，伴胸痛，近日加重。

现病史：患者 2 年前无明显诱因出现腹部两侧隐痛、酒后明显，伴胸痛。近日加重，伴有口苦，面色淡黄，口唇红紫暗，下肢浮肿、无力，头发斑白、稀疏。睡眠可，大小便调。舌质淡白红暗、边尖有齿痕，苔白薄微黄，脉沉弦细。

检查：心电图示心肌缺血；心率为 69 次 / 分钟；血压为 129/75 mmHg；肠镜示慢性结肠炎；腹部 B 超示肝、胆、胰、脾、肾未见异常。

西医诊断：

主要诊断：慢性结肠炎。

其他诊断：冠心病心肌缺血；胆汁反流性胃炎。

中医诊断：

主要诊断：腹痛。

其他诊断：胸痹；水肿；口苦。

依据本案例的四诊症状和体征，对其进行辨证论治的过程分析，具体步骤和结果见表 3–2–1–1 和表 3–2–1–2。

**表 3–2–1–1　四诊症状和体征的五脏归属定位分析（案例 1）**

| 五脏 | 四诊症状和体征 |
|---|---|
| 心 | 主血脉：胸痛 |
| 脾 | 主运化：腹隐痛；黄色：面色淡黄；四肢：下肢无力；口：口苦；唇：口唇红紫暗 |
| 肝 | — |
| 肾 | 主水：下肢浮肿；发：头发斑白、稀疏 |
| 肺 | — |

**表 3–2–1–2　中医四态五阶段辨证分析（案例 1）**

<table>
<tr><td rowspan="2">隐态系统</td><td>隐性病变</td><td colspan="5">舌质淡白红暗、边尖有齿痕，苔白薄微黄，脉沉弦细</td></tr>
<tr><td>显性病变</td><td>腹隐痛</td><td>胸痛</td><td>—</td><td>口苦</td><td>—</td></tr>
<tr><td rowspan="2">显态系统</td><td>隐性病变</td><td>面色发黄，下肢无力</td><td>—</td><td>口唇红紫暗</td><td>—</td><td>头发斑白</td></tr>
<tr><td>显性病变</td><td>—</td><td>—</td><td>—</td><td>—</td><td>头发稀疏，下肢浮肿</td></tr>
<tr><td colspan="2">证候群</td><td>脾气虚，脾失运化</td><td>心气虚，心络脉瘀阻</td><td>胃热有瘀血</td><td>肝气虚</td><td>肾气虚</td></tr>
<tr><td colspan="2">治法</td><td>健脾止痛</td><td>益心气，通心络止痛</td><td>清胃化瘀</td><td>补肝气，强肝泄</td><td>补肾气，利水消肿，生发乌发</td></tr>
<tr><td colspan="2">对应方剂或药物</td><td>四君子汤，小建中汤</td><td>养心汤，丹参饮</td><td>丹参</td><td>酸味补肝汤</td><td>济生肾气丸，何首乌</td></tr>
</table>

## 精准论治

### 1. 方剂与证候的对应分析

本患者的主要证候为脾气虚，兼见心气虚、心络脉瘀阻、胃热、胃有瘀血、肝气虚、肾气虚证候。脾气虚出现的“腹隐痛、面色发黄、下肢无力”选用四君子汤合小建中汤以健脾益气、通络止痛；养心汤合丹参饮可益心气、通心络止痛，用以治疗心气虚、心络脉瘀阻所表现出的“胸痛”；针对“口唇红紫暗”选用丹参以清胃化瘀；肝气虚所表现出的“口苦”可选用酸味补肝汤以补肝气、强肝泄；济生肾气丸可补肾气、利水消肿，用以治疗肾气虚所表现出的“下肢浮肿”。

### 2. 药物与疾病、证候、症状的对应分析

在“方证”对应的基础上，最终目的是实现药物“对病、对证、对症”的精准对应。本案例证候与方剂的精准对应关系具体见表 3–2–1–3。

表 3-2-1-3 证候与方剂的精准对应关系（案例 1）

| 证候 | | 方剂 | 药物 |
|---|---|---|---|
| 主要证候 | 脾气虚，脾失运化 | 四君子汤 | 党参，白术，茯苓，甘草 |
| | | 小建中汤 | 桂枝，白芍，饴糖，炙甘草 |
| 其他证候 | 心气虚 | 养心汤 | 黄芪，茯苓，茯神，当归，川芎，炙甘草，法半夏，柏子仁，酸枣仁，远志，五味子，党参，肉桂 |
| | 心络脉瘀阻 | 丹参饮 | 丹参，檀香，砂仁 |
| | 胃热有瘀血 | — | 丹参 |
| | 肝气虚 | 酸味补肝汤 | 白芍，山楂，木瓜，香橼，乌梅，川牛膝，赤小豆，五味子，山茱萸，栀子，山药，甘草 |
| | 肾气虚 | 济生肾气丸 | 车前子，川牛膝，附子，肉桂，熟地黄，山药，山茱萸，茯苓，泽泻，牡丹皮 |

依据上表中方剂和药物的基本信息，筛选本案例治疗过程中每个具体症状所要对应的具体药物，结果见表 3-2-1-4。

表 3-2-1-4 症状与药物的精准对应关系（案例 1）

| 症状 | 药物 |
|---|---|
| 腹隐痛 | 党参，白术，茯苓，桂枝，白芍，炙甘草 |
| 胸痛 | 党参，当归，丹参，檀香 |
| 面色发黄 | 桂枝，白芍，饴糖，甘草 |
| 下肢无力 | 党参，山药 |
| 口唇红紫暗 | 丹参 |
| 口苦 | 白芍，乌梅，山药，山茱萸 |
| 下肢浮肿 | 车前子，附子，肉桂，山药，山茱萸，茯苓，泽泻 |

根据上表信息对本案例的处方用药进行分析，可以得出："腹隐痛"为脾气虚、脾络不通的表现，可选用党参、白术、茯苓、桂枝、白芍、炙甘草以益气健脾、缓急止痛；心气虚、心络脉瘀阻所表现出的"胸痛"选用党参、当归、丹参、檀香以益心气、通心络止痛；针对"面色发黄"选用桂枝、白芍、饴糖、甘草以健脾养荣；党参、山药益气健脾以治疗"下肢无力"；丹参功能清胃化瘀，适于胃热有瘀血所表现出的"口唇红紫暗"；肝气虚所表现出的"口苦"选用白芍、乌梅、山药、山茱萸以补肝气、强肝泄；肾气虚所表现出的"下肢浮肿"可用车前子、附子、肉桂、山药、山茱萸、茯苓、泽泻以补肾气、利水消肿。

从药物与疾病对应关系的角度来分析，本案例腹痛可以选用的药物为延胡索、白芍、甘草，诸药合用以增强疗效。

**3. 一药治疗"多病、多证、多症"的对应分析**

依据"方证对应"与"药症对应"的分析，本案例一药对应"多病、多证、多症"的归纳总结如下，具体见表 3-2-1-5。

表 3-2-1-5　一药对应"多病、多证、多症"分析表（案例 1）

| 药物 | 症状与疾病 |
|---|---|
| 党参 | 腹隐痛，胸痛，面色发黄，下肢无力 |
| 茯苓 | 腹隐痛，下肢浮肿 |
| 丹参 | 胸痛，口唇红紫暗 |
| 山药，山茱萸 | 口苦，下肢浮肿 |
| 白芍 | 口苦，腹隐痛，面色发黄 |
| 延胡索，白芍，甘草 | 腹痛 |

**4. 处方**

由于患者没有明显的脾气郁滞征象，故丹参饮中的砂仁没有选用；肝气虚出现的"口苦"从酸味补肝汤中选取白芍、乌梅、山药、山茱萸，效用足够，故其他药物舍而不用；养心汤中的黄芪、川芎、法半夏、柏子仁、酸枣仁、远志、五味子和济生肾气丸中的川牛膝、熟地黄、牡丹皮由于没有对应的症状，故删而不用。

最后，进一步考虑"三因制宜"的原则，本案例的治疗用药如下。

处方：党参 15 克，炒白术 15 克，茯苓 10 克，延胡索 10 克，当归 10 克，丹参 10 克，檀香 10 克，炒山药 10 克，炒白芍 10 克，乌梅 10 克，山茱萸 10 克，车前子 6 克，制附子 3 克，肉桂 3 克，泽泻 6 克，甘草 6 克，饴糖 4 块，生姜 6 片，大枣 6 枚。方中附子宜先煎，檀香宜后下，水煎服。

**5. 病因与病机演变分析**

本案例患者由于经常饮用冰镇啤酒，损伤脾气，出现脾气虚。脾不升清，则胃不降浊，饮食内停于胃，郁而化热，出现胃热；胃失和降，日久导致胃络不通，出现胃脘瘀血。脾虚导致心气虚，为"子盗母气"；心气虚，日久导致心络脉血液运行不畅，出现心络脉瘀阻。脾虚，气血化生不足，肝失充养，则见肝气虚。心、脾、肝气虚，日久累及肾气，出现肾气虚。具体见图 3-2-1-1。

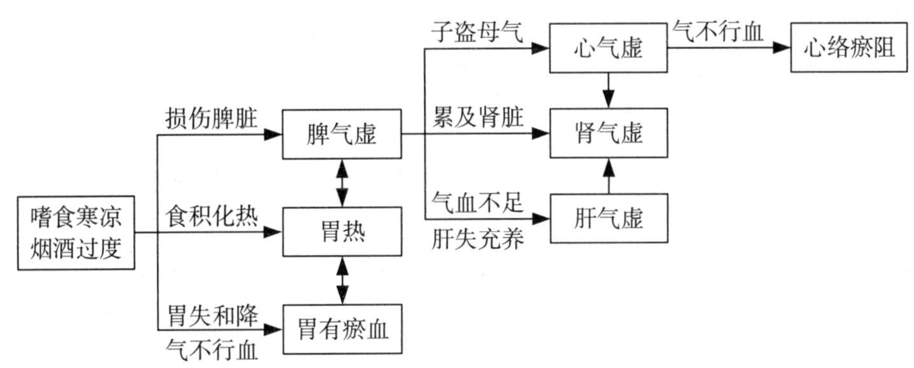


图 3-2-1-1　病因病机演变过程图（案例 1）

通过以上分析，本患者的主要证候为脾气虚。脾气虚，气血化生不足，下肢失于充养，则见“下肢无力”；面部失于荣养，则见“面色发黄”；脾络不通，则见“腹痛”。心气虚，心络脉瘀阻，则见“胸痛”。“口唇红紫暗”为胃有瘀血之象。肝气虚，肝失疏泄，胆汁排泄异常，上逆于胃，承于口，则见“口苦”。肾气虚，肾主水的功能失常，下焦水液代谢不利，则见“下肢浮肿”。

本案例涉及心、肝、脾、肾四个脏和胃腑，具体见图 3-2-1-2。

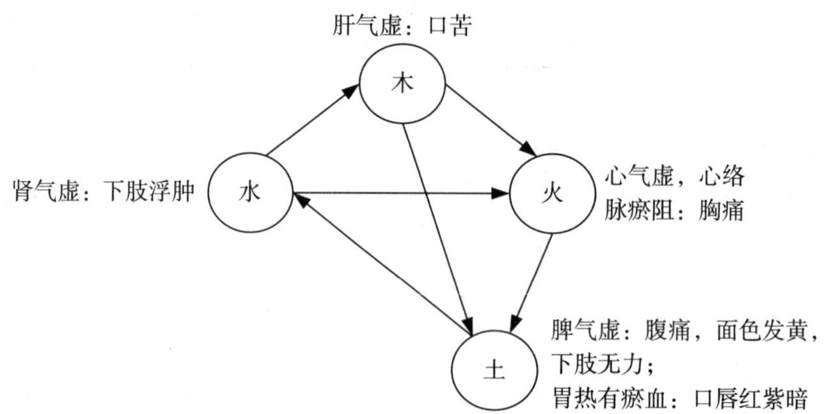


**图 3-2-1-2　五行 – 五脏 – 疾病分析图**

**6. 证候的寒热虚实性质分析**

本患者的病证存在“虚实夹杂”的特点。“虚”为气虚，包括脾气虚、心气虚、肝气虚、肾气虚；“实”为实热、瘀血，实热即胃热，瘀血为心络脉瘀阻、胃脘瘀血。

**7. 辨证施膳与禁忌分析**

本患者应戒掉饮用冰镇啤酒的不良生活习惯，避免生冷及冰镇食品，适当摄入酸味或酸甜味的食品，避免碱性食品，进行适度有氧运动。

**8. 预后分析**

本案例若以上述药物配伍作为基本方，加减治疗 1 个月左右可以收到显著的临床效果，但其冠心病心肌缺血则需要长期调养和不间断的治疗。

## 案例 2

泄泻为脾脏常见的病证，多由饮食不节或受凉诱发，容易累及其他的脏腑而出现相应的病证。本案例是以脾气虚为主要证候，同时伴有心血虚、胃热证候出现。

丛某，男，27 岁，初诊时间为 2008 年 2 月 3 日。

主诉：腹泻 2 年余，每日 1～3 次，饮食不节、情志不舒时明显，近日加重。

现病史：患者 2 年余前无明显诱因出现腹泻，饮食不节、情志不舒时明显。近日加重，伴有腹痛、口干、面色淡白，睡眠可，小便调。舌质淡红、尖红，苔白薄、后白微黄，脉沉细。

检查：心率为 68 次 / 分钟；血压为 130/85mmHg；肠镜示慢性结肠炎；B 超示肝、胆、胰、脾、肾未见异常。

西医诊断：慢性结肠炎、泄泻。

中医诊断：泄泻；腹痛。

依据本案例的四诊症状和体征，对其进行辨证论治的过程分析，具体步骤和结果见表 3-2-2-1 和表 3-2-2-2。

**表 3-2-2-1 四诊症状和体征的五脏归属定位分析（案例 2）**

| 五脏 | 四诊症状和体征 |
|---|---|
| 心 | 面：面色淡白 |
| 脾 | 主运化：腹泻，腹痛；口：口干 |
| 肝 | — |
| 肾 | — |
| 肺 | — |

**表 3-2-2-2 中医四态五阶段辨证分析（案例 2）**

| | | | | |
|---|---|---|---|---|
| 隐态系统 | 隐性病变 | 舌质淡红、尖红，苔白薄、后白微黄，脉沉细 | | |
| | 显性病变 | 腹泻，腹痛 | — | — |
| 显态系统 | 隐性病变 | — | 口干 | 面色淡白 |
| | 显性病变 | — | — | — |
| 证候群 | | 脾气虚，脾失运化 | 胃热 | 心血虚 |
| 治法 | | 健脾益气止痛，渗湿止泻 | 清胃热 | 养心血 |
| 对应方剂或药物 | | 参苓白术散，小建中汤 | 天花粉 | 养心汤 |

## 精准论治

### 1. 方剂与证候的对应分析

本患者的主要证候为脾气虚，兼见心血虚、胃热证候。故选用参苓白术散合小建中汤健脾益气缓急止痛、渗湿止泻以治疗脾气虚出现的“腹痛、腹泻”；心血虚所表现出的“面色淡白”选用养心汤以养心血；“口干”为胃热的表现，可选用天花粉以清胃生津。

### 2. 药物与疾病、证候、症状的对应分析

在“方证”对应的基础上，最终目的是实现药物“对病、对证、对症”的精准对应。本案例证候与方剂的精准对应关系具体见表 3-2-2-3。

**表 3-2-2-3 证候与方剂的精准对应关系（案例 2）**

| 证候 | | 方剂 | 药物 |
|---|---|---|---|
| 主要证候 | 脾气虚，脾失运化 | 参苓白术散 | 党参，白术，茯苓，甘草，山药，莲子肉，白扁豆，砂仁，薏苡仁，桔梗 |
| | | 小建中汤 | 桂枝，白芍，饴糖，炙甘草 |

续表

| 证候 | | 方剂 | 药物 |
|---|---|---|---|
| 其他证候 | 心血虚 | 养心汤 | 黄芪，茯苓，茯神，当归，川芎，炙甘草，法半夏，柏子仁，酸枣仁，远志，五味子，党参，肉桂 |
| | 胃热 | — | 天花粉 |

依据上表中方剂和药物的基本信息，筛选本案例治疗过程中每个具体症状所要对应的具体药物，结果见表 3–2–2–4。

**表 3–2–2–4　症状与药物的精准对应关系（案例 2）**

| 症状 | 药物 |
|---|---|
| 腹痛 | 党参，白术，茯苓，桂枝，白芍，甘草 |
| 腹泻 | 党参，白术，茯苓，山药，莲子肉，薏苡仁，砂仁 |
| 面色淡白 | 黄芪，茯苓，五味子，肉桂 |
| 口干 | 天花粉 |

根据上表信息对本案例的处方用药进行分析，可以得出：脾气虚所表现出的“腹痛”选用党参、白术、茯苓、桂枝、白芍、甘草以益气健脾、缓急止痛；党参、白术、茯苓、山药、莲子肉、砂仁、薏苡仁益气健脾、渗湿止泻以治疗“腹泻”；心血虚所表现出的“面色淡白”选用黄芪、茯苓、五味子、肉桂以滋养心血；针对“口干”选用天花粉以清胃生津。

从药物与疾病对应关系的角度来分析，本案例腹痛可以选用的药物为延胡索、白芍、甘草，诸药合用以增强疗效。

**3. 一药治疗“多病、多证、多症”的对应分析**

依据“方证对应”与“药症对应”的分析，本案例一药对应“多病、多证、多症”的归纳总结如下，具体见表 3–2–2–5。

**表 3–2–2–5　一药对应“多病、多证、多症”分析表（案例 2）**

| 药物 | 症状与疾病 |
|---|---|
| 党参，白术 | 腹痛，腹泻 |
| 茯苓 | 腹痛，腹泻，面色淡白 |
| 延胡索，白芍，甘草 | 腹痛 |

**4. 处方**

由于患者有“腹泻”的表现，而养心汤中的当归、柏子仁、酸枣仁有滑肠之弊，故没有选用；参苓白术散中的桔梗和养心汤中的川芎、半夏、远志由于没有相对应的症状，故没有选用。

最后，进一步考虑“三因制宜”的原则，本案例的治疗用药如下。

处方：党参 15 克，炒白术 15 克，茯苓 10 克，延胡索 10 克，炒山药 10 克，莲子仁10克，砂仁6克，薏苡仁10克，黄芪10克，五味子6克，肉桂3克，炒白芍10克，天花粉6克，炙甘草6克，饴糖4块，生姜6片，大枣6枚。方中砂仁宜后下，水煎服。

**5. 病因与病机演变分析**

本案例患者由于有长期晨起喝白水的不良生活习惯，损伤脾气，导致脾的运化功能失常，出现脾气虚。脾失健运，饮食内停于胃，郁而化热，出现胃热。气血化生不足，心失所养，则见心血虚。具体见图3–2–2–1。

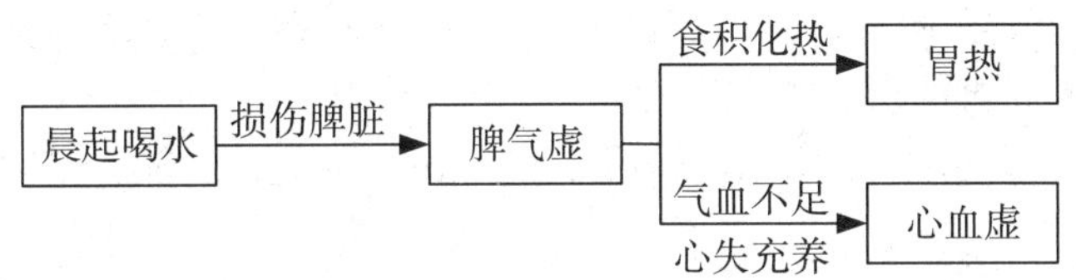


**图3–2–2–1　病因病机演变过程图（案例2）**

通过以上分析，本患者的主要证候为脾气虚。脾失健运，则见“腹泻”；脾络不通，不通则痛，故见“腹痛”。胃热内盛，则见”口干”。“面色淡白”为心血虚的表现。

本案例涉及心、脾两个脏和胃腑，具体见图3–2–2–2。

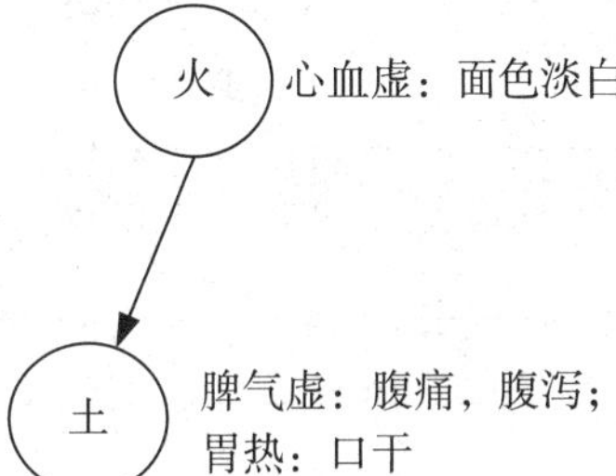


**图3–2–2–2　五行–五脏–疾病分析图（案例2）**

**6. 证候的寒热虚实性质分析**

本患者的病证存在“虚实夹杂”的特点。“虚”为脾气虚和心血虚，“实”为胃热。

**7. 辨证施膳与禁忌分析**

本患者的膳食辨证调养，应戒掉晨起喝白水的不良生活习惯，饮食以清淡为主，适当摄入酸味食品，避免辛辣刺激及肥甘厚腻之品，进行适度有氧运动。

**8. 预后分析**

本案例若以上述药物配伍作为基本方，加减治疗1个月左右，可以获得显著的临床疗效。

## 第三节　以脾阳虚为主证的案例

脾阳虚证候多会伴有胃热或胃火旺的证候存在，也会伴有其他脏腑阳虚的证候存在，例如会伴有胃阳虚、心阳虚、肾阳虚的证候出现，本节分析以脾阳虚为主证的辨证论治过程，具体见案例3和案例4。

## 案例 3

本案例是以脾阳虚为主要证候，同时伴有胃有瘀血、肺气虚、肾精虚证候出现。

王某，男，43 岁，初诊时间为 2010 年 5 月 14 日。

主诉：双小腿外侧间断无力、畏寒 15 年余，近日加重。

现病史：患者 15 年余前无明显诱因出现双小腿外侧无力、畏寒，劳累后加重。近日加重，伴有腹凉、胸闷、口唇红紫、头发斑白、睡眠可、大便溏稀、小便调。舌质淡红，苔白薄微黄，脉沉细。

既往史：腰椎间盘突出病史。

检查：心率为 75 次 / 分；血压为 130/80 mmHg；腹部 B 超示肝、胆、胰、脾、肾未见异常。

西医诊断：腰椎间盘突出、关节功能紊乱。

中医诊断：虚劳。

依据本案例的四诊症状和体征，对其进行辨证论治的过程分析，具体步骤和结果见表 3–3–3–1 和表 3–3–3–2。

**表 3–3–3–1　四诊症状和体征的五脏归属定位分析（案例 3）**

| 五脏 | 四诊症状和体征 |
|---|---|
| 心 | 面：面色淡白 |
| 脾 | 主运化：腹凉，腹泻；四肢：双小腿外侧间断无力、畏寒；唇：口唇红紫 |
| 肝 | — |
| 肾 | 发：头发斑白 |
| 肺 | 主宣发、肃降：胸闷 |

**表 3–3–3–2　中医四态五阶段辨证分析（案例 3）**

| | | | | | |
|---|---|---|---|---|---|
| 隐态系统 | 隐性病变 | 舌质淡红，苔白薄微黄，脉沉细 | | | |
| | 显性病变 | 双小腿外侧时无力畏寒，腹凉，腹泻 | — | 胸闷 | — |
| 显态系统 | 隐性病变 | — | 口唇红紫 | — | 头发斑白 |
| | 显性病变 | — | — | — | — |
| 证候群 | | 脾阳虚，脾失运化 | 胃有瘀血 | 肺失宣降 | 肾精虚 |
| 治法 | | 温脾祛寒止泻 | 清胃化瘀 | 宽胸理气 | 补益肾精，乌发 |
| 对应方剂或药物 | | 附子理中丸 | 丹参 | 瓜蒌，薤白 | 肾气丸 |

### 精准论治

**1. 方剂与证候的对应分析**

本患者的主要证候为脾阳虚，兼见胃热有瘀血、肺气虚、肾精虚证候，选用附子理中丸温脾祛寒、渗湿止泻以治疗脾阳虚出现的“双小腿外侧间断无力畏寒、腹凉、腹泻”；胃热有瘀血出现的“口唇红紫”选用丹参以清胃化瘀。

**2. 药物与疾病、证候、症状的对应分析**

在“方证”对应的基础上，还要实现药物“对病、对证、对症”的精准对应，才是最终的目的。本案例证候与方剂的精准对应关系具体见表 3–3–3–3。

**表 3–3–3–3　证候与方剂的精准对应关系（案例 3）**

| 证候 | | 方剂 | 药物 |
|---|---|---|---|
| 主要证候 | 脾阳虚，脾失运化 | 附子理中丸 | 附子，干姜，党参，白术，甘草 |
| 其他证候 | 胃热有瘀血 | — | 丹参 |
| | 肺失宣降 | — | 瓜蒌，薤白 |

依据上表中方剂和药物的基本信息，筛选本案例治疗过程中每个具体症状所要对应的具体药物，结果见表 3–3–3–4。

**表 3–3–3–4　症状与药物的精准对应关系（案例 3）**

| 症状 | 药物 |
|---|---|
| 双小腿外侧畏寒，腹凉 | 附子，干姜 |
| 双小腿外侧无力 | 党参 |
| 腹泻 | 白术，党参 |
| 口唇红紫 | 丹参 |
| 胸闷 | 瓜蒌，薤白 |

根据上表信息对本案例的处方用药进行分析，可以得出：针对“双小腿外侧畏寒、腹凉”选择附子、干姜以温脾祛寒，为君药；“双小腿外侧无力”选择党参以益气健脾；白术、党参可益气健脾、燥湿止泻用以治疗“腹泻”；丹参可清胃化瘀以治疗“口唇红紫”；针对“胸闷”选择瓜蒌、薤白以宽胸理气。

从药物与疾病对应关系的角度来分析，本案例虚劳可以选用的药物为人参、阿胶，诸药合用以增强疗效。

**3. 处方**

最后，进一步考虑“三因制宜”的原则，本案例的治疗用药如下。

处方：人参 15 克，阿胶 10 克，制附子 15 克，干姜 15 克，党参 30 克，炒白术 30 克，丹参 10 克，瓜蒌 10 克，薤白 10 克，甘草 6 克。方中瓜蒌与附子虽有违“十八反”的配伍禁忌，但在临床实际应用过程中并无任何问题，人参宜研末冲服，阿胶烊化冲服，附子宜先煎，水煎服。

**4. 病因与病机演变分析**

本案例患者由于长期劳累过度，暗耗心气，日久“火不生土”，而出现脾阳虚，从而表现为“双小腿外侧畏寒无力、腹凉、腹泻”等症状。脾虚出现脾不升清、胃不降浊，胃气不畅，日久出现胃脘瘀血。脾虚导致肺虚，为“土不生金”。脾虚，气血化生不足，后天不能充养先天，出现肾精虚。具体见图 3–3–3–1。

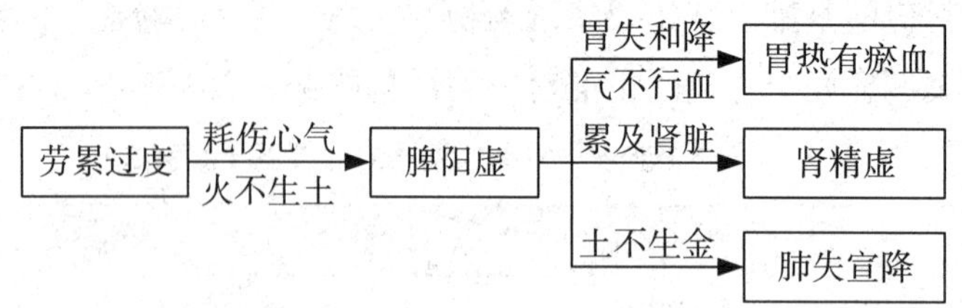


**图 3–3–3–1　病因病机演变过程图（案例 3）**

由上可得，本患者的病证以脾阳虚为主。脾阳虚，温煦失职，下肢失于温养，则见”双小腿外侧畏寒无力”；脾阳虚，脾失健运，则见”腹泻、腹凉”。胃热有瘀血，则见”口唇红紫”。肺失宣降，则见“胸闷”。肾精虚，发失所养，则见“头发斑白”。

本案例涉及脾、肺、肾三个脏和胃腑，具体见图 3–3–3–2。

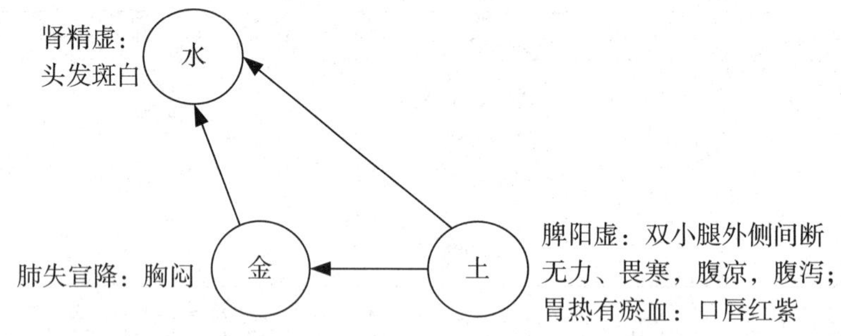


**图 3–3–3–2　五行 – 五脏 – 疾病分析图（案例 3）**

**5. 证候的寒热虚实性质分析**

本患者的病证存在“寒热错杂、虚实夹杂”的特点。“寒”为脾阳虚所表现出的虚寒；“热”为胃热所表现出的实热；“虚”有阳虚、精虚，精虚表现为肾精虚；“实”为胃脘瘀血。

**6. 辨证施膳与禁忌分析**

本患者的饮食应以清淡为主，适当摄入酸味食品，避免生冷及冰镇之品，并注意多休息，宜用硬板床，不宜用软床，适当进行适度有氧运动，避免劳累，可结合整脊疗法以加快病情的恢复。

**7. 预后分析**

本案例若以上述药物配伍作为基本方，加减治疗 1 个月左右，可以获得显著的临床疗效。

## 案例 4

本案例是以脾阳虚为主要证候，同时伴有胃阴虚火旺、胃有瘀血、肺阴虚火旺、心阳虚、肾阳虚证候出现。

车某，男，42 岁，初诊时间为 2007 年 8 月 21 日。

主诉：左下腹疼痛 1 年半余，近日加重。

现病史：患者 1 年半前无明显诱因出现左下腹疼痛。近日加重，伴有心慌、胸闷、咽干、畏寒、面色淡黄、口唇发紫、鼻口周围潮红、腰痛。睡眠可，大便溏稀，小便调。舌质淡红尖红、边尖少有齿痕，苔少后中薄白，脉沉细而弱。

既往史：慢性浅表性胃炎病史。

检查：心电图示心动过缓；血压为 109/75 mmHg；肠镜示慢性结肠炎；腹部 B 超示肝、胆、胰、脾、肾未见异常。

西医诊断：

主要诊断：慢性结肠炎、泄泻。

其他诊断：心动过缓。

中医诊断：

主要诊断：腹痛。

其他诊断：心悸；胸痹；腰痛。

依据本案例的四诊症状和体征，对其进行辨证论治的过程分析，具体步骤和结果见表 3-3-4-1 和表 3-3-4-2。

**表 3-3-4-1　四诊症状和体征的五脏及气血阴阳归属定位分析（案例 4）**

| 五脏及气血阴阳 | | 四诊症状和体征 |
|---|---|---|
| 五脏 | 心 | 主血脉：心慌 |
| | 脾 | 主运化：左下腹疼痛，便溏；黄色：面色淡黄；口：口周潮红；唇：口唇发紫 |
| | 肝 | — |
| | 肾 | 肾府：腰痛 |
| | 肺 | 主宣发、肃降：胸闷；咽：咽干；鼻：鼻周潮红 |
| 气血阴阳 | 气 | — |
| | 血 | — |
| | 阴 | — |
| | 阳 | 畏寒 |

表 3–3–4–2 中医四态五阶段辨证分析（案例 4）

| 隐态系统 | 隐性病变 | 舌质淡红尖红、边尖少有齿痕，苔少后中薄白，脉沉细而弱 | | | | |
|---|---|---|---|---|---|---|
| | 显性病变 | 左下腹疼痛便溏，畏寒 | — | 胸闷 | 心慌，畏寒 | 腰痛，畏寒 |
| 显态系统 | 隐性病变 | 面色淡黄 | 口周潮红，口唇发紫 | 咽干，鼻周潮红 | — | — |
| | 显性病变 | — | — | — | — | — |
| 证候群 | | 脾阳虚，脾失运化 | 胃阴虚火旺，胃有瘀血 | 肺阴虚火旺，肺失宣降 | 心阳虚 | 肾阳虚 |
| 治法 | | 温脾祛寒，止痛止泻 | 滋胃阴降火，化瘀 | 滋肺阴泻火，宽胸利咽 | 温心阳，祛寒 | 温肾阳祛寒 |
| 对应方剂或药物 | | 附子理中丸，小建中汤 | 麦门冬汤，玉女煎，丹参 | 沙参麦冬汤，泻白散，瓜蒌 | 龙骨汤 | 肾气丸 |

## 精准论治

### 1. 方剂与证候的对应分析

本患者的主要证候为脾阳虚，兼见胃阴虚火旺、胃有瘀血、肺阴虚火旺、心阳虚、肾阳虚证候。选用附子理中丸合小建中汤温脾祛寒、止泻止痛以治疗脾阳虚所表现出的“左下腹疼痛、便溏、畏寒、面色淡黄”；胃阴虚火旺所表现出的“口周潮红、苔少”选用麦门冬汤合玉女煎以滋胃阴降火；“口唇发紫”为胃有瘀血的表现，选用丹参以活血化瘀；针对肺阴虚火旺所表现出的“胸闷、咽干、鼻周潮红、苔少”选用沙参麦冬汤合泻白散加瓜蒌以滋肺阴泻火、宽胸利咽；“心慌、畏寒”为心阳虚的表现，选用龙骨汤以温心阳祛寒；肾阳虚所表现出的“腰痛、畏寒”选用肾气丸以温肾祛寒。

### 2. 药物与疾病、证候、症状的对应分析

在“方证”对应的基础上，最终目的是实现药物“对病、对证、对症”的精准对应。本案例证候与方剂的精准对应关系具体见表 3–3–4–3。

表 3–3–4–3 证候与方剂的精准对应关系（案例 4）

| 证候 | | 方剂 | 药物 |
|---|---|---|---|
| 主要证候 | 脾阳虚，脾失运化 | 附子理中丸 | 附子，干姜，党参，白术，炙甘草 |
| | | 小建中汤 | 桂枝，白芍，饴糖，炙甘草 |
| 其他证候 | 胃阴虚 | 麦门冬汤 | 麦冬，党参，半夏，甘草 |
| | 胃火旺盛 | 玉女煎 | 石膏，熟地黄，知母，麦冬，川牛膝 |
| | 胃有瘀血 | — | 丹参 |
| | 肺阴虚 | 沙参麦冬汤 | 沙参，麦冬，玉竹，桑叶，天花粉，生扁豆，甘草 |
| | 肺火旺盛 | 泻白散 | 桑白皮，地骨皮，粳米，甘草 |
| | 心阳虚 | 龙骨汤 | 龙骨，牡蛎，茯苓，肉桂，党参，熟地黄，甘草 |
| | 肾阳虚 | 肾气丸 | 附子，肉桂，熟地黄，山药，山茱萸，茯苓，泽泻，牡丹皮 |

依据上表中方剂和药物的基本信息，筛选本案例治疗过程中每个具体症状所要对应的具体药物，结果见表 3–3–4–4。

**表 3–3–4–4　症状与药物的精准对应关系（案例 4）**

| 症状 | 药物 |
| --- | --- |
| 左下腹疼痛 | 党参，白术，附子，干姜，延胡索，白芍，甘草 |
| 便溏 | 党参，白术，山药，附子，干姜 |
| 面色淡黄 | 桂枝，白芍，饴糖，炙甘草 |
| 口周潮红 | 知母，川牛膝，玉竹 |
| 口唇发紫 | 丹参，川牛膝 |
| 胸闷 | 瓜蒌，玉竹 |
| 咽干 | 玉竹，桑白皮，地骨皮 |
| 鼻周潮红 | 桑白皮，地骨皮 |
| 心慌 | 党参，茯苓，肉桂，龙骨，牡蛎，甘草 |
| 腰痛 | 附子，肉桂，山药，山茱萸 |
| 畏寒 | 附子，干姜，肉桂 |
| 苔少 | 知母，白芍，玉竹 |

根据上表信息对本案例的处方用药进行分析，可以得出：脾阳虚、脾络不通所表现出的“左下腹疼痛”选用党参、白术、附子、干姜、延胡索、白芍、甘草温脾阳、缓急止痛；针对“便溏”选用党参、白术、山药、附子、干姜温脾祛寒、燥湿止泻；脾失健运、气血化生不足所表现出的“面色淡黄”可选用桂枝、白芍、饴糖、炙甘草以健脾养荣；“口周潮红、苔少”为胃阴虚火旺的表现，可选用知母、玉竹、川牛膝以滋胃阴降火；丹参、川牛膝活血化瘀以治疗胃有瘀血所表现出的“口唇发紫”；针对肺阴虚所表现出的“胸闷、苔少”选用瓜蒌、玉竹以滋阴润肺、宽胸顺气；玉竹、桑白皮、地骨皮润肺生津、清肺热以治疗“咽干”；“鼻周潮红”为肺热的表现，选用桑白皮、地骨皮以清肺热；针对“心慌”选用党参、茯苓、肉桂、龙骨、牡蛎、甘草以养心安神；肾阳虚所表现出的“腰痛”选用附子、肉桂、山药、山茱萸以温补肾阳；附子、干姜、肉桂温阳祛寒以治疗“畏寒”；知母、白芍、玉竹滋阴生津来治疗“苔少”。

从药物与疾病对应关系的角度来分析，本案例腹痛可以选择的药物为延胡索、白芍、甘草，诸药合用以增强疗效。

**3. 一药治疗“多病、多证、多症”的对应分析**

依据“方证对应”与“药症对应”的分析，本案例一药对应“多病、多证、多症”的归纳总结如下，具体见表 3–3–4–5。

**表 3–3–4–5　一药对应“多病、多证、多症”分析表（案例 4）**

| 药物 | 症状与疾病 |
| --- | --- |
| 党参 | 左下腹疼痛，便溏，心慌 |
| 白术 | 左下腹疼痛，便溏 |

续表

| 药物 | 症状与疾病 |
| --- | --- |
| 附子 | 左下腹疼痛，便溏，腰痛，畏寒 |
| 山药 | 便溏，腰痛 |
| 干姜 | 左下腹疼痛，便溏，畏寒 |
| 白芍 | 左下腹疼痛，面色淡黄，苔少 |
| 川牛膝 | 口周潮红，口唇发紫 |
| 玉竹 | 口周潮红，咽干，苔少 |
| 桑白皮，地骨皮 | 咽干，鼻周潮红 |
| 肉桂 | 心慌，腰痛，畏寒 |
| 知母 | 口周潮红，苔少 |
| 延胡索，白芍，甘草 | 腹痛 |

**4. 处方**

由于麦门冬汤中的半夏辛温性燥，与患者胃阴虚的表现不符，故没有选用；由于患者有“便溏”的表现，而熟地黄滋腻碍胃，用后会加重患者的病情，故舍而不用；玉女煎中的石膏过于寒凉，恐有败胃之弊，故没有选用；沙参麦冬汤中的沙参、麦冬、桑叶、天花粉、生扁豆和肾气丸中的泽泻、牡丹皮由于没有与之相对应的症状，故删而不用。

最后，进一步考虑“三因制宜”的原则，本案例的治疗用药如下。

处方：党参 15 克，炒白术 15 克，制附子 10 克，干姜 10 克，延胡索 10 克，炒白芍 10 克，炒山药 10 克，桂枝 10 克，知母 10 克，川牛膝 10，玉竹 10 克，丹参 10 克，瓜蒌 10 克，桑白皮 10 克，地骨皮 10 克，茯苓 10 克，龙骨 60 克，牡蛎 60 克，山茱萸 10 克，炙甘草 10 克，饴糖 4 块，生姜 6 片，大枣 6 枚。方中瓜蒌与附子虽有违“十八反”的配伍禁忌，但在临床实际应用过程中并无任何问题，附子、龙骨、牡蛎宜先煎，水煎服。由于方中有龙骨、牡蛎，故煎煮后需沉淀 20 分钟后再服用。

**5. 病因与病机演变分析**

本案例由于有晨起喝白水的习惯 15 年多，并且平时贪吃生冷及冰镇食品和饮料、啤酒，损伤脾胃，出现脾阳虚。脾不升清，则胃不降浊，胃失和降，日久出现胃脘瘀血。饮食物停于胃，滞而不化，日久化热伤阴，出现胃阴虚火旺。胃火上冲于肺，耗伤肺阴，出现肺阴虚。脾阳虚导致心阳虚，为“子盗母气”。心脾阳虚，日久累及肾阳，出现肾阳虚。具体见图 3–3–4–1。

通过以上分析，本患者的主要证候为脾阳虚。脾阳虚，脾络不通，则见“左下腹疼痛”；脾失健运，则见“便溏”；气血化生不足，面失充养，则见“面色淡黄”。胃阴虚，则见“苔少”；虚热内盛，则见“口周潮红”；“口唇发紫”为胃有瘀血之象。肺阴虚，肺失宣降，则见“胸闷、苔少”；咽喉失于滋养，则见“咽干”；虚热上犯于鼻，则见“鼻周潮红”。心阳虚，心失温养，则见“心慌”。脾、心、肾阳虚，温煦失职，则见“畏寒”。

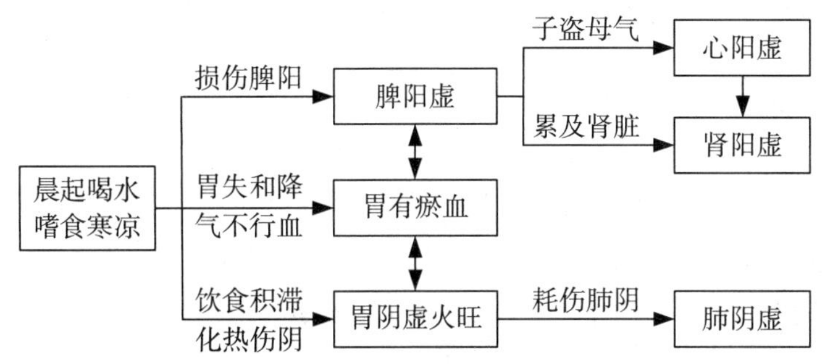


**图 3-3-4-1　病因病机演变过程图（案例 4）**

本案例涉及心、脾、肺、肾四个脏和胃腑，具体见图 3-3-4-2。

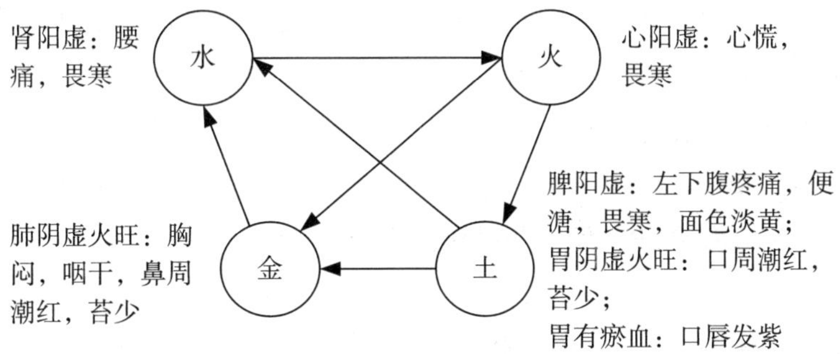


**图 3-3-4-2　五行 - 五脏 - 疾病分析图（案例 4）**

**6. 证候的寒热虚实性质分析**

本患者的病证存在"寒热错杂、虚实夹杂"的患病特点。"寒"为脾、心、肾阳虚所表现出的虚寒；"热"为肺胃阴虚所表现出的虚热；"虚"包括阴虚和阳虚；"实"为胃脘瘀血。

**7. 辨证施膳与禁忌分析**

本患者应戒掉晨起喝白水及平时贪吃生冷及冰镇食品和饮料、啤酒的不良饮食习惯，饮食以清淡为主，适当摄入酸味食品，避免辛辣刺激及肥甘厚腻之品，进行适度有氧运动。

**8. 预后分析**

本案例若以上述药物配伍作为基本方，加减治疗 1 个月左右，可以获得显著的临床疗效。

# 第四节　以中气下陷为主证的案例

中气下陷的证候多会伴有其他脏腑气虚的证候存在，例如会伴有肺气虚、肝气虚、肾气虚、心气虚等证候出现，本节分析以中气下陷为主证的辨证论治过程，具体见案例 5 和案例 6。

### 案例 5

便坠为脾脏常见的病证，多由饮食不节或劳累诱发，容易累及其他的脏腑而出现相应的病证。本案例是以中气下陷为主要证候，同时伴有脾阳虚、心阳虚、胃热有瘀血、胃气上逆、肝气虚、肾阳虚、肺气虚、痰湿阻肺证候出现。

孙某，男，47 岁，初诊时间为 2008 年 2 月 1 日。

主诉：便后下坠感明显半年，近日加重。

现病史：患者半年前无明显诱因出现便后下坠感明显。近日加重，伴有呃逆、口涩、腹胀、心慌、乏力、畏寒、夜间汗多、口唇红紫暗、吐痰色白量少、后背酸痛、手足发凉。睡眠可，大小便调。舌质淡红，苔白薄后白，脉沉细。

既往史：结肠癌术后化疗史 3 个月。

检查：心率为 79 次 / 分钟；血压为 137/86 mmHg；胃镜示慢性胆汁反流性胃炎伴糜烂、萎缩；腹部 B 超示肝、胆、胰、脾、肾未见异常。

西医诊断：

主要诊断：结肠癌术后化疗、直肠炎。

其他诊断：慢性胃炎伴胆汁反流、糜烂、萎缩。

中医诊断：

主要诊断：便坠。

其他诊断：呃逆；腹胀；心悸；汗证。

依据本案例的四诊症状和体征，对其进行辨证论治的过程分析，具体步骤和结果见表 3-4-5-1 和表 3-4-5-2。

**表 3-4-5-1　四诊症状和体征的脏腑及气血阴阳归属定位分析（案例 5）**

| 脏腑及气血阴阳 | | 四诊症状和体征 |
|---|---|---|
| 五脏 | 心 | 主血脉：心慌；汗：夜间汗多 |
| | 脾 | 主运化：腹胀；主升清：便后下坠感；四肢：手足发凉；口：口涩；唇：口唇红紫暗 |
| | 肝 | — |
| | 肾 | 肾府：后背酸痛 |
| | 肺 | 主宣发、肃降：吐痰色白量少 |
| 五腑 | 小肠 | — |
| | 胃 | 主和降：呃逆 |
| | 胆 | — |
| | 膀胱 | — |
| | 大肠 | — |

续表

| 脏腑及气血阴阳 | | 四诊症状和体征 |
|---|---|---|
| 气血阴阳 | 气 | 乏力 |
| | 血 | — |
| | 阴 | — |
| | 阳 | 畏寒 |

**表 3-4-5-2　中医四态五阶段辨证分析（案例 5）**

| | | | | | | | |
|---|---|---|---|---|---|---|---|
| 隐态系统 | 隐性病变 | 舌质淡红，苔白薄后白，脉沉细 | | | | | |
| | 显性病变 | 便后下坠感，腹胀，乏力，畏寒 | 心慌，乏力，畏寒 | 呃逆 | 口涩 | 畏寒，乏力 | 乏力 |
| 显态系统 | 隐性病变 | 手足发凉 | — | 口唇红紫暗 | — | 后背酸痛 | — |
| | 显性病变 | — | 夜间汗多 | — | — | — | 吐痰色白、量多 |
| 证候群 | | 脾阳虚，中气下陷，脾气郁滞 | 心阳虚 | 胃热有瘀血，胃失和降，胃气上逆 | 肝气虚 | 肾阳虚 | 肺气虚，肺失宣降，痰湿阻肺 |
| 治法 | | 温脾祛寒，理气升阳举陷 | 温心阳祛寒，安神，敛汗 | 清胃化瘀，降逆止呃 | 补肝气，强肝泄 | 温肾阳，祛寒 | 益肺气，宣肺化痰 |
| 对应方剂或药物 | | 附子理中丸，补中益气汤，木香，厚朴 | 龙骨汤 | 橘皮竹茹汤，丹参 | 酸味补肝汤 | 肾气丸 | 四君子汤，二陈汤 |

## 精准论治

### 1. 方剂与证候的对应分析

本患者的主要证候为中气下陷，兼见脾阳虚、心阳虚、胃热有瘀血、胃气上逆、肝气虚、肾阳虚、肺气虚、痰湿阻肺证候。附子理中丸合补中益气汤加木香、厚朴可温脾祛寒、理气升阳举陷，用于治疗脾阳虚、中气下陷、脾气郁滞所表现出的“便后下坠感、腹胀、手足发凉、畏寒、乏力”；龙骨汤可温心阳祛寒、安神敛汗，适用于心阳虚所表现出的“心慌、夜间汗多、畏寒、乏力”；橘皮竹茹汤适用于胃气上逆所表现出的“呃逆”；胃热有瘀血所表现出的“口唇红紫暗”可选用丹参以清胃活血通络；“口涩”为肝气虚的表现，可选用酸味补肝汤以补肝气、强肝泄；肾阳虚所表现出的“后背酸痛、畏寒、乏力”选用肾气丸以温肾阳祛寒；针对“吐痰色白量多、乏力”可选用四君子汤合二陈汤以补益肺气、宣肺化痰。

### 2. 药物与疾病、证候、症状的对应分析

在“方证”对应的基础上，最终目的是实现药物“对病、对证、对症”的精准对

应。本案例证候与方剂的精准对应关系具体见表 3-4-5-3。

**表 3-4-5-3　证候与方剂的精准对应关系（案例 5）**

| 证候 | | 方剂 | 药物 |
|---|---|---|---|
| 主要证候 | 中气下陷 | 补中益气汤 | 党参，白术，黄芪，升麻，柴胡，当归，陈皮，甘草 |
| 其他证候 | 脾阳虚 | 附子理中丸 | 附子，干姜，党参，白术，炙甘草 |
| | 脾气郁滞 | — | 木香，厚朴 |
| | 心阳虚 | 龙骨汤 | 龙骨，牡蛎，熟地黄，党参，茯苓，肉桂，甘草 |
| | 胃热有瘀血 | — | 丹参 |
| | 胃气上逆 | 橘皮竹茹汤 | 陈皮，竹茹，党参，甘草 |
| | 肝气虚 | 酸味补肝汤 | 白芍，山楂，木瓜，香橼，乌梅，川牛膝，赤小豆，五味子，山茱萸，栀子，山药，甘草 |
| | 肾阳虚 | 肾气丸 | 附子，肉桂，熟地黄，山药，山茱萸，茯苓，泽泻，牡丹皮 |
| | 肺气虚 | 四君子汤 | 党参，白术，茯苓，甘草 |
| | 痰湿阻肺 | 二陈汤 | 半夏，陈皮，茯苓，乌梅，炙甘草 |

依据上表中方剂和药物的基本信息，筛选本案例治疗过程中每个具体症状所要对应的具体药物，结果见表 3-4-5-4。

**表 3-4-5-4　症状与药物的精准对应关系（案例 5）**

| 症状 | 药物 |
|---|---|
| 便后下坠感 | 党参，黄芪，升麻，柴胡 |
| 腹胀 | 厚朴，木香 |
| 心慌 | 龙骨，牡蛎，茯苓 |
| 夜间汗多 | 龙骨，牡蛎，黄芪 |
| 呃逆 | 陈皮，竹茹 |
| 口唇红紫暗 | 丹参 |
| 口涩 | 白芍，乌梅，山药，山茱萸 |
| 后背酸痛 | 附子，肉桂，山药，山茱萸 |
| 吐痰色白量多 | 半夏，陈皮，茯苓，乌梅 |
| 手足发凉，畏寒 | 附子，干姜，肉桂 |
| 乏力 | 党参，黄芪，山药 |

根据上表信息对本案例的处方用药进行分析，可以得出：党参、黄芪、升麻、柴胡以益气升阳举陷以治疗“便后下坠感”；厚朴、木香理气除胀以治疗“腹胀”；针对“心慌”选用龙骨、牡蛎、茯苓以养心安神；“夜间汗多”选用龙骨、牡蛎、黄芪以收敛固摄止汗；胃气上逆所表现出的“呃逆”可选用陈皮、竹茹以理气降逆止呃；“口唇红紫暗”为胃热有瘀血之象，可应用丹参以清胃化瘀；肝气虚出现的“口涩”选用白芍、乌梅、山药、山茱萸以补肝气、强肝泄；肾阳虚所表现出的“后背酸痛”选用附子、肉桂、山药、山茱萸以温肾阳祛寒；半夏、陈皮、茯苓、乌梅功能燥湿化痰，适用于痰湿

阻肺所表现出的“吐痰色白量多”；针对“手足发凉、畏寒”选用附子、干姜、肉桂以温阳祛寒；党参、黄芪、山药益气以治疗“乏力”。

从药物与疾病对应关系的角度来分析，本案例结肠癌术后化疗、直肠炎可选用的药物为五倍子、乌梅，慢性胃炎伴胆汁反流、糜烂、萎缩可选用的药物为山楂、白芍、乌梅、山药、山茱萸，诸药合用以增强疗效。

**3. 一药治疗“多病、多证、多症”的对应分析**

依据“方证对应”与“药症对应”的分析，本案例一药对应“多病、多证、多症”的归纳总结如下，具体见表 3-4-5-5。

**表 3-4-5-5　一药对应“多病、多证、多症”分析表（案例 5）**

| 药物 | 症状与疾病 |
|---|---|
| 党参 | 便后下坠感，乏力 |
| 黄芪 | 便后下坠感，乏力，夜间汗多 |
| 茯苓 | 心慌，吐痰色白量多 |
| 龙骨，牡蛎 | 心慌，夜间汗多 |
| 陈皮 | 呃逆，吐痰色白量多 |
| 山药 | 口涩，后背酸痛，乏力 |
| 山茱萸 | 口涩，后背酸痛 |
| 附子，肉桂 | 后背酸痛，手足发凉，畏寒 |
| 乌梅 | 口涩，吐痰色白量多 |
| 白芍 | 口涩 |
| 五倍子，乌梅 | 结肠癌术后化疗、直肠炎 |
| 山楂，白芍，乌梅，山药，山茱萸 | 慢性胃炎伴胆汁反流、糜烂、萎缩 |

**4. 处方**

由于患者没有明显的脾失健运的表现，故四君子汤和附子理中丸中的白术没有选用；由于患者有脾气郁滞所表现出的“腹胀”，而龙骨汤和肾气丸中的熟地黄滋腻碍胃，故没有选用；由于患者没有血虚的表现，故补中益气汤中的当归没有选用；从酸味补肝汤中选用白芍、乌梅、山药、山茱萸以治疗肝气虚出现的“口涩”，效用足够，故木瓜、香橼、川牛膝、赤小豆、五味子、栀子等药物没有选用；肾气丸中的泽泻、牡丹皮由于没有对应的症状，故没有选用。

最后，进一步考虑“三因制宜”的原则，本案例的治疗用药如下。

处方：党参 30 克，黄芪 30 克，升麻 3 克，柴胡 3 克，制附子 6 克，干姜 6 克，厚朴 6 克，龙骨 60 克，牡蛎 60 克，茯苓 10 克，陈皮 6 克，竹茹 6 克，丹参 10 克，炒白芍 10 克，乌梅 10 克，炒山药 10 克，山茱萸 10 克，姜半夏 6 克，肉桂 6 克，炒山楂 10 克，五倍子 6 克，炙甘草 6 克。方中半夏与附子虽有违“十八反”的配伍禁忌，但在临床实际应用过程中并无任何问题，附子、龙骨、牡蛎宜先煎，水煎服。由于方中有龙骨、牡蛎，故煎煮后需沉淀 20 分钟后再服用。

**5. 病因与病机演变分析**

本案例由于饮食不节，嗜食膏粱厚味之品，加之晨起喝白水及碱性食品摄入过多，损伤脾胃，从而出现脾阳虚、脾气下陷。脾失健运，饮食内停于胃，郁而化热，出现胃热；脾不升清，则胃不降浊，胃失和降，胃气上逆；胃脘气机不畅，日久影响血液运行，出现胃有瘀血。脾阳虚导致心阳虚，为“子盗母气”。脾虚，气血化生不足，肝失充养，则见肝气虚。脾虚导致肺气虚，为“土不生金”；脾失健运，痰湿内生，上阻于肺，出现痰湿阻肺。心脾阳虚，日久累及肾阳，出现肾阳虚。具体见图 3-4-5-1。

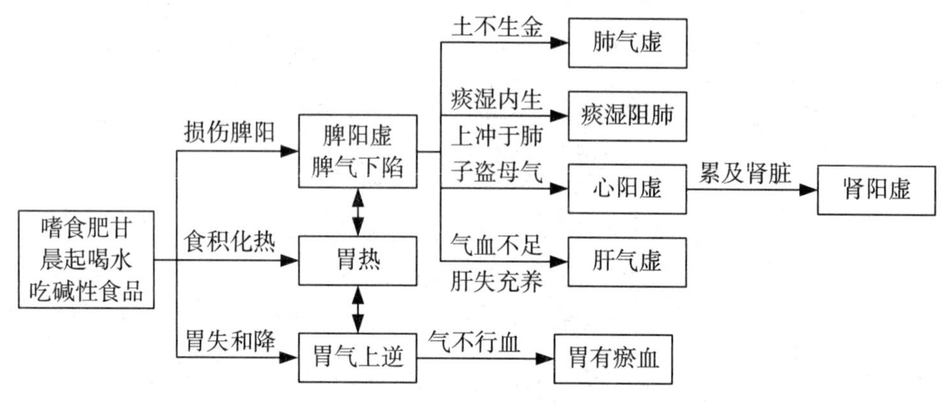


**图 3-4-5-1　病因病机演变过程图（案例 5）**

通过以上分析，本患者的主要证候为中气下陷。脾阳虚，中气下陷，则见“便后下坠感”；脾阳虚，四肢失于温养，则见“手足发凉”；脾气郁滞，气机不畅，则见腹胀。“口唇红紫暗”为胃瘀血中阻、胃热内盛之象；胃气上逆，则见“呃逆”。心阳虚，心失所养，则见“心慌”；津液失于固摄，则见夜间汗多。肝气虚，肝失疏泄，胆汁排泄不利，上逆于胃，承于口，则见“口涩”。肾阳虚，腰府失养，故见“后背酸痛”。脾、心、肾阳虚，温煦失职，则见“畏寒、乏力”。

本案例涉及心、肝、脾、肺、肾五个脏及胃腑，属于“五脏同病”，具体见图 3-4-5-2。

**6. 证候的寒热虚实性质分析**

本患者的病证存在“寒热错杂、虚实夹杂”的特点。“寒”为脾肾阳虚所表现出的虚寒；“热”为胃热；“虚”为阳虚、气虚，气虚有肝气虚、肺气虚；“实”为实热、血瘀、气逆、痰湿。

**7. 辨证施膳与禁忌分析**

本患者的饮食应以清淡为主，适当摄入酸味食品，戒掉晨起喝白水及碱性食品的习惯，避免高粱厚味之品，进行适度有氧运动。

**8. 预后分析**

本案例可以用上方进行长期调养。

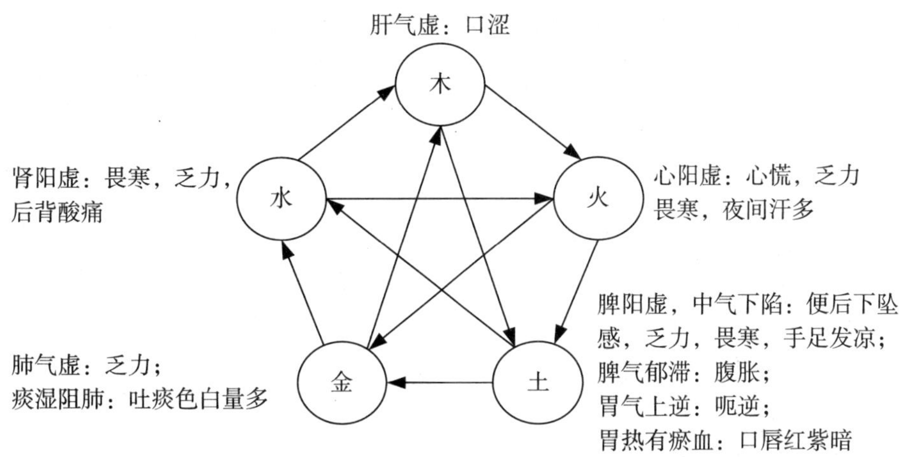


**图 3-4-5-2　五行 - 五脏 - 疾病分析图（案例 5）**

## 案例 6

本案例是以中气下陷为主要证候，同时伴有脾气虚、脾气郁滞、胃火旺、胃有瘀血、心阴虚、肺气阴两虚、肝血虚、肾气阴两虚证候出现。

宫某，女，75 岁，初诊时间为 2007 年 8 月 30 日。

主诉：大便下坠感 1 年余，饭后、情志不舒后加重。

现病史：患者 1 余年前无明显诱因出现大便下坠感，饭后、情志不舒后加重。现伴有烧心，胃痛，纳呆，口干，晨起前少腹胀痛，心慌，胸闷，气短，烦躁，眼涩，头晕，耳鸣，面色淡黄，面目浮肿，口唇发紫，双手胀肿，手关节痛，手足心热，后背酸痛，腰痛，膝关节痛，下肢浮肿、无力，头发斑白。睡眠可，腹泻，每日 3～4 次，小便通畅。舌质红暗，苔边尖少、中白薄后白微黄，脉弦。

既往史：高血压病史。

检查：心电图示心肌缺血；心率为 85 次 / 分钟；血压为 219/84 mmHg；胃肠镜示慢性结肠炎，慢性胃炎伴胆汁反流、萎缩；腹部 B 超示肝、胆、胰、脾、肾未见异常。

西医诊断：

主要诊断：直肠炎、慢性结肠炎。

其他诊断：慢性胃炎伴胆汁反流、萎缩，胃肠动力不足；冠心病心肌缺血；高血压。

中医诊断：

主要诊断：便坠。

其他诊断：烧心；胃脘痛；腹痛；心悸；胸痹；眩晕；水肿；腰痛；泄泻；痹证。

依据本案例的四诊症状和体征，对其进行辨证论治的过程分析，具体步骤和结果见表 3-4-6-1 和表 3-4-6-2。

**表 3-4-6-1 四诊症状和体征的脏腑及气血阴阳归属定位分析（案例 6）**

| 脏腑及气血阴阳 | | 四诊症状和体征 |
|---|---|---|
| 五脏 | 心 | 主血脉：心慌；主神：烦躁 |
| | 脾 | 主运化：纳呆，腹泻，少腹胀痛；主升清：大便下坠感；黄色：面色淡黄；四肢：双手胀肿，下肢无力；口：口干；唇：口唇发紫 |
| | 肝 | 主藏血：头晕；目：眼涩 |
| | 肾 | 肾府：腰痛；主骨：后背酸痛，手、膝关节痛；主水：下肢浮肿；发：头发斑白；耳：耳鸣 |
| | 肺 | 主气：气短；主宣发、肃降：胸闷；主通调水道：面目浮肿 |
| 五腑 | 小肠 | — |
| | 胃 | 主和降：烧心，胃痛 |
| | 胆 | — |
| | 膀胱 | — |
| | 大肠 | — |
| 气血阴阳 | 气 | — |
| | 血 | — |
| | 阴 | 手足心热 |
| | 阳 | — |

**表 3-4-6-2 中医四态五阶段辨证分析（案例 6）**

| 隐态系统 | 隐性病变 | 舌质红暗，苔边尖少、中白薄后白微黄，脉弦 | | | | | |
|---|---|---|---|---|---|---|---|
| | 显性病变 | 大便下坠感，少腹胀痛，腹泻，纳呆 | 烧心，胃痛 | 心慌，烦躁 | 气短，胸闷 | 头晕 | 腰痛 |
| 显态系统 | 隐性病变 | 面色淡黄，下肢无力 | 口干，口唇发紫 | 手足心热 | 手足心热 | 眼涩 | 手足心热，后背酸痛，手、膝关节痛，耳鸣，头发斑白 |
| | 显性病变 | 双手胀肿 | — | — | 面目浮肿 | — | — |
| 证候群 | | 脾气虚，脾失运化，中气下陷，脾气郁滞 | 胃火旺，胃有瘀血，胃失和降 | 心阴虚 | 肺气阴两虚，肺失宣降 | 肝血虚，肝阳上亢 | 肾气阴两虚 |
| 治法 | | 健脾养荣，渗湿止泻，理气止痛，升阳举陷 | 清胃降火，化瘀止痛 | 滋心阴，退虚热，安神除烦 | 益肺气，滋肺阴，退虚热，宽胸顺气，宣肺消肿 | 补肝血，明目，平肝潜阳 | 补肾气，滋肾阴，退虚热，健骨，乌发 |
| 对应方剂或药物 | | 补中益气汤，健脾丸，五苓散，小建中汤 | 玉女煎，延胡索，丹参 | 天王补心丹，胡黄连 | 生脉饮，五皮散，瓜蒌 | 杞菊地黄丸，天麻钩藤饮 | 肾气丸，杜仲，何首乌，知母，黄柏 |

## 精准论治

### 1. 方剂与证候的对应分析

本患者的主要证候为中气下陷，兼见脾气虚、脾气郁滞、胃火旺、胃有瘀血、心阴虚、肺气阴两虚、肝血虚、肾气阴两虚证候。选用补中益气汤、健脾丸、五苓散合小建中汤健脾养荣、渗湿止泻、理气止痛、升阳举陷，以治疗脾气虚、中气下陷、脾气郁滞所表现出的“大便下坠感、少腹胀痛、腹泻、纳呆、双手胀肿、面色淡黄、下肢无力”；胃火旺盛、胃有瘀血所表现出的“烧心、胃痛、口干、口唇发紫”选用玉女煎加丹参延胡索以清胃降火、化瘀止痛；心阴虚所表现出的“心慌、烦躁、手足心热”选用天王补心丹加胡黄连以滋心阴、退虚热、安神除烦；“气短、胸闷、手足心热、面目浮肿”为肺气阴两虚的表现，选用生脉饮合五皮散加瓜蒌以益肺气、滋肺阴、退虚热、宽胸顺气、宣肺消肿；针对“头晕、眼涩”选用杞菊地黄丸合天王补心丹以补肝血明目、平肝潜阳；肾气阴两虚所表现出的“腰痛、手足心热、后背酸痛、膝关节痛、手关节痛”可选用肾气丸加杜仲、知母、黄柏以补肾气、滋肾阴、退虚热、强骨。

### 2. 药物与疾病、证候、症状的对应分析

在“方证”对应的基础上，最终目的是实现药物“对病、对证、对症”的精准对应。本案例证候与方剂的精准对应关系具体见表 3-4-6-3。

**表 3-4-6-3 证候与方剂的精准对应关系（案例 6）**

| 证候 | | 方剂 | 药物 |
|---|---|---|---|
| 主要证候 | 中气下陷 | 补中益气汤 | 党参，白术，黄芪，升麻，柴胡，当归，陈皮，甘草 |
| 其他证候 | 脾气虚，脾失运化 | 健脾丸 | 白术，木香，黄连，甘草，茯苓，党参，神曲，陈皮，砂仁，麦芽，山楂，山药，肉豆蔻 |
| | | 小建中汤 | 桂枝，白芍，饴糖，炙甘草 |
| | 水湿内停 | 五苓散 | 猪苓，茯苓，白术，泽泻，桂枝 |
| | 脾气郁滞 | — | 木香，砂仁，肉豆蔻 |
| | 胃火炽盛 | 玉女煎 | 石膏，熟地黄，知母，麦冬，川牛膝，延胡索 |
| | 胃有瘀血 | — | 丹参，延胡索 |
| | 心阴虚 | 天王补心丹 | 党参，玄参，丹参，茯苓，五味子，远志，桔梗，当归，天冬，麦冬，柏子仁，酸枣仁，生地黄，朱砂 |
| | 肺气阴两虚，肺失宣降 | 生脉饮 | 党参，麦冬，五味子 |
| | | 五皮散 + 瓜蒌 | 陈皮，生姜皮，茯苓皮，大腹皮，桑白皮，瓜蒌 |
| | 肝血虚 | 杞菊地黄丸 | 枸杞子，菊花，熟地黄，山药，山茱萸，茯苓，牡丹皮，泽泻 |
| | 肝阳上亢 | 天麻钩藤饮 | 天麻，钩藤，石决明，栀子，黄芩，杜仲，桑寄生，牛膝，夜交藤，茯神，益母草 |
| | 肾气阴两虚 | 肾气丸 + 知母，黄柏 | 附子，肉桂，熟地黄，山药，山茱萸，茯苓，泽泻，牡丹皮，知母，黄柏 |

依据上表中方剂和药物的基本信息，筛选本案例治疗过程中每个具体症状所要对应

的具体药物，结果见表3–4–6–4。

**表3–4–6–4　症状与药物的精准对应关系（案例6）**

| 症状 | 药物 |
| --- | --- |
| 大便下坠感 | 党参，黄芪，白术，升麻，柴胡，甘草 |
| 纳呆 | 党参，白术，茯苓，山药 |
| 腹泻 | 党参，白术，茯苓，山药，砂仁 |
| 双手胀肿 | 茯苓，白术，桂枝 |
| 少腹胀痛 | 木香，砂仁，白芍，甘草 |
| 面色淡黄 | 桂枝，白芍，饴糖，炙甘草 |
| 下肢无力 | 党参，黄芪，山药 |
| 烧心 | 知母，川牛膝 |
| 胃痛 | 丹参，延胡索，白芍，甘草 |
| 口唇发紫 | 丹参 |
| 口干 | 知母 |
| 心慌 | 天冬，丹参，知母，茯苓 |
| 烦躁 | 胡黄连，天冬，丹参 |
| 胸闷 | 瓜蒌 |
| 气短 | 党参，山茱萸 |
| 面目浮肿 | 生姜皮，茯苓皮，桑白皮 |
| 头晕，眼涩 | 枸杞子，菊花，天麻，钩藤 |
| 腰痛，后背酸痛，膝关节痛，手关节痛 | 山药，山茱萸，杜仲，牛膝 |
| 手足心热 | 知母，黄柏，胡黄连 |

根据上表信息对本案例的处方用药进行分析，可以得出：中气下陷所表现出的“大便下坠感”选用党参、黄芪、白术、升麻、柴胡、甘草以益气升阳举陷；针对“纳呆”选用党参、白术、茯苓、山药以益气健脾；脾气虚所表现出的“腹泻”可选用党参、白术、茯苓、山药、砂仁以益气健脾、燥湿止泻；“双手胀肿”为脾气虚、水湿失于运化的表现，选用茯苓、白术、桂枝以健脾化湿；“少腹胀痛”为脾气郁滞的表现，选用木香、砂仁以理气除胀，白芍、甘草缓急止痛；桂枝、白芍、饴糖、炙甘草健脾养荣以治疗脾气虚、气血化生不足所表现出的“面色淡黄”；针对“下肢无力”选用党参、黄芪、山药以益气健脾；“烧心”为胃火炽盛之象，选用知母、川牛膝以清胃降火；胃有瘀血所表现出的“胃痛”选用延胡索、丹参以活血止痛，白芍、甘草缓急止痛；丹参活血化瘀以治疗“口唇发紫”；知母清热养阴以治疗“口干”；天冬、丹参、知母、茯苓滋养心阴以治疗心阴虚所表现出的“心慌”；针对“烦躁”选用胡黄连、天冬、丹参以清热除烦；瓜蒌宽胸理气以治疗“胸闷”；党参、山茱萸补益肺气以治疗“气短”；针对“面目浮肿”选用生姜皮、茯苓皮、桑白皮以宣肺利水消肿；肝血虚、肝阳上亢所表现出的“头晕、眼涩”可选用枸杞子、菊花、天麻、钩藤以滋补肝血、平肝潜阳；针对“腰痛、后背酸痛、膝关节痛、手关节痛”选用山药、山茱萸、杜仲、牛膝以补肾壮骨；心、肺、肾阴虚所表现出的“手足心热”选用知母、黄柏、胡黄连以滋阴清热。

从药物与疾病对应关系的角度来分析，本案例直肠炎、慢性结肠炎可选用的药物为乌梅、五倍子，慢性胃炎伴胆汁反流、萎缩可选用的药物为山楂、乌梅、川牛膝、山药、山茱萸，冠心病心肌缺血可选用的药物为丹参、三七，高血压可选用的药物为罗布麻，诸药合用以增强疗效。

**3. 一药治疗“多病、多证、多症”的对应分析**

依据“方证对应”与“药症对应”的分析，本案例一药对应“多病、多证、多症”的归纳总结如下，具体见表3–4–6–5。

**表3–4–6–5　一药对应“多病、多证、多症”分析表（案例6）**

| 药物 | 症状与疾病 |
|---|---|
| 党参 | 大便下坠感，纳呆，腹泻，下肢无力，气短 |
| 黄芪 | 大便下坠感，下肢无力 |
| 白术 | 大便下坠感，纳呆，腹泻，双手胀肿 |
| 茯苓 | 纳呆，腹泻，双手胀肿，心慌，面目浮肿 |
| 山药 | 纳呆，腹泻，下肢无力，腰痛，后背酸痛，膝关节痛，手关节痛 |
| 砂仁 | 腹泻，少腹胀痛 |
| 桂枝 | 双手胀肿，面色淡黄 |
| 川牛膝 | 烧心，口唇发紫，腰痛，后背酸痛，膝关节痛，手关节痛 |
| 丹参 | 胃痛，口唇发紫，烦躁，心慌 |
| 山茱萸 | 气短，腰痛，后背酸痛，膝关节痛，手关节痛 |
| 知母 | 烧心，口干，心慌，手足心热 |
| 天冬 | 心慌，烦躁 |
| 胡黄连 | 烦躁，手足心热 |
| 白芍，甘草 | 胃痛，少腹胀痛 |
| 乌梅，五倍子 | 直肠炎、慢性结肠炎 |
| 山楂，乌梅，川牛膝，山药，山茱萸 | 慢性胃炎伴胆汁反流、萎缩 |
| 丹参，三七 | 冠心病心肌缺血 |
| 罗布麻 | 高血压 |

**4. 处方**

由于生地黄、熟地黄滋腻碍胃，会加重纳呆、腹泻、少腹胀痛、烧心等症状，所以没有选用；石膏、玄参、当归、麦冬、柏子等润肠，会加重腹泻症状，故没有选用；由于患者没有血虚及胃脘气滞的表现，故补中益气汤中的陈皮没有选用；肝血虚、肝阳上亢出现的“头晕、眼涩”从杞菊地黄丸和天麻钩藤饮中选用枸杞子、菊花、天麻、钩藤以滋补肝血、平肝潜阳，效用足够，故其他药物舍而不用；由于患者没有腹水的表现，故五皮散中的大腹皮弃而不用；针对“双手胀肿”选用茯苓、白术、桂枝以温阳利水，药力足够，故猪苓、泽泻没有选用；健脾丸中的黄连、神曲、麦芽、山楂、肉豆蔻，天王补心丹中的五味子、远志、桔梗、酸枣仁、朱砂和肾气丸中的附子、肉桂、泽泻、牡丹皮由于没有与之相对应的症状，故删而不用。

最后，进一步考虑“三因制宜”的原则，本案例的治疗用药如下。

处方：党参30克，黄芪30克，炒白术15克，升麻6克，柴胡6克，茯苓10克，炒山药10克，砂仁6克，桂枝10克，木香6克，炒白芍10克，知母10克，川牛膝10克，丹参10克，延胡索10克，天冬10克，胡黄连10克，瓜蒌10克，桑白皮6克，枸杞子15克，菊花6克，天麻10克，钩藤30克，山茱萸10克，炒杜仲10克，黄柏6克，乌梅10克，五倍子10克，炒山楂10克，三七10克，罗布麻30克，甘草6克。方中三七可研末冲服，也可打碎入煎剂，钩藤、砂仁宜后下，水煎服。

**5. 病因与病机演变分析**

本案例由于饮食不节，膏粱厚味摄入过多，复有劳累和经常情志不舒所致。饮食不节，超出脾气的运化能力，加之劳累损伤脾气，则出现脾气虚、中气下陷。脾不升清，则胃不降浊，胃脘气机不畅，日久导致胃脘瘀血。膏粱厚味摄入过多，化热生火，出现胃火旺。脾虚导致心阴虚，为“子盗母气”。脾虚导致肺气阴两虚，为“土不生金”。脾气虚，气血化生不足，肝失充养，则见肝血虚。脾、肺气虚和心、肺阴虚，日久累及于肾，出现肾气阴两虚。具体见图3-4-6-1。

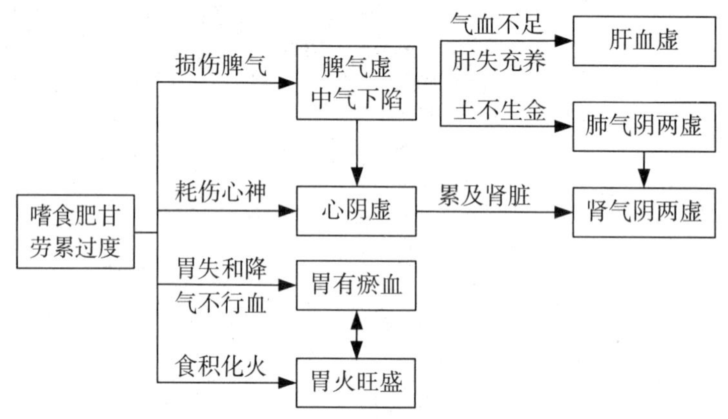


**图3-4-6-1　病因病机演变过程图（案例6）**

通过以上分析，本患者的主要证候为中气下陷。中气下陷，则见“大便下坠感”；脾气虚，脾失健运，则见“纳呆、腹泻、下肢无力”；水湿运化不及，则见“双手胀肿”；气血化生不足，面失荣养，则见“面色淡黄”；脾气郁滞，则见“少腹胀痛”。胃火炽盛，则见“烧心、口干”；胃有瘀血，则见“胃痛、口唇发紫”。心阴虚，心失所养，则见“心慌”；阴不制阳，虚热扰及心神，则见“烦躁”。肺气阴两虚，肺失宣降，则见“胸闷、气短”；肺主通调水道的功能失常，则见“面目浮肿”。肝血虚，目失所养，则见“眼涩”；清窍失于濡养，则见“头晕”。肾气阴两虚，腰府失养，则见“腰痛、后背酸痛、膝关节痛、手关节痛”。心、肺、肾阴虚，阴不制阳，虚热内盛，则见“潮热”。

本案例涉及心、肝、脾、肺、肾五个脏和胃腑，属于“五脏同病”。具体见图3–4–6–2。

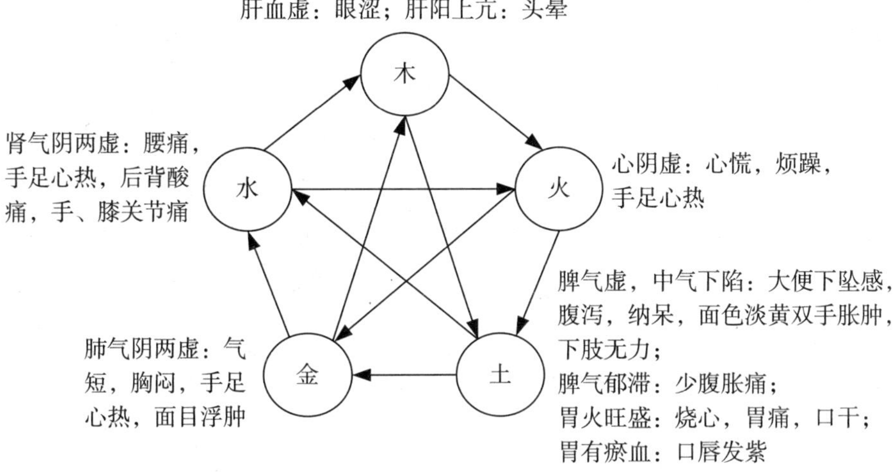


**图 3–4–6–2　五行 – 五脏 – 疾病分析图（案例 6）**

**6. 证候的寒热虚实性质分析**

本患者的病证存在“虚实夹杂”的特点。“虚”包括气虚、血虚和阴虚，气虚有脾气虚、肺气虚和肾气虚，血虚为肝血虚，阴虚为肺阴虚和肾阴虚；“实”包括脾气郁滞、胃火旺和胃有瘀血。

**7. 辨证施膳与禁忌分析**

本患者的饮食应以清淡为主，适当摄入酸味食品，避免肥甘厚腻之品，多加休息，保持情志舒畅，避免劳累，进行适度有氧运动。

**8. 预后分析**

本案例若以上述药物配伍作为基本方，加减治疗 4 个月左右可以收到显著的临床效果，但其冠心病心肌缺血和高血压则需要长期调养和不间断的治疗。

## 第五节　以脾气郁滞为主证的案例

脾气郁滞证候多会伴有脾胃气虚的证候同时存在，本节分析以脾气郁滞为主证的辨证论治过程，具体见案例 7。

### 案例 7

痞证为脾脏常见的病证，多由饮食不节或受凉诱发，容易累及其他的脏腑而出现相应的病证。本案例是以脾气郁滞为主要证候，同时伴有脾阳虚、胃气虚、肝气虚、心阳虚证候出现。

宫某，女，22 岁，初诊时间为 2007 年 12 月 5 日。

主诉：脐周痞硬、压痛 1 天。

现病史：患者 1 天前无明显诱因出现脐周痞硬、按之压痛。现伴有纳呆、食少、口苦、乏力、畏寒、面色淡白、手足发凉。睡眠可，大小便调。舌质淡红，苔白薄，脉沉细弱。

检查：心率为 81 次 / 分钟；血压为 101/65 mmHg；胃肠镜示慢性胆汁反流性胃炎，慢性结肠炎；腹部 B 超示肝、胆、胰、脾、肾未见异常。

西医诊断：

主要诊断：慢性结肠炎。

其他诊断：慢性胆汁反流性胃炎，胃肠动力不足。

中医诊断：

主要诊断：痞证；腹痛。

其他诊断：口苦。

依据本案例的四诊症状和体征，对其进行辨证论治的过程分析，具体步骤和结果见表 3-5-7-1 和表 3-5-7-2。

**表 3-5-7-1　四诊症状和体征的脏腑及气血阴阳归属定位分析（案例 7）**

| 脏腑及气血阴阳 | | 四诊症状和体征 |
|---|---|---|
| 五脏 | 心 | 面：面色淡白 |
| | 脾 | 主运化：纳呆，脐周痞硬、压痛；四肢：手足发凉；口：口苦 |
| | 肝 | — |
| | 肾 | — |
| | 肺 | — |
| 五腑 | 小肠 | — |
| | 胃 | 主受纳：食少 |
| | 胆 | — |
| | 膀胱 | — |
| | 大肠 | — |
| 气血阴阳 | 气 | 乏力 |
| | 血 | — |
| | 阴 | — |
| | 阳 | 畏寒 |

表 3–5–7–2　中医四态五阶段辨证分析（案例 7）

| 隐态系统 | 隐性病变 | 舌质淡红，苔白薄，脉沉细弱 | | | |
|---|---|---|---|---|---|
| | 显性病变 | 纳呆，畏寒 | 食少 | 口苦 | 乏力，畏寒 |
| 显态系统 | 隐性病变 | 手足发凉 | — | — | 面色淡白 |
| | 显性病变 | 脐周痞硬、压痛 | — | — | — |
| 证候群 | | 脾阳虚，脾失运化，脾气郁滞 | 胃气虚，胃失和降 | 肝气虚 | 心阳虚 |
| 治法 | | 温脾祛寒，消食除痞止痛 | 益胃气，消食 | 补肝气，强肝泄 | 温心阳祛寒 |
| 对应方剂或药物 | | 枳术丸，附子理中丸，小建中汤 | 保和丸 | 酸味补肝汤 | 附子汤 |

## 精准论治

### 1. 方剂与证候的对应分析

本患者的主要证候为脾气郁滞，兼见脾阳虚、胃气虚、肝气虚、心阳虚证候，选用枳术丸、附子理中丸合小建中汤温脾祛寒、消食除痞止痛以治疗脾阳虚、脾气郁滞所表现出的“脐周痞硬压痛、纳呆、手足发凉、畏寒”；保和丸益胃气、消食以治疗胃气虚出现的“食少”；“口苦”为肝气虚的表现，用酸味补肝汤以补肝气、强肝泄；附子汤温心阳祛寒以治疗心阳虚出现的“面色淡白、畏寒、乏力”。

### 2. 药物与疾病、证候、症状的对应分析

在“方证”对应的基础上，还要实现具体的症状与具体的药物之间的对应。本案例证候与方剂的精准对应关系具体见表 3–5–7–3。

表 3–5–7–3　证候与方剂的精准对应关系（案例 7）

| 证候 | | 方剂 | 药物 |
|---|---|---|---|
| 主要证候 | 脾气郁滞 | 枳术丸 | 枳实，白术 |
| 其他证候 | 脾阳虚，脾失运化 | 附子理中丸 | 附子，干姜，党参，白术，甘草 |
| | | 小建中汤 | 桂枝，白芍，饴糖，炙甘草 |
| | 胃气虚 | 保和丸 | 神曲，山楂，陈皮，半夏，茯苓，连翘，莱菔子 |
| | 肝气虚 | 酸味补肝汤 | 白芍，山楂，木瓜，香橼，乌梅，川牛膝，赤小豆，五味子，山茱萸，栀子，山药，甘草 |
| | 心阳虚 | 附子汤 | 附子，党参，白术，茯苓，白芍 |

依据上表中方剂和药物的基本信息，筛选本案例治疗过程中每个具体症状所要对应的具体药物，结果见表 3–5–7–4。

表 3–5–7–4　症状与药物的精准对应关系（案例 7）

| 症状 | 药物 |
|---|---|
| 脐周痞硬 | 白术，枳实 |
| 脐周压痛 | 桂枝，白芍，炙甘草 |
| 纳呆 | 白术，党参，茯苓 |

续表

| 症状 | 药物 |
| --- | --- |
| 手足发凉，畏寒 | 附子，干姜 |
| 食少 | 神曲，山楂 |
| 口苦 | 白芍，乌梅，山楂 |
| 面色淡白 | 附子，白芍，党参，茯苓 |
| 乏力 | 党参 |

根据上表信息对本案例的处方用药进行分析，可以得出：针对“脐周痞硬”选择白术、枳实以理气祛痞；“脐周压痛”选择桂枝、白芍、炙甘草以缓急止痛；“纳呆”为脾气虚、失健运所致，选用白术、党参、茯苓以益气健脾；“手足发凉、畏寒、乏力”为脾阳虚的表现，可选用附子、干姜以益气温阳祛寒；神曲、山楂消食化积以治疗“食少”；肝气虚所出现的“口苦”选用白芍、乌梅和山楂以补肝气、强肝泄；针对“面色淡白、畏寒、乏力”选择附子、白芍、党参、茯苓以益气养血、温阳散寒。

从药物与疾病对应关系的角度来分析，本案例腹痛可以选择的药物为延胡索，慢性胆汁反流性胃炎可选用的药物为白芍、山楂、乌梅，诸药合用以增强疗效。

**3. 一药治疗“多病、多证、多症”的对应分析**

依据“方证对应”与“药症对应”的分析，本案例一药对应“多病、多证、多症”的归纳总结如下，具体见表3-5-7-5。

**表3-5-7-5　一药对应“多病、多证、多症”分析表（案例7）**

| 药物 | 症状与疾病 |
| --- | --- |
| 白术 | 脐周痞硬，纳呆 |
| 党参 | 纳呆，面色淡白，乏力 |
| 山楂 | 食少，口苦 |
| 白芍 | 脐周压痛，口苦，面色淡白 |
| 茯苓 | 纳呆，面色淡白 |
| 附子 | 手足发凉，面色淡白，畏寒 |
| 干姜 | 手足发凉，畏寒 |
| 延胡索 | 腹痛 |
| 白芍，山楂，乌梅 | 慢性胆汁反流性胃炎 |

**4. 处方**

由于没有出现胃脘气滞、胃气上逆的证候及其症状，因此，保和丸中的陈皮、半夏、连翘、莱菔子没有选用；从酸味补肝汤中选取了白芍、乌梅和山楂，效用足够，其他药物没有选用。

最后，进一步考虑“三因制宜”的原则，本案例的治疗用药如下。

处方：炒白术15克，枳实6克，延胡索6克，党参15克，茯苓10克，制附子6克，干姜6克，炒神曲10克，炒山楂10克，炒白芍10克，乌梅6克，桂枝10克，甘草 6 克，生姜 6 片，大枣 6 玫，饴糖 4 块。方中附子宜先煎，水煎服。

**5. 病因与病机演变分析**

本案例患者由于过度食用生冷及冰镇食品，直接伤及脾阳，导致脾阳虚，为寒邪直中，使人体内环境直接受到了寒邪的伤害，寒性收引，引起脾气郁滞，从而出现“脐周痞硬、脐周压痛”的表现。脾阳虚，脾失健运，影响到胃的受纳腐熟功能，出现胃气虚。脾虚，气血化生不足，肝失充养，则见肝气虚。脾阳虚导致心阳虚，为“子盗母气”。具体见图 3–5–7–1。

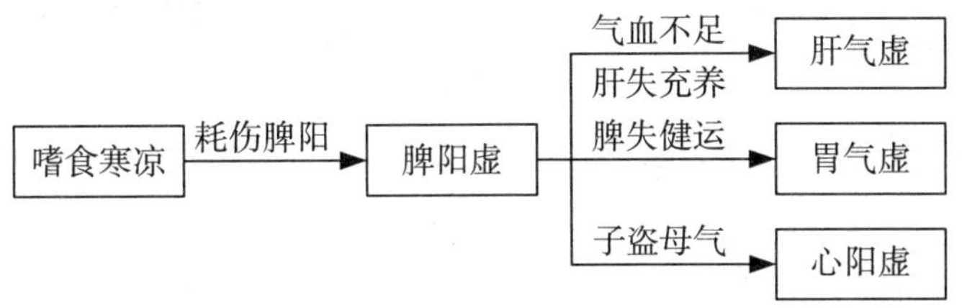


**图 3–5–7–1　病因病机演变过程图（案例 7）**

由上可得，本患者的病证以脾气郁滞为主。脾气郁滞，则见“脐周痞硬、脐周压痛”；脾阳虚，四肢失于温养，则见“手足发凉、畏寒、乏力”；气血化生不足，面部失于充养，则见“面色淡白”。胃气不足，受纳腐熟功能减退，则见“食少”。肝气虚，肝失疏泄，胆汁排泄障碍，上逆于口，则见“口苦”。

本案例涉及心、肝、脾三个脏及胃腑，具体见图 3–5–7–2。

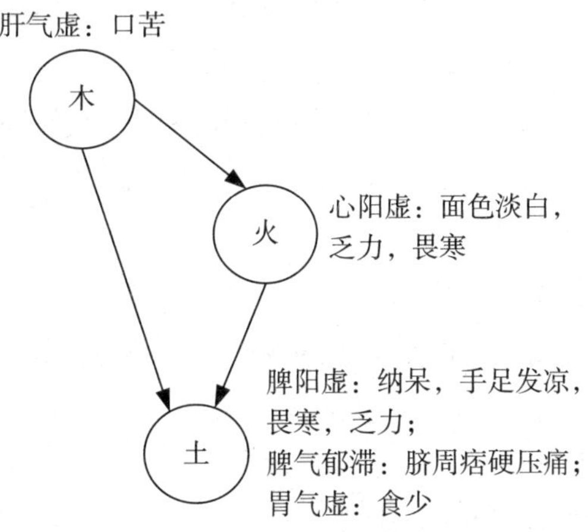


**图 3–5–7–2　五行 – 五脏 – 疾病分析图（案例 7）**

**6. 证候的寒热虚实性质分析**

本患者的病证存在“虚实夹杂”的特点。“虚”有阳虚、气虚，阳虚为脾阳虚、心阳虚，气虚为胃气虚、肝气虚；“实”为脾气郁滞。

**7. 辨证施膳与禁忌分析**

本患者应避免生冷及冰镇饮食。另外还要注意，饮食偏酸不吃碱，以利于肝气虚“口苦”病证的治疗。

**8. 预后分析**

本案例若以上述药物配伍作为基本方，加减治疗 1 个月左右，可以获得显著的临床疗效。

## 第六节　以脾络瘀血为主证的案例

脾络瘀血证候多数伴有脾胃虚弱的证候出现，本节分析以脾络瘀血为主证的辨证论治过程，具体见案例 8。

### 案例 8

本案例是以脾络瘀血为主要证候，同时伴有脾阳虚、食积胃脘、胃火旺盛、心火旺盛、肾阳虚、大肠津亏证候出现。

李某，男，33 岁，初诊时间为 2007 年 11 月 3 日。

主诉：左侧腹部针刺样疼痛、发无定时 3 个月余，近日加重。

现病史：患者 3 个月前无明显诱因出现左侧腹部针刺样疼痛、发无定时，伴大便偏干，2 日一次，手足发凉。近日加重，伴有口干、口臭、口舌生疮、牙龈肿胀、畏寒、腰痛、右足跟痛。睡眠可，小便调。舌质红，苔白薄后黄，脉沉细。

检查：心率为 72 次 / 分钟；血压为 123/79 mmHg；胃肠镜示慢性结肠炎，慢性胆汁反流性胃炎；腹部 B 超示肝、胆、胰、脾、肾未见异常。

西医诊断：

主要诊断：慢性结肠炎。

其他诊断：慢性胆汁反流性胃炎，胃肠动力不足；口腔溃疡。

中医诊断：

主要诊断：腹痛；便秘。

其他诊断：口疮；舌疮；腰痛；痹证。

依据本案例的四诊症状和体征，对其进行辨证论治的过程分析，具体步骤和结果见表 3–6–8–1 和表 3–6–8–2。

**表 3–6–8–1　四诊症状和体征的脏腑及气血阴阳归属定位分析（案例 8）**

| 脏腑及气血阴阳 | | 四诊症状和体征 |
|---|---|---|
| 五脏 | 心 | 舌：舌疮 |
| | 脾 | 主运化：左腹刺痛；四肢：手足发凉；口：口干，口臭，牙龈肿胀 |
| | 肝 | — |
| | 肾 | 肾府：腰痛；主骨：右足跟痛 |
| | 肺 | — |
| 五腑 | 小肠 | — |
| | 胃 | — |
| | 胆 | — |
| | 膀胱 | — |
| | 大肠 | 主传导：便秘 |
| 气血阴阳 | 气 | — |
| | 血 | — |
| | 阴 | — |
| | 阳 | 畏寒 |

**表 3–6–8–2　中医四态五阶段辨证分析（案例 8）**

| | | | | | | |
|---|---|---|---|---|---|---|
| 隐态系统 | 隐性病变 | 舌质红，苔白薄后黄，脉沉细 | | | | |
| | 显性病变 | 左腹刺痛，畏寒 | — | — | 腰痛，畏寒 | 便秘 |
| 显态系统 | 隐性病变 | 手足发凉 | 口干，口臭 | — | 左足跟痛 | — |
| | 显性病变 | — | 口疮，牙龈肿胀 | 舌疮 | — | — |
| 证候群 | | 脾阳虚，脾失运化，脾络瘀血 | 食积胃脘，胃火旺盛 | 心火旺 | 肾阳虚 | 大肠津亏 |
| 治法 | | 温脾祛寒，通络止痛 | 消食化积，清胃降火 | 清心火 | 补肾阳，祛寒 | 润肠通便 |
| 对应方剂或药物 | | 附子理中丸，延胡索 | 玉女煎，保和丸 | 导赤散，黄连 | 肾气丸 | 麻子仁 |

## 精准论治

### 1. 方剂与证候的对应分析

本患者的主要证候为脾络瘀血，兼见脾阳虚、食积胃脘、胃火旺盛、心火旺盛、肾阳虚、大肠津亏证候，选用延胡索活血通络止痛以治疗脾络瘀血所表现出的左腹刺痛；附子理中丸是针对脾阳虚所致的“手足发凉、畏寒”而设；玉女煎、保和丸是功专消食化积、清胃泻火，用于治疗食积胃热所致的“口疮、牙龈肿胀、口干、口臭”；心火炽盛所致的“舌疮”用导赤散以清心泻火；肾气丸温肾祛寒以治疗肾阳虚出现的“腰痛、左足跟痛、畏寒”；麻子仁润肠通便以治疗“便秘”。

**2. 药物与疾病、证候、症状的对应分析**

针对这一患者的病证实现证候与方剂的对应之后，还要在“方证”对应的基础上，进一步实现药物“对病、对证、对症”的精准对应。本案例证候与方剂的精准对应关系具体见表 3–6–8–3。

表 3–6–8–3　证候与方剂的精准对应关系（案例 8）

| 证候 | | 方剂 | 药物 |
|---|---|---|---|
| 主要证候 | 脾络瘀血 | — | 延胡索 |
| 其他证候 | 脾阳虚 | 附子理中丸 | 附子，干姜，党参，白术，甘草 |
| | 食积胃脘 | 保和丸 | 神曲，山楂，陈皮，半夏，茯苓，连翘，莱菔子 |
| | 胃火旺盛 | 玉女煎 | 石膏，熟地黄，知母，麦冬，川牛膝 |
| | 心火旺盛 | 导赤散 | 生地黄，木通，竹叶，生甘草梢 |
| | 肾阳虚 | 肾气丸 | 熟地黄，山药，山茱萸，茯苓，牡丹皮，泽泻，附子，肉桂 |
| | 大肠津亏 | — | 火麻仁 |

依据上表中方剂和药物的基本信息，筛选本案例治疗过程中每个具体症状所要对应的具体药物，结果见表 3–6–8–4。

表 3–6–8–4　症状与药物的精准对应关系（案例 8）

| 症状 | 药物 |
|---|---|
| 左腹刺痛 | 延胡索 |
| 手足发凉，畏寒 | 附子，干姜 |
| 口臭 | 神曲，山楂，连翘 |
| 口疮，牙龈肿胀，口干 | 石膏，知母，麦冬，川牛膝 |
| 舌疮 | 黄连，竹叶 |
| 腰痛，左足跟痛 | 山药，山茱萸，川牛膝 |
| 畏寒，乏力 | 党参，附子，干姜 |
| 便秘 | 火麻仁，麦冬 |

根据上表信息对本案例的处方用药进行分析，可以得出：延胡索活血化瘀止痛以治疗脾络瘀血所致的“左腹刺痛”；针对“手足发凉、畏寒、乏力”选择附子、干姜以温阳祛寒；神曲、山楂、连翘消食化积、清胃泻火以治疗食积胃热所致的“口臭”；针对“口疮、牙龈肿胀、口干”选择石膏、知母、麦冬、川牛膝以清胃降火；心火炽盛所致的“舌疮”可选用黄连、竹叶以泻火清心；山药、山茱萸、川牛膝补肾填精以治疗“腰痛、左足跟痛”；“畏寒、乏力”选用附子、干姜、党参以益气温阳；火麻仁、麦冬润肠通便以治疗“便秘”。

从药物与疾病对应关系的角度来分析，本案例慢性胆汁反流性胃炎可选用的药物为白芍、山楂、乌梅、山药、山茱萸，腹痛可以选用的药物为延胡索、白芍、甘草，诸药合用以增强疗效。

### 3. 一药治疗“多病、多证、多症”的对应分析

依据“方证对应”与“药症对应”的分析，本案例一药对应“多病、多证、多症”的归纳总结如下，具体见表 3-6-8-5。

**表 3-6-8-5　一药对应“多病、多证、多症”分析表（案例 8）**

| 药物 | 症状与疾病 |
| --- | --- |
| 附子，干姜 | 手足发凉，畏寒 |
| 川牛膝 | 口疮，牙龈肿胀，口干，腰痛，左足跟痛 |
| 麦冬 | 口疮，牙龈肿胀，口干，便秘 |
| 白芍，山楂，乌梅，山药，山茱萸 | 慢性胆汁反流性胃炎 |
| 延胡索、白芍、甘草 | 腹痛 |

### 4. 处方

由于附子理中丸中的白术没有对应的症状，故没有选用；由于患者没有胃脘气滞的表现，故在保和丸的加减化裁中将陈皮、半夏、莱菔子舍而不用；熟地黄、生地黄滋腻碍胃，用后会加重“口臭、口疮”的症状，故没有选用；患者没有膀胱热证，故没有用木通；患者没有肾虚水肿的表现，故茯苓、牡丹皮、泽泻在肾气丸的加减化裁中舍而不用。

最后，进一步考虑“三因制宜”的原则，本案例的治疗用药如下。

处方：党参 15 克，制附子 6 克，干姜 6 克，延胡索 10 克，炒神曲 10 克，炒山楂 10 克，连翘 6 克，石膏 10 克，知母 10 克，麦冬 10 克，川牛膝 10 克，黄连 10 克，竹叶 6 克，炒山药 10 克，山茱萸 10 克，火麻仁 10 克，炒白芍 10 克，乌梅 10 克，甘草 6 克。方中附子、石膏宜先煎，水煎服。由于方中有石膏，故煎煮后需沉淀 20 分钟后再服用。

### 5. 病因与病机演变分析

本案例患者由于长期暴饮暴食，加之烟酒过度，损伤脾胃，一方面耗伤脾气，日久导致脾阳虚、脾络瘀血；另一方面耗伤胃气，导致胃腐熟水谷、胃主和降的功能失常，出现胃脘食滞，生热化火，导致胃火旺盛。胃火上乘于心，出现心火旺盛，为“子病及母”。饮食滞于大肠，日久生热，伤及津液，导致大肠津亏。脾阳虚日久累及肾阳，出现肾阳虚。具体见图 3-6-8-1。

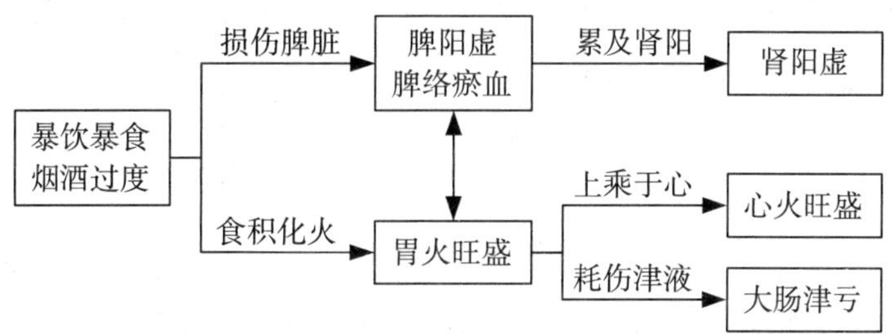


**图 3-6-8-1　病因病机演变过程图（案例 8）**

通过以上分析，本患者的主要证候为脾络瘀血。脾络瘀血，不通则痛，则见“左腹刺痛”；脾阳虚，四肢失于温养，则见“手足发凉、畏寒”。食滞胃脘，日久生热化火，胃火炽盛，则见“口臭、口疮、牙龈肿胀、口干”。胃火引动心火，心火上炎，则见“舌疮”。肾阳虚，腰失所养，则见“腰痛、左足跟痛”。“便秘”为大肠津亏的表现。

本案例涉及脾、心、肾三个脏和胃腑，具体见图 3-6-8-2。

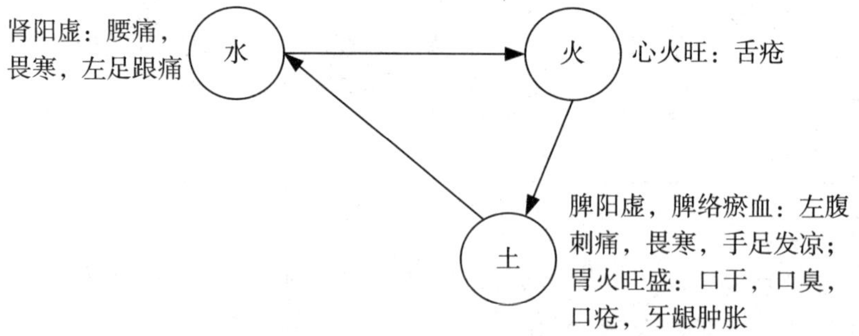


**图 3-6-8-2　五行 – 五脏 – 疾病分析图（案例 8）**

**6. 证候的寒热虚实性质分析**

本患者的证候存在“寒热错杂、虚实夹杂”的特点。“寒”为脾肾阳虚表现出的虚寒；“热”为心火和胃火所表现出的实热；“虚”为阳虚和津亏；“实”为瘀血、食积和实热。

**7. 辨证施膳与禁忌分析**

本患者应适当控制饮食，饮食以清淡为主，适当摄入酸味食品，避免暴饮暴食，戒烟限酒，进行适度有氧运动。

**8. 预后分析**

本案例若以上述药物配伍作为基本方，加减治疗 1 个月左右，可以获得显著的临床疗效。

# 第七节　以寒湿困脾为主证的案例

寒湿困脾的证候多会伴有胃脘气滞的证候存在，本节分析以寒湿困脾为主证的辨证论治过程，具体见案例 9 和案例 10。

## 案例 9

本案例是以寒湿困脾为主要证候，同时伴有脾阳虚、脾络瘀血、胃热有瘀血、胃气上逆、心火旺盛、肾精虚、肝气虚、膀胱有热证候出现。

马某，男，36 岁，初诊时间为 2007 年 10 月 15 日。

主诉：时腹泻不畅半年余，近日加重。

现病史：患者半年前无明显诱因出现时腹泻不畅，伴脐下腹部疼痛，晚饭后及夜间下半夜明显，甚则恶心、腹泻。近日加重，伴有腹凉、口涩、汗多、口唇红紫、头发斑白。睡眠多梦易醒，小便黄。舌质红、边尖有齿痕，苔白腻微黄，脉沉弦数。

检查：心率为 92 次 / 分钟；血压为 127/86 mmHg；肠镜示慢性结肠炎；腹部 B 超示肝、胆、胰、脾、肾未见异常。

西医诊断：慢性结肠炎、泄泻。

中医诊断：

主要诊断：腹痛；泄泻。

其他诊断：汗证。

依据本案例的四诊症状和体征，对其进行辨证论治的过程分析，具体步骤和结果见表 3–7–9–1 和表 3–7–9–2。

**表 3–7–9–1　四诊症状和体征的脏腑归属定位分析（案例 9）**

| 脏腑 | | 四诊症状和体征 |
|---|---|---|
| 五脏 | 心 | 主神：多梦易醒；汗：汗多 |
| | 脾 | 主运化：腹泻不畅，脐下腹部绞痛，腹凉；口：口涩；唇：口唇红紫 |
| | 肝 | — |
| | 肾 | 发：头发斑白 |
| | 肺 | — |
| 五腑 | 小肠 | — |
| | 胃 | 主和降：恶心 |
| | 胆 | — |
| | 膀胱 | 小便黄 |
| | 大肠 | — |

**表 3–7–9–2　中医四态五阶段辨证分析（案例 9）**

| 隐态系统 | 隐性病变 | 舌质红、边尖有齿痕，苔白腻微黄，脉沉弦数 | | | | | |
|---|---|---|---|---|---|---|---|
| | 显性病变 | 腹泻不畅，腹凉，脐下腹部绞痛 | 恶心 | 多梦易醒 | — | 口苦 | 小便黄 |
| 显态系统 | 隐性病变 | — | 口唇红紫 | — | 头发斑白 | — | — |
| | 显性病变 | — | — | 汗多 | — | — | — |
| 证候群 | | 脾阳虚，寒湿困脾，脾络瘀血 | 胃热，胃有瘀血，胃气上逆 | 心火旺盛 | 肾精虚 | 肝气虚 | 膀胱有热 |

续表

| 治法 | 温脾祛寒，化湿止泻，通络止痛 | 清胃化瘀，降逆止呕 | 清心安神 | 补益肾精，乌发 | 补肝气，强肝泄 | 清利膀胱 |
|---|---|---|---|---|---|---|
| 对应方剂或药物 | 附子理中丸，平胃散，延胡索 | 小半夏汤，丹参 | 朱砂安神丸 | 何首乌 | 酸味补肝汤 | 竹叶 |

## 精准论治

### 1. 方剂与证候的对应分析

本患者的主要证候为寒湿困脾，兼见脾阳虚、脾络瘀血、胃热有瘀血、胃气上逆、心火旺盛、肾精虚、肝气虚、膀胱有热证候。选用附子理中丸合平胃散加延胡索可温脾祛寒、化湿止泻、通络止痛，用以治疗寒湿困脾、脾络瘀血出现的时脐下腹部绞痛、腹泻、腹凉；丹参清胃化瘀以治疗胃热有瘀血所致的“口唇红紫”；小半夏汤可降逆止呕，用于治疗胃气上逆所致的“恶心”；心火炽盛所致的“多梦易醒、汗多”用朱砂安神丸以清心安神；酸味补肝汤是针对肝气虚所致的“口苦”而设；竹叶清利膀胱以治疗“小便黄”。

### 2. 药物与疾病、证候、症状的对应分析

在实现患者的病证，实现证候与方剂的对应之后，还要实现具体的症状与具体的药物之间的对应。本案例证候与方剂的精准对应关系具体见表 3–7–9–3。

**表 3–7–9–3 证候与方剂的精准对应关系（案例 9）**

| 证候 | | 方剂 | 药物 |
|---|---|---|---|
| 主要证候 | 寒湿困脾 | 平胃散 | 苍术，厚朴，陈皮，甘草 |
| | | 附子理中丸 | 附子，干姜，党参，白术，甘草 |
| 其他证候 | 脾阳虚 | 附子理中丸 | 附子，干姜，党参，白术，甘草 |
| | 脾络瘀血 | — | 延胡索 |
| | 胃热有瘀血 | — | 丹参 |
| | 胃气上逆 | 小半夏汤 | 半夏，生姜 |
| | 心火旺盛 | 朱砂安神丸 | 朱砂，黄连，当归，生地黄，甘草 |
| | 肝气虚 | 酸味补肝汤 | 白芍，山楂，木瓜，香橼，乌梅，川牛膝，赤小豆，五味子，山茱萸，栀子，山药，甘草 |
| | 膀胱湿热 | — | 竹叶 |

依据上表中方剂和药物的基本信息，筛选本案例治疗过程中每个具体症状所要对应的具体药物，结果见表 3–7–9–4。

**表 3–7–9–4 症状与药物的精准对应关系（案例 9）**

| 症状 | 药物 |
|---|---|
| 腹泻不畅 | 白术，苍术 |
| 腹部绞痛 | 延胡索，附子，干姜 |

续表

| 症状 | 药物 |
| --- | --- |
| 腹凉 | 附子，干姜 |
| 恶心 | 半夏 |
| 口唇红紫 | 丹参 |
| 多梦易醒，汗多 | 黄连 |
| 口苦 | 白芍，乌梅 |
| 小便黄 | 竹叶 |

根据上表信息对本案例的处方用药进行分析，可以得出：针对“腹泻”选择白术、苍术以燥湿健脾止泻；延胡索、附子、干姜功能温脾祛寒、活血止痛以治疗“腹部绞痛”；附子、干姜温脾祛寒以治疗“腹凉”；半夏和胃降逆止呕，适用于胃气上逆所致的“恶心”；针对“口唇红紫”选择丹参以清胃化瘀；黄连清心安神止汗以治疗“多梦易醒、汗多”；白芍、乌梅补肝气、强肝泄以治疗肝气虚出现的“口苦”；竹叶清利膀胱湿热以治疗“小便黄”。

从药物与疾病对应关系的角度来分析，本案例腹痛可以选用的药物为延胡索、白芍、甘草，诸药合用以增强疗效。

**3. 处方**

由于患者没有明显的气血不足的表现，故没有选用党参、当归；从酸味补肝汤中选用白芍、乌梅以治疗肝气虚出现的“口苦”，效力足够，其他药物没有选用；朱砂虽能安神，但由于其毒性过大，因而没有选用；由于患者有“腹泻”的表现，而应用生地黄会加重腹泻的病情，故没有选用。

最后，进一步考虑“三因制宜”的原则，本案例的治疗用药如下。

处方：炒白术 15 克，苍术 15 克，制附子 10 克，干姜 10 克，延胡索 15 克，姜半夏 6 克，丹参 10 克，黄连 6 克，炒白芍 15 克，乌梅 6 克，竹叶 6 克，甘草 10 克。方中半夏与附子虽有违“十八反”的配伍禁忌，但在临床实际应用过程中并无任何问题，附子宜先煎，水煎服。

**4. 病因与病机演变分析**

本案例患者由于长期暴饮暴食，损伤脾胃，导致胃腐熟水谷、脾主运化功能失常，出现食滞胃肠，耗损脾阳，日久出现脾阳虚，导致寒湿内盛、脾络瘀血。脾主升清功能障碍，导致胃主降浊功能失常，胃失和降，出现胃气上逆，日久导致胃有瘀血。脾失健运，气血化生不足，不能充养肝，出现肝气虚。患者由于长期胃脘食滞，日久生热化火，上乘于心，出现心火旺盛，为“子病及母”。膀胱气化不利，津液停滞，日久生热，出现膀胱有热。具体见图 3-7-9-1。

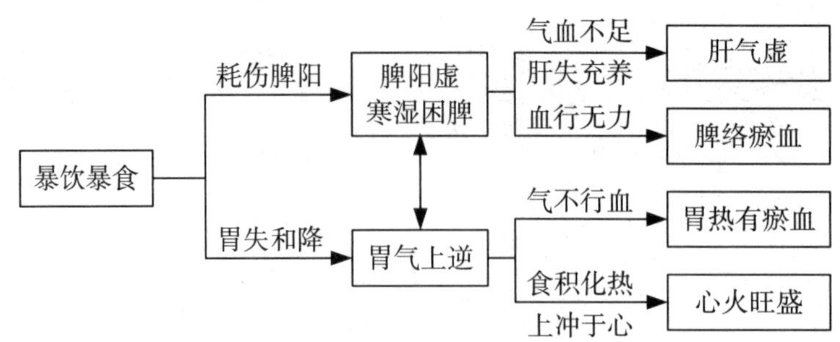


**图 3-7-9-1　病因病机演变过程图（案例 9）**

通过以上分析，本患者的主要证候为寒湿困脾。脾阳虚，寒湿困脾，寒性凝滞，气血运行不畅，则见“腹泻不畅”；不通则痛，故见“腹部绞痛”；温煦失职，则见“腹凉”。胃热有瘀血，则见“口唇红紫”；胃气上逆，则见“恶心”。心火炽盛，扰及心神，则见“多梦易醒”；热邪迫津外泄，则见“汗多”。肾精虚，发失所养，则见“头发斑白”。肝气虚，肝失疏泄，胆汁排泄功能失常，上逆于口，则见“口苦”。膀胱有热，则见“小便黄”。

本案例涉及心、肝、脾、肾四个脏和胃、膀胱两个腑，具体见图 3-7-9-2。

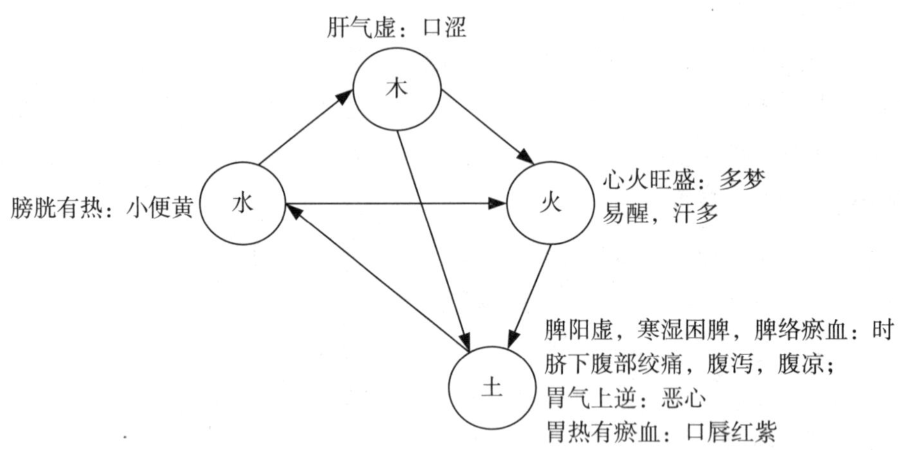


**图 3-7-9-2　五行 – 五脏 – 疾病分析图（案例 9）**

**5. 证候的寒热虚实性质分析**

本患者的病证存在“寒热错杂、虚实夹杂”的特点。“寒”为寒湿困脾体现出的实寒；“热”为心火旺盛、胃热和膀胱湿热所体现出的实热；“虚”包括气虚和精虚，即肝气虚、肾精虚；“实”为寒湿、实热、瘀血和气逆。

**6. 辨证施膳与禁忌分析**

本患者应适当摄入酸味食品，避免暴饮暴食及生冷饮食，不能故意多喝水，进行适度有氧运动，避免劳累。

**7. 预后分析**

本案例若以上述药物配伍作为基本方，加减治疗 1 个月左右，可以获得显著的临床疗效。

## 案例 10

本案例是以寒湿困脾为主要证候，同时伴有脾阳虚、心气虚、肝血虚、肾气虚、胃热有瘀血证候出现。

段某，男，45 岁，初诊时间为 2007 年 9 月 29 日。

主诉：脐下腹鸣隐痛、里急痛则欲泄、泄后减轻 7 年多，近日加重。

现病史：患者 7 年前无明显诱因出现脐下腹鸣隐痛、里急痛则欲泄、泄后减轻，伴汗多。近日加重，伴有腹凉，头晕，面色淡黄，口唇红紫，双手胀肿，下肢浮肿、无力。睡眠一般，腹泻，每日 2～3 次，小便调。舌质淡白红暗、边尖少有齿痕，苔白薄后白微黄滑，脉弦。

检查：心电图示心肌缺血；心率为 79 次 / 分钟；血压为 133/87 mmHg；肠镜示慢性结肠炎；腹部 B 超示肝、胆、胰、脾、肾未见异常。

西医诊断：

主要诊断：慢性结肠炎、泄泻。

其他诊断：心肌缺血。

中医诊断：

主要诊断：腹痛；泄泻。

其他诊断：汗证；水肿；眩晕。

依据本案例的四诊症状和体征，对其进行辨证论治的过程分析，具体步骤和结果见表 3–7–10–1 和表 3–7–10–2。

**表 3–7–10–1　四诊症状和体征的五脏归属定位分析（案例 10）**

| 五脏 | 四诊症状和体征 |
|---|---|
| 心 | 汗：汗多 |
| 脾 | 主运化：腹隐痛，腹凉，腹泻，腹鸣；黄色：面色淡黄；四肢：双手胀肿，下肢无力；唇：口唇红紫 |
| 肝 | 主藏血：头晕 |
| 肾 | 主水：下肢浮肿 |
| 肺 | — |

表 3-7-10-2　中医四态五阶段辨证分析（案例 10）

| | | | | | | |
|---|---|---|---|---|---|---|
| 隐态系统 | 隐性病变 | 舌质淡白红暗、边尖少有齿痕，苔白薄后白微黄滑，脉弦 | | | | |
| | 显性病变 | 腹隐痛，腹泻<br>腹鸣，腹凉 | — | 头晕 | — | — |
| 显态系统 | 隐性病变 | 面色淡黄<br>下肢无力 | — | — | — | 口唇红紫 |
| | 显性病变 | 双手胀肿 | 汗多 | — | 下肢浮肿 | — |
| 证候群 | | 脾阳虚，脾失运化<br>寒湿内盛 | 心气虚 | 肝血虚 | 肾气虚 | 胃热有瘀血 |
| 治法 | | 温脾祛寒止痛<br>化湿消肿，养荣 | 益心气<br>敛汗 | 补肝血 | 补肾气<br>利水消肿 | 清胃化瘀 |
| 对应方剂或药物 | | 小建中汤<br>附子理中丸<br>苓桂术甘汤 | 牡蛎散 | 杞菊地黄丸 | 济生肾气丸 | 丹参 |

## 精准论治

### 1. 方剂与证候的对应分析

本患者的主要证候为寒湿困脾，兼见脾阳虚、心气虚、肝血虚、肾气虚、胃热有瘀血证候，选用小建中汤、附子理中丸合苓桂术甘汤温脾祛寒止痛、化湿消肿、养荣以治疗脾阳虚、寒湿困脾所表现出的“腹隐痛、腹泻、腹鸣、腹凉、双手胀肿、面色淡黄、下肢无力”；牡蛎散益心气、敛汗以治疗心气虚所表现出的“汗多”；“头晕”为肝血虚、清窍失养之象，可选用杞菊地黄丸以滋养肝血；肾气虚所表现出的“下肢浮肿”可选用济生肾气丸以补肾气、利水消肿；丹参适用于胃热有瘀血所表现出的“口唇红紫”。

### 2. 药物与疾病、证候、症状的对应分析

在“方证”对应的基础上，最终目的是实现药物“对病、对证、对症”的精准对应。本案例证候与方剂的精准对应关系具体见表 3-7-10-3。

表 3-7-10-3　证候与方剂的精准对应关系（案例 10）

| 证候 | | 方剂 | 药物 |
|---|---|---|---|
| 主要证候 | 寒湿困脾 | 苓桂术甘汤 | 茯苓，桂枝，白术，甘草 |
| | | 附子理中丸 | 附子，干姜，党参，白术，炙甘草 |
| 其他证候 | 脾阳虚，脾失运化 | 附子理中丸 | 附子，干姜，党参，白术，炙甘草 |
| | | 小建中汤 | 桂枝，白芍，饴糖，炙甘草 |
| | 心气虚 | 牡蛎散 | 煅牡蛎，黄芪，麻黄根，浮小麦 |
| | 肝血虚 | 杞菊地黄丸 | 枸杞子，菊花，熟地黄，山药，山茱萸，茯苓，牡丹皮，泽泻 |
| | 肾气虚 | 济生肾气丸 | 车前子，川牛膝，附子，肉桂，熟地黄，山药，山茱萸，茯苓，泽泻，牡丹皮 |
| | 胃热有瘀血 | — | 丹参 |

依据上表中方剂和药物的基本信息，筛选本案例治疗过程中每个具体症状所要对应的具体药物，结果见表 3–7–10–4。

**表 3–7–10–4 症状与药物的精准对应关系（案例 10）**

| 症状 | 药物 |
| --- | --- |
| 腹隐痛，面色淡黄 | 白芍，桂枝，饴糖，炙甘草 |
| 腹泻 | 白术，茯苓 |
| 腹凉 | 附子，干姜 |
| 腹鸣，双手胀肿 | 茯苓，桂枝，白术，泽泻 |
| 面色淡黄 | 桂枝，白芍，饴糖，炙甘草 |
| 下肢无力 | 党参，山药 |
| 汗多 | 黄芪，煅牡蛎 |
| 头晕 | 枸杞子，菊花 |
| 下肢浮肿 | 车前子，附子，肉桂，山药，山茱萸，茯苓，泽泻 |
| 口唇红紫 | 丹参 |

根据上表信息对本案例的处方用药进行分析，可以得出：白芍、桂枝、饴糖、炙甘草益气健脾、缓急止痛，适用于脾阳虚所表现出的“腹隐痛”；针对“腹泻”选用白术、茯苓以燥湿健脾；“腹凉”为脾阳虚的表现，可选用附子、干姜以温脾祛寒；寒湿困脾所表现出的“腹鸣、双手胀肿”选用茯苓、白术、泽泻、桂枝以健脾化湿消肿；“面色淡黄”为脾失健运、气血化生不足之象，可选用桂枝、白芍、饴糖、炙甘草以健脾养荣；脾气虚所表现出的“下肢无力”选用党参、山药以益气健脾；心气虚所表现出的“汗多”选用黄芪、煅牡蛎以益心气、敛汗；针对“头晕”选用枸杞子、菊花以滋补肝血；肾气虚所表现出的“下肢浮肿”可选用车前子、附子、肉桂、山药、山茱萸、茯苓、泽泻以补肾气、利水消肿；“口唇红紫”为胃热有瘀血的表现，故选用丹参以清胃化瘀。

从药物与疾病对应关系的角度来分析，本案例无特别药物选用。

**3. 一药治疗“多病、多证、多症”的对应分析**

依据“方证对应”与“药症对应”的分析，本案例一药对应“多病、多证、多症”的归纳总结如下，具体见表 3–7–10–5。

**表 3–7–10–5 一药对应“多病、多证、多症”分析表（案例 10）**

| 药物 | 症状 |
| --- | --- |
| 白芍 | 腹隐痛，面色淡黄 |
| 桂枝 | 腹隐痛，腹鸣，双手胀肿，面色淡黄 |
| 白术 | 腹泻，腹鸣，双手胀肿 |
| 茯苓 | 腹泻，腹鸣，双手胀肿，下肢浮肿 |
| 附子 | 腹凉，下肢浮肿 |
| 泽泻 | 腹鸣，双手胀肿，下肢浮肿 |
| 桂枝 | 腹隐痛，腹鸣，双手胀肿 |

**4. 处方**

从牡蛎散中选取煅牡蛎、黄芪以治疗心气虚出现的“汗多”，药力足够，故其他药物没有选用；杞菊地黄丸和济生肾气丸中的川牛膝、牡丹皮由于没有对应的症状，故舍而不用。

最后本案例可以形成的治疗用药如下。

处方：炒白芍 15 克，桂枝 15 克，炒白术 15 克，茯苓 10 克，制附子 6 克，干姜 6 克，党参 10 克，黄芪 10 克，煅牡蛎 60 克，枸杞子 10 克，菊花 6 克，车前子 6 克，炒山药 10 克，山茱萸 10 克，泽泻 6 克，丹参 10 克，炙甘草 6 克，饴糖 4 块，生姜 6 片，大枣 6 枚。方中附子、牡蛎宜先煎，水煎服。由于方中有牡蛎，故煎煮后需沉淀 20 分钟后再服用。

**5. 病因与病机演变分析**

本案例患者由于贪食生冷及冰镇食品，损伤脾阳，导致脾阳虚，寒湿内停。脾失健运，饮食内停于胃，郁而化热，出现胃热；脾不升清，则胃不降浊，胃气不畅，日久胃络不通，出现胃脘瘀血。脾虚，气血化生不足，不能充养于肝，则见肝血虚。脾虚导致心气虚，为“子盗母气”。心气虚累及于肾，出现肾气虚。具体见图 3–7–10–1。

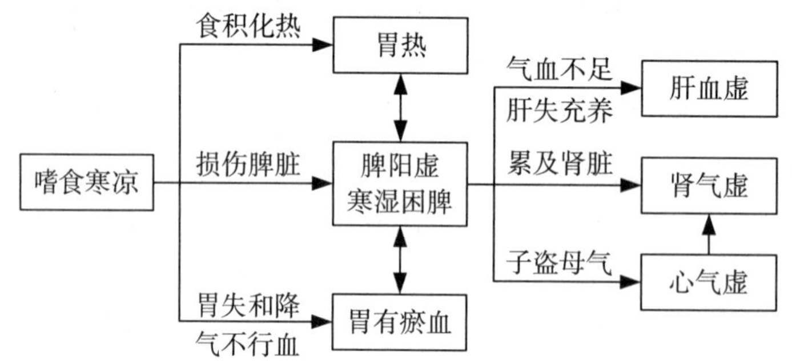


**图 3–7–10–1　病因病机演变过程图（案例 10）**

通过以上分析，本患者的主要证候为寒湿困脾。脾阳虚，温煦失职，寒湿困脾，则见“腹鸣、双手胀肿、腹凉”；脾失健运，则见“腹泻”；下肢失于充养，则见“下肢无力”；面失荣养，则见“面色淡黄”；脾络不通，则见“腹隐痛”。心气虚，津液失于固摄，则见“汗多”。肝血虚，清窍失于濡养，则见“头晕”。肾气虚，肾主水的功能失常，下焦水液代谢不利，则见“下肢浮肿”。“口唇红紫”为胃热有瘀血之象。

本案例涉及心、肝、脾、肾四个脏和胃腑，具体见图 3–7–10–2。

**6. 证候的寒热虚实性质分析**

本患者的病证存在“寒热错杂、虚实夹杂”的特点。“寒”为脾阳虚所表现出的虚寒及寒湿困脾出现的实寒；“热”为胃热；“虚”为气虚、血虚、阳虚，气虚有心气虚、肾气虚，血虚为肝血虚；“实”为实热及胃脘瘀血。

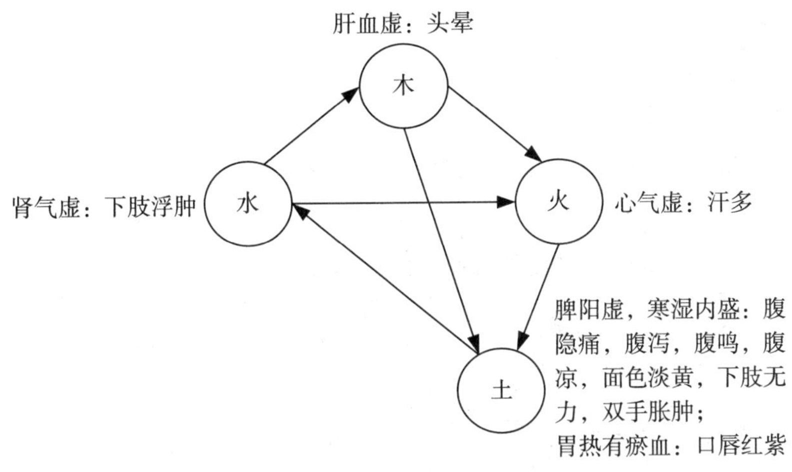


**图 3-7-10-2　五行 - 五脏 - 疾病分析图（案例 10）**

**7. 辨证施膳与禁忌分析**

本患者应戒掉饮食生冷的不良生活习惯，适当摄入酸味食品，进行适度有氧运动。

**8. 预后分析**

本案例若以上述药物配伍作为基本方，加减治疗 1 个月左右，可以获得显著的临床疗效。

## 第八节　以脾胃湿热为主证的案例

脾胃湿热证候多数会伴有胃脘气滞的证候存在，本节分析以脾胃湿热为主证的辨证论治过程，具体见案例 11。

### 案例 11

本案例是以脾胃湿热为主要证候，同时伴有脾胃虚弱、中气下陷、胃有瘀血、心阴虚、肾精虚、肺热证候出现。

郝某，男，41 岁，初诊时间为 2008 年 1 月 9 日。

主诉：晨起舌苔厚黄腻 7 年余，伴站立时易出现胃脘左侧下坠疼痛，近日加重。

现病史：患者 7 年余前无明显诱因出现晨起舌苔厚黄腻、需用牙刷刷掉一部分，伴站立时易出现胃脘左侧下坠疼痛。近日加重，伴有口干，咽干，口唇干，面颧潮红，口唇红紫，腰痛。睡眠可，大小便调。舌质淡红暗，苔白腻微黄，脉沉弦细数。

检查：心率为 107 次 / 分钟；血压为 123/81 mmHg；胃镜示慢性胃炎伴胆汁反流、糜烂；腹部 B 超示肝、胆、胰、脾、肾未见异常。

西医诊断：慢性胃炎伴胆汁反流、糜烂，胃肠动力不足。

中医诊断：

主要诊断：胃痛。

其他诊断：腰痛。

依据本案例的四诊症状和体征，对其进行辨证论治的过程分析，具体步骤和结果见表 3–8–11–1 和表 3–8–11–2。

**表 3–8–11–1　四诊症状和体征的脏腑归属定位分析（案例 11）**

| 脏腑 | | 四诊症状和禾体征 |
|---|---|---|
| 五脏 | 心 | 面：面颧潮红 |
| | 脾 | 口：口干；唇：口唇红紫，口唇干 |
| | 肝 | — |
| | 肾 | 肾府：腰痛 |
| | 肺 | 咽：咽干 |
| 五腑 | 小肠 | — |
| | 胃 | 主和降：胃痛下坠感 |
| | 胆 | — |
| | 膀胱 | — |
| | 大肠 | — |

**表 3–8–11–2　中医四态五阶段辨证分析（案例 11）**

| | | | | | |
|---|---|---|---|---|---|
| 隐态系统 | 隐性病变 | 舌质淡红暗，苔白腻微黄，脉沉弦细数 | | | |
| | 显性病变 | 胃痛下坠感 | — | 腰痛 | — |
| 显态系统 | 隐性病变 | 口干，口唇干，口唇红紫 | 面颧潮红 | — | 咽干 |
| | 显性病变 | — | — | — | — |
| 证候群 | | 脾胃湿热，胃有瘀血，脾胃气虚，中气下陷，胃失和降 | 心阴虚火旺 | 肾精亏虚 | 肺热 |
| 治法 | | 清热化湿，化瘀止痛，温中补虚，升阳举陷 | 降心火 | 补肾填精 | 清热宣肺利咽 |
| 对应方剂或药物 | | 平胃散，补中益气汤，黄连，黄芩，丹参 | 黄连 | 六味地黄丸 | 桔梗汤 |

## 精准论治

### 1. 方剂与证候的对应分析

本患者的主要证候为脾胃湿热，兼见脾胃虚弱、中气下陷、胃有瘀血、心阴虚、肾精虚、肺热证候。脾胃湿热、胃有瘀血出现的“苔白厚黄腻、口干、口唇干、口唇红紫”选用平胃散加丹参、黄连、黄芩以清热化湿、化瘀；补中益气汤温中补虚、升阳举陷以治疗脾胃虚弱、中气下陷出现的“胃痛下坠感”；“面颧潮红”为心阴虚火旺之象，选用黄连以清泻心火；肾精亏虚出现的“腰痛”选用六味地黄丸以补肾填精；“咽干”

为肺热的表现，选用桔梗汤以清热宣肺利咽。

**2. 药物与疾病、证候、症状的对应分析**

在“方证”对应的基础上，最终目的是实现药物“对病、对证、对症”的精准对应。本案例证候与方剂的精准对应关系具体见表 3–8–11–3。

**表 3–8–11–3　证候与方剂的精准对应关系（案例 11）**

| 证候 | | 方剂 | 药物 |
|---|---|---|---|
| 主要证候 | 脾胃湿热 | 平胃散＋黄连，黄芩 | 苍术，厚朴，陈皮，甘草，黄连，黄芩 |
| 其他证候 | 中气下陷 | 补中益气汤 | 党参，白术，黄芪，升麻，柴胡，当归，陈皮，甘草 |
| | 胃有瘀血 | — | 丹参 |
| | 心阴虚火旺 | — | 黄连 |
| | 肾精亏虚 | 六味地黄丸 | 熟地黄，山药，山茱萸，茯苓，牡丹皮，泽泻 |
| | 肺热 | 桔梗汤 | 桔梗，甘草 |

依据上表中方剂和药物的基本信息，筛选本案例治疗过程中每个具体症状所要对应的具体药物，结果见表 3–8–11–4。

**表 3–8–11–4　症状与药物的精准对应关系（案例 11）**

| 症状 | 药物 |
|---|---|
| 苔白腻微黄 | 苍术，厚朴，陈皮，黄连，黄芩，茯苓 |
| 胃痛下坠感 | 党参，白术，黄芪，升麻，柴胡，当归，陈皮 |
| 口干，口唇干 | 黄连，黄芩 |
| 口唇红紫 | 丹参 |
| 面颧潮红 | 黄连 |
| 腰痛 | 山茱萸，茯苓 |
| 咽干 | 桔梗，甘草 |

根据上表信息对本案例的处方用药进行分析，可以得出：苍术、厚朴、陈皮、黄连、黄芩、茯苓清热燥湿以治疗脾胃湿热出现的“苔白腻微黄”；脾胃虚弱、中气下陷出现的“胃痛下坠感”选用党参、白术、黄芪、升麻、柴胡、当归、陈皮以温中补虚、升阳举陷、止痛；针对“口干、口唇干”选用黄连、黄芩以清热化湿；丹参活血化瘀以治疗“口唇红紫”；心阴虚火旺出现的“面颧潮红”选用黄连以清心泻火；山茱萸、茯苓补肾填精以治疗“腰痛”；肺热出现的“咽干”选用桔梗、甘草以清热宣肺利咽。

从药物与疾病对应关系的角度来分析，本案例胃痛可以选用的药物为延胡索、白芍、甘草，慢性胃炎伴胆汁反流、糜烂可选用的药物为白芍、山楂、乌梅、山茱萸，诸药合用以增强疗效。

**3. 一药治疗“多病、多证、多症”的对应分析**

依据“方证对应”与“药症对应”的分析，本案例一药对应“多病、多证、多症”的归纳总结如下，具体见表 3-8-11-5。

**表 3-8-11-5　一药对应“多病、多证、多症”分析表（案例 11）**

| 药物 | 症状与疾病 |
|---|---|
| 黄连 | 口干，口唇干，面颧潮红 |
| 茯苓 | 苔白腻微黄，腰痛 |
| 延胡索，白芍，甘草 | 胃痛 |
| 白芍，山楂，乌梅，山茱萸 | 慢性胃炎伴胆汁反流、糜烂 |

**4. 处方**

由于患者有湿热的表现，而六味地黄丸中的熟地黄滋腻碍胃，用后会加重患者的病情，故没有选用；患者没有水肿、小便不利等症状，故泽泻舍而不用；六味地黄丸中的山药、牡丹皮由于没有与之相对应的症状，故删而不用。

最后，进一步考虑“三因制宜”的原则，本案例的治疗用药如下。

处方：党参 30 克，炒白术 15 克，黄芪 30 克，升麻 6 克，柴胡 6 克，当归 10 克，陈皮 6 克，延胡索 10 克，黄连 3 克，黄芩 3 克，苍术 10 克，厚朴 6 克，茯苓 10 克，丹参 10 克，山茱萸 10 克，桔梗 6 克，炒白芍 10 克，炒山楂 10 克，乌梅 10 克，甘草 6 克。水煎服。

**5. 病因与病机演变分析**

本案例由于暴饮暴食，烟酒过度，加之晨起饭前喝白水所致。暴饮暴食及晨起喝白水，损伤脾胃的功能，脾主运化水液的功能下降，水湿停聚，嗜酒易酿湿生热，出现脾胃湿热。胃热上冲咽喉，出现肺热。脾胃损伤日久，出现脾胃气虚、中气下陷。胃气不足，气不行血，日久出现胃脘瘀血。脾虚导致心阴虚，为“子盗母气”。心阴不足，日久累及肾阴，出现肾阴虚。具体见图 3-8-11-1。

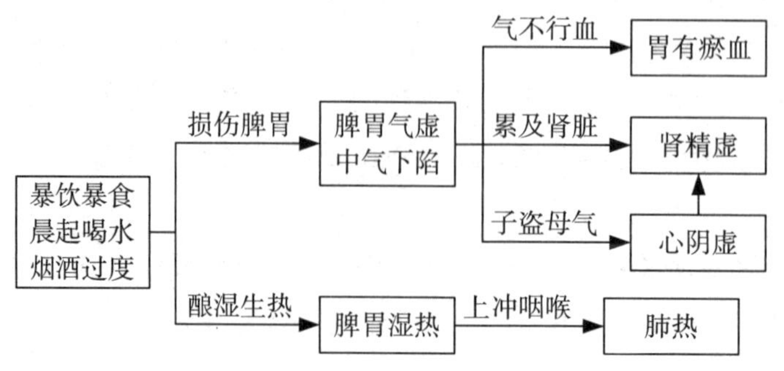


**图 3-8-11-1　病因病机演变过程图（案例 11）**

由上可得，本患者的病证以脾胃湿热为主。湿热蕴脾胃，则见“苔白厚黄腻、口干、口唇干”；脾胃虚弱、中气下陷，则见“胃下坠感”；脾络不通，则见“胃痛”；“口唇红紫”为胃有瘀血之象。心阴虚，阴不制阳，虚热上扰，则见“面颧潮红”。肾精虚，腰府失养，则见“腰痛”。肺热内盛，津液被耗，则见“咽干”。

本案例涉及心、脾、肺、肾四个脏和胃腑，具体见图 3–8–11–2。

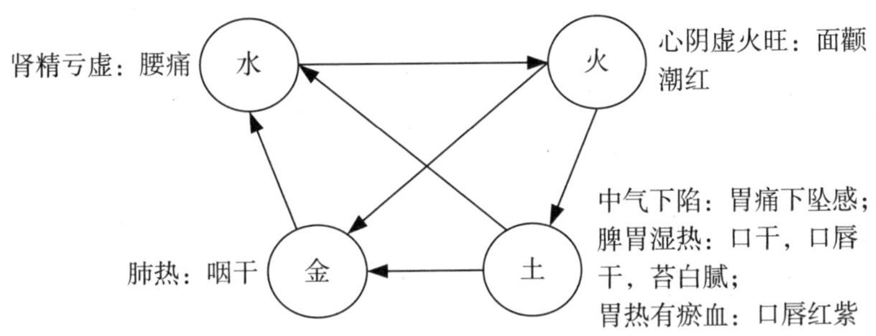


**图 3–8–11–2　五行 – 五脏 – 疾病分析图（案例 11）**

**6. 证候的寒热虚实性质分析**

本患者的病证存在“虚实夹杂”的特点。“虚”为气虚、阴虚，气虚即脾气虚，阴虚为心肾阴虚；“实”包括实热、湿热和血瘀，实热为肺热和胃热，湿热表现在脾胃，血瘀表现于胃脘。

**7. 辨证施膳与禁忌分析**

本患者应戒掉嗜烟酒的不良生活习惯，饮食以清淡易消化的食品为主，适当摄入酸味食品，改掉晨起喝白水的不良生活习惯，并进行适度有氧运动。

**8. 预后分析**

本案例若以上述药物配伍作为基本方，加减治疗 2 个月左右，可以获得显著的临床疗效。

# 第九节　以水气凌心为主证的案例

水气凌心证候多数会伴有心脏虚弱的证候存在，本节分析以水气凌心为主证的辨证论治过程，具体见案例 12。

## 案例 12

本案例是以水气凌心为主要证候，同时伴有脾阳虚、湿热内蕴、胃气上逆和肾气虚证候出现。

唐某，女，46 岁，初诊时间为 2010 年 4 月 21 日。

主诉：脐周左侧疼痛、悸动、喜暖 20 年，伴厌食肥腻、食则呃逆，近日加重。

现病史：患者 20 年前无明显诱因出现脐周左侧疼痛、悸动、喜暖，厌食肥腻、食则呃逆。近日加重，伴有口干，乏力，面色淡黄，手足发凉，后背酸痛。睡眠可，大便溏稀，小便调。舌质淡红、尖红，苔白薄、后微黄，脉弦细。

既往史：甲状腺炎、甲状腺功能减退病史。

检查：胃肠镜示慢性胆汁反流性胃炎，慢性结肠炎；腹部 B 超示肝、胆、胰、脾、肾未见异常。

西医诊断：慢性胆汁反流性胃炎；慢性结肠炎；胃肠动力不足。

中医诊断：

主要诊断：腹痛；腹悸。

其他诊断：呃逆；泄泻。

依据本案例的四诊症状和体征，对其进行辨证论治的过程分析，具体步骤和结果见表 3–9–12–1 和表 3–9–12–2。

**表 3–9–12–1　四诊症状和体征的脏腑及气血阴阳归属定位分析（案例 12）**

| 脏腑及气血阴阳 | | 四诊症状和体征 |
|---|---|---|
| 五脏 | 心 | — |
| | 脾 | 主运化：脐周左侧疼痛、悸动、喜暖，腹泻；黄色：面色淡黄；四肢：手足发凉 |
| | 肝 | — |
| | 肾 | 主骨：后背酸痛 |
| | 肺 | — |
| 五腑 | 小肠 | — |
| | 胃 | 主受纳：厌食肥腻食则呃逆 |
| | 胆 | — |
| | 膀胱 | — |
| | 大肠 | — |
| 气血阴阳 | 气 | 乏力 |
| | 血 | — |
| | 阴 | — |
| | 阳 | — |

表 3-9-12-2　中医四态五阶段辨证分析（案例 12）

| | | | | |
|---|---|---|---|---|
| 隐态系统 | 隐性病变 | 舌质淡红、尖红，苔白薄、后微黄，脉弦细 | | |
| | 显性病变 | 脐周左侧疼痛、悸动、喜暖，泄泻，乏力 | 厌食肥腻、食则呃逆 | 乏力 |
| 显态系统 | 隐性病变 | 面色淡黄，手足发凉 | 口干 | 后背酸痛 |
| | 显性病变 | — | — | — |
| 证候 | | 脾阳虚，脾失运化，水气凌心 | 脾胃湿热，胃失和降，胃气上逆 | 肾气虚 |
| 治法 | | 温脾祛寒止痛，温阳化水，止泻，养荣 | 清热化湿和胃，降逆止呃 | 补肾气 |
| 对应方剂或药物 | | 附子理中丸，苓桂术甘汤，小建中汤 | 平胃散，橘皮竹茹汤，黄连，黄芩 | 肾气丸 |

## 精准论治

### 1. 方剂与证候的对应分析

本患者的主要证候为水气凌心，兼脾阳虚、湿热内蕴、胃气上逆和肾气虚证候，选用的方剂为附子理中丸、苓桂术甘汤、小建中汤、平胃散、橘皮竹茹汤、肾气丸和黄连、黄芩。选方寓意在于，苓桂术甘汤温阳化饮以治疗水气凌心所导致的“脐周左侧悸动”；附子理中丸适用于“脐周左侧疼痛喜暖、泄泻、手足发凉、乏力”等脾阳虚证候的症状；针对脾失健运所导致的“面色淡黄”选用小建中汤以健脾养荣；平胃散和黄芩、黄连清热燥湿以治疗脾胃湿热所表现出的“厌食肥腻、口干”；橘皮竹茹汤降逆止呃以治疗胃气上逆所导致的“呃逆”；肾气丸是针对肾气虚所导致的“后背酸痛”来选用的。

### 2. 药物与疾病、证候、症状的对应分析

上面是针对这一患者的病证，实现证候与方剂的对应，进一步还要实现具体的症状与具体的药物之间的对应。在“方证”对应的基础上，进一步实现药物“对病、对证、对症”的精准对应，才是最终的目的。本案例证候与方剂的精准对应关系具体见表 3-9-12-3。

表 3-9-12-3　证候与方剂的精准对应关系（案例 12）

| 证候 | | 方剂 | 药物 |
|---|---|---|---|
| 主要证候 | 水气凌心 | 苓桂术甘汤 | 茯苓，桂枝，白术，炙甘草 |
| 其他证候 | 脾阳虚，脾失运化 | 附子理中丸 | 附子，干姜，党参，白术，炙甘草 |
| | | 小建中汤 | 桂枝，白芍，饴糖，甘草 |
| | 脾胃湿热内蕴 | 平胃散 + 黄芩，黄连 | 苍术，厚朴，橘皮，甘草，黄芩，黄连 |
| | 胃气上逆 | 橘皮竹茹汤 | 陈皮，竹茹，党参，甘草 |
| | 肾气虚 | 肾气丸 | 熟地黄，山药，山茱萸，泽泻，茯苓，牡丹皮，肉桂，附子 |

依据上表中方剂和药物的基本信息，筛选本案例治疗过程中每个具体症状所要对应的具体药物，结果见表 3-9-12-4。

表 3-9-12-4　症状与药物的精准对应关系（案例 12）

| 症状 | 药物 |
|---|---|
| 脐周左侧疼痛，喜暖，乏力 | 党参，白术，附子，干姜 |
| 脐周左侧悸动 | 茯苓，桂枝，白术，炙甘草 |
| 厌食肥腻 | 苍术，厚朴，陈皮，黄芩，黄连 |
| 呃逆 | 陈皮，竹茹 |
| 口干 | 黄芩，黄连，竹茹 |
| 面色淡黄 | 桂枝，白芍，饴糖，甘草 |
| 手足发凉 | 附子，干姜 |
| 后背酸痛 | 山药，山茱萸，肉桂，附子 |

根据上表信息对本案例的处方用药进行分析，可以得出：针对“脐周左侧疼痛喜暖、腹泻、乏力”选择党参、白术、附子、干姜以达到健脾温阳祛寒止痛的目的；“脐周左侧悸动”，选用茯苓、桂枝、白术、炙甘草以温阳化饮；针对“厌食肥腻”选择苍术、厚朴、陈皮、黄芩、黄连以清热燥湿；陈皮、竹茹用于胃气上逆所表现出的“呃逆”；桂枝、白芍、饴糖、甘草用于治疗脾失健运所引起的“面色淡黄”；附子、干姜用于治疗脾阳虚所导致的“手足发凉”；山药、山茱萸、肉桂、附子用于治疗肾气不足所出现的“后背酸痛”。

另外，白芍与甘草配伍能够柔阴止痛，增强治疗“脐周左侧疼痛”诸药的功效；山药健脾，能够助党参、白术之力治疗“脐周左侧疼痛喜暖、腹泻”，也能够助附子、干姜治疗“手足发凉”；苍术健脾燥湿，能助治疗腹泻诸药之力；黄芩、黄连、竹茹性寒凉，能够清胃热，可兼治“口干”。

从药物与疾病对应关系的角度来分析，本案例慢性胆汁反流性胃炎可选用的药物为白芍、山楂、乌梅、山药、山茱萸，诸药合用以增强疗效。

**3. 一药治疗“多病、多证、多症”的对应分析**

依据“方证对应”与“药症对应”的分析，本案例一药对应“多病、多证、多症”的归纳总结如下，具体见表 3-9-12-5。

表 3-9-12-5　一药对应“多病、多证、多症”分析表（案例 12）

| 药物 | 症状与疾病 |
|---|---|
| 党参 | 脐周左侧疼痛喜暖，乏力，泄泻 |
| 白术 | 脐周左侧疼痛喜暖，脐周左侧悸动，乏力，泄泻 |
| 附子 | 脐周左侧疼痛喜暖，泄泻，手足发凉，后背酸痛 |
| 干姜 | 脐周左侧疼痛喜暖，泄泻，手足发凉 |
| 白芍，山药 | 脐周左侧疼痛喜暖，面色淡黄，乏力，泄泻，后背酸痛 |
| 黄芩，黄连 | 厌食肥腻，口干 |
| 陈皮 | 厌食肥腻，呃逆 |
| 竹茹 | 呃逆，口干 |

续表

| 药物 | 症状与疾病 |
|---|---|
| 桂枝 | 脐周左侧悸动，面色淡黄 |
| 苍术 | 厌食肥腻，泄泻 |
| 白芍，山楂，乌梅，山药，山茱萸 | 慢性胆汁反流性胃炎 |

**4. 处方**

肾气丸中的熟地黄为滋腻之品，泽泻、牡丹皮为清热利水消肿之品，由于患者“厌食肥腻、食则呃逆”，且没有出现水肿症状，故舍而不用。

最后，进一步考虑“三因制宜”的原则，本案例的治疗用药如下。

处方：党参 15 克，炒白术 10 克，制附子 10 克，干姜 10 克，炒白芍 10 克，茯苓 10 克，桂枝 10 克，苍术 10 克，厚朴 6 克，橘皮 6 克，黄芩 1.5 克，黄连 1.5 克，竹茹 10 克，炒山药 10 克，山茱萸 10 克，炒山楂 10 克，乌梅 10 克，炙甘草 6 克。方中附子宜先煎，水煎服。

**5. 病因与病机演变分析**

本案例一方面是由于劳累，导致脾气虚，并发展成脾阳虚，日久累及出现肾气虚；另一方面是因为饮食结构不合理，饮食常积于胃脘，日久生热化湿。具体见图 3–9–12–1。

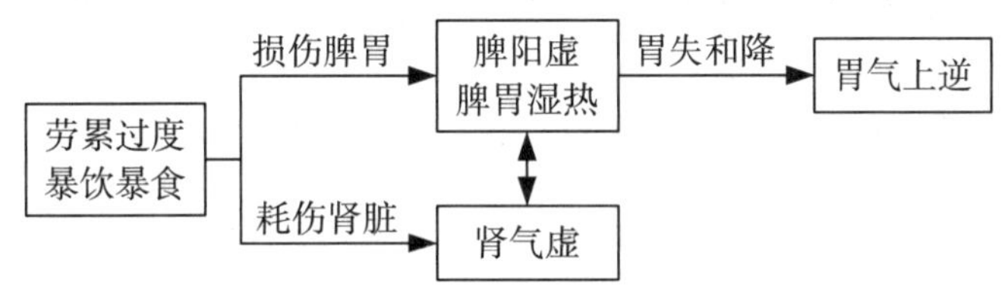


**图 3–9–12–1 病因病机演变过程图（案例 12）**

由上可得，本患者的病证以水气凌心为主。脾阳虚，温煦失职，水气凌心，则见“脐周左侧疼痛悸动喜暖”；脾失健运，则见“泄泻”；气血化生不足，机体失于荣养，则见“面色淡黄、手足发凉、乏力”；脾胃湿热，脾胃的运化能力减退，则见“厌食肥腻”，湿热犯胃，胃失和降，胃气上逆，则见“呃逆”，“口干”为胃热的表现。肾气虚，腰府失养，则见“后背酸痛、乏力”。

本案例涉及脾、肾两个脏及胃腑，具体见图 3–9–12–2。

**6. 证候的寒热虚实性质分析**

本患者的病证存在“寒热错杂、虚实并存”的复杂证候群。“寒”为虚寒，是脾阳虚生的虚寒之象，为“脐周左侧喜暖、手足发凉”；“热”为实热，胃脘有热证，出现“口干”；“虚”为气虚、阳虚，有肾气虚、脾阳虚；“实”为湿热、气滞和水气，湿热内蕴脾胃，与胃脘气滞出现的胃气上逆，以及水气凌心之“水气”。

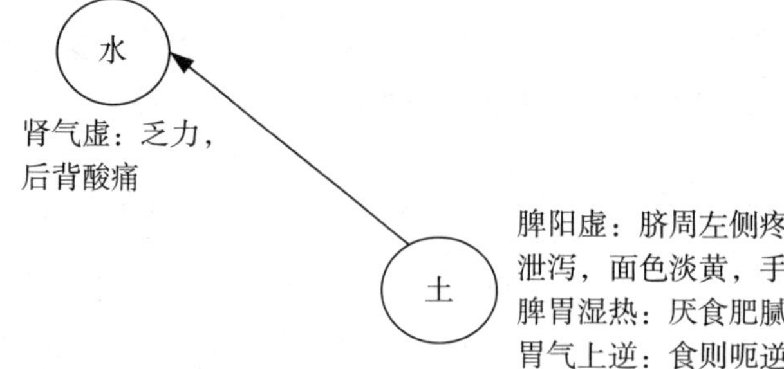


**图 3-9-12-2 五行 - 五脏 - 疾病分析图（案例 12）**

**7. 辨证施膳与禁忌分析**

本患者应嘱注意多休息、避免劳累，清淡饮食，并禁忌寒凉冰镇之品，适量饮水，但量不宜过多，以利于康复。

**8. 预后分析**

本案例若以上述药物配伍作为基本方，加减治疗 1～2 个月，可以获得显著的临床疗效。

# 第十节 以水饮内停为主证的案例

本节分析以水饮内停为主证的辨证论治过程，具体见案例 13。

## 案例 13

腹鸣为脾脏常见的病证，多由饮食不节诱发，容易累及其他的脏腑而出现相应的病证。本案例是以水饮内停为主要证候，同时伴有脾阳虚、心阴阳两虚、肝血虚、肾阳虚、肺气阴两虚、大肠湿热、膀胱湿热、胃热有瘀血证候出现。

金某，女，65 岁，初诊时间为 2007 年 11 月 6 日。

主诉：腹鸣半年余，伴大小便发热感，近日加重。

现病史：患者半年余前无明显诱因出现腹鸣，晨起、下午及饭后半小时左右明显，伴大小便发热感。近日加重，伴有腹泻，腹凉，心慌，气短，乏力，眼涩、痒，畏寒，面色淡黄，面目浮肿，口唇红紫，手足发凉，腰痛，下肢无力，小便频，头发斑白、稀疏。睡眠可，腹泻，每日 3 次。舌质淡红暗，苔少后薄黄，脉沉细。

检查：心电图示心肌缺血；心率为 72 次 / 分钟；血压为 152/85 mmHg；肠镜示慢性结肠炎；腹部 B 超示肝、胆、胰、脾、肾未见异常。

西医诊断：

主要诊断：慢性结肠炎。

其他诊断：冠心病心肌缺血；高血压。

中医诊断：

主要诊断：腹鸣。

其他诊断：心悸；腹泻；水肿；腰痛。

依据本案例的四诊症状和体征，对其进行辨证论治的过程分析，具体步骤和结果见表 3-10-13-1 和表 3-10-13-2。

**表 3-10-13-1　四诊症状和体征的脏腑及气血阴阳归属定位分析（案例 13）**

| 脏腑及气血阴阳 | | 四诊症状和体征 |
|---|---|---|
| 五脏 | 心 | 主血脉：心慌 |
| | 脾 | 主运化：腹凉，腹泻，腹鸣；黄色：面色淡黄；四肢：手足发凉，下肢无力；唇：口唇红紫 |
| | 肝 | 目：眼涩、痒 |
| | 肾 | 肾府：腰痛；发：头发斑白、稀疏 |
| | 肺 | 主气：气短；主通调水道：面目浮肿 |
| 五腑 | 小肠 | — |
| | 胃 | — |
| | 胆 | — |
| | 膀胱 | 小便频、热 |
| | 大肠 | 大便发热感 |
| 气血阴阳 | 气 | 乏力 |
| | 血 | — |
| | 阴 | — |
| | 阳 | 畏寒 |

**表 3-10-13-2　中医四态五阶段辨证分析（案例 13）**

| | | | | | | | | | |
|---|---|---|---|---|---|---|---|---|---|
| 隐态系统 | 隐性病变 | 舌质淡红暗，苔少后薄黄，脉沉细 | | | | | | | |
| | 显性病变 | 腹鸣，腹泻腹凉，畏寒乏力 | 大便发热感 | 小便频、热 | 心慌，畏寒，乏力 | — | 腰痛，畏寒，乏力 | 乏力，气短 | — |
| 显态系统 | 隐性病变 | 面色淡黄，手足发凉，下肢无力 | — | — | — | 眼涩、痒 | 头发斑白 | — | 口唇红紫 |
| | 显性病变 | — | — | — | — | — | 头发稀疏 | 面目浮肿 | — |
| 证候群 | | 脾阳虚，脾失运化，水饮内停 | 大肠湿热 | 膀胱湿热 | 心阴阳两虚 | 肝血虚 | 肾阳虚 | 肺气阴两虚，肺失宣降 | 胃热有瘀血 |

续表

| 治法 | 温脾阳祛寒，化水，养荣 | 清利大肠湿热 | 清利湿热 | 温心阳祛寒，滋心阴安神 | 补肝血明目 | 补肾阳祛寒，生发乌发 | 益肺气，养肺阴，宣肺消肿 | 清胃化瘀 |
|---|---|---|---|---|---|---|---|---|
| 对应方剂或药物 | 附子理中丸，苓桂术甘汤，小建中汤 | 芍药汤 | 八正散 | 龙骨汤，附子汤，天冬 | 杞菊地黄丸 | 肾气丸，何首乌 | 五皮散，四君子汤，紫苏子，百合 | 丹参 |

## 精准论治

### 1. 方剂与证候的对应分析

本患者的主要证候为水饮内停，兼见脾阳虚、心阴阳两虚、肝血虚、肾阳虚、肺气阴两虚、大肠湿热、膀胱湿热、胃热有瘀血证候。附子理中丸、苓桂术甘汤合小建中汤用以治疗脾阳虚所致的“腹鸣、腹泻、腹凉、面色淡黄、手足发凉、下肢无力、畏寒、乏力”；芍药汤清热燥湿止泻，治疗大肠湿热下注所致的“大便发热感”；八正散是针对膀胱湿热所致的“小便频、小便热”而设；龙骨汤合附子汤加天冬可以治疗心阴阳两虚所致的“心慌、畏寒、乏力、苔少”；肝血虚所致的“眼涩、痒”可以用杞菊地黄丸进行治疗；肾气丸是针对肾阳虚所致的“腰痛、畏寒、乏力、头发斑白、头发稀疏”而设；五皮散合四君子汤加紫苏子、百合能补益肺气养阴、宣肺利水，治疗肺气阴两虚所致的“面目浮肿、气短、乏力、苔少”；丹参清胃化瘀以治疗胃热有瘀血所致的“口唇红紫”。

### 2. 药物与疾病、证候、症状的对应分析

上面是针对这一患者的病证，实现证候与方剂的对应，这之后，还要实现具体的症状与具体的药物之间的对应。在“方证”对应的基础上，进一步实现“药症”的精准对应。本案例证候与方剂的精准对应关系具体见表 3–10–13–3。

**表 3–10–13–3　证候与方剂的精准对应关系（案例 13）**

| 证候 | | 方剂 | 药物 |
|---|---|---|---|
| 主要证候 | 水饮内停 | 苓桂术甘汤 | 茯苓，桂枝，白术，甘草 |
| 其他证候 | 脾阳虚，脾失运化 | 附子理中丸 | 附子，干姜，党参，白术，甘草 |
| | | 小建中汤 | 桂枝，芍药，饴糖，甘草 |
| | 心阴阳两虚 | 龙骨汤 | 龙骨，牡蛎，熟地黄，党参，茯苓，肉桂，甘草 |
| | | 附子汤 + 天冬 | 附子，茯苓，党参，白术，白芍，天冬 |
| | 肝血虚 | 杞菊地黄丸 | 枸杞子，菊花，熟地黄，山药，山茱萸，茯苓，牡丹皮，泽泻 |
| | 肾阳虚 | 肾气丸 | 熟地黄，山药，山茱萸，茯苓，牡丹皮，泽泻，附子，肉桂 |

续表

| 证候 | | 方剂 | 药物 |
|---|---|---|---|
| 其他证候 | 肺气阴两虚，肺失宣降 | 四君子汤＋紫苏子，百合 | 党参，白术，茯苓，炙甘草，紫苏子，百合 |
| | | 五皮散 | 陈皮，生姜皮，大腹皮，茯苓皮，桑白皮 |
| | 大肠湿热 | 芍药汤 | 黄连，黄芩，白芍，当归，槟榔，木香，大黄，肉桂，甘草 |
| | 膀胱湿热 | 八正散 | 车前子，瞿麦，萹蓄，滑石，栀子，大黄，木通，甘草 |
| | 胃热有瘀血 | — | 丹参 |

依据上表中方剂和药物的基本信息，筛选本案例治疗过程中每个具体症状所要对应的具体药物，结果见表 3-10-13-4。

**表 3-10-13-4　症状与药物的精准对应关系（案例 13）**

| 症状 | 药物 |
|---|---|
| 腹鸣 | 茯苓，桂枝，白术，甘草 |
| 腹泻 | 白术，茯苓 |
| 腹凉，手足发凉，畏寒 | 附子，干姜，肉桂 |
| 面色淡黄 | 桂枝，芍药，饴糖，甘草 |
| 大便发热感 | 白芍，黄连，黄芩，肉桂 |
| 小便频，小便热 | 车前子，滑石 |
| 心慌 | 龙骨，牡蛎，茯苓 |
| 眼涩痒 | 枸杞子，菊花 |
| 腰痛 | 山药，山茱萸 |
| 气短 | 党参，黄芪，紫苏子，山茱萸，肉桂 |
| 面目浮肿 | 生姜皮，茯苓皮，桑白皮 |
| 口唇红紫 | 丹参 |
| 苔少 | 百合，天冬 |
| 下肢无力，乏力 | 党参，山药 |

根据上表信息对本案例的处方用药进行分析，可以得出："腹鸣"为脾虚湿盛之象，选择茯苓、桂枝、白术、甘草以温阳化湿健脾；针对"腹泻"选择白术、茯苓以健脾燥湿止泻；附子、干姜、肉桂以温阳祛寒以治疗"腹凉、手足发凉、畏寒"；"面色淡黄"为脾气虚、气血化生不足、肌肤失于充养所致，选择桂枝、芍药、饴糖、甘草以健脾养荣；党参益气补脾以治疗"下肢无力、乏力"；针对"大便发热感"选择白芍、黄连、黄芩、肉桂以清利大肠湿热；车前子、滑石清利膀胱湿热以治疗"小便频、小便热"；针对"心慌"选择龙骨、牡蛎、茯苓以养心安神；"眼涩、痒"为肝血虚所致，选择枸杞子、菊花以补肝血明目；针对"腰痛"选择山药、山茱萸以补肾壮腰；肺气虚所表现出的"气短"选用党参、黄芪、紫苏子、山茱萸、肉桂以补益肺气、降气；肺气虚、肺气失宣出现的"面目浮肿"选择生姜皮、茯苓皮、桑白皮以宣肺利水；丹参清胃化瘀以治疗"口唇红紫"；"苔少"为阴虚之象，选择百合、天冬以滋阴；党参、山药益气健脾

以治疗“下肢无力、乏力”。

从药物与疾病对应关系的角度来分析，本案例高血压可选用的药物为，诸药合用以增强疗效。

**3. 一药治疗“多病、多证、多症”的对应分析**

依据“方证对应”与“药症对应”的分析，本案例一药对应“多病、多证、多症”的归纳总结如下，具体见表 3–10–13–5。

**表 3–10–13–5　一药对应“多病、多证、多症”分析表（案例 13）**

| 药物 | 症状与疾病 |
|---|---|
| 茯苓 | 腹鸣，腹泻，心慌，面目浮肿 |
| 桂枝 | 腹鸣，面色淡黄 |
| 白术 | 腹鸣，腹泻 |
| 肉桂 | 腹凉，手足发凉，畏寒，大便发热感，气短 |
| 白芍 | 面色淡黄，大便发热感 |
| 山药 | 腰痛，下肢无力，乏力 |
| 山茱萸 | 腰痛，气短 |
| 党参 | 气短，下肢无力，乏力 |
| 罗布麻 | 高血压 |

**4. 处方**

由于患者有“腹泻”的表现，而熟地黄滋腻碍胃，用后会加重患者的病情，故没有选用；患者没有腹部胀大及腹水的表现，故五皮散中的陈皮、大腹皮去而不用；杞菊地黄丸和肾气丸中的牡丹皮、泽泻，芍药汤中的槟榔、木香、大黄和八正散中的瞿麦、萹蓄、栀子、大黄、木通等药物由于没有与之相对应的症状，故删而不用。

最后，进一步考虑“三因制宜”的原则，本案例的治疗用药如下。

处方：茯苓 30 克，桂枝 15 克，炒白术 15 克，制附子 6 克，干姜 6 克，炒白芍 6 克，黄连 3 克，黄芩 3 克，车前子 6 克，滑石 30 克，龙骨 60 克，牡蛎 60 克，枸杞子 15 克，菊花 6 克，炒山药 15 克，山茱萸 15 克，党参 15 克，五味子 6 克，苏子 6 克，桑白皮 6 克，天冬 10 克，百合 10 克，丹参 10 克，罗布麻 30 克，炙甘草 6 克，饴糖 4 块，生姜 6 片，大枣 6 枚。方中附子、龙骨、牡蛎宜先煎，滑石宜包煎，水煎服。由于方中有龙骨、牡蛎，故煎煮后需沉淀 20 分钟后再服用。

**5. 病因与病机演变分析**

由于本患者晨起喝水及平时过度喝水的习惯 10 余年，1 天的进水量一般在 4000mL 左右，由于饮水过度，直接损伤脾胃阳气，最终出现脾阳虚、水饮内停的证候。脾虚导致心阴阳两虚，为“子盗母气”。脾虚导致肺气阴两虚，为“土不生金”。脾阳虚导致肾阳虚，为后天之本不能充养先天之本所致。脾虚，气血化生不足，导致肝血虚。肺气阴两虚，肺主肃降的功能失常，导致大肠传导不利，饮食糟粕积滞，日久化热，加之胃热传至大肠，出现大肠湿热。肾阳虚，膀胱气化不利，水饮停滞化热，出现膀胱湿热。脾阳虚，脾不升清，导致胃不降浊，胃脘气机不畅，日久血液运行不畅，从而表现为胃热有瘀血。具体见图 3–10–13–1。

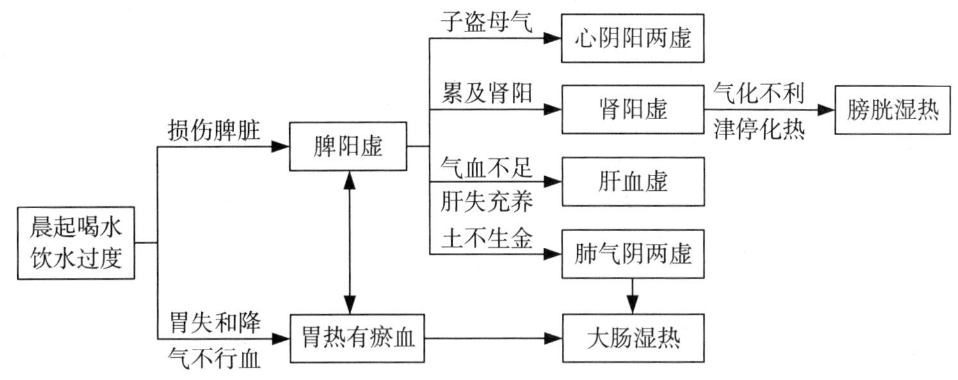


**图 3–10–13–1　病因病机演变过程图（案例 13）**

由上可得，本患者的病证以水饮内停为主，脾阳虚，水饮停滞腹部，则见“腹鸣”；温煦失职，则见“腹凉、手足发凉、畏寒”；四肢失于充养，则见“下肢无力、乏力”；脾失健运，水湿运化不利，则见“腹泻”；气血化生不足，面部肌肤失于充养，则见“面色淡黄”。大肠湿热，则见“大便发热感”。膀胱湿热内盛，则见“小便频、小便热”。心阴阳两虚，心失所养，则见“心慌”；心阳虚，温煦失职，则见“畏寒、乏力”。肝血虚，目失所养，则见“眼涩、痒”。肾阳虚，腰失所养，则见“腰痛”；温煦作用不及，则见“畏寒、乏力”。肺气虚，肺主气司呼吸的功能失常，则见“气短”；肺主通调水道的功能失常，上焦水液代谢不利，则见“面目浮肿”。“口唇红紫”为胃热有瘀血之象。

本案例涉及心、肝、脾、肺、肾五个脏及胃、大肠、膀胱三个腑，属于“五脏同病”，具体见图 3–10–13–2。

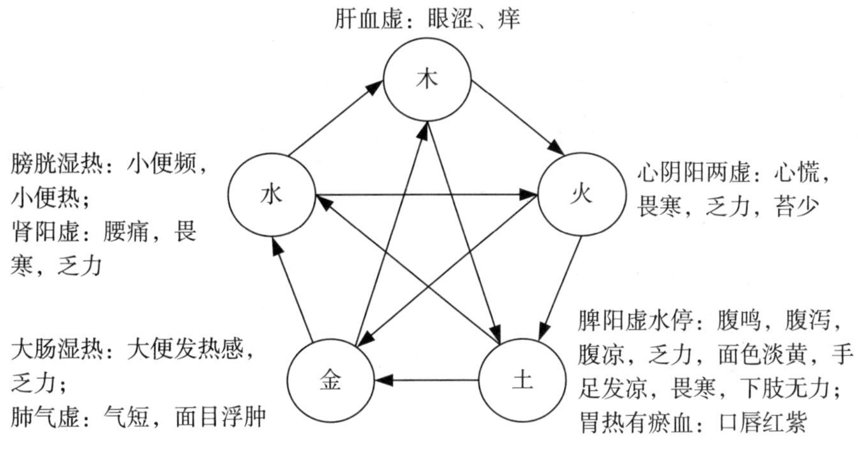


**图 3–10–13–2　五行 – 五脏 – 疾病分析图（案例 13）**

**6. 证候的寒热虚实性质分析**

本患者的病证存在“寒热错杂、虚实夹杂”的特点。“寒”为脾、心、肾阳虚所表现出的虚寒；“热”有心阴虚、肺阴虚所表现出的虚热“苔少”之象和胃热、大肠湿热、膀胱湿热所表现出的实热；“虚”有阳虚、阴虚、气虚、血虚，阳虚为脾阳虚、心阳虚、肾阳虚，阴虚为心阴虚、肺阴虚，气虚为肺气虚，血虚为肝血虚；“实”有水饮、瘀血、实热和湿热。

**7. 辨证施膳与禁忌分析**

本患者的膳食辨证调养，应戒掉晨起喝白水及平时饮水过多的不良生活习惯，饮食以清淡为主，避免生冷及冰镇饮食。

**8. 预后分析**

本案例若以上述药物配伍作为基本方，加减治疗 1～2 个月可以收到显著的临床效果，但其冠心病心肌缺血和高血压则需要长期调养和不间断的治疗。

## 第十一节　以水湿内盛为主证的案例

本节分析以水湿内盛为主证的辨证论治过程，具体见案例 14。

### 案例 14

水样便多由受水湿侵脾诱发，容易累及其他的脏腑而出现相应的病证。本案例是以水湿内盛为主要证候，同时伴有脾气虚、胃热有瘀血、心气虚、肾气虚、肺阴虚证候出现。

于某，男，40 岁，初诊时间为 2007 年 8 月 17 日。

主诉：大便溏稀、甚则水样便 3 个月余，近日加重。

现病史：患者 3 个月前无明显诱因出现大便溏稀，每日 3～4 次，甚则水样便。近日加重，伴有口干、咽干、腹鸣、胸闷、汗多、口唇发紫、左下肢无力、冬天足跟痛。睡眠一般，小便通畅。舌质淡红尖，苔少中后薄白，脉沉弦细。

检查：心率为 79 次 / 分钟，血压为 133/85mmHg，肠镜示慢性结肠炎；腹部 B 超示肝、胆、胰、脾、肾未见异常。

西医诊断：慢性结肠炎、泄泻。

中医诊断：

主要诊断：泄泻。

其他诊断：胸痹；汗证；痹证。

依据本案例的四诊症状和体征，对其进行辨证论治的过程分析，具体步骤和结果见

表 3-11-14-1 和表 3-11-14-2。

**表 3-11-14-1　四诊症状和体征的五脏归属定位分析（案例 14）**

| 五脏 | 四诊症状和体征 |
| --- | --- |
| 心 | 汗：汗多 |
| 脾 | 主运化：腹鸣，水样腹泻；四肢：左下肢无力；口：口干；唇：口唇发紫 |
| 肝 | — |
| 肾 | 主骨：足跟痛 |
| 肺 | 主宣肺肃降：胸闷；咽：咽干 |

**表 3-11-14-2　中医四态五阶段辨证分析（案例 14）**

<table>
<tr><td rowspan="2">隐态系统</td><td>隐性病变</td><td colspan="5">舌质淡红尖，苔少中后薄白，脉沉弦细</td></tr>
<tr><td>显性病变</td><td>水样腹泻，腹鸣</td><td>—</td><td>—</td><td>—</td><td>胸闷</td></tr>
<tr><td rowspan="2">显态系统</td><td>隐性病变</td><td>左下肢无力</td><td>口干<br>口唇发紫</td><td>—</td><td>足跟痛</td><td>咽干</td></tr>
<tr><td>显性病变</td><td>—</td><td>—</td><td>汗多</td><td>—</td><td>—</td></tr>
<tr><td colspan="2">证候群</td><td>脾气虚，水湿内盛</td><td>胃热有瘀血</td><td>心气虚</td><td>肾气虚</td><td>肺阴虚，肺失宣降</td></tr>
<tr><td colspan="2">治法</td><td>健脾益气，渗湿止泻</td><td>清胃化瘀</td><td>益心气敛汗</td><td>补肾气</td><td>滋肺阴，宽胸利咽</td></tr>
<tr><td colspan="2">对应方剂或药物</td><td>参苓白术散，藿香正气散</td><td>丹参，天花粉</td><td>牡蛎散</td><td>肾气丸</td><td>桔梗汤，瓜蒌，沙参</td></tr>
</table>

## 精准论治

**1. 方剂与证候的对应分析**

本患者的主要证候为水湿内盛，兼见脾气虚、胃热有瘀血、心气虚、肾气虚、肺阴虚证候。选用参苓白术散合藿香正气散可健脾益气、化湿止泻，用以治疗脾气虚、水湿内盛所表现出的“水样腹泻、腹鸣、左下肢无力”；天花粉和丹参清胃化瘀，用以治疗胃热有瘀血所表现出的“口干、口唇发紫”；“汗多”为心气虚的表现，选用牡蛎散以益心气、敛汗；肾气虚所表现出的“足跟痛”选用肾气丸以补益肾气；针对“胸闷、咽干”选用桔梗汤加瓜蒌、沙参以滋补肺阴、利咽宽胸。

**2. 药物与疾病、证候、症状的对应分析**

在“方证”对应的基础上，最终目的是实现药物“对病、对证、对症”的精准对应。本案例证候与方剂的精准对应关系具体见表 3-11-14-3。

**表 3-11-14-3　证候与方剂的精准对应关系（案例 14）**

| 证候 | | 方剂 | 药物 |
| --- | --- | --- | --- |
| 主要证候 | 水湿内盛 | 藿香正气散 | 藿香，厚朴，苏叶，陈皮，大腹皮，白芷，茯苓，白术，半夏，桔梗，甘草 |

续表

| 证候 | | 方剂 | 药物 |
|---|---|---|---|
| 主要证候 | 脾气虚 | 参苓白术散 | 党参，白术，茯苓，山药，莲子，白扁豆，砂仁，肉豆蔻，薏苡仁，桔梗，甘草 |
| 其他证候 | 胃热 | — | 天花粉 |
| | 胃有瘀血 | — | 丹参 |
| | 心气虚 | 牡蛎散 | 煅牡蛎，黄芪，麻黄根，浮小麦 |
| | 肾气虚 | 肾气丸 | 附子，肉桂，熟地黄，山药，山茱萸，茯苓，泽泻，牡丹皮 |
| | 肺阴虚 | 桔梗汤 + 沙参 | 桔梗，甘草，沙参 |

依据上表中方剂和药物的基本信息，筛选本案例治疗过程中每个具体症状所要对应的具体药物，结果见表 3–11–14–4。

**表 3–11–14–4　症状与药物的精准对应关系（案例 14）**

| 症状 | 药物 |
|---|---|
| 水样腹泻，腹鸣 | 党参，白术，山药，茯苓，砂仁，肉豆蔻，藿香，白芷 |
| 口干 | 天花粉 |
| 咽干 | 沙参，桔梗 |
| 胸闷 | 瓜蒌 |
| 汗多 | 煅牡蛎，黄芪 |
| 口唇发紫 | 丹参 |
| 左下肢无力 | 党参，山药 |
| 足跟痛 | 附子，肉桂，山药，山茱萸 |

根据上表信息对本案例的处方用药进行分析，可以得出：针对“水样腹泻、腹鸣”选用党参、白术、山药、茯苓、砂仁、肉豆蔻、藿香、白芷以健脾益气、散寒渗湿止泻；天花粉清胃生津，用于胃热所表现出的“口干”；肺阴虚所表现出的“咽干”选用沙参、桔梗以滋补肺阴；瓜蒌宽胸理气以治疗肺失宣降所表现出的“胸闷”；心气虚所表现出的“汗多”选用煅牡蛎、黄芪以补益心气、固摄止汗；“口唇发紫”为胃有瘀血的表现，选用丹参以活血化瘀；脾气虚所表现出的“左下肢无力”可选用党参、山药以益气健脾；针对“足跟痛”选用附子、肉桂、山药、山茱萸以补益肾气。

从药物与疾病对应关系的角度来分析，本案例慢性结肠炎、泄泻可选用的药物，在症状与药物对应关系中已有体现，不再赘述。

**3. 一药治疗“多病、多证、多症”的对应分析**

依据“方证对应”与“药症对应”的分析，本案例一药对应“多病、多证、多症”的归纳总结如下，具体见表 3–11–14–5。

表 3-11-14-5　一药对应“多病、多证、多症”分析表（案例 14）

| 药物 | 症状 |
|---|---|
| 党参 | 水样腹泻，腹鸣，左下肢无力 |
| 山药 | 水样腹泻，腹鸣，左下肢无力，足跟痛 |

**4. 处方**

本案例患者的“方证对应”中从牡蛎散中选用煅牡蛎、黄芪以治疗心气虚出现的“汗多”，效用足够，其他药物舍而不用；由于患者有“腹泻”的表现，肾气丸中的熟地黄滋腻碍胃，用后会加重患者“腹泻”的病情，故没有选用；参苓白术散中的白扁豆、薏苡仁，藿香正气散中的厚朴、苏叶、陈皮、大腹皮、法半夏和肾气丸中的泽泻、牡丹皮由于没有与之相对应的症状，故弃而不用。

最后，进一步考虑“三因制宜”的原则，本案例的治疗用药如下。

处方：党参 15 克，炒白术 15 克，炒山药 15 克，茯苓 15 克，砂仁 10 克，肉豆蔻 10 克，藿香 15 克，白芷 6 克，天花粉 10 克，丹参 10 克，煅牡蛎 60 克，黄芪 15 克，制附子 6 克，肉桂 6 克，山茱萸 10 克，瓜蒌 10 克，沙参 10 克，桔梗 6 克，甘草 6 克。方中瓜蒌与附子虽有违“十八反”的配伍禁忌，但在临床实际应用过程中并无任何问题，牡蛎、附子宜先煎，砂仁宜后下，水煎服。由于方中有牡蛎，故煎煮后需沉淀 20 分钟后再服用。

**5. 病因与病机演变分析**

本案例患者由于有 6 年多晨起喝白水、蜂蜜水的习惯，损伤脾胃功能，加之夏天腹部受凉所致。患者经常喝白水及蜂蜜水，损伤脾气，出现脾气虚。夏天腹部受凉，水湿之邪犯脾，出现水湿内盛的表现。脾不升清，则胃不降浊，饮食积滞，日久化热，出现胃热；胃失和降，日久影响胃络血行，出现胃脘瘀血。脾气虚导致心气虚，为“子盗母气”。脾虚导致肺阴虚，为“土不生金”。心脾气虚，日久累及至肾，出现肾气虚。具体见图 3-11-14-1。

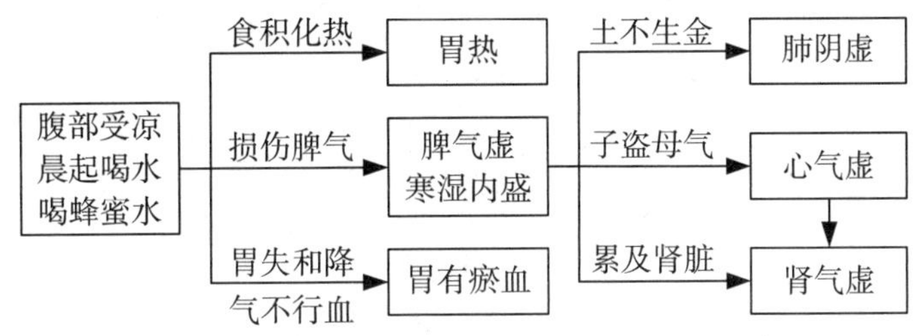


图 3-11-14-1　病因病机演变过程图（案例 14）

通过以上分析，本患者的主要证候为水湿内盛。脾气虚，气血化生不足，下肢失于充养，则见“左下肢无力”；水饮运化不及，水湿内盛，则见“水样腹泻、腹鸣”。胃热内盛，津液被耗，则见“口干”；“口唇发紫”为胃瘀血内阻之象。心气虚，津液失于固摄，则见“汗多”。肾气不足，腰府失养，则见“足跟痛”。肺阴不足，咽喉失于滋养，则见“咽干”；肺失宣降，则见“胸闷”。

本案例涉及心、脾、肺、肾四个脏和胃腑，具体见图 3–11–14–2。

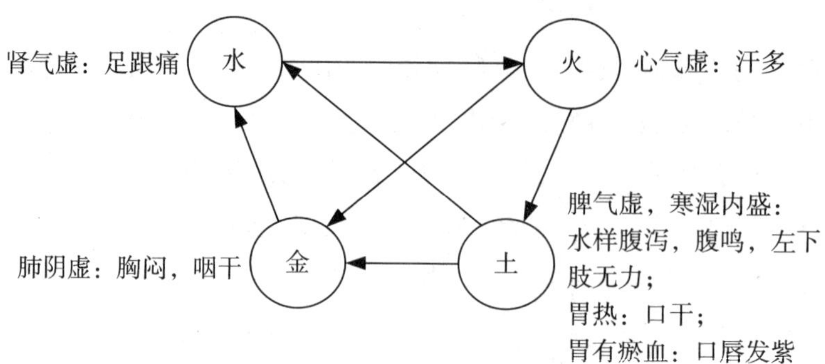


图 3–11–14–2　五行 – 五脏 – 疾病分析图（案例 14）

**6. 证候的寒热虚实性质分析**

本患者的病证存在“热、虚、实夹杂”的特点。“热”为肺阴虚所表现出的虚热和胃热所表现出的实热；“虚”包括气虚和阴虚，气虚有脾气虚、心气虚和肾气虚；“实”包括水湿内盛、胃热和胃有瘀血。

**7. 辨证施膳与禁忌分析**

本患者应改掉晨起喝白水及经常喝蜂蜜水的不良生活习惯，饮食以清淡为主，适当进行适度有氧运动。

**8. 预后分析**

本案例若以上述药物配伍作为基本方，加减治疗 1 个月左右，可以获得显著的临床疗效。

# 第四章

# 肝胆常见证候的辨证论治路径和规律

## 第一节 肝胆常见证候的理法方药对应关系

肝脏的常见证候有12个，其中有肝气虚、肝血虚、肝阴虚、阴虚动风、血虚生风等5个虚证，有肝郁气滞、肝阳上亢、寒凝肝脉、肝火炽盛、肝阳化风、热极生风、肝胆湿热等7个实证。另外，胆的常见证候为胆郁痰扰。这些证候的四诊症状和体征的定性问题，以及对应的治法、方剂和药物，讨论如下。

### 一、肝气虚

#### （一）肝气虚证候四诊症状和体征的定性

口涩，口苦（或吐苦），吐黄，（碱性）烧心，舌质红，苔薄黄或黄，脉弦。

#### （二）肝气虚证候的理法方药对应关系

肝气虚证候的理法方药对应关系，具体见表4-1-1。

**表4-1-1 肝气虚证候的理法方药对应关系**

| 肝脏功能 | 症状和体征 | 治法 | 方剂 | 药物 |
| --- | --- | --- | --- | --- |
| 主疏泄 | 口涩，口苦，（碱性）烧心或吐苦，吐黄 | 补肝气，强肝泄 | 酸味补肝汤 | 白芍，山楂，木瓜，香橼，乌梅，川牛膝，赤小豆，五味子，山茱萸，栀子，山药，甘草 |

### 二、肝血虚

#### （一）肝血虚证候四诊症状和体征的定性

头晕，目眩，眼涩或干涩，眼花，视力减退，或夜盲，或见肢体麻木，关节拘急，手足震颤，肌肉瞤动，或爪甲不荣，甚爪甲凹陷不平，或妇女月经量少、色淡，甚则闭经，舌淡，脉细。

### （二）肝血虚证候的理法方药对应关系

肝血虚证候的理法方药对应关系，具体见表 4–1–2。

**表 4–1–2 肝血虚证候的理法方药对应关系**

| 肝脏功能与络属 | | 症状和体征 | 治法 | 方剂 | 药物 |
|---|---|---|---|---|---|
| 功能 | 主藏血 | 头晕 | 补肝血 | 杞菊地黄丸 | 枸杞子，菊花，熟地黄，山茱萸，山药，牡丹皮，茯苓，泽泻 |
| | | 或为妇女月经量少、色淡，甚则闭经 | 补肝血 | 四物汤 | 熟地黄，当归，白芍，川芎 |
| 络属 | 开窍于目 | 目眩，眼涩或干涩，眼花，视力减退或夜盲 | 补肝血明目 | 杞菊地黄丸 | 枸杞子，菊花，熟地黄，山茱萸，山药，牡丹皮，茯苓，泽泻 |
| | 其华在爪 | 爪甲不荣甚，或爪甲凹陷不平 | 补血养荣 | 四物汤＋木瓜，鸡血藤 | 熟地黄，当归，白芍，川芎，木瓜，鸡血藤 |
| | 五体合筋 | 肢体麻木，关节拘急 | 补血养荣 | 四物汤＋木瓜，鸡血藤 | 熟地黄，当归，白芍，川芎，木瓜，鸡血藤 |
| | | 手足震颤，肌肉瞤动 | 补血养荣祛风 | 荆防四物汤 | 熟地黄，当归，白芍，川芎，荆芥，防风 |

## 三、肝阴虚

### （一）肝阴虚证候四诊症状和体征的定性

头晕，眼花，两目干涩，视力减退，面部烘热或两颧潮红，五心烦热，潮热、汗出，或盗汗，或胁肋隐隐灼痛，手足蠕动，舌红少苔乏津，脉弦细数。

### （二）肝阴虚证候的理法方药对应关系

肝阴虚证候的理法方药对应关系，具体见表 4–1–3。

**表 4–1–3 肝阴虚证候的理法方药对应关系**

| 肝脏功能与络属 | | 症状和体征 | 治法 | 方剂 | 药物 |
|---|---|---|---|---|---|
| 功能 | 主疏泄 | 胁肋隐隐灼痛 | 柔肝养阴止痛 | 一贯煎 | 生地黄，当归，沙参，麦冬，枸杞子，川楝子 |
| | 主藏血 | 头晕 | 柔肝养阴 | 杞菊地黄丸 | 枸杞子，菊花，熟地黄，山茱萸，山药，牡丹皮，茯苓，泽泻 |

续表

| 肝脏功能与络属 | | 症状和体征 | 治法 | 方剂 | 药物 |
|---|---|---|---|---|---|
| 络属 | 开窍于目 | 眼花，两目干涩，视力减退 | 柔肝养阴明目 | 杞菊地黄丸 | 枸杞子，菊花，熟地黄，山茱萸，山药，牡丹皮，茯苓，泽泻 |
| | 五体合筋 | 手足蠕动 | 柔肝养阴祛风 | 大定风珠 | 白芍，地黄，麦冬，龟甲，牡蛎，鳖甲，阿胶，甘草，五味子，麻仁，鸡子黄 |
| 其他 | 阴虚 | 面部烘热，两颧潮红，五心烦热，潮热 | 滋阴清退虚热 | 青蒿鳖甲汤 | 青蒿，鳖甲，生地黄，知母，牡丹皮 |
| | | 汗出，或盗汗 | 养阴清热敛汗 | 青蒿鳖甲汤＋牡蛎散 | 青蒿，鳖甲，生地黄，知母，牡丹皮，牡蛎，浮小麦 |

## 四、肝郁气滞

### （一）肝郁气滞证候四诊症状和体征的定性

胸胁或少腹胀满疼痛、走窜不定，情志抑郁，善太息，或咽部异物感，或颈部瘿瘤、瘰疬，或胁下肿块，妇女可见乳房作胀疼痛，月经不调，痛经，舌苔薄白，脉弦。

### （二）肝郁气滞证候的理法方药对应关系

肝郁气滞证候的理法方药对应关系，具体见表 4–1–4。

**表 4–1–4　肝郁气滞证候的理法方药对应关系**

| 肝脏功能 | 症状和体征 | 治法 | 方剂 | 药物 |
|---|---|---|---|---|
| 主疏泄 | 胸胁或少腹胀满疼痛，走窜不定，情志抑郁，善太息，妇女可见乳房作胀疼痛，月经不调，痛经 | 疏肝解郁，理气止痛 | 柴胡疏肝散 | 柴胡，香附，川芎，陈皮，枳壳，芍药，甘草 |
| | 咽部异物感 | 行气散结 | 半夏厚朴汤 | 半夏，厚朴，苏叶，茯苓 |
| | 颈部瘿瘤 | 疏肝解郁，化痰散结 | 四海舒郁丸 | 木香，陈皮，海蛤粉，海藻，昆布，海螵蛸 |
| | 颈部瘰疬 | 疏肝理气，化痰散结 | 海藻玉壶汤 | 海藻，昆布，贝母，半夏，青皮，陈皮，当归，川芎，连翘，甘草 |
| | 胁下肿块 | 疏肝理气，散结消肿 | 膈下逐瘀汤＋柴胡疏肝散 | 五灵脂，当归，川芎，桃仁，牡丹皮，赤芍，乌药，延胡索，甘草，香附，红花，枳壳，陈皮，柴胡，芍药 |

## 五、肝阳上亢

### （一）肝阳上亢证候四诊症状和体征的定性

眩晕，头重脚轻，或头目胀痛，目赤，急躁易怒，舌红少津，脉弦有力或弦细数。

### （二）肝阳上亢证候的理法方药对应关系

肝阳上亢证候的理法方药对应关系，具体见表 4-1-5。

**表 4-1-5　肝阳上亢证候的理法方药对应关系**

<table>
<tr><th colspan="2">肝脏功能与络属</th><th>症状和体征</th><th>治法</th><th>方剂</th><th>药物</th></tr>
<tr><td>功能</td><td>主藏血</td><td>眩晕，头重脚轻<br>头胀痛</td><td>平肝潜阳<br>息风</td><td>天麻钩藤饮</td><td>天麻，钩藤，栀子，黄芩，杜仲，益母草，桑寄生，夜交藤，朱茯神，川牛膝，石决明</td></tr>
<tr><td rowspan="3">络属</td><td rowspan="2">开窍于目</td><td>目赤</td><td>平肝潜阳<br>泻火</td><td>龙胆泻肝汤＋<br>菊花，蔓荆子</td><td>龙胆草，车前子，木通，黄芩，栀子，当归，生地黄，泽泻，柴胡，甘草，菊花，蔓荆子</td></tr>
<tr><td>目胀痛</td><td>平肝潜阳<br>止痛</td><td>天麻钩藤饮</td><td>钩藤，栀子，黄芩，石决明</td></tr>
<tr><td>五志为怒</td><td>急躁易怒</td><td>平肝潜阳</td><td>天麻钩藤饮</td><td>天麻，钩藤，栀子，黄芩，川牛膝，石决明</td></tr>
</table>

## 六、寒凝肝脉

### （一）寒凝肝脉证候四诊症状和体征的定性

少腹冷痛，阴部坠胀作痛，或阴器收缩引痛，或颠顶冷痛、得温则减、遇寒痛增，畏寒，舌淡，苔白润，脉沉紧或弦紧。

### （二）寒凝肝脉证候的理法方药对应关系

寒凝肝脉证候的理法方药对应关系，具体见表 4-1-6。

**表 4-1-6　寒凝肝脉证候的理法方药对应关系**

<table>
<tr><th colspan="2">肝脏功能与络属</th><th>症状和体征</th><th>治法</th><th>方剂</th><th>药物</th></tr>
<tr><td>功能</td><td>主疏泄、主藏血</td><td>—</td><td>—</td><td>—</td><td>—</td></tr>
<tr><td rowspan="2">络属</td><td rowspan="2">五体合筋</td><td>少腹冷痛，阴部坠胀作痛或阴器收缩引痛</td><td>暖肝散寒止痛</td><td>暖肝煎</td><td>当归，枸杞子，小茴香，肉桂，乌药，沉香，茯苓</td></tr>
<tr><td>颠顶冷痛、得温则减、遇寒痛增，畏寒</td><td>暖肝散寒止痛</td><td>吴茱萸汤<br>＋肉桂，乌药</td><td>吴茱萸，人参，肉桂，乌药</td></tr>
<tr><td>其他</td><td>阳虚</td><td>畏寒</td><td>暖肝散寒止痛</td><td>吴茱萸汤<br>＋肉桂，乌药</td><td>吴茱萸，人参，肉桂，乌药</td></tr>
</table>

## 七、肝火炽盛

### （一）肝火炽盛证候四诊症状和体征的定性

头晕胀痛、痛如刀劈，目赤，或胁肋灼痛，急躁易怒，舌红苔黄，脉弦数。

### （二）肝火炽盛证候的理法方药对应关系

肝火炽盛证候的理法方药对应关系，具体见表 4–1–7。

**表 4–1–7　肝火炽盛证候的理法方药对应关系**

<table>
<tr><th colspan="2">肝脏功能与络属</th><th>症状和体征</th><th>治法</th><th>方剂</th><th>药物</th></tr>
<tr><td rowspan="2">功能</td><td>主疏泄</td><td>胁肋灼痛</td><td>清肝泻火止痛</td><td>龙胆泻肝汤</td><td>龙胆草，车前子，木通，黄芩，栀子，当归，生地黄，泽泻，柴胡，甘草</td></tr>
<tr><td>主藏血</td><td>头晕胀痛、痛如刀劈</td><td>清肝泻火止痛</td><td>龙胆泻肝汤</td><td>龙胆草，车前子，木通，黄芩，栀子，当归，生地黄，泽泻，柴胡，甘草</td></tr>
<tr><td rowspan="2">络属</td><td>开窍于目</td><td>目赤</td><td>清肝泻火明目</td><td>龙胆泻肝汤+菊花，蔓荆子</td><td>龙胆草，车前子，木通，黄芩，栀子，当归，生地黄，泽泻，柴胡，甘草，菊花，蔓荆子</td></tr>
<tr><td>五志为怒</td><td>急躁易怒</td><td>清肝泻火止痛</td><td>龙胆泻肝汤</td><td>龙胆草，车前子，木通，黄芩，栀子，当归，生地黄，泽泻，柴胡，甘草</td></tr>
</table>

## 八、肝阳化风

### （一）肝阳化风证候四诊症状和体征的定性

眩晕欲仆、步履不稳，头胀，头痛，项强头摇，肢体震颤，手足麻木，急躁易怒，甚至突然昏仆、口眼歪斜、半身不遂、语言謇涩。舌红或有苔腻，脉弦细有力。

### （二）肝阳化风证候的理法方药对应关系

肝阳化风证候的理法方药对应关系，具体见表 4–1–8。

**表 4–1–8　肝阳化风证候的理法方药对应关系**

<table>
<tr><th>肝脏功能</th><th>症状和体征</th><th>治法</th><th>方剂</th><th>药物</th></tr>
<tr><td rowspan="2">主疏泄</td><td>眩晕欲仆，头胀，头痛</td><td>息风止痉</td><td>天麻钩藤饮</td><td>天麻，栀子，黄芩，杜仲，益母草，桑寄生，夜交藤，茯神，川牛膝，钩藤</td></tr>
<tr><td>突然昏仆</td><td>息风开窍</td><td>镇肝熄风汤</td><td>怀牛膝，生赭石，生龙骨，生牡蛎，生龟甲，生杭芍，玄参，天冬，川楝子，生麦芽，茵陈，甘草</td></tr>
<tr><td>主藏血</td><td>手足麻木</td><td>补肝息风</td><td>地黄饮子</td><td>地黄，巴戟天，山茱萸，肉苁蓉，石斛，炮附子，五味子，肉桂，白茯苓，麦门冬，石菖蒲，远志，薄荷</td></tr>
</table>

续表

| 肝脏功能与络属 | | 症状和体征 | 治法 | 方剂 | 药物 |
| --- | --- | --- | --- | --- | --- |
| 络属 | 五体合筋 | 步履不稳，项强头摇，肢体震颤， | 息风止痉 | 天麻钩藤饮 | 天麻，栀子，黄芩，杜仲，益母草，桑寄生，夜交藤，茯神，川牛膝，钩藤 |
| | | 口眼歪斜，语言謇涩，半身不遂 | 补肝息风，通络 | 地黄饮子 | 地黄，巴戟天，山茱萸，肉苁蓉，石斛，炮附子，五味子，肉桂，白茯苓，麦门冬，石菖蒲，远志，薄荷 |
| | 五志为怒 | 急躁易怒 | 息风止痉 | 天麻钩藤饮 | 天麻，栀子，黄芩，杜仲，益母草，桑寄生，夜交藤，茯神，川牛膝，钩藤 |

## 九、热极生风

### （一）热极生风证候四诊症状和体征的定性

高热（神昏、烦躁谵语），颈项强直，手足抽搐，角弓反张，牙关紧闭，两目上视，舌质红绛，苔黄燥，脉弦数。

### （二）热极生风证候的理法方药对应关系

热极生风证候的理法方药对应关系，具体见表 4–1–9。

**表 4–1–9 热极生风证候的理法方药对应关系**

| 肝脏功能与络属 | | 症状和体征 | 治法 | 方剂 | 药物 |
| --- | --- | --- | --- | --- | --- |
| 功能 | 主疏泄、主藏血 | — | — | — | — |
| 络属 | 开窍于目 | 两目上视 | 清热凉肝，息风止痉 | 羚角钩藤汤 | 羚角，钩藤，桑叶，菊花，生地黄，白芍，贝母，竹茹，茯神，甘草 |
| | 五体合筋 | 颈项强直，手足抽搐角弓反张，牙关紧闭 | 清热凉肝，息风止痉 | 羚角钩藤汤 | 羚角，钩藤，桑叶，菊花，生地黄，白芍，贝母，竹茹，茯神，甘草 |
| 其他 | 热盛 | 高热 | 清热凉血 | 犀角地黄汤 | 犀角（用代用品），生地黄，芍药，牡丹皮 |

## 十、阴虚动风

### （一）阴虚动风证候四诊症状和体征的定性

眩晕，手足震颤、蠕动，或肢体抽搐，五心烦热，潮热颧红，舌红少津，脉弦细数。

### （二）阴虚动风证候的理法方药对应关系

阴虚动风证候的理法方药对应关系，具体见表 4–1–10。

**表 4-1-10　阴虚动风证候的理法方药对应关系**

| 肝脏功能与络属 | | 症状和体征 | 治法 | 方剂 | 药物 |
|---|---|---|---|---|---|
| 功能 | 主藏血 | 眩晕 | 滋阴清热，息风止痉 | 阿胶鸡子黄汤＋青蒿鳖甲汤 | 阿胶，鸡子黄，生地黄，白芍，石决明，青蒿，鳖甲，生地黄，知母，牡丹皮 |
| 络属 | 其华在爪 | 手足震颤蠕动 | 息风止痉 | 大定风珠 | 钩藤，龟甲，鳖甲 |
| | 五体合筋 | 或肢体抽搐 | 息风止痉 | 大定风珠 | 钩藤，龟甲，鳖甲 |
| 其他 | 阴虚 | 五心烦热<br>潮热，颧红 | 滋阴清热，息风止痉 | 阿胶鸡子黄汤＋大定风珠 | 阿胶，鸡子黄，生地黄，白芍，石决明，钩藤，龟甲，鳖甲 |

# 十一、血虚生风

## （一）血虚生风证候四诊症状和体征的定性

眩晕，肢体震颤，手足麻木，手足拘急，肌肉瞤动，皮肤瘙痒，爪甲不荣，舌质淡白，脉细或弱。

## （二）血虚生风证候的理法方药对应关系

血虚生风证候的理法方药对应关系，具体见表 4-1-11。

**表 4-1-11　血虚生风证候的理法方药对应关系**

| 肝脏功能与络属 | | 症状和体征 | 治法 | 方剂 | 药物 |
|---|---|---|---|---|---|
| 功能 | 主藏血 | 眩晕 | 养血祛风 | 杞菊地黄丸 | 枸杞子，菊花，熟地黄，山茱萸，山药，牡丹皮，茯苓，泽泻 |
| | | 手足麻木 | 补血养荣 | 四物汤＋木瓜，鸡血藤 | 熟地黄，当归，白芍，川芎，木瓜，鸡血藤 |
| | | 皮肤瘙痒 | 养血祛风止痉 | 荆防四物汤 | 荆芥，防风，熟地黄，当归，白芍，川芎 |
| 络属 | 其华在爪 | 爪甲不荣 | 补血养荣 | 四物汤＋木瓜，鸡血藤 | 熟地黄，当归，白芍，川芎，木瓜，鸡血藤 |
| | 五体合筋 | 肢体震颤，手足拘急，肌肉瞤动 | 补血养荣祛风 | 荆防四物汤 | 熟地黄，当归，白芍，川芎，荆芥，防风 |

# 十二、肝胆湿热

## （一）肝胆湿热证候四诊症状和体征的定性

胁肋胀痛，或伴有身目俱黄、黄色不鲜明，或身目俱黄、黄色鲜明，或小便黄、鲜明如橘色，或阴部潮湿或红肿热痛，舌红苔黄腻，脉濡数或濡缓。

### （二）肝胆湿热证候的理法方药对应关系

肝胆湿热证候的理法方药对应关系，具体见表 4–1–12。

**表 4–1–12　肝胆湿热证候的理法方药对应关系**

| 肝脏功能与络属 | | 症状和体征 | 治法 | 方剂 | 药物 |
|---|---|---|---|---|---|
| 功能 | 主疏泄 | 胁肋胀痛，身黄，小便黄，阴部潮湿或红肿热痛 | 清利肝胆湿热 | 龙胆泻肝汤 | 龙胆草，车前子，木通，黄芩，栀子，当归，生地黄，泽泻，柴胡，甘草 |
| 络属 | 开窍于目 | 目黄 | 清利肝胆湿热 | 龙胆泻肝汤 | 龙胆草，车前子，木通，黄芩，栀子，当归，生地黄，泽泻，柴胡，甘草 |

## 十三、肝脏常见证候小结

总结以上肝脏常见证候临床出现的一般症状和体征，在功能紊乱方面表现出的有胸胁或少腹胀满疼痛、走窜不定，情志抑郁，善太息，或胁下肿块，胁肋隐隐灼痛，或胁肋灼痛，或胁肋胀痛，或咽部异物感，或颈部瘿瘤，颈部瘰疬，妇女可见乳房作胀疼痛，月经不调，痛经，眩晕欲仆，头胀，头痛，或突然昏仆，口涩，口苦，（碱性）烧心，或吐苦，吐黄，头晕，头胀痛，手足麻木，皮肤瘙痒，或为妇女月经量少色淡，甚则闭经等 28 个。

肝脏证候在络属方面表现出的症状和体征有目眩，或夜盲，眼花，两目干涩，视力减退，目胀痛，目赤，两目上视，爪甲不荣甚，或爪甲凹陷不平，肢体麻木，关节拘急，肌肉瞤动，或肢体抽搐，手足震颤、蠕动，步履不稳，项强头摇，肢体震颤，口眼歪斜，语言謇涩，半身不遂，颈项强直，手足抽搐，角弓反张，牙关紧闭，少腹冷痛，或身目俱黄、黄色不鲜明，或身目俱黄、黄色鲜明，或小便黄、鲜明如橘色，或阴部潮湿或红肿热痛，或阴部坠胀作痛或阴器收缩引痛，或颠顶冷痛、得温则减、遇寒痛增，急躁易怒等 35 个。其在气血阴阳方面表现出的症状和体征有面部烘热或两颧潮红，五心烦热，潮热，汗出，或盗汗，畏寒，高热等 8 个。

肝脏常见证候对应的方剂有柴胡疏肝散、膈下逐瘀汤、一贯煎、龙胆泻肝汤、半夏厚朴汤、四海舒郁丸、海藻玉壶汤、天麻钩藤饮、镇肝熄风汤、酸味补肝汤、杞菊地黄丸、阿胶鸡子黄汤、地黄饮子、四物汤、羚角钩藤汤、荆防四物汤、大定风珠、暖肝煎、吴茱萸汤、青蒿鳖甲汤、犀角地黄汤等 21 个。

汇总肝脏证候的理法方药对应关系，具体见表 4–1–13。

**表 4-1-13　肝脏常见证候的理法方药对应关系表**

| 肝脏功能与络属 | | 症状和体征 | 治法 | 方剂 | 药物 |
|---|---|---|---|---|---|
| 功能 | 主疏泄 | 胸胁或少腹胀满疼痛、走窜不定，情志抑郁，善太息 | 疏肝解郁，理气止痛（气滞） | 柴胡疏肝散 | 柴胡，香附，川芎，陈皮，枳壳，芍药，甘草 |
| | | 胁下肿块 | 疏肝理气，散结消肿（气滞） | 膈下逐瘀汤+柴胡疏肝散 | 五灵脂，当归，川芎，桃仁，牡丹皮，赤芍，乌药，延胡索，甘草，香附，红花，枳壳，陈皮，柴胡，芍药 |
| | | 胁肋隐隐灼痛 | 柔肝养阴止痛（阴虚） | 一贯煎 | 生地黄，当归，沙参，麦冬，枸杞子，川楝子 |
| | | 胁肋灼痛 | 清肝泻火止痛（火旺） | 龙胆泻肝汤 | 龙胆草，车前子，木通，黄芩，栀子，当归，生地黄，泽泻，柴胡，甘草 |
| | | 咽部异物感 | 行气散结（气滞） | 半夏厚朴汤 | 半夏，厚朴，苏叶，茯苓 |
| | | 颈部瘿瘤 | 疏肝解郁，化痰散结（气滞） | 四海舒郁丸 | 木香，陈皮，海蛤粉，海藻，昆布，海螵蛸 |
| | | 颈部瘰疬 | 疏肝理气，化痰散结（气滞） | 海藻玉壶汤 | 海藻，昆布，贝母，半夏，青皮，陈皮，当归，川芎，连翘，甘草 |
| | | 妇女可见乳房作胀、疼痛，月经不调，痛经 | 疏肝解郁，理气止痛（气滞） | 柴胡疏肝散 | 柴胡，香附，川芎，陈皮，枳壳，芍药，甘草 |
| | | 眩晕欲仆，头胀，头痛 | 息风止痉（肝阳化风） | 天麻钩藤饮 | 天麻，栀子，黄芩，杜仲，益母草，桑寄生，夜交藤，茯神，川牛膝，钩藤 |
| | | 突然昏仆 | 息风开窍（肝阳化风） | 镇肝熄风汤 | 怀牛膝，生赭石，生龙骨，生牡蛎，生龟甲，生杭芍，玄参，天冬，川楝子，生麦芽，茵陈，甘草 |
| | | 口涩，口苦，（碱性）烧心或吐苦，吐黄 | 补肝气，强肝泄 | 酸味补肝汤 | 白芍，山楂，木瓜，香橼，乌梅，川牛膝，赤小豆，五味子，山茱萸，栀子，山药，甘草 |
| | | 胁肋胀痛，身黄，小便黄，阴部潮湿或红肿热痛 | 清利肝胆湿热（肝胆湿热） | 龙胆泻肝汤 | 龙胆草，车前子，木通，黄芩，栀子，当归，生地黄，泽泻，柴胡，甘草 |
| | 主藏血 | 头晕 | 补肝血（肝血虚） | 杞菊地黄丸 | 枸杞子，菊花，熟地黄，山茱萸，山药，牡丹皮，茯苓，泽泻 |
| | | | 柔肝养阴（肝阴虚） | 杞菊地黄丸 | 枸杞子，菊花，熟地黄，山茱萸，山药，牡丹皮，茯苓，泽泻 |
| | | | 平肝潜阳息风（肝阳上亢） | 天麻钩藤饮 | 天麻，钩藤，栀子，黄芩，杜仲，益母草，桑寄生，夜交藤，朱茯神，川牛膝，石决明 |

续表

| 肝脏功能与络属 | | 症状和体征 | 治法 | 方剂 | 药物 |
|---|---|---|---|---|---|
| 功能 | 主藏血 | 头晕 | 清肝泻火止痛（肝火炽盛） | 龙胆泻肝汤 | 龙胆草，车前子，木通，黄芩，栀子，当归，生地黄，泽泻，柴胡，甘草 |
| | | | 滋阴息风（阴虚动风） | 阿胶鸡子黄汤 | 阿胶，鸡子黄，生地黄，白芍，石决明 |
| | | | 养血祛风（血虚生风） | 杞菊地黄丸 | 枸杞子，菊花，熟地黄，山茱萸，山药，牡丹皮，茯苓，泽泻 |
| | | 头胀痛 | 平肝潜阳息风（肝阳上亢） | 天麻钩藤饮 | 天麻，钩藤，栀子，黄芩，杜仲，益母草，桑寄生，夜交藤，朱茯神，川牛膝，石决明 |
| | | | 清肝泻火止痛（肝火炽盛） | 龙胆泻肝汤 | 龙胆草，车前子，木通，黄芩，栀子，当归，生地黄，泽泻，柴胡，甘草 |
| | | 手足麻木 | 补肝息风（肝阳化风） | 地黄饮子 | 地黄，巴戟天，山茱萸，肉苁蓉，石斛，炮附子，五味子，肉桂，白茯苓，麦门冬，石菖蒲，远志，薄荷 |
| | | | 补血养荣（血虚生风） | 四物汤＋木瓜，鸡血藤 | 熟地黄，当归，白芍，川芎，木瓜，鸡血藤 |
| | | 皮肤瘙痒 | 养血祛风止痉（血虚生风） | 荆防四物汤 | 荆芥，防风，熟地黄，当归，白芍，川芎 |
| | | 妇女月经量少色淡，甚则闭经 | 补肝血（肝血虚） | 四物汤 | 熟地黄，当归，白芍，川芎 |
| 络属 | 开窍于目 | 目眩或夜盲，眼花，两目干涩，视力减退 | 补肝血明目（肝血虚） | 杞菊地黄丸 | 枸杞子，菊花，熟地黄，山茱萸，山药，牡丹皮，茯苓，泽泻 |
| | | | 柔肝养阴明目（肝阴虚） | | |
| | | 目胀痛 | 平肝潜阳止痛（肝阳上亢） | 天麻钩藤饮 | 钩藤，栀子，黄芩，石决明，川牛膝，益母草 |
| | | 目赤 | 平肝潜阳泻火（肝阳上亢） | 龙胆泻肝汤＋菊花，蔓荆子 | 龙胆草，车前子，木通，黄芩，栀子，当归，生地黄，泽泻，柴胡，甘草，菊花，蔓荆子 |
| | | | 清肝泻火明目（肝火炽盛） | | |
| | | 两目上视 | 清热凉肝，息风止痉（热急生风） | 羚角钩藤汤 | 羚角，钩藤，桑叶，菊花，生地黄，白芍，贝母，竹茹，茯神，甘草 |
| | | 目黄 | 清利肝胆湿热（肝胆湿热） | 龙胆泻肝汤 | 龙胆草，车前子，木通，黄芩，栀子，当归，生地黄，泽泻，柴胡，甘草 |
| | 其华在爪 | 爪甲不荣或爪甲凹陷不平 | 补血养荣（肝血虚） | 四物汤＋木瓜，鸡血藤 | 熟地黄，当归，白芍，川芎，木瓜，鸡血藤 |

续表

| 肝脏功能与络属 | | 症状和体征 | 治法 | 方剂 | 药物 |
|---|---|---|---|---|---|
| 络属 | 五体合筋 | 肢体麻木，关节拘急 | 补血养荣（肝血虚） | 四物汤+木瓜，鸡血藤 | 熟地黄，当归，白芍，川芎，木瓜，鸡血藤 |
| | | 肌肉瞤动或肢体抽搐 | 补血养荣祛风（血虚） | 荆防四物汤 | 熟地黄，当归，白芍，川芎，荆芥，防风 |
| | | | 息风止痉（阴虚动风） | 大定风珠 | 白芍，地黄，麦冬，龟甲，牡蛎，鳖甲，阿胶，甘草，五味子，麻仁，鸡子黄 |
| | | 手足震颤、蠕动 | 补血养荣祛风（血虚） | 荆防四物汤 | 熟地黄，当归，白芍，川芎，荆芥，防风 |
| | | | 柔肝养阴，祛风止痉（肝阴虚） | 大定风珠 | 白芍，地黄，麦冬，龟甲，牡蛎，鳖甲，阿胶，甘草，五味子，麻仁，鸡子黄 |
| | | 步履不稳，项强头摇，肢体震颤 | 息风止痉（肝阳化风） | 天麻钩藤饮 | 天麻，栀子，黄芩，杜仲，益母草，桑寄生，夜交藤，茯神，川牛膝，钩藤 |
| | | 口眼歪斜，语言謇涩，半身不遂 | 补肝息风通络（肝阳化风） | 地黄饮子 | 地黄，巴戟天，山茱萸，肉苁蓉，石斛，炮附子，五味子，肉桂，白茯苓，麦门冬，石菖蒲，远志，薄荷 |
| | | 颈项强直，手足抽搐，角弓反张，牙关紧闭 | 清热凉肝，息风止痉（热急生风） | 羚角钩藤汤 | 羚角，钩藤，桑叶，菊花，生地黄，白芍，贝母，竹茹，茯神，甘草 |
| | | 少腹冷痛，阴部坠胀作痛或阴器收缩引痛 | 暖肝散寒止痛（寒凝肝脉） | 暖肝煎 | 当归，枸杞子，小茴香，肉桂，乌药，沉香，茯苓 |
| | | 颠顶冷痛、得温则减、遇寒痛增 | 暖肝散寒止痛（寒凝肝脉） | 吴茱萸汤+肉桂，乌药 | 吴茱萸，人参，肉桂，乌药 |
| | 五志为怒 | 急躁易怒 | 平肝潜阳（肝阳上亢） | 天麻钩藤饮 | 钩藤，栀子，黄芩 |
| | | | 清肝泻火（肝火炽盛） | 龙胆泻肝汤 | 龙胆草，车前子，木通，黄芩，栀子，当归，生地黄，泽泻，柴胡，甘草 |
| 其他 | 阴虚 | 面部烘热或两颧潮红，五心烦热，潮热 | 滋阴清退虚热 | 青蒿鳖甲汤 | 青蒿，鳖甲，生地黄，知母，牡丹皮 |
| | | 汗出，或盗汗 | 养阴清热敛汗 | 青蒿鳖甲汤+牡蛎散 | 青蒿，鳖甲，生地黄，知母，牡丹皮，牡蛎，浮小麦 |
| | 阳虚 | 畏寒 | 暖肝散寒止痛（寒凝） | 吴茱萸汤+肉桂，乌药 | 吴茱萸，人参，肉桂，乌药 |
| | 热盛 | 高热 | 清热凉血（热急生风） | 犀角地黄汤 | 犀角（用代用品），生地黄，芍药，牡丹皮 |

## 十四、胆郁痰扰

### （一）胆郁痰扰证候四诊症状和体征的定性

胆怯易惊，舌淡红或红，苔白腻或黄滑，脉弦缓或弦数。

### （二）胆郁痰扰证候的理法方药对应关系

胆郁痰扰证候的理法方药对应关系，具体见表 4–1–14。

**表 4–1–14　胆郁痰扰证候的理法方药对应关系**

| 胆脏功能 | 症状和体征 | 治法 | 方剂 | 药物 |
| --- | --- | --- | --- | --- |
| 主决断 | 胆怯易惊，惊悸失眠，犹豫不决，善太息 | 清胆化痰，安神定志 | 温胆汤 | 竹茹，枳实，半夏，陈皮，茯苓，甘草 |

# 第二节　以肝气虚为主证的案例

肝气虚的证候多数伴有胃脘气滞、胃气上逆的证候存在，本节分析以肝气虚为主证的辨证论治过程，具体见案例 1 和案例 2。

**案例 1**

口涩、口辣为肝气虚常见的病证，多由饮食不节诱发，容易累及其他的脏腑而出现相应的病证。本案例是以肝气虚为主要证候，同时伴有胃热、胃有瘀血、心气血两虚、脾气虚、肝血虚、肾气虚、肺气虚证候出现。

姜某，女，60 岁，初诊时间为 2010 年 4 月 27 日。

主诉：口涩、口发辣感半年余，伴口干，近日加重。

现病史：患者半年余前无明显诱因出现口涩、口发辣感。近日加重，伴口干，心慌，气短，乏力，面色淡白，面目浮肿，口唇红紫，下肢浮肿、无力、抽筋。头发斑白、稀疏，睡眠可。大小便调。舌质淡红紫暗，苔白、后微黄，脉沉迟而细。

检查：心电图示心肌缺血；心率为 65 次 / 分钟；血压为 150/80 mmHg；胃镜示慢性胃炎伴胆汁反流、糜烂、萎缩；腹部 B 超示肝、胆、胰、脾、肾未见异常。

西医诊断：

主要诊断：慢性胃炎伴胆汁反流、糜烂、萎缩，胃肠动力不足。

其他诊断：冠心病心肌缺血。

中医诊断：

主要诊断：口涩；口辣。

其他诊断：心悸；水肿。

依据本案例的四诊症状和体征，对其进行辨证论治的过程分析，具体步骤和结果见表 4–2–1–1 和表 4–2–1–2。

**表 4–2–1–1　四诊症状和体征的五脏及气血阴阳归属定位分析（案例 1）**

| 五脏及气血阴阳 | | 四诊症状和体征 |
|---|---|---|
| 五脏 | 心 | 主血脉：心慌；面：面色淡白 |
| | 脾 | 四肢：下肢无力；口：口涩，口发辣感，口干；唇：口唇红紫 |
| | 肝 | 主筋：下肢抽筋 |
| | 肾 | 主水：下肢浮肿；发：头发斑白、稀疏 |
| | 肺 | 主气：气短；主通调水道：面目浮肿 |
| 气血阴阳 | 气 | 乏力 |
| | 血 | — |
| | 阴 | — |
| | 阳 | — |

**表 4–2–1–2　中医四态五阶段辨证分析（案例 1）**

| 隐态系统 | 隐性病变 | 舌质淡红紫暗，苔白、后微黄，脉沉迟而细 | | | | | |
|---|---|---|---|---|---|---|---|
| | 显性病变 | 口涩，口发辣感 | — | 心慌，乏力 | 乏力 | — | 乏力 | 气短，乏力 |
| 显态系统 | 隐性病变 | — | 口干，口唇红紫 | 面色淡白 | 下肢无力 | 下肢抽筋 | 头发斑白 | — |
| | 显性病变 | — | — | — | — | — | 头发稀疏，下肢浮肿 | 面目浮肿 |
| 证候群 | | 肝气虚 | 胃热有瘀血 | 心气血两虚 | 脾气虚，脾失运化 | 肝血虚 | 肾气虚 | 肺气虚，肺失宣降 |
| 治法 | | 补肝气，强肝泄 | 清胃化瘀 | 益心气，养心血 | 健脾益气 | 补肝血荣筋，止痉 | 补肾气，利水消肿，生发乌发 | 益肺气，宣肺消肿，宽胸顺气 |
| 对应方剂或药物 | | 酸味补肝汤 | 麦冬，丹参 | 龙骨汤，当归补血汤 | 四君子汤 | 四物汤，木瓜 | 济生肾气丸，何首乌 | 四君子汤，五皮散，紫苏子 |

## 精准论治

### 1. 方剂与证候的对应分析

本患者的主要证候为肝气虚，兼见胃热、胃有瘀血、心气血两虚、脾气虚、肝血虚、肾气虚、肺气虚证候。选用酸味补肝汤补肝气、强肝泄以治疗肝气虚所表现出的“口涩、口发辣感”；胃热、胃有瘀血所表现出的“口干、口唇红紫”可选用麦冬加丹参以清胃化瘀；“心慌、面色淡白、乏力”为心气血两虚的表现，选用龙骨汤合当归补血汤以益心气、养心血；“下肢无力、乏力”为脾气虚之象，选用四君子汤以益气健脾；针对“下肢抽筋”可选用四物汤加木瓜以补肝血、荣筋止痉；肾气虚所表现出的“下肢浮肿、乏力”可选用济生肾气丸以补肾气、利水消肿；四君子汤合五皮散加紫苏子可补益肺气、宣肺消肿、宽胸顺气，用以治疗肺气虚所表现出的“面目浮肿、气短、乏力”。

**2. 药物与疾病、证候、症状的对应分析**

在“方证”对应的基础上，最终目的是实现药物“对病、对证、对症”的精准对应。本案例证候与方剂的精准对应关系具体见表 4–2–1–3。

**表 4–2–1–3 证候与方剂的精准对应关系（案例 1）**

| 证候 | | 方剂 | 药物 |
|---|---|---|---|
| 主要证候 | 肝气虚 | 酸味补肝汤 | 白芍，山楂，木瓜，香橼，乌梅，川牛膝，赤小豆，五味子，山茱萸，栀子，山药，甘草 |
| 其他证候 | 胃热 | — | 麦冬 |
| | 胃有瘀血 | — | 丹参 |
| | 心气血两虚 | 龙骨汤 | 龙骨，牡蛎，熟地黄，党参，茯苓，肉桂，甘草 |
| | | 当归补血汤 | 黄芪，当归 |
| | 脾气虚 | 四君子汤 | 党参，白术，茯苓，甘草 |
| | 肝血虚 | 四物汤 | 熟地黄，当归，白芍，川芎 |
| | 肾气虚 | 济生肾气丸 | 车前子，川牛膝，附子，肉桂，熟地黄，山药，山茱萸，茯苓，泽泻，牡丹皮 |
| | 肺气虚，肺失宣降 | 四君子汤 | 党参，白术，茯苓，甘草 |
| | | 五皮散 | 陈皮，生姜皮，茯苓皮，大腹皮，桑白皮 |

依据上表中方剂和药物的基本信息，筛选本案例治疗过程中每个具体症状所要对应的具体药物，结果见表 4–2–1–4。

**表 4–2–1–4 症状与药物的精准对应关系（案例 1）**

| 症状 | 药物 |
|---|---|
| 口涩，口发辣感 | 白芍，乌梅，川牛膝，山茱萸，木瓜 |
| 口干 | 麦冬，乌梅，川牛膝 |
| 口唇红紫 | 丹参，川牛膝 |
| 心慌 | 龙骨，牡蛎，茯苓，丹参，麦冬 |
| 面色淡白 | 黄芪，党参，当归，白芍 |
| 下肢无力，乏力 | 党参 |
| 下肢抽筋 | 当归，白芍，木瓜 |
| 下肢浮肿 | 车前子，山茱萸，茯苓 |
| 面目浮肿 | 生姜皮，茯苓皮，桑白皮 |
| 气短 | 紫苏子，党参，山茱萸，当归 |

根据上表信息对本案例的处方用药进行分析，可以得出：肝气虚所表现出的“口涩、口发辣感”选用白芍、乌梅、川牛膝、山茱萸、木瓜以补肝气、强肝泄；麦冬、乌梅、川牛膝养阴清热以治疗胃热出现的“口干”；川牛膝、丹参清胃化瘀以治疗胃热有瘀血所表现出的“口唇红紫”；针对“心慌”选用龙骨、牡蛎、茯苓、丹参、麦冬以养心安神；黄芪、党参、当归、白芍益气养血以治疗心气血两虚所表现出的“面色淡白”；针对“下肢无力、乏力”选用党参以益气；当归、白芍、木瓜养血柔筋以治疗“下肢抽筋”；肾气虚所表现出的“下肢浮肿”选用车前子、山茱萸、茯苓以补肾气、利水消肿；生姜皮、茯苓皮、桑白皮宣肺利水以治疗“面目浮肿”；肺气虚所表现出的“气短”选用紫苏子、党参、山茱萸、当归以补气降气。

从药物与疾病对应关系的角度来分析，本案例慢性胃炎伴胆汁反流、糜烂、萎缩可选用的药物为白芍、乌梅、木瓜、川牛膝、山茱萸，诸药合用以增强疗效。

**3. 一药治疗“多病、多证、多症”的对应分析**

依据“方证对应”与“药症对应”的分析，本案例一药对应“多病、多证、多症”的归纳总结如下，具体见表 4–2–1–5。

**表 4–2–1–5　一药对应“多病、多证、多症”分析表（案例 1）**

| 药物 | 症状与疾病 |
| --- | --- |
| 白芍 | 口涩，口发辣感，面色淡白，下肢抽筋 |
| 木瓜 | 口涩，口发辣感，下肢抽筋 |
| 川牛膝 | 口涩，口发辣感，口干，口唇红紫 |
| 乌梅 | 口涩，口发辣感，口干 |
| 麦冬 | 口干，心慌 |
| 丹参 | 口唇红紫，心慌 |
| 山茱萸 | 口涩，口发辣感，下肢浮肿，气短 |
| 党参 | 面色淡白，下肢无力，乏力，气短 |
| 当归 | 面色淡白，下肢抽筋，气短 |
| 茯苓 | 心慌，下肢浮肿，面目浮肿 |
| 白芍，乌梅，木瓜，川牛膝，山茱萸 | 慢性胃炎伴胆汁反流、糜烂、萎缩 |

**4. 处方**

由于患者没有明显的脾失健运的表现，故四君子汤中的白术没有选用；从酸味补肝汤中选取白芍、乌梅、川牛膝、山茱萸、木瓜补肝气、强肝泄以治疗“口涩、口发辣感”，药力足够，其他药物删而不用；由于患者有肝气虚出现的“口涩、口发辣感”，而熟地黄滋腻碍胃，用后会加重病情，故没有选用；患者没有腹部胀大、腹水等症状表现，故五皮散中的陈皮、大腹皮没有选用；患者没有明显的阳虚表现，故附子、肉桂没有选用；四物汤中的川芎和济生肾气丸中的山药、泽泻、牡丹皮由于没有与之相对应的症状，故弃而不用。

最后，进一步考虑“三因制宜”的原则，本案例的治疗用药如下。

处方：炒白芍 15 克，乌梅 10 克，木瓜 10 克，川牛膝 10 克，山茱萸 10 克，麦冬 10 克，丹参 10 克，龙骨 60 克，牡蛎 60 克，茯苓 10 克，黄芪 10 克，党参 10 克，当归 10 克，车前子 6 克，桑白皮 6 克，苏子 6 克，甘草 6 克。方中龙骨、牡蛎宜先煎，水煎服。由于方中有龙骨、牡蛎，故煎煮后需沉淀 20 分钟后再服用。

**5. 病因与病机演变分析**

本案例由于长期暴饮暴食，加之有晨起喝白水的习惯 15 年，损伤脾胃，出现脾气虚。脾胃功能下降，气血化生不足，肝失充养，则见肝气虚、肝血虚。胃的受纳腐熟功能下降，饮食物滞而不化，郁而化热，出现胃热。胃脘气机不畅，日久气不行血，出现胃脘瘀血。脾虚导致心气血两虚，为“子盗母气”。脾虚导致肺气虚，为“土不生金”。脾、肺、心、肝四脏气虚，日久累及肾气，出现肾气虚。具体见图 4–2–1–1。

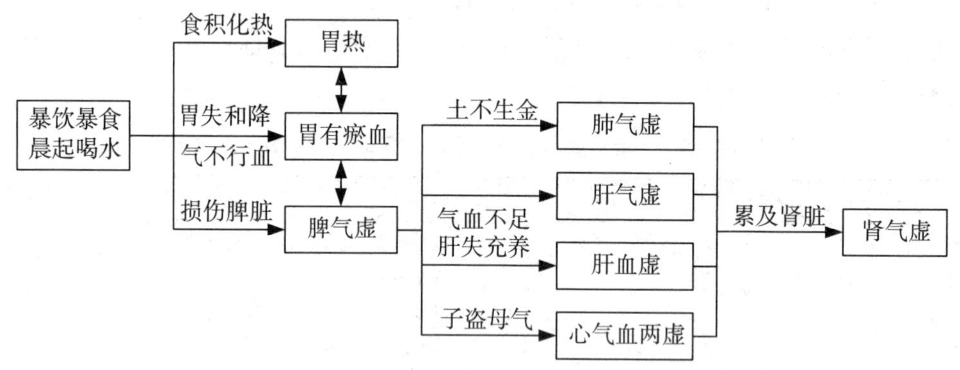


**图 4–2–1–1　病因病机演变过程图（案例 1）**

通过以上分析，本患者的主要证候为肝气虚和胃热。肝气虚，肝失疏泄，胆汁排泄不利，上逆于胃，承于口，则见“口涩、口发辣感”。胃热有瘀血，则见“口干、口唇红紫”。心气血两虚，心失所养，则见“心慌、乏力”；面失充养，则见“面色淡白”。脾气虚，气血化生不足，机体失于荣养，则见“下肢无力、乏力”。肝血虚，筋失荣养，则见“下肢抽筋”。肾气虚，肾主水的功能失常，则见“下肢浮肿”。肺气虚，肺主气司呼吸的功能减退，则见“气短、乏力”；肺主通调水道的功能失常，则见“面目浮肿”。

本案例涉及了心、肝、脾、肺、肾五个脏和胃腑，属于“五脏同病”，具体见图 4–2–1–2。

**6. 证候的寒热虚实性质分析**

本患者的病证存在“虚实夹杂”的患病特点。“虚”包括气虚和血虚，气虚有脾气虚、肝气虚、肺气虚、心气虚和肾气虚，血虚有心血虚和肝血虚；“实”包括胃热和胃脘瘀血。

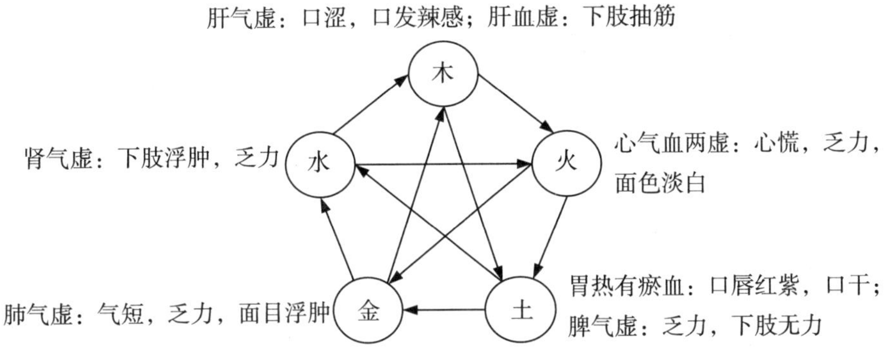

**图 4-2-1-2　五行－五脏－疾病分析图（案例 1）**

**7. 辨证施膳与禁忌分析**

本患者的膳食辨证调养，应戒掉晨起喝白水的不良生活习惯，饮食以清淡为主，适当摄入酸味食品，避免暴饮暴食，进行适度有氧运动。

**8. 预后分析**

本案例若以上述药物配伍作为基本方，加减治疗 4 个月左右可以收到显著的临床效果，但其冠心病心肌缺血则需要长期调养和不间断的治疗。

## 案例 2

本案例是以肝气虚为主要证候，同时伴有肝血虚、胃阳虚、胃脘气滞、脾阳虚、胃火旺盛、心血虚、肺热证候出现。

孔某，男，40 岁，初诊时间为 2009 年 10 月 20 日。

主诉：口苦、口涩 10 年，伴胃脘发紧感，近 1 个月加重。

现病史：患者 10 年前无明显诱因出现口苦、口涩，伴胃脘发紧感。近 1 个月加重，伴胃凉，咽干，平素易饥饿，烧心，进食易胃胀，喜热食，口唇红，手足、面色淡黄，手足发凉。睡眠多梦易醒，大小便调。舌质红，苔白薄、后白微黄，脉沉迟细。

检查：血压为 125/80 mmHg；胃镜示慢性胃炎伴胆汁反流、萎缩；腹部 B 超示肝、胆、胰、脾、肾未见异常。

西医诊断：慢性胃炎伴胆汁反流、萎缩，胃肠动力不足。

中医诊断：

主要诊断：口苦。

其他诊断：嘈杂；烧心。

依据本案例的四诊症状和体征，对其进行辨证论治的过程分析，具体步骤和结果见表 4-2-2-1 和表 4-2-2-2。

**表 4-2-2-1　四诊症状和体征的脏腑归属定位分析（案例 2）**

| 脏腑 | | 四诊症状和体征 |
|---|---|---|
| 五脏 | 心 | 主神：多梦易醒 |
| | 脾 | 黄色：面色淡黄，手足淡黄；四肢：手足发凉；口：口苦，口涩；唇：口唇红 |
| | 肝 | — |
| | 肾 | — |
| | 肺 | 咽：咽干 |
| 五腑 | 小肠 | — |
| | 胃 | 主和降：胃脘发紧感，胃胀，烧心，胃凉，易饥饿，喜热食 |
| | 胆 | — |
| | 膀胱 | — |
| | 大肠 | — |

**表 4-2-2-2　中医四态五阶段辨证分析（案例 2）**

| | | | | | | | | |
|---|---|---|---|---|---|---|---|---|
| 隐态系统 | 隐性病变 | 舌质红，苔白薄、后白微黄，脉沉迟细 | | | | | | |
| | 显性病变 | 口苦，口涩 | — | 胃胀，胃凉，喜热食 | 烧心，易饥饿 | — | — | 多梦易醒 |
| 显态系统 | 隐性病变 | — | 胃脘发紧 | — | 口唇红 | 咽干 | 面色淡黄，手足淡黄，手足发凉 | — |
| | 显性病变 | — | — | — | — | — | — | — |
| 证候群 | | 肝气虚 | 肝血虚，筋脉失养 | 胃阳虚，胃脘气滞 | 胃火旺盛 | 肺热 | 脾阳虚，脾失运化 | 心血虚 |
| 治法 | | 补肝气，强肝泄 | 补肝血荣筋 | 温胃祛寒，理气和胃 | 清胃降火 | 清肺利咽 | 温脾祛寒，健脾养荣 | 养心血，安心神 |
| 对应方剂或药物 | | 酸味补肝汤 | 芍药甘草汤，木瓜 | 附子理中丸，陈皮 | 玉女煎 | 桔梗汤 | 附子理中丸，小建中汤 | 养心汤 |

## 精准论治

### 1. 方剂与证候的对应分析

本患者的主要证候为肝气虚，兼见肝血虚、胃阳虚、胃脘气滞、脾阳虚、胃火旺盛、心血虚、肺热证候。选用肝气虚出现的“口苦、口涩”选用酸味补肝汤以补肝气、强肝泄；芍药甘草汤加木瓜补肝血荣筋以治疗肝血虚出现的“胃脘发紧”；“胃胀、胃凉、喜热食”为胃阳虚的表现，选用附子理中丸加陈皮以温胃祛寒、理气；脾阳虚出现的“面色淡黄、手足淡黄、手足发凉”可选用附子理中丸合建中汤，用以温脾祛寒、健脾养荣；“烧心、易饥饿、口唇红”为胃火旺盛之象，选用玉女煎以清胃降火；针对心血虚出现的“多梦易醒”选用养心汤以养心血安神；桔梗汤清热利咽以治疗肺热出现的“咽干”。

**2. 药物与疾病、证候、症状的对应分析**

在“方证”对应的基础上，最终目的是实现药物“对病、对证、对症”的精准对应。本案例证候与方剂的精准对应关系具体见表 4–2–2–3。

**表 4–2–2–3　证候与方剂的精准对应关系（案例 2）**

| 证候 | | 方剂 | 药物 |
|---|---|---|---|
| 主要证候 | 肝气虚 | 酸味补肝汤 | 白芍，山楂，木瓜，香橼，乌梅，牛膝，赤小豆，五味子，山茱萸，栀子，山药，甘草 |
| 其他证候 | 肝血虚 | 芍药甘草汤 + 木瓜 | 白芍，甘草，木瓜 |
| | 胃阳虚 | 附子理中丸 | 附子，干姜，党参，白术，炙甘草 |
| | 胃脘气滞 | — | 陈皮 |
| | 脾阳虚，脾失运化 | 附子理中丸 | 附子，干姜，党参，白术，炙甘草 |
| | | 小建中汤 | 桂枝，白芍，饴糖，炙甘草 |
| | 胃火旺盛 | 玉女煎 | 石膏，熟地黄，知母，麦冬，川牛膝 |
| | 肺热 | 桔梗汤 | 桔梗，甘草 |
| | 心血虚 | 养心汤 | 黄芪，茯苓，茯神，当归，川芎，炙甘草，法半夏，柏子仁，酸枣仁，远志，五味子，党参，肉桂 |

依据上表中方剂和药物的基本信息，筛选本案例治疗过程中每个具体症状所要对应的具体药物，结果见表 4–2–2–4。

**表 4–2–2–4　症状与药物的精准对应关系（案例 2）**

| 症状 | 药物 |
|---|---|
| 口苦，口涩 | 白芍，乌梅，木瓜，川牛膝 |
| 胃脘发紧 | 白芍，甘草，木瓜 |
| 胃胀 | 陈皮 |
| 胃凉，喜热食，手足发凉 | 附子，干姜 |
| 面色淡黄，手足淡黄 | 桂枝，白芍，饴糖，炙甘草 |
| 烧心，口唇红，易饥饿 | 知母，麦冬，川牛膝 |
| 多梦易醒 | 酸枣仁，茯苓 |
| 咽干 | 桔梗，麦冬，甘草 |

根据上表信息对本案例的处方用药进行分析，可以得出：肝气虚出现的“口苦、口涩”选用白芍、乌梅、木瓜、川牛膝以补肝气、强肝泄；肝血虚出现的“胃脘发紧”选用白芍、甘草、木瓜以补肝血荣筋；陈皮理气除胀以治疗胃脘气滞出现的“胃胀”；胃阳虚出现的“胃凉、喜热食”选用附子、干姜以温胃祛寒；脾阳虚出现的“面色淡黄、

手足淡黄”选用桂枝、白芍、饴糖、炙甘草以益气健脾养荣；“手足发凉”为脾阳虚之象，选用附子、干姜以温脾祛寒；胃火旺盛出现的“烧心、口唇红、易饥饿”选用知母、麦冬、川牛膝以清胃降火；针对“多梦易醒”选用酸枣仁、茯苓以养心安神；桔梗、麦冬、甘草清热利咽以治疗肺热出现的“咽干”。

从药物与疾病对应关系的角度来分析，本案例慢性胃炎伴胆汁反流、萎缩可选用的药物为白芍、乌梅、木瓜、川牛膝，诸药合用以增强疗效。

**3. 一药治疗“多病、多证、多症”的对应分析**

依据“方证对应”与“药症对应”的分析，本案例一药对应“多病、多证、多症”的归纳总结如下，具体见表 4–2–2–5。

**表 4–2–2–5　一药对应“多病、多证、多症”分析表（案例 2）**

| 药物 | 症状与疾病 |
|---|---|
| 白芍 | 胃脘发紧，口苦，口涩，面色淡黄，手足淡黄 |
| 木瓜 | 胃脘发紧，口苦，口涩 |
| 川牛膝 | 口苦，口涩，烧心，口唇红 |
| 附子，干姜 | 胃凉，易饥饿，喜热食，手足发凉 |
| 麦冬 | 烧心，口唇红，易饥饿，咽干 |
| 白芍，乌梅，木瓜，川牛膝 | 慢性胃炎伴胆汁反流、萎缩 |

**4. 处方**

由于患者没有明显的脾失健运的表现，故白术没有选用；玉女煎中的石膏过于寒凉，用后恐有败胃之弊，故舍而不用；患者有胃脘气滞及肝气虚的表现，而熟地黄滋腻碍胃，用后会加重患者的病情，故去而不用；肝气虚出现的“口苦、口涩”从酸味补肝汤中选取白芍、乌梅、木瓜、川牛膝以补肝气、强肝泄，药力足够，其他药物去而不用；养心汤中的当归、川芎、法半夏、柏子仁、远志、五味子、肉桂等药物由于没有与之相对应的症状，故删而不用。

最后，进一步考虑“三因制宜”的原则，本案例的治疗用药如下。

处方：炒白芍 15 克，木瓜 10 克，乌梅 10 克，川牛膝 10 克，陈皮 10 克，制附子 6 克，干姜 6 克，桂枝 10 克，知母 10 克，麦冬 10 克，炒枣仁 10 克，茯苓 10 克，桔梗 10 克，炙甘草 6 克，饴糖 4 块，生姜 6 片，大枣 6 枚。方中附子宜先煎，水煎服。

**5. 病因与病机演变分析**

本案例由于劳累过度，耗伤心神，导致心血虚，一方面，心虚导致肝气虚、肝血虚，为“子盗母气”；另一方面，心火不能温暖脾土，出现脾胃阳虚，气血化生不足，引起肝气虚、肝血虚。胃阳虚，胃的受纳腐熟功能减退，饮食滞而不化，出现胃脘气滞；食积郁而化火，出现胃火旺盛。胃火上冲咽喉，出现肺热。具体见图

4–2–2–1。

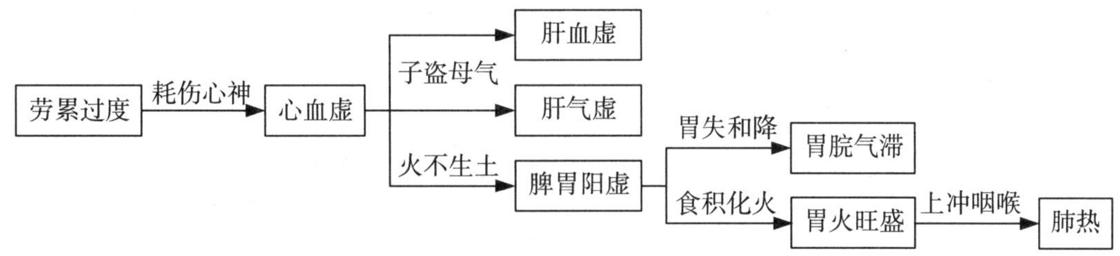


**图 4–2–2–1 病因病机演变过程图（案例 2）**

由上可得，本患者的病证以肝气虚为主。肝气虚，肝失疏泄，胆汁排泄不利，上逆于胃，承于口，则见“口苦、口涩”；肝血虚，筋脉失养，则见“胃脘发紧”。脾阳虚，温煦失职，四肢失于温养，则见“手足发凉”；气血化生不足，机体失于荣养，则见“面色淡黄、手足淡黄”。胃阳虚，温煦失职，则见“胃凉、喜热食”；胃脘气滞，则见“胃胀”；“烧心、口唇红、易饥饿”为胃火旺盛的表现。心血虚，心神失养，则见“多梦易醒”。“咽干”为肺热之象。

本案例涉及心、肝、脾、肺四个脏和胃腑，具体见图 4–2–2–2。

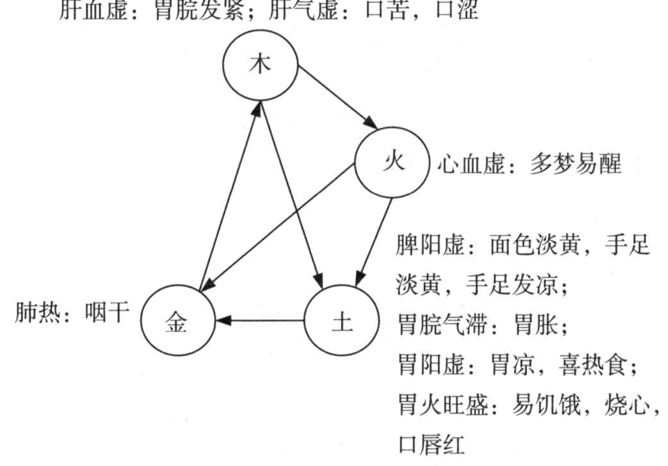


**图 4–2–2–2 五行 – 五脏 – 疾病分析图（案例 2）**

**6. 证候的寒热虚实性质分析**

本患者的病证存在“寒热错杂、虚实夹杂”的特点。“寒”为脾胃阳虚所表现出的虚寒；“热”为肺胃热盛所表现出的实热；“虚”包括气虚、血虚和阳虚，气虚为肝气虚，血虚为心肝血虚；“实”为实热和胃脘气滞。

**7. 辨证施膳与禁忌分析**

本患者的膳食辨证调养，饮食以清淡为主，适当摄入酸味或酸甜味的食品，避免碱性食品，并注意多休息，避免劳累，进行适度有氧运动。

**8. 预后分析**

本案例若以上述药物配伍作为基本方，加减治疗 4 个月左右，可以获得显著的临床疗效。

## 第三节　以肝血虚为主证的案例

肝血虚证候多数伴有心虚的证候出现，本节分析以肝血虚为主证的辨证论治过程，具体见案例 3 和案例 4。

### 案例 3

胃脘收缩，有发紧感为肝脏的病证，多由饮食不节诱发，容易累及其他的脏腑而出现相应的病证。本案例是以肝血虚为主要证候，同时伴有胃气虚、胃脘气滞、脾阳虚、胃有瘀血、肺气虚、肾阳虚、心阳虚、心络脉瘀阻证候出现。

张某，男，58 岁，初诊时间为 2007 年 8 月 29 日。

主诉：胃脘收缩，有发紧感 4 年余，饭后减轻、饭多加重，情志不舒亦加重。

现病史：患者 4 年前无明显诱因出现胃脘收缩，有发紧感，饭后减轻、饭多加重，情志不舒时亦加重。另伴有食少，胃胀，胃痛，消瘦（近 4 年体重下降 14kg），腹凉，气短，胸痛，乏力，面色晦暗，口唇发紫，下半身畏寒，下肢无力（半年余），足发凉，足跟痛、沉重如粘地感，头发斑白。睡眠可，大小便调。舌质淡白红、边尖有齿痕，苔白中后白厚腻微黄，脉滑。

既往史：慢性乙肝 4 年余。

检查：心电图示心肌缺血；胃镜示慢性胃炎伴胆汁反流、糜烂、萎缩；B 超示肝、胆、胰、脾、肾未见异常。

西医诊断：

主要诊断：慢性胃炎伴胆汁反流、糜烂、萎缩。

其他诊断：冠心病心肌缺血；慢性乙肝。

中医诊断：

主要诊断：嘈杂。

其他诊断：胃脘痛；胸痹；痹证。

依据本案例的四诊症状和体征，对其进行辨证论治的过程分析，具体步骤和结果见表 4–3–3–1 和表 4–3–3–2。

**表 4-3-3-1　四诊症状和体征的脏腑及气血阴阳归属定位分析（案例 3）**

| 脏腑及气血阴阳 | | 四诊症状和体征 |
|---|---|---|
| 五脏 | 心 | 主血脉：胸痛 |
| | 脾 | 主运化：腹凉；肌肉：消瘦；四肢：足发凉，下肢无力；唇：口唇发紫 |
| | 肝 | 主筋：胃脘收缩，有发紧感 |
| | 肾 | 黑：面色晦暗；主骨：足跟痛，沉重如粘地感；发：头发斑白 |
| | 肺 | 主气：气短 |
| 五腑 | 小肠 | — |
| | 胃 | 主受纳：食少；主和降：胃胀，胃痛 |
| | 胆 | — |
| | 膀胱 | — |
| | 大肠 | — |
| 气血阴阳 | 气 | 乏力 |
| | 血 | — |
| | 阴 | — |
| | 阳 | 畏寒 |

**表 4-3-3-2　中医四态五阶段辨证分析（案例 3）**

<table>
<tr><td rowspan="2">隐态系统</td><td>隐性病变</td><td colspan="7">舌质淡白红、边尖有齿痕，苔白中后白厚腻微黄，脉滑</td></tr>
<tr><td>显性病变</td><td>胃脘收缩，发紧感</td><td>食少，胃胀，胃痛</td><td>腹凉，畏寒，乏力</td><td>—</td><td>气短，乏力</td><td>畏寒，乏力</td><td>胸痛，畏寒，乏力</td></tr>
<tr><td rowspan="2">显态系统</td><td>隐性病变</td><td>—</td><td>—</td><td>下肢无力，足发凉</td><td>口唇发紫</td><td>—</td><td>面色晦暗，足跟痛，沉重如粘地感，头发斑白</td><td>—</td></tr>
<tr><td>显性病变</td><td>—</td><td>—</td><td>消瘦</td><td></td><td>—</td><td>—</td><td>——</td></tr>
<tr><td colspan="2">证候群</td><td>肝血虚，筋脉失养</td><td>胃气虚，胃脘气滞</td><td>脾阳虚，脾失运化</td><td>胃有瘀血</td><td>肺气虚，肺失宣降</td><td>肾阳虚</td><td>心阳虚，心络脉瘀阻</td></tr>
<tr><td colspan="2">治法</td><td>补肝血，荣筋</td><td>益胃气，消食理气，止痛</td><td>温脾祛寒，助运化</td><td>和胃化瘀</td><td>补肺气</td><td>温肾祛寒，壮骨，乌发</td><td>温心祛寒，通心络止痛</td></tr>
<tr><td colspan="2">对应方剂或药物</td><td>芍药甘草汤</td><td>保和丸，延胡索</td><td>附子理中丸</td><td>丹参</td><td>四君子汤，紫苏子</td><td>肾气丸，杜仲，何首乌</td><td>附子汤，丹参饮</td></tr>
</table>

## 精准论治

### 1. 方剂与证候的对应分析

本患者的主要证候为肝血虚，兼见胃气虚、胃脘气滞、脾阳虚、胃有瘀血、肺气虚、肾阳虚、心阳虚、心络脉瘀阻证候。选用芍药甘草汤补肝血荣筋以治疗肝血虚出现的“胃脘收缩，有发紧感”；胃气虚、胃脘气滞出现的“食少、胃胀、胃痛”选用保和丸加延胡索以益胃气、消食理气、止痛；脾阳虚出现的“腹凉、畏寒、乏力、下肢无力、足发凉、消瘦”选用附子理中丸以温脾祛寒、助运化；丹参化瘀以治疗胃有瘀血出现的“口唇发紫”；“气短、乏力”为肺气虚之象，选用四君子汤加紫苏子以补肺气；肾阳虚出现的“畏寒、乏力、面色晦暗、足跟痛、沉重如粘地感”选用肾气丸加杜仲以温肾祛寒、壮骨；针对心阳虚、心络脉瘀阻出现的“胸痛、畏寒、乏力”选用附子汤合丹参饮以温心阳祛寒、通心络止痛。

**2. 药物与疾病、证候、症状的对应分析**

在“方证”对应的基础上，最终目的是实现药物“对病、对证、对症”的精准对应。本案例证候与方剂的精准对应关系具体见表 4–3–3–3。

**表 4–3–3–3 证候与方剂的精准对应关系（案例 3）**

| 证候 | | 方剂 | 药物 |
|---|---|---|---|
| 主要证候 | 肝血虚 | 芍药甘草汤 | 白芍，甘草 |
| 其他证候 | 胃气虚 | 保和丸 | 山楂，神曲，半夏，陈皮，茯苓，连翘，莱菔子 |
| | 胃脘气滞 | — | 陈皮，莱菔子 |
| | 胃有瘀血 | — | 丹参，延胡索 |
| | 脾阳虚 | 附子理中丸 | 附子，干姜，党参，白术，炙甘草 |
| | 肺气虚 | 四君子汤 + 紫苏子 | 党参，白术，茯苓，炙甘草，紫苏子 |
| | 肾阳虚 | 肾气丸 + 杜仲 | 附子，肉桂，熟地黄，山茱萸，山药，牡丹皮，茯苓，泽泻，杜仲 |
| | 心阳虚 | 附子汤 | 附子，茯苓，党参，白术，白芍 |
| | 心络脉瘀阻 | 丹参饮 | 丹参，檀香，砂仁 |

依据上表中方剂和药物的基本信息，筛选本案例治疗过程中每个具体症状所要对应的具体药物，结果见表 4–3–3–4。

**表 4–3–3–4 症状与药物的精准对应关系（案例 3）**

| 症状 | 药物 |
|---|---|
| 胃脘收缩，有发紧感 | 白芍，甘草 |
| 食少 | 山楂，神曲 |
| 胃胀 | 陈皮，莱菔子 |
| 胃痛 | 延胡索，丹参，白芍，甘草 |
| 腹凉，足发凉，畏寒 | 附子，干姜 |
| 下肢无力，乏力 | 党参，山药 |
| 消瘦 | 党参，白术，山药 |
| 口唇发紫 | 丹参 |
| 气短 | 党参，紫苏子，肉桂，山茱萸 |
| 面色晦暗 | 附子，肉桂，山茱萸，山药 |
| 足跟痛，沉重如粘地感 | 附子，肉桂，山茱萸，山药，杜仲 |
| 胸痛 | 丹参，檀香 |

根据上表信息对本案例的处方用药进行分析，可以得出：肝血虚出现的“胃脘收缩，有发紧感”选用白芍、甘草以补肝血荣筋；山楂、神曲和胃消食以治疗胃气虚出现的“食少”；胃脘气滞出现的“胃胀”选用陈皮、莱菔子以理气除胀；延胡索、丹参、白芍、甘草化瘀缓急止痛以治疗胃有瘀血出现的“胃痛”；针对“腹凉、足发凉、畏寒”选用附子、干姜以温脾祛寒；党参、山药益气健脾以治疗“下肢无力、乏力”；党参、白术、山药健脾养荣以治疗“消瘦”；胃有瘀血出现的“口唇发紫”选用丹参以活血化瘀；肺气虚出现的“气短”选用党参、紫苏子、肉桂、山茱萸以补肺气、降气；附子、肉桂、山茱萸、山药温补肾阳以治疗肾阳虚出现的“面色晦暗”；针对“足跟痛，沉重如粘地感”选用附子、肉桂、山茱萸、山药、杜仲以补肾壮骨；心络脉瘀阻出现的“胸痛”选用丹参、檀香以活血通络止痛。

从药物与疾病对应关系的角度来分析，本案例慢性胃炎伴胆汁反流、糜烂、萎缩可选用的药物为白芍、山楂、山茱萸，诸药合用以增强疗效。

**3. 一药治疗“多病、多证、多症”的对应分析**

依据“方证对应”与“药症对应”的分析，本案例一药对应“多病、多证、多症”的归纳总结如下，具体见表 4-3-3-5。

**表 4-3-3-5　一药对应“多病、多证、多症”分析表（案例 3）**

| 药物 | 症状与疾病 |
|---|---|
| 党参 | 下肢无力，乏力，消瘦，气短 |
| 附子 | 腹凉，足发凉，畏寒，面色晦暗，足跟痛，沉重如粘地感 |
| 山药 | 下肢无力，乏力，消瘦，面色晦暗，足跟痛，沉重如粘地感 |
| 山茱萸 | 气短，面色晦暗，足跟痛，沉重如粘地感 |
| 肉桂 | 气短，面色晦暗，足跟痛，沉重如粘地感 |
| 白芍 | 胃脘收缩，有发紧感，胃痛 |
| 丹参 | 口唇发紫，胸痛 |
| 白芍，山楂，山茱萸 | 慢性胃炎伴胆汁反流、糜烂、萎缩 |

**4. 处方**

患者没有胃气上逆及胃热的表现，故保和丸中的半夏、连翘舍而不用；患者有胃脘气滞所表现出的“胃胀”的表现，而熟地黄滋腻碍胃，用后会加重患者的这一表现，故弃而不用；患者没有脾气郁滞的表现，故丹参饮中的砂仁没有选用；肾气丸中的牡丹皮、茯苓、泽泻等药物没有与之相对应的症状，故删而不用。

最后，进一步考虑“三因制宜”的原则，本案例的治疗用药如下。

处方：炒白芍 30 克，炒山楂 15 克，炒神曲 15 克，陈皮 10 克，莱菔子 10 克，延胡索 10 克，制附子 6 克，干姜 6 克，党参 15 克，炒山药 10 克，炒白术 10 克，丹参 10 克，苏子 10 克，肉桂 6 克，山茱萸 10 克，炒杜仲 10 克，檀香 6 克，甘草 10 克。方中附子宜先煎，檀香宜后下，水煎服。

**5. 病因与病机演变分析**

本案例由于饮食结构不合理，经常暴饮暴食，复有5年余晨起喝白水的习惯，加之情志不舒所致。暴饮暴食、晨起喝白水及情志不舒，损伤脾胃的运化能力，出现脾阳虚、胃气虚、胃脘气滞；日久气不行血，出现胃有瘀血。脾阳虚，气血化生不足，肝失充养，则见“肝血虚”。脾虚导致肺气虚，为“土不生金”。脾阳虚导致心阳虚，为“子盗母气”；心阳不足，无力鼓动血液运行，则见心络脉瘀阻。心脾阳虚，日久累及肾阳，出现肾阳虚。具体见图4-3-3-1。

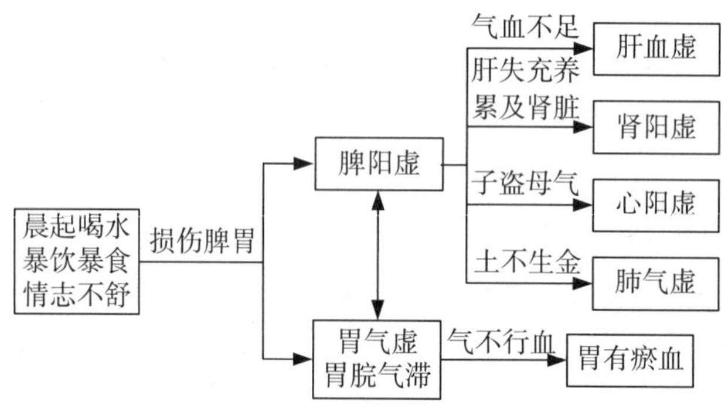


**图4-3-3-1　病因病机演变过程图（案例3）**

由上可得，本患者的病证以肝血虚为主。肝血不足，筋脉失于濡养，则见“胃脘收缩，有发紧感”。胃气不足，受纳腐熟功能减退，则见“食少”；“胃胀”为胃脘气滞的表现，胃有瘀血，则见“胃痛、口唇发紫”。脾阳虚，温煦失职，则见“腹凉、足发凉、畏寒”；气血化生不足，机体失于充养，则见“下肢无力、消瘦、乏力”。肺气虚，肺主气司呼吸的功能减退，则见“气短”。肾阳虚，面失温养，则见“面色晦暗”；腰府失养，则见“足跟痛，沉重如粘地感”。“胸痛”为心络脉瘀阻的表现。

本案例涉及心、肝、脾、肺、肾五个脏和胃腑，属于“五脏同病”，具体见图4-3-3-2。

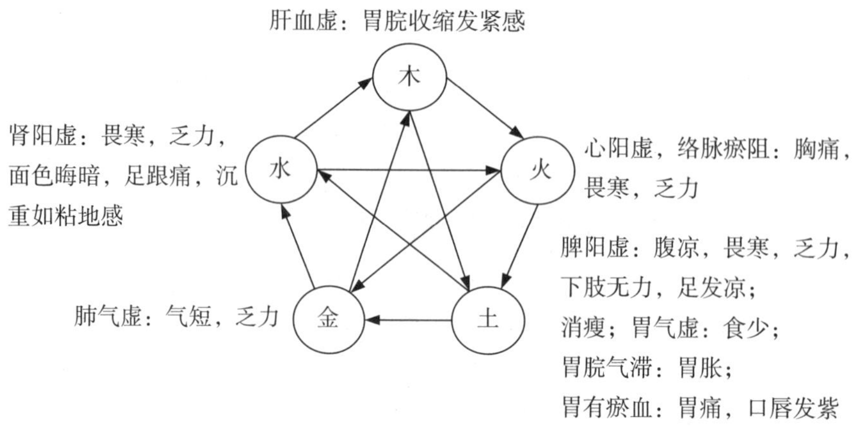


**图4-3-3-2　五行－五脏－疾病分析图（案例3）**

**6. 证候的寒热虚实性质分析**

本患者的病证存在“虚实夹杂”的特点。“虚”包括气虚、血虚和阳虚，气虚有肺气虚和胃气虚，血虚为肝血虚，阳虚有脾阳虚、肾阳虚和心阳虚；“实”为胃脘气滞、胃有瘀血和心络脉瘀阻。

**7. 辨证施膳与禁忌分析**

本患者应戒掉暴饮暴食及晨起喝白水的习惯，适当摄入酸味食品，保持情志舒畅，进行适度有氧运动。

**8. 预后分析**

本案例若以上述药物配伍作为基本方，加减治疗4个月左右可以收到显著的临床效果，但其冠心病心肌缺血和慢性乙肝则需要长期调养和不间断的治疗。

## 案例4

麻木、抽筋为肝脏常见的病证，多由劳累过度诱发，容易累及其他的脏腑而出现相应的病证。本案例是以肝血虚为主要证候，同时伴有心气虚、肾阳虚、肺气虚、脾气虚湿盛、大肠传导不利、胃有瘀血证候出现。

陈某，女，38岁，初诊时间为2007年8月28日。

主诉：双下肢麻木不适、时有抽筋4年余。

现病史：患者4年前无明显诱因出现双下肢麻木不适、时有抽筋，屈身加重、弯曲减轻。近日加重，伴有腹鸣，心慌，气短，乏力，汗多，面目浮肿，口唇淡紫，双手胀肿，手关节痛，腰痛，下肢浮肿、无力，膝关节痛、畏寒，足麻。睡眠可，腹泻，每日2～3次，矢气多，小便通畅。舌质淡白红、边尖有多瘀血点，苔白薄后中白厚微黄，脉沉弱。

检查：心电图示心肌缺血；肠镜示慢性结肠炎；腹部B超示肝、胆、胰、脾、肾未见异常。

西医诊断：

主要诊断：心肌缺血。

其他诊断：慢性结肠炎，泄泻。

中医诊断：

主要诊断：血痹。

其他诊断：心悸；汗证；水肿；泄泻；腰痛；痹证。

依据本案例的四诊症状和体征，对其进行辨证论治的过程分析，具体步骤和结果见表4–3–4–1和表4–3–4–2。

**表 4-3-4-1　四诊症状和体征的脏腑及气血阴阳归属定位分析（案例 4）**

| 脏腑及气血阴阳 | | 四诊症状和体征 |
|---|---|---|
| 五脏 | 心 | 主血脉：心慌；汗：汗多 |
| | 脾 | 主运化：腹泻，腹鸣；四肢：双手胀肿，下肢无力，手关节痛；唇：口唇淡紫 |
| | 肝 | 主藏血：足麻，下肢麻木、抽筋 |
| | 肾 | 肾府：腰痛；主水：下肢浮肿；主骨：膝关节痛，畏寒 |
| | 肺 | 主气：气短；主通调水道：面目浮肿 |
| 五腑 | 小肠 | — |
| | 胃 | — |
| | 胆 | — |
| | 膀胱 | — |
| | 大肠 | 矢气 |
| 气血阴阳 | 气 | 乏力 |
| | 血 | — |
| | 阴 | — |
| | 阳 | — |

**表 4-3-4-2　中医四态五阶段辨证分析（案例 4）**

| | | | | | | | | |
|---|---|---|---|---|---|---|---|---|
| 隐态系统 | 隐性病变 | 舌质淡白红、边尖有多瘀血点，苔白薄后中白厚微黄，脉沉弱 | | | | | | |
| | 显性病变 | — | 心慌，乏力 | 腰痛，乏力 | 气短，乏力 | 腹泻，腹鸣，乏力 | 矢气 | |
| 显态系统 | 隐性病变 | 下肢麻木，抽筋，足麻 | — | 膝关节痛，畏寒 | — | 手关节痛，下肢无力 | —— | 口唇淡紫 |
| | 显性病变 | — | 汗多 | 下肢浮肿 | 面目浮肿 | 双手胀肿 | — | — |
| 证候群 | | 肝血虚 | 心气虚 | 肾阳虚 | 肺气虚，肺失宣降 | 脾气虚，水湿内停 | 大肠传导不利 | 胃有瘀血 |
| 治法 | | 补肝血，荣筋 | 补心气，安神敛汗 | 温肾祛寒，健骨，利水消肿 | 补肺气，宣肺利水 | 健脾益气，化湿消肿 | 行气通腑 | 活血化瘀 |
| 对应方剂或药物 | | 四物汤，木瓜，鸡血藤 | 龙骨汤，牡蛎散 | 济生肾气丸，杜仲 | 四君子汤，五皮散，紫苏子 | 参苓白术散，五苓散 | 槟榔 | 丹参 |

## 精准论治

### 1. 方剂与证候的对应分析

本患者的主要证候为肝血虚，兼见心气虚、肾阳虚、肺气虚、脾气虚、水湿内停、大肠传导不利、胃有瘀血证候。选用四物汤加木瓜、鸡血藤补肝血荣筋以治疗肝血虚出现的“下肢麻木、抽筋、足麻”；心气虚出现的“心慌、乏力、汗多”选用龙骨汤合牡蛎散以补心气敛汗；济生肾气丸加杜仲可温肾祛寒、健骨、利水消肿，用以治疗肾阳虚出现的

“腰痛、乏力、膝关节痛、畏寒、下肢浮肿”；“气短、乏力、面目浮肿”为肺气虚的表现，选用四君子汤合五皮散加紫苏子以补肺气、宣肺利水；参苓白术散合五苓散可健脾益气、化湿消肿，用以治疗脾气虚湿盛出现的“腹泻、腹鸣、乏力、手关节痛、下肢无力、双手胀肿”；槟榔行气通腑以治疗大肠传导不利出现的“矢气”；针对“口唇淡紫”选用丹参以活血化瘀。

**2. 药物与疾病、证候、症状的对应分析**

在“方证”对应的基础上，最终目的是实现药物“对病、对证、对症”的精准对应。本案例证候与方剂的精准对应关系具体见表 4–3–4–3。

**表 4–3–4–3　证候与方剂的精准对应关系（案例 4）**

| 证候 | | 方剂 | 药物 |
|---|---|---|---|
| 主要证候 | 肝血虚 | 四物汤 + 木瓜，鸡血藤 | 熟地黄，当归，白芍，川芎，木瓜，鸡血藤 |
| 其他证候 | 心气虚 | 龙骨汤 | 龙骨，牡蛎，熟地黄，党参，茯苓，肉桂，甘草 |
| | | 牡蛎散 | 煅牡蛎，黄芪，麻黄根，浮小麦 |
| | 肾阳虚 | 济生肾气丸 | 车前子，川牛膝，附子，肉桂，熟地黄，山药，山茱萸，茯苓，泽泻，牡丹皮 |
| | 肺气虚，肺失宣降 | 四君子汤 + 紫苏子 | 党参，白术，茯苓，炙甘草，紫苏子 |
| | | 五皮散 | 陈皮，生姜皮，茯苓皮，大腹皮，桑白皮 |
| | 脾气虚 | 参苓白术散 | 党参，白术，茯苓，甘草，山药，莲子，白扁豆，砂仁，薏苡仁，桔梗 |
| | 水湿内停 | 五苓散 | 桂枝，茯苓，猪苓，白术，泽泻 |
| | 大肠传导不利 | — | 槟榔 |
| | 胃有瘀血 | — | 丹参 |

依据上表中方剂和药物的基本信息，筛选本案例治疗过程中每个具体症状所要对应的具体药物，结果见表 4–3–4–4。

**表 4–3–4–4　症状与药物的精准对应关系（案例 4）**

| 症状 | 药物 |
|---|---|
| 下肢麻木、抽筋，足麻 | 白芍，木瓜，鸡血藤 |
| 心慌 | 龙骨，牡蛎，茯苓，丹参 |
| 下肢无力，乏力 | 党参，山药 |
| 汗多 | 煅牡蛎 |
| 腰痛，膝关节痛，畏寒 | 川牛膝，附子，肉桂，山药，山茱萸，杜仲 |
| 下肢浮肿 | 车前子，附子，肉桂，山药，山茱萸，茯苓 |
| 气短 | 党参，紫苏子，山茱萸，肉桂 |
| 面目浮肿 | 生姜皮，茯苓皮，桑白皮 |
| 腹泻 | 党参，白术，茯苓，山药 |
| 腹鸣，手关节痛，双手胀肿 | 桂枝，白术，茯苓 |
| 矢气 | 槟榔 |
| 口唇淡紫 | 丹参，川牛膝 |

根据上表信息对本案例的处方用药进行分析，可以得出：肝血虚出现的“下肢麻木、抽筋，足麻”选用白芍、木瓜、鸡血藤以补肝血荣筋；龙骨、牡蛎、茯苓、丹参养心安神以治疗“心慌”；脾气虚出现的“下肢无力、乏力”选用党参、山药以益气健脾；煅牡蛎收敛止汗以治疗心气虚出现的“汗多”；肾阳虚出现的“腰痛、膝关节痛、畏寒”选用川牛膝、附子、肉桂、山药、山茱萸、杜仲以温肾壮骨；车前子、附子、肉桂、山药、山茱萸、茯苓温肾利水以治疗“下肢浮肿”；肺气虚出现的“气短”选用党参、紫苏子、山茱萸、肉桂以补肺气、降气；针对“面目浮肿”选用生姜皮、茯苓皮、桑白皮以宣肺利水；党参、白术、茯苓、山药益气健脾、渗湿止泻以治疗脾气虚湿盛出现的“腹泻”；桂枝、白术、茯苓健脾化湿以治疗“腹鸣”；针对“手关节痛、双手胀肿”选用桂枝、白术、茯苓以健脾化湿；槟榔理气通腑以治疗大肠传导不利出现的“矢气”；丹参、川牛膝活血化瘀以治疗胃有瘀血出现的“口唇淡紫”。

从药物与疾病对应关系的角度来分析，本案例无特别药物选用。

**3. 一药治疗“多病、多证、多症”的对应分析**

依据“方证对应”与“药症对应”的分析，本案例一药对应“多病、多证、多症”的归纳总结如下，具体见表 4-3-4-5。

**表 4-3-4-5　一药对应“多病、多证、多症”分析表（案例 4）**

| 药物 | 症状 |
|---|---|
| 茯苓 | 心慌，下肢浮肿，面目浮肿，腹泻，腹鸣，手关节痛，双手胀肿 |
| 川牛膝 | 腰痛，膝关节痛，畏寒，口唇淡紫 |
| 丹参 | 心慌，口唇淡紫 |
| 山药 | 下肢无力，乏力，腰痛，膝关节痛，畏寒，下肢浮肿，腹泻 |
| 附子 | 腰痛，膝关节痛，畏寒，下肢浮肿 |
| 肉桂 | 腰痛，膝关节痛，畏寒，下肢浮肿，气短 |
| 山茱萸，白术 | 腹泻，腹鸣，手关节痛，双手胀肿 |
| 桂枝 | 腹鸣，手关节痛，双手胀肿 |
| 党参 | 腹泻，气短，下肢无力，乏力 |
| 牡蛎 | 心慌，汗多 |

**4. 处方**

由于患者有脾气虚出现的“腹泻”，而熟地黄滋腻碍胃，用后会加重患者的病情，故没有选用；心气虚出现的“汗多”从牡蛎散中选取煅牡蛎以收敛止汗；由于患者没有腹部胀大及腹水的表现，故五皮散中的陈皮、大腹皮没有选用；脾气虚湿盛出现的“腹鸣、双手胀肿”从五苓散中选取桂枝、茯苓、白术健脾化湿，药力足够，其他药物没有选用；四物汤中的当归、川芎，济生肾气丸中的泽泻、牡丹皮和参苓白术散中的莲子肉、白扁豆、砂仁、薏苡仁、桔梗等药物由于没有与之相对应的症状，故删而不用。

最后，进一步考虑“三因制宜”的原则，本案例的治疗用药如下。

处方：炒白芍 30 克，木瓜 15 克，鸡血藤 15 克，龙骨 60 克，牡蛎 60 克，茯苓 10 克，丹参 10 克，党参 10 克，炒山药 10 克，川牛膝 10 克，制附子 6 克，肉桂 6 克，山茱萸 10 克，炒杜仲 10 克，车前子 10 克，紫苏子 10 克，桑白皮 10 克，炒白术 10 克，槟榔 10 克，甘草 6 克。方中龙骨、牡蛎、附子宜先煎，水煎服。由于方中有龙骨、牡蛎，故煎煮后需沉淀 20 分钟后再服用。

**5. 病因与病机演变分析**

本案例由于劳累过度，复有 10 余年晨起喝蜂蜜水的习惯所致。劳累耗伤心神，导致心气虚。心气虚导致肝血虚，为“子盗母气”。劳累过度，耗伤肾阳，出现肾阳虚。晨起喝蜂蜜水，损伤脾气，加之“火不生土”，出现脾气虚；脾主运化水湿的功能减退，水湿不化，出现湿邪内盛。胃的受纳腐熟功能减退，胃失和降，日久影响血液运行，出现胃有瘀血。脾气虚导致肺气虚，为“土不生金”。胃失和降，加之肺气虚，肺的肃降功能减退，则见大肠传导不利。具体见图 4–3–4–1。

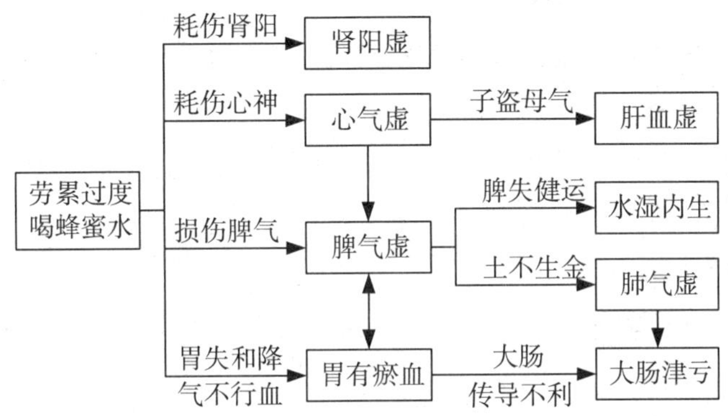


**图 4–3–4–1　病因病机演变过程图（案例 4）**

由上可得，本患者的病证以肝血虚为主。肝血虚，筋脉失于濡养，则见“下肢麻木抽筋、足麻”。心气虚，心失所养，则见“心慌”；津液失于固摄，则见“汗多”。肾阳虚，腰府失于温养，则见“腰痛、膝关节痛畏寒”；肾主水的功能减退，下焦水液代谢不利，则见“下肢浮肿”。肺气虚，肺主气司呼吸的功能减退，则见“气短”；肺主通调水道的功能失常，上焦水液代谢不利，则见“面目浮肿”。脾气虚，脾失健运，则见“腹泻”；湿邪内盛，则见“手关节痛、双手胀肿、腹鸣”；气血化生不足，机体失于充养，则见“下肢无力”。“矢气”为大肠传导不利的表现。胃有瘀血，则见“口唇淡紫”。“乏力”为心、肺、脾气虚的共有表现。

本案例涉及心、肝、脾、肺、肾五个脏及胃、大肠两个腑，属于“五脏同病”，具体见图 4–3–4–2。

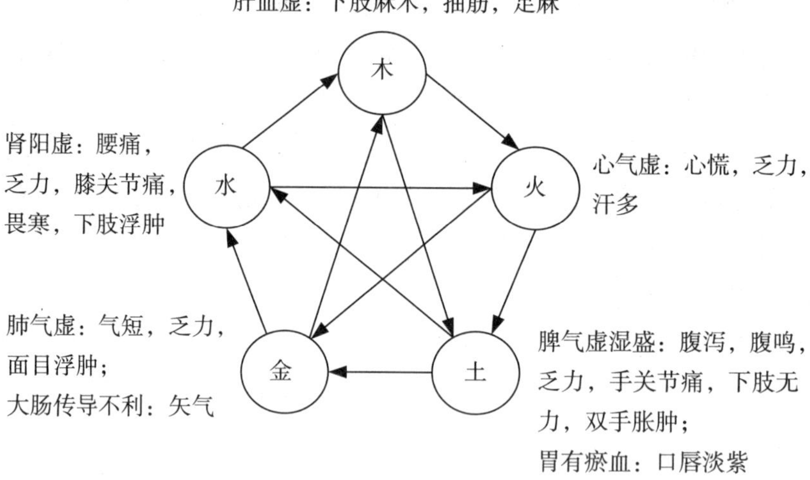


**图 4-3-4-2　病因病机演变过程图（案例 4）**

**6. 证候的寒热虚实性质分析**

本患者的病证存在“虚实夹杂”的特点。“虚”包括气虚、血虚和阳虚，气虚有肺气虚和脾气虚，血虚为肝血虚，阳虚表现于肾；“实”为湿邪内盛和胃有瘀血。

**7. 辨证施膳与禁忌分析**

本患者应适当摄入酸味食品，戒掉晨起喝蜂蜜水的不良习惯，并注意多加休息，避免劳累，进行适度有氧运动。

**8. 预后分析**

本案例若以上述药物配伍作为基本方，加减治疗 1 个月左右，可以获得显著的临床疗效。

# 第四节　以肝阴虚为主证的案例

肝阴虚证候多伴有胃热和胃火旺的证候出现，同时也会伴有其他脏腑虚弱的证候出现，本节分析以肝阴虚为主证的辨证论治过程，具体见案例 5。

## 案例 5

胁痛为肝脏常见的病证，多由情志不舒诱发，容易累及其他的脏腑而出现相应的病证。本案例是以肝阴虚为主要证候，同时伴有脾气虚、胃火旺盛、胃有瘀血、胃气上逆、肝气虚、心气血两虚、肺气虚、肝血虚、肾气虚证候出现。

李某，男，35 岁，初诊时间为 2010 年 7 月 12 日。

主诉：劳累情志不舒时右胁肋下胀闷、隐痛 4 年，伴早饭后少腹痛、腹泻 1 年半余，近日加重。

现病史：患者 4 年前出现劳累情志不舒时右胁肋下胀闷、隐痛，按压时不适加重，伴早饭后少腹痛、腹泻 1 年半多。近日加重，伴有呃逆、烧心、胃痛、恶心、口苦、口干、口涩、心慌、胸闷、憋气、乏力、眼涩、汗多、失眠、多梦易醒、口唇发紫、下肢无力、腰痛。舌质淡红，苔白薄微黄、后白微黄，脉弦。

检查：腹部 B 超示慢性胆囊炎；胃肠镜示慢性胆汁反流性胃炎，慢性结肠炎。

西医诊断：

主要诊断：慢性胆囊炎。

其他诊断：慢性胆汁反流性胃炎；慢性结肠炎；心脏功能减弱；脑神经衰弱、失眠。

中医诊断：

主要诊断：胁痛。

其他诊断：腹痛；泄泻；呃逆；烧心；胃脘痛；口苦；心悸；胸痹；腰痛；不寐。

依据本案例的四诊症状和体征，对其进行辨证论治的过程分析，具体步骤和结果见表 4-4-5-1 和表 4-4-5-2。

**表 4-4-5-1　四诊症状和体征的脏腑及气血阴阳归属定位分析（案例 5）**

| 脏腑及气血阴阳 | | 四诊症状和体征 |
|---|---|---|
| 五脏 | 心 | 主神：心慌，失眠，多梦易醒；汗：汗多 |
| | 脾 | 主运化：腹泻，少腹痛；四肢：下肢无力；口：口苦，口干，口涩；唇：口唇发紫 |
| | 肝 | 主疏泄：右胁肋下胀闷、隐痛；目：眼涩 |
| | 肾 | 肾府：腰痛 |
| | 肺 | 主宣发、肃降：胸闷，憋气 |
| 五腑 | 小肠 | — |
| | 胃 | 主和降：呃逆，烧心，胃痛，恶心 |
| | 胆 | — |
| | 膀胱 | — |
| | 大肠 | — |
| 气血阴阳 | 气 | 乏力 |
| | 血 | — |
| | 阴 | — |
| | 阳 | — |

表 4-4-5-2　中医四态五阶段辨证分析（案例 5）

| 隐态系统 | 隐性病变 | 舌质淡红，苔白薄微黄、后白微黄，脉弦 | | | | | | | |
|---|---|---|---|---|---|---|---|---|---|
| | 显性病变 | 右胁肋下胀闷、隐痛，按压不适加重 | 少腹痛，腹泻，乏力 | 胃痛，恶心，呃逆，烧心 | 口苦，口涩 | 心慌，失眠，多梦易醒，乏力 | 胸闷，憋气，乏力 | — | 腰痛，乏力 |
| 显态系统 | 隐性病变 | — | 下肢无力 | 口干，口唇发紫 | — | — | — | 眼涩 | — |
| | 显性病变 | — | — | — | — | 汗多 | — | — | — |
| 证候群 | | 肝阴虚 | 脾气虚，脾失运化 | 胃火旺盛，胃有瘀血，胃气上逆 | 肝气虚 | 心气血两虚 | 肺气虚，肺失宣降 | 肝血虚 | 肾气虚 |
| 治法 | | 滋肝阴，理气止痛 | 补脾渗湿，止泻止痛 | 清胃降火，化瘀止痛，降逆止呃 | 补肝气，强肝泄 | 补心气，益心血，安心神 | 补肺气，宽胸顺气 | 养肝血，明目 | 补肾气 |
| 对应方剂或药物 | | 一贯煎 | 参苓白术散，小建中汤 | 玉女煎，橘皮竹茹汤，丹参 | 酸味补肝汤 | 养心汤，牡蛎散 | 四君子汤，瓜蒌，薤白 | 杞菊地黄丸 | 肾气丸 |

## 精准论治

### 1. 方剂与证候的对应分析

本患者的主要证候为肝阴虚，兼见脾气虚、胃火旺盛、胃有瘀血、胃气上逆、肝气虚、心气血两虚、肺气虚、肝血虚、肾气虚证候。选用一贯煎滋肝阴、理气止痛以治疗肝阴虚出现的“右胁肋下胀闷、隐痛、按压不适加重”；脾气虚出现的“少腹痛、腹泻、乏力、下肢无力”可选用参苓白术丸合小建中汤以补脾渗湿、止泻止痛；胃火旺盛、胃有瘀血、胃气上逆出现的“胃痛、恶心、呃逆、烧心、口干、口唇发紫”可选用玉女煎合橘皮竹茹汤加丹参，用以清胃降火、化瘀止痛、降逆止呃；“口苦、口涩”为肝气虚之象，选用酸味补肝汤，用以补肝气、强肝泄；心气血两虚出现的“心慌、失眠、多梦易醒、乏力、汗多”可选用养心汤合牡蛎散，用以补心气、益心血、安心神；“胸闷、憋气、乏力”为肺气虚的表现，选用四君子汤加瓜蒌、薤白以补肺气、宽胸顺气；针对“眼涩”选用杞菊地黄丸以补肝血明目；肾气丸补肾气以治疗肾气虚出现的“腰痛、乏力”。

### 2. 药物与疾病、证候、症状的对应分析

在“方证”对应的基础上，最终目的是实现药物“对病、对证、对症”的精准对应。本案例证候与方剂的精准对应关系具体见表 4-4-5-3。

表 4–4–5–3　证候与方剂的精准对应关系（案例 5）

| 证候 | | 方剂 | 药物 |
|---|---|---|---|
| 主要证候 | 肝阴虚 | 一贯煎 | 生地黄，沙参，麦冬，当归，枸杞子，川楝子 |
| 其他证候 | 脾气虚，脾失运化 | 参苓白术散 | 党参，白术，茯苓，甘草，山药，莲子肉，白扁豆，砂仁，薏苡仁，桔梗 |
| | | 小建中汤 | 桂枝，白芍，饴糖，炙甘草 |
| | 胃火旺盛 | 玉女煎 | 石膏，熟地黄，知母，麦冬，川牛膝 |
| | 胃有瘀血 | — | 丹参 |
| | 胃气上逆 | 橘皮竹茹汤 | 陈皮，竹茹，党参，甘草 |
| | 肝气虚 | 酸味补肝汤 | 白芍，山楂，木瓜，香橼，乌梅，川牛膝，赤小豆，五味子，山茱萸，栀子，山药，甘草 |
| | 心气血两虚 | 养心汤 | 黄芪，茯苓，茯神，当归，川芎，炙甘草，法半夏，柏子仁，酸枣仁，远志，五味子，党参，肉桂 |
| | | 牡蛎散 | 煅牡蛎，黄芪，麻黄根，浮小麦 |
| | 肺气虚 | 四君子汤 | 党参，白术，茯苓，甘草 |
| | 肺失宣降 | — | 瓜蒌，薤白 |
| | 肝血虚 | 杞菊地黄丸 | 枸杞子，菊花，熟地黄，山药，山茱萸，茯苓，牡丹皮，泽泻 |
| | 肾气虚 | 肾气丸 | 附子，肉桂，熟地黄，山药，山茱萸，茯苓，泽泻，牡丹皮 |

依据上表中方剂和药物的基本信息，筛选本案例治疗过程中每个具体症状所要对应的具体药物，结果见表 4–4–5–4。

表 4–4–5–4　症状与药物的精准对应关系（案例 5）

| 症状 | 药物 |
|---|---|
| 右胁肋下胀闷、隐痛 | 白芍，麦冬，枸杞子，延胡索，川楝子 |
| 少腹痛 | 党参，白术，茯苓，延胡索，白芍，甘草 |
| 腹泻 | 党参，白术，茯苓，山药 |
| 下肢无力，乏力 | 党参，山药 |
| 胃痛 | 延胡索，丹参，白芍，甘草 |
| 恶心 | 半夏 |
| 呃逆 | 陈皮，竹茹 |
| 烧心，口干 | 知母，麦冬，川牛膝 |
| 口唇发紫 | 丹参，川牛膝 |
| 口苦，口涩 | 白芍，乌梅，山药，川牛膝，山茱萸 |
| 心慌 | 牡蛎，茯苓，丹参 |
| 失眠，多梦易醒 | 酸枣仁，茯苓 |
| 汗多 | 煅牡蛎 |
| 胸闷，憋气 | 瓜蒌 |
| 眼涩 | 枸杞子，菊花 |
| 腰痛 | 山药，山茱萸，杜仲，川牛膝 |

根据上表信息对本案例的处方用药进行分析，可以得出：肝阴虚出现的“右胁肋下胀闷、隐痛”选用白芍、麦冬、枸杞子、延胡索、川楝子以滋肝阴、理气止痛；脾气虚出现的“少腹痛”选用党参、白术、茯苓、延胡索、白芍、甘草以益气健脾、通络缓急止痛；脾失健运出现的“腹泻”选用党参、白术、茯苓、山药以益气健脾、燥湿止泻；党参、山药益气健脾以治疗“下肢无力、乏力”；胃有瘀血出现的“胃痛”选用延胡索、丹参、白芍、甘草以通络缓急止痛；半夏和胃降逆以治疗胃气上逆出现的“恶心”；胃气上逆出现的“呃逆”选用陈皮、竹茹以降逆止呃；“烧心、口干”为胃火旺盛的表现，选用知母、麦冬、川牛膝以清胃降火；丹参、川牛膝活血化瘀以治疗“口唇发紫”；针对“口苦、口涩”选用白芍、乌梅、山药、川牛膝、山茱萸以补肝气、强肝泄；牡蛎、茯苓、丹参养心以治疗“心慌”；心气血两虚出现的“失眠、多梦易醒”选用酸枣仁、茯苓以养心安神；煅牡蛎收敛止汗以治疗心气虚出现的“汗多”；肺失宣降出现的“胸闷、憋气”选用瓜蒌以宽胸顺气；枸杞子、菊花补肝血明目以治疗肝血虚出现的“眼涩”；肾气虚出现的“腰痛”选用山药、山茱萸、杜仲、川牛膝以补肾壮骨。

从药物与疾病对应关系的角度来分析，本案例慢性胆囊炎可选用的药物为金钱草，慢性胆汁反流性胃炎可选用的药物为白芍、山楂、乌梅、山茱萸、川牛膝，失眠可选用的药物为琥珀，右胁肋下胀闷、隐痛、少腹痛、胃痛可选用的药物为延胡索、白芍、甘草，诸药合用以增强疗效。

**3. 一药治疗“多病、多证、多症”的对应分析**

依据“方证对应”与“药症对应”的分析，本案例一药对应“多病、多证、多症”的归纳总结如下，具体见表 4–4–5–5。

**表 4–4–5–5　一药对应“多病、多证、多症”分析表（案例 5）**

| 药物 | 症状与疾病 |
|---|---|
| 党参 | 少腹痛，腹泻，下肢无力，乏力 |
| 白术 | 少腹痛，腹泻 |
| 茯苓 | 少腹痛，腹泻，心慌，失眠，多梦易醒 |
| 山药 | 腹泻，下肢无力，乏力，腰痛，口苦，口涩 |
| 延胡索 | 右胁肋下胀闷、隐痛，少腹痛，胃痛 |
| 麦冬 | 右胁肋下胀闷、隐痛，烧心，口干 |
| 川牛膝 | 烧心，口干，口苦，口涩，腰痛 |
| 牡蛎 | 心慌，汗多 |
| 枸杞子 | 右胁肋下胀闷、隐痛，眼涩 |
| 丹参 | 胃痛，口唇发紫，心慌 |
| 白芍 | 右胁肋下胀闷、隐痛，少腹痛 |
| 山茱萸 | 胃痛，口苦，口涩口苦，口涩，腰痛 |
| 白芍，山楂，乌梅，山茱萸，川牛膝 | 慢性胆汁反流性胃炎 |
| 琥珀 | 失眠 |
| 延胡索，白芍，甘草 | 右胁肋下胀闷、隐痛、少腹痛、胃痛 |

**4. 处方**

由于患者有脾气虚所表现出的“腹泻”，而玉女煎中的石膏过于寒凉，生地黄和熟地黄滋腻碍胃，用后会加重患者的表现，故舍而不用；从酸味补肝汤中选取白芍、乌梅、山药、川牛膝、山茱萸以补肝气、强肝泄，药力足够，其他药物没有选用；患者没有明显的阳气不足的表现，故养心汤中的肉桂和肾气丸中的附子、肉桂去而不用；心气虚出现的“汗多”从牡蛎散中选用煅牡蛎以收敛止汗，效用足够，其他药物没有选用；一贯煎中的沙参、当归，参苓白术散中的莲子肉、白扁豆、砂仁、薏苡仁、桔梗，养心汤中的黄芪、当归、川芎、柏子仁、远志、五味子，杞菊地黄丸和肾气丸中的牡丹皮、泽泻等药物由于没有与之相对应的症状，故删而不用。

最后，进一步考虑“三因制宜”的原则，本案例的治疗用药如下。

处方：炒白芍 30 克，麦冬 10 克，枸杞子 10 克，延胡索 10 克，川楝子 6 克，党参 10 克，炒白术 10 克，茯苓 10 克，炒山药 10 克，丹参 10 克，姜半夏 6 克，陈皮 6 克，竹茹 10 克，知母 10 克，川牛膝 10 克，乌梅 10 克，牡蛎 60 克，炒枣仁 10 克，瓜蒌 10 克，菊花 6 克，山茱萸 10 克，炒杜仲 10 克，金钱草 30 克，炒山楂 10 克，琥珀 6 克，甘草 6 克。方中琥珀宜研末冲服，牡蛎宜先煎，水煎服。由于方中有牡蛎，故煎煮后需沉淀 20 分钟后再服用。

**5. 病因与病机演变分析**

本案例由于劳累，加之情志不舒所致。劳累过度，耗伤肝脏，出现肝气虚、肝血虚；情志不舒，郁而化火，耗伤肝阴，出现肝阴虚。劳累耗伤脾气，出现脾气虚。脾不升清，则胃不降浊，胃失和降，出现胃气上逆，日久气不行血，出现胃有瘀血；胃的受纳腐熟功能减退，饮食滞而不化，郁而化火，出现胃火旺盛。脾虚导致心气血两虚，为“子盗母气”。脾气虚导致肺气虚，为“土不生金”。劳累过度，耗伤肾气，加之心、肝、脾、肺 4 脏气虚，累及肾气，则见肾气虚。具体见图 4-4-5-1。

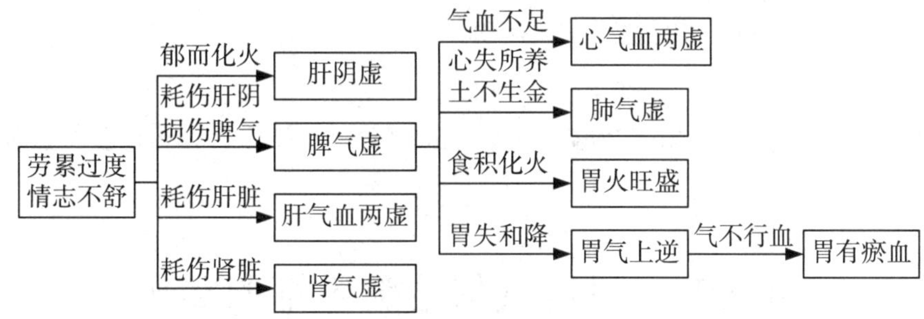


**图 4-4-5-1　病因病机演变过程图（案例 5）**

由上可得，本患者的病证以肝阴虚为主。肝阴虚，肝经失于濡养，则见“右胁肋下胀闷、隐痛”。脾气虚，脾失健运，则见“少腹痛、腹泻”；气血化生不足，机体失于充养，则见“下肢无力、乏力”。“恶心、呃逆”为胃气上逆的表现；胃火旺盛，则见“烧心、口干”；胃有瘀血，胃络不通，则见“胃痛、口唇发紫”。肝气虚，肝失疏泄，胆汁排泄不利，上逆于胃，承于口，则见“口苦、口涩”；肝血虚，目失所养，则见“眼涩”。心气血两虚，心失所养，则见“心慌、失眠、多梦易醒”；心气虚，津液失于固摄，则见“汗多、乏力”。肺气虚，肺失宣降，则见“胸闷、憋气”。肾气虚，腰府失养，则见“腰痛”。

本案例涉及心、肝、脾、肺、肾五个脏和胃腑，属于“五脏同病”，具体见图4-4-5-2。

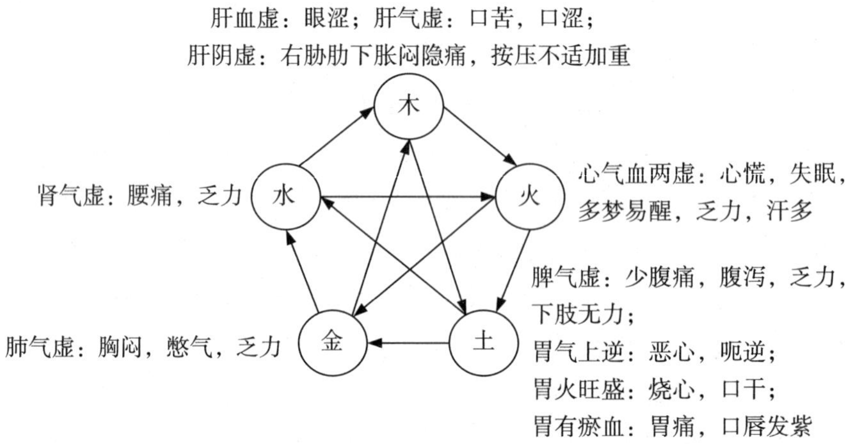

肝血虚：眼涩；肝气虚：口苦，口涩；
肝阴虚：右胁肋下胀闷隐痛，按压不适加重
木
心气血两虚：心慌，失眠，多梦易醒，乏力，汗多
火
肾气虚：腰痛，乏力
水
脾气虚：少腹痛，腹泻，乏力，下肢无力；
胃气上逆：恶心，呃逆；
胃火旺盛：烧心，口干；
胃有瘀血：胃痛，口唇发紫
土
肺气虚：胸闷，憋气，乏力
金

**图 4-4-5-2　五行 – 五脏 – 疾病分析图（案例 5）**

**6. 证候的寒热虚实性质分析**

本患者的病证存在“虚实夹杂”的特点。“虚”包括气虚、血虚和阴虚，气虚有脾气虚、肺气虚、心气虚、肝气虚和肾气虚，血虚为心肝血虚，阴虚为肝阴虚；“实”为胃气上逆、胃有瘀血和胃火旺盛。

**7. 辨证施膳与禁忌分析**

本患者的膳食辨证调养，应适当摄入酸味食品，禁忌油腻食品，注意多加休息，避免劳累，保持情志舒畅，进行适度有氧运动。

**8. 预后分析**

本案例若以上述药物配伍作为基本方，加减治疗 1 ～ 2 个月，可以获得显著的临床疗效。

## 第五节　以肝气郁结为主证的案例

肝气郁结证候多数伴有胃脘气滞的证候存在，本节分析以肝气郁结为主证的辨证论治过程，具体见案例 6 和案例 7。

## 案例 6

胁胀为肝脏常见的病证，多由情志不舒或劳累或饮食不节诱发，容易累及其他的脏腑而出现相应的病证。本案例是以肝气郁结为主要证候，同时伴有心气阴两虚、胃有瘀血、胃脘气滞、肝血虚、肝阳上亢、肺气阴两虚、肾气阴两虚、肝气虚、脾气虚、水湿内停、脾气郁滞、膀胱有热证候出现。

李某，男，49 岁，初诊时间为 2007 年 10 月 13 日。

主诉：两肋胁胀闷不适 4 年余，伴全身酸软乏力不适，近日加重。

现病史：患者 4 年余前无明显诱因出现两肋胁胀闷不适，饭后及情志不舒时加重，全身酸软、乏力不适。近日加重，伴有胃胀，口苦，咽干，口涩，舌体发板，腹胀，腹鸣，胸闷，憋气，眼涩，汗多，面目浮肿，面颧潮红，头晕，耳鸣，口唇红紫，手足心热，手麻，腰痛，膝关节痛，足跟痛，头发斑白、稀疏。睡眠多梦易醒，腹泻，小便黄红、色深。舌质淡红、边尖有齿痕，苔边尖少中白薄后白微黄，脉沉迟而弱。

既往史：高血压 8 年病史。

检查：心电图示心肌缺血；心率为 69 次 / 分；血压为 153/115mmHg；胃镜示慢性胃炎伴胆汁反流、糜烂；腹部 B 超示肝、胰、脾、肾未见异常。

西医诊断：

主要诊断：慢性胃炎伴胆汁反流、糜烂；胃肠动力不足。

其他诊断：冠心病心肌缺血；高血压。

中医诊断：

主要诊断：胁胀；口苦。

其他诊断：腹胀；胸痹；汗证；水肿；眩晕；腰痛；痹证。

依据本案例的四诊症状和体征，对其进行辨证论治的过程分析，具体步骤和结果见表 4–5–6–1 和表 4–5–6–2。

**表 4–5–6–1　四诊症状和体征的脏腑及气血阴阳归属定位分析（案例 6）**

| 脏腑及气血阴阳 | | 四诊症状和体征 |
|---|---|---|
| 五脏 | 心 | 神：多梦易醒；汗：汗多；面：面颧潮红；舌：舌体发板 |
| | 脾 | 主运化：腹胀，腹泻，腹鸣；口：口苦，口涩；唇：口唇红紫 |
| | 肝 | 主藏血：头晕，手麻；目：眼涩 |
| | 肾 | 肾府：腰痛；主骨：足跟痛，膝关节痛；发：头发斑白、稀疏；耳：耳鸣 |
| | 肺 | 主宣发、肃降：胸闷，憋气；咽：咽干；主通调水道：面目浮肿 |
| 五腑 | 小肠 | — |
| | 胃 | 主和降：胃胀 |

续表

| 脏腑及气血阴阳 | | 四诊症状和体征 |
|---|---|---|
| 五腑 | 胆 | — |
| | 膀胱 | 小便黄红 |
| | 大肠 | — |
| 气血阴阳 | 气 | 全身酸软、乏力不适 |
| | 血 | — |
| | 阴 | 手足心热 |
| | 阳 | — |

**表 4-5-6-2 中医四态五阶段辨证分析（案例 6）**

| | | | | | | | | | | |
|---|---|---|---|---|---|---|---|---|---|---|
| 隐态系统 | 隐性病变 | 舌质淡红、边尖有齿痕，苔边尖少中白薄后白微黄，脉沉迟而弱 | | | | | | | | |
| | 显性病变 | — | 全身酸软，乏力不适，多梦易醒 | 胃胀 | 头晕 | 全身酸软，乏力不适，胸闷，憋气 | 全身酸软，乏力不适，腰痛 | 口苦，口涩 | 全身酸软，乏力不适，腹胀，腹鸣，腹泻 | 小便黄 |
| 显态系统 | 隐性病变 | 肋胁胀闷 | 面颧潮红，手足心热 | 口唇红紫 | 眼涩，手麻，舌发板 | 咽干，手足心热 | 膝关节痛，足跟痛，手足心热，耳鸣 | — | — | — |
| | 显性病变 | — | 汗多 | — | — | 面目浮肿 | 头发稀疏 | — | — | — |
| 证候群 | | 肝气郁结 | 心气阴两虚 | 胃热有瘀血，胃脘气滞 | 肝血虚，肝阳上亢 | 肺气阴两虚，肺失宣降 | 肾气阴两虚 | 肝气虚 | 脾气虚，水湿内停，脾气郁滞 | 膀胱有热 |
| 治法 | | 疏肝理气 | 补心气，滋心阴，安神，敛汗 | 清胃化瘀，理气和胃 | 补肝血，明目，平肝潜阳 | 补肺气，滋肺阴，宽胸顺气，宣肺消肿 | 补肾气，滋肾阴，壮骨，乌发，聪耳 | 补肝气，强肝泄 | 健脾益气，理气化湿 | 清利膀胱 |
| 对应方剂或药物 | | 柴胡疏肝散 | 天王补心丹，牡蛎散，胡黄连 | 陈皮，丹参 | 杞菊地黄丸，天麻钩藤饮，木瓜 | 四君子汤，桔梗汤，五皮饮，瓜蒌，薤白 | 肾气丸，耳聋左慈丸，知母，黄柏，杜仲，何首乌 | 酸味补肝汤 | 四君子汤，苓桂术甘汤，厚朴 | 芦根 |

## 精准论治

### 1. 方剂与证候的对应分析

本患者的主要证候为肝气郁结，兼见心气阴两虚、胃热有瘀血、胃脘气滞、肝血虚、肝阳上亢、肺气阴两虚、肾气阴两虚、肝气虚、脾气虚、水湿内停、脾气郁滞、膀胱有热证候。选用柴胡疏肝散疏肝理气以治疗肝气郁结出现的“肋胁胀闷”；心气阴两虚出现的“多梦易醒、乏力、面颧潮红、手足心热、汗多”选用天王补心丹合牡蛎散加胡黄连以补心气、滋心阴、安神敛汗；丹参、陈皮清胃化瘀、理气和胃以治疗胃热有瘀血、胃脘气滞出现的“胃胀、口唇红紫”；肝血虚、肝阳上亢出现的“头晕、眼涩、手麻、舌发板”选用杞菊地黄丸合天麻钩藤饮加木瓜以补肝血明目、平肝潜阳；四君子汤、桔梗汤合五皮饮加瓜蒌、薤白补肺气、滋肺阴、宽胸顺气、宣肺消肿以治疗肺气阴两虚、肺失宣降出现的“胸闷、憋气、乏力、咽干、手足心热、面目浮肿”；肾气丸加知母、黄柏、杜仲补肾气、滋肾阴、壮骨以治疗肾气阴两虚出现的“腰痛、乏力、膝关节痛、足跟痛、手足心热”；“口苦、口涩”为肝气虚的表现，选用酸味补肝汤以补肝气、强肝泄；脾气虚、水湿内停、脾气郁滞出现的“腹胀、腹鸣、腹泻、乏力”选用四君子汤合苓桂术甘汤加厚朴以健脾益气、理气化湿；针对“小便黄”选用芦根以清利膀胱。

**2. 药物与疾病、证候、症状的对应分析**

在“方证”对应的基础上，最终目的是实现药物“对病、对证、对症”的精准对应。本案例证候与方剂的精准对应关系具体见表 4–5–6–3。

**表 4–5–6–3 证候与方剂的精准对应关系（案例 6）**

| 证候 | | 方剂 | 药物 |
|---|---|---|---|
| 主要证候 | 肝气郁结 | 柴胡疏肝散 | 柴胡，白芍，枳壳，陈皮，香附，川芎，炙甘草 |
| 其他证候 | 心气阴两虚 | 天王补心丹 | 党参，玄参，丹参，茯苓，五味子，远志，桔梗，当归，天冬，麦冬，柏子仁，酸枣仁，生地黄，朱砂 |
| | | 牡蛎散 | 煅牡蛎，黄芪，麻黄根，浮小麦 |
| | 胃有瘀血 | — | 丹参 |
| | 胃脘气滞 | — | 陈皮 |
| | 肝血虚 | 杞菊地黄丸 | 枸杞子，菊花，熟地黄，山茱萸，山药，茯苓，泽泻，牡丹皮 |
| | 肝阳上亢 | 天麻钩藤饮 | 天麻，钩藤，石决明，栀子，黄芩，杜仲，桑寄生，川牛膝，夜交藤，朱茯神，益母草 |
| | 肺气阴两虚，肺失宣降 | 四君子汤 | 党参，白术，茯苓，炙甘草 |
| | | 桔梗汤 | 桔梗，甘草 |
| | | 五皮饮 + 瓜蒌，薤白 | 陈皮，生姜皮，大腹皮，茯苓皮，桑白皮，瓜蒌，薤白 |
| | 肾气阴两虚 | 肾气丸 + 知柏 | 熟地黄，山药，山茱萸，泽泻，茯苓，牡丹皮，肉桂，附子，知母，黄柏 |
| | 肝气虚 | 酸味补肝汤 | 白芍，山楂，木瓜，香橼，乌梅，川牛膝，赤小豆，五味子，山茱萸，栀子，山药，甘草 |
| | 脾气虚，水湿内停 | 四君子汤 | 党参，白术，茯苓，炙甘草 |
| | | 苓桂术甘汤 | 茯苓，桂枝，白术，甘草 |

续表

| 证候 | | 方剂 | 药物 |
|---|---|---|---|
| 其他证候 | 脾气郁滞 | — | 厚朴 |
| | 膀胱有热 | — | 芦根 |

依据上表中方剂和药物的基本信息，筛选本案例治疗过程中每个具体症状所要对应的具体药物，结果见表 4–5–6–4。

**表 4–5–6–4　症状与药物的精准对应关系（案例 6）**

| 症状 | 药物 |
|---|---|
| 肋胁胀闷 | 柴胡，白芍，枳壳，香附，川芎 |
| 全身酸软，乏力不适 | 党参 |
| 胃胀 | 陈皮，枳壳 |
| 口苦，口涩，舌发板 | 白芍，乌梅，木瓜，山茱萸 |
| 咽干 | 知母，麦冬，桔梗，甘草 |
| 腹胀 | 厚朴 |
| 腹鸣 | 桂枝，白术，茯苓 |
| 胸闷，憋气 | 瓜蒌，薤白 |
| 眼涩 | 枸杞子，菊花 |
| 汗多 | 煅牡蛎 |
| 面目浮肿 | 生姜皮，茯苓皮 |
| 面颧潮红 | 天冬，麦冬，胡黄连 |
| 头晕 | 天麻，钩藤，枸杞子，菊花 |
| 口唇红紫 | 丹参 |
| 手足心热 | 知母，胡黄连 |
| 手麻 | 白芍，木瓜 |
| 多梦易醒 | 酸枣仁，茯苓，丹参 |
| 腰痛，膝关节痛，足跟痛 | 山茱萸，肉桂，附子，杜仲 |
| 腹泻 | 党参，白术，茯苓 |
| 小便黄 | 芦根 |

根据上表信息对本案例的处方用药进行分析，可以得出：肝气郁结出现的“肋胁胀闷”选用柴胡、白芍、枳壳、香附、川芎以疏肝理气；党参益气以治疗气虚出现的“乏力”；针对胃脘气滞出现的“胃胀”选用陈皮、枳壳以理气和胃；白芍、乌梅、木瓜、山茱萸补肝气、强肝泄以治疗肝气虚出现的“口苦、口涩、舌发板”；肺热出现的“咽干”选用知母、麦冬、桔梗、甘草以清肺利咽；厚朴理气除胀以治疗脾气郁滞出现的“腹胀”；桂枝、白术、茯苓健脾化饮以治疗“腹鸣”；肺失宣降出现的“胸闷、憋气”选用瓜蒌、薤白以宽胸顺气；枸杞子、菊花补肝血明目以治疗肝血虚出现的“眼涩”；煅牡蛎功专收敛止汗以治疗心气虚出现的“汗多”；生姜皮、茯苓皮宣肺利水以治疗“面目浮肿”；心阴虚出现的“面颧潮红”选用天冬、麦冬、胡黄连以滋心阴、退虚热；肝血虚、肝阳上亢出现的“头晕”选用天麻、钩藤、枸杞子、菊花以滋补肝血、平

肝潜阳；肝血虚出现的“手麻”选用白芍、木瓜以补肝血荣筋；针对“多梦易醒”选用酸枣仁、茯苓、丹参以养心安神；山茱萸、肉桂、附子、杜仲补肾壮骨以治疗“腰痛、膝关节痛、足跟痛”；党参、白术、茯苓益气健脾以治疗脾气虚出现的“腹泻”；膀胱有热出现的“小便黄”选用芦根以清利膀胱。

从药物与疾病对应关系的角度来分析，本案例慢性胆汁反流性胃炎可选用的药物为白芍、木瓜、乌梅，高血压可选用的药物为罗布麻，诸药合用以增强疗效。

**3. 一药治疗“多病、多证、多症”的对应分析**

依据“方证对应”与“药症对应”的分析，本案例一药对应“多病、多证、多症”的归纳总结如下，具体见表4-5-6-5。

**表4-5-6-5　一药对应“多病、多证、多症”分析表（案例6）**

| 药物 | 症状与疾病 |
|---|---|
| 枳壳 | 肋胁胀闷，胃胀 |
| 党参 | 乏力，腹泻 |
| 白芍 | 肋胁胀闷，口苦，口涩，舌发板，手麻，腹鸣，面目浮肿，多梦易醒，腹泻 |
| 茯苓 | 腹鸣，腹泻 |
| 白术 | 口苦，口涩，舌发板，腰痛，膝关节痛，足跟痛 |
| 山茱萸 | 口苦，口涩，舌发板，手麻 |
| 木瓜，麦冬 | 咽干，面颧潮红 |
| 丹参 | 口唇红紫，多梦易醒 |
| 枸杞子，菊花 | 眼涩，头晕 |
| 胡黄连 | 面颧潮红，手足心热 |
| 知母 | 咽干，手足心热 |
| 白芍，木瓜，乌梅 | 慢性胆汁反流性胃炎 |
| 罗布麻 | 高血压 |

**4. 处方**

心气虚出现的“汗出”从牡蛎散中选取煅牡蛎以收敛止汗，药力足够，其他药物没有选用；患者有脾胃气滞出现的“腹胀、胃胀”，而熟地黄和生地黄滋腻碍胃，用后会加重患者的病情，故舍而不用；肝阳上亢出现的“头晕”从天麻钩藤饮中选取天麻、钩藤以平肝潜阳，效用足够，其他药物没有选用；针对“面目浮肿”从五皮饮中选取生姜皮、茯苓皮以宣肺利水，其他药物舍而不用；肝气虚出现的“口苦、口涩、舌发板”从酸味补肝汤中选取白芍、乌梅、木瓜、山茱萸以补肝气、强肝泄，其他药物弃而不用；天王补心丹中的玄参、五味子、远志、当归、柏子仁、酸枣仁、朱砂，杞菊地黄丸和肾气丸中的山药、泽泻、牡丹皮等药物由于没有与之相对应的症状，故删而不用。

最后，进一步考虑“三因制宜”的原则，本案例的治疗用药如下。

处方：柴胡15克，炒白芍10克，炒枳壳10克，香附10克，川芎3克，党参10克，陈皮10克，乌梅10克，木瓜10克，山茱萸10克，知母10克，麦冬10克，桔梗10克，厚朴10克，桂枝10克，炒白术10克，茯苓10克，瓜蒌10克，薤白10克，枸杞子15克，菊花6克，煅牡蛎60克，天冬10克，胡黄连10克，天麻10克，钩藤30克，丹参10克，炒枣仁10克，制附子6克，炒杜仲10克，芦根10克，罗布麻30克，甘草6克。方中瓜蒌与附子虽有违“十八反”的配伍禁忌，但在临床实际应用过程中并无任何问题，附子、牡蛎宜先煎，钩藤宜后下，水煎服。由于方中有牡蛎，故煎煮后需沉淀20分钟后再服用。

**5. 病因与病机演变分析**

本案例患者由于情志不舒，膏粱厚味摄入过多，晨起喝白水的习惯20余年，加之早餐喝五谷豆浆5年多所致。情志不舒，影响了肝主疏泄的功能，出现肝气郁结；伤及肝阴，出现肝阳上亢。膏粱厚味摄入过多，晨起喝白水及早餐喝五谷豆浆，损伤脾胃的运化能力，出现脾气虚、脾气郁滞。胃的受纳腐熟功能减退，胃失和降，出现胃脘气滞，日久气不行血，出现胃有瘀血。脾虚导致心气阴两虚，为“子盗母气”。脾虚导致肺气阴两虚，为“土不生金”。心肺气阴两虚，日久累及肾脏，出现肾气阴两虚，膀胱气化不利，郁而化热，出现膀胱有热。脾气虚，气血化生不足，肝失充养，则见肝气虚、肝血虚。具体见图4-5-6-1。

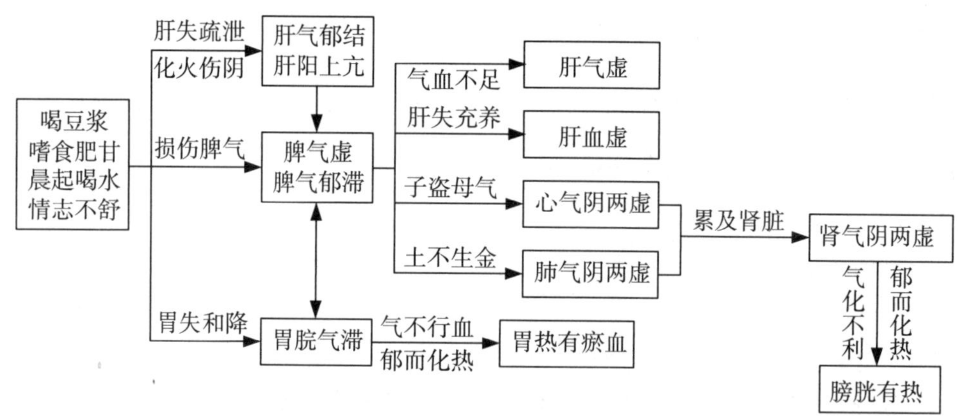


**图4-5-6-1　病因病机演变过程图（案例6）**

由上可得，本患者的病证以肝气郁结为主。肝气郁结，肝经气机不畅，则见“胁肋胀闷”；肝气虚，肝失疏泄，胆汁排泄不利，上逆于胃，承于口，则见“口苦、口涩、舌发板”；肝血虚，筋脉失于濡养，则见“手麻”，目失所养，则见“眼涩”；肝血虚，清窍失养，肝阳上亢，上扰清窍，则见“头晕”。心气阴两虚，心神失养，则见“多梦易醒”；心气虚，津液失于固摄，则见“汗多”；心阴虚，阴不制阳，虚热内盛，则见“手足心热”；虚热上扰，则见“面颧潮红”。脾气虚，脾失健运，则见“腹泻”；水湿内盛，则见“腹鸣”；“腹胀”为脾气郁滞的表现。胃脘气滞，则见“胃胀”；胃热有瘀血，则见“口唇红紫”。肺气阴两虚，肺失宣降，则见“胸闷、憋气”；肺主通调水道的功能减退，上焦水液代谢不利，则见“面目浮肿”；肺阴虚，咽喉失于滋养，则见“咽干”。肾气阴两虚，腰府失养，则见“腰痛、膝关节痛、足跟痛”。膀胱有热，则见“小便黄”。“乏力”为心、肺、脾、肾气虚的共同表现；“手足心热”为心、肺、肾阴虚的共有表现。

本案例涉及心、肝、脾、肺、肾五个脏和胃、膀胱两个腑，属于“五脏同病”，具体见图 4-5-6-2。

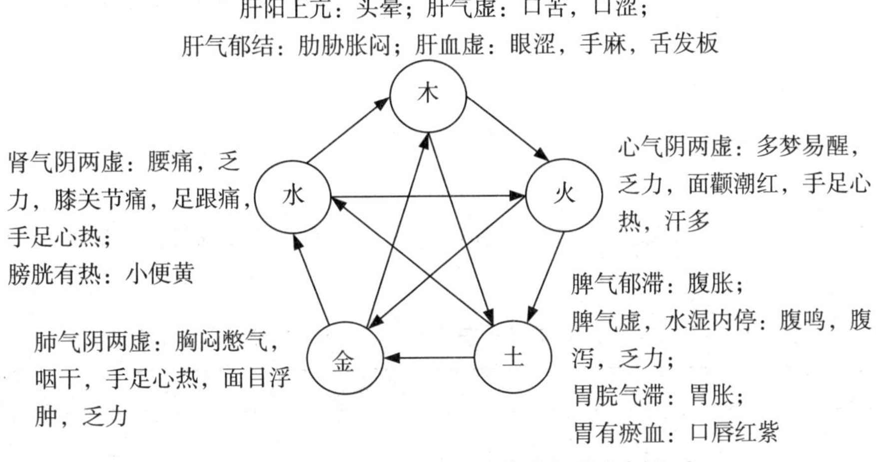


**图 4-5-6-2　五行 – 五脏 – 疾病分析图（案例 6）**

**6. 证候的寒热虚实性质分析**

本患者的病证存在“虚实夹杂”的特点。“虚”包括气虚、血虚和阴虚，气虚有心气虚、肺气虚、脾气虚、肝气虚和肾气虚，血虚为肝血虚，阴虚为心阴虚、肺阴虚和肾阴虚；“实”为气滞、血瘀和实热，气滞有肝气郁结、脾胃气滞，血瘀表现在胃脘，实热为胃热和膀胱有热。

**7. 辨证施膳与禁忌分析**

本患者应保持情志舒畅，饮食以清淡为主，适当摄入酸味食品，避免肥甘厚腻之品，戒掉晨起喝白水及早餐喝五谷豆浆的习惯，进行适度有氧运动。

**8. 预后分析**

本案例若以上述药物配伍作为基本方，加减治疗 2 个月左右可以收到显著的临床效果，但是冠心病心肌缺血和高血压则需要长期调养和不间断的治疗。

## 案例 7

胁痛为肝脏常见的病证，多由情志不舒诱发，容易累及其他的脏腑而出现相应的病证。本案例是以肝气郁滞为主要证候，同时伴有肝阴虚、瘀血阻络、脾气虚、肾气虚、膀胱有热证候出现。

宋某，男，56 岁，初诊时间为 2007 年 8 月 22 日。

主诉：右胁肋下胀闷、隐痛半年多，近日加重。

现病史：患者半年前无明显诱因出现右胁肋下胀闷、隐痛。近日加重，另伴有消瘦、乏力、口唇发紫、下肢浮肿、面色晦暗、头发斑白、耳鸣、耳聋。睡眠可，腹泻，每日 1 ～ 2 次，小便黄。舌质淡红暗，苔白薄滑后白微黄，脉弦涩。

既往史：乙肝病史半年余。

检查：心率为 70 次 / 分；血压为 135/76mmHg。B 超示慢性肝病变，胰脾肾未见异常。

西医诊断：慢性乙型肝炎。

中医诊断：

主要诊断：胁痛。

其他诊断：水肿。

依据本案例的四诊症状和体征，对其进行辨证论治的过程分析，具体步骤和结果见表 4-5-7-1 和表 4-5-7-2。

**表 4-5-7-1　四诊症状和体征的脏腑及气血阴阳归属定位分析（案例 7）**

| 脏腑及气血阴阳 | | 四诊症状和体征 |
|---|---|---|
| 五脏 | 心 | — |
| | 脾 | 主运化：腹泻；肌肉：消瘦；唇：口唇发紫 |
| | 肝 | 主疏泄：右胁肋下胀闷、隐痛 |
| | 肾 | 主水：下肢浮肿；黑：面色晦暗；发：头发斑白；耳：耳鸣，耳聋 |
| | 肺 | — |
| 五腑 | 小肠 | — |
| | 胃 | — |
| | 胆 | — |
| | 膀胱 | 小便黄 |
| | 大肠 | — |
| 气血阴阳 | 气 | 乏力 |
| | 血 | — |
| | 阴 | — |
| | 阳 | — |

**表 4-5-7-2　中医四态五阶段辨证分析（案例 7）**

| 隐态系统 | 隐性病变 | 舌质淡红暗，苔白薄滑后白微黄，脉弦涩 | | | |
|---|---|---|---|---|---|
| | 显性病变 | 右胁肋下胀闷、隐痛 | 腹泻，乏力 | 乏力 | 小便黄 |
| 显态系统 | 隐性病变 | — | — | 面色晦暗，耳鸣，耳聋，头发斑白 | — |
| | 显性病变 | — | 消瘦 | 下肢浮肿 | — |
| 证候群 | | 肝阴虚，肝气郁滞，瘀血阻络 | 脾气虚，脾失运化 | 肾气虚 | 膀胱有热 |

续表

| 治法 | 养阴柔肝，疏肝解郁，通络止痛 | 健脾益气，渗湿止泻 | 补肾气，利水消肿，聪耳乌发 | 清利膀胱 |
|---|---|---|---|---|
| 对应方剂或药物 | 一贯煎，柴胡疏肝散 | 四君子汤 | 济生肾气丸，耳聋左慈丸，何首乌 | 芦根 |

## 精准论治

### 1. 方剂与证候的对应分析

本患者的主要证候为肝气郁滞，兼见肝阴虚、瘀血阻络、脾气虚、肾气虚、膀胱有热证候。选用一贯煎合柴胡疏肝散养阴柔肝、疏肝解郁、通络止痛以治疗肝阴虚、肝气郁滞、瘀血阻络出现的“右胁肋下胀闷、隐痛”；脾气虚出现的“腹泻、乏力、消瘦”选用四君子汤以健脾益气、渗湿止泻；“乏力、面色晦暗、下肢浮肿”为肾气虚的表现，选用济生肾气丸以补肾气、利水消肿；针对膀胱有热出现的“小便黄”选用芦根以清利膀胱。

### 2. 药物与疾病、证候、症状的对应分析

在“方证”对应的基础上，最终目的是实现药物“对病、对证、对症”的精准对应。本案例证候与方剂的精准对应关系具体见表 4–5–7–3。

**表 4–5–7–3　证候与方剂的精准对应关系（案例 7）**

| 证候 | | 方剂 | 药物 |
|---|---|---|---|
| 主要证候 | 肝气郁滞 | 柴胡疏肝散 | 柴胡，白芍，枳壳，陈皮，香附，川芎，炙甘草 |
| 其他证候 | 肝阴虚 | 一贯煎 | 生地黄，当归，沙参，麦冬，枸杞子，川楝子 |
| | 脾气虚 | 四君子汤 | 党参，白术，茯苓，甘草 |
| | 肾气虚 | 济生肾气丸 | 车前子，川牛膝，附子，肉桂，熟地黄，山药，山茱萸，茯苓，泽泻，牡丹皮 |
| | 膀胱有热 | — | 芦根 |

依据上表中方剂和药物的基本信息，筛选本案例治疗过程中每个具体症状所要对应的具体药物，结果见表 4–5–7–4。

**表 4–5–7–4　症状与药物的精准对应关系（案例 7）**

| 症状 | 药物 |
|---|---|
| 右胁肋胀闷 | 柴胡，白芍，枳壳，陈皮，香附，川芎 |
| 右胁肋隐痛 | 沙参，枸杞子，白芍，甘草 |
| 消瘦 | 党参，白术 |
| 腹泻 | 党参，白术，茯苓 |
| 乏力 | 党参 |
| 面色晦暗 | 山茱萸 |
| 下肢浮肿 | 车前子，山茱萸，茯苓 |
| 小便黄 | 芦根 |

根据上表信息对本案例的处方用药进行分析，可以得出：肝气郁结出现的“右肋胁胀闷”选用柴胡、白芍、枳壳、陈皮、香附、川芎以疏肝理气；沙参、枸杞子、白芍、甘草养阴柔肝止痛以治疗肝阴虚出现的“右肋胁隐痛”；党参、白术益气健脾以治疗“消瘦”；脾气虚出现的“腹泻”选用党参、白术、茯苓以益气健脾、燥湿止泻；针对“乏力”选用党参以益气；山茱萸补肾气以治疗“面色晦暗”；肾气虚出现的“下肢浮肿”选用车前子、山茱萸、茯苓以补肾利水；膀胱有热出现的“小便黄”选用芦根以清利膀胱。

从药物与疾病对应关系的角度来分析，本案例慢性乙肝可选用的药物为金钱草、郁金、玉竹，诸药合用以增强疗效。

**3. 一药治疗“多病、多证、多症”的对应分析**

依据“方证对应”与“药症对应”的分析，本案例一药对应“多病、多证、多症”的归纳总结如下，具体见表 4–5–7–5。

**表 4–5–7–5　一药对应“多病、多证、多症”分析表（案例 7）**

| 药物 | 症状与疾病 |
|---|---|
| 党参 | 消瘦，腹泻，乏力 |
| 白芍 | 右肋胁胀闷，右肋胁隐痛 |
| 白术 | 消瘦，腹泻 |
| 茯苓 | 腹泻，下肢浮肿 |
| 山茱萸 | 面色晦暗，下肢浮肿 |
| 金钱草，郁金，玉竹 | 慢性乙肝 |

**4. 处方**

患者有脾气虚所出现的“腹泻”，而生地黄和熟地黄滋腻碍胃，用后会加重患者的病情，而且当归、麦冬亦会加重腹泻症状，故舍而不用；患者没有明显的阳虚的表现，故附子、干姜舍而不用；一贯煎中的川楝子、川牛膝、山药、泽泻、牡丹皮等药物由于没有与之相对应的症状，故删而不用。

最后，进一步考虑“三因制宜”的原则，本案例的治疗用药如下。

处方：炒白芍 30 克，沙参 15 克，玉竹 15 克，枸杞子 15 克，柴胡 15 克，枳壳 10 克，陈皮 10 克，香附 6 克，川芎 3 克，党参 10 克，炒白术 10 克，茯苓 10 克，山茱萸 10 克，车前子 6 克，芦根 10 克，金钱草 30 克，郁金 10 克，甘草 6 克。水煎服。

**5. 病因与病机演变分析**

本案例由于劳累过度，耗伤肝阴，导致肝的疏泄功能减退，肝气郁结。肝气郁结导致脾气虚，为“木旺乘土”。脾气虚，气血化生不足，后天不能充养先天，则见“肾气虚”。肾气虚，膀胱气化不利，郁而化热，则见“膀胱有热”。具体见图 4–5–7–1。

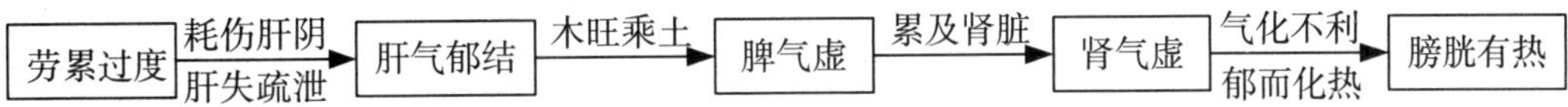


**图 4–5–7–1 病因病机演变过程图（案例 7）**

由上可得，本患者的病证以肝气郁滞为主。肝气郁滞，肝经气机不畅，则见“右肋胁胀闷”；肝阴虚，胁肋失养，加之瘀血阻滞肝络，则见“右肋胁隐痛”。脾气虚，脾失健运，则见“腹泻、乏力”；气血化生不足，机体失于充养，则见“消瘦”。肾气虚，面失充养，则见“面色晦暗”；肾主水的功能减退，下焦水液代谢不利，则见“下肢浮肿”。膀胱有热，则见“小便黄”。

本案例涉及肝、脾、肾三个脏和膀胱，具体见图 4–5–7–2。

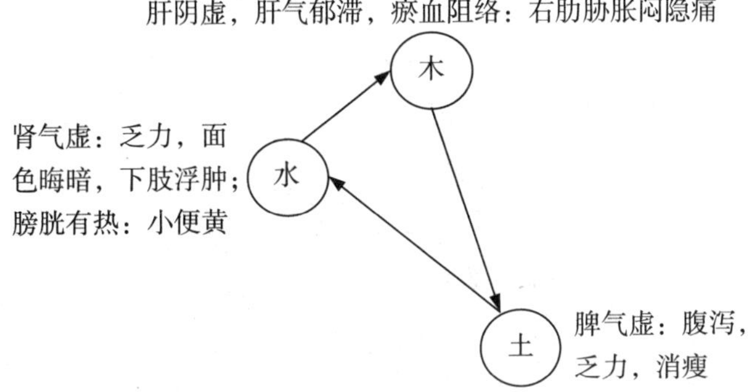


**图 4–5–7–2 五行 – 五脏 – 疾病分析图（案例 7）**

**6. 证候的寒热虚实性质分析**

本患者的病证存在“虚实夹杂”的特点。“虚”包括气虚和阴虚，气虚有脾气虚和肾气虚，阴虚为肝阴虚；“实”为肝气郁滞和膀胱有热。

**7. 辨证施膳与禁忌分析**

本患者应适当摄入酸味食品，并注意多休息，避免劳累，进行适度有氧运动。

**8. 预后分析**

本案例若以上述药物配伍作为基本方，加减治疗半年左右可以收到显著的临床效果，但其慢性乙肝则需要长期调养和不间断的治疗。

## 第六节 以肝阳上亢为主证的案例

肝阳上亢证候多伴有肝肾虚弱的证候出现，本节分析以肝阳上亢为主证的辨证论治过程，具体见案例 8 和案例 9。

## 案例 8

本案例是以肝阳上亢为主要证候，同时伴有肝血虚、心阴阳两虚、面络脉瘀阻、脾阳虚、脾气郁滞、胃阴虚火旺、胃脘气滞、胃有瘀血、肾阴阳两虚、关节络脉瘀阻、肺气阴两虚、大肠津亏证候出现。

于某，女，69 岁，初诊时间为 2009 年 11 月 26 日。

主诉：头晕、眼涩干痛 1 年，伴心慌，近日加重。

现病史：患者 1 年前无明显诱因出现头晕、眼涩干痛，伴心慌。近日加重，另伴胃胀，晨起胃脘痞硬、活动后消失，烧心，纳呆，口苦，腹胀，气短，乏力，畏寒，面色淡黄，面目浮肿，面颧潮红，甚则发紫，口唇淡紫，手足心热，后背酸痛，膝关节凉，下肢浮肿、无力，头发斑白、稀疏，睡眠多梦易醒。大便秘结不畅，小便调。舌质淡红，苔少、后白微黄，脉迟弦。

既往史：高血压病史 12 年，胆囊切除术后 4 年。

检查：心电图示心肌缺血；心率为 60 次 / 分钟；血压为 150/70 mmHg；胃肠镜示慢性胃炎伴胆汁反流、糜烂、萎缩，慢性结肠炎；B 超示肝、胆、胰、脾、肾未见异常。

西医诊断：

主要诊断：冠心病心肌缺血；高血压。

其他诊断：慢性胃炎伴胆汁反流、糜烂、萎缩；慢性结肠炎、便秘，胃肠动力不足。

中医诊断：

主要诊断：眩晕；心悸。

其他诊断：痞证；烧心；口苦；水肿；便秘；痹证。

依据本案例的四诊症状和体征，对其进行辨证论治的过程分析，具体步骤和结果见表 4–6–8–1 和表 4–6–8–2。

**表 4–6–8–1　四诊症状和体征的脏腑及气血阴阳归属定位分析（案例 8）**

| 脏腑及气血阴阳 | | 四诊症状和体征 |
|---|---|---|
| 五脏 | 心 | 主血脉：心慌；主神：多梦易醒；面：面颧潮红，甚则发紫 |
| | 脾 | 主运化：纳呆，腹胀；黄色：面色淡黄；四肢：下肢无力；口：口苦；唇：口唇淡紫 |
| | 肝 | 主藏血：头晕；目：眼涩，干痛 |
| | 肾 | 主骨：膝关节凉，后背酸痛；主水：下肢浮肿；发：头发斑白、稀疏 |
| | 肺 | 主气：气短；主通调水道：面目浮肿 |
| 五腑 | 小肠 | — |
| | 胃 | 主和降：胃胀，烧心，晨起胃脘痞硬 |
| | 胆 | — |
| | 膀胱 | — |

续表

| 脏腑及气血阴阳 | | 四诊症状和体征 |
|---|---|---|
| 五腑 | 大肠 | — |
| 气血阴阳 | 气 | 乏力 |
| | 血 | — |
| | 阴 | 手足心热 |
| | 阳 | 畏寒 |

**表 4-6-8-2 中医四态五阶段辨证分析（案例 8）**

| | | | | | | | | |
|---|---|---|---|---|---|---|---|---|
| 隐态系统 | 隐性病变 | 舌质淡红，苔少、后白微黄，脉迟弦 | | | | | | |
| | 显性病变 | 头晕 | 心慌，多梦易醒，畏寒，乏力 | 纳呆，腹胀，畏寒，乏力 | 胃胀，烧心 | 畏寒，乏力 | 气短，乏力 | 便秘 |
| 显态系统 | 隐性病变 | 眼涩，干痛 | 面颧潮红，甚则发紫，手足心热 | 面色淡黄，下肢无力 | 口唇淡紫 | 手足心热，后背酸痛，膝关节凉，头发斑白 | 手足心热 | — |
| | 显性病变 | — | — | — | 胃脘痞硬 | 下肢浮肿，头发稀疏 | 面目浮肿 | — |
| 证候群 | | 肝血虚，肝阳上亢 | 心阴阳两虚，面络脉瘀阻 | 脾阳虚，脾失运化，脾气郁滞 | 胃阴虚火旺，胃脘气滞，胃有瘀血 | 肾阴阳两虚，关节络脉瘀阻 | 肺气阴两虚，肺失宣降 | 大肠津亏 |
| 治法 | | 补肝血，平肝潜阳 | 温心阳祛寒，滋心阴，退虚热，活血通络 | 温脾祛寒，理气养荣 | 滋胃阴，降胃火，理气消痞，活血化瘀 | 温肾阳祛寒，滋肾阴，退虚热，健骨，生发乌发 | 益肺气，滋肺阴，退虚热，宣肺消肿 | 润肠泄热，行气通便 |
| 对应方剂或药物 | | 杞菊地黄丸，天麻钩藤饮 | 养心汤，天王补心丹，胡黄连 | 理中汤，健脾丸，小建中汤，厚朴 | 麦门冬汤，玉女煎，枳术丸，丹参 | 济生肾气丸，知母，黄柏，何首乌 | 苏子降气汤，五皮散，麦冬，地骨皮 | 麻子仁 |

## 精准论治

### 1. 方剂与证候的对应分析

本患者的主要证候为肝阳上亢，兼见肝血虚、心阴阳两虚、面络脉瘀阻，脾阳虚、脾气郁滞、胃阴虚火旺、胃脘气滞、胃有瘀血、肾阴阳两虚、关节络脉瘀阻、肺气阴两虚、大肠津亏证候。肝血虚、肝阳上亢出现的“头晕、眼涩干痛”选用杞菊地黄丸合天麻钩藤饮以滋补肝血、平肝潜阳；“心慌，多梦易醒，畏寒，乏力，面颧潮红，甚则发紫、手足心热”为心阴阳两虚、面络脉瘀热的表现，选用养心汤合天王补心丹加胡黄连以温心阳祛寒、滋心阴、退虚热、活血通络；脾阳虚、脾气郁滞出现的“纳呆、腹胀、畏寒、乏力、面色淡黄、下肢无力”选用理中汤、小建中汤合健脾丸加厚朴以温脾祛寒、理气养荣；胃阴虚火旺、胃脘气滞血瘀所表现出的“胃胀、烧心、胃脘痞硬、口唇淡紫”选用麦门冬汤、玉女煎合枳术丸加丹参以滋胃阴、降胃火、理气消痞、活血化瘀；肾阴阳两虚、关节络脉瘀阻所表现出的“畏寒、乏力、手足心热、后背酸痛、膝关节凉、下肢浮肿”选用济生肾气丸加知母、黄柏以温肾阳祛寒、滋肾阴、退虚热、健骨；苏子降气汤合五皮散加麦冬、地骨皮益肺气、滋肺阴、退虚热、宣肺消肿以治疗肺气阴两虚出现的“气短、乏力、手足心热、面目浮肿”；针对“便秘”选用火麻仁以润肠泄热、行气通便。

**2. 药物与疾病、证候、症状的对应分析**

在“方证”对应的基础上，最终目的是实现药物“对病、对证、对症”的精准对应。本案例证候与方剂的精准对应关系具体见表 4–6–8–3。

**表 4–6–8–3　证候与方剂的精准对应关系（案例 8）**

| 证候 | | 方剂 | 药物 |
|---|---|---|---|
| 主要证候 | 肝阳上亢 | 天麻钩藤饮 | 天麻，钩藤，石决明，栀子，黄芩，杜仲，桑寄生，川牛膝，夜交藤，朱茯神，益母草 |
| 其他证候 | 肝血虚 | 杞菊地黄丸 | 枸杞子，菊花，熟地黄，山药，山茱萸，茯苓，牡丹皮，泽泻 |
| | 心阴阳两虚 | 养心汤 | 黄芪，茯苓，茯神，当归，川芎，炙甘草，法半夏，柏子仁，酸枣仁，远志，五味子，党参，肉桂 |
| | | 天王补心丹＋胡黄连 | 党参，玄参，丹参，茯苓，五味子，远志，桔梗，当归，天冬，麦冬，柏子仁，酸枣仁，生地黄，朱砂，胡黄连 |
| | 脾阳虚 | 理中汤 | 干姜，党参，白术，炙甘草 |
| | | 健脾丸 | 白术，木香，黄连，甘草，茯苓，党参，神曲，陈皮，砂仁，麦芽，山楂，山药，肉豆蔻 |
| | | 小建中汤 | 桂枝，白芍，饴糖，炙甘草 |
| | 脾气郁滞 | — | 厚朴 |
| | 胃阴虚火旺 | 麦门冬汤 | 麦冬，党参，半夏，甘草 |
| | | 玉女煎 | 石膏，熟地黄，知母，麦冬，川牛膝 |
| | 胃脘气滞 | 枳术丸 | 枳实，白术 |
| | 胃有瘀血 | — | 丹参 |
| | 肾阴阳两虚 | 济生肾气丸＋知母，黄柏 | 车前子，川牛膝，附子，肉桂，熟地黄，山药，山茱萸，茯苓，泽泻，牡丹皮，知母，黄柏 |
| | 肺气阴两虚，肺失宣降 | 苏子降气汤 | 紫苏子，陈皮，半夏，当归，前胡，厚朴，肉桂，甘草 |
| | | 五皮散＋麦冬，地骨皮 | 陈皮，生姜皮，茯苓皮，大腹皮，桑白皮，麦冬，地骨皮 |
| | 大肠津亏 | — | 火麻仁 |

依据上表中方剂和药物的基本信息，筛选本案例治疗过程中每个具体症状所要对应

的具体药物，结果见表 4–6–8–4。

**表 4–6–8–4　症状与药物的精准对应关系（案例 8）**

| 症状 | 药物 |
|---|---|
| 头晕，眼涩干痛 | 枸杞子，菊花，当归，白芍，山茱萸，天麻，钩藤，川牛膝 |
| 心慌 | 丹参，茯苓，天冬，麦冬 |
| 多梦易醒 | 酸枣仁，柏子仁，丹参，茯苓 |
| 面颧潮红，甚则发紫 | 胡黄连，川牛膝 |
| 口唇淡紫 | 丹参，川牛膝 |
| 纳呆 | 党参，白术 |
| 面色淡黄 | 桂枝，白芍，饴糖，炙甘草 |
| 腹胀 | 厚朴 |
| 胃脘痞硬 | 枳实，白术，陈皮 |
| 胃胀 | 陈皮，枳实 |
| 烧心 | 知母，麦冬，川牛膝 |
| 后背酸痛，膝关节凉 | 牛膝，附子，肉桂，山茱萸 |
| 下肢浮肿 | 车前子，附子，肉桂，山茱萸，茯苓 |
| 气短 | 紫苏子，当归，厚朴，党参，肉桂 |
| 面目浮肿 | 生姜皮，茯苓皮，桑白皮 |
| 便秘 | 火麻仁，白芍，柏子仁，麦冬，当归 |
| 畏寒 | 附子，肉桂 |
| 下肢无力，乏力 | 党参 |
| 手足心热 | 胡黄连，知母，黄柏，地骨皮，牡丹皮 |

根据上表信息对本案例的处方用药进行分析，可以得出：针对“头晕、眼涩干痛”选用枸杞子、菊花、当归、白芍、山茱萸、天麻、钩藤、川牛膝以滋补肝血、平肝潜阳；丹参、茯苓、天冬、麦冬滋阴养心以治疗“心慌”；酸枣仁、柏子仁、茯苓、丹参养心安神以治疗“多梦易醒”；针对“面颧潮红，甚则发紫”选用胡黄连、川牛膝以退虚热、活血通络；丹参、川牛膝活血化瘀以治疗胃有瘀血出现“口唇淡紫”；“纳呆”为脾失健运的表现，选用党参、白术以益气健脾；针对“面色淡黄”选用桂枝、白芍、饴糖、炙甘草以健脾养荣；脾气郁滞出现的“腹胀”选用厚朴以理气除胀；枳实、白术、陈皮理气祛痞以治疗“胃脘痞硬”；胃脘气滞出现的“胃胀”选用陈皮、枳实以理气和胃除胀；知母、麦冬、川牛膝滋胃阴、降胃火以治疗胃阴虚火旺出现的“烧心”；肾阴阳两虚出现的“后背酸痛、膝关节凉”选用牛膝、附子、肉桂、山茱萸以补肾健骨；针对“下肢浮肿”选用车前子、附子、肉桂、山茱萸、茯苓以温肾阳、利水消肿；紫苏子、当归、厚朴、党参、肉桂益肺气、降肺气以治疗“气短”；“面目浮肿”为肺气失宣的表现，选用生姜皮、茯苓皮、桑白皮以宣肺利水；火麻仁、白芍、柏子仁、麦冬、当归润肠通便以治疗“便秘”；附子、肉桂温阳祛寒以治疗“畏寒”；针对“下肢无力、乏力”选用党参以益气；胡黄连、知母、黄柏、地骨皮、牡丹皮清退虚热以治疗心、肺、肾阴虚出现的“手足心热”。

从药物与疾病对应关系的角度来分析，本案例高血压可选用的药物为罗布麻、决明子，慢性胃炎伴胆汁反流、糜烂、萎缩可选用的药物为白芍、山楂、山茱萸，诸药合用以增强疗效。

**3. 一药治疗“多病、多证、多症”的对应分析**

依据“方证对应”与“药症对应”的分析，本案例一药对应“多病、多证、多症”的归纳总结如下，具体见表 4–6–8–5。

**表 4–6–8–5　药物与“多病、多证、多症”的对应分析（案例 8）**

| 药物 | 症状与疾病 |
|---|---|
| 茯苓 | 心慌，多梦易醒，下肢浮肿，面目浮肿 |
| 川牛膝 | 头晕，眼涩干痛，烧心，后背酸痛，膝关节凉，面颧潮红，甚则发紫，口唇淡紫 |
| 山茱萸 | 头晕，眼涩干痛，后背酸痛，膝关节凉，下肢浮肿 |
| 白芍 | 头晕，眼涩干痛，面色淡黄，便秘 |
| 党参 | 纳呆，气短，下肢无力，乏力 |
| 柏子仁 | 多梦易醒，便秘 |
| 白术 | 纳呆，胃脘痞硬 |
| 当归 | 头晕，眼涩干痛，气短，便秘 |
| 知母 | 烧心，手足心热 |
| 麦冬 | 心慌，烧心，便秘 |
| 附子，肉桂 | 后背酸痛，膝关节凉，下肢浮肿，畏寒，气短 |
| 胡黄连 | 面颧潮红，手足心热 |
| 陈皮，枳实 | 胃脘痞硬，胃胀 |
| 厚朴 | 腹胀，气短 |
| 丹参 | 心慌，多梦易醒，口唇淡紫 |
| 罗布麻，决明子 | 高血压 |
| 白芍，山楂，山茱萸 | 慢性胃炎伴胆汁反流、糜烂、萎缩 |

**4. 处方**

由于患者有胃脘气滞的表现，而熟地黄和生地黄滋腻碍胃，故杞菊地黄丸、济生肾气丸中的熟地黄和天王补心丹中的生地黄没有选用；针对肝阳上亢所表现出的“头晕”从天麻钩藤饮中选用天麻、钩藤以平肝潜阳，效用足够，其他药物舍而不用；由于患者没有脾虚泄泻、脾气郁滞及食积的表现，故健脾丸中的黄连、肉豆蔻、木香、神曲、砂仁、麦芽、山药没有选用；患者没有胃气上逆及痰湿内盛的表现，而半夏性温燥，与多个脏腑阴虚的病证病机不合，故养心汤、麦门冬汤和苏子降气汤中的半夏没有选用；患者没有腹水的症状表现，故五皮散中的大腹皮没有选用；针对阳虚出现的“畏寒”选用附子、肉桂以温阳祛寒，药力足够，干姜没有选用；玉女煎中的石膏过于寒凉，恐有败胃之弊，故舍而不用；养心汤中的川芎、远志、五味子，天王补心丹中的玄参、丹参、五味子、远志、桔梗、朱砂，枳术丸中的荷叶，苏子降气汤中的前胡，杞菊地黄丸和济生肾气丸中的泽泻等药物由于没有对应的症状，故删而不用。

最后，进一步考虑“三因制宜”的原则，本案例的治疗用药如下。

处方：

枸杞子 30 克，菊花 10 克，当归 10 克，炒白芍 10 克，山茱萸 10 克，天麻 10 克，钩藤 30 克，茯苓 10 克，天冬 10 克，麦冬 10 克，炒枣仁 10 克，柏子仁 10 克，胡黄连 10 克，党参 10 克，炒白术 10 克，桂枝 10 克，厚朴 10 克，枳实 10 克，陈皮 10 克，知母 10 克，川牛膝 10 克，制附子 6 克，车前子 6 克，苏子 6 克，桑白皮 10 克，火麻仁 10 克，黄柏 10 克，炒山楂 10 克，罗布麻 30 克，决明子 30 克，地骨皮 10 克，丹皮 10 克，丹参 10 克，甘草 6 克，饴糖 4 块，生姜 6 片，大枣 6 枚。方中附子宜先煎，钩藤宜后下，水煎服。

**5. 病因与病机演变分析**

本案例由于长期劳累过度，复有晨起喝白水及食用碱性食品的饮食习惯，加之膏粱厚味摄入过多所致。劳累过度，耗伤肝阴肝血，出现肝血虚、肝阳上亢。晨起喝白水及食用碱性食品，损伤脾的运化功能，出现脾阳虚、脾气郁滞。膏粱厚味摄入过多，胃的受纳腐熟功能减退，饮食物滞而不化，出现胃脘气滞；食积日久，郁而化火，伤及胃阴，出现胃阴虚火旺。脾虚导致心阴阳两虚，为“子盗母气”。脾虚导致肺气阴两虚，为“土不生金”。诸脏阴阳不足，日久累及肾之阴阳，出现肾阴阳两虚。具体见图 4-6-8-1。

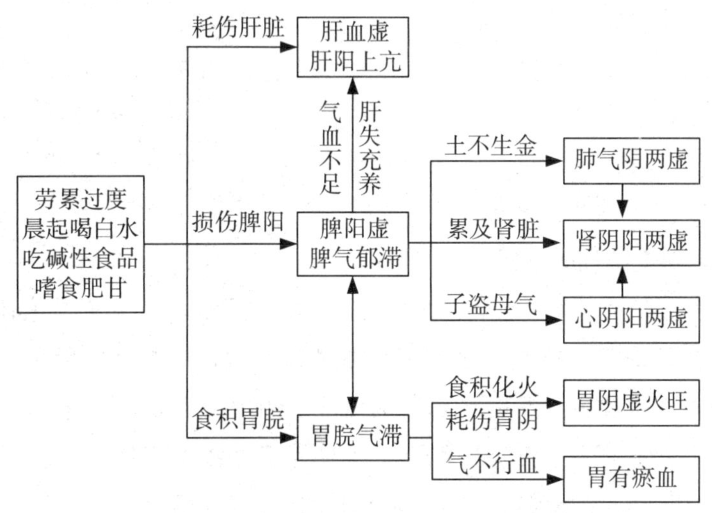


**图 4-6-8-1　病因病机演变过程图（案例 8）**

由上可得，本患者的病证以肝阳上亢为主。肝肾亏虚，阴不制阳，肝阳上亢，上扰清窍，则见“头晕”；肝血虚，目失所养，则见“眼涩干痛”。心阴阳两虚，心失所养，则见“心慌”；心神失养，则见“多梦易醒”；心阴虚，阴不制阳，虚热内盛，则见“手足心热”，虚热上扰，面络脉瘀阻，则见“面颧潮红，甚则发紫”；心阳虚，温煦失职，则见“畏寒、乏力”。脾阳虚，温煦失职，下肢失于温养，则见“下肢无力、畏寒、乏力”；脾失健运，则见“纳呆”；气血化生不足，不能上荣于面，则见“面色淡黄”；脾气郁滞，则见“腹胀”。“胃脘痞硬、胃胀”为胃脘气滞之象；胃阴虚火旺，则见“烧心、苔少”。肾阴阳两虚，腰府失养，则见“后背酸痛”；肾阴虚，虚热内扰，则见“手足心热”；肾阳虚，温煦失职，则见“膝关节凉、畏寒、乏力”；肾主水的功能减退，下焦水液代谢不利，则见“下肢浮肿”。肺气阴两虚，肺主气司呼吸的功能失常，则见“气短、乏力”；阴不制阳，虚热内盛，则见“手足心热”；肺主通调水道的功能失常，上焦水液代谢不利，则见“面目浮肿”。大肠津亏，大肠传导不利，则见“便秘”。

本案例涉及心、肝、脾、肺、肾五个脏和胃、大肠两个腑，属于“五脏同病”，具体见图 4-6-8-2。

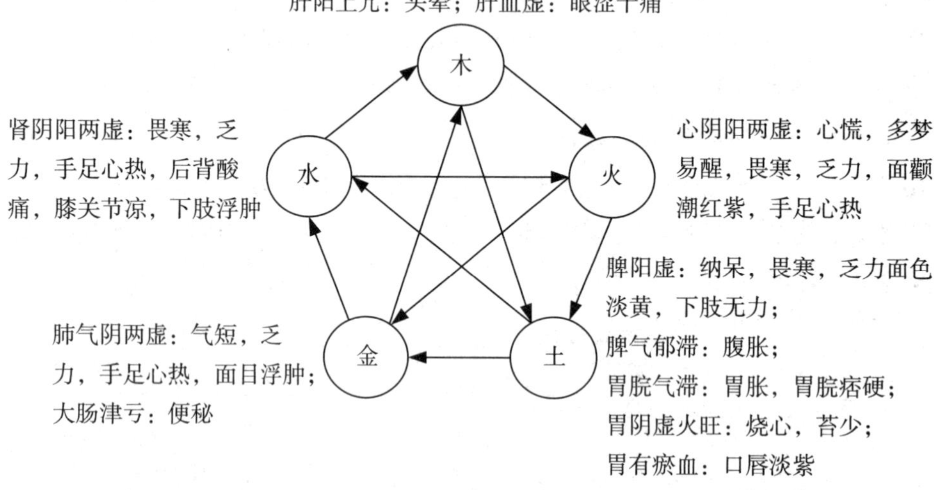


**图 4-6-8-2　五行 – 五脏 – 疾病分析图（案例 8）**

**6. 证候的寒热虚实性质分析**

本患者的病证存在“寒热错杂、虚实夹杂”的患病特点。“寒”为心阳虚、脾阳虚、肾阳虚所表现出的虚寒；“热”为面络脉瘀热所表现出的实热和心阴虚、胃阴虚火旺、肾阴虚、肺阴虚所表现出的虚热；“虚”为血虚、阴虚、阳虚、气虚、津亏，血虚为肝血虚，气虚为肺气虚，津亏表现在大肠；“实”为实热、气滞和血瘀，气滞为脾气郁滞和胃脘气滞，血瘀为面络脉瘀阻、胃有瘀血和关节络脉瘀阻。

**7. 辨证施膳与禁忌分析**

本患者应注意多加休息，避免劳累，戒掉晨起喝白水及食用碱性食品的饮食习惯，适当摄入酸味或酸甜味的食品，饮食以清淡为主，进行适度有氧运动。

**8. 预后分析**

本案例若以上述药物配伍作为基本方，加减治疗 4 个月左右可以收到显著的临床效果，但其冠心病心肌缺血和高血压则需要长期调养和不间断的治疗。

### 案例 9

案例是以肝阳上亢为主要证候，同时伴有肝血虚、肝火旺、肾气阴两虚、胃有瘀血、胃气上逆、肝气虚、心气血两虚、肺气虚、肺热、脾阳虚、大肠津亏证候出现。

初某，女，56 岁，初诊时间为 2007 年 8 月 25 日。

主诉：头晕、手足麻木 1 年半余，伴右肋胁、下肢外侧发热感、时烧灼感，近日加重。

现病史：患者 1 年半前无明显诱因出现头晕、手足麻木，伴右肋胁、下肢外侧发热感、时烧灼感，近日加重。另伴有恶心，口苦，咽干，心慌，气短，烦躁，乏力，耳鸣，眼涩，面色淡白黄，面目浮肿，口唇淡紫，手足发凉，腰痛，下肢浮肿、无力，足跟痛，头发斑白。睡眠多梦易醒，大便秘结，小便通畅。舌质淡白红，苔白薄少有裂纹，脉沉细。

检查：心电图示心肌缺血；心率为 67 次 / 分；血压为 147/79 mmHg；B 超示肝、胆、胰、脾、肾未见异常。

西医诊断：

主要诊断：颈椎病；脂肪瘤术后；关节功能紊乱。

其他诊断：冠心病心肌缺血。

中医诊断：

主要诊断：眩晕；内伤发热。

其他诊断：口苦；心悸；水肿；腰痛。

依据本案例的四诊症状和体征，对其进行辨证论治的过程分析，具体步骤和结果见表 4-6-9-1 和表 4-6-9-2。

**表 4-6-9-1　四诊症状和体征的脏腑及气血阴阳归属定位分析（案例 9）**

| 脏腑及气血阴阳 | | 四诊症状和体征 |
|---|---|---|
| 五脏 | 心 | 主血脉：心慌；主神：烦躁，多梦易醒 |
| | 脾 | 黄色：面色淡黄；四肢：手足发凉，下肢无力；口：口苦；唇：口唇淡紫 |
| | 肝 | 主疏泄：右肋胁烧灼感；主藏血：头晕，手足麻木；目：眼涩 |
| | 肾 | 肾府：腰痛，右下肢外侧烧灼感；主骨：足跟痛；主水：下肢浮肿；发：头发斑白；耳：耳鸣 |
| | 肺 | 主气：气短；主通调水道：面目浮肿；咽：咽干 |
| 五腑 | 小肠 | — |
| | 胃 | 主和降：恶心 |
| | 胆 | — |

续表

| 脏腑及气血阴阳 | | 四诊症状和体征 |
|---|---|---|
| 五腑 | 膀胱 | — |
| | 大肠 | 主传导：便秘 |
| 气血阴阳 | 气 | 乏力 |
| | 血 | — |
| | 阴 | — |
| | 阳 | — |

**表 4-6-9-2　中医四态五阶段辨证分析（案例 9）**

| 隐态系统 | 隐性病变 | 舌质淡白红，苔白薄少有裂纹，脉沉细 | | | | | | | | | |
|---|---|---|---|---|---|---|---|---|---|---|---|
| | 显性病变 | 头晕 | 右肋胁烧灼感 | 腰痛 | 恶心 | 口苦 | 心慌，烦躁多梦易醒，乏力 | 气短，乏力 | — | 乏力 | 便秘 |
| 显态系统 | 隐性病变 | 眼涩，手足麻木 | — | 耳鸣，头发斑白，右下肢外，侧烧灼感，足跟痛 | 口唇发紫 | — | — | — | 咽干 | 面色淡黄，手足发凉，下肢无力 | — |
| | 显性病变 | — | — | 下肢浮肿 | — | — | — | 面目浮肿 | — | — | — |
| 证候群 | | 肝血虚，肝阳上亢 | 肝火旺 | 肾气阴两虚，火旺 | 胃有瘀血，胃气上逆 | 肝气虚 | 心气血两虚 | 肺气虚，肺失宣降 | 肺热 | 脾阳虚，脾失运化 | 大肠津亏 |
| 治法 | | 补肝血，荣筋明目，平肝潜阳 | 泻肝火 | 补肾气，滋肾阴，降虚火，利水消肿，聪耳乌发 | 化瘀和胃 | 补肝气，强肝泄 | 益心气，养心血，安神 | 益肺气，宣肺消肿，宽胸顺气 | 清肺热 | 温脾阳，祛寒，养荣 | 润肠通便 |
| 对应方剂或药物 | | 杞菊地黄丸，天麻钩藤饮，木瓜，鸡血藤 | 龙胆，泻肝汤 | 济生肾气丸，耳聋左慈丸，知母，黄柏，何首乌 | 小半夏汤，丹参 | 酸味补肝汤 | 养心汤 | 四君子汤，五皮散，紫苏子 | 桔梗汤 | 附子，理中汤，小建中汤 | 麻子仁 |

## 精准论治

### 1. 方剂与证候的对应分析

本患者的主要证候为肝阳上亢，兼见肝血虚、肝火旺、肾气阴两虚火旺、胃有瘀血、胃气上逆、肝气虚、心气血两虚、肺气虚、肺热、脾阳虚、大肠津亏证候。选用杞菊地黄丸合天麻钩藤饮加木瓜、鸡血藤补肝血、荣筋、明目、平肝潜阳以治疗肝血虚、肝阳上亢出现的“头晕、眼涩、手足麻木”；肝火旺盛出现的“右肋胁烧灼感”选用龙胆泻肝汤以清泻肝火；济生肾气丸加知母、黄柏补肾气、滋肾阴、降虚火、利水消肿以治疗肾气阴两虚出现的“腰痛、右下肢外侧烧灼感、足跟痛、下肢浮肿”；胃有瘀血、胃气上逆出现的“恶心、口唇发紫”选用小半夏汤加丹参以化瘀和胃；酸味补肝汤补肝气、强肝泄以治疗肝气虚出现的“口苦”；心气血两虚出现的“心慌烦躁、多梦易醒、乏力”选用养心汤以益心气、养心血、安神；四君子汤合五皮散加紫苏子益肺气、宣肺消肿、宽胸顺气以治疗肺气虚出现的“面目浮肿、气短、乏力”；针对“咽干”选用桔梗汤以清肺热；附子理中汤合小建中汤温脾阳祛寒、养荣以治疗脾阳虚出现的“面色淡黄、手足发凉、下肢无力、乏力”；火麻仁润肠通便以治疗大肠津亏出现的“便秘”。

**2. 药物与疾病、证候、症状的对应分析**

在“方证”对应的基础上，最终目的是实现药物“对病、对证、对症”的精准对应。本案例证候与方剂的精准对应关系具体见表 4–6–9–3。

**表 4–6–9–3　证候与方剂的精准对应关系（案例 9）**

| 证候 | | 方剂 | 药物 |
|---|---|---|---|
| 主要证候 | 肝阳上亢 | 天麻钩藤饮 | 天麻，钩藤，石决明，川牛膝，桑寄生，杜仲，栀子子，黄芩，益母草，朱茯神，夜交藤 |
| 其他证候 | 肝血虚 | 杞菊地黄丸 | 枸杞子，菊花，熟地黄，山药，山茱萸，茯苓，牡丹皮，泽泻 |
| | 肝火旺 | 龙胆泻肝汤 | 龙胆草，黄芩，栀子，木通，泽泻，车前子，柴胡，当归，生地黄 |
| | 肾气阴两虚 | 济生肾气丸 + 知母，黄柏 | 车前子，川牛膝，附子，肉桂，熟地黄，山药，山茱萸，茯苓，泽泻，牡丹皮，知母，黄柏 |
| | 胃有瘀血 | — | 丹参 |
| | 胃气上逆 | 小半夏汤 | 半夏，生姜 |
| | 肝气虚 | 酸味补肝汤 | 白芍，山楂，木瓜，香橼，乌梅，川牛膝，赤小豆，五味子，山茱萸，栀子，山药，甘草 |
| | 心气血两虚 | 养心汤 | 黄芪，茯苓，茯神，当归，川芎，炙甘草，法半夏，柏子仁，酸枣仁，远志，五味子，党参，肉桂 |
| | 肺气虚，肺失宣降 | 四君子汤 | 党参，白术，茯苓，甘草 |
| | | 五皮散 + 紫苏子 | 陈皮，生姜皮，茯苓皮，大腹皮，桑白皮，紫苏子 |
| | 肺热 | 桔梗汤 | 桔梗，甘草 |
| | 脾阳虚，脾失运化 | 附子理中汤 | 附子，干姜，党参，白术，炙甘草 |
| | | 小建中汤 | 桂枝，白芍，饴糖，炙甘草 |
| | 大肠有热 | — | 火麻仁 |

依据上表中方剂和药物的基本信息，筛选本案例治疗过程中每个具体症状所要对应的具体药物，结果见表 4–6–9–4。

**表 4-6-9-4　症状与药物的精准对应关系（案例 9）**

| 症状 | 药物 |
|---|---|
| 头晕 | 枸杞子，菊花，天麻，钩藤 |
| 眼涩 | 枸杞子，菊花 |
| 手足麻木 | 白芍，木瓜，鸡血藤 |
| 右肋胁烧灼感 | 龙胆草，栀子，车前子 |
| 腰痛，足跟痛 | 川牛膝，山茱萸 |
| 右下肢外侧烧灼感 | 知母，黄柏 |
| 下肢浮肿 | 车前子，山茱萸，茯苓 |
| 恶心 | 半夏 |
| 口唇发紫 | 丹参 |
| 口苦 | 白芍，山茱萸，栀子，川牛膝，木瓜 |
| 心慌 | 茯苓，丹参 |
| 烦躁 | 丹参，栀子 |
| 多梦易醒 | 酸枣仁，茯苓 |
| 下肢无力，乏力 | 党参 |
| 气短 | 党参，紫苏子，山茱萸 |
| 面目浮肿 | 生姜皮，茯苓皮，桑白皮 |
| 咽干 | 桔梗，甘草 |
| 面色淡黄 | 桂枝，白芍，饴糖，炙甘草 |
| 手足发凉 | 附子，干姜 |
| 便秘 | 火麻仁，白芍 |

根据上表信息对本案例的处方用药进行分析，可以得出：肝血虚、肝阳上亢出现的“头晕”选用枸杞子、菊花、天麻、钩藤以滋补肝血、平肝潜阳；枸杞子、菊花滋补肝血以治疗肝血虚出现的“眼涩”；针对“手足麻木”选用白芍、木瓜、鸡血藤养血荣筋；肝火旺盛出现的“右肋胁烧灼感”选用龙胆草、栀子、车前子以清泻肝火；针对“腰痛、足跟痛”选用川牛膝、山茱萸以补肾壮骨；肾阴虚出现的“右下肢外侧烧灼感”选用知母、黄柏以滋肾阴、退虚热；车前子、山茱萸、茯苓补肾利水以治疗“下肢浮肿”；“恶心”为胃气上逆的表现，选用半夏以和胃降逆；丹参活血化瘀以治疗胃脘瘀血出现的“口唇发紫”；肝气虚出现的“口苦”选用白芍、山茱萸、栀子、川牛膝、木瓜以补肝气、强肝泄；茯苓、丹参养心安神以治疗“心慌”；针对“烦躁”选用丹参、栀子以养心除烦；酸枣仁、茯苓养心安神以治疗“多梦易醒”；“下肢无力、乏力”为脾气虚之象，选用党参以益气健脾；党参、紫苏子、山茱萸补肺气、降肺气以治疗“气短”；肺失宣降出现的“面目浮肿”选用生姜皮、茯苓皮、桑白皮以宣肺利水；桔梗、甘草清肺利咽以治疗肺热出现的“咽干”；脾气虚所表现出的“面色淡黄”选用桂枝、白芍、饴糖、炙甘草以健脾养荣；针对“手足发凉”选用附子、干姜以温脾祛寒；火麻仁、白芍润肠通便以治疗大肠津亏出现的“便秘”。

从药物与疾病对应关系的角度来分析，本案例无特别药物选用。

**3. 一药治疗“多病、多证、多症”的对应分析**

依据“方证对应”与“药症对应”的分析，本案例一药对应“多病、多证、多症”的归纳总结如下，具体见表 4–6–9–5。

**表 4–6–9–5　药物与“多病、多证、多症”的对应分析（案例 9）**

| 药物 | 症状 |
| --- | --- |
| 枸杞子，菊花 | 头晕，眼涩 |
| 山茱萸 | 腰痛，足跟痛，下肢浮肿，口苦，气短 |
| 川牛膝 | 腰痛，足跟痛，口苦 |
| 车前子 | 右肋胁烧灼感，下肢浮肿 |
| 木瓜 | 手足麻木，口苦 |
| 栀子 | 右肋胁烧灼感，口苦，烦躁 |
| 丹参 | 口唇发紫，心慌，烦躁 |
| 白芍 | 手足麻木，口苦，面色淡黄，便秘 |
| 茯苓 | 下肢浮肿，心慌，多梦易醒，面目浮肿 |
| 党参 | 下肢无力，乏力，气短 |

**4. 处方**

由于患者有肝气虚所表现出的“口苦”的表现，而熟地黄滋腻碍胃，用后会加重病情，故舍而不用；从杞菊地黄丸和天麻钩藤饮中选取枸杞子、菊花、天麻和钩藤以滋补肝血、平肝潜阳，药力足够，故没有选用其他药物；肝火旺盛出现的“右肋胁烧灼感”从龙胆泻肝汤中选取龙胆草、栀子、车前子以清泻肝火，其他药物删而不用；患者没有明显的脾失健运的表现，故白术没有选用；从酸味补肝汤中选取白芍、山茱萸、栀子、川牛膝、木瓜以补肝气、强肝泄，效用足够，其他药物去而不用；患者没有腹部胀大及腹水的表现，故五皮散中的陈皮、大腹皮没有选用；济生肾气丸中的肉桂、山药、泽泻、牡丹皮和养心汤中的黄芪、当归、川芎、柏子仁、远志、五味子、肉桂由于没有与之相对应的症状，故没有选用。

最后，进一步考虑“三因制宜”的原则，本案例的治疗用药如下。

处方：枸杞子 30 克，菊花 10 克，天麻 10 克，钩藤 30 克，炒白芍 10 克，木瓜 10 克，鸡血藤 10 克，龙胆草 10 克，炒栀子 10 克，川牛膝 10 克，山茱萸 10 克，知母 10 克，黄柏 6 克，车前子 6 克，茯苓 10 克，姜半夏 6 克，丹参 10 克，炒枣仁 10 克，党参 10 克，苏子 10 克，桑白皮 10 克，桔梗 10 克，桂枝 10 克，制附子 3 克，干姜 3 克，火麻仁 10 克，炙甘草 6 克，饴糖 4 块，生姜 6 片，大枣 6 枚。方中半夏与附子虽有违“十八反”的配伍禁忌，但在临床实际应用过程中并无任何问题，附子宜先煎，钩藤宜后下，水煎服。

**5. 病因与病机演变分析**

本案例由于劳累过度，耗伤肝肾及心神所致。劳累过度，耗伤肝肾之阴血，出现肝气虚、肝血虚、肝阳上亢、肝火旺盛及肾气阴两虚；劳累过度，耗伤心神，出现心气血两虚。心虚导致脾阳虚，为“火不生土”。脾不升清，则胃不降浊，胃失和降，出现胃气上逆，日久影响血行，出现胃脘瘀血。脾虚“土不生金”，加之肾气虚累及于肺，出现肺气虚。肺热内盛，耗伤津液，加之肺气不足，胃的和降功能障碍，最终导致大肠津亏、传导不利。具体见图 4–6–9–1。

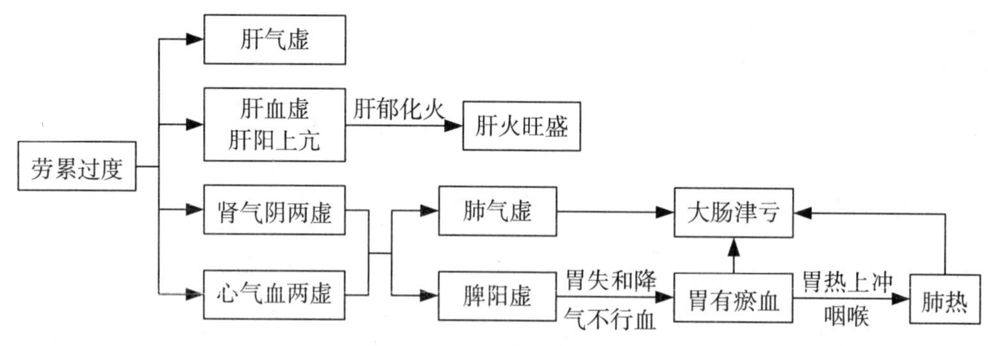

**图 4–6–9–1　病因病机演变过程图（案例 9）**

由上可得，本患者的病证以肝阳上亢为主。肝血虚，清窍失养，肝阳上亢，上扰清窍，则见“头晕”；肝血虚，目失所养，则见“眼涩”；筋脉失于濡养，则见“手足麻木”；“右肋胁烧灼感”为肝火旺盛之象；肝气虚，肝失疏泄，胆汁排泄不利，上逆于胃，承于口，则见“口苦”。肾气阴两虚，腰府失养，则见“腰痛、足跟痛、乏力”；阴不制阳，虚热内盛，则见“右下肢外侧烧灼感”；肾主水的功能失常，下焦水液代谢不利，则见“下肢浮肿”。胃失和降，胃气上逆，则见“恶心”；“口唇发紫”为胃脘瘀血的表现。心气血两虚，心失所养，则见“心慌、乏力”；心神失养，则见“烦躁、多梦易醒”。脾阳虚，四肢失于温煦，则见“手足发凉”；脾失健运，下肢失于充养，则见“下肢无力、乏力”；气血化生不足，面部失于荣养，则见“面色淡黄”。肺气虚，肺主气司呼吸的功能减退，则见“气短、乏力”；肺主通调水道的功能减退，上焦水液代谢不利，则见“面目浮肿”；“咽干”为肺热的表现。大肠津亏，大肠传导不利，则见“便秘”。

本案例涉及心、肝、脾、肺、肾五个脏和胃、大肠两个腑，属于“五脏同病”，具体见图 4–6–9–2。

**6. 证候的寒热虚实性质分析**

本患者的病证存在“寒热错杂、虚实夹杂”的特点。“寒”为脾阳虚所表现出的虚寒；“热”为肝肾阴虚所表现出的虚热和肝火旺所表现出的实热；“虚”包括气虚、血虚、阴虚、阳虚和津亏，气虚有肾气虚、肝气虚、心气虚和肺气虚，血虚即肝血虚，津亏表现于大肠；“实”为实热、胃气上逆和胃脘瘀血。

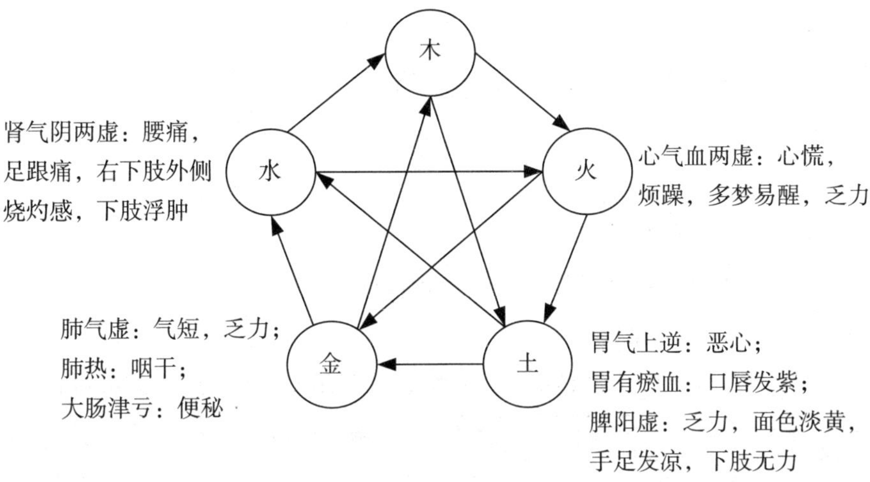


**图 4–6–9–2　五行 – 五脏 – 疾病分析图（案例 9）**

**7. 辨证施膳与禁忌分析**

本患者饮食应以清淡为主，适当摄入酸味或酸甜味的食品，避免碱性食品，并注意多休息，避免劳累，进行适度有氧运动。

**8. 预后分析**

本案例若以上述药物配伍作为基本方，加减治疗半年左右可以收到显著的临床效果，但其颈椎脂肪瘤和冠心病心肌缺血则需要长期调养和不间断的治疗。

# 第七节　以肝火旺盛为主证的案例

本节分析以肝火旺盛为主证的辨证论治过程，具体见案例 10 和案例 11。

## 案例 10

目赤为肝脏常见的病证，多由劳累过度或情志不舒诱发，容易累及其他的脏腑而出现相应的病证。本案例是以肝火上炎为主要证候，同时伴有心阴阳两虚、脾阳虚、大肠津亏证候出现。

李某，男，23 岁，初诊时间为 2007 年 12 月 15 日。

主诉：眼胀发红、晨起明显半年，伴失眠，近日加重。

现病史：患者半年前无明显诱因出现眼胀发红、晨起明显，近日加重。另伴有失眠，烦躁，乏力，畏寒，手足心汗多，手足发凉。睡眠可，大便不畅秘结，小便调。舌质红，苔白薄，脉沉细数。

检查：心率为 91 次 / 分；血压为 134/83mmHg；B 超示肝、胆、胰、脾、肾未见异常。

西医诊断：

主要诊断：眼角膜炎。

其他诊断：脑神经衰弱、失眠；胃肠动力不足。

中医诊断：

主要诊断：目赤；不寐。

其他诊断：汗证；便秘。

依据本案例的四诊症状和体征，对其进行辨证论治的过程分析，具体步骤和结果见表 4–7–10–1 和表 4–7–10–2。

**表 4–7–10–1　四诊症状和体征的脏腑及气血阴阳归属定位分析（案例 10）**

| 脏腑及气血阴阳 | | 四诊症状和体征 |
|---|---|---|
| 五脏 | 心 | 神：烦躁，失眠；汗：手足心汗多 |
| | 脾 | 四肢：手足发凉 |
| | 肝 | 目：眼胀发红 |
| | 肾 | — |
| | 肺 | — |
| 五腑 | 小肠 | — |
| | 胃 | — |
| | 胆 | — |
| | 膀胱 | — |
| | 大肠 | 便秘，大便不畅 |
| 气血阴阳 | 气 | 乏力 |
| | 血 | — |
| | 阴 | — |
| | 阳 | 畏寒 |

**表 4–7–10–2　中医四态五阶段辨证分析（案例 10）**

| 隐态系统 | 隐性病变 | 舌质红，苔白薄，脉沉细数 | | | |
|---|---|---|---|---|---|
| | 显性病变 | — | 失眠，畏寒，乏力 | 畏寒，乏力 | 便秘，大便不畅 |
| 显态系统 | 隐性病变 | 眼胀发红 | — | 手足发凉 | — |
| | 显性病变 | — | 手足心汗多 | — | — |
| 证候群 | | 肝火上炎 | 心阴阳两虚 | 脾阳虚 | 大肠津亏，传导不利 |
| 治法 | | 清肝泻火 | 滋心阴，温心阳，养心安神，敛汗 | 温脾祛寒 | 润肠通便 |
| 对应方剂或药物 | | 龙胆泻肝汤 | 养心汤，牡蛎散，天王补心丹，胡黄连 | 附子理中丸 | 麻子仁 |

## 精准论治

**1. 方剂与证候的对应分析**

本患者的主要证候为肝火上炎，兼见心阴阳两虚、脾阳虚、大肠津亏证候。选用龙胆泻肝汤清肝泻火以治疗肝火上炎出现的“眼胀发红”；心阴阳两虚出现的“失眠、畏寒、乏力、手足心汗多”选用养心汤、牡蛎散合天王补心丹加胡黄连以滋心阴、温心阳、养心安神、敛汗；“畏寒、乏力、手足发凉”为脾阳虚的表现，选用附子理中丸以温脾祛寒；针对“便秘、大便不畅”选用麻子仁以润肠通便。

**2. 药物与疾病、证候、症状的对应分析**

在“方证”对应的基础上，最终目的是实现药物“对病、对证、对症”的精准对应。本案例证候与方剂的精准对应关系具体见表 4–7–10–3。

**表 4–7–10–3　证候与方剂的精准对应关系（案例 10）**

| 证候 | | 方剂 | 药物 |
|---|---|---|---|
| 主要证候 | 肝火上炎 | 龙胆泻肝汤 | 龙胆草，黄芩，栀子，木通，泽泻，车前子，柴胡，当归，生地黄 |
| 其他证候 | 心阴阳两虚 | 养心汤 | 黄芪，茯苓，茯神，当归，川芎，炙甘草，法半夏，柏子仁，酸枣仁，远志，五味子，党参，肉桂 |
| | | 天王补心丹 | 党参，玄参，丹参，茯苓，五味子，远志，桔梗，当归，天冬，麦冬，柏子仁，酸枣仁，生地黄，朱砂 |
| | | 牡蛎散 | 煅牡蛎，黄芪，浮小麦，麻黄根 |
| | 脾阳虚 | 附子理中丸 | 附子，干姜，党参，白术，炙甘草 |
| | 大肠津亏 | — | 火麻仁 |

依据上表中方剂和药物的基本信息，筛选本案例治疗过程中每个具体症状所要对应的具体药物，结果见表 4–7–10–4。

**表 4–7–10–4　症状与药物的精准对应关系（案例 10）**

| 症状 | 药物 |
|---|---|
| 眼胀发红 | 龙胆草，黄芩，栀子，泽泻，车前子，生地黄 |
| 失眠 | 酸枣仁，茯苓，柏子仁，生地黄，丹参，麦冬 |
| 手足发凉，畏寒 | 干姜 |
| 乏力 | 党参 |
| 手足心汗多 | 煅牡蛎 |
| 便秘，大便不畅 | 火麻仁，生地黄，麦冬，柏子仁 |

根据上表信息对本案例的处方用药进行分析，可以得出：肝火上炎出现的“眼胀发红”选用龙胆草、黄芩、栀子、泽泻、车前子、生地黄以清肝泻火；酸枣仁、茯苓、柏子仁、生地黄、丹参、麦冬养心安神以治疗“失眠”；脾阳虚出现的“手足发凉、畏寒”

选用干姜以温脾祛寒；党参益气以治疗“乏力”；煅牡蛎功专收敛止汗以治疗“手足心汗多”；大肠津亏出现的“便秘、大便不畅”选用火麻仁、生地黄、麦冬、柏子仁以润肠通便。

从药物与疾病对应关系的角度来分析，本案例眼角膜炎可选用的药物为菊花、蔓荆子、谷精草、密蒙花，失眠可选用的药物为琥珀、夜交藤，诸药合用以增强疗效。

**3. 一药治疗“多病、多证、多症”的对应分析**

依据“方证对应”与“药症对应”的分析，本案例一药对应“多病、多证、多症”的归纳总结如下，具体见表 4–7–10–5。

**表 4–7–10–5　一药对应“多病、多证、多症”分析表（案例 10）**

| 药物 | 症状与疾病 |
|---|---|
| 生地黄 | 眼胀发红，失眠，便秘，大便不畅 |
| 麦冬，柏子仁 | 失眠，便秘，大便不畅 |
| 菊花，蔓荆子，谷精草，密蒙花 | 眼角膜炎 |
| 琥珀，夜交藤 | 失眠 |

**4. 处方**

由于患者没有明显的脾失健运的表现，故附子理中丸中的白术没有选用；针对“畏寒”选用干姜以温阳祛寒，药力足够，附子、肉桂没有选用；针对“手足心汗多”从牡蛎散中选取煅牡蛎以收敛止汗，效用足够，其他药物舍而不用；龙胆泻肝汤中的木通、柴胡、当归，养心汤中的黄芪、当归、川芎、法半夏、远志、五味子和天王补心丹中的玄参、五味子、远志、桔梗、当归、天冬、朱砂等药物由于没有与之相对应的症状，故删而不用。

最后，进一步考虑“三因制宜”的原则，本案例的治疗用药如下。

处方：龙胆草 10 克，黄芩 10 克，炒栀子 10 克，泽泻 10 克，车前子 10 克，生地 10 克，炒枣仁 10 克，茯苓 10 克，柏子仁 10 克，丹参 10 克，麦冬 10 克，干姜 6 克，党参 10 克，煅牡蛎 60 克，火麻仁 10 克，菊花 10 克，蔓荆子 10 克，谷精草 10 克，密蒙花 10 克，琥珀 10 克，夜交藤 30 克，甘草 6 克。方中琥珀宜研末冲服，牡蛎宜先煎，水煎服。由于方中有牡蛎，故煎煮后需沉淀 20 分钟后再服用。

**5. 病因与病机演变分析**

本案例由于劳累过度，耗伤心神，导致心阴虚火旺，心火旺“子病及母”，引动肝火，出现肝火盛。心阴虚，日久阴损及阳，出现心阴阳两虚。心虚导致脾阳虚，为“火不生土”。脾不升清，则胃不降浊，胃失和降，大肠传导不利，出现大肠津亏。具体见图 4–7–10–1。

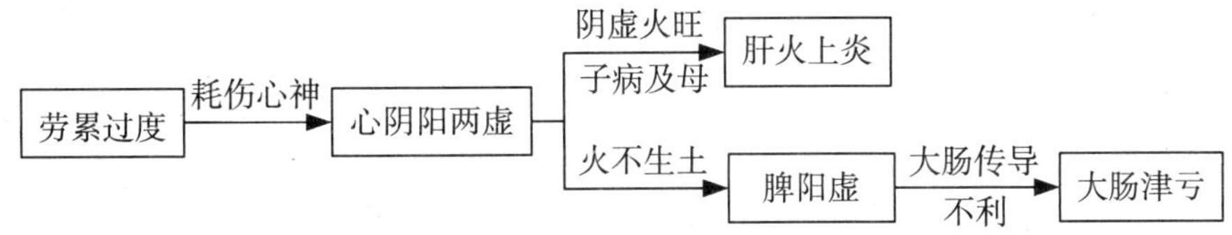


**图 4-7-10-1 病因病机演变过程图（案例 10）**

由上可得，本患者的病证以肝火上炎为主。肝火上炎，上扰目窍，则见“眼胀发红”。心阴阳两虚，心神失养，则见“失眠”；津液失于固摄，则见“手足心汗多”；心阳虚，温煦失职，则见“畏寒、乏力”。脾阳虚，温煦失职，则见“手足发凉、畏寒、乏力”。大肠津亏，传导不利，则见“便秘、大便不畅”。

本案例涉及肝、心、脾三个脏和大肠，具体见图 4-7-10-2。

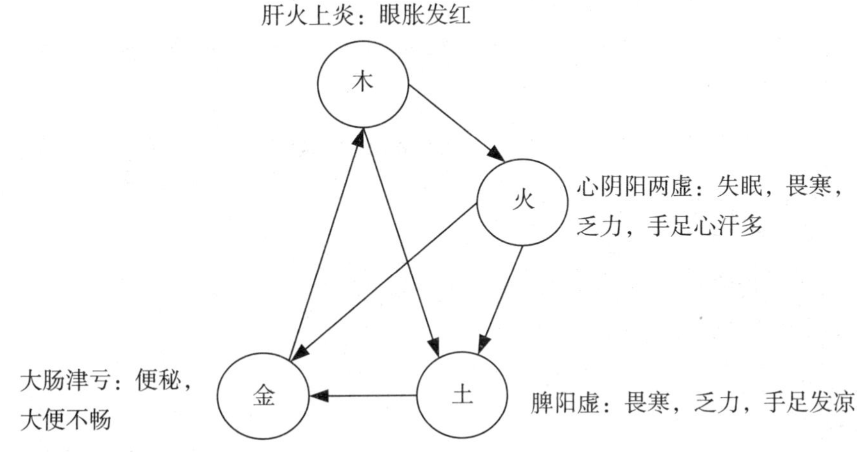


**图 4-7-10-2 五行 - 五脏 - 疾病分析图（案例 10）**

**6. 证候的寒热虚实性质分析**

本患者的病证存在“寒热错杂、虚实夹杂”的特点。“寒”为心脾阳虚所表现出的虚寒；“热”为肝火上炎所表现出的实热和心阴虚所表现出的虚热；“虚”包括阴虚、阳虚和津亏，津亏表现于大肠；“实”为实热。

**7. 辨证施膳与禁忌分析**

本患者应适当摄入酸味食品，并注意多加休息，避免劳累，进行适度有氧运动。

**8. 预后分析**

本案例若以上述药物配伍作为基本方，加减治疗 1 个月左右，可以获得显著的临床疗效。

## 案例 11

本案例是以肝火旺盛为主要证候，同时伴有脾气虚、中气下陷、肝阳上亢、脾气郁滞、肝血虚、肺气阴两虚、心气阴两虚、心络脉瘀阻、肾气阴两虚、胃有瘀血、膀胱有热证候出现。

于某，女，51 岁，初诊时间为 2007 年 9 月 11 日。

主诉：右肋胁前后疼痛、有烧灼热感 3 年余，伴右侧胸腹有下坠感、头目不清，近日加重。

现病史：患者 3 年前无明显诱因出现右肋胁前后疼痛、有烧灼热感，伴右侧胸腹有下坠感、头目不清，近日加重。另伴有胃胀，腹胀，心慌，胸闷，憋气，气短，咳嗽，喘，胸痛，烦躁，乏力，眼涩，头晕，耳鸣，头痛，汗多，面颧潮红，面色淡黄，面目浮肿，口唇发紫，手麻，手关节痛，手足心热，后背酸痛，畏热，腰痛，膝肘关节痛，下肢浮肿、无力，足跟痛。睡眠多梦易醒、时失眠，大小便调。舌质淡红尖赤，苔边尖白薄、中后白微黄，脉弦细数。

既往史：慢性支气管炎病史 30 年，哮喘病史 20 年余，肺气肿、肺心病、心衰（Ⅰ级）病史 10 年余。

检查：心率为 104 次 / 分；血压为 143/85mmHg；B 超示肝、胆、胰、脾、肾未见异常。

西医诊断：

主要诊断：肺气肿、肺心病，心衰（Ⅰ级）；慢性支气管炎。

其他诊断：胃肠动力不足

中医诊断：

主要诊断：胁痛；眩晕

其他诊断：胃胀；腹胀；心悸；胸痹；咳嗽；喘证；汗证；水肿；腰痛；痹证。

依据本案例的四诊症状和体征，对其进行辨证论治的过程分析，具体步骤和结果见表 4–7–11–1 和表 4–7–11–2。

**表 4–7–11–1　四诊症状和体征的脏腑及气血阴阳归属定位分析（案例 11）**

| 脏腑及气血阴阳 | | 四诊症状和体征 |
|---|---|---|
| 五脏 | 心 | 主血脉：心慌，胸痛；神：多梦易醒，失眠，烦躁；汗：汗多；面：面颧潮红 |
| | 脾 | 主运化：腹胀，右胸腹下坠感；黄：面色淡黄；四肢：下肢无力；唇：口唇发紫 |
| | 肝 | 主疏泄：右肋胁烧灼疼痛；主藏血：头晕，头痛，手麻，头目不清；目：眼涩 |
| | 肾 | 主水：下肢浮肿；主骨：后背酸痛，膝肘关节痛，手关节痛，足跟痛；肾府：腰痛 |
| | 肺 | 主宣发、肃降：咳嗽，胸闷，憋气；主气：气短，喘；主通调水道：面目浮肿 |
| 五腑 | 小肠 | — |
| | 胃 | 主和降：胃胀 |
| | 胆 | — |

续表

| 脏腑及气血阴阳 | | 四诊症状和体征 |
|---|---|---|
| 五腑 | 膀胱 | 小便黄 |
| | 大肠 | — |
| 气血阴阳 | 气 | 乏力 |
| | 血 | — |
| | 阴 | 手足心发热 |
| | 阳 | — |

**表 4-7-11-2　中医四态五阶段辨证分析（案例 11）**

| | | | | | | | | | |
|---|---|---|---|---|---|---|---|---|---|
| 隐态系统 | 隐性病变 | 舌质淡红尖赤，苔边尖白薄中后白微黄，脉弦细数 | | | | | | | |
| | 显性病变 | 左肋胁，烧灼疼痛 | 乏力，腹胀，右胸腹下坠感 | 头目不清，头晕，头痛 | 胃胀 | 心慌，胸痛，烦躁，畏热，多梦易醒，失眠，乏力 | 咳喘，胸闷，憋气，畏热，乏力 | 腰痛，乏力，畏热 | 小便黄 |
| 显态系统 | 隐性病变 | — | 面色淡黄，手关节痛，下肢无力 | 手麻，眼涩 | 口唇发紫 | 手足心热，面颧潮红 | 气短，手足心热 | 手足心热，后背酸痛，膝肘关节痛，足跟痛 | — |
| | 显性病变 | — | — | — | — | 汗多 | 面目浮肿 | 下肢浮肿 | — |
| 证候群 | | 肝火旺盛 | 脾气虚，中气下陷，脾气郁滞 | 肝血虚，肝阳上亢 | 胃脘气滞，胃有瘀血 | 心气阴两虚，心络脉瘀阻 | 肺气阴两虚，肺失宣降，肾不纳气 | 肾气阴两虚 | 膀胱有热 |
| 治法 | | 清泻肝火 | 健脾益气，升阳举陷，理气，养荣 | 补肝血，荣筋，明目，平肝潜阳 | 理气和胃，活血化瘀 | 补心气，滋心阴，退虚热，安神敛汗，通络止痛 | 补肺气，滋肺阴，宣肺利水，纳气平喘 | 补肾气，滋肾阴，健骨，利水消肿 | 清利膀胱 |
| 对应方剂或药物 | | 龙胆泻肝汤 | 补中益气汤，小建中汤，厚朴 | 杞菊地黄丸，天麻钩藤饮，白芍，木瓜 | 陈皮，丹参 | 天王补心丹，牡蛎散，丹参，胡黄连 | 四君子汤，苏子降气汤，五皮饮，麦冬，瓜蒌 | 济生肾气丸，知母，黄柏，杜仲 | 芦根 |

## 精准论治

### 1. 方剂与证候的对应分析

本患者的主要证候为肝火旺盛，兼见脾气虚、中气下陷、脾气郁滞、肝血虚、肝阳上亢、心气阴两虚、心络脉瘀阻、肺气阴两虚、肾不纳气、肾气阴两虚、胃有瘀血、膀胱有热证候。选用龙胆泻肝汤清泻肝火以治疗肝火旺盛出现的“左肋胁烧灼疼痛”；脾气虚、中气下陷、脾气郁滞出现的“右胸腹下坠感、乏力、腹胀、面色淡黄、手关节痛、下肢无力”选用补中益气汤合小建中汤加厚朴以健脾益气、升阳举陷、理气、养荣；杞菊地黄丸合天麻钩藤饮加白芍、木瓜补肝血荣筋、明目、平肝潜阳以治疗肝血虚、肝阳上亢出现的“头目不清、头晕、头痛、手麻、眼涩”；针对“胃胀、口唇发紫”选用陈皮、丹参以理气和胃、活血化瘀；天王补心丹合牡蛎散加胡黄连、丹参补心气、滋心阴、退虚热、安神敛汗、通络止痛以治疗心气阴两虚、心络脉瘀阻出现的“乏力、畏热、心慌、胸痛、烦躁、多梦易醒、失眠、手足心热、面颧潮红、汗多”；肺气阴两虚、肾不纳气出现的“畏热、乏力、咳嗽、喘、胸闷、憋气、气短、手足心热、面目浮肿”选用四君子汤、苏子降气汤合五皮饮加麦冬、瓜蒌以补肺气、滋肺阴、宣肺利水、纳气平喘；济生肾气丸加知母、黄柏、杜仲补肾气、滋肾阴、健骨、利水消肿以治疗肾气阴两虚出现的“腰痛、乏力、畏热、手足心热、后背酸痛、膝肘关节痛、足跟痛、下肢浮肿”；针对膀胱有热出现的“小便黄”选用芦根以清利膀胱。

**2. 药物与疾病、证候、症状的对应分析**

在“方证”对应的基础上，最终目的是实现药物“对病、对证、对症”的精准对应。本案例证候与方剂的精准对应关系具体见表 4–7–11–3。

**表 4–7–11–3　证候与方剂的精准对应关系（案例 11）**

| 证候 | | 方剂 | 药物 |
|---|---|---|---|
| 主要证候 | 肝火旺盛 | 龙胆泻肝汤 | 龙胆草，黄芩，栀子，木通，泽泻，车前子，柴胡，当归，生地黄 |
| 其他证候 | 中气下陷 | 补中益气汤 | 党参，白术，黄芪，升麻，柴胡，当归，陈皮，甘草 |
| | 脾气虚，脾失运化 | 小建中汤 | 桂枝，白芍，饴糖，炙甘草 |
| | 脾气郁滞 | — | 厚朴 |
| | 肝阳上亢 | 天麻钩藤饮 | 天麻，钩藤，石决明，川牛膝，桑寄生，杜仲，栀子，黄芩，益母草，朱茯神，夜交藤 |
| | 肝血虚 | 杞菊地黄丸 | 枸杞子，菊花，熟地黄，山药，山茱萸，茯苓，牡丹皮，泽泻 |
| | 胃脘气滞 | — | 陈皮 |
| | 胃有瘀血 | — | 丹参 |
| | 心气阴两虚 | 天王补心丹 | 党参，玄参，丹参，茯苓，五味子，远志，桔梗，当归，天冬，麦冬，柏子仁，酸枣仁，生地黄，朱砂 |
| | | 牡蛎散 | 煅牡蛎，黄芪，麻黄根，浮小麦 |
| | 心络脉瘀阻 | — | 丹参 |
| | 肺气阴两虚，肺失宣降 | 四君子汤 | 党参，白术，茯苓，甘草 |
| | | 苏子降气汤 | 紫苏子，陈皮，半夏，当归，前胡，厚朴，肉桂，甘草 |
| | | 五皮饮＋麦冬，瓜蒌 | 陈皮，生姜皮，大腹皮，茯苓皮，桑白皮，麦冬，瓜蒌 |

续表

| 证候 | | 方剂 | 药物 |
|---|---|---|---|
| 其他证候 | 肾气阴两虚 | 济生肾气丸+知母，黄柏 | 车前子，川牛膝，附子，肉桂，熟地黄，山药，山茱萸，茯苓，泽泻，牡丹皮，知母，黄柏 |
| | 膀胱有热 | — | 芦根 |

依据上表中方剂和药物的基本信息，筛选本案例治疗过程中每个具体症状所要对应的具体药物，结果见表 4–7–11–4。

**表 4–7–11–4　症状与药物的精准对应关系（案例 11）**

| 症状 | 药物 |
|---|---|
| 左肋胁烧灼疼痛 | 龙胆草，黄芩，栀子，泽泻，车前子，柴胡，当归 |
| 右胸腹下坠感 | 党参，黄芪，升麻，柴胡 |
| 头目不清，头晕，头痛 | 天麻，钩藤，枸杞子，菊花 |
| 胃胀 | 陈皮 |
| 腹胀 | 厚朴 |
| 心慌 | 牡蛎，茯苓，丹参 |
| 胸闷，憋气 | 瓜蒌 |
| 喘，气短 | 党参，紫苏子，当归，肉桂，厚朴 |
| 咳嗽 | 前胡 |
| 胸痛 | 丹参 |
| 烦躁，面颧潮红 | 天冬，麦冬，胡黄连，丹参 |
| 乏力，下肢无力 | 党参，黄芪，山药 |
| 眼涩 | 枸杞子，菊花 |
| 汗多 | 煅牡蛎，黄芪 |
| 面色淡黄 | 桂枝，白芍，饴糖，炙甘草 |
| 面目浮肿 | 生姜皮，茯苓皮，桑白皮 |
| 口唇发紫 | 丹参，川牛膝 |
| 手麻 | 白芍，木瓜 |
| 手关节痛 | 桂枝，茯苓，白芍，木瓜 |
| 腰痛，后背酸痛，膝肘关节痛，足跟痛 | 川牛膝，附子，肉桂，山药，山茱萸，杜仲 |
| 下肢浮肿 | 车前子，附子，肉桂，山药，山茱萸，茯苓，泽泻 |
| 手足心热，畏热 | 知母，黄柏，胡黄连 |
| 失眠，多梦易醒 | 酸枣仁，茯苓，丹参 |
| 小便黄 | 泽泻，车前子 |

根据上表信息对本案例的处方用药进行分析，可以得出：肝火旺盛出现的“左肋胁烧灼疼痛”选用龙胆草、黄芩、栀子、泽泻、车前子、柴胡、当归以清肝泻火；党参、黄芪、升麻、柴胡升阳举陷以治疗中气下陷出现的“右胸腹下坠感”；肝血虚、肝阳上亢出现的“头目不清、头晕、头痛”选用天麻、钩藤、枸杞子、菊花以滋补肝血、平肝潜阳；陈皮理气和胃以治疗“胃胀”；针对“腹胀”选用厚朴以理气；牡蛎、茯苓、丹参养心以治疗“心慌”；“胸闷、憋气”为肺失宣降的表现，选用瓜蒌以宽胸顺气；党参、紫苏子、当归、肉桂、厚朴补肺气、降气平喘以治疗肺气虚出现的“喘、气短”；前胡降气止

咳以治疗“咳嗽”；心络脉瘀阻出现的“胸痛”选用丹参以通络止痛；“烦躁、面颧潮红”为心阴虚的表现，选用天冬、麦冬、胡黄连、丹参以滋心阴、退虚热；党参、黄芪、山药益气健脾以治疗脾气虚出现的“乏力、下肢无力”；“眼涩”为肝血虚的表现，选用枸杞子、菊花以补肝血明目；煅牡蛎、黄芪益气收敛止汗以治疗心气虚出现的“汗多”；桂枝、白芍、饴糖、炙甘草健脾养荣以治疗“面色淡黄”；针对“面目浮肿”选用生姜皮、茯苓皮、桑白皮以宣肺利水；丹参、川牛膝活血以治疗胃有瘀血出现的“口唇发紫”；肝血虚出现的“手麻”选用白芍、木瓜以补肝血荣筋；桂枝、茯苓、白芍、木瓜化湿荣筋以治疗“手关节痛”；肾气阴两虚出现的“腰痛、后背酸痛、膝肘关节痛、足跟痛”选用川牛膝、附子、肉桂、山药、山茱萸、杜仲以补肾壮骨止痛；车前子、附子、肉桂、山药、山茱萸、茯苓、泽泻补肾气、利水消肿以治疗“下肢浮肿”；知母、黄柏、胡黄连滋阴退热以治疗阴虚出现的“手足心热、畏热”；酸枣仁、茯苓、丹参养心安神以治疗“失眠、多梦易醒”；膀胱有热出现的“小便黄”选用泽泻、车前子以清利膀胱。

从药物与疾病对应关系的角度来分析，本案例肺心病、心衰（Ⅰ级）可选用的药物为丹参、三七，诸药合用以增强疗效。

**3. 一药治疗“多病、多证、多症”的对应分析**

依据“方证对应”与“药症对应”的分析，本案例一药对应“多病、多证、多症”的归纳总结如下，具体见表 4-7-11-5。

**表 4-7-11-5　一药对应“多病、多证、多症”分析表（案例 11）**

| 药物 | 症状与疾病 |
|---|---|
| 党参 | 右胸腹下坠感，喘，气短，乏力，下肢无力 |
| 黄芪 | 右胸腹下坠感，乏力，下肢无力，汗多 |
| 柴胡 | 左肋胁烧灼疼痛，右胸腹下坠感 |
| 车前子，泽泻 | 左肋胁烧灼疼痛，下肢浮肿，小便黄 |
| 枸杞子，菊花 | 头目不清，头晕，头痛，眼涩 |
| 栀子 | 左肋胁烧灼疼痛，烦躁，面颧潮红 |
| 当归 | 左肋胁烧灼疼痛，喘，气短 |
| 厚朴 | 腹胀，喘，气短 |
| 茯苓 | 心慌，面目浮肿，手关节痛，下肢浮肿，失眠，多梦易醒 |
| 牡蛎 | 心慌，汗多 |
| 丹参 | 心慌，烦躁，面颧潮红，失眠，多梦易醒，口唇发紫，胸痛 |
| 肉桂 | 喘，气短，腰痛，后背酸痛，膝肘关节痛，足跟痛，下肢浮肿 |
| 川牛膝 | 口唇发紫，腰痛，后背酸痛，膝肘关节痛，足跟痛 |
| 桂枝 | 面色淡黄，手关节痛 |
| 白芍 | 面色淡黄，手麻，手关节痛 |
| 木瓜 | 手麻，手关节痛 |
| 附子，山茱萸 | 腰痛，后背酸痛，膝肘关节痛，足跟痛，下肢浮肿 |
| 山药 | 乏力，下肢无力，腰痛，后背酸痛，膝肘关节痛，足跟痛，下肢浮肿 |
| 胡黄连 | 烦躁，面颧潮红，手足心热，畏热 |
| 丹参，三七 | 肺心病、心衰（Ⅰ级） |

**4. 处方**

由于患者没有明显的脾失健运的表现，故四君子汤和补中益气汤中的白术没有选用；肝阳上亢出现的“头目不清、头晕、头痛”从天麻钩藤饮中选取天麻、钩藤以平肝潜阳，药力足够，其他药物没有选用；患者有脾胃气滞出现的“腹胀、胃胀”，而生地黄和熟地黄滋腻碍胃，用后会加重患者的病情，故舍而不用；心气虚出现的“汗多”从牡蛎散中选取煅牡蛎、黄芪以收敛固摄止汗，效用足够，其他药物舍而不用；患者没有痰湿阻肺的征象，故苏子降气汤中的半夏没有选用；患者没有腹水的表现，故五皮饮中的大腹皮去而不用；龙胆泻肝汤中的木通，杞菊地黄丸和济生肾气丸中的牡丹皮，天王补心丹中的玄参、五味子、远志、桔梗、柏子仁、朱砂等药物由于没有与之相对应的症状，故删而不用。

最后，进一步考虑“三因制宜”的原则，本案例的治疗用药如下。

处方：龙胆草 15 克，黄芩 15 克，炒栀子 15 克，泽泻 6 克，车前子 6 克，柴胡 10 克，当归 10 克，党参 10 克，黄芪 10 克，升麻 3 克，天麻 10 克，钩藤 30 克，枸杞子 15 克，菊花 6 克，陈皮 10 克，厚朴 10 克，牡蛎 60 克，茯苓 10 克，丹参 30 克，瓜蒌 10 克，苏子 10 克，肉桂 3 克，前胡 10 克，天冬 30 克，麦冬 30 克，胡黄连 15 克，炒白芍 10 克，桑白皮 10 克，木瓜 10 克，制附子 6 克，川牛膝 10 克，炒山药 10 克，山茱萸 10 克，炒杜仲 10 克，知母 10 克，黄柏 10 克，炒枣仁 10 克，三七 10 克，炙甘草 6 克。方中瓜蒌与附子虽有违“十八反”的配伍禁忌，但在临床实际应用过程中并无任何问题，三七可研末冲服，也可打碎入煎剂，附子、牡蛎宜先煎，钩藤宜后下，水煎服。由于方中有牡蛎，故煎煮后需沉淀 20 分钟后再服用。

**5. 病因与病机演变分析**

本案例由于劳累过度，耗伤心肾，导致心肾气阴两虚。心虚导致脾气虚、脾气郁滞、中气下陷，为“火不生土”。脾不升清，则胃不降浊，胃失和降，日久气不行血，出现胃有瘀血。脾主运化的功能减退，影响了肝主疏泄的功能，出现肝气郁滞，日久化热生火，出现肝火旺盛、肝阳上亢。心气阴两虚，累及肺脏，出现肺气阴两虚。具体见图 4–7–11–1。

由上可得，本患者的病证以肝火旺盛为主。肝火旺盛，则见“左肋胁烧灼疼痛”；肝阳上亢，上扰清阳，加之肝血虚，清窍失养，则见“头目不清、头晕、头痛”；肝血虚，筋脉失于濡养，则见“手麻”，目失所养，则见“眼涩”。脾气虚，气血化生不足，机体失于充养，则见“面色淡黄、下肢无力、手关节痛”；中气下陷，则见“右胸腹下坠感”；“腹胀”为脾气郁滞的表现。胃失和降，胃脘气滞，则见“胃胀”；胃有瘀血，则见“口唇发紫”。心气阴两虚，心失所养，则见“心慌”，心神失养，则见“失眠、多梦易醒”；心阴虚，阴不制阳，虚热上扰，则见“面颧潮红”，虚热扰神，则见“烦躁”；

心气虚，津液失于固摄，则见“汗多”；心络脉瘀阻，则见“胸痛”。肺气阴两虚，肺失宣降，则见“胸闷、憋气、咳嗽”；肺主气司呼吸的功能减退，则见“喘、气短”；肺主通调水道的功能减退，上焦水液代谢不利，则见“面目浮肿”。肾气阴两虚，腰府失养，则见“腰痛、后背酸痛、膝肘关节痛、足跟痛”；肾主水的功能减退，下焦水液代谢不利，则见“下肢浮肿”。“小便黄”为膀胱有热的表现。“乏力”为脾气虚、肺气虚、心气虚和肾气虚的共有表现；“手足心热、畏热”为心阴虚、肺阴虚、肾阴虚的共有表现。

劳累过度
耗伤心神
心气阴两虚
累及肾脏
肾气阴两虚
肺气阴两虚
火不生土
脾气虚
脾气郁滞
中气下陷
肝失疏泄
肝气郁结
郁而化火
肝火旺盛
肝阳上亢
胃失和降
气不行血
胃有瘀血

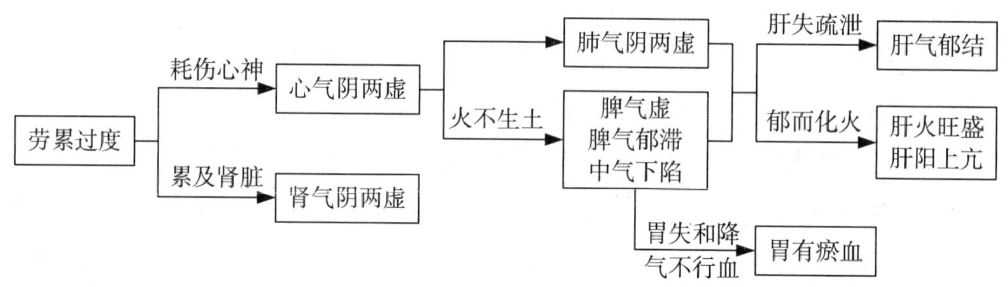

**图 4-7-11-1　病因病机演变过程图（案例 11）**

本案例涉及心、肝、脾、肺、肾五个脏及胃、膀胱两个腑，属于“五脏同病”，具体见图 4-7-11-2。

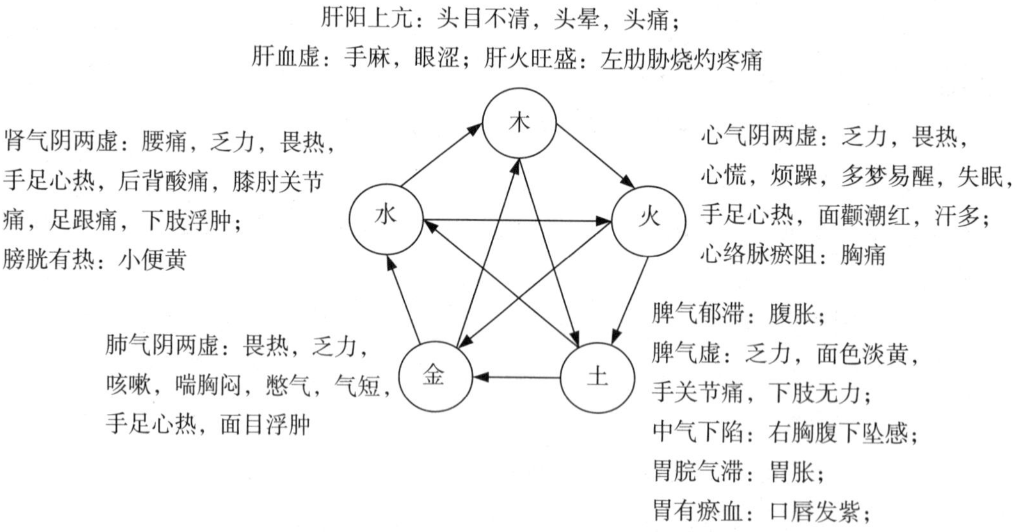

肝阳上亢：头目不清，头晕，头痛；
肝血虚：手麻，眼涩；肝火旺盛：左肋胁烧灼疼痛
木
火
土
金
水
心气阴两虚：乏力，畏热，
心慌，烦躁，多梦易醒，失眠，
手足心热，面颧潮红，汗多；
心络脉瘀阻：胸痛
脾气郁滞：腹胀；
脾气虚：乏力，面色淡黄，
手关节痛，下肢无力；
中气下陷：右胸腹下坠感；
胃脘气滞：胃胀；
胃有瘀血：口唇发紫；
肺气阴两虚：畏热，乏力，
咳嗽，喘胸闷，憋气，气短，
手足心热，面目浮肿
肾气阴两虚：腰痛，乏力，畏热，
手足心热，后背酸痛，膝肘关节
痛，足跟痛，下肢浮肿；
膀胱有热：小便黄

**图 4-7-11-2　五行 – 五脏 – 疾病分析图（案例 11）**

**6. 证候的寒热虚实性质分析**

本患者的病证存在“虚实夹杂”的特点。“虚”包括气虚、血虚和阴虚，气虚有脾气虚、肺气虚和心气虚，血虚为肝血虚，阴虚有心阴虚、肺阴虚和肾阴虚；“实”为膀胱有热、脾胃气滞、心络脉瘀阻和胃有瘀血。

**7. 辨证施膳与禁忌分析**

本患者饮食应以清淡为主，适当摄入酸味食品，并注意多休息，避免劳累，进行适度有氧运动。

**8. 预后分析**

本案例可采用上方进行长期调养。

## 第八节　以肝胆湿热为主证的案例

肝胆湿热证候常伴有胃热或胃火的证候存在，本节分析以肝胆湿热为主证的辨证论治过程，具体见案例 12。

耳疮为肝脏的病证，多由饮食不节诱发，容易累及其他的脏腑而出现相应的病证。本案例是以肝胆湿热为主要证候，同时伴有肾气虚、脾阳虚、肝血虚、胃热、肝气虚证候出现。

### 案例 12

鹿某，女，58 岁，初诊时间为 2009 年 12 月 24 日。

主诉：左耳发热伴向外冒火感 4 年，伴左耳道流黄水，听力下降，近日加重。

现病史：患者 4 年前无明显诱因出现左耳发热伴向外冒火感，左耳道流黄水，听力下降，近日加重。另伴有口苦，口干，左下腹痛，心慌，乏力，面目浮肿，右眼眉潮红发痒，手足发凉，手足面色淡黄，腰痛，手麻，下肢浮肿、无力。头发斑白、稀疏，睡眠可。大小便调。舌质淡红，苔边尖白薄、中后黄，脉沉弦细。

既往史：腰椎间盘突出病史 5 年。

检查：心电图示心肌缺血；心率为 70 次 / 分；血压为 120/80 mmHg；胃肠镜示慢性胆汁反流性胃炎，慢性结肠炎；B 超示肝、胆、胰、脾、肾未见异常。

西医诊断：

主要诊断：左耳湿疹。

其他诊断：慢性胆汁反流性胃炎；慢性结肠炎；胃肠动力不足；冠心病心肌缺血。

中医诊断：

主要诊断：耳疮；耳聋。

其他诊断：口苦；腹痛；心悸；腰痛；痹证；水肿。

依据本案例的四诊症状和体征，对其进行辨证论治的过程分析，具体步骤和结果见表 4-8-12-1 和表 4-8-12-2。

**表 4-8-12-1　四诊症状和体征的五脏及气血阴阳归属定位分析（案例 12）**

| 五脏及气血阴阳 | | 四诊症状和体征 |
|---|---|---|
| 五脏 | 心 | — |
| | 脾 | 主运化：左下腹痛；黄：面手足淡黄；四肢：手足发凉，下肢无力；口：口苦，口干 |
| | 肝 | 主藏血：手麻；目：右眼眉潮红发痒 |
| | 肾 | 肾府：腰痛；主水：下肢浮肿；发：头发斑白、稀疏；耳：左耳发热伴向外冒火感，听力下降，左耳道流黄水 |
| | 肺 | 主通调水道：面目浮肿 |
| 气血阴阳 | 气 | 乏力 |
| | 血 | — |
| | 阴 | — |
| | 阳 | — |

**表 4-8-12-2　中医四态五阶段辨证分析（案例 12）**

| | | | | | | | |
|---|---|---|---|---|---|---|---|
| 隐态系统 | 隐性病变 | 舌质淡红，苔边尖白薄、中后黄，脉沉弦细 | | | | | |
| | 显性病变 | — | 腰痛，乏力 | 左下腹痛，乏力 | — | 口干 | 口苦 |
| 显态系统 | 隐性病变 | 左耳发热伴向外冒火感，右眼眉潮红发痒 | 听力下降，头发斑白 | 面色淡黄，手足淡黄，下肢发凉，下肢无力 | 手麻 | — | — |
| | 显性病变 | 左耳道流黄水 | 头发稀疏，下肢浮肿 | | — | — | — |
| 证候群 | | 肝胆湿热 | 肾气虚 | 脾阳虚，脾失运化 | 肝血虚 | 胃热 | 肝气虚 |
| 治法 | | 清利肝胆湿热 | 补肾气，乌发，聪耳 | 温脾祛寒，健脾养荣 | 补肝血，荣筋 | 清胃生津 | 补肝气，强肝泄 |
| 对应方剂或药物 | | 龙胆泻肝汤 | 济生肾气丸，耳聋左慈丸，何首乌，杜仲 | 理中汤，小建中汤 | 四物汤，木瓜 | 栀子 | 酸味补肝汤 |

## 精准论治

### 1. 方剂与证候的对应分析

本患者的主要证候为肝胆湿热，兼见肾气虚、脾阳虚、肝血虚、胃热、肝气虚证候。选用龙胆泻肝汤清利肝胆以治疗肝胆湿热出现的“左耳发热伴向外冒火感、右眼眉潮红发痒、左耳道流黄水”；肾气虚出现的“腰痛、乏力、下肢浮肿”选用济生肾气丸加杜仲以补肾壮骨、利水消肿；“左下腹痛、乏力、面色淡黄、手足淡黄、下肢发凉、下肢无力”为脾阳虚的表现，选用理中汤合小建中汤以温脾祛寒、缓急止痛、养荣；四物汤加木瓜补肝血荣筋以治疗肝血虚出现的“手麻”；“口干”为胃热的表现，选用栀子以清胃生津；酸味补肝汤补肝气、强肝泄以治疗肝气虚出现的“口苦”。

**2. 药物与疾病、证候、症状的对应分析**

在“方证”对应的基础上，最终目的是实现药物“对病、对证、对症”的精准对应。本案例证候与方剂的精准对应关系具体见表 4–8–12–3。

**表 4–8–12–3　证候与方剂的精准对应关系（案例 12）**

| 证候 | | 方剂 | 药物 |
| --- | --- | --- | --- |
| 主要证候 | 肝胆湿热 | 龙胆泻肝汤 | 龙胆草，黄芩，栀子，木通，泽泻，车前子，柴胡，当归，生地黄 |
| 其他证候 | 肾气虚 | 济生肾气丸 | 车前子，川牛膝，附子，肉桂，熟地黄，山药，山茱萸，茯苓，泽泻，牡丹皮 |
| | 脾阳虚，脾失运化 | 理中汤 | 干姜，党参，白术，炙甘草 |
| | | 小建中汤 | 桂枝，白芍，饴糖，炙甘草 |
| | 肝血虚 | 四物汤 + 木瓜 | 熟地黄，当归，白芍，川芎，木瓜 |
| | 肝气虚 | 酸味补肝汤 | 白芍，山楂，木瓜，香橼，乌梅，川牛膝，赤小豆，五味子，山茱萸，栀子，山药，甘草 |

依据上表中方剂和药物的基本信息，筛选本案例治疗过程中每个具体症状所要对应的具体药物，结果见表 4–8–12–4。

**表 4–8–12–4　症状与药物的精准对应关系（案例 12）**

| 症状 | 药物 |
| --- | --- |
| 左耳发热伴向外冒火感，右眼眉潮红发痒，左耳道流黄水 | 龙胆草，黄芩，栀子，木通，泽泻，车前子，川牛膝 |
| 腰痛 | 川牛膝，山药，山茱萸，杜仲 |
| 下肢无力，乏力 | 党参，山药 |
| 下肢浮肿 | 车前子，山药，山茱萸，茯苓 |
| 左下腹痛 | 干姜，党参，白术，白芍，甘草 |
| 面色淡黄，手足淡黄 | 桂枝，白芍，饴糖，炙甘草 |
| 下肢发凉 | 干姜 |
| 手麻 | 白芍，木瓜 |
| 口干 | 栀子，川牛膝 |
| 口苦 | 白芍，木瓜，山药，山茱萸，川牛膝，栀子 |

根据上表信息对本案例的处方用药进行分析，可以得出：肝胆湿热出现的“左耳发热伴向外冒火感、右眼眉潮红发痒、左耳道流黄水”选用龙胆草、黄芩、栀子、木通、泽泻、车前子、川牛膝以清利肝胆；川牛膝、山药、山茱萸、杜仲补肾壮骨以治疗肾气虚出现的“腰痛”；脾气虚出现的“下肢无力、乏力”选用党参、山药以益气健脾；车前子、山药、山茱萸、茯苓补肾利水以治疗“下肢浮肿”；脾阳虚出现的“左下腹痛”

选用干姜、党参、白术、白芍、甘草以温脾祛寒、缓急止痛；桂枝、白芍、饴糖、炙甘草健脾养荣以治疗“面色淡黄、手足淡黄”；干姜温脾祛寒以治疗“下肢发凉”；针对“手麻”选用白芍、木瓜以补肝血荣筋；栀子、川牛膝清胃降火以治疗胃热出现的“口干”；肝气虚出现的“口苦”选用白芍、木瓜、山药、山茱萸、川牛膝、栀子以补肝气、强肝泄。

从药物与疾病对应关系的角度来分析，本案例左耳湿疹可选用的药物为苍术、薏苡仁、苦参、黄柏，慢性胆汁反流性胃炎可选用的药物为白芍、川牛膝、山茱萸、乌梅、炒山楂、木瓜，诸药合用以增强疗效。

**3. 一药治疗“多病、多证、多症”的对应分析**

依据“方证对应”与“药症对应”的分析，本案例一药对应“多病、多证、多症”的归纳总结如下，具体见表4–8–12–5。

**表4–8–12–5　一药对应“多病、多证、多症”分析表（案例12）**

| 药物 | 症状与疾病 |
|---|---|
| 栀子 | 左耳发热伴向外冒火感，右眼眉潮红发痒，左耳道流黄水，口干，口苦 |
| 川牛膝 | 左耳发热伴向外冒火感，右眼眉潮红发痒，左耳道流黄水，腰痛，口干，口苦 |
| 山药 | 腰痛，下肢无力，乏力，下肢浮肿，口苦 |
| 党参 | 下肢无力，乏力，左下腹痛 |
| 山茱萸 | 腰痛，下肢浮肿，口苦面色淡黄，手足淡黄，手麻，口苦 |
| 白芍，木瓜 | 下肢发凉，左下腹痛 |
| 干姜 | 左耳发热伴向外冒火感，右眼眉潮红发痒，左耳道流黄水，下肢浮肿 |
| 车前子，泽泻 | 左耳发热伴向外冒火感，右眼眉潮红发痒，左耳道流黄水， |
| 栀子 | 口干，口苦 |
| 苍术，薏苡仁，苦参，黄柏 | 左耳湿疹 |
| 白芍，川牛膝，山茱萸，乌梅，炒山楂，木瓜 | 慢性胆汁反流性胃炎 |

**4. 处方**

由于患者的主要证候为肝胆湿热，且没有明显的肾阳不足的表现，故肾气丸中的附子、肉桂没有选用；由于患者有肝气虚出现的“口苦”的症状，而熟地黄滋腻碍胃，用后会加重患者的病情，故去而不用；肝气虚出现的“口苦”从酸味补肝汤中选取白芍、木瓜、山药、山茱萸、川牛膝、栀子以补肝气、强肝泄，药力足够，其他药物没有选用；龙胆泻肝汤中的柴胡、当归、生地黄，济生肾气丸中的茯苓、牡丹皮和四物汤中的当归、川芎等药物由于没有与之相对应的症状，故删而不用。

最后，进一步考虑“三因制宜”的原则，本案例的治疗用药如下。

处方：龙胆草15克，黄芩15克，炒栀子15克，木通6克，泽泻10克，车前子10克，川牛膝10克，炒山药10克，山茱萸10克，炒杜仲10克，党参10克，茯苓10克，干姜6克，炒白术10克，桂枝10克，炒白芍10克，木瓜10克，苍术10克，薏苡仁 10 克，苦参 10 克，黄柏 10 克，乌梅 10 克，炒山楂 10 克，炙甘草 6 克。水煎服。

**5. 病因与病机演变分析**

本案例由于膏粱厚味之品摄入过多，并有晨起喝白水的习惯 20 余年，损伤了脾的运化能力，出现脾阳虚。饮食积于胃，郁而化热，出现胃热。脾的运化功能减退，水湿内生，郁而化热，湿热蕴结肝胆，出现肝胆湿热。脾失健运，气血化生不足，肝失充养，则见肝气虚、肝血虚。脾虚，后天不能充养先天，则见肾气虚。具体见图 4–8–12–1。

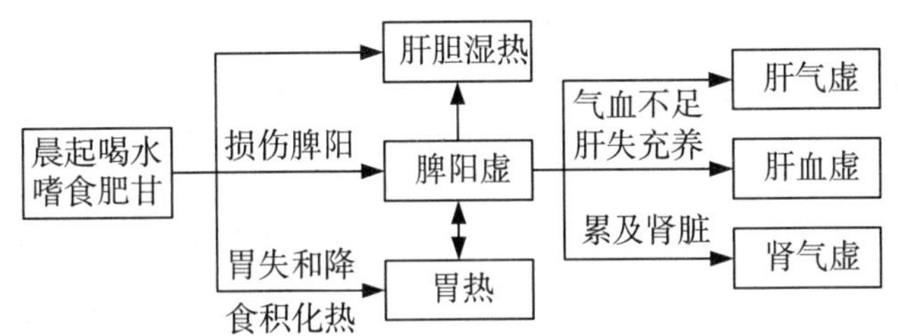


**图 4–8–12–1　病因病机演变过程图（案例 12）**

由上可得，本患者的病证以肝胆湿热为主。肝胆湿热，上扰耳窍，则见“左耳发热伴向外冒火感、左耳道流黄水”；肝火上炎，则见“右眼眉潮红发痒”。肾气虚，腰府失养，则见“腰痛”；肾主水的功能减退，下焦水液代谢不利，则见“下肢浮肿”。脾阳虚，温煦失职，则见“左下腹痛、下肢发凉”；气血化生不足，机体失于充养，则见“面色淡黄、手足淡黄、下肢无力”。肝血虚，筋脉失于濡养，则见“手麻”。“口干”为胃热的表现。肝气虚，肝失疏泄，胆汁排泄不利，上逆于胃，承于口，则见“口苦”。“乏力”为肾气虚和脾阳虚的共有表现。

本案例涉及肝、脾、肾三个脏及胃腑，具体见图 4–8–12–2。

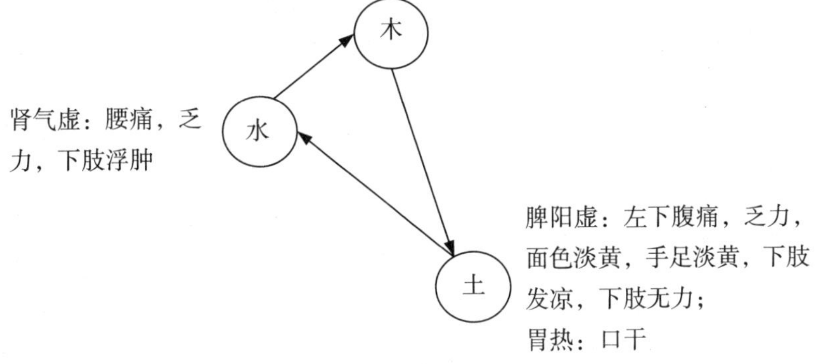


**图 4–8–12–2　五行 – 五脏 – 疾病分析图（案例 12）**

**6. 证候的寒热虚实性质分析**

本患者的病证存在“寒热错杂、虚实夹杂”的特点。“寒”为脾阳虚所表现出的虚寒；“热”为肝胆湿热、胃热所表现出的实热；“虚”包括气虚、血虚和阳虚，气虚为肾气虚和肝气虚，血虚为肝血虚；“实”为实热和湿邪。

**7. 辨证施膳与禁忌分析**

本患者饮食宜以清淡为主，适当摄入酸味或酸甜味的食品，避免辛辣刺激及膏粱厚味之品，进行适度有氧运动。

**8. 预后分析**

本案例若以上述药物配伍作为基本方，加减治疗 1 ～ 2 个月可以收到显著的临床效果，但其冠心病心肌缺血则需要长期调养和不间断的治疗。

# 第五章

# 肺脏常见证候的辨证论治路径和规律

## 第一节　肺脏常见证候的理法方药对应关系

肺脏的常见证候有10个，其中有肺气虚、肺阴虚等2个虚证，有风寒犯肺、风热犯肺、燥邪犯肺、肺热炽盛、寒痰阻肺、痰热壅肺、饮停胸胁、风水相搏等8个实证。这些证候的四诊症状和体征的定性问题，以及对应的治法、方剂和药物，讨论如下。

### 一、肺气虚

#### （一）肺气虚证候四诊症状和体征的定性

咳嗽无力，喘而气少不足以息、动则易甚，痰多清稀，自汗，乏力，畏风，易于感冒，面色㿠白，舌淡苔白，脉虚弱。

#### （二）肺气虚证候的理法方药对应关系

肺气虚证候的理法方药对应关系，具体见表5–1–1。

**表5–1–1　肺气虚证候的理法方药对应关系**

| 肺脏功能与络属 | | 症状和体征 | 治法 | 方剂 | 药物 |
|---|---|---|---|---|---|
| 功能 | 主气司呼吸 | 咳而无力 | 益气补肺 | 补肺汤 | 党参，黄芪，五味子，紫菀 |
| | | 喘而气少不足以息、动则益甚 | 益气补肺，补肾纳气，平喘 | 补肺汤＋苏子降气汤 | 党参，黄芪，五味子，紫苏子，当归，半夏，前胡，厚朴，肉桂，甘草 |
| | 主通调水道 | 痰多清稀 | 燥湿化痰 | 二陈汤 | 半夏，陈皮，茯苓，乌梅 |
| 络属 | 五色为白 | 面色㿠白 | 补益肺气 | 补肺汤 | 党参，黄芪，熟地黄 |
| 其他 | 气虚 | 自汗 | 固表止汗 | 牡蛎散 | 黄芪，牡蛎，浮小麦 |
| | | 乏力，畏风 | 益气补肺固表 | 玉屏风散 | 黄芪，白术，防风 |
| | | 易于感冒 | 益气补肺 | 补肺汤 | 党参，黄芪，五味子 |

## 二、肺阴虚

### （一）肺阴虚证候四诊症状和体征的定性

干咳，声音嘶哑，无痰或痰少而黏，甚则痰中带血，咽干，午后潮热、汗出，或盗汗，五心烦热，颧红，舌红少津，脉细数。

### （二）肺阴虚证候的理法方药对应关系

肺阴虚证候的理法方药对应关系，具体见表 5–1–2。

**表 5–1–2　肺阴虚证候的理法方药对应关系**

| 肺脏功能与络属 | | 症状和体征 | 治法 | 方剂 | 药物 |
|---|---|---|---|---|---|
| 功能 | 主宣发、肃降 | 干咳 | 养阴润肺，止咳 | 沙参麦冬汤 | 沙参，麦冬，桑叶，天花粉 |
| | 主通调水道 | 无痰或痰少而黏，甚则痰中带血 | 润肺化痰 | 百合固金汤 | 生地黄，玄参，麦冬，百合，贝母 |
| 络属 | 咽喉 | 声音嘶哑，咽干 | 养阴润肺，生津 | 沙参麦冬汤 | 沙参，麦冬，玉竹，天花粉 |
| | 五体合皮，其华在毛 | 汗出或盗汗 | 滋阴敛汗 | 百合固金汤＋牡蛎散＋地骨皮，知母 | 生地黄，玄参，麦冬，百合，贝母，地骨皮，知母，牡蛎，浮小麦 |
| 其他 | 阴虚 | 午后潮热，五心烦热，颧红 | 养阴，清退虚热 | 百合固金汤＋地骨皮，知母 | 生地黄，玄参，麦冬，百合，贝母，地骨皮，知母 |

## 三、风寒犯肺

### （一）风寒犯肺证候四诊症状和体征的定性

咳嗽，气喘，痰稀薄、色白，流清涕，恶寒发热，无汗，头身疼痛，鼻塞，喉痒，苔白，脉浮紧。

### （二）风寒犯肺证候的理法方药对应关系

风寒犯肺证候的理法方药对应关系，具体见表 5–1–3。

**表 5–1–3　风寒犯肺证候的理法方药对应关系**

| 肺脏功能与络属 | | 症状和体征 | 治法 | 方剂 | 药物 |
|---|---|---|---|---|---|
| 功能 | 主气司呼吸 | 气喘 | 宣肺平喘 | 三拗汤 | 麻黄，杏仁，甘草 |

续表

| 肺脏功能与络属 | | 症状和体征 | 治法 | 方剂 | 药物 |
|---|---|---|---|---|---|
| 功能 | 主宣发、肃降 | 咳嗽 | 发汗解表 | 三拗汤 | 麻黄，杏仁，甘草 |
| | 主通调水道 | 痰稀薄色白 | 宣肺化痰 | 麻黄汤＋二陈汤 | 麻黄，桂枝，杏仁，半夏，陈皮，茯苓，乌梅，甘草 |
| 络属 | 五液为涕 | 流清涕 | 宣肺化痰 | 麻黄汤＋二陈汤 | 麻黄，桂枝，杏仁，半夏，陈皮，茯苓，乌梅，甘草 |
| | 开窍于鼻 | 鼻塞 | 发汗解表 | 麻黄汤 | 麻黄，桂枝，甘草 |
| | 五体合皮，其华在毛 | 恶寒，发热，无汗，头身疼痛 | 发汗解表 | 麻黄汤 | 麻黄，桂枝，甘草 |
| | 咽喉 | 喉痒 | 发汗解表 | 麻黄汤 | 麻黄，桂枝，甘草 |

## 四、风热犯肺

### （一）风热犯肺证候四诊症状和体征的定性

咳嗽，气喘，痰稠色黄，发热微恶风寒，鼻塞，流黄浊涕，咽喉肿痛，舌尖红苔薄黄，脉浮数。

### （二）风热犯肺证候的理法方药对应关系

风热犯肺证候的理法方药对应关系，具体见表 5–1–4。

**表 5–1–4　风热犯肺证候的理法方药对应关系**

| 肺脏功能与络属 | | 症状和体征 | 治法 | 方剂 | 药物 |
|---|---|---|---|---|---|
| 功能 | 主气司呼吸 | 气喘 | 疏风清热，宣肺平喘 | 桑菊饮＋紫苏子，厚朴 | 桑叶，杏仁，桔梗，连翘，薄荷，紫苏子，厚朴 |
| | 主宣发、肃降 | 咳嗽 | 疏风清热，宣肺止咳 | 桑菊饮 | 桑叶，杏仁，桔梗，连翘，薄荷 |
| | 主通调水道 | 痰稠色黄 | 疏风清热，宣肺化痰 | 桑菊饮＋黄芩，贝母 | 桑叶，菊花，桔梗，杏仁，连翘，芦根，薄荷，黄芩，贝母 |
| 络属 | 五液为涕 | 流黄浊涕 | 疏风清热，宣肺化痰 | 桑菊饮＋黄芩，贝母 | 桑叶，菊花，桔梗，杏仁，连翘，芦根，薄荷，黄芩，贝母 |
| | 开窍于鼻 | 鼻塞 | 宣肺通窍 | 苍耳子散 | 苍耳子，辛夷，白芷，薄荷 |
| | 五体合皮，其华在毛 | 发热微恶风寒，汗出 | 辛凉解表，疏风清热 | 银翘散 | 金银花，连翘，荆芥穗 |
| | 咽喉 | 咽喉肿痛 | 疏风清热，解毒止痛 | 银翘散 | 金银花，连翘，牛蒡子，桔梗 |

## 五、燥邪犯肺

### （一）燥邪犯肺证候四诊症状和体征的定性

干咳，无痰或痰少而黏、不易咳出，或痰中带血，或咯血，甚则胸痛，皮肤、鼻、咽干燥，或鼻衄，舌苔薄而干燥少津。或微有发热恶风寒，无汗或少汗，脉浮数或浮紧。

### （二）燥邪犯肺证候的理法方药对应关系

燥邪犯肺证候的理法方药对应关系，具体见表 5–1–5。

**表 5–1–5　燥邪犯肺证候的理法方药对应关系**

| 肺脏功能与络属 | | 症状和体征 | 治法 | 方剂 | 药物 |
|---|---|---|---|---|---|
| 功能 | 主宣发、肃降 | 干咳，胸痛 | 清燥润肺止咳 | 清燥救肺汤 | 桑叶，石膏，杏仁，麦冬，枇杷叶 |
| | 主通调水道 | 无痰或痰少而黏，不易咳出 | 润肺化痰 | 桑杏汤 | 桑叶，杏仁，沙参，栀子，贝母 |
| | 朝百脉<br>主治节 | 痰中带血或咯血 | 润燥止血 | 十灰散 | 大蓟，小蓟，荷叶，侧柏叶，棕榈皮，茅根，茜草，栀子，大黄，牡丹皮 |
| 络属 | 开窍于鼻 | 鼻衄 | 止血 | 十灰散 | 大蓟，小蓟，荷叶，侧柏叶，棕榈皮，茅根，茜草，栀子，大黄，牡丹皮 |
| | | 鼻干燥 | 润肺生津 | 桑杏汤+沙参麦冬汤 | 桑叶，杏仁，沙参，栀子，贝母，梨皮，淡豆豉 |
| | 五体合皮<br>其华在毛 | 皮肤干燥 | 润肺生津 | 桑杏汤+沙参麦冬汤 | 桑叶，杏仁，沙参，麦冬，玉竹，天花粉 |
| | | 微有发热恶风寒，无汗或少汗 | 润燥解表 | 杏苏散 | 杏仁，苏叶，半夏，陈皮，茯苓，前胡，桔梗，枳壳 |
| | 咽喉 | 咽干燥 | 润肺生津 | 桑杏汤+沙参麦冬汤 | 桑叶，杏仁，沙参，麦冬，玉竹，天花粉 |

## 六、肺热炽盛

### （一）肺热炽盛证候四诊症状和体征的定性

咳嗽，气粗而喘，甚则鼻翼扇动，鼻息灼热或有咽喉红肿疼痛，胸痛，发热，舌红苔黄，脉洪数。

### （二）肺热炽盛证候的理法方药对应关系

肺热炽盛证候的理法方药对应关系，具体见表 5–1–6。

**表 5–1–6　肺热炽盛证候的理法方药对应关系**

| 肺脏功能与络属 | | 症状和体征 | 治法 | 方剂 | 药物 |
|---|---|---|---|---|---|
| 功能 | 主气司呼吸 | 气粗而喘 | 清泻肺热平喘 | 泻白散＋紫苏子，厚朴 | 桑白皮，地骨皮，紫苏子，厚朴 |
| | 主宣发、肃降 | 咳嗽 | 清泻肺热止咳 | 泻白散 | 桑白皮，地骨皮 |
| | | 胸痛 | 清泻肺热止痛 | 泻白散＋瓜蒌，黄芩 | 桑白皮，地骨皮，黄芩，瓜蒌 |
| 络属 | 开窍于鼻 | 鼻翼扇动，鼻息灼热 | 清泻肺热 | 泻白散＋白虎汤 | 桑白皮，地骨皮，石膏，知母 |
| | 五体合皮，其华在毛 | 发热（汗出） | 清泻肺热 | 白虎汤 | 石膏，知母 |
| | 咽喉 | 咽喉红肿疼痛 | 清泻肺热，解毒止痛 | 泻白散＋黄芩，薄荷，牛蒡子 | 桑白皮，地骨皮，黄芩，薄荷，牛蒡子 |

## 七、寒痰阻肺

### （一）寒痰阻肺证候四诊症状和体征的定性

咳嗽，气喘，痰多质稠或清稀、色白、易咳，或喉间有哮鸣声，胸闷，恶寒，舌质淡，苔白腻或白滑，脉弦或滑。

### （二）寒痰阻肺证候的理法方药对应关系

寒痰阻肺证候的理法方药对应关系，具体见表 5–1–7。

**表 5–1–7　寒痰阻肺证候的理法方药对应关系**

| 肺脏功能 | 症状和体征 | 治法 | 方剂 | 药物 |
|---|---|---|---|---|
| 主气司呼吸 | 气喘 | 温肺降气平喘 | 苏子降气汤 | 紫苏子，前胡，厚朴，肉桂，当归，细辛，干姜 |
| 主宣发、肃降 | 咳嗽 | 温肺止咳 | 止嗽散 | 紫菀，百部，白前，桔梗，杏仁，桔梗，枳壳 |
| | 胸闷 | 温肺宽胸理气 | — | 瓜蒌，薤白 |
| 主通调水道 | 痰多色白质稠或清稀易咳 | 温肺化痰 | 苓甘五味姜辛汤＋二陈汤 | 细辛，干姜，茯苓，甘草，半夏，陈皮，乌梅 |
| 其他 | 畏寒 | 温阳散寒 | 苓甘五味姜辛汤 | 茯苓，甘草，细辛，干姜 |

## 八、痰热壅肺

### （一）痰热壅肺证候四诊症状和体征的定性

咳嗽，气喘息粗，甚则鼻翼扇动，喉中痰鸣，咳痰黄稠而量多，或咳吐脓血腥臭痰，胸闷或胸痛，发热，舌红苔黄腻，脉滑数。

### （二）痰热壅肺证候的理法方药对应关系

痰热壅肺证候的理法方药对应关系，具体见表 5–1–8。

**表 5–1–8　痰热壅肺证候的理法方药对应关系**

<table>
<tr><th colspan="2">肺脏功能与络属</th><th>症状和体征</th><th>治法</th><th>方剂</th><th>药物</th></tr>
<tr><td rowspan="4">功能</td><td>主气司呼吸</td><td>气喘息粗</td><td>清肺化痰平喘</td><td>清金化痰汤+紫苏子，厚朴</td><td>黄芩，桑白皮，瓜蒌，桔梗，枳壳，紫苏子，厚朴</td></tr>
<tr><td>主宣发、肃降</td><td>咳嗽，胸闷或胸痛</td><td>清热化痰止咳，理气止痛</td><td>清金化痰汤</td><td>黄芩，桑白皮，瓜蒌，贝母，桔梗，甘草</td></tr>
<tr><td rowspan="2">主通调水道</td><td>咳痰黄稠而量多</td><td>清泻肺热，宣肺化痰</td><td>清金化痰汤</td><td>黄芩，栀子，知母，桑白皮，瓜蒌，贝母，麦冬，橘红，茯苓，桔梗，甘草</td></tr>
<tr><td>咳吐脓血、腥臭痰</td><td>清泻肺热，化瘀消痈</td><td>千金苇茎汤</td><td>苇茎，桃仁，薏苡仁，冬瓜子</td></tr>
<tr><td rowspan="3">络属</td><td>开窍于鼻</td><td>鼻翼扇动</td><td>清泻肺热</td><td>清金化痰汤</td><td>黄芩，桑白皮</td></tr>
<tr><td>五体合皮，其华在毛</td><td>发热</td><td>清泻肺热</td><td>泻白散</td><td>桑白皮，地骨皮，甘草</td></tr>
<tr><td>咽喉</td><td>喉中痰鸣</td><td>清泻肺热，宣肺化痰</td><td>清金化痰汤</td><td>黄芩，栀子，知母，桑白皮，瓜蒌，贝母，麦冬，橘红，茯苓，桔梗，甘草</td></tr>
</table>

## 九、饮停胸胁

### （一）饮停胸胁证候四诊症状和体征的定性

咳嗽，气喘，呼吸、咳嗽或身体转侧时牵引胁痛，胸廓饱满，胸胁部胀闷或痛，舌苔白滑，脉沉弦。

### （二）饮停胸胁证候的理法方药对应关系

饮停胸胁证候的理法方药对应关系，具体见表 5–1–9。

表 5-1-9　饮停胸胁证候的理法方药对应关系

| 肺脏功能 | 症状和体征 | 治法 | 方剂 | 药物 |
|---|---|---|---|---|
| 主气司呼吸 | 气喘 | 泻肺止咳平喘 | 葶苈大枣泻肺汤 | 葶苈子，大枣 |
| 主宣发、肃降 | 呼吸、咳嗽或身体转侧时牵引胁痛 | 攻逐水饮 | 十枣汤 | 甘遂，芫花，大戟，大枣 |
| 主通调水道 | 胸廓饱满或胸胁部胀闷或痛 | 攻逐水饮 | 十枣汤＋葶苈大枣泻肺汤 | 甘遂，芫花，大戟，大枣，葶苈子 |

## 十、风水相搏

### （一）风水相搏证候四诊症状和体征的定性

眼睑头面先肿、继而遍及全身、上半身肿甚、皮肤薄而发亮，舌苔薄白，脉浮紧。
或恶寒重发热轻、无汗，舌苔薄白，脉浮紧。
或发热重恶寒轻，咽喉肿痛，舌苔薄黄，脉浮数。

### （二）风水相搏证候的理法方药对应关系

风水相搏证候三种情况的理法方药对应关系，具体见表 5-1-10-1 至表 5-1-10-3。

表 5-1-10-1　风水相搏证候的理法方药对应关系（第一种情况）

| 肺脏功能与络属 | | 症状和体征 | 治法 | 方剂 | 药物 |
|---|---|---|---|---|---|
| 功能 | 主通调水道 | 眼睑头面先肿，继而遍及全身上半身肿甚 | 宣肺利水消肿 | 越婢汤＋苍术 | 麻黄，苍术，甘草 |
| 络属 | 五体合皮，其华在毛 | 皮肤薄而发亮 | 宣肺利水消肿 | 越婢汤＋苍术 | 麻黄，苍术，甘草 |

表 5-1-10-2　风水相搏证候的理法方药对应关系（第二种情况）

| 肺脏功能与络属 | | 症状和体征 | 治法 | 方剂 | 药物 |
|---|---|---|---|---|---|
| 功能 | 主通调水道 | 眼睑头面先肿，继而遍及全身上半身肿甚 | 宣肺利水消肿 | 越婢汤＋苍术 | 麻黄，苍术，甘草 |
| 络属 | 五体合皮，其华在毛 | 皮肤薄而发亮，恶寒重发热轻、无汗 | 辛温解表 | 麻黄汤 | 麻黄，桂枝 |

表 5-1-10-3　风水相搏证候的理法方药对应关系（第三种情况）

| 肺脏功能与络属 | | 症状和体征 | 治法 | 方剂 | 药物 |
|---|---|---|---|---|---|
| 功能 | 主通调水道 | 眼睑头面先肿，继而遍及全身上半身肿甚 | 宣肺清热，利水消肿 | 越婢汤＋苍术，黄芩，桔梗 | 麻黄，石膏，苍术，甘草，黄芩，桔梗 |
| 络属 | 五体合皮，其华在毛 | 皮肤薄而发亮，发热重恶寒轻 | 辛温解表清热 | 越婢汤 | 麻黄，石膏，甘草 |
| | 咽喉 | 咽喉肿痛 | 消肿止痛 | — | 牛蒡子 |

## 十一、肺脏常见证候小结

总结以上肺脏常见证候临床当中出现的一般症状和体征，在功能紊乱方面表现出的有咳无力，气喘，干咳，咳嗽，胸痛，胸闷，呼吸、咳嗽或身体转侧时牵引胁痛，痰多清稀，无痰或痰少而黏，甚则痰中带血，无痰或痰少而黏，痰不易咳出，痰稀薄色白，痰稠色黄，痰多色白质稠，或清稀易咳，咳痰黄稠而量多，咳吐脓血腥臭痰，胸廓饱满，或胸胁部胀闷或痛，眼睑头面先肿，继而遍及全身，上半身肿甚，皮肤薄而发亮，痰中带血或咯血等 26 个。

肺脏证候在络属方面表现出的症状和体征有流清涕，流黄浊涕，鼻寒，鼻衄，鼻干燥，鼻翼扇动，鼻息灼热，皮肤干燥，微有发热恶风寒，无汗或少汗，恶寒，发热，头身疼痛，发热微恶风寒，汗出或盗汗，发热（汗出），恶寒重发热轻无汗，发热重恶寒轻，面色㿠白，声音嘶哑，喉痒，咽喉肿痛，咽干，喉中痰鸣等 25 个。其在气血阴阳方面表现出的症状和体征有自汗，乏力，畏风，易于感冒，午后潮热，五心烦热，颧红，畏寒等 8 个。

肺脏常见证候对应的方剂有补肺汤、苏子降气汤、三拗汤、桑菊饮、泻白散、清金化痰汤、沙参麦冬汤、清燥救肺汤、止嗽散、十枣汤、二陈汤、百合固金汤、十灰散、桑杏汤、麻黄汤、苓甘五味姜辛汤、千金苇茎汤、葶苈大枣泻肺汤、越婢汤、苍耳子散、白虎汤、杏苏散、银翘散、牡蛎散、玉屏风散等 25 个。

汇总肺脏证候的理法方药对应关系，具体见表 5-1-11。

**表 5-1-11 肺脏常见证候的理法方药对应关系表**

| 肺脏功能与络属 | | 症状和体征 | 治法 | 方剂 | 药物 |
|---|---|---|---|---|---|
| 功能 | 主气司呼吸 | 咳而无力 | 益气补肺（肺气虚） | 补肺汤 | 党参，黄芪，五味子，紫菀 |
| | | 气喘 | 益气补肺，补肾纳气平喘（肺气虚） | 补肺汤＋苏子降气汤 | 党参，黄芪，五味子，紫苏子，当归，半夏，前胡，厚朴，肉桂，甘草 |
| | | | 宣肺平喘（风寒） | 三拗汤 | 麻黄，杏仁，甘草 |
| | | | 疏风清热，宣肺平喘（风热） | 桑菊饮＋紫苏子，厚朴 | 桑叶，杏仁，桔梗，连翘，薄荷，紫苏子，厚朴 |
| | | | 温肺降气平喘（寒痰） | 苏子降气汤 | 紫苏子，前胡，厚朴，肉桂，当归，细辛，干姜 |
| | | | 泻肺止咳平喘（饮停胸胁） | 葶苈大枣泻肺汤 | 葶苈子，大枣 |
| | | | 清泻肺热平喘（肺热） | 泻白散＋紫苏子，厚朴 | 桑白皮，地骨皮，紫苏子，厚朴 |
| | | | 清肺化痰平喘（痰热） | 清金化痰汤＋紫苏子，厚朴 | 黄芩，桑白皮，瓜蒌，桔梗，枳壳，紫苏子，厚朴 |

续表

| 肺脏功能与络属 | | 症状和体征 | 治法 | 方剂 | 药物 |
|---|---|---|---|---|---|
| 功能 | 主宣发肃降 | 干咳 | 养阴润肺止咳（肺阴虚） | 沙参麦冬汤 | 沙参，麦冬，桑叶，天花粉 |
| | | | 清燥润肺止咳（燥邪） | 清燥救肺汤 | 桑叶，石膏，杏仁，麦冬，枇杷叶 |
| | | 咳嗽 | 发汗解表（风寒） | 三拗汤 | 麻黄，杏仁，甘草 |
| | | | 疏风清热，宣肺止咳（风热） | 桑菊饮 | 桑叶，杏仁，桔梗，连翘，薄荷 |
| | | | 清泻肺热止咳（肺热） | 泻白散 | 桑白皮，地骨皮 |
| | | | 温肺止咳（寒痰） | 止嗽散 | 紫菀，百部，白前，桔梗，杏仁，桔梗，枳壳 |
| | | | 清热化痰止咳（痰热） | 清金化痰汤 | 黄芩，桑白皮，瓜蒌，贝母，桔梗，甘草 |
| | | 胸痛 | 清燥润肺（燥邪） | 清燥救肺汤 | 桑叶，石膏，杏仁，麦冬，枇杷叶 |
| | | | 清泻肺热止痛（肺热） | 泻白散＋瓜蒌，黄芩 | 桑白皮，地骨皮，黄芩，瓜蒌 |
| | | | 清热化痰，理气止痛（痰热） | 清金化痰汤 | 黄芩，桑白皮，瓜蒌，贝母，桔梗，甘草 |
| | | 胸闷 | 温肺宽胸理气（寒痰） | — | 瓜蒌，薤白 |
| | | | 清热化痰，理气止痛（痰热） | 清金化痰汤 | 黄芩，桑白皮，瓜蒌，贝母，桔梗，甘草 |
| | | 呼吸、咳嗽或身体转侧时牵引胁痛 | 攻逐水饮（饮停胸胁） | 十枣汤 | 甘遂，芫花，大戟，大枣 |
| | 主通调水道 | 痰多清稀 | 燥湿化痰（肺气虚） | 二陈汤 | 半夏，陈皮，茯苓，乌梅 |
| | | 无痰或痰少而黏 | 润肺化痰（肺阴虚） | 百合固金汤 | 生地黄，玄参，麦冬，百合，贝母 |
| | | 痰中带血或咯血 | 润肺化痰（肺阴虚） | 百合固金汤 | 生地黄，玄参，麦冬，百合，贝母 |
| | | | 润燥止血（燥邪） | 十灰散 | 大蓟，小蓟，荷叶，侧柏叶，茅根，茜草，栀子，大黄，牡丹皮，棕榈皮 |
| | | 无痰或痰少而黏，痰不易咳出 | 润肺化痰（燥邪） | 桑杏汤 | 桑叶，杏仁，沙参，栀子，淡豆豉，贝母，梨皮 |
| | | 痰稀薄色白 | 宣肺化痰（风寒） | 麻黄汤＋二陈汤 | 麻黄，桂枝，杏仁，半夏，陈皮，茯苓，乌梅，甘草 |
| | | 痰稠色黄 | 疏风清热，宣肺化痰（风热） | 桑菊饮＋黄芩，贝母 | 桑叶，菊花，桔梗，杏仁，连翘，芦根，薄荷，黄芩，贝母 |
| | | 痰多色白质稠或清稀易咳 | 温肺化痰（寒痰） | 苓甘五味姜辛汤＋二陈汤 | 细辛，干姜，茯苓，甘草，半夏，陈皮，乌梅 |
| | | 咯痰黄稠而量多 | 清泻肺热，宣肺化痰（痰热） | 清金化痰汤 | 黄芩，栀子，知母，桑白皮，瓜蒌，贝母，麦冬，橘红，茯苓，桔梗，甘草 |

续表

| 肺脏功能与络属 | | 症状和体征 | 治法 | 方剂 | 药物 |
|---|---|---|---|---|---|
| 功能 | 主通调水道 | 咳吐脓血腥臭痰 | 清泻肺热，化瘀消痈（痰热） | 千金苇茎汤 | 苇茎，桃仁，薏苡仁，冬瓜子 |
| | | 胸廓饱满，或胸胁部胀闷或痛 | 攻逐水饮（饮停胸胁） | 十枣汤＋葶苈大枣泻肺汤 | 甘遂，芫花，大戟，大枣，葶苈子，大枣 |
| | | 眼睑头面先肿，继而遍及全身，上半身肿甚，皮肤薄而发亮 | 宣肺利水消肿（风水相搏） | 越婢汤＋苍术 | 麻黄，苍术，甘草 |
| | 朝百脉主治节 | 痰中带血或咯血 | 润燥止血（燥邪） | 十灰散 | 大蓟，小蓟，荷叶，侧柏叶，茅根，茜草，栀子，大黄，牡丹皮，棕榈皮 |
| 络属 | 五液为涕 | 流清涕 | 宣肺化痰（风寒） | 麻黄汤＋二陈汤 | 麻黄，桂枝，杏仁，半夏，陈皮，茯苓，乌梅，甘草 |
| | | 流黄浊涕 | 疏风清热，宣肺化痰（风热） | 桑菊饮＋黄芩，贝母 | 桑叶，菊花，桔梗，杏仁，连翘，芦根，薄荷，黄芩，贝母 |
| | 开窍于鼻 | 鼻寒 | 发汗解表（风寒） | 麻黄汤 | 麻黄，桂枝，甘草 |
| | | 鼻塞 | 宣肺通窍（风热） | 苍耳子散 | 苍耳子，辛夷，白芷，薄荷 |
| | | 鼻衄 | 止血（燥邪） | 十灰散 | 大蓟，小蓟，荷叶，侧柏叶，茅根，茜草，栀子，大黄，牡丹皮，棕榈皮 |
| | | 鼻干燥 | 润肺生津（燥邪） | 桑杏汤＋沙参麦冬汤 | 桑叶，杏仁，沙参，栀子，淡豆豉，贝母，梨皮 |
| | | 鼻翼扇动 | 清泻肺热（肺热） | 泻白散＋白虎汤 | 桑白皮，地骨皮，石膏，知母 |
| | | | 清泻肺热（痰热） | 清金化痰汤 | 黄芩，栀子，知母，蒌仁，贝母，麦冬，橘红，茯苓，桔梗，甘草 |
| | | 鼻息灼热 | 清泻肺热（肺热） | 泻白散＋白虎汤 | 桑白皮，地骨皮，石膏，知母 |
| | 五体合皮其华在毛 | 皮肤干燥 | 润肺生津（燥邪） | 桑杏汤＋沙参麦冬汤 | 桑叶，杏仁，沙参，麦冬，玉竹，天花粉 |
| | | 微有发热恶风寒，无汗或少汗 | 润燥解表（燥邪） | 杏苏散 | 杏仁，苏叶，半夏，陈皮，茯苓，桔梗，枳壳，前胡 |
| | | 恶寒，发热，无汗，头身疼痛 | 发汗解表（风寒） | 麻黄汤 | 麻黄，桂枝，甘草 |
| | | 发热微恶风寒汗出 | 辛凉解表，疏风清热（风热） | 银翘散 | 金银花，连翘，荆芥穗 |
| | | 发热（汗出） | 清泻肺热（肺热） | 白虎汤 | 石膏，知母 |
| | | | 清泻肺热（痰热） | 泻白散 | 桑白皮，地骨皮，甘草 |
| | | 恶寒重发热轻、无汗 | 辛温解表（风水相搏） | 麻黄汤 | 麻黄，桂枝 |
| | | 发热重恶寒轻 | 辛温解表清热（风寒） | 越婢汤 | 麻黄，石膏，甘草 |

续表

| 肺脏功能与络属 | | 症状和体征 | 治法 | 方剂 | 药物 |
|---|---|---|---|---|---|
| 络属 | 五色为白 | 面色皖白 | 补益肺气（肺气虚） | 补肺汤 | 党参，黄芪，熟地黄 |
| | 咽喉 | 声音嘶哑 | 养阴润肺（肺阴虚） | 沙参麦冬汤 | 沙参，麦冬，玉竹，天花粉 |
| | | 喉痒 | 发汗解表（风寒） | 麻黄汤 | 麻黄，桂枝，甘草 |
| | | 喉中痰鸣 | 清泻肺热，宣肺化痰（痰热） | 清金化痰汤 | 黄芩，栀子，知母，桑白皮，瓜蒌，贝母，麦冬，橘红，茯苓，桔梗，甘草 |
| | | 咽喉肿痛 | 疏风清热，解毒止痛（风热） | 银翘散 | 金银花，连翘，牛蒡子，桔梗 |
| | | | 清泻肺热，解毒止痛（肺热） | 泻白散＋黄芩，薄荷，牛蒡子 | 桑白皮，地骨皮，黄芩，薄荷，牛蒡子 |
| | | | 消肿止痛（风水相搏） | — | 牛蒡子 |
| | | 咽干 | 养阴润肺生津（肺阴虚） | 沙参麦冬汤 | 沙参，麦冬，玉竹，天花粉 |
| | | | 润肺生津（燥邪） | 桑杏汤＋沙参麦冬汤 | 桑叶，杏仁，沙参，麦冬，玉竹，天花粉 |
| 其他 | 气虚 | 自汗，乏力，畏风 | 固表止汗，益气补肺 | 牡蛎散＋玉屏风散 | 黄芪，牡蛎，浮小麦，白术，防风 |
| | | 易于感冒 | 益气补肺 | 补肺汤 | 党参，黄芪，五味子 |
| | 阴虚 | 午后潮热，五心烦热，颧红 | 养阴清退虚热 | 百合固金汤＋地骨皮，知母 | 生地黄，玄参，麦冬，百合，贝母，地骨皮，知母 |
| | | 汗出或盗汗 | 滋阴清热敛汗 | 百合固金汤＋牡蛎散＋地骨皮，知母 | 生地黄，玄参，麦冬，百合，贝母，地骨皮，知母，牡蛎，大麦 |
| | 阳虚 | 畏寒 | 温阳散寒（寒痰） | 苓甘五味姜辛汤 | 茯苓，甘草，细辛，干姜 |

# 第二节　以肺气虚为主证的案例

肺气虚证候多伴有心虚和脾虚的证候存在，本节分析以肺气虚为主证的辨证论治过程，具体见案例 1 和案例 2。

## 案例 1

胸痹为肺脏常见的病证，多由劳累过度诱发，容易累及其他的脏腑而出现相应的病证。本案例是以肺气虚为主要证候，同时伴有心阴阳两虚、胃火旺盛、胃气上逆、肝血虚、脾胃阳虚、肾阳虚、大肠津亏证候出现。

王某，女，45 岁，初诊时间为 2010 年 10 月 24 日。

主诉：胸闷、憋气 1 个月，伴心慌，乏力，近日加重。

现病史：患者无明显诱因出现胸闷、憋气 1 个月，心慌，乏力，近日加重。另伴有呃逆、纳呆、易口腔溃疡、眼涩、面颧潮红、胃凉、便秘（每 2 日 1 次）、腹凉、多梦易醒、畏寒、手足发凉、下肢无力、膝关节痛。舌质淡红，苔薄黄，脉沉迟弦细。

检查：胃镜示慢性胃炎；腹部 B 超示肝、胆、胰、脾、肾未见异常。

西医诊断：

主要诊断：心脏功能减弱

其他诊断：慢性胃炎、胃动力不足；口腔溃疡。

中医诊断：

主要诊断：胸痹；心悸。

其他诊断：呃逆；口疮舌疮；便秘；痹症。

依据本案例的四诊症状和体征，对其进行辨证论治的过程分析，具体步骤和结果见表 5-2-1-1 和表 5-2-1-2。

**表 5-2-1-1　四诊症状和体征的脏腑及气血阴阳归属定位分析（案例 1）**

| 脏腑及气血阴阳 | | 四诊症状和体征 |
|---|---|---|
| 五脏 | 心 | 主神：心慌，多梦易醒；面：面颧潮红；舌：舌疮 |
| | 脾 | 主运化：纳呆，腹凉；四肢：手足发凉，下肢无力；口：口疮 |
| | 肝 | 目：眼涩 |
| | 肾 | 主骨：膝关节痛 |
| | 肺 | 主宣发、肃降：胸闷，憋气 |
| 五腑 | 小肠 | — |
| | 胃 | 主和降：呃逆，胃凉 |
| | 胆 | — |
| | 膀胱 | — |
| | 大肠 | 主传导：便秘 |
| 气血阴阳 | 气 | 乏力 |
| | 血 | — |
| | 阴 | — |
| | 阳 | 畏寒 |

**表 5–2–1–2　中医四态五阶段辨证分析（案例 1）**

| | | | | | | | | |
|---|---|---|---|---|---|---|---|---|
| 隐态系统 | 隐性病变 | 舌质淡红，苔薄黄，脉沉迟弦细 | | | | | | |
| | 显性病变 | 胸闷，憋气，乏力 | 心慌，多梦易醒，乏力，畏寒 | 呃逆 | — | 腹凉，胃凉，纳呆，畏寒 | 畏寒，乏力 | 便秘 |
| 显态系统 | 隐性病变 | — | 面颧潮红 | — | 眼涩 | 手足发凉，下肢无力 | 膝关节凉痛 | — |
| | 显性病变 | — | 舌疮 | 口疮 | — | — | — | — |
| 证候群 | | 肺气虚，肺失宣降 | 心阴阳两虚 | 胃火旺盛，胃失和降，胃气上逆 | 肝血虚 | 脾胃阳虚，脾失运化 | 肾阳虚 | 大肠有热，津亏传导不利 |
| 治法 | | 益肺气，宽胸顺气 | 温心祛寒，滋心阴，退虚热，安神 | 清胃火，降逆止呃 | 补肝血，明目 | 温中祛寒，助运化 | 温肾祛寒，健骨 | 润肠泄热，行气通便 |
| 对应方剂或药物 | | 四君子汤，瓜蒌，薤白 | 养心汤，天王补心丹，龙骨汤，胡黄连 | 玉女煎，橘皮竹茹汤 | 杞菊地黄丸 | 附子理中丸 | 肾气丸，杜仲 | 麻子仁 |

## 精准论治

### 1. 方剂与证候的对应分析

本患者的主要证候为肺气虚，兼见心阴阳两虚、胃火旺盛、胃气上逆、肝血虚、脾胃阳虚、肾阳虚、大肠津亏证候。选用四君子汤加瓜蒌、薤白可益肺气、宽胸顺气，以治疗肺气虚所表现出的“胸闷、憋气、乏力”；养心汤、天王补心丹合龙骨汤加胡黄连治疗心阴阳两虚所表现出的“心慌、多梦易醒、面颧潮红、舌疮、畏寒、乏力”；“呃逆、口疮”为胃气上逆、胃火炽盛的表现，选用玉女煎合橘皮竹茹汤以清胃泻火、降逆止呃；肝血虚所表现出的“眼涩”选用杞菊地黄丸以补肝血明目；附子理中丸温中祛寒健脾以治疗脾胃阳虚所表现出的“腹凉、胃凉、纳呆、畏寒、手足发凉、下肢无力”；肾阳虚所表现出的“膝关节凉痛、畏寒、乏力”选用肾气丸加杜仲以温肾祛寒、健骨；针对“便秘”选用麻子仁以润肠泄热、行气通便。

### 2. 药物与疾病、证候、症状的对应分析

在“方证”对应的基础上，最终目的是实现药物“对病、对证、对症”的精准对应。本案例证候与方剂的精准对应关系具体见表 5–2–1–3。

**表 5–2–1–3　证候与方剂的精准对应关系（案例 1）**

| 证候 | | 方剂 | 药物 |
|---|---|---|---|
| 主要证候 | 肺气虚失宣降 | 四君子汤＋瓜蒌，薤白 | 党参，白术，茯苓，甘草，瓜蒌，薤白 |
| 其他证候 | 心阴阳两虚 | 养心汤 | 黄芪，茯苓，茯神，当归，川芎，炙甘草，法半夏，柏子仁，酸枣仁，远志，五味子，党参，肉桂 |

续表

| 证候 | | 方剂 | 药物 |
|---|---|---|---|
| 其他证候 | 心阴阳两虚 | 天王补心丹 | 党参，玄参，丹参，茯苓，五味子，远志，桔梗，当归，天冬，麦冬，柏子仁，酸枣仁，生地黄，朱砂 |
| | | 龙骨汤 | 龙骨，牡蛎，茯苓，肉桂，党参，熟地黄，甘草 |
| | 胃火旺盛 | 玉女煎 | 石膏，熟地黄，知母，麦冬，川牛膝 |
| | 胃气上逆 | 橘皮竹茹汤 | 陈皮，竹茹，党参，甘草 |
| | 肝血虚 | 杞菊地黄丸 | 枸杞子，菊花，熟地黄，山药，山茱萸，茯苓，牡丹皮，泽泻 |
| | 脾胃阳虚 | 附子理中丸 | 附子，干姜，党参，白术，炙甘草 |
| | 肾阳虚 | 肾气丸 | 附子，肉桂，熟地黄，山药，山茱萸，茯苓，泽泻，牡丹皮 |
| | 大肠津亏 | — | 火麻仁 |

依据上表中方剂和药物的基本信息，筛选本案例治疗过程中每个具体症状所要对应的具体药物，结果见表 5–2–1–4。

**表 5–2–1–4　症状与药物的精准对应关系（案例 1）**

| 症状 | 药物 |
|---|---|
| 胸闷，憋气 | 瓜蒌，薤白 |
| 心慌 | 丹参，麦冬，天冬，五味子，龙骨，牡蛎 |
| 多梦易醒 | 丹参，茯苓，酸枣仁，当归，五味子 |
| 面颧潮红，舌疮 | 胡黄连，丹参，麦冬，玄参 |
| 呃逆 | 陈皮，竹茹 |
| 口疮 | 石膏，知母，麦冬，川牛膝，玄参 |
| 眼涩 | 枸杞子，菊花，山药，山茱萸 |
| 腹凉，胃凉 | 附子，干姜 |
| 纳呆 | 党参，白术，山药 |
| 手足发凉，畏寒 | 附子，肉桂，干姜 |
| 下肢无力，乏力 | 党参，山药 |
| 膝关节凉痛 | 附子，肉桂，山药，山茱萸，杜仲，牛膝 |
| 便秘 | 火麻仁，石膏，知母，麦冬，玄参，当归，瓜蒌 |

根据上表信息对本案例的处方用药进行分析，可以得出：针对“胸闷、憋气”选用瓜蒌、薤白以宽胸理气；丹参、麦冬、天冬、五味子、龙骨、牡蛎、肉桂滋心阴、温心阳以治疗心阴阳两虚所表现出的“心慌”；心神失养所表现出的“多梦易醒”选用丹参、茯苓、酸枣仁、当归、五味子以养心安神；胡黄连、丹参、麦冬、玄参养心阴、退虚热以治疗心阴虚热盛所表现出的“面颧潮红、舌疮”；陈皮、竹茹降逆止呃以治疗“呃逆”；胃火旺盛所表现出的“口疮”选用石膏、知母、麦冬、川牛膝、玄参清胃降火；枸杞子、菊花、山药、山茱萸滋补肝血以治疗“眼涩”；针对“腹凉、胃凉”选用附子、干姜以温中祛寒；党参、白术、山药益气健脾以治疗“纳呆”；附子、肉桂、干姜温脾祛寒以治疗“手足发凉、畏寒”；党参、山药益气健脾以治疗“下肢无力、乏力”；肾阳

虚所表现出的“膝关节凉痛”选用附子、肉桂、山药、山茱萸、杜仲、牛膝以温肾祛寒、壮骨；火麻仁、石膏、知母、麦冬、玄参、当归、瓜蒌润肠泄热通便以治疗大肠津亏所表现出的“便秘”。

从药物与疾病对应关系的角度来分析，本案例无特别药物选用。

**3. 一药治疗“多病、多证、多症”的对应分析**

依据“方证对应”与“药症对应”的分析，本案例一药对应“多病、多证、多症”的归纳总结如下，具体见表 5–2–1–5。

**表 5–2–1–5　一药对应“多病、多证、多症”分析表（案例 1）**

| 药物 | 症状 |
| --- | --- |
| 丹参 | 心慌，多梦易醒，面颧潮红，舌疮 |
| 麦冬 | 心慌，面颧潮红，舌疮，口疮，便秘 |
| 五味子 | 心慌，多梦易醒 |
| 当归 | 多梦易醒，便秘 |
| 石膏 | 口疮，便秘 |
| 玄参 | 面颧潮红，舌疮，口疮，便秘 |
| 山茱萸 | 眼涩，膝关节凉痛 |
| 山药 | 眼涩，纳呆，下肢无力，乏力，膝关节凉痛 |
| 党参 | 纳呆，下肢无力，乏力 |
| 干姜 | 腹凉，胃凉，手足发凉，畏寒 |
| 附子 | 腹凉，胃凉，手足发凉，畏寒，膝关节凉痛 |
| 肉桂川牛膝 | 心慌，手足发凉，畏寒，膝关节凉痛口疮，膝关节凉痛 |
| 知母 | 口疮，便秘 |
| 瓜蒌 | 胸闷，憋气，便秘 |

**4. 处方**

由于患者有脾胃虚弱及胃火旺盛表现出的“呃逆、口疮、纳呆”等症状，选用的方剂中的生地黄、熟地黄和柏子仁等药物有碍胃的作用，故没有选用；养心汤中的黄芪、川芎、炙甘草、法半夏、柏子仁、远志，天王补心丹中的远志、桔梗、朱砂，杞菊地黄丸和肾气丸中的牡丹皮、泽泻由于没有与之相对应的症状，故在方剂的加减化裁中删而不用。

最后，进一步考虑“三因制宜”的原则，本案例的治疗用药如下。

处方：党参 15 克，瓜蒌 10 克，薤白 10 克，丹参 10 克，麦冬 10 克，天冬 10 克，五味子 10 克，龙骨 60 克，牡蛎 60 克，肉桂 6 克，炒枣仁 10 克，当归 10 克，茯苓 10 克，胡黄连 10 克，陈皮 10 克，竹茹 10 克，石膏 10 克，知母 10 克，川牛膝 10 克，枸杞子 15 克，菊花 6 克，制附子 6 克，干姜 6 克，炒山药 10 克，炒白术 10 克，山茱萸 10 克，炒杜仲 10 克，川牛膝 10 克，火麻仁 10 克，甘草 6 克。方中瓜蒌与附子虽有违“十八反”的配伍禁忌，但在临床实际应用过程中并无任何问题，附子、龙骨、牡蛎、石膏宜先煎，水煎服。由于方中有龙骨、牡蛎、石膏，故煎煮后需沉淀 20 分钟后再服用。

**5. 病因与病机演变分析**

本案例患者由于长期劳累过度，复有饮食不节，膏粱厚味摄入过多所致。劳累过度，耗伤心神，出现心阴阳两虚。膏粱厚味摄入过多，超出了脾胃的运化能力，日久出现脾胃阳虚。胃的受纳腐熟功能减退，胃失和降，出现胃气上逆。食积日久化热生火，出现胃火旺盛。脾虚导致肺气虚，为“土不生金”。胃热伤及胃肠之津液，加之肺气不足，肺的肃降功能障碍，出现大肠津亏、大肠传导不利。脾胃虚弱，气血化生不足，肝失充养，出现肝血虚。心及脾胃阳虚，日久累及肾阳，出现肾阳虚。具体见图 5–2–1–1。

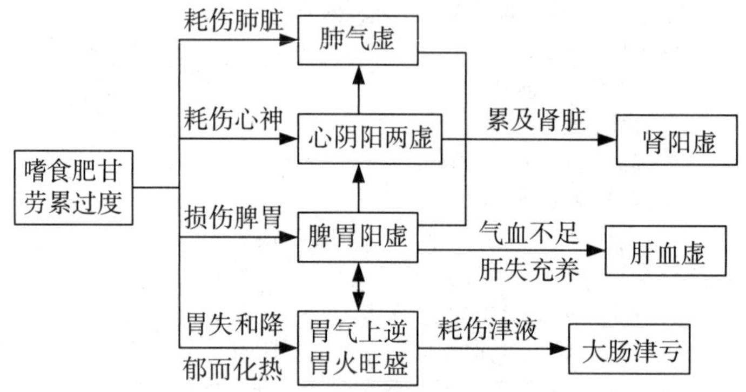


**图 5–2–1–1　病因病机演变过程图（案例 1）**

通过以上分析，本患者的主要证候为肺气虚。肺气虚，肺失宣降，则见“胸闷、憋气、乏力”。心阴阳两虚，心失所养，则见“心慌”；心神失养，则见“多梦易醒”；心阳虚，温煦失职，则见“畏寒、乏力”；心阴虚，阴不制阳，虚热上炎，则见“面颧潮红、舌疮”。胃失和降，胃气上逆，则见“呃逆”；胃火炽盛，则见“口疮”。肝血虚，目失所养，则见“眼涩”。脾胃阳虚，温煦作用不及，则见“腹凉、胃凉、下肢无力”；脾失健运，则见“纳呆”；“膝关节凉痛、畏寒、乏力”为肾阳虚、温煦失职之象。大肠津亏，大肠传导不利，则见“便秘”。

本案例涉及了心、肝、脾、肺、肾五个脏和胃、大肠两个腑，属于“五脏同病”，具体见图 5–2–1–2。

**6. 证候的寒热虚实性质分析**

本患者的证候体现了“寒热错杂、虚实夹杂”的特点。“寒”为心阳虚、脾胃阳虚和肾阳虚所表现出的虚寒；“热”为心阴虚所表现出的虚热和胃火旺盛所表现出的实热；“虚”包括气虚、阴虚、阳虚、血虚、津亏，气虚即肺气虚，血虚即肝血虚，津亏表现于大肠；“实”为胃火旺盛和胃气上逆。

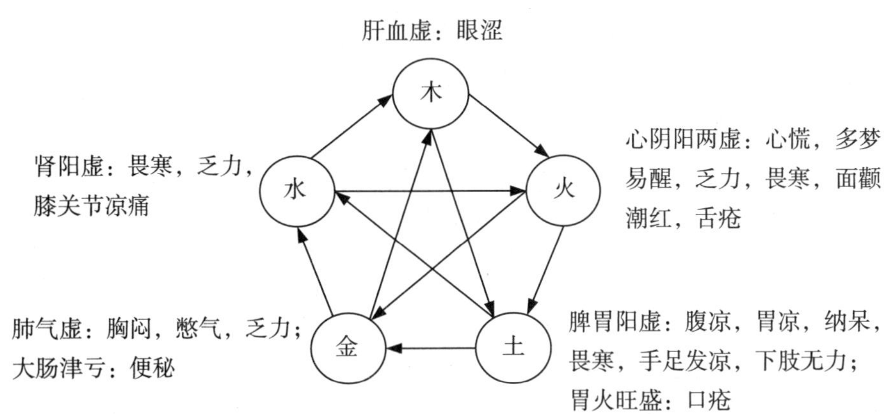


**图 5–2–1–2　五行 – 五脏 – 疾病分析图（案例 1）**

**7. 辨证施膳与禁忌分析**

本患者饮食应以清淡为主，避免辛辣刺激及肥甘厚腻之品，适当摄入酸味食品，并注意多休息，避免劳累，可进行适度有氧运动。

**8. 预后分析**

本案例若以上述药物配伍作为基本方，加减治疗 1 个月左右，可以获得显著的临床疗效。

## 案例 2

喘证为肺脏常见的病证，多由劳累过度诱发，容易累及其他的脏腑而出现相应的病证。本案例是以肺气虚为主要证候，同时伴有心气虚、脾气虚、胃阳虚、胃有瘀血、肝气虚、肾气虚证候出现。

刘某，男，57 岁，初诊时间为 2010 年 2 月 2 日。

主诉：自幼喘息、夜间呼吸困难，伴心慌、胸闷、胃痛，近日加重。

现病史：患者自幼无明显诱因出现喘息、夜间呼吸困难，伴心慌、胸闷、胃痛。近日加重，另伴胃凉，口苦，憋气，气短，汗多，咳嗽，口唇发紫，面目浮肿，面色淡黄，手足淡黄，下肢浮肿、无力。舌质淡红、边尖红，苔白薄、中后微黄，脉沉弱细。

检查：心电图示心肌缺血；血压为 115/80 mmHg；胃镜示慢性胃炎；腹部 B 超示肝、胆、胰、脾、肾未见异常。

西医诊断：

主要诊断：哮喘、慢性支气管炎；肺气肿。

其他诊断：心肌缺血；慢性胃炎。

中医诊断：

主要诊断：喘证；胸痹。

其他诊断：心悸；胃痛；汗证；水肿；咳嗽。

依据本案例的四诊症状和体征，对其进行辨证论治的过程分析，具体步骤和结果见表 5-2-2-1 和表 5-2-2-2。

**表 5-2-2-1　四诊症状和体征的脏腑归属定位分析（案例 2）**

| 脏腑 | | 四诊症状和体征 |
|---|---|---|
| 五脏 | 心 | 主血脉：心慌；汗：汗多 |
| | 脾 | 黄色：面色淡黄，手足淡黄；四肢：下肢无力；唇：口唇发紫；口：口苦 |
| | 肝 | — |
| | 肾 | 主水：下肢浮肿 |
| | 肺 | 主气：喘息，气短；主宣发、肃降：咳嗽，胸闷，憋气，夜间呼吸困难；主通调水道：面目浮肿 |
| 五腑 | 小肠 | — |
| | 胃 | 主和降：胃痛，胃凉 |
| | 胆 | — |
| | 膀胱 | — |
| | 大肠 | — |

**表 5-2-2-2　中医四态五阶段辨证分析（案例 2）**

<table>
<tr><td rowspan="2">隐态系统</td><td>隐性病变</td><td colspan="6">舌质淡红、边尖红，苔白薄、中后微黄，脉沉弱细</td></tr>
<tr><td>显性病变</td><td>喘息，气短，胸闷，憋气，咳嗽，夜间呼吸困难</td><td>心慌</td><td>—</td><td>胃痛，胃凉</td><td>口苦</td><td>—</td></tr>
<tr><td rowspan="2">显态系统</td><td>隐性病变</td><td>—</td><td>—</td><td>面色淡黄，手足淡黄，下肢无力</td><td>口唇发紫</td><td></td><td>—</td></tr>
<tr><td>显性病变</td><td>面目浮肿</td><td>汗多</td><td></td><td>—</td><td>—</td><td>下肢浮肿</td></tr>
<tr><td colspan="2">证候群</td><td>肺气虚，肺失宣降</td><td>心气虚</td><td>脾气虚，脾失运化</td><td>胃阳虚，胃有瘀血</td><td>肝气虚</td><td>肾气虚</td></tr>
<tr><td colspan="2">治法</td><td>益肺气，宣肺消肿，宽胸顺气，止咳平喘</td><td>益心气敛汗</td><td>健脾益气，养荣</td><td>温胃祛寒，化瘀止痛</td><td>补肝气，强肝泄</td><td>补肾气，利水消肿</td></tr>
<tr><td colspan="2">对应方剂或药物</td><td>苏子降气汤，五皮散，瓜蒌，薤白</td><td>牡蛎散</td><td>四君子汤，小建中汤</td><td>理中丸，延胡索，丹参</td><td>酸味补肝汤</td><td>济生肾气丸</td></tr>
</table>

## 精准论治

### 1. 方剂与证候的对应分析

本患者的主要证候为肺气虚，兼见心气虚、胃有瘀血、脾气虚、胃阳虚、胃有瘀血、肝气虚、肾气虚证候。选用苏子降气汤合五皮散加瓜蒌、薤白可益肺气、宣肺消肿、宽胸顺气、止咳平喘，以治疗肺气虚、肺失宣降所表现出的“喘息、气短、胸闷、憋气、咳嗽、夜间呼吸困难、面目浮肿”；牡蛎散功专益气养心、收敛止汗以治疗心气虚所表现出的“心慌、汗多”；脾气虚所表现出的“面色淡黄、手足淡黄、下肢无力”选用四君子汤合小建中汤以益气健脾养荣；理中丸加延胡索、丹参可温胃祛寒、化瘀止痛，以治疗胃阳虚、胃有瘀血所表现出的“胃痛、胃凉、口唇发紫”；针对“口苦”选用酸味补肝汤以补肝气、强肝泄；济生肾气丸可补肾气利水，用于治疗肾气虚所表现出的“下肢浮肿”。

**2. 药物与疾病、证候、症状的对应分析**

在“方证”对应的基础上，最终目的是实现药物“对病、对证、对症”的精准对应。本案例证候与方剂的精准对应关系具体见表 5-2-2-3。

**表 5-2-2-3　证候与方剂的精准对应关系（案例 2）**

| 证候 | | 方剂 | 药物 |
|---|---|---|---|
| 主要证候 | 肺气虚，肺失宣降 | 苏子降气汤 | 紫苏子，陈皮，半夏，当归，前胡，厚朴，肉桂，甘草 |
| | | 五皮散＋瓜蒌，薤白 | 陈皮，生姜皮，茯苓皮，大腹皮，桑白皮，瓜蒌，薤白 |
| 其他证候 | 心气虚 | 牡蛎散 | 煅牡蛎，黄芪，麻黄根，浮小麦 |
| | 脾气虚，脾失运化 | 四君子汤，小建中汤 | 党参，白术，茯苓，甘草<br>桂枝，白芍，饴糖，炙甘草 |
| | 胃阳虚 | 理中丸 | 干姜，党参，白术，炙甘草 |
| | 胃有瘀血 | — | 延胡索，丹参 |
| | 肝气虚 | 酸味补肝汤 | 白芍，山楂，木瓜，香橼，乌梅，牛膝，赤小豆，五味子，山茱萸，栀子，山药，甘草 |
| | 肾气虚 | 济生肾气丸 | 车前子，川牛膝，附子，肉桂，熟地黄，山药，山茱萸，茯苓，泽泻，牡丹皮 |

依据上表中方剂和药物的基本信息，筛选本案例治疗过程中每个具体症状所要对应的具体药物，结果见表 5-2-2-4。

**表 5-2-2-4　症状与药物的精准对应关系（案例 2）**

| 症状 | 药物 |
|---|---|
| 喘息，气短 | 紫苏子，当归，厚朴，肉桂，党参 |
| 胸闷，憋气 | 瓜蒌，薤白 |
| 咳嗽 | 前胡 |
| 面目浮肿 | 生姜皮，茯苓皮，桑白皮 |
| 心慌、汗多 | 牡蛎，黄芪 |
| 面色淡黄，手足淡黄 | 桂枝，白芍，饴糖，炙甘草 |
| 下肢无力 | 党参，山药 |
| 胃痛、口唇发紫 | 丹参，延胡索，白芍，甘草 |
| 胃凉 | 干姜 |
| 口苦 | 白芍，乌梅，山药，山茱萸 |
| 下肢浮肿 | 车前子，附子，肉桂，山药，山茱萸，茯苓 |

根据上表信息对本案例的处方用药进行分析，可以得出：肺气虚所表现出的“喘息、气短”选用紫苏子、当归、厚朴、肉桂、党参以补气降气；肺失宣降出现的“胸闷、憋气”选用瓜蒌、薤白以宽胸顺气；前胡理气止咳以治疗“咳嗽”；生姜皮、茯苓皮、桑白皮宣肺利水消肿以治疗肺气虚所表现出的“面目浮肿”；心气虚所表现出的“心慌、汗多”选用牡蛎、黄芪以补益心气、收敛止汗；桂枝、白芍、饴糖、炙甘草功能健脾养荣以治疗脾气虚所表现出的“面色淡黄、手足淡黄”；“下肢无力”为脾气虚之象，选用党参、山药以益气健脾；丹参、延胡索、白芍、甘草活血化瘀、缓急止痛以治疗胃有瘀血所表现出的“胃痛、口唇发紫”；针对“胃凉”选用干姜以温胃祛寒；白芍、乌梅、山药、山茱萸补肝气、强肝泄以治疗“口苦”；肾气虚所表现出的“下肢浮肿”选用车前子、附子、肉桂、山药、山茱萸、茯苓以补肾气利水。

从药物与疾病对应关系的角度来分析，本案例无特别药物选用。

**3. 一药治疗“多病、多证、多症”的对应分析**

依据“方证对应”与“药症对应”的分析，本案例一药对应“多病、多证、多症”的归纳总结如下，具体见表 5–2–2–5。

**表 5–2–2–5　一药对应“多病、多证、多症”分析表（案例 2）**

| 药物 | 症状 |
|---|---|
| 党参，肉桂 | 喘息，气短，下肢无力 |
| 茯苓 | 面目浮肿，下肢浮肿，心慌 |
| 牡蛎 | 心慌，汗多 |
| 白芍 | 面色淡黄，手足淡黄，口苦 |
| 山药 | 下肢无力，口苦，下肢浮肿 |
| 山茱萸 | 口苦，下肢浮肿 |

**4. 处方**

由于患者没有明显的脾失健运的征象，故四君子汤和理中丸中的白术没有选用；患者没有明显的痰湿阻肺的表现，故苏子降气汤中的陈皮、半夏舍而不用；患者没有腹部胀大及腹水等表现，故五皮散中的陈皮、大腹皮弃而不用；从牡蛎散中选取煅牡蛎、黄芪以补养心气、收敛止汗，药力足够，其他药物删而不用；从酸味补肝汤中选取白芍、乌梅、山药、山茱萸以治疗“口苦”，其他药物去而不用；济生肾气丸中的川牛膝、熟地黄、泽泻、牡丹皮由于没有与之相对应的症状，故舍而不用。

最后，进一步考虑“三因制宜”的原则，本案例的治疗用药如下。

处方：党参 15 克，苏子 10 克，当归 10 克，厚朴 10 克，肉桂 3 克，瓜蒌 10 克，薤白 10 克，前胡 6 克，桑白皮 6 克，牡蛎 60 克，茯苓 10 克，黄芪 10 克，炒白芍 10 克，炒山药 10 克，丹参 10 克，延胡索 10 克，干姜 10 克，乌梅 10 克，山茱萸 10 克，车前子 6 克，制附子 3 克，炙甘草 6 克，饴糖 4 块，生姜 6 片，大枣 6 枚。方中瓜蒌与附子虽有违“十八反”的配伍禁忌，但在临床实际应用过程中并无任何问题，方中附子、牡蛎宜先煎，水煎服。由于方中有牡蛎，故煎煮后需沉淀20分钟后再服用。

**5. 病因与病机演变分析**

本案例患者由于自幼饮食不节，夜间饮食过量，躺卧后胃中食物上返于咽喉，甚则返于肺与支气管，堵塞肺气道，形成异物刺激所致。饮食不节，损伤脾胃的运化功能，出现脾气虚、胃阳虚。胃失和降，日久影响胃络血行，出现胃脘瘀血。饮食物长期上返，刺激肺与支气管，从而形成哮喘及慢性支气管炎，表现为肺气虚。脾气虚导致心气虚，为“子盗母气”。气血化生不足，肝失充养，则见肝气虚。心、肝、脾、肺四脏气虚，日久累及肾气，出现肾气虚。具体见图5–2–2–1。

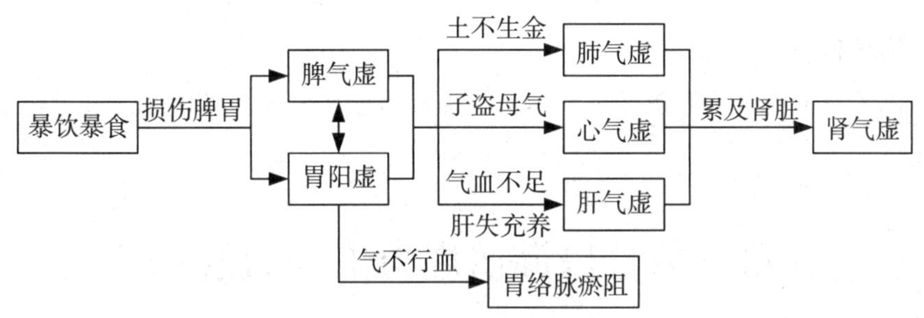


**图5–2–2–1　病因病机演变过程图（案例2）**

通过以上分析，本患者的主要证候为肺气虚。肺气虚，肺主气司呼吸的功能失常，则见“喘息、气短、胸闷、憋气、夜间呼吸困难、咳嗽”；肺主通调水道的功能失常，上焦水液代谢不利，则见“面目浮肿”。心气虚，心失所养，则见“心慌”；津液失于固摄，则见“汗多”。脾气虚，气血化生不足，肌肤失于充养，则见“面色淡黄、手足淡黄、下肢无力”。胃有瘀血，不通则痛，故见“胃痛、口唇发紫”；胃阳虚，温煦失职，则见“胃凉”。肝气虚，肝失疏泄，胆汁排泄不利，上承于口，故见“口苦”。肾气虚，肾主水的功能失常，下焦水液代谢不利，则见“下肢浮肿”。

本案例涉及了心、肝、脾、肺、肾五个脏和胃腑，属于“五脏同病”，具体见图5–2–2–2。

**6. 证候的寒热虚实性质分析**

本患者的病证存在“虚实夹杂”的特点。“虚”包括气虚和阳虚，气虚有心气虚、肺气虚、脾气虚和肝气虚，阳虚为胃阳虚；“实”为胃有瘀血。

**7. 辨证施膳与禁忌分析**

本患者应避免暴饮暴食，晚餐宜清淡饮食，饮食量尤其应该加以控制，适当摄入酸味食品，睡前不宜进食，进行适度有氧运动。

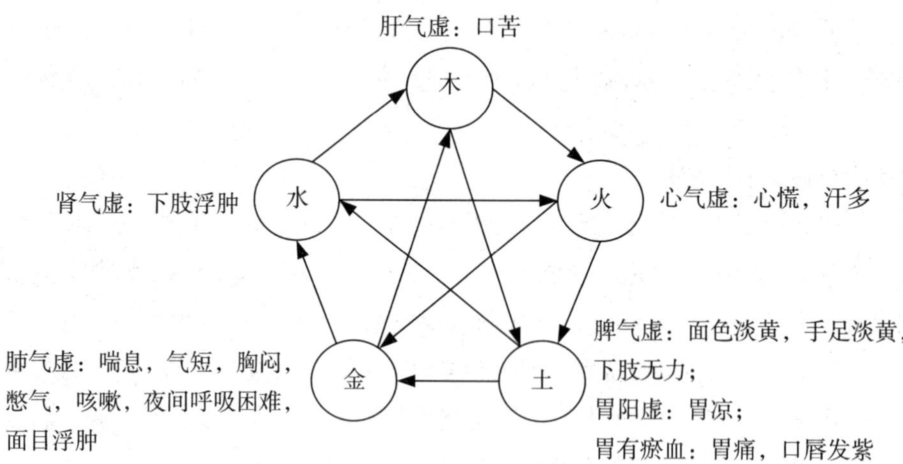


**图 5-2-2-2　五行 – 五脏 – 疾病分析图（案例 2）**

**8. 预后分析**

本案例若以上述药物配伍作为基本方，加减治疗 2 ～ 3 个月左右，可以获得显著的临床疗效。

# 第三节　以肺阴虚为主证的案例

肺阴虚证候多数伴有肾阴虚及心阴虚的证候存在，本节分析以肺阴虚为主证的辨证论治过程，具体见案例 3 和案例 4。

## 案例 3

本案例是以肺阴虚为主要证候，同时伴有心阴虚、肾阴虚、心络脉瘀血、脾胃湿热、胃气上逆、胃有瘀血、肝血虚、肝阳上亢、脾气虚证候出现。

毕某，男，47 岁，初诊时间为 2008 年 5 月 29 日。

主诉：胸闷、胸痛 1 年余，伴后背酸痛，近 3 个月加重。

现病史：患者 1 年余前无明显诱因出现胸闷、胸痛，伴后背酸痛，近 3 个月加重。另伴有烧心，恶心，面潮红，心慌，憋气，潮热，头晕，眼涩，面目浮肿，口唇红紫，双手胀肿，膝关节痛，下肢浮肿、无力，足跟痛，头发斑白。失眠，多梦易醒，大小便调。舌质淡红，苔边尖少、中后白腻微黄，脉弦细。

既往史：高血压病 6 年，失眠 20 年。

检查：心电图示心肌缺血；心率为 74 次 / 分钟；血压为 155/88 mmHg；腹部 B 超示肝、胆、胰、脾、肾未见异常。

西医诊断：

主要诊断：冠心病心肌缺血。

其他诊断：高血压；脑神经衰弱、失眠。

中医诊断：

主要诊断：胸痹。

其他诊断：烧心；心悸；水肿；眩晕；痹证；不寐。

依据本案例的四诊症状和体征，对其进行辨证论治的过程分析，具体步骤和结果见表 5–3–3–1 和表 5–3–3–2。

**表 5–3–3–1 四诊症状和体征的脏腑及气血阴阳归属定位分析（案例 3）**

| 脏腑及气血阴阳 | | 四诊症状和体征 |
|---|---|---|
| 五脏 | 心 | 主血脉：心慌，胸痛；主神：失眠，多梦易醒；面：面潮红 |
| | 脾 | 四肢：双手胀肿，下肢无力；唇：口唇红紫 |
| | 肝 | 主藏血：头晕；目：眼涩 |
| | 肾 | 主骨：膝关节痛，足跟痛，后背酸痛；主水：下肢浮肿；发：头发斑白 |
| | 肺 | 主宣发、肃降：胸闷，憋气；主通调水道：面目浮肿 |
| 五腑 | 小肠 | — |
| | 胃 | 主和降：烧心，恶心 |
| | 胆 | — |
| | 膀胱 | — |
| | 大肠 | — |
| 气血阴阳 | 气 | — |
| | 血 | — |
| | 阴 | 潮热 |
| | 阳 | — |

**表 5–3–3–2 中医四态五阶段辨证分析（案例 3）**

| | | | | | | | |
|---|---|---|---|---|---|---|---|
| 隐态系统 | 隐性病变 | 舌质淡红，苔边尖少、中后白腻微黄，脉弦细 | | | | | |
| | 显性病变 | 胸闷，憋气，潮热 | 胸痛，心慌，多梦易醒，失眠，潮热 | 潮热 | 烧心，恶心 | 头晕 | — |
| 显态系统 | 隐性病变 | — | 面潮红 | 后背酸痛，膝关节痛，足跟痛，头发斑白 | 口唇红紫 | 眼涩 | 下肢无力 |
| | 显性病变 | 面目浮肿 | — | 下肢浮肿 | — | — | 双手胀肿 |

续表

| 证候群 | 肺阴虚，肺失宣降 | 心阴虚，心络脉瘀血 | 肾阴虚 | 脾胃湿热，胃有瘀血，胃气上逆 | 肝血虚，肝阳上亢 | 脾气虚，脾失运化，水湿内停 |
|---|---|---|---|---|---|---|
| 治法 | 滋肺阴，退虚热，利水消肿，宽胸顺气 | 滋心阴，退虚热，通心络止痛，安神 | 滋肾阴，退虚热，利水消肿，健骨乌发 | 清热化湿，和胃化瘀，止恶 | 补肝血，平肝潜阳 | 益气健脾，化湿消肿 |
| 对应方剂或药物 | 五皮散，沙参，麦冬，瓜蒌，薤白 | 天王补心丹，龙骨汤，丹参 | 济生肾气丸，知母，黄柏，杜仲，何首乌 | 平胃散，小半夏汤，玉女煎，丹参，黄连，黄芩 | 杞菊地黄丸，天麻钩藤饮 | 四君子汤，五苓散 |

## 精准论治

### 1. 方剂与证候的对应分析

本患者的主要证候为肺阴虚，兼见心阴虚、心络脉瘀血、肾阴虚、脾胃湿热、胃气上逆、肝血虚、肝阳上亢、脾气虚证候。选用五皮散加沙参、麦冬、瓜蒌、薤白可滋肺阴、退虚热、利水消肿、宽胸顺气，以治疗肺阴虚所表现出的“胸闷、憋气、潮热、面目浮肿”；心阴虚、心络脉瘀血所表现出的“胸痛、心慌、多梦易醒、失眠、潮热、面潮红”，可选用天王补心丹合龙骨汤加丹参以滋心阴、退虚热、通心络止痛、安神；肾阴虚所表现出的“后背酸痛、膝关节痛、足跟痛、下肢浮肿、潮热”，可选用济生肾气丸加知母、黄柏、杜仲以滋肾阴、退虚热、利水消肿、健骨；脾胃湿热、胃有瘀血、胃气上逆所表现出的“烧心、恶心、口唇红紫”，可选用平胃散、小半夏汤合玉女煎加黄连、黄芩、丹参以清热化湿、和胃降逆化瘀；针对“头晕、眼涩”选用杞菊地黄丸合天麻钩藤饮以滋补肝血、平肝潜阳；“双手胀肿、下肢无力”为脾气虚湿盛之象，选用四君子汤合五苓散以益气健脾、化湿消肿。

### 2. 药物与疾病、证候、症状的对应分析

在“方证”对应的基础上，最终目的是实现药物“对病、对证、对症”的精准对应。本案例证候与方剂的精准对应关系具体见表 5-3-3-3。

**表 5-3-3-3　证候与方剂的精准对应关系（案例 3）**

| 证候 | | 方剂 | 药物 |
|---|---|---|---|
| 主要证候 | 肺阴虚，肺失宣降 | 五皮散 | 陈皮，生姜皮，茯苓皮，大腹皮，桑白皮，沙参，麦冬，瓜蒌，薤白 |
| 其他证候 | 肾阴虚 | 济生肾气丸 | 车前子，川牛膝，附子，肉桂，熟地黄，山药，山茱萸，茯苓，泽泻，牡丹皮 |
| | 心阴虚 | 天王补心丹 | 党参，玄参，丹参，茯苓，五味子，远志，桔梗，当归，天冬，麦冬，柏子仁，酸枣仁，生地黄，朱砂 |
| | | 龙骨汤 | 龙骨，牡蛎，茯苓，肉桂，党参，熟地黄，甘草 |
| | 心络脉瘀血 | — | 丹参 |

续表

| 证候 | | 方剂 | 药物 |
|---|---|---|---|
| 其他证候 | 脾胃湿热 | 平胃散＋黄芩，黄连 | 苍术，厚朴，陈皮，甘草，黄芩，黄连 |
| | | 玉女煎 | 石膏，熟地黄，知母，麦冬，川牛膝 |
| | 胃有瘀血 | — | 丹参 |
| | 胃气上逆 | 小半夏汤 | 半夏 |
| | 肝血虚 | 杞菊地黄丸 | 枸杞子，菊花，熟地黄，山药，山茱萸，茯苓，牡丹皮，泽泻 |
| | 肝阳上亢 | 天麻钩藤饮 | 天麻，钩藤，石决明，栀子，黄芩，杜仲，桑寄生，牛膝，夜交藤，茯神，益母草 |
| | 脾气虚，水湿内停 | 四君子汤 | 党参，白术，茯苓，甘草 |
| | | 五苓散 | 猪苓，茯苓，白术，泽泻，桂枝 |

依据上表中方剂和药物的基本信息，筛选本案例治疗过程中每个具体症状所要对应的具体药物，结果见表 5-3-3-4。

**表 5-3-3-4　症状与药物的精准对应关系（案例 3）**

| 症状 | 药物 |
|---|---|
| 胸闷，憋气 | 瓜蒌，薤白，沙参，麦冬 |
| 面目浮肿 | 生姜皮，茯苓皮 |
| 胸痛 | 丹参 |
| 心慌 | 龙骨，牡蛎，茯苓，麦冬，丹参 |
| 多梦易醒，失眠 | 酸枣仁，丹参，茯苓 |
| 后背酸痛，膝关节痛，足跟痛 | 杜仲，牛膝，山茱萸 |
| 下肢浮肿 | 车前子，山茱萸，茯苓 |
| 烧心 | 知母，麦冬，川牛膝，黄连 |
| 恶心 | 半夏 |
| 口唇红紫 | 丹参，川牛膝，知母，麦冬 |
| 头晕，眼涩 | 枸杞子，菊花，天麻，钩藤，川牛膝 |
| 双手胀肿 | 茯苓，白术，桂枝 |
| 潮热 | 知母，黄柏，黄连 |
| 下肢无力 | 党参 |

根据上表信息对本案例的处方用药进行分析，可以得出：肺阴虚所表现出的“胸闷、憋气”选用瓜蒌、薤白、沙参、麦冬以滋肺阴、退虚热、宽胸顺气；针对“面目浮肿”选用生姜皮、茯苓皮以宣肺利水消肿；心络脉瘀阻所表现出的“胸痛”可选用丹参以活血通络；心阴虚所表现出的“心慌”选用龙骨、牡蛎、茯苓、麦冬、丹参以滋养心阴；酸枣仁、丹参、茯苓养心安神以治疗心阴虚所表现出的“多梦易醒、失眠”；杜仲、牛膝、山茱萸补肾强骨以治疗“后背酸痛、膝关节痛、足跟痛”；车前子、山茱萸、茯苓补肾利水以治疗“下肢浮肿”；“烧心”为胃火炽盛的表现，选用知母、麦冬、川牛膝、黄连以清胃降火；半夏和胃降逆以治疗胃气上逆所表现出的“恶

心”；“口唇红紫”为胃热有瘀血的表现，选用丹参、川牛膝、知母、麦冬以清胃化瘀；肝血虚、肝阳上亢所表现出的“头晕、眼涩”选用枸杞子、菊花、天麻、钩藤、川牛膝以滋补肝血、平肝潜阳；针对“双手胀肿”选用茯苓、白术、桂枝以化湿消肿；知母、黄柏、黄连清退虚热以治疗阴虚所表现出的“潮热”；党参益气健脾以治疗“下肢无力”。

从药物与疾病对应关系的角度来分析，本案例冠心病心肌缺血可选用的药物为丹参、三七，高血压可选用的药物为罗布麻、决明子，失眠可选用的药物为琥珀，诸药合用以增强疗效。

**3. 一药治疗“多病、多证、多症”的对应分析**

依据“方证对应”与“药症对应”的分析，本案例一药对应“多病、多证、多症”的归纳总结如下，具体见表 5-3-3-5。

**表 5-3-3-5　一药对应“多病、多证、多症”分析表（案例 3）**

| 药物 | 症状与疾病 |
|---|---|
| 麦冬 | 胸闷，憋气，心慌，烧心，口唇红紫 |
| 茯苓 | 面目浮肿，心慌，多梦易醒，失眠，下肢浮肿，双手胀肿 |
| 丹参 | 胸痛，心慌，多梦易醒，失眠，口唇红紫 |
| 川牛膝 | 后背酸痛，膝关节痛，烧心，口唇红紫，头晕 |
| 山茱萸 | 后背酸痛，膝关节痛，下肢浮肿 |
| 黄连 | 烧心，潮热 |
| 丹参，三七 | 冠心病心肌缺血 |
| 罗布麻，决明子 | 高血压 |
| 琥珀 | 失眠 |

**4. 处方**

从五皮散中选用生姜皮、茯苓皮以治疗肺阴虚出现的“面目浮肿”，效用足够，其他药物没有选用；患者有胃受纳腐熟功能异常出现的“烧心、恶心”等症状，而熟地黄和生地黄滋腻碍胃，与该患者的病机不符，故没有选用；由于患者没有脾气郁滞的表现，故平胃散中的厚朴舍而不用；由于患者没有阳虚的表现，故没有选用附子、肉桂；从天麻钩藤饮中选用天麻、钩藤以平肝潜阳，药力足够，故没有选用其他药物；从玉女煎中选用知母、麦冬、川牛膝以清胃泻火，石膏由于性味过于寒凉，恐有败胃之弊，故弃而不用；济生肾气丸和杞菊地黄丸中的山药、泽泻、牡丹皮，天王补心丹中的玄参、五味子、远志、桔梗、当归、天冬、柏子仁、朱砂和五苓散中的猪苓、泽泻由于没有与之相对应的症状，故删而不用。

最后，进一步考虑“三因制宜”的原则，本案例的治疗用药如下。

处方：沙参 30 克，麦冬 30 克，瓜蒌 10 克，薤白 10 克，琥珀 10 克，丹参 10 克，三七 10 克，龙骨 60 克，牡蛎 60 克，茯苓 10 克，炒枣仁 10 克，杜仲 10 克，川牛膝

10克，山茱萸10克，车前子6克，苍术10克，陈皮6克，知母15克，黄连6克，姜半夏10克，枸杞子15克，菊花6克，天麻10克，钩藤10克，炒白术10克，桂枝10克，黄柏10克，党参10克，罗布麻30克，决明子30克，甘草6克。方中琥珀宜研末冲服，龙骨、牡蛎宜先煎，钩藤宜后下，水煎服。由于方中有龙骨、牡蛎，故煎煮后需沉淀20分钟后再服用。

**5. 病因与病机演变分析**

本案例由于劳累过度，复有饮食生冷的习惯20多年，耗伤肺脏和心神，出现肺阴虚和心阴虚。心阴不足，心血运行不畅，出现心络脉瘀血。心虚出现肝血虚、肝阳上亢，为“子盗母气”。饮食生冷，损伤脾胃的运化功能，出现脾气虚。肾阴为诸阴之本，心肺阴虚，日久影响肾阴，出现肾阴虚；脾失健运，水饮不化，停而为湿，日久郁而化热，困阻脾胃，出现脾胃湿热。湿热犯胃，胃失和降，出现胃脘气滞、胃气上逆。具体见图5-3-3-1。

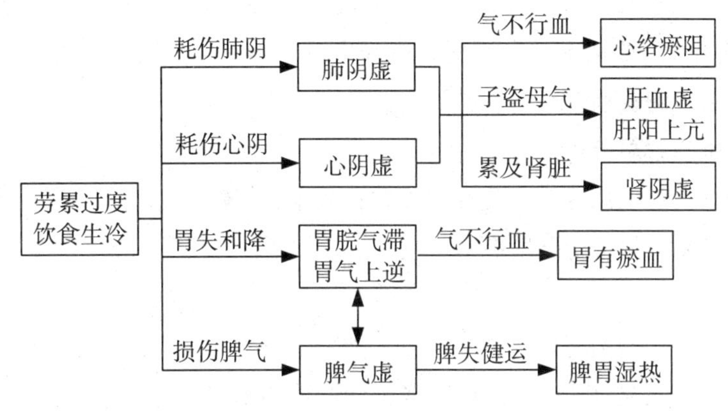


**图5-3-3-1　病因病机演变过程图（案例3）**

通过以上分析，本患者的主要证候为肺阴虚。肺阴虚，肺失宣降，则见“胸闷、憋气”；肺主通调水道的功能失常，上焦水液代谢不利，则见“面目浮肿”。心络脉瘀阻，则见“胸痛”；心阴虚，心失所养，则见“心慌”；阴不制阳，虚热扰及心神，则见“多梦易醒、失眠”。肾阴虚，腰府失养，则见“后背酸痛、膝关节痛、足跟痛”；肾主水的功能失常，下焦水液代谢不利，则见“下肢浮肿”。湿热困阻脾胃，胃失和降，胃气上逆，则见“恶心”；胃火炽盛，则见“烧心”；胃有瘀血，则见“口唇红紫”。肝血虚，目失所养，则见“眼涩”；肝阳上亢，上扰清阳，则见“头晕”。脾气虚，则见“下肢无力”；水湿运化不利，水液停聚，则见“双手胀肿”。心、肺、肾阴虚，阴不制阳，虚热内盛，则见“潮热”。

本案例涉及了心、肝、脾、肺、肾五个脏和胃腑，属于“五脏同病”，具体见图5-3-3-2。

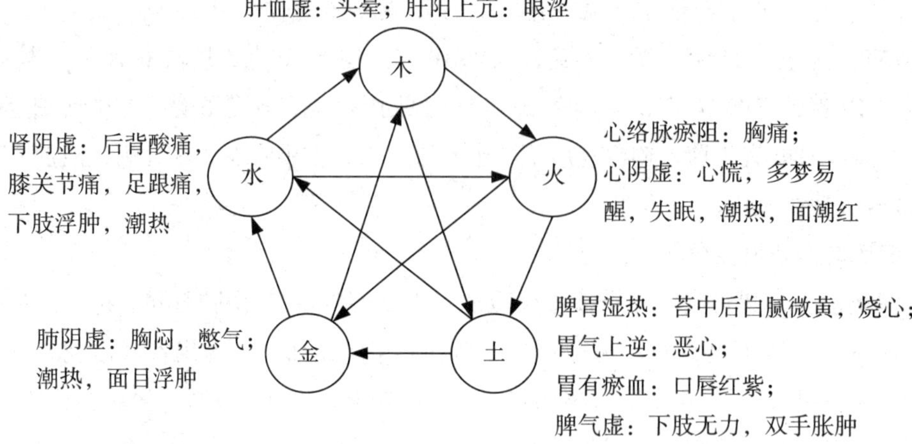


**图 5-3-3-2　五行 - 五脏 - 疾病分析图（案例 3）**

**6. 证候的寒热虚实性质分析**

本患者的病证存在“虚实夹杂”的患病特点。“虚”包括阴虚、血虚、气虚，阴虚有肺阴虚、肾阴虚、心阴虚、肝阴虚，血虚即肝血虚，气虚为脾气虚；“实”包括胃脘气滞、胃气上逆、脾胃湿热和心络脉瘀血。

**7. 辨证施膳与禁忌分析**

本患者的膳食辨证调养，应戒掉生冷饮食的不良习惯，适当摄入酸味食品，注意多加休息，避免劳累，可进行适度有氧运动。

**8. 预后分析**

本案例若以上述药物配伍作为基本方，加减治疗 2 ～ 3 个月可以收到显著的临床效果，但其冠心病心肌缺血和高血压则需要长期调养和不间断的治疗。

## 案例 4

本案例是以肺阴虚为主要证候，同时伴有心气阴两虚、脾气虚、胃热、肾阴虚证候出现。

姜某，男，70 岁，初诊时间为 2010 年 1 月 27 日。

主诉：咽痒、咳嗽 10 天，伴口咽干燥、心悸、潮热。

现病史：患者 10 天前无明显诱因出现咽痒、咳嗽，伴口咽干燥、心悸、潮热。另伴有汗多，多梦易醒，面颧潮红，下肢浮肿、无力，头发稀疏、斑白。舌质淡红紫，苔边尖少、中后黄，脉弦细。

既往史：高血压病史 10 年。

检查：心电图示心肌缺血；心率为 73 次 / 分钟；血压为 160/100 mmHg；腹部 B 超示肝、胆、胰、脾、肾未见异常。

西医诊断：

主要诊断：咽喉炎。

其他诊断：冠心病心肌缺血；高血压。

中医诊断：

主要诊断：咳嗽。

其他诊断：心悸；汗证；水肿。

依据本案例的四诊症状和体征，对其进行辨证论治的过程分析，具体步骤和结果见表 5-3-4-1 和表 5-3-4-2。

**表 5-3-4-1　四诊症状和体征的脏腑及气血阴阳归属定位分析（案例 4）**

| 五脏及气血阴阳 | | 四诊症状和体征 |
|---|---|---|
| 五脏 | 心 | 主血脉：心悸；主神：多梦易醒；汗：汗多；面：面颧潮红 |
| | 脾 | 四肢：下肢无力；口：口干 |
| | 肝 | — |
| | 肾 | 主水：下肢浮肿；发：头发稀疏、斑白 |
| | 肺 | 主宣发、肃降：咳嗽；咽：咽痒，咽干 |
| 气血阴阳 | 气 | — |
| | 血 | — |
| | 阴 | 潮热 |
| | 阳 | — |

**表 5-3-4-2　中医四态五阶段辨证分析（案例 4）**

| | | | | | | |
|---|---|---|---|---|---|---|
| 隐态系统 | 隐性病变 | 舌质淡红紫，苔边尖少、中后黄，脉弦细 | | | | |
| | 显性病变 | 咳嗽，潮热 | 心悸，潮热，多梦易醒 | — | — | 潮热 |
| 显态系统 | 隐性病变 | 咽痒，咽干 | 面颧潮红 | 下肢无力 | 口干 | 头发斑白 |
| | 显性病变 | — | 汗多 | — | — | 头发稀疏，下肢浮肿 |
| 证候群 | | 肺阴虚，肺失宣降 | 心气阴两虚 | 脾气虚，脾失运化 | 胃热 | 肾阴虚 |
| 治法 | | 滋肺阴，宣肺利咽，止咳 | 益心气，滋心阴，退虚热，安神敛汗 | 健脾益气 | 清胃热 | 滋肾阴，退虚热，生发乌发 |
| 对应方剂或药物 | | 沙参麦冬汤，桔梗汤 | 天王补心丹，牡蛎散，胡黄连 | 四君子汤 | 天花粉 | 知柏地黄丸，何首乌 |

## 精准论治

### 1. 方剂与证候的对应分析

本患者的主要证候为肺阴虚，兼见心气阴两虚、脾气虚、胃热、肾阴虚证候。选用沙参麦冬汤合桔梗汤可滋肺阴、宣肺利咽、止咳，以治疗肺阴虚所表现出的“咳嗽、咽痒、咽干”；天王补心丹合牡蛎散加胡黄连可益心气、滋心阴、退虚热、安神敛汗，以治疗心气阴两虚所表现出的“心悸、潮热、多梦易醒、面颧潮红、汗多”；脾气虚所表现出的“下肢无力”选用四君子汤以健脾益气；“口干”为胃热的表现，选用天花粉以清胃生津；“下肢浮肿、潮热”为肾阴虚的表现，选用知柏地黄丸以滋肾阴、退虚热。

**2. 药物与疾病、证候、症状的对应分析**

在“方证”对应的基础上，最终目的是实现药物“对病、对证、对症”的精准对应。本案例证候与方剂的精准对应关系具体见表 5–3–4–3。

**表 5–3–4–3 证候与方剂的精准对应关系（案例 4）**

| 证候 | | 方剂 | 药物 |
|---|---|---|---|
| 主要证候 | 肺阴虚，肺失宣降 | 沙参麦冬汤 | 沙参，麦冬，玉竹，桑叶，天花粉，生扁豆，甘草 |
| | | 桔梗汤 | 桔梗，甘草 |
| 其他证候 | 心气阴两虚 | 天王补心丹 | 党参，玄参，丹参，茯苓，五味子，远志，桔梗，当归，天冬，麦冬，柏子仁，酸枣仁，生地黄，朱砂 |
| | | 牡蛎散 | 煅牡蛎，黄芪，麻黄根，浮小麦 |
| | 脾气虚 | 四君子汤 | 党参，白术，茯苓，甘草 |
| | 胃热 | — | 天花粉 |
| | 肾阴虚 | 知柏地黄丸 | 熟地黄，山药，山茱萸，茯苓，泽泻，牡丹皮，知母，黄柏 |

依据上表中方剂和药物的基本信息，筛选本案例治疗过程中每个具体症状所要对应的具体药物，结果见表 5–3–4–4。

**表 5–3–4–4 症状与药物的精准对应关系（案例 4）**

| 症状 | 药物 |
|---|---|
| 咽痒，咳嗽，咽干 | 沙参，麦冬，天花粉，桔梗，甘草 |
| 心悸 | 天冬，麦冬，丹参，茯苓，煅牡蛎，五味子，生地黄 |
| 多梦易醒 | 酸枣仁，柏子仁，丹参，茯苓 |
| 汗多 | 煅牡蛎，五味子 |
| 面颧潮红 | 胡黄连，生地黄，丹参 |
| 口干 | 天花粉，麦冬，知母 |
| 下肢浮肿 | 熟地黄，山药，山茱萸，茯苓，泽泻 |
| 潮热 | 胡黄连，知母，黄柏，牡丹皮 |
| 下肢无力 | 党参，山药 |

根据上表信息对本案例的处方用药进行分析，可以得出：针对“咳嗽、咽痒、咽干”选用沙参、麦冬、天花粉、桔梗、甘草以润肺生津止咳；心气阴两虚所表现出的“心悸”选用天冬、麦冬、丹参、茯苓、煅牡蛎、五味子、生地黄以滋阴养心；酸枣仁、柏子仁、丹参、茯苓养心安神以治疗“多梦易醒”；针对“汗多”选用煅牡蛎、五

味子以固摄止汗；胡黄连、生地黄、丹参滋心阴、退虚热以治疗“面颧潮红”；“口干”为胃热之象，选用天花粉、麦冬、知母以清胃生津；熟地黄、山药、山茱萸、茯苓、泽泻功能补肾利水以治疗肾气虚所表现出的“下肢浮肿”；阴虚热盛所表现出的“潮热”选用胡黄连、知母、黄柏、牡丹皮以清退虚热；党参、山药益气健脾以治疗“下肢无力”。

从药物与疾病对应关系的角度来分析，本案例咽喉炎咳嗽可选用的药物为百部、紫菀，高血压可选用的药物为罗布麻、决明子，诸药合用以增强疗效。

**3. 一药治疗“多病、多证、多症”的对应分析**

依据“方证对应”与“药症对应”的分析，本案例一药对应“多病、多证、多症”的归纳总结如下，具体见表 5-3-4-5。

**表 5-3-4-5　一药对应“多病、多证、多症”分析表（案例 4）**

| 药物 | 症状与疾病 |
|---|---|
| 麦冬 | 咽痒，咳嗽，咽干，心悸，口干 |
| 天花粉 | 咽痒，咳嗽，咽干，口干 |
| 茯苓 | 心悸，多梦易醒，下肢浮肿 |
| 生地黄 | 心悸，面颧潮红 |
| 五味子，牡蛎 | 心悸，汗多 |
| 丹参 | 心悸，多梦易醒，面颧潮红 |
| 胡黄连 | 面颧潮红，潮热 |
| 知母 | 口干，潮热 |
| 山药 | 下肢浮肿，下肢无力 |
| 百部，紫菀 | 咽喉炎咳嗽 |
| 罗布麻，决明子 | 高血压 |

**4. 处方**

由于患者没有明显的脾失健运的表现，故四君子汤中的白术舍而不用；从牡蛎散中选取煅牡蛎以治疗心气虚出现的“汗多”，药力足够，其他药物弃而不用；沙参麦冬汤中的玉竹、桑叶、生扁豆和天王补心丹中的玄参、远志、当归、朱砂由于没有对应的症状，故删而不用。

最后，进一步考虑“三因制宜”的原则，本案例的治疗用药如下。

处方：沙参 15 克，麦冬 15 克，天花粉 15 克，桔梗 15 克，百部 10 克，紫菀 10 克，丹参 10 克，茯苓 10 克，煅牡蛎 60 克，五味子 10 克，生地 30 克，炒枣仁 10 克，柏子仁 10 克，胡黄连 10 克，炒山药 10 克，山茱萸 10 克，泽泻 10 克，丹皮 10 克，知母 10 克，黄柏 10 克，党参 10 克，罗布麻 30 克，决明子 30 克，甘草 6 克。方中牡蛎宜先煎，水煎服。由于方中有牡蛎，故煎煮后需沉淀 20 分钟后再服用。

**5. 病因与病机演变分析**

本案例患者由于饮食不节，膏粱厚味摄入过多，超出脾的运化能力，出现脾气虚。饮食积于胃脘，郁而化热，形成胃热。胃热上冲，伤及心肺之阴，形成心肺阴虚内热。脾气虚导致心气虚，为“子盗母气”。心肺阴虚，日久累及肾阴，出现肾阴虚。具体见图 5–3–4–1。

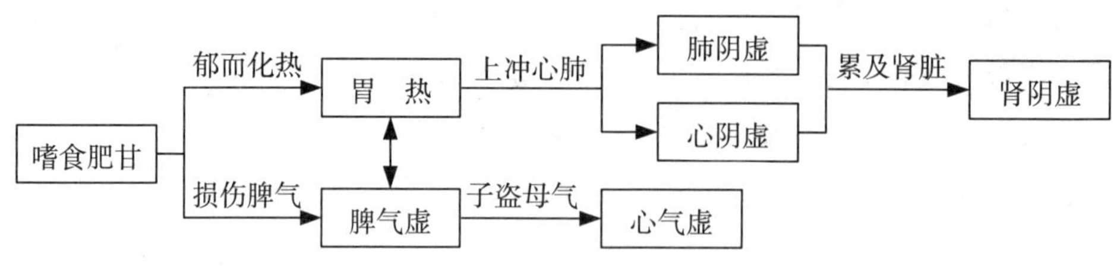


**图 5–3–4–1　病因病机演变过程图（案例 4）**

通过以上分析，本患者的主要证候为肺阴虚。肺阴虚，肺失宣降，则见“咳嗽、咽痒”；咽喉失于滋养，则见“咽干”。心气阴两虚，心失所养，则见“心悸”；心神失养，则见“多梦易醒”；津液失于固摄，则见“汗多”；阴不制阳，虚热上扰，则见“面颧潮红、潮热”。胃热内盛，消耗津液，则见“口干”。肾阴虚，肾主水的功能失常，则见“下肢浮肿”；阴不制阳，虚热内盛，则见“潮热”。“下肢无力”为脾气虚的表现。

本案例涉及了心、脾、肺、肾四个脏和胃腑，具体见图 5–3–4–2。

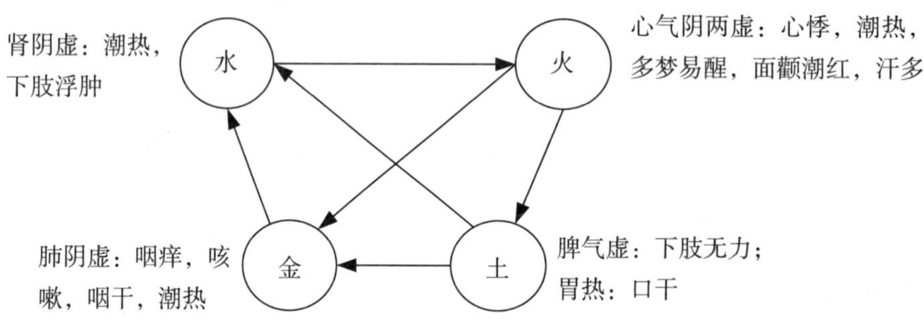


**图 5–3–4–2　五行 – 五脏 – 疾病分析图（案例 4）**

**6. 证候的寒热虚实性质分析**

本患者的病证存在“虚实夹杂”的特点。“虚”包括气虚和阴虚，气虚为心脾气虚，阴虚为心、肺、肾阴虚；“实”为胃热。

**7. 辨证施膳与禁忌分析**

本患者应适当摄入酸味食品，避免暴饮暴食及肥甘厚腻之品，可进行适度有氧运动。

**8. 预后分析**

本案例若以上述药物配伍作为基本方，加减治疗 1 个月左右可以收到显著的临床效果，但其冠心病心肌缺血和高血压则需要长期调养和不间断的治疗。

# 第四节　以肺阳虚为主证的案例

肺阳虚证候多数伴有脾胃阳虚和肾阳虚的证候存在，本节分析以肺阳虚为主证的辨证论治过程，具体见案例 5。

## 案例 5

喉痹为肺脏的病证，多由劳累过度或饮食不节诱发，容易累及其他的脏腑而出现相应的病证。本案例是以肺阳虚为主要证候，同时伴有胃阳虚、胃脘气滞、胃气上逆、肝气虚、脾阳虚、心血虚、大肠津亏、肺热证候出现。

孙某，男，22 岁，初诊时间为 2007 年 10 月 8 日。

主诉：咽喉发凉感 4 年，伴恶心、口苦。

现病史：患者 4 年前无明显诱因出现咽喉发凉感，受风着凉后明显。另伴有恶心、口苦、胃胀、胃痛、胃凉、呃逆、咽干、口涩、腹痛、腹凉、乏力、面色淡黄、手足发凉。睡眠多梦易醒，大便不畅，小便不畅。舌质淡红，苔白薄、后边微黄，脉沉迟。

检查：心率为 60 次 / 分；血压为 133/70mmHg；胃镜示慢性胆汁反流性胃炎；腹部 B 超示肝、胆、胰、脾、肾未见异常。

西医诊断：

主要诊断：心脏功能减弱。

其他诊断：慢性胆汁反流性胃炎；胃肠动力不足。

中医诊断：

主要诊断：喉痹。

其他诊断：口苦；呃逆；胃脘痛；腹痛。

依据本案例的四诊症状和体征，对其进行辨证论治的过程分析，具体步骤和结果见表 5–4–5–1 和表 5–4–5–2。

**表 5–4–5–1　四诊症状和体征的脏腑归属定位分析（案例 5）**

| 脏腑 | | 四诊症状和体征 |
|---|---|---|
| 五脏 | 心 | 神：多梦易醒 |
| | 脾 | 主运化：腹痛，腹凉；四肢：手足发凉；黄：面色淡黄；口：口苦，口涩 |
| | 肝 | — |
| | 肾 | — |
| | 肺 | 咽：咽喉发凉感，咽干 |

续表

| 脏腑 | | 四诊症状和体征 |
|---|---|---|
| 五腑 | 小肠 | — |
| | 胃 | 主和降：恶心，胃胀，呃逆，胃痛，胃凉 |
| | 胆 | — |
| | 膀胱 | — |
| | 大肠 | 主传导：大便不畅 |

**表 5–4–5–2　中医四态五阶段辨证分析（案例 5）**

| 隐态系统 | 隐性病变 | 舌质淡红，苔白薄、后边微黄，脉沉迟 | | | | | | |
|---|---|---|---|---|---|---|---|---|
| | 显性病变 | — | — | 恶心，胃凉，胃胀痛 | 口苦，口涩 | 腹凉，腹痛 | 多梦易醒 | 大便不畅 |
| 显态系统 | 隐性病变 | 咽喉发凉感 | 咽干 | — | — | 面色淡黄，手足发凉 | — | — |
| | 显性病变 | — | — | — | — | — | — | — |
| 证候群 | | 肺阳虚，肺失宣降 | 肺热 | 胃阳虚，胃脘气滞，胃气上逆 | 肝气虚 | 脾阳虚，脾失运化 | 心血虚 | 大肠津亏 |
| 治法 | | 温肺祛寒 | 清肺利咽 | 温胃祛寒，理气，降逆 | 补肝气，强肝泄 | 温脾祛寒，健脾养荣 | 补心血，养心神 | 润肠通便 |
| 对应方剂或药物 | | 附子理中丸 | 桔梗汤 | 附子理中丸，小半夏汤，陈皮 | 酸味补肝汤 | 附子理中丸，小建中汤 | 养心汤 | 麻子仁 |

## 精准论治

### 1. 方剂与证候的对应分析

本患者的主要证候为肺阳虚，兼见胃阳虚、胃脘气滞、胃气上逆、肝气虚、脾阳虚、心血虚、大肠津亏、肺热证候。选用附子理中丸可温肺祛寒以治疗肺阳虚出现的“咽喉发凉感”；肺热出现的“咽干”选用桔梗汤以清肺利咽；附子理中丸合小半夏汤加陈皮可温胃祛寒、理气、降逆，以治疗胃阳虚、胃脘气滞、胃气上逆出现的“恶心、胃胀痛、胃凉”；“口苦、口涩”为肝气虚的表现，选用酸味补肝汤以补肝气、强肝泄；脾阳虚出现的“腹凉、腹痛、面色淡黄、手足发凉”，可选用附子理中丸合小建中汤温脾祛寒、缓急止痛、健脾养荣；心血虚出现的“多梦易醒”选用养心汤以补心血安神；麻子仁润肠通便以治疗大肠津亏出现的“便秘”。

### 2. 药物与疾病、证候、症状的对应分析

在“方证”对应的基础上，最终目的是实现药物“对病、对证、对症”的精准对应。本案例证候与方剂的精准对应关系具体见表 5–4–5–3。

**表 5-4-5-3　证候与方剂的精准对应关系（案例 5）**

| 证候 | | 方剂 | 药物 |
|---|---|---|---|
| 主要证候 | 肺阳虚，肺失宣降 | 附子理中丸 | 附子，干姜，党参，白术，炙甘草 |
| 其他证候 | 肺热 | 桔梗汤 | 桔梗，甘草 |
| | 胃阳虚 | 附子理中丸 | 附子，干姜，党参，白术，炙甘草 |
| | 胃脘气滞 | — | 陈皮 |
| | 胃气上逆 | 小半夏汤 | 半夏，生姜 |
| | 肝气虚 | 酸味补肝汤 | 白芍，山楂，木瓜，香橼，乌梅，川牛膝，赤小豆，五味子，山茱萸，栀子，山药，甘草 |
| | 脾阳虚，脾失运化 | 附子理中丸 | 附子，干姜，党参，白术，炙甘草 |
| | | 小建中汤 | 桂枝，白芍，饴糖，炙甘草 |
| | 心血虚 | 养心汤 | 黄芪，茯苓，茯神，当归，川芎，炙甘草，法半夏，柏子仁，酸枣仁，远志，五味子，党参，肉桂 |
| | 大肠津亏 | — | 麻子仁 |

依据上表中方剂和药物的基本信息，筛选本案例治疗过程中每个具体症状所要对应的具体药物，结果见表 5-4-5-4。

**表 5-4-5-4　症状与药物的精准对应关系（案例 5）**

| 症状 | 药物 |
|---|---|
| 咽喉发凉感 | 党参，白术，附子，干姜 |
| 恶心 | 半夏 |
| 口苦，口涩 | 白芍，乌梅 |
| 胃胀 | 陈皮 |
| 胃痛 | 白芍，甘草 |
| 腹凉，胃凉，手足发凉 | 党参，白术，附子，干姜 |
| 腹痛 | 党参，白术 |
| 面色淡黄 | 桂枝，白芍，饴糖，炙甘草 |
| 多梦易醒 | 酸枣仁，茯苓 |
| 大便不畅 | 火麻仁，白芍 |
| 咽干 | 桔梗，甘草 |

根据上表信息对本案例的处方用药进行分析，可以得出：肺阳虚出现的“咽喉发凉感”选用党参、白术、附子、干姜以温肺祛寒；半夏和胃降逆以治疗胃气上逆出现的“恶心”；针对“口苦、口涩”选用白芍、乌梅以补肝气、强肝泄；党参、白术、附子、干姜温中祛寒以治疗脾胃阳虚出现的“腹凉、胃凉、手足发凉”；陈皮理气和胃以治疗胃脘气滞出现的“胃胀”；白芍、甘草缓急止痛以治疗“胃痛”；党参、白术温脾祛寒以治疗“腹痛”；针对“面色淡黄”选用桂枝、白芍、饴糖、炙甘草以健脾养荣；心血虚出现的“多梦易醒”选用酸枣仁、茯苓以养心安神；火麻仁、白芍润肠通便以治疗大肠津亏

出现的“大便不畅”；肺热出现的“咽干”选用桔梗、甘草以清肺利咽。

从药物与疾病对应关系的角度来分析，本案例慢性胆汁反流性胃炎可选用的药物为白芍、乌梅、山楂，诸药合用以增强疗效。

**3. 一药治疗“多病、多证、多症”的对应分析**

依据“方证对应”与“药症对应”的分析，本案例一药对应“多病、多证、多症”的归纳总结如下，具体见表 5–4–5–5。

**表 5–4–5–5 一药对应“多病、多证、多症”分析表（案例 5）**

| 药物 | 症状与疾病 |
|---|---|
| 党参，白术 | 咽喉发凉感，腹凉，胃凉，手足发凉，腹痛 |
| 附子，干姜 | 咽喉发凉感，腹凉，胃凉，手足发凉 |
| 白芍 | 口苦，口涩，面色淡黄，胃痛，大便不畅慢性胆汁反流性胃炎 |
| 白芍，乌梅，山楂 | |

**4. 处方**

针对肝气虚出现的“口苦、口涩”从酸味补肝汤中选取白芍、乌梅以补肝气、强肝泄，药力足够，其他药物没有选用；由于养心汤中的黄芪、当归、川芎、柏子仁、远志、五味子、肉桂等药物没有与之相对应的症状，故删而不用。

最后，进一步考虑“三因制宜”的原则，本案例的治疗用药如下。

处方：党参 15 克，炒白术 15 克，制附子 6 克，干姜 6 克，姜半夏 10 克，炒白芍 10 克，乌梅 10 克，炒山楂 10 克，桂枝 10 克，陈皮 10 克，炒枣仁 10 克，茯苓 10 克，火麻仁 10 克，桔梗 10 克，炙甘草 6 克，饴糖 4 块，生姜 6 片，大枣 6 枚。方中半夏与附子虽有违“十八反”的配伍禁忌，但在临床实际应用过程中并无任何问题，附子宜先煎，水煎服。

**5. 病因与病机演变分析**

本案例由于学习劳累过度，耗伤心神，出现心血虚。心血虚导致脾胃阳虚，为心火不能温暖脾土。脾阳虚导致肺阳虚，为“土不生金”。脾阳虚，气血化生不足，肝失充养，则见肝气虚。脾不升清，则胃不降浊，胃失和降，出现胃脘气滞、胃气上逆。胃的受纳腐熟功能减退，饮食滞而不化，郁而化热，上冲咽喉，出现肺热。胃失和降，加之肺的肃降功能减退，则见大肠津亏、传导不利。具体见图 5–4–5–1。

由上可得，本患者的病证以肺阳虚为主。肺阳虚，咽喉失于温煦，则见“咽喉发凉感”；“咽干”为肺热的表现。胃气上逆，则见“恶心”；胃阳虚，温煦失职，则见“胃凉、胃痛”；“胃胀”为胃脘气滞的表现。肝气虚，肝失疏泄，胆汁排泄不利，上逆于胃，承于口，则见“口苦、口涩”。脾阳虚，温煦失职，则见“腹凉、手足发凉、腹痛”；气血化生不足，面失荣养，则见“面色淡黄”。心血虚，心神失养，则见“多梦易醒”。大肠津亏，传导不利，则见“大便不畅”。

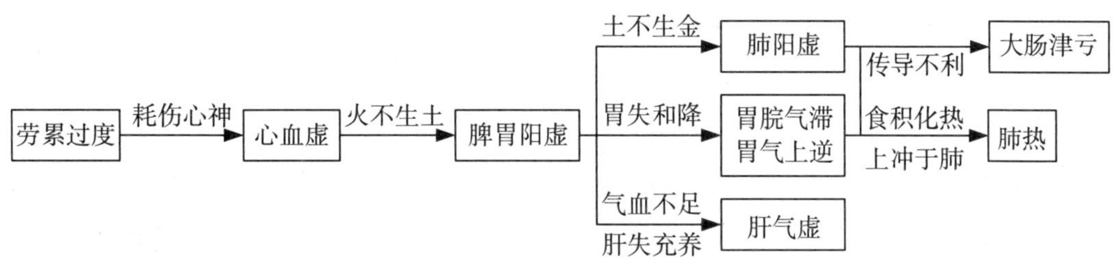


**图 5–4–5–1　病因病机演变过程图（案例 5）**

本案例涉及了肺、肝、脾、心四个脏和胃、大肠两个腑，具体见图 5–4–5–2。

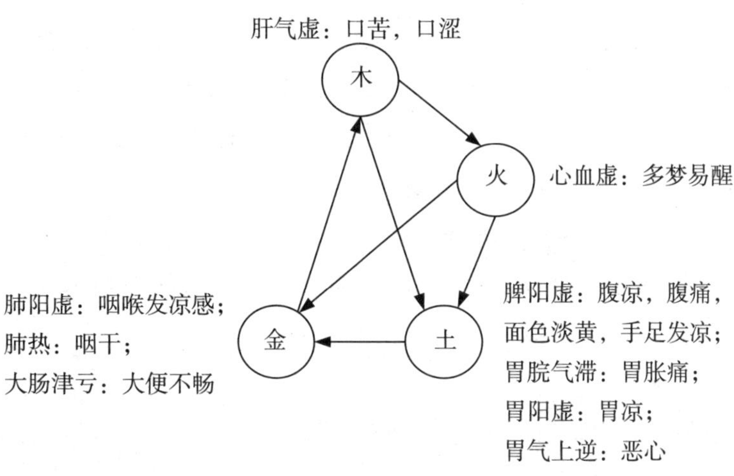


**图 5–4–5–2　五行 – 五脏 – 疾病分析图（案例 5）**

**6. 证候的寒热虚实性质分析**

本患者的病证存在“寒热错杂、虚实夹杂”的特点。“寒”为肺阳虚、脾胃阳虚所表现出的虚寒；“热”为肺热所表现出的实热；“虚”包括气虚、血虚、津亏和阳虚，气虚为肝气虚，血虚为心血虚，津亏表现于大肠；“实”为实热、胃脘气滞和胃气上逆。

**7. 辨证施膳与禁忌分析**

本患者应适当摄入酸味或酸甜味的食品，并注意多休息，避免劳累，进行适度有氧运动。

**8. 预后分析**

本案例若以上述药物配伍作为基本方，加减治疗 1 个月左右，可以获得显著的临床疗效。

## 第五节　以肺气阴两虚为主证的案例

肺气阴两虚证候多数伴有肾气阴两虚或心气阴两虚的证候存在，本节分析以肺气阴两虚为主证的辨证论治过程，具体见案例 6 和案例 7。

### 案例 6

本案例是以肺气阴两虚、肾不纳气为主要证候，同时伴有脾胃阳虚、脾胃气滞、胃有瘀血、胃热、肝气虚、肝血虚、肝阳上亢、心气阴两虚、肾气阴两虚证候出现。

李某，女，57 岁，初诊时间为 2009 年 11 月 26 日。

主诉：喘促 40 年，伴脘腹胀闷、痞硬，近 1 个月加重。

现病史：患者 40 年前无明显诱因出现喘促、动则加重。近 1 个月加重，伴脘腹胀闷、痞硬，恶心，胃凉，口苦，口干，腹凉，心慌，胸闷，憋气，气短，烦躁，头晕，眼涩，汗多，面目浮肿，面潮红紫，口唇发紫，手足淡黄，手足心热，腰痛，膝关节痛，下肢浮肿、无力，足跟痛。头发斑白，睡眠多梦易醒、嗜睡。大小便调。舌质淡红，苔边尖少、中后白薄微黄，脉弦细数（结代）。

既往史：慢性支气管炎病史 40 年，肺气肿、肺心病病史 20 年。

检查：心率为 90 次 / 分钟；血压为 150/90 mmHg；腹部 B 超示肝、胆、胰、脾、肾未见异常。

西医诊断：

主要诊断：慢性支气管炎；肺气肿、肺心病。

其他诊断：胃肠动力不足。

中医诊断：

主要诊断：喘证。

其他诊断：痞证；口苦；心悸；胸痹；眩晕；汗多；水肿；腰痛；痹证；多寐。

依据本案例的四诊症状和体征，对其进行辨证论治的过程分析，具体步骤和结果见表 5–5–6–1 和表 5–5–6–2。

**表 5–5–6–1　四诊症状和体征的脏腑及气血阴阳归属定位分析（案例 6）**

| 脏腑及气血阴阳 | | 四诊症状和体征 |
|---|---|---|
| 五脏 | 心 | 主血脉：心慌；主神：烦躁，嗜睡，多梦易醒；汗：汗多；面：面潮红紫 |
| | 脾 | 主运化：腹凉，腹部胀闷痞硬；黄色：手足淡黄；四肢：下肢无力；口：口苦，口干；唇：口唇发紫 |
| | 肝 | 主藏血：头晕；目：眼涩 |
| | 肾 | 肾府：腰痛；主水：下肢浮肿；主骨：足跟痛；膝关节痛；发：头发斑白 |
| | 肺 | 主气：气短，喘促；主宣发、肃降：胸闷，憋气；主通调水道：面目浮肿 |
| 五腑 | 小肠 | — |
| | 胃 | 主和降：恶心，胃凉，胃脘胀闷痞硬 |

续表

| 脏腑及气血阴阳 | | 四诊症状和体征 |
|---|---|---|
| 五腑 | 胆 | — |
| | 膀胱 | — |
| | 大肠 | — |
| 气血阴阳 | 气 | — |
| | 血 | — |
| | 阴 | 手足心热 |
| | 阳 | — |

**表 5–5–6–2　中医四态五阶段辨证分析（案例 6）**

| 隐态系统 | 隐性病变 | 舌质淡红，苔边尖少、中后白薄微黄，脉弦细数（结代） | | | | | | |
|---|---|---|---|---|---|---|---|---|
| | 显性病变 | 喘促，气短，胸闷，憋气 | 脘腹胀闷，腹凉，胃凉，恶心 | — | 口苦 | 头晕 | 心慌，烦躁，多梦易醒，嗜睡 | 腰痛 |
| 显态系统 | 隐性病变 | 手足心热 | 手足淡黄，口唇发紫，下肢无力 | 口干 | — | 眼涩 | 面潮红紫，手足心热 | 手足心热，膝关节痛，足跟痛，头发斑白 |
| | 显性病变 | 面目浮肿 | 脘腹痞硬 | — | — | — | 汗多 | 下肢浮肿 |
| 证候群 | | 肺气阴两虚，肺失宣降，肾不纳气 | 脾胃阳虚，脾胃气滞，胃有瘀血 | 胃热 | 肝气虚 | 肝血虚，肝阳上亢 | 心气阴两虚，面络脉瘀热 | 肾气阴两虚 |
| 治法 | | 补肺气，滋肺阴，退虚热，补肾纳气，宣肺消肿 | 温中祛寒，理气除痞，化瘀养荣 | 清胃热 | 补肝气，强肝泄 | 补肝血，平肝潜阳 | 补心气，滋心阴，退虚热，安神，除烦 | 补肾气，滋肾阴，退虚热，利水消肿，健骨，乌发 |
| 对应方剂或药物 | | 沙参麦冬汤，苏子降气汤，五皮散，瓜蒌 | 附子理中汤，枳术丸，小建中汤，丹参，厚朴 | 知母 | 酸味补肝汤 | 杞菊地黄丸，天麻钩藤饮 | 天王补心丹，牡蛎散，菖蒲，胡黄连 | 济生肾气丸，杜仲，何首乌，知母，黄柏 |

**精准论治**

**1. 方剂与证候的对应分析**

本患者的主要证候为肺气阴两虚、肾不纳气，兼见脾胃阳虚、脾胃气滞、胃有瘀血、胃热、肝气虚、肝血虚、肝阳上亢、心气阴两虚、肾气阴两虚证候。选用沙参麦冬汤、苏子降气汤合五皮散加瓜蒌可补肺气、滋肺阴、退虚热、补肾纳气、宣肺消肿，用以治疗肺气阴两虚出现的“喘促、气短、胸闷、憋气、手足心热、面目浮肿”；脾胃气滞出现的“脘腹胀闷”选用枳术丸加厚朴以理气除痞；脾胃阳虚所表现出的“腹凉、胃凉”选用附子理中汤以温中祛寒；“口唇发紫”为胃有瘀血的表现，选用丹参以活血化瘀；针对“口干”选用知母以清胃热；肝气虚出现的“口苦”选用酸味补肝汤以补肝气、强肝泄；杞菊地黄丸合天麻钩藤饮补肝血、平肝潜阳以治疗肝血虚、肝阳上亢出现的“头晕、眼涩”；心气阴两虚所表现出的“心慌、烦躁、多梦易醒、嗜睡、面潮红紫、手足心热、汗多”，可选用天王补心丹合牡蛎散加菖蒲、胡黄连以补心气、滋心阴、退虚热、安神除烦；济生肾气丸加杜仲、知母、黄柏补肾气、滋肾阴、退虚热、健骨、利水消肿，用以治疗肾气阴两虚出现的“腰痛、手足心热、膝关节痛、足跟痛、下肢浮肿”。

**2. 药物与疾病、证候、症状的对应分析**

在“方证”对应的基础上，最终目的是实现药物“对病、对证、对症”的精准对应。本案例证候与方剂的精准对应关系具体见表 5–5–6–3。

**表 5–5–6–3　证候与方剂的精准对应关系（案例 6）**

| 证候 | | 方剂 | 药物 |
|---|---|---|---|
| 主要证候 | 肺气阴两虚 | 沙参麦冬汤 | 沙参，玉竹，麦冬，天花粉，扁豆，桑叶，生甘草 |
| | 肾不纳气 | 苏子降气汤 | 紫苏子，陈皮，半夏，当归，前胡，厚朴，肉桂，甘草 |
| | 肺失宣降 | 五皮散 | 陈皮，生姜皮，茯苓皮，大腹皮，桑白皮 |
| 其他证候 | 脾胃阳虚 | 附子理中汤 | 附子，干姜，党参，白术，炙甘草 |
| | | 小建中汤 | 桂枝，白芍，饴糖，炙甘草 |
| | 胃脘气滞 | 枳术丸 | 枳实，白术 |
| | 胃有瘀血 | — | 丹参 |
| | 脾气郁滞 | — | 厚朴 |
| | 胃热 | — | 知母 |
| | 肝气虚 | 酸味补肝汤 | 白芍，山楂，木瓜，香橼，乌梅，川牛膝，赤小豆，五味子，山茱萸，栀子，山药，甘草 |
| | 肝血虚 | 杞菊地黄丸 | 枸杞子，菊花，熟地黄，山药，山茱萸，茯苓，牡丹皮，泽泻 |
| | 肝阳上亢 | 天麻钩藤饮 | 天麻，钩藤，石决明，栀子，黄芩，杜仲，桑寄生，牛膝，夜交藤，茯神，益母草 |
| | 心气阴两虚 | 天王补心丹 | 党参，玄参，丹参，茯苓，五味子，远志，桔梗，当归，天冬，麦冬，柏子仁，酸枣仁，生地黄，朱砂 |
| | | 牡蛎散 | 煅牡蛎，黄芪，麻黄根，浮小麦 |
| | 肾气阴两虚 | 济生肾气丸＋杜仲，知母，黄柏 | 车前子，川牛膝，附子，肉桂，熟地黄，山药，山茱萸，茯苓，泽泻，牡丹皮，杜仲，知母，黄柏 |

依据上表中方剂和药物的基本信息，筛选本案例治疗过程中每个具体症状所要对应的具体药物，结果见表 5–5–6–4。

**表 5-5-6-4 症状与药物的精准对应关系（案例 6）**

| 症状 | 药物 |
| --- | --- |
| 喘促，气短 | 党参，沙参，玉竹，麦冬，紫苏子，厚朴，当归，山茱萸，肉桂 |
| 胃胀 | 陈皮 |
| 腹胀 | 厚朴 |
| 脘腹痞硬 | 枳实，白术 |
| 胸闷，憋气 | 瓜蒌 |
| 恶心 | 半夏 |
| 口苦 | 白芍，山药，山茱萸，川牛膝 |
| 腹凉，胃凉 | 附子，干姜 |
| 手足心热 | 知母，胡黄连 |
| 面目浮肿 | 生姜皮，茯苓皮，桑白皮 |
| 手足淡黄 | 桂枝，白芍，饴糖，炙甘草 |
| 下肢无力 | 党参，山药 |
| 口唇发紫 | 丹参，川牛膝 |
| 口干 | 知母，沙参，玉竹，麦冬 |
| 头晕 | 天麻，钩藤，枸杞子，菊花，川牛膝 |
| 眼涩 | 枸杞子，菊花 |
| 心慌 | 丹参，牡蛎，茯苓 |
| 烦躁 | 丹参，胡黄连 |
| 多梦易醒 | 酸枣仁，茯苓，丹参 |
| 嗜睡 | 菖蒲 |
| 面潮红紫 | 丹参，胡黄连，知母 |
| 汗多 | 煅牡蛎 |
| 腰痛，膝关节痛，足跟痛 | 川牛膝，山药，山茱萸，杜仲，附子，肉桂 |
| 下肢浮肿 | 车前子，山药，山茱萸，茯苓，附子，肉桂 |

根据上表信息对本案例的处方用药进行分析，可以得出：肺气阴两虚、肾不纳气出现的“喘促、气短”选用党参、沙参、玉竹、麦冬、紫苏子、厚朴、当归、肉桂、山茱萸以补肺气、滋肺阴、降气平喘；陈皮理气除胀以治疗“胃胀”；脾气郁滞出现的“腹胀”选用厚朴进行治疗；枳实、白术理气祛痞以治疗“脘腹痞硬”；肺失宣降出现的“胸闷、憋气”选用瓜蒌以宽胸顺气；半夏降逆止呕以治疗胃气上逆出现的“恶心”；肝气虚出现的“口苦”选用白芍、山药、山茱萸、川牛膝以补肝气、强肝泄；附子、干姜温中祛寒以治疗脾胃阳虚出现的“腹凉、胃凉”；知母、胡黄连养阴退热以治疗“手足心热”；肺气虚出现的“面目浮肿”选用生姜皮、茯苓皮、桑白皮以宣肺利水；桂枝、白芍、饴糖、炙甘草健脾养荣以治疗“手足淡黄”；针对“下肢无力”选用党参、山药以益气健脾；“口唇发紫”为胃有瘀血的表现，选用丹参、川牛膝以活血化瘀；知母、沙参、玉竹、麦冬养胃阴、清胃热以治疗“口干”；肝血虚、肝阳上亢出现的“头晕”选用天麻、钩藤、枸杞子、菊花、川牛膝以滋补肝血、平肝潜阳；枸杞子、菊花补肝血明目以治疗肝血虚出现的“眼涩”；丹参、牡蛎、茯苓养心以治疗“心慌”；丹参、胡黄

连清心除烦以治疗"烦躁"；酸枣仁、茯苓、丹参养心安神以治疗"多梦易醒"；菖蒲开窍醒神以治疗"嗜睡"；面络脉瘀热出现的"面潮红紫"选用丹参、胡黄连、知母以通络退热；煅牡蛎收敛止汗以治疗"汗多"；川牛膝、山药、山茱萸、杜仲、附子、肉桂补肾壮骨以治疗"腰痛、膝关节痛、足跟痛"；车前子、山药、山茱萸、茯苓、附子、肉桂利水消肿以治疗"下肢浮肿"。

从药物与疾病对应关系的角度来分析，本案例肺气肿、肺心病可选用的药物为丹参、三七，诸药合用以增强疗效。

**3. 一药治疗"多病、多证、多症"的对应分析**

依据"方证对应"与"药症对应"的分析，本案例一药对应"多病、多证、多症"的归纳总结如下，具体见表 5-5-6-5。

**表 5-5-6-5　一药对应"多病、多证、多症"分析表（案例 6）**

| 药物 | 症状与疾病 |
|---|---|
| 党参 | 喘促，气短，下肢无力 |
| 沙参，玉竹，麦冬 | 喘促，气短，口干 |
| 厚朴 | 喘促，气短，腹胀 |
| 肉桂 | 喘促，气短，腹凉，胃凉，腰痛，膝关节痛，足跟痛，下肢浮肿 |
| 山茱萸 | 喘促，气短，口苦，腰痛，膝关节痛，足跟痛，下肢浮肿 |
| 白芍 | 口苦，手足淡黄 |
| 山药 | 口苦，下肢无力 |
| 川牛膝 | 口苦，口唇发紫，腰痛，膝关节痛，足跟痛，头晕 |
| 附子 | 腹凉，胃凉，腰痛，膝关节痛，足跟痛，下肢浮肿 |
| 知母 | 手足心热，口干，面潮红紫 |
| 茯苓 | 面目浮肿，心慌，多梦易醒，下肢浮肿 |
| 胡黄连 | 手足心热，烦躁，多梦易醒，面潮红紫 |
| 丹参 | 口唇发紫，心慌，烦躁，面潮红紫，肺气肿，肺心病 |
| 枸杞子，菊花 | 眼涩，头晕 |
| 牡蛎 | 心慌，汗多 |
| 山药 | 腰痛，膝关节痛，足跟痛，下肢浮肿 |
| 丹参，三七 | 肺气肿，肺心病 |

**4. 处方**

患者没有腹水的表现，故五皮散中的大腹皮没有选用；针对"口苦"从酸味补肝汤中选用白芍、山药、山茱萸、川牛膝以补肝气、强肝泄，药力足够，其他药物舍而不用；患者有脾胃气滞出现的"胃胀、腹胀、脘腹痞硬"，生地黄和熟地黄滋腻碍胃，用后会加重患者的病情，故弃而不用；肝阳上亢出现的"头晕"从天麻钩藤饮中选取天麻、钩藤、川牛膝以平肝潜阳，效用足够，其他药物没有选用；心气虚出现的"汗多"仅从牡蛎散中选取煅牡蛎以收敛止汗，其他药物去而不用；苏子降气汤中的前胡，枳术丸中的荷叶，杞菊地黄丸和济生肾气丸中的泽泻、牡丹皮，天王补心丹中的玄参、五味子、远志、桔梗、天冬、柏子仁、朱砂等药物由于没有与之相对应的症状，故删而不用。

最后，进一步考虑“三因制宜”的原则，本案例的治疗用药如下。

处方：党参30克，沙参15克，玉竹15克，麦冬15克，苏子10克，厚朴10克，当归10克，山茱萸15克，陈皮10克，枳实10克，炒白术15克，瓜蒌10克，姜半夏6克，炒白芍10克，炒山药10克，制附子6克，干姜6克，桂枝10克，丹参15克，知母10克，胡黄连10克，桑白皮10克，川牛膝10克，天麻10克，钩藤30克，枸杞子15克，菊花10克，牡蛎60克，茯苓10克，炒枣仁10克，菖蒲10克，炒杜仲10克，车前子10克，三七10克，炙甘草6克，饴糖4块，生姜6片，大枣6枚。方中半夏与附子虽有违“十八反”的配伍禁忌，但在临床实际应用过程中并无任何问题，附子、牡蛎宜先煎，钩藤宜后下，水煎服。由于方中有牡蛎，故煎煮后需沉淀20分钟后再服用。

**5. 病因与病机演变分析**

本案例由于劳累过度，加之风寒外袭伤肺，延误治疗，耗伤肺脏，出现肺气阴两虚。肺虚导致脾胃阳虚、脾胃气滞，为“子盗母气”。胃的受纳腐熟功能减退，饮食滞而不化，郁而化热，出现胃热；胃脘气机不畅，日久影响血液运行，出现胃脘瘀血。脾虚导致心气阴两虚，为“子盗母气”。脾胃阳虚，气血化生不足，肝失充养，则见肝气虚、肝血虚、肝阳上亢。脾虚累及肾脏，出现肾气阴两虚。具体见图5-5-6-1。

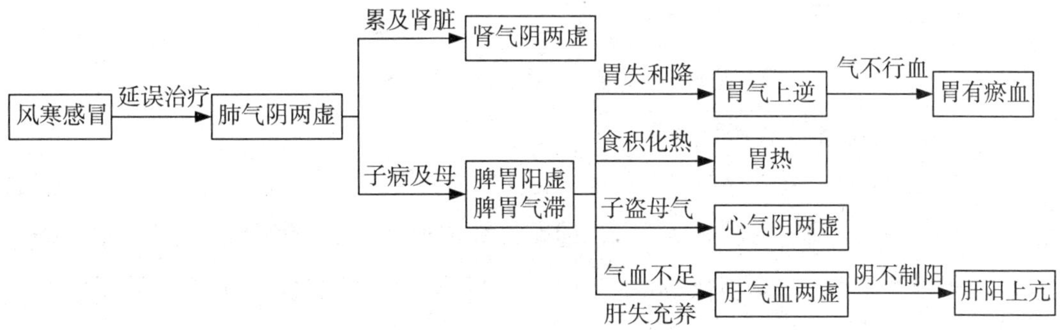


**图5-5-6-1　病因病机演变过程图（案例6）**

由上可得，本患者的病证以肺气阴两虚、肾不纳气为主。肺气阴两虚，肺主气司呼吸的功能减退，则见“喘促、气短、胸闷、憋气”；肺主通调水道的功能减退，上焦水液代谢不利，则见“面目浮肿”。“胃胀、脘腹痞硬、腹胀”为脾胃气滞之象；脾胃阳虚，温煦失职，则见“腹凉、胃凉”；脾失健运，气血化生不足，机体失于荣养，则见“手足淡黄、下肢无力”；胃失和降，胃气上逆，则见“恶心”；胃有瘀血，则见“口唇发紫”；胃热内盛，津液被耗，则见“口干”。肝气虚，肝失疏泄，胆汁排泄不利，上逆于胃，承于口，则见“口苦”；肝血虚，清窍失于濡养，肝阳上亢，上扰清窍，则见“头晕”；肝血虚，目失所养，则见“眼涩”。心气阴两虚，心失所养，则见“心慌”；心神失养，则见“多梦易醒、嗜睡”；心气虚，津液失于固摄，则见“汗多”；心阴虚，阴不制阳，虚热上扰，则见“面潮红紫”，虚热扰神，则见“烦躁”。肾气阴两虚，腰府失养，则见“腰痛、膝关节痛、足跟痛”；肾主水的功能减退，下焦水液代谢不利，则见“下肢浮肿”。“手足心热”为心、肺、肾阴虚的共有表现。

本案例涉及了心、肝、脾、肺、肾五个脏和胃腑，属于“五脏同病”，具体见图5-5-6-2。

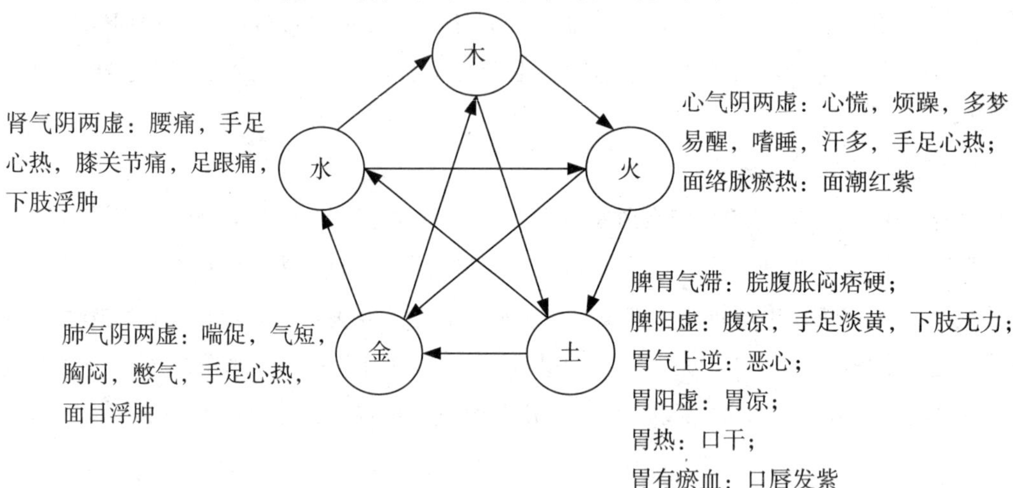


**图5-5-6-2　五行－五脏－疾病分析图（案例6）**

**6. 证候的寒热虚实性质分析**

本患者的病证存在“寒热错杂、虚实夹杂”的特点。“寒”为脾胃阳虚所表现出的虚寒；“热”为心、肺、肾阴虚所表现出的虚热和胃热所表现出的实热；“虚”包括气虚、血虚、阴虚和阳虚，气虚有肺气虚、心气虚、肝气虚和肾气虚，血虚为肝血虚；“实”为脾胃气滞、胃气上逆和胃脘瘀血。

**7. 辨证施膳与禁忌分析**

本患者饮食应以清淡为主，适当摄入酸味或酸甜味的食品，避免碱性食品，并注意多休息，避免劳累，适度进行有氧运动。

**8. 预后分析**

本案例若以上述药物配伍作为基本方，加减治疗2～3月左右可以收到显著的临床效果，但其慢性支气管炎、肺气肿、肺心病则需要长期调养和不间断的治疗。

## 案例 7

虚劳为肺脏常见的病证，多由劳累过度诱发，容易累及其他的脏腑而出现相应的病证。本案例是以肺气阴两虚为主要证候，同时伴有胃热、肝气虚、脾阳虚、脾气郁滞、心阴阳两虚、心络脉瘀阻、肝血虚、肝阳上亢、肾阴阳两虚证候出现。

周某，女，54 岁，初诊时间为 2008 年 3 月 6 日。

主诉：全身乏力 30 年余，伴气短、胸闷憋气，劳累后加重，近日明显。

现病史：患者 30 余年前无明显诱因出现全身乏力，劳累后加重，近日明显。伴有气短、胸闷憋气，口干，口涩，少腹胀，心慌，胸痛，烦躁，眼涩、热，畏寒，头晕，潮热，汗多，面目浮肿，手足、面色淡白，手足发凉，夜间前胸发凉、后背发凉，后背酸痛，腰痛，下肢浮肿、无力。睡眠易失眠，大小便通畅。舌质淡红暗、边尖少有齿痕，苔白薄后微黄，脉沉细而弱。

既往史：贫血和高血压病史。

检查：心电图示心肌缺血；心率为 72 次 / 分；血压为 167/92mmHg；腹部 B 超示肝、胆、胰、脾、肾未见异常。

西医诊断：

主要诊断：冠心病心肌缺血。

其他诊断：贫血；胃肠动力不足；高血压。

中医诊断：

主要诊断：虚劳；胸痹。

其他诊断：腹胀；心悸；汗证；水肿；眩晕；腰痛；不寐；口涩；痹证。

依据本案例的四诊症状和体征，对其进行辨证论治的过程分析，具体步骤和结果见表 5-5-7-1 和表 5-5-7-2。

**表 5-5-7-1　四诊症状和体征的五脏及气血阴阳归属定位分析（案例 7）**

| 五脏及气血阴阳 | | 四诊症状和体征 |
|---|---|---|
| 五脏 | 心 | 主血脉：心慌，胸痛；神：烦躁，失眠；汗：汗多；面：面色淡白，夜间前胸发凉 |
| | 脾 | 主运化：少腹胀；四肢：手足淡白，手足发凉，下肢无力；口：口干，口涩 |
| | 肝 | 主藏血：头晕，目：眼涩、热 |
| | 肾 | 肾府：腰痛；主骨：后背酸痛，夜间后背发凉；主水：下肢浮肿 |
| | 肺 | 主通调水道：面目浮肿；主宣发、肃降：胸闷，憋气；主气：气短 |
| 气血阴阳 | 气 | 乏力 |
| | 血 | — |
| | 阴 | 潮热 |
| | 阳 | 畏寒 |

**表 5-5-7-2 中医四态五阶段辨证分析（案例 7）**

| 隐态系统 | 隐性病变 | 舌质淡红暗、边尖少有齿痕，苔白薄后微黄，脉沉细而弱 | | | | | | |
|---|---|---|---|---|---|---|---|---|
| | 显性病变 | 气短，乏力，胸闷憋气，潮热 | — | — | 少腹胀，畏寒，乏力 | 心慌，烦躁，失眠，畏寒，胸痛，潮热，乏力 | 头晕 | 腰痛，畏寒，潮热，乏力 |
| 显态系统 | 隐性病变 | — | 口干 | 口涩 | 手足淡白，手足发凉，下肢无力 | 面色淡白，前胸发凉 | 眼涩热 | 后背酸痛，后背发凉 |
| | 显性病变 | 面目浮肿 | — | — | | 汗多 | — | 下肢浮肿 |
| 证候群 | | 肺气阴两虚，肺失宣降 | 胃热 | 肝气虚 | 脾阳虚，脾气郁滞 | 心阴阳两虚，心络脉瘀阻 | 肝血虚，肝阳上亢 | 肾阴阳两虚 |
| 治法 | | 补肺气，滋肺阴，宽胸顺气，宣肺消肿 | 清胃热 | 补肝气，强肝泄 | 温脾祛寒，理气 | 滋心阴，温心阳，退虚热，敛汗通络 | 补肝血，平肝潜阳 | 滋肾阴，温肾阳，退虚热，利水消肿 |
| 对应方剂或药物 | | 四君子汤，五皮散，瓜蒌，紫苏子，麦冬 | 麦冬 | 酸味补肝汤 | 附子理中丸，厚朴 | 养心汤，天王补心丹，丹参，胡黄连 | 天麻钩藤饮，杞菊地黄丸 | 济生肾气丸，知母，黄柏 |

## 精准论治

### 1. 方剂与证候的对应分析

本患者的主要证候为肺气阴两虚，兼见胃热、肝气虚、脾阳虚、脾气郁滞、心阴阳两虚、心络脉瘀阻、肝血虚、肝阳上亢、肾阴阳两虚证候。选用四君子汤合五皮散加瓜蒌、紫苏子、麦冬可补肺气、滋肺阴、宽胸顺气、宣肺消肿，用以治疗肺气阴两虚出现的“气短、乏力、胸闷、憋气、面目浮肿、潮热”；胃热出现的“口干”选用麦冬以清胃热；酸味补肝汤可补肝气、强肝泄以治疗肝气虚出现的“口涩”；脾阳虚、脾气郁滞出现的“少腹胀、畏寒、乏力、手足淡白、手足发凉、下肢无力”，可选用附子理中丸加厚朴以温脾祛寒、理气；养心汤合天王补心丹加丹参、胡黄连可滋心阴、温心阳、退虚热、敛汗通络，用以治疗心阴阳两虚、心络脉瘀阻出现的“心慌、烦躁、失眠、畏寒、胸痛、潮热、乏力、面色淡白、前胸发凉、汗多”；肝血虚、肝阳上亢出现的“头晕、眼涩、热”选用天麻钩藤饮合杞菊地黄丸以补肝血、平肝潜阳；济生肾气丸加知母、黄柏可滋肾阴、温肾阳、退虚热、利水消肿，用以治疗肾阴阳两虚出现的“腰痛、畏寒、潮热、乏力、后背酸痛、后背发凉、下肢浮肿”。

### 2. 药物与疾病、证候、症状的对应分析

在“方证”对应的基础上，最终目的是实现药物“对病、对证、对症”的精准对应。本案例证候与方剂的精准对应关系具体见表 5-5-7-3。

**表 5–5–7–3 证候与方剂的精准对应关系（案例 7）**

<table>
<tr><th colspan="2">证候</th><th>方剂</th><th>药物</th></tr>
<tr><td rowspan="2">主要证候</td><td rowspan="2">肺气阴两虚，肺失宣降</td><td>四君子汤</td><td>党参，白术，茯苓，炙甘草</td></tr>
<tr><td>五皮散 + 瓜蒌，麦冬，紫苏子</td><td>陈皮，生姜皮，茯苓皮，大腹皮，桑白皮，瓜蒌，麦冬，紫苏子</td></tr>
<tr><td rowspan="11">其他证候</td><td>胃热</td><td>—</td><td>麦冬</td></tr>
<tr><td>肝气虚</td><td>酸味补肝汤</td><td>白芍，山楂，木瓜，香橼，乌梅，川牛膝，赤小豆，五味子，山茱萸，栀子，山药，甘草</td></tr>
<tr><td>脾阳虚</td><td>附子理中丸</td><td>附子，干姜，党参，白术，炙甘草</td></tr>
<tr><td>脾气郁滞</td><td>—</td><td>厚朴</td></tr>
<tr><td rowspan="2">心阴阳两虚</td><td>养心汤</td><td>黄芪，茯苓，茯神，当归，川芎，炙甘草，法半夏，柏子仁，酸枣仁，远志，五味子，党参，肉桂</td></tr>
<tr><td>天王补心丹</td><td>党参，玄参，丹参，茯苓，五味子，远志，桔梗，当归，天冬，麦冬，柏子仁，酸枣仁，生地黄，朱砂</td></tr>
<tr><td>心络脉瘀阻</td><td>—</td><td>丹参</td></tr>
<tr><td>肝血虚</td><td>杞菊地黄丸</td><td>枸杞子，菊花，熟地黄，山药，山茱萸，茯苓，牡丹皮，泽泻</td></tr>
<tr><td>肝阳上亢</td><td>天麻钩藤饮</td><td>天麻，钩藤，石决明，栀子，黄芩，杜仲，桑寄生，牛膝，夜交藤，茯神，益母草</td></tr>
<tr><td>肾阴阳两虚</td><td>济生肾气丸 + 知母，黄柏</td><td>车前子，川牛膝，附子，肉桂，熟地黄，山药，山茱萸，茯苓，泽泻，牡丹皮，知母，黄柏</td></tr>
</table>

依据上表中方剂和药物的基本信息，筛选本案例治疗过程中每个具体症状所要对应的具体药物，结果见表 5–5–7–4。

**表 5–5–7–4 症状与药物的精准对应关系（案例 7）**

| 症状 | 药物 |
|---|---|
| 乏力，下肢无力 | 党参，黄芪，山药 |
| 气短 | 党参，麦冬，紫苏子，厚朴，肉桂，黄芪 |
| 胸闷，憋气 | 瓜蒌 |
| 口干 | 知母，麦冬，川牛膝 |
| 口涩 | 白芍，山药，川牛膝，山茱萸 |
| 少腹胀 | 厚朴 |
| 心慌 | 牡蛎，茯苓，丹参 |
| 胸痛 | 丹参 |
| 烦躁 | 知母，胡黄连 |
| 眼涩、热 | 枸杞子，菊花 |
| 畏寒，手足、前胸、后背发凉 | 附子，干姜，肉桂 |
| 头晕 | 天麻，钩藤，枸杞子，菊花，川牛膝 |
| 潮热 | 丹参，胡黄连，知母 |
| 汗多 | 煅牡蛎，黄芪 |

续表

| 症状 | 药物 |
| --- | --- |
| 面目浮肿 | 生姜皮，茯苓皮，桑白皮 |
| 面色淡白，手足淡白 | 附子，干姜，肉桂 |
| 腰痛，后背酸痛 | 川牛膝，附子，肉桂，山药，山茱萸 |
| 失眠 | 酸枣仁，茯苓，丹参 |
| 下肢浮肿 | 车前子，附子，肉桂，山药，山茱萸，茯苓 |

根据上表信息对本案例的处方用药进行分析，可以得出：脾气虚出现的“乏力、下肢无力”选用党参、黄芪、山药以益气健脾；党参、紫苏子、厚朴、肉桂、黄芪补肺气、降气以治疗肺气虚出现的“气短”；肺失宣降出现的“胸闷、憋气”选用瓜蒌以宽胸顺气；知母、麦冬、川牛膝清胃热以治疗胃热出现的“口干”；肝气虚出现的“口涩”选用白芍、山药、川牛膝、山茱萸以补肝气、强肝泄；厚朴理气以治疗脾气郁滞出现的“腹胀”；牡蛎、茯苓、丹参养心安神以治疗“心慌”；心络脉瘀阻出现的“胸痛”选用丹参以通络止痛；知母、胡黄连清心除烦以治疗“烦躁”；肝血虚出现的“眼涩热”选用枸杞子、菊花以清肝明目；附子、干姜、肉桂温阳祛寒以治疗“畏寒、手足、前胸、后背发凉”；肝血虚、肝阳上亢出现的“头晕”选用天麻、钩藤、川牛膝、枸杞子、菊花以补肝血、平肝潜阳；丹参、胡黄连、知母养阴退热以治疗“潮热”；针对“汗多”选用煅牡蛎、黄芪以补心气、收敛止汗；生姜皮、茯苓皮、桑白皮宣肺利水以治疗“面目浮肿”；附子、干姜、肉桂温阳祛寒以治疗“面色淡白、手足淡白”；肾阴阳两虚出现的“腰痛、后背酸痛”选用川牛膝、附子、肉桂、山药、山茱萸以补肾壮骨；酸枣仁、茯苓、丹参养心安神以治疗“失眠”；车前子、附子、肉桂、山药、山茱萸、茯苓温肾利水以治疗肾阴阳两虚出现的“下肢浮肿”。

从药物与疾病对应关系的角度来分析，本案例冠心病心肌缺血可选用的药物为丹参、三七，高血压可选用的药物为罗布麻、决明子，诸药合用以增强疗效。

**3. 一药治疗“多病、多证、多症”的对应分析**

依据“方证对应”与“药症对应”的分析，本案例一药对应“多病、多证、多症”的归纳总结如下，具体见表 5–5–7–5。

**表 5–5–7–5　一药对应“多病、多证、多症”分析表（案例 7）**

| 药物 | 症状与疾病 |
| --- | --- |
| 党参 | 乏力，下肢无力，气短 |
| 黄芪 | 乏力，下肢无力，汗多，气短 |
| 山药 | 乏力，下肢无力，口涩，腰痛，后背酸痛，下肢浮肿 |
| 厚朴 | 气短，少腹胀 |
| 川牛膝 | 口干，口涩，腰痛，后背酸痛，头晕 |
| 肉桂 | 气短，畏寒，手足、前胸、后背发凉，面色淡白，手足淡白，腰痛，后背酸痛，下肢浮肿 |
| 附子 | 畏寒，手足、前胸、后背发凉，面色淡白，手足淡白，腰痛，后背酸痛，下肢浮肿 |

续表

| 药物 | 症状与疾病 |
| --- | --- |
| 干姜 | 畏寒，手足、前胸、后背发凉，面色淡白，手足淡白 |
| 茯苓 | 心慌，面目浮肿，失眠，下肢浮肿 |
| 丹参 | 心慌，胸痛，潮热，失眠 |
| 知母 | 口干，烦躁，潮热 |
| 枸杞子，菊花 | 眼涩、热，头晕 |
| 牡蛎 | 心慌，汗多 |
| 山茱萸 | 口涩，腰痛，后背酸痛，下肢浮肿 |
| 胡黄连 | 烦躁，潮热 |
| 丹参，三七 | 冠心病心肌缺血 |
| 罗布麻，决明子 | 高血压 |

**4. 处方**

由于患者有脾气郁滞出现的“少腹胀”，而生地黄和熟地黄滋腻碍胃，用后会加重患者的病情，故没有选用；患者没有明显的脾失健运的表现，故白术没有选用；肝气虚出现的“口涩”从酸味补肝汤中选用白芍、山药、川牛膝、山茱萸以补肝气、强肝泄，药力足够，其他药物没有选用；患者没有腹部胀大及腹水的表现，故五皮散中的陈皮、大腹皮舍而不用；肝阳上亢出现的“头晕”从天麻钩藤饮中选取天麻、钩藤、川牛膝以平肝潜阳，效用足够，故其他药物弃而不用；养心汤中的当归、川芎、法半夏、柏子仁、远志、五味子，天王补心丹中的玄参、五味子、远志、桔梗、当归、天冬、柏子仁、朱砂，杞菊地黄丸和济生肾气丸中的牡丹皮、泽泻等药物由于没有与之相对应的症状，故删而不用。

最后，进一步考虑“三因制宜”的原则，本案例的治疗用药如下。

处方：党参30克，黄芪30克，炒山药15克，麦冬15克，苏子10克，厚朴10克，肉桂6克，瓜蒌10克，知母10克，胡黄连10克，桑白皮10克，川牛膝10克，炒白芍10克，山茱萸10克，制附子6克，干姜6克，牡蛎60克，茯苓10克，丹参30克，炒枣仁10克，天麻10克，钩藤30克，枸杞子15克，菊花6克，车前子6克，三七10克，罗布麻30克，决明子30克，甘草6克。方中瓜蒌与附子虽有违“十八反”的配伍禁忌，但在临床实际应用过程中并无任何问题，附子、牡蛎宜先煎，钩藤宜后下，水煎服。由于方中有牡蛎，故煎煮后需沉淀20分钟后再服用。

**5. 病因与病机演变分析**

本案例由于劳累过度，复有20余年晨起喝白水的习惯所致。劳累过度，耗伤肺脏，出现肺气阴两虚。晨起喝白水，损伤脾的运化功能，出现脾阳虚、脾气郁滞；胃的受纳腐熟功能减退，饮食滞而不化，郁而化热，出现胃热。脾失健运，气血化生不足，肝失充养，则见肝气虚、肝血虚、肝阳上亢。脾虚导致心阴阳两虚，为“子盗母气”；心阳不足，无力鼓动血行，日久出现心络脉瘀阻。脾虚，后天不能充养先天，则见肾阴阳两虚。具体见图 5-5-7-1。

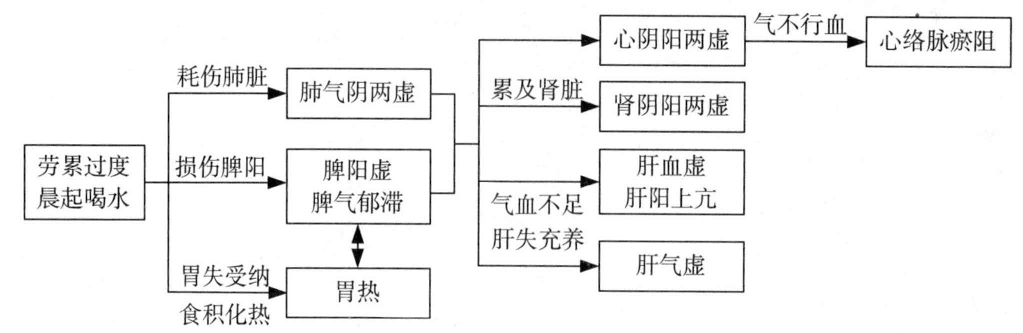


**图 5-5-7-1　病因病机演变过程图（案例 7）**

由上可得，本患者的病证以肺气阴两虚为主。肺气阴两虚，肺主气司呼吸的功能减退，则见“乏力、气短、胸闷、憋气”；肺主通调水道的功能减退，上焦水液代谢不利，则见“面目浮肿”。脾阳虚，气血化生不足，机体失于温养，则见“手足发凉、手足淡白、下肢无力、乏力”；“少腹胀”为脾气郁滞的表现。肝气虚，肝失疏泄，胆汁排泄不利，上逆于胃，承于口，则见“口涩”；肝血虚，目失所养，肝阳上亢，上扰清阳，则见“头晕，眼涩、热”。心阴阳两虚，心失所养，则见“心慌”；心神失养，则见“失眠”；心阴虚，阴不制阳，虚热扰神，则见“烦躁”；心阳虚，温煦失职，则见“面色淡白、前胸发凉”；温煦失职，则见“前胸发凉”；津液失于固摄，则见“汗多”；心络脉瘀阻，则见“胸痛”。“口干”为胃热的表现。肾阴阳两虚，腰府失养，则见“腰痛、后背酸痛”；温煦失职，则见“后背发凉”；肾主水的功能减退，下焦水液代谢不利，则见“下肢浮肿”。“潮热、乏力”为气阴两虚的共有表现；“畏寒、乏力”为阳虚的共有表现。

本案例涉及了心、肝、脾、肺、肾五个脏和胃腑，属于“五脏同病”，具体见图 5-5-7-2。

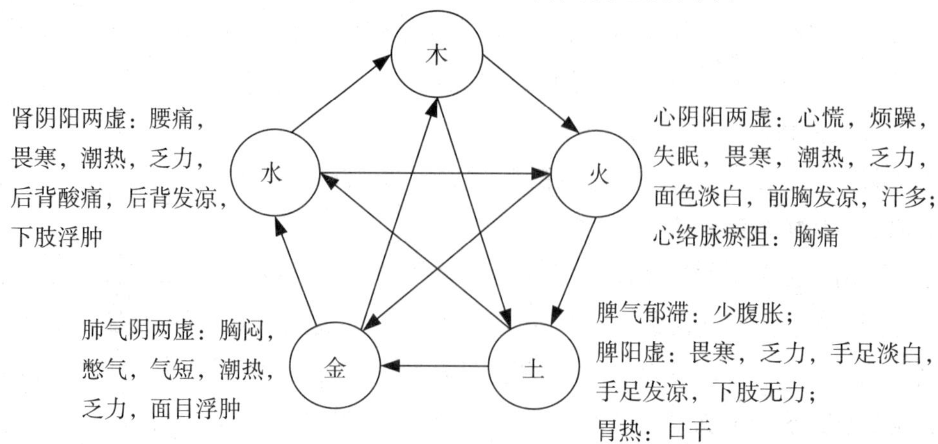


**图 5-5-7-2　五行 – 五脏 – 疾病分析图（案例 7）**

**6. 证候的寒热虚实性质分析**

本患者的病证存在"寒热错杂、虚实夹杂"的特点。"寒"为心、脾、肾阳虚所表现出的虚寒；"热"为心、肺、肾阴虚所表现出的虚热和胃热所表现出的实热；"虚"包括气虚、血虚、阴虚和阳虚，气虚有肺气虚和肝气虚，血虚为肝血虚；"实"为实热、脾气郁滞和心络脉瘀阻。

**7. 辨证施膳与禁忌分析**

本患者应注意多休息，避免劳累，戒掉晨起喝白水的习惯，饮食宜以酸味或酸甜味的食品为主，适当做一些有氧运动。

**8. 预后分析**

本案例若以上述药物配伍作为基本方，加减治疗 3 ～ 4 个月左右可以收到显著的临床效果，但其冠心病心肌缺血、高血压和贫血则需要长期调养和不间断的治疗。

## 第六节　以痰湿阻肺为主证的案例

痰湿阻肺证候多数伴有脾虚及胃脘气滞的证候存在，也会伴有心肺虚弱的证候出现，本节分析以痰湿阻肺为主证的辨证论治过程，具体见案例 8 和案例 9。

### 案例 8

痰证为肺脏常见的病证，多由劳累过度或饮食不节诱发，容易累及其他的脏腑而出现相应的病证。本案例是以痰湿阻肺为主要证候，同时伴有肺气虚、胃热、胃气上逆、脾阳虚、脾气郁滞、心血虚、肾气虚、大肠津亏证候出现。

白某，女，22 岁，初诊时间为 2008 年 6 月 7 日。

主诉：吐痰多、色白 3 年余，受寒、风吹、饮食生冷时明显，伴恶心，近日加重。

现病史：患者 3 年余前无明显诱因吐痰多、色白，受寒、风吹、饮食生冷时明显，伴恶心，近日加重。另伴有口干、少腹痛、腹胀、胸闷、憋气、乏力、面色淡白、手足发凉、腰痛。睡眠可，小便调，便秘。舌质淡红，苔边尖白薄、中后白微黄，脉沉细而弱。

检查：心率为 82 次 / 分；血压为 107/79 mmHg；胃镜示慢性胃炎；腹部 B 超示肝、胆、胰、脾、肾未见异常。

西医诊断：

主要诊断：支气管炎。

其他诊断：慢性胃炎。

中医诊断：

主要诊断：痰证；恶心。

其他诊断：腹痛；腹胀；胸痹；腰痛。

依据本案例的四诊症状和体征，对其进行辨证论治的过程分析，具体步骤和结果见表 5–6–8–1 和表 5–6–8–2。

**表 5–6–8–1 四诊症状和体征的脏腑及气血阴阳归属定位分析（案例 8）**

| 脏腑及气血阴阳 | | 四诊症状和体征 |
|---|---|---|
| 五脏 | 心 | 面：面色淡白 |
| | 脾 | 主运化：少腹痛，腹胀；四肢：手足发凉；口：口干 |
| | 肝 | — |
| | 肾 | 肾府：腰痛 |
| | 肺 | 主宣发、肃降：胸闷，憋气，吐痰多、色白 |
| 五腑 | 小肠 | — |
| | 胃 | 主和降：恶心 |
| | 胆 | — |
| | 膀胱 | — |
| | 大肠 | 主传导：便秘 |
| 气血阴阳 | 气 | 乏力 |
| | 血 | — |
| | 阴 | — |
| | 阳 | — |

**表 5–6–8–2 中医四态五阶段辨证分析（案例 8）**

| 隐态系统 | 隐性病变 | 舌质淡红，苔边尖白薄、中后白微黄，脉沉细而弱 | | | | | |
|---|---|---|---|---|---|---|---|
| | 显性病变 | 胸闷，憋气，乏力 | 恶心 | 少腹痛，腹胀，乏力 | 乏力 | 腰痛，乏力 | 便秘 |
| 显态系统 | 隐性病变 | — | 口干 | 手足发凉 | 面色淡白 | — | — |
| | 显性病变 | 吐痰多、色白 | — | — | — | — | — |
| 证候群 | | 肺气虚，肺失宣降，痰湿阻肺 | 胃热，胃气上逆 | 脾阳虚，脾气郁滞 | 心气血两虚 | 肾气虚 | 大肠津亏 |
| 治法 | | 补肺气，燥湿化痰，宽胸顺气 | 清胃热，和胃降逆 | 温脾祛寒，理气止痛 | 补心气，养心血 | 补肾气 | 润肠通便 |
| 对应方剂或药物 | | 四君子汤，二陈汤，瓜蒌，薤白 | 小半夏汤，天花粉 | 附子理中丸，厚朴，延胡索 | 当归补血汤 | 肾气丸 | 麻子仁 |

## 精准论治

### 1. 方剂与证候的对应分析

本患者的主要证候为痰湿阻肺，兼见肺气虚、胃热、胃气上逆、脾阳虚、脾气郁滞、心气血两虚、肾气虚、大肠津亏证候。选用四君子汤合二陈汤加瓜蒌、薤白可补肺气、燥湿化痰、宽胸顺气，用以治疗肺气虚、痰湿阻肺出现的“吐痰多色白、胸闷、憋气、乏力”；小半夏汤加天花粉可清胃热、和胃降逆，用以治疗胃热、胃气上逆出现的“口干、恶心”；脾阳虚、脾气郁滞出现的“少腹痛、腹胀、乏力、手足发凉”选用附子理中丸加厚朴、延胡索以温脾祛寒、理气止痛；当归补血汤可养心血以治疗心气血两虚出现的“面色淡白”；肾气丸补肾气以治疗肾气虚出现的“腰痛、乏力”；大肠津亏出现的“便秘”选用火麻仁以润肠通便。

**2. 药物与疾病、证候、症状的对应分析**

在“方证”对应的基础上，最终目的是实现药物“对病、对证、对症”的精准对应。本案例证候与方剂的精准对应关系具体见表 5–6–8–3。

**表 5–6–8–3　证候与方剂的精准对应关系（案例 8）**

<table>
<tr><th colspan="2">证候</th><th>方剂</th><th>药物</th></tr>
<tr><td>主要证候</td><td>痰湿阻肺</td><td>二陈汤</td><td>半夏，陈皮，茯苓，乌梅，甘草</td></tr>
<tr><td rowspan="9">其他证候</td><td>肺气虚，失宣降</td><td>四君子汤 + 瓜蒌，薤白</td><td>党参，白术，茯苓，炙甘草</td></tr>
<tr><td>胃热</td><td>—</td><td>天花粉</td></tr>
<tr><td>胃气上逆</td><td>小半夏汤</td><td>半夏，生姜</td></tr>
<tr><td>脾阳虚</td><td>附子理中丸</td><td>附子，干姜，党参，白术，炙甘草</td></tr>
<tr><td>脾气郁滞</td><td>—</td><td>厚朴，延胡索</td></tr>
<tr><td>心气血两虚</td><td>当归补血汤</td><td>黄芪，当归</td></tr>
<tr><td>肾气虚</td><td>肾气丸</td><td>附子，肉桂，熟地黄，山药，山茱萸，茯苓，泽泻，牡丹皮</td></tr>
<tr><td>大肠津亏</td><td>—</td><td>火麻仁</td></tr>
</table>

依据上表中方剂和药物的基本信息，筛选本案例治疗过程中每个具体症状所要对应的具体药物，结果见表 5–6–8–4。

**表 5–6–8–4　症状与药物的精准对应关系（案例 8）**

| 症状 | 药物 |
|---|---|
| 吐痰多，色白 | 半夏，陈皮，茯苓，乌梅 |
| 恶心 | 半夏 |
| 口干 | 天花粉 |
| 少腹痛 | 附子，干姜，党参，白术，延胡索 |
| 腹胀 | 厚朴 |
| 胸闷，憋气 | 瓜蒌，薤白 |
| 乏力 | 党参，山药 |
| 面色淡白 | 黄芪，当归，肉桂 |
| 手足发凉 | 附子，干姜 |
| 腰痛 | 附子，肉桂，山药，山茱萸 |
| 便秘 | 火麻仁，当归，瓜蒌 |

根据上表信息对本案例的处方用药进行分析，可以得出：痰湿阻肺出现的“吐痰多，色白”选用半夏、陈皮、茯苓、乌梅以燥湿化痰；半夏和胃降逆以治疗胃气上逆出现的“恶心”；胃热出现的“口干”选用天花粉以清胃生津；附子、干姜、党参、白术、延胡索温脾祛寒、通络止痛以治疗脾阳虚出现的“少腹痛”；厚朴理气以治疗脾气郁滞出现的“腹胀”；肺失宣降出现的“胸闷、憋气”选用瓜蒌、薤白以宽胸顺气；党参、山药益气健脾以治疗“乏力”；心血虚出现的“面色淡白”选用黄芪、当归、肉桂以补血养心；附子、干姜温脾祛寒以治疗脾阳虚出现的“手足发凉”；肾气虚出现的“腰痛”选用附子、肉桂、山药、山茱萸以补肾壮骨；火麻仁、当归、瓜蒌润肠通便以治疗“便秘”。

从药物与疾病对应关系的角度来分析，本案例无特别药物选用。

**3. 一药治疗“多病、多证、多症”的对应分析**

依据“方证对应”与“药症对应”的分析，本案例一药对应“多病、多证、多症”的归纳总结如下，具体见表 5-6-8-5。

**表 5-6-8-5　一药对应“多病、多证、多症”分析表（案例 8）**

| 药物 | 症状 |
| --- | --- |
| 附子 | 少腹痛，手足发凉，腰痛 |
| 干姜 | 少腹痛，手足发凉 |
| 半夏 | 吐痰多色白，恶心 |
| 党参 | 少腹痛，乏力 |
| 山药 | 乏力，腰痛 |
| 肉桂 | 面色淡白，腰痛 |
| 当归 | 面色淡白，便秘 |
| 瓜蒌 | 胸闷，憋气，便秘 |

**4. 处方**

由于患者有脾气郁滞所表现出的“腹胀”，而熟地黄滋腻碍胃，用后会加重患者的病情，故没有应用；由于患者没有心神不宁的表现，故养心汤中的柏子仁、酸枣仁、远志等药物没有选用；养心汤中的五味子、川芎和肾气丸中的牡丹皮、泽泻等药物由于没有与之相对应的症状，故删而不用。

最后，进一步考虑“三因制宜”的原则，本案例的治疗用药如下。

处方：党参 15 克，茯苓 15 克，姜半夏 10 克，陈皮 10 克，乌梅 10 克，天花粉 10 克，制附子 6 克，干姜 6 克，炒白术 10 克，延胡索 10 克，厚朴 10 克，瓜蒌 10 克，薤白 10 克，黄芪 15 克，当归 10 克，肉桂 6 克，炒山药 10 克，山茱萸 10 克，火麻仁 10 克，甘草 6 克。方中瓜蒌、半夏与附子虽有违“十八反”的配伍禁忌，但在临床实际应用过程中并无任何问题，水煎服。

**5. 病因与病机演变分析**

本案例由于学习劳累过度、耗伤心肺，出现肺气虚和心气血两虚。心虚导致脾阳虚、脾气郁滞，为“火不生土”。脾不升清，则胃不降浊，出现胃失和降，胃气上逆；胃的受纳腐熟功能减退，饮食滞而不化，郁而化热，则见胃热。“脾为生痰之源，肺为贮痰之器”，脾运化水湿的功能减退，痰湿内生，上阻于肺，出现痰湿阻肺证。脾阳虚，“肺为气之主，肾为气之根”，肺气虚累及肾气不足，出现肾气虚。具体见图 5-6-8-1。

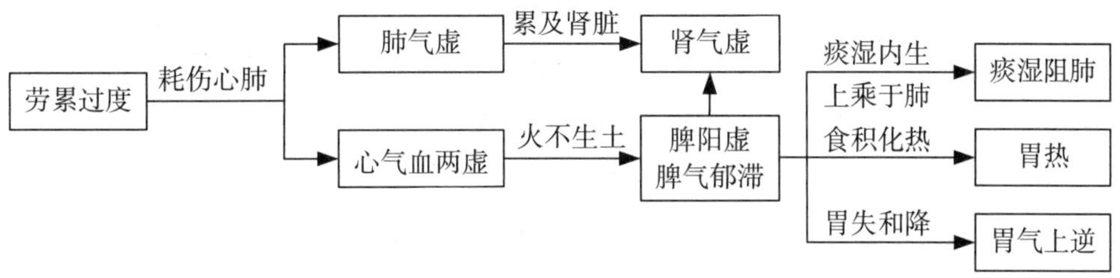


**图 5-6-8-1　病因病机演变过程图（案例 8）**

由上可得，本患者的病证以痰湿阻肺为主。肺气虚，宣降失职，通调水道的功能失常，则见“胸闷、憋气、乏力”；“吐痰多、色白”为痰湿阻肺的表现。“口干”为胃热之象；胃气上逆，则见“恶心”。脾阳虚，温煦失职，则见“少腹痛、手足发凉、乏力”；脾气郁滞，则见“腹胀”。心血虚，面失荣养，则见“面色淡白”。肾气虚，腰府失养，则见“腰痛、乏力”。“便秘”为大肠津亏的表现。

本案例涉及了心、脾、肺、肾四个脏和胃、大肠两个腑，具体见图 5-6-8-2。

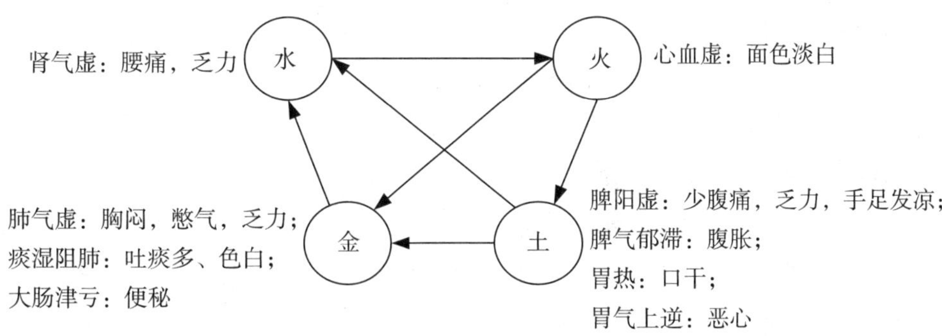


**图 5-6-8-2　五行－五脏－疾病分析图（案例 8）**

**6. 证候的寒热虚实性质分析**

本患者的病证存在“寒热错杂、虚实夹杂”的特点。“寒”为脾阳虚所表现出的虚寒；“热”为胃热所表现出的实热；“虚”包括气虚、血虚和阳虚，气虚有肺气虚和肾气虚，血虚为心血虚，阳虚为脾阳虚；“实”为实热、痰湿阻肺、脾气郁滞和胃气上逆。

**7. 辨证施膳与禁忌分析**

本患者的饮食宜以清淡为主，适当摄入酸味食品，并注意多休息，进行适度有氧运动。

**8. 预后分析**

本案例若以上述药物配伍作为基本方，加减治疗 1 ～ 2 个周左右，可以获得显著的临床疗效。

## 案例 9

本案例是以痰湿阻肺为主要证候，同时伴有肺气虚、胃脘气滞、胃火旺盛、胃有瘀血、肝气虚、肾气虚、肝血虚、膀胱有热证候出现。

崔某，男，65 岁，初诊时间为 2007 年 10 月 30 日。

主诉：咳嗽，吐痰 10 个月余，伴气短、喘促、胸闷，劳累后加重。

现病史：患者 10 个月前无明显诱因出现咳嗽，吐痰多、色白，伴气短、喘促、胸闷，劳累后加重。另伴有胃胀，烧心，吐黄水，耳听力下降，面浮肿，口唇紫暗，手抽筋，下肢浮肿、无力，头发斑白、稀疏。睡眠可，大便调，小便黄。舌质淡白尖淡红，苔白，脉沉细。

既往史：脑血栓后遗症病史 15 年。

检查：小图标：心肌缺血；心率为 75 次 / 分；血压为 136/84mmHg；胃镜示慢性胆汁反流性胃炎；腹部 B 超示肝、胆、胰、脾、肾未见异常。

西医诊断：

主要诊断：慢性支气管炎。

其他诊断：冠心病心肌缺血；慢性胆汁反流性胃炎。

中医诊断：

主要诊断：咳嗽；喘证；胸痹。

其他诊断：胃胀；烧心；吐黄；水肿。

依据本案例的四诊症状和体征，对其进行辨证论治的过程分析，具体步骤和结果见表 5-6-9-1 和表 5-6-9-2。

**表 5-6-9-1　四诊症状和体征的脏腑归属定位分析（案例 9）**

| 脏腑 | | 四诊症状和体征 |
| --- | --- | --- |
| 五脏 | 心 | — |
| | 脾 | 唇：口唇紫暗 |
| | 肝 | 主藏血：手抽筋 |
| | 肾 | 主水：下肢浮肿；发：头发斑白、稀疏；耳：耳听力下降 |

续表

| 脏腑 | | 四诊症状和体征 |
|---|---|---|
| 五脏 | 肺 | 主宣发、肃降：胸闷，咳嗽，痰多、色白；主气：气短，喘；主通调水道：面浮肿 |
| 五腑 | 小肠 | — |
| | 胃 | 主和降：胃胀，烧心，吐黄水 |
| | 胆 | — |
| | 膀胱 | 小便黄 |
| | 大肠 | — |

**表 5-6-9-2　中医四态五阶段辨证分析（案例 9）**

<table>
<tr><td rowspan="2">隐态系统</td><td>隐性病变</td><td colspan="6">舌质淡白尖淡红，苔白，脉沉细</td></tr>
<tr><td>显性病变</td><td>气短，喘，咳嗽，胸闷</td><td>胃胀，烧心</td><td>—</td><td>—</td><td>—</td><td>小便黄</td></tr>
<tr><td rowspan="2">显态系统</td><td>隐性病变</td><td>—</td><td>口唇紫暗</td><td>—</td><td>耳听力下降，头发斑白</td><td>手抽筋</td><td>—</td></tr>
<tr><td>显性病变</td><td>吐痰色白，面目浮肿</td><td></td><td>吐黄水</td><td>头发稀疏，下肢浮肿</td><td>—</td><td>—</td></tr>
<tr><td colspan="2">证候群</td><td>肺气虚，痰湿阻肺，肾不纳气</td><td>胃脘气滞，胃有瘀血，胃火旺盛</td><td>肝气虚</td><td>肾气虚</td><td>肝血虚</td><td>膀胱有热</td></tr>
<tr><td colspan="2">治法</td><td>补肺气，化痰止咳，宣肺消肿，止喘</td><td>理气活血，清胃降火</td><td>补肝气，强肝泄</td><td>补肾气，利水消肿，聪耳，乌发</td><td>补肝血，荣筋</td><td>清利膀胱</td></tr>
<tr><td colspan="2">对应方剂或药物</td><td>四君子汤，苏子降气汤，二陈汤，五皮散，瓜蒌，薤白</td><td>玉女煎，丹参，陈皮</td><td>酸味补肝汤</td><td>济生肾气丸，耳聋左慈丸，何首乌</td><td>芍药甘草汤，木瓜</td><td>芦根</td></tr>
</table>

## 精准论治

### 1. 方剂与证候的对应分析

本患者的主要证候为痰湿阻肺，兼见肺气虚、胃脘气滞、胃火旺盛、胃有瘀血、肝气虚、肾气虚、肝血虚、膀胱有热证候。选用四君子汤、苏子降气汤、二陈汤合五皮散加瓜蒌、薤白可补肺气、化痰止咳、宣肺消肿、止喘，用以治疗肺气虚、痰湿阻肺、肾不纳气出现的“咳嗽、吐痰色白气短、喘、胸闷、面浮肿”；玉女煎加丹参、陈皮可理气活血、清胃降火，用以治疗胃脘气滞、胃火旺盛、胃有瘀血出现的“胃胀、烧心、口唇紫暗”；针对“吐黄水”选用酸味补肝汤以补肝气、强肝泄；肾气虚出现的“下肢浮肿”选用济生肾气丸以补肾利水；芍药甘草汤加木瓜可补肝血荣筋以治疗肝血虚出现的“手抽筋”；膀胱有热出现的“小便黄”选用芦根以清利膀胱。

### 2. 药物与疾病、证候、症状的对应分析

在“方证”对应的基础上，最终目的是实现药物“对病、对证、对症”的精准对

应。本案例证候与方剂的精准对应关系具体见表 5–6–9–3。

**表 5–6–9–3　证候与方剂的精准对应关系（案例 9）**

| 证候 | | 方剂 | 药物 |
|---|---|---|---|
| 主要证候 | 痰湿阻肺 | 二陈汤 | 半夏，陈皮，茯苓，乌梅，甘草 |
| 其他证候 | 肺气虚，肺失宣降，肾不纳气 | 四君子汤 | 党参，白术，茯苓，炙甘草 |
| | | 五皮散 | 陈皮，生姜皮，大腹皮，茯苓皮，桑白皮 |
| | | 苏子降气汤 | 紫苏子，陈皮，半夏，当归，前胡，厚朴，肉桂，甘草 |
| | 胃脘气滞 | — | 陈皮 |
| | 胃火旺盛 | 玉女煎 | 石膏，熟地黄，知母，麦冬，川牛膝 |
| | 胃有瘀血 | — | 丹参 |
| | 肝气虚 | 酸味补肝汤 | 白芍，山楂，木瓜，香橼，乌梅，川牛膝，赤小豆，五味子，山茱萸，栀子，山药，甘草 |
| | 肾气虚 | 济生肾气丸 | 车前子，川牛膝，附子，肉桂，熟地黄，山药，山茱萸，茯苓，泽泻，牡丹皮 |
| | 肝血虚 | 芍药甘草汤 | 白芍，甘草 |
| | 膀胱有热 | — | 芦根 |

依据上表中方剂和药物的基本信息，筛选本案例治疗过程中每个具体症状所要对应的具体药物，结果见表 5–6–9–4。

**表 5–6–9–4　症状与药物的精准对应关系（案例 9）**

| 症状 | 药物 |
|---|---|
| 咳嗽 | 前胡 |
| 吐痰色白 | 半夏，陈皮，茯苓，乌梅 |
| 气短，喘 | 党参，紫苏子，厚朴，肉桂，山茱萸 |
| 胸闷 | 瓜蒌，薤白 |
| 面浮肿 | 生姜皮，茯苓皮 |
| 胃胀 | 陈皮 |
| 烧心 | 知母，川牛膝 |
| 口唇紫暗 | 丹参，川牛膝 |
| 吐黄水 | 白芍，乌梅，木瓜，山茱萸，川牛膝 |
| 下肢浮肿 | 车前子，肉桂，山茱萸，茯苓 |
| 手抽筋 | 白芍，甘草，木瓜 |
| 小便黄 | 芦根 |

根据上表信息对本案例的处方用药进行分析，可以得出：针对“咳嗽”选用前胡以降肺气止咳；半夏、陈皮、茯苓、乌梅理气燥湿化痰以治疗“吐痰、色白”；肺气虚出现的“气短、喘”选用党参、紫苏子、厚朴、肉桂、山茱萸以补肺气、降气平喘；瓜蒌、薤白宽胸顺气以治疗肺失宣降出现的“胸闷”；针对“面浮肿”选用生姜皮、茯苓皮以宣肺利水；胃脘气滞出现的“胃胀”选用陈皮以理气和胃；知母、川牛膝清胃降火

以治疗胃火旺盛出现的“烧心”；胃有瘀血出现的“口唇紫暗”选用丹参、川牛膝以活血化瘀；白芍、乌梅、木瓜、山茱萸、川牛膝补肝气、强肝泄以治疗肝气虚出现的“吐黄水”；肾气虚出现的“下肢浮肿”选用车前子、肉桂、山茱萸、茯苓以补肾利水；白芍、甘草、木瓜补肝血荣筋以治疗肝血虚出现的“手抽筋”；芦根清利膀胱以治疗膀胱有热出现的“小便黄”。

从药物与疾病对应关系的角度来分析，本案例冠心病心肌缺血可选用的药物为丹参、三七，慢性胆汁反流性胃炎可选用的药物为乌梅、川牛膝、白芍、山茱萸、木瓜，诸药合用以增强疗效。

**3. 一药治疗“多病、多证、多症”的对应分析**

依据“方证对应”与“药症对应”的分析，本案例一药对应“多病、多证、多症”的归纳总结如下，具体见表5-6-9-5。

**表5-6-9-5　一药对应“多病、多证、多症”分析表（案例9）**

| 药物 | 症状与疾病 |
| --- | --- |
| 茯苓 | 吐痰色白，面浮肿 |
| 川牛膝 | 烧心，口唇紫暗，吐黄水 |
| 山茱萸白芍 | 气短，喘，吐黄水，下肢浮肿 |
| 乌梅 | 吐黄水，手抽筋，吐痰、色白，吐黄水 |
| 木瓜 | 吐黄水，手抽筋 |
| 陈皮 | 吐痰色白，胃胀 |
| 肉桂 | 气短，喘，下肢浮肿 |
| 丹参，三七 | 冠心病心肌缺血 |
| 乌梅，川牛膝，白芍，山茱萸，木瓜 | 慢性胆汁反流性胃炎 |

**4. 处方**

由于患者没有明显的脾失健运的表现，故四君子汤中的白术没有选用；针对“面浮肿”从五皮散中选取生姜皮、茯苓皮以宣肺利水，药力足够，其他药物舍而不用；玉女煎中的石膏过于寒凉，用后恐有败胃之弊，故去而不用；由于患者有肝气虚的表现，而熟地黄滋腻碍胃，用后会加重病情，故删而不用；针对肝气虚出现的“吐黄水”从酸味补肝汤中选取白芍、乌梅、木瓜、山茱萸、川牛膝以补肝气、强肝泄，效用足够，其他药物去而不用；济生肾气丸中的附子、山药、泽泻、牡丹皮由于没有与之相对应的症状，故弃而不用。

最后，进一步考虑“三因制宜”的原则，本案例的治疗用药如下。

处方：党参30克，苏子10克，厚朴10克，肉桂3克，山茱萸10克，瓜蒌10克，薤白10克，前胡10克，姜半夏10克，陈皮10克，茯苓10克，乌梅10克，知母10克，川牛膝10克，丹参10克，炒白芍10克，木瓜10克，车前子6克，芦根10克，三七10克，甘草6克。方中三七可研末冲服，也可打碎入煎剂，水煎服。

**5. 病因与病机演变分析**

本案例由于劳累过度，耗伤肺脏，出现肺气虚；肺主通调水道的功能减退，津液不布，聚而成痰，出现痰湿阻肺证。肺失肃降，导致胃的和降功能减退，出现胃失和降，胃脘气滞，日久气不行血，出现胃有瘀血；胃的受纳腐熟功能减退，饮食滞而不化，郁而化火，出现胃火旺盛。胃的受纳腐熟功能减退，气血化生不足，肝失充养，则见肝气血两虚。劳累过度，耗伤肾气，出现肾气虚；膀胱气化不利，津液郁而化热，出现膀胱有热。具体见图 5–6–9–1。

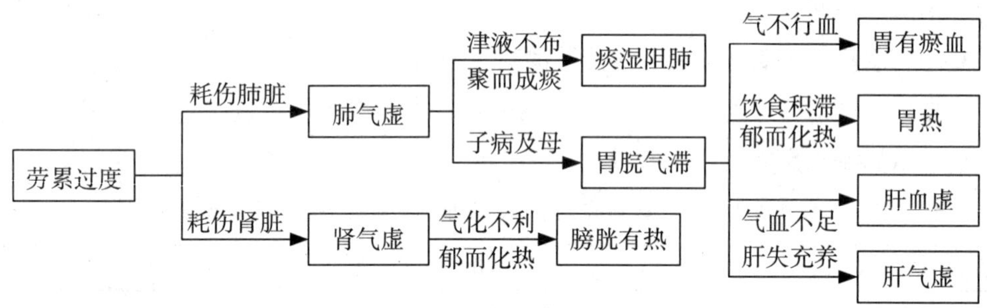


**图 5–6–9–1 病因病机演变过程图（案例 9）**

由上可得，本患者的病证以痰湿阻肺为主。肺气虚，肺主气司呼吸的功能减退，则见“气短、喘”；肺的宣发、肃降功能失常，则见“胸闷、咳嗽”；肺主通调水道的功能减退，则见“面浮肿”；痰湿阻肺，则见“吐痰色白”。胃脘气滞，则见“胃胀”；“烧心”为胃火旺盛的表现；胃有瘀血，则见“口唇紫暗”。肝气虚，肝失疏泄，胆汁排泄不利，上逆于胃，承于口，则见“吐黄水”；肝血虚，筋脉失于荣养，则见“手抽筋”。肾气虚，肾主水的功能减退，下焦水液代谢不利，则见“下肢浮肿”。“小便黄”为膀胱有热的表现。

本案例涉及了肺、肝、肾三个脏和胃、膀胱两个腑，具体见图 5–6–9–2。

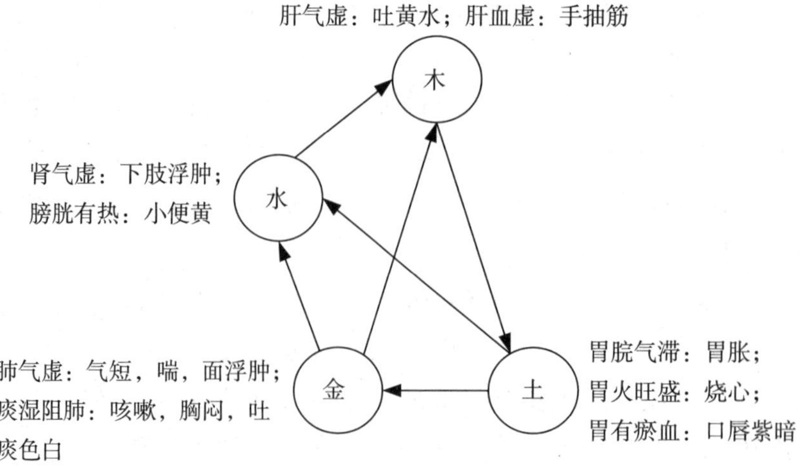


**图 5–6–9–2 五行 – 五脏 – 疾病分析图（案例 9）**

**6. 证候的寒热虚实性质分析**

本患者的病证存在“虚实夹杂”的特点。“虚”包括气虚和血虚，气虚有肺气虚和肝气虚，血虚为肝血虚；“实”为痰湿阻肺、胃脘气滞、胃火旺盛、胃有瘀血和膀胱有热。

**7. 辨证施膳与禁忌分析**

本患者的饮食应以清淡为主，适当摄入酸味或酸甜味的食品，避免碱性食品，并注意多加休息，避免劳累，进行适度有氧运动。

**8. 预后分析**

本案例若以上述药物配伍作为基本方，加减治疗 2 ～ 3 个月左右可以收到显著的临床效果，但其慢性支气管炎和冠心病心肌缺血则需要长期调养和不间断的治疗。

## 第七节　以痰热阻肺为主证的案例

痰热阻肺证候多数伴有胃热或胃火旺盛的证候存在，也会伴有脾心肺虚弱的证候出现，本节分析以痰热阻肺为主证的辨证论治过程，具体见案例 10 和案例 11。

### 案例 10

本案例是以痰热阻肺为主要证候，同时伴有肺气虚、肾不纳气、脾气虚、脾胃气滞、水湿内停、胃热有瘀血、心气阴两虚、肝血虚、肾气虚证候出现。

高某，女，35 岁，初诊时间为 2008 年 5 月 27 日。

主诉：咳嗽、吐痰半年余，伴胸闷、气短、喘促，近期加重。

现病史：患者半年前无明显诱因出现咳嗽，吐痰色黄、量多，伴胸闷、气短、喘促，脘腹胀闷，汗多，心慌，憋气，烦躁，乏力，眼涩，面色淡黄，面目浮肿，口唇发紫，双手肿胀，腰痛，下肢浮肿、无力。睡眠可，大小便调。舌质淡红暗有瘀点，苔薄白后微黄，脉滑。

既往史：心肌缺血病史 3 年，慢性支气管炎病史半年。

检查：心电图示心肌缺血；心率为 72 次 / 分钟；血压为 130/86 mmHg；腹部 B 超示肝、胆、胰、脾、肾未见异常。

西医诊断：

主要诊断：慢性支气管炎。

其他诊断：胃肠动力不足；心肌缺血。

中医诊断：

主要诊断：咳嗽；胸痹；喘证。

其他诊断：胃胀；腹胀；汗证；心悸；水肿；腰痛。

依据本案例的四诊症状和体征，对其进行辨证论治的过程分析，具体步骤和结果见表 5–7–10–1 和表 5–7–10–2。

**表 5–7–10–1　四诊症状和体征的脏腑及气血阴阳归属定位分析（案例 10）**

| 脏腑及气血阴阳 | | 四诊症状和体征 |
|---|---|---|
| 五脏 | 心 | 主血脉：心慌；主神：烦躁；汗：汗多 |
| | 脾 | 主运化：腹胀；黄色：面色淡黄；四肢：双手肿胀，下肢无力；唇：口唇发紫 |
| | 肝 | 目：眼涩 |
| | 肾 | 肾府：腰痛；主水：下肢浮肿 |
| | 肺 | 主气：气短，喘；主宣发、肃降：胸闷，憋气；咳嗽，吐痰色黄量多；主通调水道：面目浮肿 |
| 五腑 | 小肠 | — |
| | 胃 | 主和降：胃胀 |
| | 胆 | — |
| | 膀胱 | — |
| | 大肠 | — |
| 气血阴阳 | 气 | 乏力 |
| | 血 | — |
| | 阴 | — |
| | 阳 | — |

**表 5–7–10–2　中医四态五阶段辨证分析（案例 10）**

| | | | | | | | |
|---|---|---|---|---|---|---|---|
| 隐态系统 | 隐性病变 | 舌质淡红暗，有瘀点，苔薄白，后微黄，脉滑 | | | | | |
| | 显性病变 | 咳嗽，胸闷，憋气，气短，喘，乏力 | 腹胀，乏力 | 胃胀 | 心慌，烦躁，乏力 | — | 腰痛，乏力 |
| 显态系统 | 隐性病变 | — | 面色淡黄，下肢无力 | 口唇红紫 | — | 眼涩 | — |
| | 显性病变 | 面目浮肿，吐痰色黄量多 | 双手胀肿 | — | 汗多 | — | 下肢浮肿 |
| 证候群 | | 肺气虚，肺失宣降，痰热阻肺，肾不纳气 | 脾气虚，脾失运化，脾气郁滞，水湿内停 | 胃热有瘀血，胃失和降，胃脘气滞 | 心气阴两虚 | 肝血虚 | 肾气虚 |
| 治法 | | 益肺气，宣肺消肿，宽胸顺气，清热化痰，止咳平喘 | 健脾养荣，理气消肿 | 和胃清热，理气化瘀 | 益心气，滋心阴，安神除烦，敛汗 | 补肝血，明目 | 补肾气，利水消肿 |
| 对应方剂或药物 | | 苏子降气汤，二陈汤，五皮饮，瓜蒌，薤白，黄芩 | 四君子汤，五苓散，小建中汤，厚朴 | 保和丸，丹参 | 天王补心丹，牡蛎散，胡黄连 | 杞菊地黄丸 | 济生肾气丸 |

## 精准论治

**1. 方剂与证候的对应分析**

本患者的主要证候为痰热阻肺，兼见肺气虚、肾不纳气、脾气虚、脾胃气滞、水湿内停、胃热有瘀血、心气阴两虚、肝血虚、肾气虚证候。选用苏子降气汤合五皮饮加二陈汤、黄芩、瓜蒌、薤白可益肺气、宣肺消肿、宽胸顺气、清热化痰、止咳平喘，用以治疗肺气虚、痰热阻肺出现的“咳嗽、吐痰色黄量多、胸闷、憋气、气短、喘、乏力、面目浮肿”；脾气虚、脾气郁滞、水湿内停出现的“腹胀、乏力、面色淡黄、下肢无力、双手胀肿”选用四君子汤、五苓散合小建中汤加厚朴以健脾养荣、理气、消肿；胃热有瘀血、胃脘气滞出现的“口唇红紫、胃胀”选用保和丸以清胃化瘀、理气；天王补心丹合牡蛎散加胡黄连可益心气、滋心阴、安神除烦、敛汗，用以治疗心气阴两虚出现的“心慌、烦躁、乏力、汗多”；肝血虚出现的“眼涩”选用杞菊地黄丸以补肝血明目；济生肾气丸可补肾气、利水消肿以治疗肾气虚出现的“腰痛、乏力、下肢浮肿”。

**2. 药物与疾病、证候、症状的对应分析**

在“方证”对应的基础上，最终目的是实现药物“对病、对证、对症”的精准对应。本案例证候与方剂的精准对应关系具体见表 5–7–10–3。

**表 5–7–10–3　证候与方剂的精准对应关系（案例 10）**

| 证候 | | 方剂 | 药物 |
|---|---|---|---|
| 主要证候 | 痰热阻肺 | 二陈汤 + 黄芩 | 半夏，陈皮，茯苓，乌梅，炙甘草，黄芩 |
| 其他证候 | 肺气虚，肺失宣降 | 苏子降气汤 | 紫苏子，陈皮，半夏，当归，前胡，厚朴，肉桂，甘草 |
| | | 五皮饮 + 瓜蒌，薤白 | 陈皮，生姜皮，茯苓皮，大腹皮，桑白皮，瓜蒌，薤白 |
| | 脾气虚，脾失运化，水湿内停 | 四君子汤 | 党参，白术，茯苓，甘草 |
| | | 小建中汤 | 桂枝，白芍，饴糖，炙甘草 |
| | | 五苓散 | 猪苓，茯苓，白术，泽泻，桂枝 |
| | 脾气郁滞 | — | 厚朴 |
| | 胃热有瘀血 | — | 丹参 |
| | 胃脘气滞 | 保和丸 | 神曲，山楂，半夏，茯苓，陈皮，连翘，莱菔子 |
| | 心气阴两虚 | 天王补心丹 | 党参，玄参，丹参，茯苓，五味子，远志，桔梗，当归，天冬，麦冬，柏子仁，酸枣仁，生地黄，朱砂 |
| | | 牡蛎散 | 煅牡蛎，黄芪，麻黄根，浮小麦 |
| | 肝血虚 | 杞菊地黄丸 | 枸杞子，菊花，熟地黄，山药，山茱萸，茯苓，牡丹皮，泽泻 |
| | 肾气虚 | 济生肾气丸 | 车前子，川牛膝，附子，肉桂，熟地黄，山药，山茱萸，茯苓，泽泻，牡丹皮 |

依据上表中方剂和药物的基本信息，筛选本案例治疗过程中每个具体症状所要对应的具体药物，结果见表 5–7–10–4。

**表 5–7–10–4　症状与药物的精准对应关系（案例 10）**

| 症状 | 药物 |
|---|---|
| 咳嗽 | 前胡 |
| 吐痰色黄、量多 | 半夏，陈皮，茯苓，乌梅，黄芩 |
| 胸闷，憋气 | 瓜蒌，薤白 |
| 气短，喘 | 党参，紫苏子，厚朴，肉桂，山茱萸 |
| 胃胀 | 陈皮，莱菔子 |
| 腹胀 | 厚朴 |
| 汗多 | 煅牡蛎 |
| 面目浮肿 | 生姜皮，茯苓皮，桑白皮 |
| 下肢无力，乏力 | 党参，山药 |
| 面色淡黄 | 桂枝，白芍，饴糖，炙甘草 |
| 双手胀肿 | 茯苓，桂枝 |
| 口唇红紫 | 丹参 |
| 心慌 | 麦冬，茯苓，丹参，煅牡蛎 |
| 烦躁 | 麦冬，胡黄连，丹参 |
| 眼涩 | 枸杞子，菊花 |
| 腰痛 | 川牛膝，山药，山茱萸，肉桂 |
| 下肢浮肿 | 车前子，肉桂，山药，山茱萸，茯苓 |

根据上表信息对本案例的处方用药进行分析，可以得出：前胡降气止咳以治疗“咳嗽”；痰热阻肺出现的“吐痰色黄、量多”选用半夏、陈皮、茯苓、乌梅、黄芩以清热燥湿化痰；肺气虚出现的“胸闷、憋气”选用瓜蒌、薤白以宽胸顺气；党参、紫苏子、厚朴、肉桂、山茱萸补气降气以治疗“气短、喘”；胃脘气滞出现的“胃胀”选用陈皮、莱菔子以理气除胀；厚朴理气以治疗脾气郁滞出现的“腹胀”；煅牡蛎收敛止汗以治疗“汗多”；生姜皮、茯苓皮、桑白皮宣肺利水以治疗“面目浮肿”；脾气虚出现的“下肢无力、乏力”选用党参、山药以益气健脾；脾失健运出现的“面色淡黄”选用桂枝、白芍、饴糖、炙甘草以健脾养荣；茯苓、桂枝健脾消肿以治疗“双手胀肿”；胃热有瘀血出现的“口唇红紫”选用丹参以清胃化瘀；麦冬、茯苓、丹参、煅牡蛎滋阴养心以治疗心阴虚出现的“心慌”；心阴虚出现的“烦躁”选用麦冬、胡黄连、丹参以滋阴退热除烦；肝血虚出现的“眼涩”选用枸杞子、菊花以补肝血明目；川牛膝、山药、山茱萸、肉桂补肾壮骨以治疗“腰痛”；肾气虚出现的“下肢浮肿”选用车前子、肉桂、山药、山茱萸、茯苓以补肾利水消肿。

从药物与疾病对应关系的角度来分析，本案例冠心病心肌缺血可选用的药物为丹参、三七，诸药合用以增强疗效。

### 3. 一药治疗“多病、多证、多症”的对应分析

依据“方证对应”与“药症对应”的分析，本案例一药对应“多病、多证、多症”的归纳总结如下，具体见表 5–7–10–5。

表 5–7–10–5　一药对应“多病、多证、多症”分析表（案例 10）

| 药物 | 症状与疾病 |
|---|---|
| 党参 | 气短，喘，下肢无力，乏力 |
| 茯苓 | 吐痰色黄、量多，面目浮肿，双手胀肿，心慌，下肢浮肿 |
| 山茱萸 | 气短，喘，下肢浮肿 |
| 肉桂 | 气短，喘，腰痛，下肢浮肿 |
| 厚朴 | 气短，喘，腹胀 |
| 陈皮 | 胃胀，吐痰色黄、量多 |
| 牡蛎 | 汗多，心慌 |
| 山药 | 下肢无力，乏力，腰痛，下肢浮肿 |
| 桂枝 | 双手胀肿，面色淡黄 |
| 丹参 | 心慌，烦躁，口唇红紫，冠心病心肌缺血 |
| 麦冬 | 心慌，烦躁 |
| 川牛膝 | 腰痛，口唇红紫 |
| 丹参，三七 | 冠心病心肌缺血 |

### 4. 处方

患者没有腹水的表现，故五皮饮中的大腹皮没有选用；患者没有明显的脾失健运的表现，故白术没有选用；针对“汗多”从牡蛎散中选取煅牡蛎以收敛止汗，药力足够，故其他药物舍而不用；患者有脾胃气滞所表现出的“胃胀、腹胀”，而生地黄和熟地黄滋腻碍胃，用后会加重患者的病情，故弃而不用；患者没有食积及胃热的表现，故保和丸中的神曲、山楂和连翘没有选用；苏子降气汤中的当归，五苓散中的猪苓，天王补心丹中的玄参、五味子、远志、桔梗、当归、天冬、柏子仁、酸枣仁、朱砂，杞菊地黄丸中的牡丹皮、泽泻和济生肾气丸中的牡丹皮、泽泻、附子由于没有与之相对应的症状，故弃而不用。

最后，进一步考虑“三因制宜”的原则，本案例的治疗用药如下。

处方：党参 30 克，瓜蒌 10 克，薤白 10 克，苏子 10 克，厚朴 10 克，肉桂 3 克，炒山药 10 克，山茱萸 10 克，陈皮 10 克，莱菔子 10 克，前胡 10 克，姜半夏 10 克，茯苓 10 克，乌梅 10 克，黄芩 10 克，煅牡蛎 60 克，桑白皮 10 克，炒白芍 10 克，丹参 10 克，麦冬 10 克，胡黄连 10 克，枸杞子 15 克，菊花 6 克，川牛膝 10 克，车前子 10 克，三七 10 克，炙甘草 6 克，饴糖 4 块，生姜 6 片，大枣 6 枚。方中三七可研末冲服，也可打碎入煎剂，牡蛎宜先煎，水煎服。由于方中有牡蛎，故煎煮后需沉淀 20 分钟后再服用。

**5. 病因与病机演变分析**

本案例由于劳累过度，复有饮食不节，膏粱厚味摄入过多，并有晨起喝白水的习惯10年多所致。劳累过度，耗伤肺脏，出现肺气虚；耗伤心神，出现心气阴两虚。膏粱厚味摄入过多，超出脾的运化能力，晨起喝白水，损伤脾的运化功能，出现脾气虚、脾气郁滞；胃失和降，出现胃脘气滞，日久影响血液运行，出现胃脘瘀血；胃的受纳腐熟功能下降，饮食滞而不化，郁而化热，出现胃热。脾主运化水湿的功能减退，酿湿生痰，加之胃热上冲咽喉，出现痰热阻肺。脾气虚导致肺气虚，为“土不生金”。心、肺、脾气虚，日久累及肝肾，出现肝血虚、肾气虚。具体见图5–7–10–1。

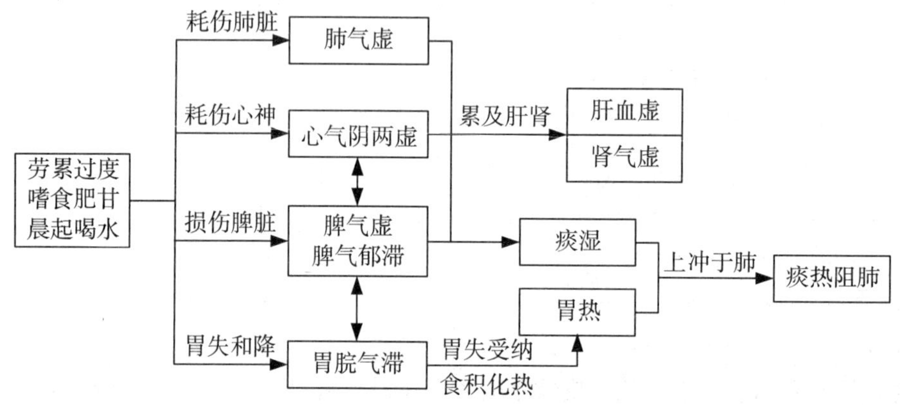


**图5–7–10–1　病因病机演变过程图（案例10）**

由上可得，本患者的病证以痰热阻肺为主。痰热阻肺，肺失宣降，则见“咳嗽、吐痰色黄量多”；肺气虚，肺主气司呼吸的功能减退，则见“胸闷、憋气、气短、乏力”；肺气不足，加之肾不纳气，则见“喘”肺主通调水道的功能减退，上焦水液代谢不利，则见“面目浮肿”。脾气虚，脾失健运，气血化生不足，机体失于荣养，则见“下肢无力、乏力、面色淡黄”；水饮运化不及，则见“双手胀肿”；脾气郁滞，则见“腹胀”。胃热有瘀血，则见“口唇红紫”；“胃胀”为胃脘气滞的表现。心气阴两虚，心失所养，则见“心慌”；心气虚，津液失于固摄，则见“汗多”；心阴虚，阴不制阳，虚热扰神，则见“烦躁”。肝血虚，目失所养，则见“眼涩”。肾气虚，腰府失养，则见“腰痛”；肾主水的功能减退，下焦水液代谢不利，则见“下肢浮肿”。

本案例涉及了心、肝、脾、肺、肾五个脏和胃腑，属于“五脏同病”，具体见图5–7–10–2。

**6. 证候的寒热虚实性质分析**

本患者的病证存在“虚实夹杂”的特点。“虚”包括气虚、阴虚和血虚，气虚有肺气虚、心气虚、脾气虚和肾气虚，阴虚为心阴虚，血虚为肝血虚；“实”为脾胃气滞、痰热阻肺和胃热有瘀血。

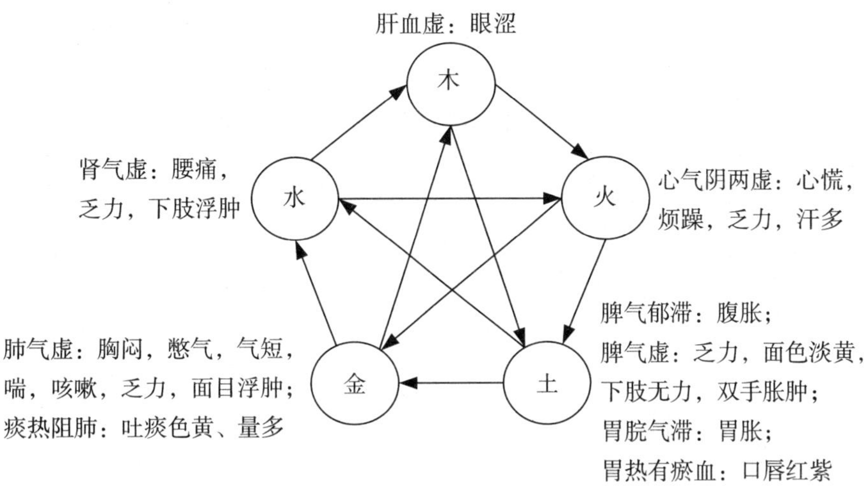


**图 5-7-10-2　五行 – 五脏 – 疾病分析图（案例 10）**

**7. 辨证施膳与禁忌分析**

本患者的饮食应以清淡为主，适当摄入酸味食品，戒掉晨起喝白水的不良生活习惯，应注意休息，避免劳累，进行适度有氧运动。

**8. 预后分析**

本案例若以上述药物配伍作为基本方，加减治疗 2 ～ 3 个月左右，可以获得显著的临床疗效。

## 案例 11

本案例是以痰热壅肺为主要证候，同时伴有心血虚、胃脘气滞、脾气虚、脾气郁滞证候出现。

孙某，男，34 岁，初诊时间为 2007 年 9 月 25 日。

主诉：流鼻涕 3 天，伴前额头痛。

现病史：患者 3 天前无明显诱因出现流鼻涕，涕厚黄，伴有前额头痛，咳嗽，吐痰色黄厚少，咽干，胃胀，腹胀，面色淡白。睡眠多梦易醒、时失眠，腹泻，每日 2 次，小便调。舌质淡红，苔白薄、后中白黄，脉浮滑。

检查：心率为 73 次 / 分；血压为 107/85mmHg；腹部 B 超示肝、胆、胰、脾、肾未见异常。

西医诊断：鼻窦炎；支气管炎。

中医诊断：

主要诊断：鼻渊；咳嗽。

其他诊断：胃胀；腹胀；泄泻；不寐。

依据本案例的四诊症状和体征，对其进行辨证论治的过程分析，具体步骤和结果见表 5-7-11-1 和表 5-7-11-2。

**表 5-7-11-1　四诊症状和体征的脏腑归属定位分析（案例 11）**

| 脏腑 | | 四诊症状和体征 |
|---|---|---|
| 五脏 | 心 | 神：多梦易醒，失眠；面：面色淡白 |
| | 脾 | 主运化：腹胀，腹泻 |
| | 肝 | — |
| | 肾 | — |
| | 肺 | 主宣发、肃降：咳嗽，吐痰色黄厚少；鼻：前额头痛，流厚黄涕；咽：咽干 |
| 五腑 | 小肠 | — |
| | 胃 | 主和降：胃胀 |
| | 胆 | — |
| | 膀胱 | — |
| | 大肠 | — |

**表 5-7-11-2　中医四态五阶段辨证分析（案例 11）**

| | | | | | |
|---|---|---|---|---|---|
| 隐态系统 | 隐性病变 | 舌质淡红，苔白薄、后中白黄，脉浮滑 | | | |
| | 显性病变 | 咳嗽 | 失眠，多梦易醒 | 胃胀 | 腹泻，腹胀 |
| 显态系统 | 隐性病变 | 前额头痛，咽干 | 面色淡白 | — | — |
| | 显性病变 | 流厚黄涕，吐痰色黄厚 | | — | — |
| 证候群 | | 痰热壅肺 | 心血虚 | 胃脘气滞 | 脾气虚，脾气郁滞 |
| 治法 | | 清热宣肺，化痰通窍 | 养心血安神 | 理气和胃 | 健脾止泻，理气 |
| 对应方剂或药物 | | 清金化痰汤，苍耳子散 | 养心汤 | 陈皮 | 四君子汤，木香 |

**精准论治**

**1. 方剂与证候的对应分析**

本患者的主要证候为痰热壅肺，兼见心血虚、胃脘气滞、脾气虚、脾气郁滞证候。选用清金化痰汤合苍耳子散可清热宣肺、化痰通窍，用以治疗痰热壅肺出现的“咳嗽、流厚黄涕、吐痰色黄厚少、前额头痛、咽干”；心血虚出现的“失眠、多梦易醒、面色淡白”选用养心汤以养心血安神；陈皮理气和胃以治疗胃脘气滞出现的“胃胀”；脾气虚、脾气郁滞出现的“腹泻、腹胀”选用四君子汤加木香以健脾止泻、理气。

**2. 药物与疾病、证候、症状的对应分析**

在“方证”对应的基础上，最终目的是实现药物“对病、对证、对症”的精准对应。本案例证候与方剂的精准对应关系具体见表 5-7-11-3。

**表 5-7-11-3 证候与方剂的精准对应关系（案例 11）**

| 证候 | | 方剂 | 药物 |
|---|---|---|---|
| 主要证候 | 痰热壅肺 | 苍耳子散 | 苍耳子，辛夷，白芷，薄荷 |
| | | 清金化痰汤 | 黄芩，栀子，知母，桑白皮，瓜蒌，贝母，麦冬，陈皮，茯苓，桔梗，甘草 |
| 其他证候 | 心血虚 | 养心汤 | 黄芪，茯苓，茯神，当归，川芎，炙甘草，法半夏，柏子仁，酸枣仁，远志，五味子，党参，肉桂 |
| | 胃脘气滞 | — | 陈皮 |
| | 脾气虚 | 四君子汤 | 党参，白术，茯苓，炙甘草 |
| | 脾气郁滞 | — | 木香 |

依据上表中方剂和药物的基本信息，筛选本案例治疗过程中每个具体症状所要对应的具体药物，结果见表 5-7-11-4。

**表 5-7-11-4 症状与药物的精准对应关系（案例 11）**

| 症状 | 药物 |
|---|---|
| 流厚黄涕 | 黄芩，栀子，桑白皮，辛夷 |
| 吐痰色黄厚少 | 黄芩，栀子，桑白皮，川贝，瓜蒌，桔梗，杏仁 |
| 前额头痛 | 白芷，薄荷 |
| 咳嗽 | 杏仁，桔梗，桑白皮，生甘草 |
| 咽干 | 薄荷，桔梗 |
| 失眠，多梦易醒 | 酸枣仁，茯苓 |
| 面色淡白 | 茯苓，肉桂 |
| 胃胀 | 陈皮 |
| 腹泻 | 白术，茯苓 |
| 腹胀 | 木香 |

根据上表信息对本案例的处方用药进行分析，可以得出：黄芩、栀子、桑白皮、辛夷清肺化痰以治疗痰热壅肺出现的“流厚黄涕”；针对“前额头痛”选用白芷、薄荷以通窍止痛；杏仁、桔梗、桑白皮、生甘草清肺止咳以治疗“咳嗽”；薄荷、桔梗清肺利咽以治疗肺热出现的“咽干”；痰热内盛出现的“吐痰色黄厚少”选用黄芩、栀子、桑白皮、川贝、瓜蒌、桔梗、杏仁以清热化痰；心血虚出现的“失眠、多梦易醒”选用酸枣仁、茯苓以养心安神；茯苓、肉桂养心和荣以治疗“面色淡白”；胃脘气滞出现的“胃胀”选用陈皮以理气除胀；白术、茯苓健脾止泻以治疗脾气虚出现的“腹泻”；“腹胀”为脾气郁滞的表现，选用木香以理气。

从药物与疾病对应关系的角度来分析，本案例无特别药物选用。

**3. 一药治疗“多病、多证、多症”的对应分析**

依据“方证对应”与“药症对应”的分析，本案例一药对应“多病、多证、多症”的归纳总结如下，具体见表 5-7-11-5。

表 5-7-11-5 一药对应“多病、多证、多症”分析表（案例 11）

| 药物 | 症状 |
|---|---|
| 桑白皮 | 流厚黄涕，吐痰色黄厚少，咳嗽 |
| 薄荷 | 前额头痛，咽干 |
| 黄芩，栀子 | 流厚黄涕，吐痰色黄厚少 |
| 杏仁 | 咳嗽，吐痰色黄厚少 |
| 桔梗 | 咳嗽，吐痰色黄厚少，咽干 |
| 茯苓 | 腹泻，面色淡白，失眠，多梦易醒 |

**4. 处方**

由于患者没有明显的乏力的表现，故党参、黄芪没有选用；由于患者有“腹泻”的表现，而当归、柏子仁具有滑肠的作用，用后会加重病情，故舍而不用；桑菊饮中的菊花、连翘、芦根，苍耳子散中的苍耳子，清金化痰汤中的知母、麦冬和养心汤中的川芎、半夏、远志、五味子等药物，由于没有与之相对应的症状，故删而不用。

最后，进一步考虑“三因制宜”的原则，本案例的治疗用药如下。

处方：黄芩 10 克，炒栀子 10 克，白芷 15 克，薄荷 15 克，辛夷 10 克，桑白皮 10 克，炒杏仁 10 克，桔梗 10 克，川贝 6 克，瓜蒌 10 克，炒枣仁 10 克，茯苓 10 克，肉桂 3 克，陈皮 10 克，炒白术 10 克，木香 10 克，甘草 10 克。方中薄荷宜后下，水煎服。

**5. 病因与病机演变分析**

本案例患者由于平素劳累过度，复有外感风热，侵袭鼻窍和肺脏，入里化热，加之膏粱厚味之品摄入过多所致。劳累过度，耗伤心神，引起心血虚。膏粱厚味之品摄入过多，一方面损伤脾的运化能力，出现脾气虚、脾气郁滞，心血虚，“火不生土”，亦可导致脾气虚，脾不升清，则胃不降浊，胃失和降，出现胃脘气滞；另一方面，脾主运化水液的能力减退，易酿痰，“脾为生痰之源，肺为贮痰之器”，加之外感风热，痰热上冲于肺，出现痰热壅肺；脾气虚导致肺气虚，为“土不生金”。具体见图 5-7-11-1。

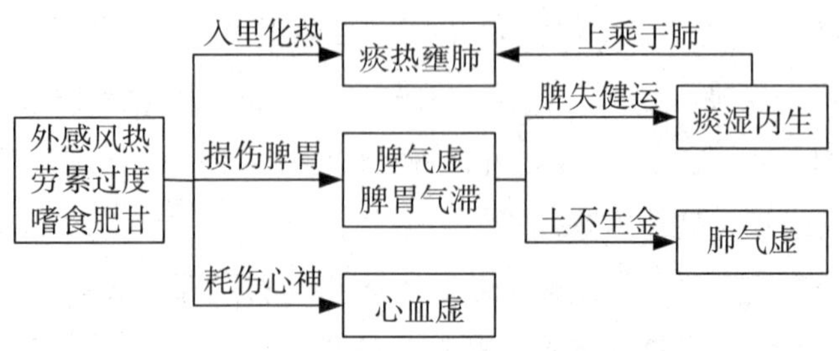


图 5-7-11-1 病因病机演变过程图（案例 11）

由上可得，本患者的病证以痰热壅肺为主。外感风热，入里化热，痰热壅肺，肺失宣降，则见“流厚黄涕、咳嗽、咽干”；“吐痰色黄厚少”为痰热的征象；痰热上扰清窍，则见“前额头痛”。心血虚，心神失养，则见“失眠、多梦易醒”。面失荣养，则见“面色淡白”。脾气虚，脾失健运，则见“腹泻”；“腹胀、胃胀”为脾胃气滞的表现。

本案例涉及肺、心、脾三个脏和胃腑，具体见图 5–7–11–2。

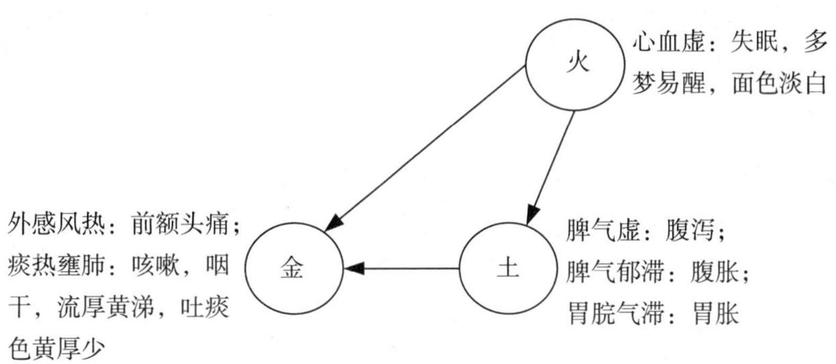


**图 5–7–11–2 五行 – 五脏 – 疾病分析图（案例 11）**

**6. 证候的寒热虚实性质分析**

本患者的病证存在“虚实夹杂”的特点。“虚”包括气虚和血虚，气虚为脾气虚，血虚为心血虚；“实”为痰热壅肺和脾胃气滞。

**7. 辨证施膳与禁忌分析**

本患者的饮食应以清淡为主，适当摄入酸味食品，避免肥甘厚腻之品，并注意多休息，避免劳累，进行适度有氧运动。

**8. 预后分析**

本案例若以上述药物配伍作为基本方，加减治疗 1 ～ 2 周左右，可以获得显著的临床疗效。

## 第八节 以肺火旺盛为主证的案例

肺火旺盛证候多数伴有胃热或胃火旺盛的证候存在，本节分析以肺火旺盛为主证的辨证论治过程，具体见案例 12 和案例 13。

### 案例 12

本案例是以肺火旺盛为主要证候，同时伴有胃热、肝气虚、肺气虚、胃有瘀血、胃气上逆、脾阳虚、水湿内停、肝血虚、肾阳虚、心阳虚证候出现。

李某，女，59 岁，初诊时间为 2009 年 11 月 30 日。

主诉：咽喉发辣、灼烧感1个月，伴口干、口涩、口苦，近日加重。

现病史：患者1个月前无明显诱因出现咽喉发辣、灼烧感，伴口干、口涩、口苦，呃逆，纳呆，胃脘痞硬，乏力，眼涩，嗜睡，畏寒，面目浮肿，口唇发紫，双手胀肿，腰痛，右膝关节痛，下肢无力、抽筋。头发斑白、稀疏，大小便调。舌质淡白，苔白、后微黄，脉弦细。

检查：心电图示心肌缺血；胃镜示慢性胃炎伴胆汁反流、萎缩；腹部B超示肝、胆、胰、脾、肾未见异常。

西医诊断：

主要诊断：慢性胃炎伴胆汁反流、萎缩；胃肠动力不足。

其他诊断：冠心病心肌缺血。

中医诊断：

主要诊断：喉痹；口涩；口苦。

其他诊断：呃逆；痞证；多寐；水肿；腰痛；痹证。

依据本案例的四诊症状和体征，对其进行辨证论治的过程分析，具体步骤和结果见表5-8-12-1和表5-8-12-2。

**表5-8-12-1　四诊症状和体征的脏腑及气血阴阳归属定位分析（案例12）**

| 脏腑及气血阴阳 | | 四诊症状和体征 |
|---|---|---|
| 五脏 | 心 | 神：嗜睡 |
| | 脾 | 主运化：纳呆；四肢：下肢无力，双手胀肿；口：口干，口涩，口苦；唇：口唇发紫 |
| | 肝 | 主藏血：下肢抽筋；目：眼涩 |
| | 肾 | 肾府：腰痛；主骨：右膝关节痛；发：头发斑白、稀疏 |
| | 肺 | 主通调水道：面目浮肿；咽：咽喉发辣、灼烧感 |
| 五腑 | 小肠 | — |
| | 胃 | 主和降：呃逆，胃脘痞硬 |
| | 胆 | — |
| | 膀胱 | — |
| | 大肠 | — |
| 气血阴阳 | 气 | 乏力 |
| | 血 | — |
| | 阴 | — |
| | 阳 | 畏寒 |

表 5-8-12-2　中医四态五阶段辨证分析（案例 12）

| 隐态系统 | 隐性病变 | 舌质淡白，苔白、后微黄，脉弦细 | | | | | | | |
|---|---|---|---|---|---|---|---|---|---|
| | 显性病变 | — | 乏力 | 口干，呃逆 | 纳呆，畏寒，乏力 | 口苦，口涩 | — | 腰痛，畏寒，乏力 | 嗜睡，畏寒，乏力 |
| 显态系统 | 隐性病变 | 咽喉发痒、灼烧感 | — | 口唇发紫 | 下肢无力 | — | 眼涩，下肢抽筋 | 右膝关节痛，头发斑白 | — |
| | 显性病变 | — | 面目浮肿 | 胃脘痞硬 | 双手胀肿 | — | — | 头发稀疏 | — |
| 证候群 | | 肺火旺盛 | 肺气虚，肺失宣降 | 胃热有瘀血，胃脘气滞，胃气上逆 | 脾阳虚，水湿内停 | 肝气虚 | 肝血虚 | 肾阳虚 | 心阳虚 |
| 治法 | | 清肺降火 | 补肺气，宣肺利水 | 清胃化瘀，理气祛痞，和胃降逆 | 温脾祛寒，消肿 | 补肝气，强肝泄 | 补肝血，荣筋，明目 | 温肾祛寒，壮骨，乌发 | 温心祛寒，醒神 |
| 对应方剂或药物 | | 泻白散 | 四君子汤，五皮饮 | 枳术丸，橘皮竹茹汤，丹参，知母 | 附子理中丸，五苓散 | 酸味补肝汤 | 杞菊地黄丸，木瓜 | 肾气丸，杜仲，何首乌 | 附子汤，菖蒲 |

**精准论治**

**1. 方剂与证候的对应分析**

本患者的主要证候为肺火旺盛，兼见胃热、肝气虚、肺气虚、胃有瘀血、胃脘气滞、胃气上逆、脾阳虚、水湿内停、肝血虚、肾阳虚、心阳虚证候。选用泻白散清肺降火以治疗肺火旺盛出现的“咽喉发痒伴灼烧感”；肺气虚出现的“面目浮肿、乏力”选用四君子汤合五皮饮，用以补肺气、宣肺利水；枳术丸合橘皮竹茹汤加丹参、知母可清胃化瘀、理气祛痞、和胃降逆，用以治疗胃热有瘀血、胃脘气滞、胃气上逆出现的“口干、呃逆、口唇发紫、胃脘痞硬”；“纳呆、畏寒、乏力、下肢无力、双手胀肿”为脾阳虚、水湿内停的表现，选用附子理中丸合五苓散以温脾祛寒、消肿；肝气虚出现的“口苦、口涩”选用酸味补肝汤以补肝气、强肝泄；“眼涩、下肢抽筋”为肝血虚、筋脉失养的表现，选用杞菊地黄丸加木瓜以补肝血明目、荣筋；肾气丸加杜仲可温肾祛寒、壮骨以治疗肾阳虚出现的“腰痛、畏寒、乏力、右膝关节痛”；心阳虚出现的“嗜睡、畏寒、乏力”选用附子汤加菖蒲以温心祛寒、醒神。

**2. 药物与疾病、证候、症状的对应分析**

在“方证”对应的基础上，最终目的是实现药物“对病、对证、对症”的精准对应。本案例证候与方剂的精准对应关系具体见表 5-8-12-3。

**表 5-8-12-3　证候与方剂的精准对应关系（案例 12）**

| 证候 | | 方剂 | 药物 |
|---|---|---|---|
| 主要证候 | 肺火旺盛 | 泻白散 | 桑白皮，地骨皮，甘草 |
| 其他证候 | 肺气虚，肺失宣降 | 五皮饮 | 陈皮，生姜皮，茯苓皮，大腹皮，桑白皮 |
| | 胃热 | — | 知母 |
| | 肝气虚 | 酸味补肝汤 | 白芍，山楂，木瓜，香橼，乌梅，川牛膝，赤小豆，五味子，山茱萸，栀子，山药，甘草 |
| | 胃脘气滞 | 枳术丸 | 枳实，白术，荷叶 |
| | 胃有瘀血 | — | 丹参 |
| | 胃气上逆 | 橘皮竹茹汤 | 陈皮，竹茹，党参，甘草 |
| | 脾阳虚 | 附子理中丸 | 附子，干姜，党参，白术，甘草 |
| | 水湿内停 | 五苓散 | 桂枝，茯苓，猪苓，白术，泽泻 |
| | 肝血虚 | 杞菊地黄丸 | 枸杞子，菊花，熟地黄，山药，山茱萸，茯苓，牡丹皮，泽泻 |
| | 肾阳虚 | 肾气丸 | 附子，肉桂，熟地黄，山药，山茱萸，茯苓，泽泻，牡丹皮 |
| | 心阳虚 | 附子汤 | 附子，茯苓，党参，白术，白芍 |

依据上表中方剂和药物的基本信息，筛选本案例治疗过程中每个具体症状所要对应的具体药物，结果见表 5-8-12-4。

**表 5-8-12-4　症状与药物的精准对应关系（案例 12）**

| 症状 | 药物 |
|---|---|
| 咽喉发痒伴灼烧感 | 桑白皮，地骨皮，知母 |
| 口干 | 知母 |
| 口苦，口涩 | 白芍，乌梅，木瓜，山茱萸，山药 |
| 面目浮肿 | 生姜皮，茯苓皮，桑白皮 |
| 呃逆 | 陈皮，竹茹 |
| 口唇发紫 | 丹参 |
| 胃脘痞硬 | 枳实，白术 |
| 纳呆 | 党参，白术，山药 |
| 畏寒 | 附子，干姜，肉桂 |
| 下肢无力，乏力 | 党参，山药 |
| 双手胀肿 | 桂枝，茯苓，白术 |
| 眼涩 | 枸杞子，菊花 |
| 下肢抽筋 | 白芍，木瓜 |
| 腰痛，右膝关节痛 | 山茱萸，山药，杜仲，附子，肉桂 |
| 嗜睡 | 菖蒲，附子，茯苓，党参，白术，白芍 |

根据上表信息对本案例的处方用药进行分析，可以得出：肺火旺盛出现的“咽喉发痒伴灼烧感”选用桑白皮、地骨皮、知母以清肺泻火；知母清胃热以治疗“口干”；

“口苦、口涩”为肝气虚的表现，选用白芍、乌梅、木瓜、山茱萸、山药以补肝气、强肝泄；生姜皮、茯苓皮、桑白皮宣肺利水以治疗“面目浮肿”；针对“呃逆”选用陈皮、竹茹以理气降逆止呃；丹参活血化瘀以治疗“口唇发紫”；胃脘气滞出现的“胃脘痞硬”选用枳实、白术以理气祛痞；党参、白术、山药益气健脾以治疗脾失健运出现的“纳呆”；针对“畏寒”选用附子、干姜、肉桂以温阳祛寒；党参、山药益气健脾以治疗“下肢无力、乏力”；桂枝、茯苓、白术温阳健脾化湿以治疗“双手胀肿”；“眼涩”为肝血虚之象，选用枸杞子、菊花以补肝血明目；白芍、木瓜养血荣筋以治疗“下肢抽筋”；肾阳虚出现的“腰痛、右膝关节痛”选用山茱萸、山药、杜仲、附子、肉桂以补肾壮骨；菖蒲、附子、茯苓、党参、白术、白芍温心阳醒神以治疗心阳虚出现的“嗜睡”。

从药物与疾病对应关系的角度来分析，本案例冠心病心肌缺血可选用的药物为丹参、三七，慢性胃炎伴胆汁反流、萎缩可选用的药物为乌梅、木瓜、白芍、山茱萸，诸药合用以增强疗效。

**3. 一药治疗“多病、多证、多症”的对应分析**

依据“方证对应”与“药症对应”的分析，本案例一药对应“多病、多证、多症”的归纳总结如下，具体见表 5–8–12–5。

**表 5–8–12–5　一药对应“多病、多证、多症”分析表（案例 12）**

| 药物 | 症状与疾病 |
| --- | --- |
| 桑白皮 | 咽喉发痒伴灼烧感，面目浮肿 |
| 山药 | 口苦，口涩，纳呆，下肢无力，乏力，腰痛，右膝关节痛 |
| 白术 | 胃脘痞硬，纳呆，双手胀肿，嗜睡 |
| 白芍 | 口苦，口涩，下肢抽筋，嗜睡 |
| 木瓜 | 下肢抽筋，口苦，口涩 |
| 山茱萸 | 口苦，口涩，腰痛，右膝关节痛 |
| 茯苓 | 面目浮肿，双手胀肿，嗜睡 |
| 党参 | 纳呆，下肢无力，乏力，嗜睡 |
| 附子 | 嗜睡，腰痛，右膝关节痛，畏寒 |
| 肉桂 | 腰痛，右膝关节痛，畏寒 |
| 知母 | 咽喉发痒伴灼烧感，口干 |
| 丹参，三七 | 冠心病心肌缺血 |
| 乌梅，木瓜，白芍，山茱萸 | 慢性胃炎伴胆汁反流、萎缩 |

**4. 处方**

肝气虚出现的“口苦、口涩”从酸味补肝汤中选取白芍、乌梅、木瓜、山茱萸、山药以补肝气、强肝泄，药力足够，其他药物没有选用；患者没有腹水的表现，故五皮饮中的大腹皮没有选用；患者有胃脘气滞的征象，熟地黄滋腻碍胃，用后会加重患者的病情，故舍而不用；杞菊地黄丸和肾气丸中的牡丹皮、泽泻，五苓散中的猪苓、泽泻和枳术丸中的荷叶等药物由于没有与之相对应的症状，故删而不用。

最后，进一步考虑“三因制宜”的原则，本案例的治疗用药如下。

处方：桑白皮 15 克，地骨皮 15 克，知母 10 克，炒白芍 10 克，乌梅 10 克，木瓜 10 克，山茱萸 10 克，炒山药 10 克，陈皮 10 克，竹茹 10 克，丹参 10 克，枳实 10 克，炒白术 10 克，党参 10 克，制附子 6 克，干姜 6 克，肉桂 6 克，茯苓 10 克，枸杞子 15 克，菊花 6 克，炒杜仲 10 克，菖蒲 10 克，三七 10 克，甘草 6 克。方中三七可研末冲服，也可打碎入煎剂，附子宜先煎，水煎服。

**5. 病因与病机演变分析**

本案例由于膏粱厚味之品摄入过多，另外有 20 余年吃碱性食品、晨起喝白水的习惯，近一年多来早餐经常喝五谷豆浆，损伤了脾的运化能力，出现脾阳虚、湿邪内盛；胃的受纳腐熟功能减退，胃失和降，出现胃气上逆，日久气不行血，出现胃有瘀血；饮食滞而不化，郁而化热，出现胃热。胃热上冲咽喉，出现肺热炽盛；脾虚导致肺气虚，为“土不生金”。脾失健运，气血化生不足，肝失充养，则见肝气虚、肝血虚。脾阳虚导致心阳虚，为“子盗母气”。心脾阳虚，日久累及肾阳，出现肾阳虚。具体见图 5-8-12-1。

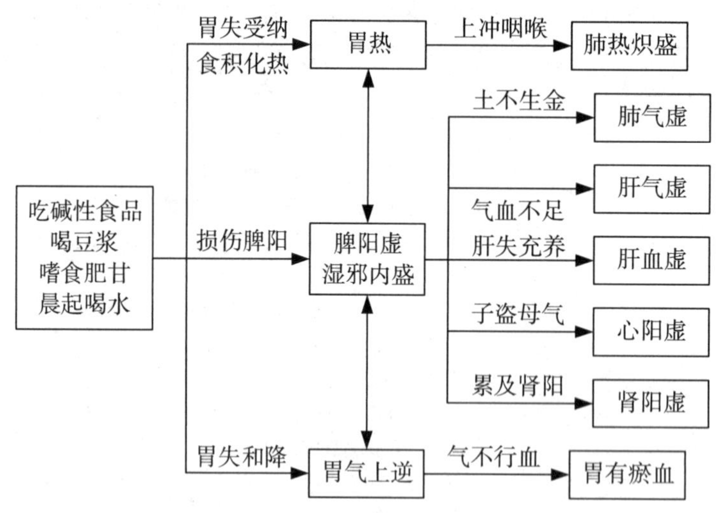


**图 5-8-12-1　病因病机演变过程图（案例 12）**

由上可得，本患者的病证以肺热炽盛为主。肺热炽盛，则见“咽喉发痒伴发烧感”；肺气虚，肺主通调水道的功能减退，则见“面目浮肿、乏力”。“口干”为胃热的表现；胃脘气滞，则“胃脘痞硬”；胃气上逆，则见“呃逆”；胃有瘀血，则见“口唇发紫”。肝气虚，肝失疏泄，胆汁排泄不利，上逆于胃，承于口，则见“口苦、口涩”；肝血虚，目失所养，则见“眼涩”，筋脉失于濡养，则见“下肢抽筋”。脾阳虚，脾失健运，则见

“纳呆”；水饮失于运化，水湿内停，则见“双手胀肿”；气血化生不足，机体失于充养，则见“下肢无力”。肾阳虚，腰府失养，则见“腰痛、右膝关节痛”。心阳虚，心神失养，则见“嗜睡”。“畏寒、乏力”为阳虚的共有表现。

本案例涉及了心、肝、脾、肺、肾五个脏和胃腑，属于“五脏同病”，具体见图5–8–12–2。

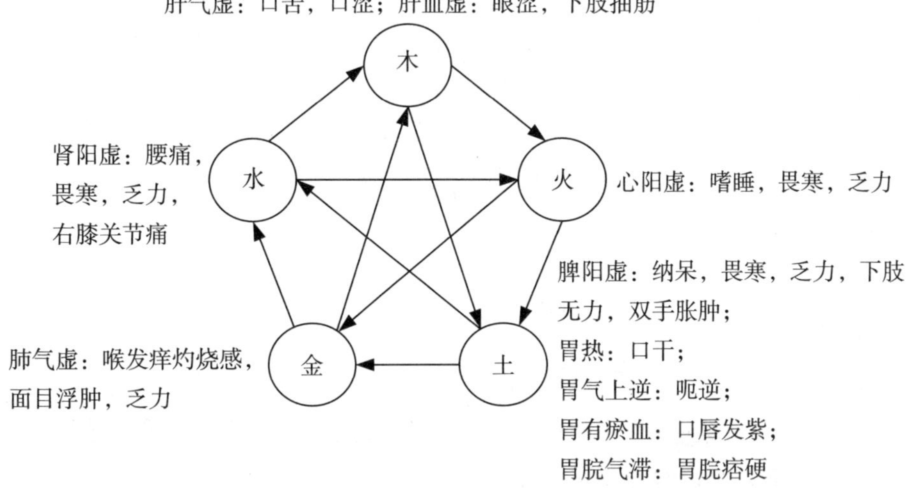


**图 5–8–12–2　五行 – 五脏 – 疾病分析图（案例 12）**

**6. 证候的寒热虚实性质分析**

本患者的病证存在“寒热错杂、虚实夹杂”的特点。“寒”为脾阳虚、心阳虚、肾阳虚所表现出的虚寒；“热”为肺胃热盛所表现出的实热；“虚”包括气虚、血虚和阳虚，气虚有肺气虚和肝气虚，血虚为肝血虚；“实”为实热、胃气上逆、胃有瘀血和湿邪内盛。

**7. 辨证施膳与禁忌分析**

本患者应戒掉吃碱性食品、晨起喝白水和早餐喝五谷豆浆的习惯，饮食以清淡为主，适当摄入酸味或酸甜味的食品，进行适度有氧运动。

**8. 预后分析**

本案例若以上述药物配伍作为基本方，加减治疗 4 个月左右可以收到显著的临床效果，但其冠心病心肌缺血则需要长期调养和不间断的治疗。

## 案例 13

喉痹为肺脏的病证，多由劳累过度或饮食不节诱发，容易累及其他的脏腑而出现相应的病证。本案例是以肺火旺盛为主要证候，同时伴有肺气阴两虚、胃气上逆、肺气虚、胃热有瘀血、脾气虚、心气阴两虚、肝血虚、肝阳上亢、肾气虚证候出现。

刘某，男，62 岁，初诊时间为 2008 年 6 月 10 日。

主诉：胸前区及咽喉发热、甚则烧心半年余，伴胃胀、呃逆。

现病史：患者于半年前出现胸前区及咽喉发热、甚则烧心，伴胃胀，呃逆，乏力，失眠，多梦易醒，头晕，眼涩，耳鸣，头发斑白、稀疏，面色淡黄，面目浮肿，口唇红紫，下肢浮肿、无力。舌质红，苔少、中白薄、后白，脉弦细数。

既往史：高血压病史 10 年，脑神经衰弱病史 10 年。

检查：心电图示心肌缺血；心率为 92 次 / 分；血压为 163/81 mmHg；胃镜示反流性食管炎，慢性胆汁反流性胃炎；腹部 B 超示肝、胆、胰、脾、肾未见异常。

西医诊断：

主要诊断：反流性食管炎；慢性胆汁反流性胃炎。

其他诊断：冠心病心肌缺血；高血压。

中医诊断：

主要诊断：喉痹；烧心。

其他诊断：呃逆；不寐；眩晕；水肿。

依据本案例的四诊症状和体征，对其进行辨证论治的过程分析，具体步骤和结果见表 5-8-13-1 和表 5-8-13-2。

**表 5-8-13-1　四诊症状和体征的脏腑及气血阴阳归属定位分析（案例 13）**

| 脏腑及气血阴阳 | | 四诊症状和体征 |
|---|---|---|
| 五脏 | 心 | 主神：失眠，多梦易醒 |
| | 脾 | 黄：面色淡黄；口：口唇红紫；四肢：下肢无力 |
| | 肝 | 藏血：头晕；目：眼涩 |
| | 肾 | 主水：下肢浮肿；发：头发斑白稀疏 |
| | 肺 | 咽：咽部有发热烧灼感；主宣发、肃降：胸前区有发热烧灼感；主通调水道：面目浮肿 |
| 五腑 | 小肠 | — |
| | 胃 | 主和降：胃胀，呃逆，烧心 |
| | 胆 | — |
| | 膀胱 | — |
| | 大肠 | — |
| 气血阴阳 | 气 | 乏力 |
| | 血 | — |
| | 阴 | — |
| | 阳 | — |

**表 5-8-13-2　中医四态五阶段辨证分析（案例 13）**

| | | | | | | | |
|---|---|---|---|---|---|---|---|
| 隐态系统 | 隐性病变 | 舌质红，苔少、中白薄、后白，脉弦细数 | | | | | |
| | 显性病变 | 乏力，胸前区及咽喉有发热烧灼感 | 胃胀，呃逆 | 乏力 | 失眠，乏力，多梦易醒 | 头晕 | 乏力 |
| 显态系统 | 隐性病变 | — | 口唇红紫 | 面色淡黄，下肢无力 | — | 眼涩 | 头发斑白， |
| | 显性病变 | 面目浮肿 | — | — | — | — | 下肢浮肿，头发稀疏 |
| 证候群 | | 肺气阴两虚，肺火旺盛，肺失宣降 | 胃热有瘀血，胃脘气滞，胃气上逆 | 脾气虚，脾失健运 | 心气阴两虚 | 肝血虚，肝阳上亢 | 肾气虚 |
| 治法 | | 补肺气，滋肺阴，泻肺祛火，宣肺消肿 | 清胃化瘀，理气和胃降逆 | 补脾气，健脾养荣 | 补心气，滋心阴，安心神 | 补肝血明目，平肝潜阳 | 补肾气，利水消肿，乌发 |
| 对应方剂或药物 | | 沙参麦冬汤，泻白散，五皮散，四君子汤 | 橘皮竹茹汤，丹参 | 四君子汤，小建中汤 | 天王补心丹 | 杞菊地黄丸，天麻钩藤饮 | 济生肾气丸，何首乌 |

## 精准论治

### 1. 方剂与证候的对应分析

本患者的主要证候为肺火旺盛，兼见肺气阴两虚、胃气上逆、肺气虚、胃热有瘀血、脾气虚、心气阴两虚、肝血虚、肝阳上亢、肾气虚证候。选用沙参麦冬汤、泻白散、四君子汤合五皮散可补肺气、滋肺阴、泻肺祛火、宣肺消肿，用以治疗肺气阴两虚、肺火旺盛出现的“乏力、胸前区及咽喉有发热烧灼感、面目浮肿、苔少”；橘皮竹茹汤加丹参可清胃化瘀、理气和胃降逆，用以治疗胃热有瘀血、胃脘气滞、胃气上逆出现的“胃胀、呃逆、口唇红紫”；脾气虚出现的“乏力、面色淡黄、下肢无力”选用四君子汤合小建中汤以补脾气、健脾养荣；天王补心丹可补心气、滋心阴、安心神，用以治疗心气阴两虚出现的“失眠、乏力、多梦易醒、苔少”；肝血虚、肝阳上亢出现的“头晕、眼涩”选用杞菊地黄丸合天麻钩藤饮以补肝血明目、平肝潜阳；济生肾气丸补肾气、利水消肿以治疗肾气虚出现的“下肢浮肿、乏力”。

### 2. 药物与疾病、证候、症状的对应分析

在“方证”对应的基础上，最终目的是实现药物“对病、对证、对症”的精准对应。本案例证候与方剂的精准对应关系具体见表 5-8-13-3。

**表 5-8-13-3　证候与方剂的精准对应关系（案例 13）**

| 证候 | | 方剂 | 药物 |
|---|---|---|---|
| 主要证候 | 肺火旺盛 | 泻白散 | 桑白皮，地骨皮，甘草 |
| 其他证候 | 肺气阴两虚，肺失宣降 | 四君子汤 | 党参，白术，茯苓，炙甘草 |
| | | 沙参麦冬汤 | 沙参，麦冬，玉竹，桑叶，天花粉，生扁豆，甘草 |
| | | 五皮散 | 陈皮，生姜皮，茯苓皮，大腹皮，桑白皮 |
| | 胃脘气滞，胃气上逆 | 橘皮竹茹汤 | 陈皮，竹茹，党参，甘草 |
| | 胃热有瘀血 | — | 丹参 |
| | 脾气虚 | 四君子汤 | 党参，白术，茯苓，炙甘草 |
| | | 小建中汤 | 桂枝，白芍，饴糖，炙甘草 |
| | 心气阴两虚 | 天王补心丹 | 党参，玄参，丹参，茯苓，五味子，远志，桔梗，当归，天冬，麦冬，柏子仁，酸枣仁，生地黄，朱砂 |
| | 肝血虚 | 杞菊地黄丸 | 枸杞子，菊花，熟地黄，山药，山茱萸，茯苓，牡丹皮，泽泻 |
| | 肝阳上亢 | 天麻钩藤饮 | 天麻，钩藤，石决明，栀子，黄芩，杜仲，桑寄生，牛膝，夜交藤，茯神，益母草 |
| | 肾气虚 | 济生肾气丸 | 车前子，川牛膝，附子，肉桂，熟地黄，山药，山茱萸，茯苓，泽泻，牡丹皮 |

依据上表中方剂和药物的基本信息，筛选本案例治疗过程中每个具体症状所要对应的具体药物，结果见表 5-8-13-4。

**表 5-8-13-4　症状与药物的精准对应关系（案例 13）**

| 症状 | 药物 |
|---|---|
| 胸前区及咽喉有发热烧灼感 | 沙参，麦冬，玉竹，天花粉，桑白皮，地骨皮，菊花 |
| 面目浮肿 | 生姜皮，茯苓皮，桑白皮 |
| 胃胀 | 陈皮 |
| 呃逆 | 陈皮，竹茹 |
| 口唇红紫 | 丹参 |
| 面色淡黄 | 桂枝，白芍，饴糖，炙甘草 |
| 下肢无力，乏力 | 党参 |
| 失眠，多梦易醒 | 酸枣仁，茯苓，丹参 |
| 头晕 | 天麻，钩藤，枸杞子，菊花 |
| 眼涩 | 枸杞子，菊花 |
| 下肢浮肿 | 山茱萸，茯苓，车前子，肉桂 |
| 苔少 | 沙参，麦冬，玉竹 |

根据上表信息对本案例的处方用药进行分析，可以得出：肺阴虚、肺火旺盛出现的“胸咽部有发热烧灼感”选用沙参、麦冬、玉竹、天花粉、桑白皮、地骨皮、菊花以滋肺阴、退虚热；生姜皮、茯苓皮、桑白皮宣肺利水以治疗肺气失宣出现的“面目

浮肿”；胃脘气滞出现的“胃胀”选用陈皮以理气和胃；陈皮、竹茹和胃降逆止呃以治疗胃气上逆出现的“呃逆”；胃热有瘀血出现的“口唇红紫”选用丹参以清胃化瘀；针对“面色淡黄”选用桂枝、白芍、饴糖、炙甘草以健脾养荣；党参益气健脾以治疗脾气虚出现的“下肢无力、乏力”；酸枣仁、茯苓、丹参养心安神以治疗“失眠、多梦易醒”；肝血虚、肝阳上亢出现的“头晕”选用天麻、钩藤、枸杞子、菊花以滋补肝血、平肝潜阳；枸杞子、菊花补肝血明目以治疗肝血虚出现的“眼涩”；山茱萸、茯苓、车前子、肉桂补肾利水以治疗“下肢浮肿”；沙参、麦冬、玉竹养阴以治疗“苔少”。

从药物与疾病对应关系的角度来分析，本案例冠心病心肌缺血可选用的药物为丹参、三七，反流性食管炎、慢性胆汁反流性胃炎可选用的药物为乌梅、白芍、山茱萸，高血压可选用的药物为罗布麻、决明子，诸药合用以增强疗效。

**3. 一药治疗“多病、多证、多症”的对应分析**

依据“方证对应”与“药症对应”的分析，本案例一药对应“多病、多证、多症”的归纳总结如下，具体见表 5-8-13-5。

**表 5-8-13-5　一药对应“多病、多证、多症”分析表（案例 13）**

| 药物 | 症状与疾病 |
|---|---|
| 菊花 | 胸前区及咽喉有发热烧灼感，头晕，眼涩 |
| 陈皮 | 胃胀，呃逆 |
| 桑白皮 | 胸前区及咽喉有发热烧灼感，面目浮肿 |
| 茯苓 | 面目浮肿，失眠，多梦易醒，下肢浮肿 |
| 枸杞子 | 头晕，眼涩 |
| 丹参 | 口唇红紫，失眠，多梦易醒 |
| 丹参，三七 | 冠心病心肌缺血 |
| 乌梅，白芍，山茱萸 | 慢性胆汁反流性胃炎 |
| 罗布麻，决明子 | 高血压 |

**4. 处方**

由于患者没有明显的脾失健运的表现，故四君子汤中的白术没有选用；患者没有明显的湿象，故沙参麦冬汤中的生扁豆去而不用；患者没有明显的腹水的表现，故五皮散中的大腹皮舍而不用；患者有胃脘气滞所表现出的“胃胀”，而生地黄和熟地黄滋腻碍胃，用后会加重患者的病情，故没有选用；天王补心丹中的玄参、五味子、远志、桔梗、当归、天冬、柏子仁、朱砂，杞菊地黄丸和济生肾气丸中的川牛膝、附子、山药、牡丹皮、泽泻等药物由于没有与之相对应的症状，故删而不用。

最后，进一步考虑“三因制宜”的原则，本案例的治疗用药如下。

处方：沙参 15 克，麦冬 15 克，玉竹 15 克，天花粉 15 克，桑白皮 10 克，地骨皮 10 克，菊花 10 克，茯苓 10 克，陈皮 10 克，竹茹 10 克，丹参 10 克，桂枝 10 克，炒白芍 10 克，党参 10 克，炒枣仁 10 克，天麻 10 克，钩藤 30 克，枸杞子 15 克，山茱萸 10 克，车前子 6 克，三七 10 克，乌梅 10 克，罗布麻 30 克，决明子 30 克，炙甘草 6 克。方中三七可研末冲服，也可打碎入煎剂，钩藤宜后下，水煎服。

**5. 病因与病机演变分析**

本案例由于膏粱厚味之品摄入过多，加之有 10 余年晨起喝白水及平时过量饮水的生活习惯，损伤脾胃的运化功能，出现脾气虚；胃的受纳腐熟功能减退，胃失和降，出现胃气上逆，日久气不行血，出现胃有瘀血；饮食滞而不化，郁而化热，出现胃热；胃热上冲咽喉，导致胃火引动肺火，出现肺火旺盛。脾虚导致肺气阴两虚，为“土不生金”。脾虚导致心气阴两虚，为“子盗母气”。脾失健运，气血化生不足，肝失充养，则见肝血虚。脾虚累及肾脏，出现肾气虚。具体见图 5–8–13–1。

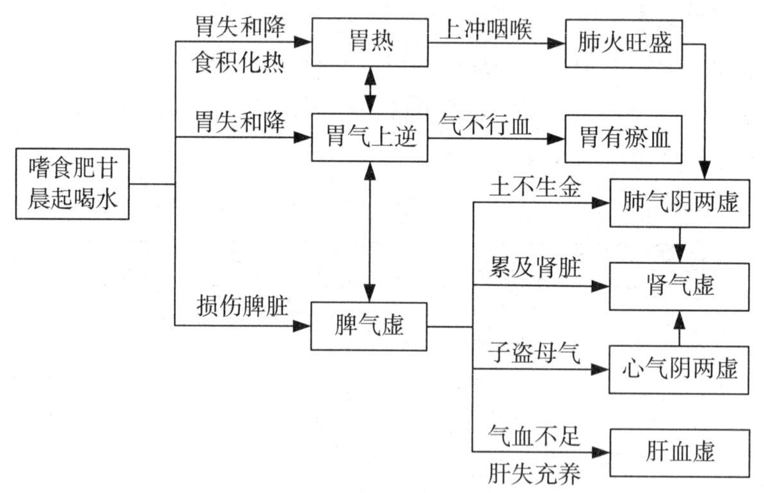


**图 5–8–13–1 病因病机演变过程图（案例 13）**

由上可得，本患者的病证以肺气阴两虚、肺火旺盛为主。肺气阴两虚、肺火旺盛，则见“胸咽部有发热烧灼感、乏力、苔少”；肺主通调水道的功能减退，上焦水液代谢不利，则见“面目浮肿”。“呃逆”为胃气上逆的表现；胃脘气滞，则见“胃胀”；胃热有瘀血，则见“口唇红紫”。脾气虚，脾失健运，气血化生不足，机体失于荣养，则见“面色淡黄、下肢无力、乏力”。心气阴两虚，心神失养，则见“失眠、多梦易醒、乏力、苔少”。肝血虚，清窍失养，肝阳上亢，上扰清阳，则见“头晕”；肝血虚，目失所养，则见“眼涩”。肾气虚，肾主水的功能减退，下焦水液代谢不利，则见“下肢浮肿”。

本案例涉及了心、肝、脾、肺、肾五个脏和胃腑，属于“五脏同病”，具体见图 5–8–13–2。

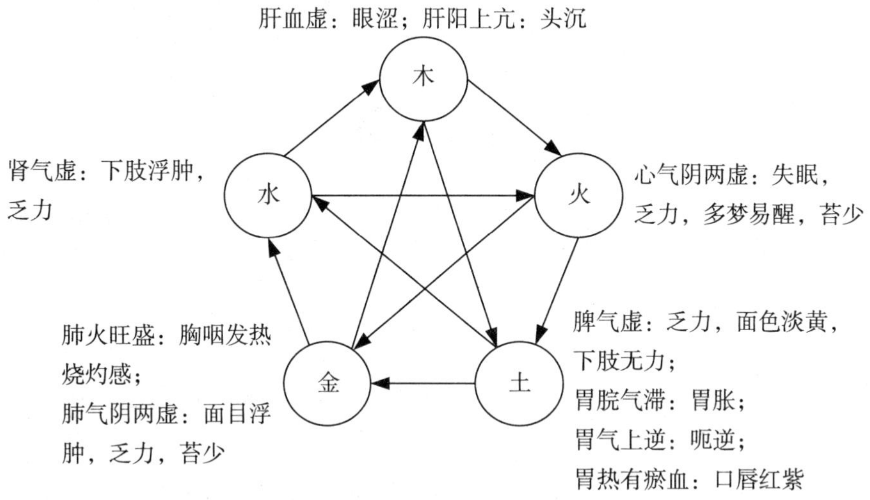


**图 5–8–13–2　五行 – 五脏 – 疾病分析图（案例 13）**

**6. 证候的寒热虚实性质分析**

本患者的病证存在“虚实夹杂”的特点。“虚”包括气虚、血虚和阴虚，气虚有肺气虚、心气虚和肾气虚，血虚为肝血虚，阴虚表现于肺和心；“实”为实热、胃脘气滞和胃有瘀血。

**7. 辨证施膳与禁忌分析**

本患者应戒掉晨起喝白水及平时过量饮水的生活习惯，饮食以清淡为主，适当摄入酸味食品，进行适度有氧运动。

**8. 预后分析**

本案例若以上述药物配伍作为基本方，加减治疗 2 个月左右可以收到显著的临床效果，但其冠心病心肌缺血和高血压则需要长期调养和不间断的治疗。

# 第六章

# 肾脏、膀胱常见证候的辨证论治路径和规律

## 第一节　肾脏、膀胱常见证候的理法方药对应关系

肾脏的常见证候有 5 个，包括肾气不固、肾虚水泛、肾阴虚、肾阳虚、肾精不足等虚证。另外，膀胱的常见证候有膀胱湿热 1 个。这些证候的四诊症状和体征的定性问题，以及对应的治法、方剂和药物，分析如下。

### 一、肾气不固

#### （一）肾气不固证候四诊症状和体征的定性

腰膝酸软，男子滑精、早泄，耳鸣失聪，小便频数而清、或尿后余沥不尽、或遗尿、或夜尿频多、或小便失禁，舌淡，苔白，脉弱。

#### （二）肾气不固证候的理法方药对应关系

肾气不固证候的理法方药对应关系，具体见表 6–1–1。

表 6–1–1　肾气不固证候的理法方药对应关系

<table>
<tr><th colspan="2">肾脏功能与络属</th><th>症状和体征</th><th>治法</th><th>方剂</th><th>药物</th></tr>
<tr><td rowspan="3">功能</td><td rowspan="2">主藏精</td><td>腰膝酸软</td><td>补益肾气</td><td>肾气丸</td><td>附子，桂枝，熟地黄，山茱萸，山药</td></tr>
<tr><td>男子滑精、早泄</td><td>补肾涩精</td><td>金锁固精丸</td><td>沙苑子，芡实，莲子，莲须，煅龙骨，煅牡蛎</td></tr>
<tr><td>主水</td><td>小便频数而清，或尿后余沥不尽，或遗尿，或夜尿频多，或小便失禁</td><td>固肾缩尿，补益肾气</td><td>桑螵蛸散 + 肾气丸</td><td>桑螵蛸，龙骨，龟甲，当归，人参，菖蒲，茯神，远志，附子，桂枝，熟地黄，山茱萸，山药</td></tr>
<tr><td>络属</td><td>开窍于耳</td><td>耳鸣失聪</td><td>补肾聪耳</td><td>耳聋左慈丸</td><td>磁石，熟地黄，山药，山茱萸，茯苓，牡丹皮，竹叶，柴胡，泽泻</td></tr>
</table>

## 二、肾虚水泛

### （一）肾虚水泛证候四诊症状和体征的定性

腰膝酸软，身体浮肿、腰以下尤甚、按之没指，小便短少，畏寒，耳鸣，或喘咳气短痰鸣，舌质淡胖，苔白滑，脉沉迟无力。

### （二）肾虚水泛证候的理法方药对应关系

肾虚水泛证候的理法方药对应关系，具体见表 6–1–2。

**表 6–1–2　肾虚水泛证候的理法方药对应关系**

| 肾脏功能与络属 | | 症状和体征 | 治法 | 方剂 | 药物 |
|---|---|---|---|---|---|
| 功能 | 主藏精 | 腰膝酸软 | 补肾填精 | 右归丸 | 熟地黄，山茱萸，山药，枸杞子，菟丝子，鹿角胶，附子，肉桂 |
| | 主水 | 身体浮肿、腰以下尤甚、按之没指小便短少 | 温肾壮阳，利水消肿，温肾壮阳利水 | 真武汤 | 附子，茯苓，白术，芍药 |
| | 主纳气 | 喘咳，气短痰鸣 | 温肾壮阳，化痰平喘 | 肾气丸＋蛤蚧散 | 附子，肉桂，熟地黄，山茱萸，山药，牡丹皮，茯苓，泽泻，蛤蚧，钟乳石，款冬花，肉桂，白矾，甘草 |
| 络属 | 开窍于耳 | 耳鸣 | 补肾填精聪耳 | 耳聋左慈丸 | 磁石，熟地黄，山药，山茱萸，茯苓，牡丹皮，竹叶，柴胡，泽泻 |
| 其他 | 阳虚 | 畏寒 | 温肾散寒 | 附子，肉桂 | 附子，肉桂 |

## 三、肾阴虚

### （一）肾阴虚证候四诊症状和体征的定性

腰膝酸软而痛，男子阳强易举、遗精、早泄，齿松，发脱，耳鸣，五心烦热，潮热、汗出，或盗汗，骨蒸发热，午后颧红，舌红少津、少苔或无苔，脉细数。

### （二）肾阴虚证候的理法方药对应关系

肾阴虚证候的理法方药对应关系，具体见表 6–1–3。

**表 6–1–3　肾阴虚证候的理法方药对应关系**

| 肾脏功能与络属 | | 症状和体征 | 治法 | 方剂 | 药物 |
|---|---|---|---|---|---|
| 功能 | 主藏精 | 腰膝酸软而痛 | 补肾填精 | 左归丸 | 熟地黄，山茱萸，山药，枸杞子，菟丝子，龟甲 |
| | | 男子阳强易举，或遗精或早泄 | 滋阴清热，益肾固精 | 知柏地黄丸＋金锁固精丸 | 知母，黄柏，熟地黄，山茱萸，山药，煅龙骨，煅牡蛎 |
| 络属 | 开窍于耳 | 耳鸣 | 补肾填精 | 耳聋左慈丸 | 磁石，熟地黄，山药，山茱萸，茯苓，牡丹皮，柴胡，泽泻 |
| | 其华在发 | 发脱 | 补肾填精生发 | 七宝美髯丹 | 何首乌，当归，枸杞子，菟丝子，牛膝 |
| | 五体合骨生髓 | 齿松 | 补肾填精固齿 | 六味地黄丸 | 熟地黄，山茱萸，山药 |
| 其他 | 阴虚 | 潮热，五心烦热，骨蒸发热，午后颧红 | 滋阴，清退虚热 | 清骨散 | 青蒿，鳖甲，地骨皮，知母，胡黄连 |
| | | 汗出或盗汗 | 滋阴敛汗 | 知柏地黄丸＋牡蛎散 | 知母，黄柏，熟地黄，山茱萸，山药，牡丹皮，茯苓，泽泻，牡蛎，浮小麦 |

# 四、肾阳虚

## （一）肾阳虚证候四诊症状和体征的定性

腰膝酸冷疼痛，性欲减退，男子阳痿、早泄、滑精、精冷，面色黧黑，畏冷，或久泄不止、完谷不化，五更泄泻，精神萎靡，小便频数清长、夜尿频多，舌淡，苔白，脉沉细无力，尺脉尤甚。

## （二）肾阳虚证候的理法方药对应关系

肾阳虚证候的理法方药对应关系，具体见表 6–1–4。

**表 6–1–4　肾阳虚证候的理法方药对应关系**

| 肾脏功能与络属 | | 症状和体征 | 治法 | 方剂 | 药物 |
|---|---|---|---|---|---|
| 功能功能 | 主藏精 | 腰酸冷疼痛性欲减退 | 补肾填精壮阳 | 右归丸 | 熟地黄，山茱萸，山药，肉桂，枸杞子，菟丝子，鹿角胶 |
| | | 男子阳痿、早泄、滑精、精冷 | 温肾壮阳涩精 | 肾气丸＋金锁固精丸 | 附子，肉桂，熟地黄，山茱萸，山药，煅龙骨，煅牡蛎 |
| | | 精神萎靡 | 益气温阳 | 肾气丸 | 肉桂，熟地黄，山茱萸，山药，附子，泽泻，茯苓，牡丹皮 |
| | 主水 | 久泄不止，完谷不化，或五更泄泻，小便频数清长，夜尿频多 | 温肾涩肠固脱，温肾缩尿 | 四神丸＋缩泉丸 | 艾叶，香附，吴茱萸，肉桂，补骨脂，肉豆蔻，五味子，吴茱萸，益智仁，乌药 |

续表

<table>
<tr><th colspan="2">肾脏功能与络属</th><th>症状和体征</th><th>治法</th><th>方剂</th><th>药物</th></tr>
<tr><td>络属</td><td>五色为黑</td><td>面色黧黑</td><td>温肾养荣</td><td>肾气丸</td><td>附子，桂枝，熟地黄，山茱萸，山药，牡丹皮，茯苓，泽泻</td></tr>
<tr><td>其他</td><td>阳虚</td><td>畏冷</td><td>温肾散寒</td><td>肾气丸</td><td>附子，桂枝</td></tr>
</table>

## 五、肾精不足

### （一）肾精不足证候四诊症状和体征的定性

小儿生长发育迟缓，身体矮小，囟门迟闭，骨骼痿软，智力低下，男子精少不育，性欲减退，成人早衰，腰膝酸软，两足痿软、动作迟缓，齿松，发脱，耳鸣，耳聋，健忘恍惚、神情呆钝，舌淡，脉弱。

### （二）肾精不足证候的理法方药对应关系

肾精不足证候的理法方药对应关系，具体见表 6–1–5。

**表 6–1–5　肾精不足证候的理法方药对应关系**

<table>
<tr><th colspan="2">肾脏功能与络属</th><th>症状和体征</th><th>治法</th><th>方剂</th><th>药物</th></tr>
<tr><td rowspan="3">功能</td><td rowspan="3">主藏精</td><td>小儿生长发育迟缓，身体矮小，囟门迟闭，智力低下</td><td>补肾填精</td><td>六味地黄丸</td><td>熟地黄，山茱萸，山药，牡丹皮，茯苓，泽泻</td></tr>
<tr><td>男子精少不育</td><td>补肾填精</td><td>五子衍宗丸</td><td>菟丝子，五味子，枸杞子，覆盆子，车前子</td></tr>
<tr><td>性欲减退，或成人早衰，腰膝酸软，健忘恍惚，神情呆钝</td><td>补肾填精</td><td>左归丸＋右归丸</td><td>熟地黄，山茱萸，山药，枸杞子，菟丝子，牛膝，龟甲，鹿角胶，附子，肉桂</td></tr>
<tr><td rowspan="4">络属</td><td>开窍于耳</td><td>耳鸣，耳聋</td><td>益肾聪耳</td><td>耳聋左慈丸</td><td>煅磁石，熟地黄，山药，山茱萸，茯苓，牡丹皮，竹叶，柴胡，泽泻</td></tr>
<tr><td>其华在发</td><td>发脱</td><td>补肾填精生发</td><td>七宝美髯丹</td><td>何首乌，当归，枸杞子，菟丝子，怀牛膝</td></tr>
<tr><td rowspan="2">五体合骨生髓</td><td>骨骼痿软，两足痿软，动作迟缓</td><td>补肾填精</td><td>左归丸＋右归丸</td><td>熟地黄，山茱萸，山药，枸杞子，菟丝子，牛膝，龟甲，鹿角胶，附子，肉桂</td></tr>
<tr><td>齿松</td><td>补肾固齿</td><td>肾气丸</td><td>附子，肉桂，熟地黄，山茱萸，山药，牡丹皮，茯苓，泽泻</td></tr>
</table>

## 六、肾脏常见证候小结

总结以上肾脏常见证候临床出现的一般症状和体征，在功能紊乱方面表现出的有腰膝酸疼，男子滑精、早泄，男子阳强易举或遗精或早泄，性欲减退，男子阳痿、早泄，滑精、精冷，精神萎靡，小儿生长发育迟缓，身体矮小，囟门迟闭，智力低下，或男子精少不育，或成人早衰，健忘恍惚，神情呆钝，小便频数而清，或尿后余沥不尽，或遗尿，或夜尿频多，或小便失禁，身体浮肿、腰以下尤甚、按之没指，小便短少，或久泄不止，完谷不化，或五更泄泻，小便频数清长，夜尿频多，或喘咳，气短痰鸣等 28 个。

肾脏证候在络属方面表现出的症状和体征有耳鸣，耳聋，发脱，齿松，骨骼痿软，两足痿软，动作迟缓，面色黧黑等 8 个。其在气血阴阳方面表现出的症状和体征有畏寒，潮热，五心烦热，骨蒸发热，午后颧红，汗出，或盗汗等 7 个。

肾脏常见证候对应的方剂有肾气丸、左归丸、右归丸、金锁固精丸、知柏地黄丸、五子衍宗丸、六味地黄丸、桑螵蛸散、真武汤、四神丸、缩泉丸、蛤蚧散、耳聋左慈丸、七宝美髯丹、清骨散、牡蛎散等 16 个。

汇总肾脏证候的理法方药对应关系，具体见表 6-1-6。

**表 6-1-6　肾脏常见证候的理法方药对应关系表**

| 肾脏功能与络属 | | 症状和体征 | 治法 | 方剂 | 药物 |
|---|---|---|---|---|---|
| 功能 | 主藏精 | 腰膝酸疼 | 补益肾气（肾气虚） | 肾气丸 | 附子，桂枝，熟地黄，山茱萸，山药 |
| | | | 补肾填精（肾阴虚） | 左归丸 | 熟地黄，山茱萸，山药，附子，枸杞子，菟丝子，龟甲 |
| | | 腰膝酸疼 | 补肾填精壮阳（肾阳虚） | 右归丸 | 熟地黄，山茱萸，山药，肉桂，枸杞子，菟丝子，鹿角胶 |
| | | | 补肾填精（肾虚水泛） | | |
| | | | 补肾填精（肾精不足） | 左归丸＋右归丸 | 熟地黄，山茱萸，山药，枸杞子，菟丝子，牛膝，龟甲，鹿角胶，附子，肉桂 |
| | | 男子滑精、早泄 | 补肾涩精（肾气虚） | 金锁固精丸 | 沙苑子，芡实，莲子，莲须，煅龙骨，煅牡蛎 |
| | | 男子阳强易举，或遗精，或早泄 | 滋阴清热，益肾固精（肾阴虚） | 知柏地黄丸＋金锁固精丸 | 知母，黄柏，熟地黄，山茱萸，山药，煅龙骨，煅牡蛎 |
| | | 男子阳痿、早泄、滑精、精冷 | 温肾壮阳涩精（肾阳虚） | 肾气丸＋金锁固精丸 | 附子，肉桂，熟地黄，山茱萸，山药，煅龙骨，煅牡蛎 |
| | | 男子精少不育 | 补肾填精（肾精不足） | 五子衍宗丸 | 菟丝子，五味子，枸杞子，覆盆子，车前子 |

续表

| 肾脏功能与络属 | | 症状和体征 | 治法 | 方剂 | 药物 |
|---|---|---|---|---|---|
| 功能 | 主藏精 | 性欲减退 | 补肾填精壮阳（肾阳虚） | 右归丸 | 熟地黄，山茱萸，山药，肉桂，枸杞子，菟丝子，鹿角胶 |
| | | | 补肾填精（肾精不足） | 左归丸＋右归丸 | 熟地黄，山茱萸，山药，枸杞子，菟丝子，牛膝，龟甲，鹿角胶，附子，肉桂 |
| | | 小儿生长发育迟缓，身体矮小，囟门迟闭，智力低下 | 补肾填精（肾精不足） | 六味地黄丸 | 熟地黄，山茱萸，山药，牡丹皮，茯苓，泽泻 |
| | | 成人早衰，健忘恍惚，神情呆钝 | 补肾填精（肾精不足） | 左归丸＋右归丸 | 熟地黄，山茱萸，山药，枸杞子，菟丝子，牛膝，龟甲，鹿角胶，附子，肉桂 |
| | | 精神萎靡 | 益气温阳 | 肾气丸 | 肉桂，熟地黄，山茱萸，山药，附子，泽泻，茯苓，牡丹皮 |
| | 主水 | 遗尿，或夜尿频多，或小便失禁，或小便频数而清，或尿后余沥不尽 | 固肾缩尿，补益肾气（肾气虚） | 桑螵蛸散＋肾气丸 | 桑螵蛸，龙骨，龟甲，当归，人参，菖蒲，茯神，远志，附子，桂枝，熟地黄，山茱萸，山药，泽泻，茯苓，牡丹皮 |
| | 主水 | 身体浮肿，腰以下尤甚，按之没指，小便短少 | 温肾壮阳，利水消肿（肾虚水泛） | 真武汤 | 附子，茯苓，白术，芍药 |
| | | 久泄不止，完谷不化，或五更泄泻，小便频数清长，夜尿频多 | 温肾涩肠固脱，温肾缩尿（肾阳虚） | 四神丸＋缩泉丸 | 补骨脂，肉豆蔻，五味子，吴茱萸，益智仁，乌药 |
| | 主纳气 | 喘咳，气短痰鸣 | 温肾壮阳，化痰平喘（肾虚水泛） | 肾气丸＋蛤蚧散 | 附子，肉桂，熟地黄，山茱萸，山药，牡丹皮，茯苓，泽泻，蛤蚧，钟乳石，款冬花，肉桂，白矾，甘草 |
| 络属 | 开窍于耳 | 耳鸣，耳聋 | 补肾填精聪耳（气虚，阴虚，肾精亏虚） | 耳聋左慈丸 | 磁石，熟地黄，山药，山茱萸，茯苓，牡丹皮，竹叶，柴胡，泽泻 |
| | 其华在发 | 发脱 | 补肾填精生发（肾阴虚、肾精不足） | 七宝美髯丹 | 何首乌，当归，枸杞子，菟丝子，牛膝 |
| | 五体合骨生髓 | 齿松 | 补肾填精固齿（肾阴虚） | 知柏地黄丸 | 知母，黄柏，熟地黄，山茱萸，山药，牡丹皮，茯苓，泽泻 |
| | | | 补肾固齿（肾精不足） | 肾气丸 | 附子，肉桂，熟地黄，山茱萸，山药，牡丹皮，茯苓，泽泻 |
| | | 骨骼痿软两足痿软，动作迟缓 | 补肾填精（肾精不足） | 左归丸＋右归丸 | 熟地黄，山茱萸，山药，枸杞子，菟丝子，牛膝，龟甲，鹿角胶，附子，肉桂 |
| | 五色为黑 | 面色黧黑 | 温肾养荣（肾阳虚） | 肾气丸 | 附子，桂枝，熟地黄，山茱萸，山药，牡丹皮，茯苓，泽泻 |

续表

| 肾脏功能与络属 | | 症状和体征 | 治法 | 方剂 | 药物 |
|---|---|---|---|---|---|
| 其他 | 阳虚 | 畏寒 | 温肾散寒（肾虚水泛） | — | 附子，肉桂 |
| | 阴虚 | 潮热，五心烦热，骨蒸发热，午后颧红 | 滋阴清退虚热 | 清骨散 | 青蒿，鳖甲，地骨皮，知母，胡黄连 |
| | | 汗出，或盗汗 | 滋阴敛汗 | 知柏地黄丸＋牡蛎散 | 知母，黄柏，熟地黄，山茱萸，山药，牡丹皮，茯苓，泽泻，牡蛎，浮小麦 |

## 七、膀胱湿热

### （一）膀胱湿热证候四诊症状和体征的定性

小便频数、急迫、短黄，排尿灼热、涩痛，或小便浑浊、尿血、有砂石，或腰部胀痛，小腹胀痛，或腰腹挈痛，或伴发热，舌红，苔黄腻，脉滑数或濡数。

### （二）膀胱湿热证候的理法方药对应关系

膀胱湿热证候的理法方药对应关系，具体见表 6–1–7。

**表 6–1–7　膀胱湿热证候的理法方药对应关系**

| 功能 | 症状和体征 | 治法 | 方剂 | 药物 |
|---|---|---|---|---|
| 排泄尿液 | 小便频数急迫、短黄，排尿灼热涩痛或伴发热 | 清热利湿 | 八正散 | 车前子，瞿麦，萹蓄，滑石，栀子，甘草，木通，大黄 |
| | 小便浑浊尿血或有砂石 | 清热利湿，排石泄浊 | 石韦散＋萆薢分清饮 | 通草，石韦，王不留行，滑石，瞿麦，芍药，冬葵子，萆薢 |
| | 腰部胀痛、小腹胀痛或腰腹挈痛 | 清热利湿，理气止痛 | 沉香散 | 沉香，石韦，滑石，当归，瞿麦，白术，甘草，冬葵子，赤芍，王不留行 |

# 第二节　以肾气虚为主证的案例

肾气虚证候多数伴有其他脏腑虚弱的证候出现，本节分析以肾气虚为主证的辨证论治过程，具体见案例 1 和案例 2。

## 案例 1

腰痛为肾脏常见的病证，多由劳累过度诱发，容易累及其他的脏腑而出现相应的病证。本案例是以肾气虚为主要证候，同时伴有膝关节络脉瘀阻、脾气虚、心气阴两虚、心络脉瘀阻、胃阴虚、胃有瘀血、肺气阴两虚、肺火旺、肝阴虚证候出现。

刘某，女，59 岁，初诊时间为 2007 年 11 月 22 日。

主诉：全身乏力、酸痛 5 年余，伴腰痛、口干，近日加重。

现病史：患者 5 年前无明显诱因出现全身乏力、酸痛，伴腰痛、口干，近日加重。另伴有心慌，胸闷，气短，胸痛，眼涩，头顶痛，汗多，面目浮肿，口唇淡紫，双手胀肿，面颧潮红，鼻尖红，手足关节痛，手足麻木，膝关节痛，下肢无力。睡眠可，大小便调。舌质红，苔少，脉沉弦细。

既往史：糖尿病 10 年病史。

检查：心电图示心肌缺血；心率为 75 次 / 分钟；血压为 171/95 mmHg；腹部 B 超示肝、胆、胰、脾、肾未见异常。

西医诊断：

主要诊断：冠心病心肌缺血。

其他诊断：高血压；糖尿病。

中医诊断：

主要诊断：虚劳。

其他诊断：心悸；胸痹；水肿；汗证；腰痛；头痛；痹证。

依据本案例的四诊症状和体征，对其进行辨证论治的过程分析，具体步骤和结果见表 6–2–1–1 和表 6–2–1–2。

**表 6–2–1–1　四诊症状和体征的脏腑及气血阴阳归属定位分析（案例 1）**

| 五脏及气血阴阳 | | 四诊症状和体征 |
|---|---|---|
| 五脏 | 心 | 主血脉：胸痛，心慌；汗：汗多；面：面颧潮红 |
| | 脾 | 四肢：双手胀肿，下肢无力；口：口干；唇：口唇淡紫 |
| | 肝 | 主藏血：头顶痛，手足麻木；目：眼涩 |
| | 肾 | 肾府：腰痛；主骨：膝关节痛，手足关节痛 |
| | 肺 | 主气：气短；主宣发、肃降：胸闷；主通调水道：面目浮肿；鼻：鼻尖红 |
| 气血阴阳 | 气 | 全身乏力酸痛 |
| | 血 | — |
| | 阴 | — |
| | 阳 | — |

**表 6-2-1-2 中医四态五阶段辨证分析（案例 1）**

| 隐态系统 | 隐性病变 | 舌质红，苔少，脉沉弦细 | | | | | | |
|---|---|---|---|---|---|---|---|---|
| | 显性病变 | 全身乏力，酸痛，腰痛 | 全身乏力 | 全身乏力，心慌，胸痛 | 全身乏力，胸闷，气短，乏力 | — | 头顶痛 | — |
| 显态系统 | 隐性病变 | 手、膝、足关节痛 | 口唇淡，下肢无力 | 面颧潮红 | — | 口干，口唇发紫 | 眼涩，手足麻木 | 鼻尖红 |
| | 显性病变 | 双手胀肿 | — | 汗多 | 面目浮肿 | — | — | |
| 证候群 | | 肾气虚，膝关节络脉瘀阻 | 脾气虚，脾失运化 | 心气阴两虚，心络脉瘀阻 | 肺气阴两虚，失宣降 | 胃阴虚，胃有瘀血 | 肝阴虚，筋脉失养 | 肺火旺 |
| 治法 | | 补肾气，利水消肿，健骨 | 健脾益气 | 益心气，滋心阴，退虚热，敛汗，通心络止痛 | 益肺气，滋肺阴，宽胸顺气，宣肺消肿 | 滋胃阴，化瘀血 | 滋肝阴，明目荣筋 | 泻肺降火 |
| 对应方剂或药物 | | 肾气丸，杜仲 | 四君子汤 | 天王补心丹，牡蛎散，丹参，胡黄连 | 苏子降气汤，五皮散，麦冬，瓜蒌 | 麦门冬汤，丹参 | 杞菊地黄丸，四物汤，木瓜 | 桑白皮 |

## 精准论治

### 1. 方剂与证候的对应分析

本患者的主要证候为肾气虚，兼见膝关节络脉瘀阻、脾气虚、心气阴两虚、心络脉瘀阻、胃阴虚、胃有瘀血、肺气阴两虚、肺火旺、肝阴虚证候。选用肾气丸加杜仲可补肾气、利水消肿、健骨，用以治疗肾气虚出现的“全身乏力、酸痛，腰痛，手、膝、足关节痛，双手胀肿”；脾气虚出现的“全身乏力、口唇淡、下肢无力”选用四君子汤以健脾益气；天王补心丹合牡蛎散加丹参、胡黄连可益心气、滋心阴、退虚热、通心络止痛、敛汗，用以治疗心气阴两虚出现的“全身乏力、心慌、胸痛、面颧潮红、汗多”；苏子降气汤合五皮散加瓜蒌、麦冬以益肺气、滋肺阴、宣肺消肿、宽胸顺气；针对“鼻尖红”选用桑白皮以泻肺降火；“头顶痛、眼涩、手足麻木”为肝阴虚之象，选用杞菊地黄丸合四物汤加木瓜以滋肝阴、荣筋；针对“口干、口唇发紫”选用麦门冬汤加丹参以滋胃阴、化瘀血。

### 2. 药物与疾病、证候、症状的对应分析

在“方证”对应的基础上，最终目的是实现药物“对病、对证、对症”的精准对应。本案例证候与方剂的精准对应关系具体见表 6-2-1-3。

**表 6–2–1–3　证候与方剂的精准对应关系（案例 1）**

<table>
<tr><th colspan="2">证候</th><th>方剂</th><th>药物</th></tr>
<tr><td>主要证候</td><td>肾气虚</td><td>肾气丸</td><td>附子，肉桂，熟地黄，山药，山茱萸，茯苓，泽泻，牡丹皮</td></tr>
<tr><td rowspan="12">其他证候</td><td>脾气虚</td><td>四君子汤</td><td>党参，白术，茯苓，甘草</td></tr>
<tr><td rowspan="2">心气阴两虚</td><td>天王补心丹</td><td>党参，玄参，丹参，茯苓，五味子，远志，桔梗，当归，天冬，麦冬，柏子仁，酸枣仁，生地黄，朱砂</td></tr>
<tr><td>牡蛎散</td><td>煅牡蛎，黄芪，麻黄根，浮小麦</td></tr>
<tr><td>心络脉瘀阻</td><td>—</td><td>丹参</td></tr>
<tr><td rowspan="2">肺气阴两虚，肺失宣降</td><td>苏子降气汤</td><td>紫苏子，陈皮，半夏，当归，前胡，厚朴，肉桂，甘草</td></tr>
<tr><td>五皮散＋瓜蒌，麦冬</td><td>陈皮，生姜皮，茯苓皮，大腹皮，桑白皮，瓜蒌，麦冬</td></tr>
<tr><td>肺火旺</td><td>—</td><td>桑白皮</td></tr>
<tr><td rowspan="2">肝阴虚</td><td>杞菊地黄丸</td><td>枸杞子，菊花，熟地黄，山药，山茱萸，茯苓，牡丹皮，泽泻</td></tr>
<tr><td>四物汤</td><td>熟地黄，当归，白芍，川芎</td></tr>
<tr><td>胃阴虚</td><td>麦门冬汤</td><td>麦冬，党参，半夏，甘草</td></tr>
<tr><td>胃有瘀血</td><td>—</td><td>丹参</td></tr>
</table>

依据上表中方剂和药物的基本信息，筛选本案例治疗过程中每个具体症状所要对应的具体药物，结果见表 6–2–1–4。

**表 6–2–1–4　症状与药物的精准对应关系（案例 1）**

| 症状 | 药物 |
|---|---|
| 全身乏力酸痛 | 熟地黄，山药，山茱萸，党参，黄芪 |
| 下肢无力 | 党参，黄芪，山药 |
| 腰痛，手、膝、足关节痛 | 附子，肉桂，熟地黄，山药，山茱萸，杜仲，牛膝 |
| 双手胀肿 | 茯苓，泽泻 |
| 口唇淡 | 党参，山药，茯苓 |
| 心慌 | 牡蛎，茯苓，天冬，麦冬，丹参 |
| 胸痛 | 丹参 |
| 面颧潮红 | 胡黄连，丹参 |
| 汗多 | 煅牡蛎，黄芪 |
| 胸闷 | 瓜蒌 |
| 气短 | 党参，紫苏子，当归，肉桂，山茱萸 |
| 面目浮肿 | 生姜皮，茯苓皮，桑白皮 |
| 鼻尖红 | 桑白皮 |
| 头顶痛，眼涩 | 枸杞子，菊花，熟地黄，山药，山茱萸 |
| 手足麻木 | 当归，白芍，木瓜 |
| 口干 | 麦冬 |
| 口唇发紫 | 丹参，川牛膝 |

根据上表信息对本案例的处方用药进行分析，可以得出：针对“全身乏力酸痛”选用熟地黄、山药、山茱萸、党参、黄芪以益气补肾；党参、黄芪、山药益气健脾以治

疗脾气虚出现的“下肢无力”；肾气虚出现的“腰痛、手关节痛、膝关节痛、足关节痛”选用附子、肉桂、熟地黄、山药、山茱萸、杜仲、牛膝以补肾气、利水消肿、健骨；针对“双手胀肿”选用茯苓、泽泻以健脾渗湿消肿；脾气虚出现的“口唇淡”选用党参、山药、茯苓以健脾益气；心气阴两虚出现的“心慌”选用牡蛎、茯苓、天冬、麦冬、丹参以滋阴养心；“胸痛”为心络脉瘀阻的表现，选用丹参以通心络止痛；胡黄连、丹参退虚热以治疗“面颧潮红”；“汗多”为心气虚的表现，选用煅牡蛎、黄芪以益心气、收敛止汗；瓜蒌宽胸顺气以治疗肺失宣降出现的“胸闷”；肺气虚出现的“气短”选用党参、紫苏子、当归、肉桂、山茱萸以补肺气、降肺气；生姜皮、茯苓皮、桑白皮宣肺利水以治疗“面目浮肿”；“鼻尖红”为肺热的表现，选用桑白皮以清肺泄热；枸杞子、菊花、熟地黄、山药、山茱萸滋肝阴以治疗“头顶痛、眼涩”；针对“手足麻木”选用当归、白芍、木瓜以养肝柔筋；胃阴虚出现的“口干”选用麦冬以滋胃阴；丹参、川牛膝活血化瘀以治疗胃脘瘀血所表现出的“口唇发紫”。

从药物与疾病对应关系的角度来分析，本案例冠心病心肌缺血可选用的药物为丹参、三七，高血压可选用的药物为罗布麻、决明子，诸药合用以增强疗效。

**3. 一药治疗“多病、多证、多症”的对应分析**

依据“方证对应”与“药症对应”的分析，本案例一药对应“多病、多证、多症”的归纳总结如下，具体见表 6–2–1–5。

**表 6–2–1–5　一药对应“多病、多证、多症”分析表（案例 1）**

| 药物 | 症状与疾病 |
|---|---|
| 熟地黄 | 全身乏力酸痛，腰痛，手、膝、足关节痛，头顶痛，眼涩 |
| 山药 | 全身乏力酸痛，下肢无力，腰痛，手、膝、足关节痛，口唇淡，头顶痛，眼涩 |
| 党参 | 全身乏力酸痛，下肢无力，口唇淡，气短 |
| 黄芪 | 全身乏力酸痛，下肢无力，汗多 |
| 山茱萸 | 全身乏力酸痛，下肢无力，腰痛，手、膝、足关节痛，头顶痛，眼涩，气短 |
| 牡蛎 | 心慌，汗多 |
| 肉桂 | 腰痛，手、膝、足关节痛，气短 |
| 茯苓 | 双手胀肿，口唇淡，心慌，面目浮肿 |
| 丹参 | 心慌，胸痛，面颧潮红，口唇发紫 |
| 麦冬 | 心慌，口干 |
| 当归 | 气短，手麻，足麻 |
| 桑白皮 | 面目浮肿，鼻尖红 |
| 川牛膝 | 腰痛，手、膝、足关节痛，口唇发紫 |
| 丹参，三七 | 冠心病心肌缺血 |
| 罗布麻，决明子 | 高血压 |

**4. 处方**

由于患者没有肾脏虚热的表现，故肾气丸和杞菊地黄丸中的牡丹皮没有选用；天王补心丹中的玄参、五味子、远志、桔梗、柏子仁、酸枣仁、生地黄、朱砂由于没有对应的症状而没有选用；针对“汗多”选用煅牡蛎、黄芪以益气固摄止汗，效用足够，故牡蛎散中的其他药物没有选用；由于药物药味及方剂配伍的限制，苏子降气汤中的半夏、前胡、厚朴没有选用；由于患者没有腹部胀大、腹水等症状表现，故五皮散中的陈皮、大腹皮没有选用；患者没有明显的脾失健运的表现，故白术弃而不用。

最后，进一步考虑“三因制宜”的原则，本案例的治疗用药如下。

处方：熟地黄 30 克，炒山药 15 克，山茱萸 15 克，党参 30 克，黄芪 30 克，制附子 3 克，肉桂 3 克，炒杜仲 10 克，川牛膝 10 克，茯苓 10 克，泽泻 10 克，牡蛎 60 克，天冬 10 克，麦冬 10 克，丹参 10 克，三七 10 克，胡黄连 10 克，罗布麻 30 克，决明子 30 克，瓜蒌 10 克，苏子 6 克，当归 10 克，桑白皮 10 克，枸杞子 15 克，菊花 6 克，炒白芍 10 克，木瓜 10 克，甘草 6 克。方中瓜蒌与附子虽有违“十八反”的配伍禁忌，但在临床实际应用过程中并无任何问题，三七可研末冲服，也可打碎入煎剂，水煎服。

**5. 病因与病机演变分析**

本案例由于劳累过度，加之膏粱厚味摄入过多，复有 6 年余喝弱碱性水及长期食用苦味菜品的生活习惯所致。劳累过度，耗伤肾脏、心神、和肺脏，出现肾气虚、心气阴两虚和肺气阴两虚。肺失宣降，气郁化火，出现肺火旺。膏粱厚味摄入过多，加之喝碱性水及吃苦味菜，损伤了脾胃的运化能力，出现脾气虚；饮食滞而不化，郁而化热，伤及胃阴，出现胃阴虚；胃脘气机不畅，日久累及胃络脉血液的运行，出现胃脘瘀血。脾虚导致心气阴两虚，为“子盗母气”；心气不足，气不行血，出现心络脉瘀阻。脾虚导致肺气阴两虚，为“土不生金”；心阴虚导致肝阴虚，为“子盗母气”。具体见图 6-2-1-1。

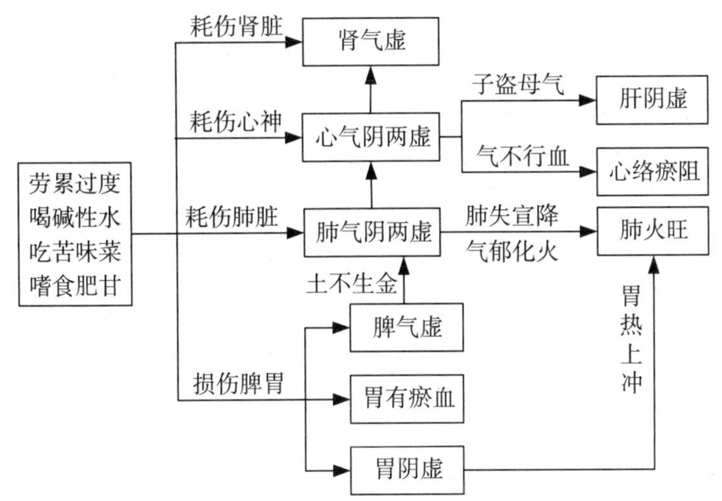


**图 6-2-1-1　病因病机演变过程图（案例 1）**

由上可得，本患者的病证以肾气虚为主。肾气虚，腰府失养，则见“腰痛、手关节痛、膝关节痛、足关节痛、双手胀肿、酸痛、乏力”。脾气虚，下肢失于充养，则见“下肢无力、乏力”；气血化生不足，口唇失于荣养，则见“口唇淡”。心气阴两虚，心失所养，则见“心慌、乏力”；津液失于固摄，则见“汗多”；阴不制阳，虚热上扰，则见“面颧潮红”；心络脉瘀阻，不通则痛，则见“胸痛”。肺气虚，肺主气司呼吸的功能减退，则见“胸闷、气短、乏力”；肺主通调水道的功能失常，上焦水液代谢不利，则见“面目浮肿”；“鼻尖红”为肺热之象。肝阴虚，清窍失养，则见“头顶痛”；目失所养，则见“眼涩”；筋脉失于濡养，则见“手足麻木”。“口干”为胃阴虚的表现；胃脘瘀血，故见“口唇发紫”。

本案例涉及心、肝、脾、肺、肾五个脏和胃腑，属于“五脏同病”，具体见图6–2–1–2。

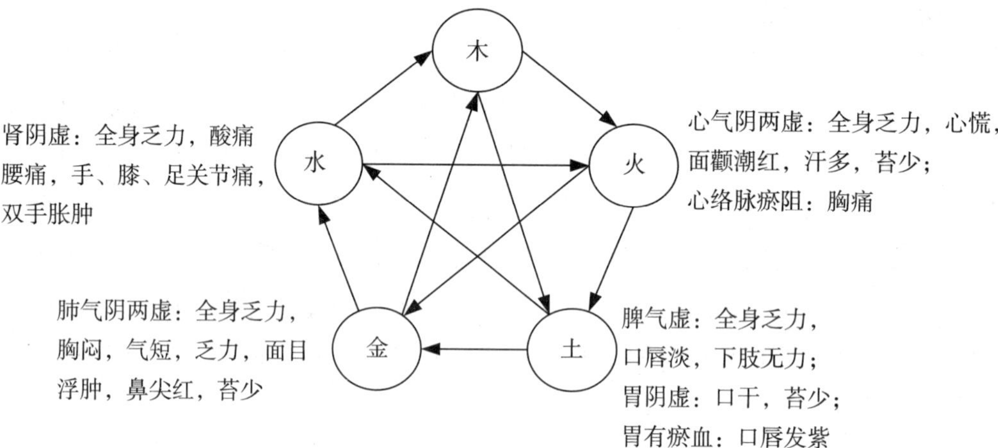


**图 6–2–1–2　五行 – 五脏 – 疾病分析图（案例 1）**

**6. 证候的寒热虚实性质分析**

本患者的病证存在“虚实夹杂”的患病特点。“虚”包括气虚、阴虚，气虚有肾气虚、脾气虚、心气虚、肺气虚，阴虚有胃阴虚、心阴虚、肺阴虚、肝阴虚；“实”包括实热和瘀血，实热为肺火，瘀血为心络脉瘀阻、胃脘瘀血。

**7. 辨证施膳与禁忌分析**

本患者的饮食应以清淡为主，适当摄入酸味或酸甜味的食品，避免碱性水及苦味菜品，应注意多加休息，避免劳累，进行适度有氧运动。

**8. 预后分析**

本案例若以上述药物配伍作为基本方，加减治疗 3 ～ 4 个月左右可以收到显著的临床效果，但其冠心病心肌缺血、高血压和糖尿病则需要长期调养和不间断的治疗。

## 案例 2

膝关节疼痛为肾脏常见的病证，多由劳累过度或受凉诱发，容易累及其他的脏腑而出现相应的病证。本案例是以肾气虚为主要证候，同时伴有心气血两虚、脾气虚证候出现。

尚某，女，25 岁，初诊时间为 2008 年 3 月 12 日。

主诉：右膝关节疼痛半个月，伴乏力，近日加重。

现病史：患者半个月前无明显诱因出现右膝关节疼痛、劳累后加重，伴乏力，近日加重。另伴面色淡白，下肢无力。睡眠可，大小便调。舌质淡红、尖红、边尖少有齿痕，苔白薄，脉沉细。

检查：心率为 74 次 / 分；血压为 113/67mmHg；腹部 B 超示肝、胆、胰、脾、肾未见异常。

西医诊断：右膝关节炎。

中医诊断：痹证。

依据本案例的四诊症状和体征，对其进行辨证论治的过程分析，具体步骤和结果见表 6–2–2–1 和表 6–2–2–2。

**表 6–2–2–1　四诊症状和体征的五脏及气血阴阳归属定位分析（案例 2）**

| 五脏及气血阴阳 | | 四诊症状和体征 |
|---|---|---|
| 五脏 | 心 | 面：面色淡白 |
| | 脾 | 四肢：下肢无力 |
| | 肝 | — |
| | 肾 | 主骨：右膝关节疼痛 |
| | 肺 | — |
| 气血阴阳 | 气 | 乏力 |
| | 血 | — |
| | 阴 | — |
| | 阳 | — |

**表 6–2–2–2　中医四态五阶段辨证分析（案例 2）**

| | | | | |
|---|---|---|---|---|
| 隐态系统 | 隐性病变 | 舌质淡红、尖红、边尖少有齿痕，苔白薄，脉沉细 | | |
| | 显性病变 | 乏力 | 乏力 | 乏力 |
| 显态系统 | 隐性病变 | 右膝关节疼痛 | 面色淡白 | 下肢无力 |
| | 显性病变 | — | — | — |
| 证候群 | | 肾气虚 | 心气血两虚 | 脾气虚 |
| 治法 | | 补肾气，壮骨 | 补心气，养心血 | 健脾益气 |
| 对应方剂或药物 | | 肾气丸，杜仲 | 当归补血汤 | 四君子汤 |

## 精准论治

### 1. 方剂与证候的对应分析

本患者的主要证候为肾气虚，兼见心气血两虚、脾气虚证候。选用肾气丸加杜仲可补肾气、壮骨以治疗肾气虚出现的“右膝关节疼痛、乏力”；心气血两虚出现的“面色淡白、乏力”选用当归补血汤以补心气、养心血；四君子汤可健脾益气以治疗脾气虚出现的“下肢无力、乏力”。

### 2. 药物与疾病、证候、症状的对应分析

在“方证”对应的基础上，最终目的是实现药物“对病、对证、对症”的精准对应。本案例证候与方剂的精准对应关系具体见表 6–2–2–3。

**表 6–2–2–3　证候与方剂的精准对应关系（案例 2）**

| 证候 | | 方剂 | 药物 |
|---|---|---|---|
| 主要证候 | 肾气虚 | 肾气丸 | 熟地黄，山药，山茱萸，泽泻，茯苓，牡丹皮，肉桂，附子 |
| 其他证候 | 心气血两虚 | 当归补血汤 | 黄芪，当归 |
| | 脾气虚 | 四君子汤 | 党参，白术，茯苓，炙甘草 |

依据上表中方剂和药物的基本信息，筛选本案例治疗过程中每个具体症状所要对应的具体药物，结果见表 6–2–2–4。

**表 6–2–2–4　症状与药物的精准对应关系（案例 2）**

| 症状 | 药物 |
|---|---|
| 右膝关节疼痛 | 熟地黄，山药，山茱萸，肉桂，附子 |
| 下肢无力，乏力 | 党参，黄芪，山药 |
| 面色淡白 | 黄芪，当归，肉桂，熟地黄，山茱萸 |

根据上表信息对本案例的处方用药进行分析，可以得出：肾气虚出现的“右膝关节疼痛”选用熟地黄、山药、山茱萸、肉桂、附子以补肾壮骨；党参、黄芪、山药益气健脾以治疗脾气虚出现的“下肢无力、乏力”；心血虚出现的“面色淡白”选用黄芪、当归、肉桂、熟地黄、山茱萸以补血养荣。

从药物与疾病对应关系的角度来分析，本案例右膝关节炎可选用的药物为桑寄生、杜仲、川续断、川牛膝，诸药合用以增强疗效。

### 3. 一药治疗“多病、多证、多症”的对应分析

依据“方证对应”与“药症对应”的分析，本案例一药对应“多病、多证、多症”的归纳总结如下，具体见表 6–2–2–5。

表 6-2-2-5 一药对应“多病、多证、多症”分析表（案例 2）

| 药物 | 症状与疾病 |
| --- | --- |
| 熟地黄，山茱萸，肉桂 | 右膝关节疼痛，面色淡白 |
| 山药 | 右膝关节疼痛，下肢无力，乏力 |
| 黄芪 | 下肢无力，乏力，面色淡白 |
| 桑寄生，杜仲，川续断，川牛膝 | 右膝关节炎 |

**4. 处方**

由于患者没有明显的脾失健运的表现，故白术、茯苓舍而不用；由于患者没有心神不安的表现，故养心汤中的柏子仁、酸枣仁和远志没有应用；肾气丸中的泽泻、牡丹皮和养心汤中的川芎、半夏、五味子等药物由于没有与之相对应的症状，故删而不用。

最后，进一步考虑“三因制宜”的原则，本案例的治疗用药如下。

处方：熟地黄 30 克，炒山药 15 克，山茱萸 15 克，肉桂 6 克，制附子 6 克，党参 15 克，黄芪 30 克，当归 10 克，桑寄生 15 克，杜仲 15 克，川断 15 克，川牛膝 15 克，甘草 6 克。方中附子宜先煎，水煎服。

**5. 病因与病机演变分析**

本案例由于劳累过度，影响肾脏及心神，出现肾气虚、心气血两虚。先天不能充养后天，加之心虚“火不生土”，导致脾气虚。具体见图 6-2-2-1。

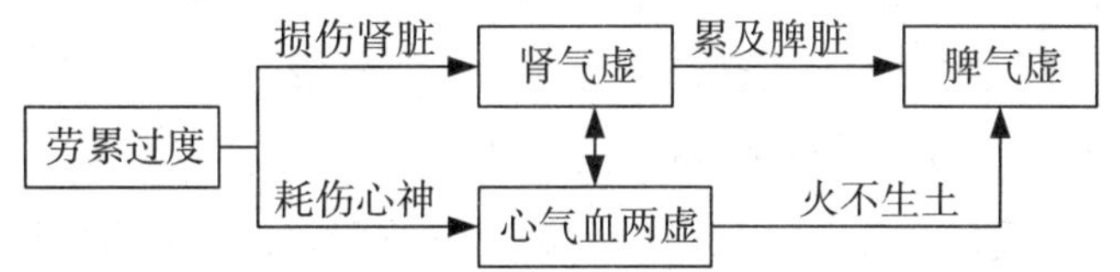


图 6-2-2-1 病因病机演变过程图（案例 2）

由上可得，本患者的病证以肾气虚为主。肾气虚，腰府失养，则见“右膝关节疼痛、乏力”。心气血两虚，面失荣养，则见“面色淡白、乏力”。脾气虚，气血化生不足，机体失于充养，则见“下肢无力、乏力”。

本案例涉及心、脾、肾三个脏，具体见图 6-2-2-2。

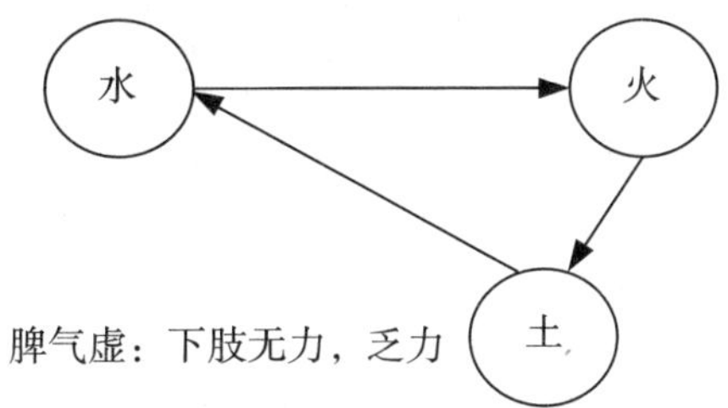


图 6-2-2-2 五行 – 五脏 – 疾病分析图（案例 2）

**6. 证候的寒热虚实性质分析**

本患者的病证以虚证为主，气虚有肾气虚、心气虚、脾气虚，血虚为心血虚；寒热证候的性质不明显。

**7. 辨证施膳与禁忌分析**

本患者应适当摄入酸味食品，并注意多休息，避免劳累，进行适度有氧运动。

**8. 预后分析**

本案例若以上述药物配伍作为基本方，加减治疗 1 ～ 2 个月，可以获得显著的临床疗效。

## 第三节　以肾阴虚为主证的案例

肾阴虚证候多数伴有肺阴虚、心阴虚或胃阴虚的证候出现，本节分析以肾阴虚为主证的辨证论治过程，具体见案例 3 和案例 4。

### 案例 3

足心发热为肾脏常见的病证，多由劳累过度诱发，容易累及其他的脏腑而出现相应的病证。本案例是以肾阴虚火旺为主要证候，同时伴有脾气虚、胃阳虚、胃脘气滞、肝血虚、肝阳上亢、心气阴两虚、胃热、胃有瘀血、肝气虚、膀胱有热证候出现。

刘某，男，41 岁，初诊时间为 2007 年 10 月 20 日。

主诉：足心发热喜凉 1 年余，伴腰膝酸痛、下肢无力，劳累后加重。

现病史：患者 1 年余前无明显诱因出现足心发热喜凉明显，伴腰膝酸痛、下肢无力，劳累后加重。另伴有胃胀，胃凉，口干，口涩，少腹凉，眼涩，汗多，口唇红紫，手足心热，面潮红，头晕，手足麻木，足跟痛，头发稀疏。睡眠一般，腹泻，每日 2 ～ 3 次，小便黄。舌质淡白红、边尖少有齿痕，苔白薄后微黄，脉弦细弱。

检查：心电图示心肌缺血；心率为 92 次 / 分；血压为 148/101mmHg；肠镜示慢性结肠炎；腹部 B 超示肝、胆、胰、脾、肾未见异常。

西医诊断：

主要诊断：心肌缺血。

其他诊断：慢性结肠炎、泄泻；胃动力不足；高血压。

中医诊断：

主要诊断：内伤发热；腰痛。

其他诊断：泄泻；汗证；眩晕。

依据本案例的四诊症状和体征，对其进行辨证论治的过程分析，具体步骤和结果见

表 6–3–3–1 和表 6–3–3–2。

**表 6–3–3–1　四诊症状和体征的脏腑及气血阴阳归属定位分析（案例 3）**

| 脏腑及气血阴阳 | | 四诊症状和体征 |
|---|---|---|
| 五脏 | 心 | 汗：汗多；面：面潮红 |
| | 脾 | 主运化：少腹凉，腹泻；四肢：下肢无力；口：口干；唇：口唇红紫 |
| | 肝 | 主藏血：头晕，手足麻木；目：眼涩，口涩 |
| | 肾 | 肾府：腰酸痛；主骨：足跟痛，膝关节酸痛；发：头发稀疏 |
| | 肺 | — |
| 五腑 | 小肠 | — |
| | 胃 | 主和降：胃胀，胃凉 |
| | 胆 | — |
| | 膀胱 | 小便黄 |
| | 大肠 | — |
| 气血阴阳 | 气 | — |
| | 血 | — |
| | 阴 | 足心热 |
| | 阳 | — |

**表 6–3–3–2　中医四态五阶段辨证分析（案例 3）**

<table>
<tr><td rowspan="2">隐态系统</td><td>隐性病变</td><td colspan="8">舌质淡白红、边尖少有齿痕，苔白薄后微黄，脉弦细弱</td></tr>
<tr><td>显性病变</td><td>腰酸痛</td><td>—</td><td>少腹凉，腹泻</td><td>胃凉，胃胀</td><td>—</td><td>—</td><td>头晕</td><td>小便黄</td></tr>
<tr><td rowspan="2">显态系统</td><td>隐性病变</td><td>足心热，足跟痛，膝关节酸痛</td><td>面潮红，足心热</td><td>下肢无力</td><td>—</td><td>口干，口唇红紫</td><td>口涩</td><td>手足麻木，眼涩</td><td>—</td></tr>
<tr><td>显性病变</td><td>头发稀疏</td><td>汗多</td><td>—</td><td>—</td><td>—</td><td>—</td><td>—</td><td>—</td></tr>
<tr><td colspan="2">证候群</td><td>肾阴虚火旺</td><td>心气阴两虚</td><td>脾阳虚，脾失运化</td><td>胃阳虚，胃脘气滞</td><td>胃热，胃有瘀血</td><td>肝气虚</td><td>肝血虚，肝阳上亢</td><td>膀胱有热</td></tr>
<tr><td colspan="2">治法</td><td>滋肾阴，退虚热，壮骨乌发</td><td>补心气，滋心阴，退虚热敛汗</td><td>温脾祛寒，渗湿止泻</td><td>温胃理气</td><td>清胃化瘀</td><td>补肝气，强肝泄</td><td>滋补肝血，平肝潜阳</td><td>清利膀胱</td></tr>
<tr><td colspan="2">对应方剂或药物</td><td>知柏地黄丸，何首乌，杜仲</td><td>牡蛎散，天王补心丹，胡黄连</td><td>附子理中丸</td><td>附子理中丸，陈皮</td><td>丹参，知母</td><td>酸味，补肝汤</td><td>杞菊地黄丸，天麻钩藤饮，白芍，木瓜</td><td>芦根</td></tr>
</table>

## 精准论治

### 1. 方剂与证候的对应分析

本患者的主要证候为肾阴虚火旺，兼见心气阴两虚、脾阳虚、胃阳虚、胃脘气滞、胃热、胃有瘀血、肝血虚、肝阳上亢、肝气虚、膀胱有热证候。选用知柏地黄丸加杜仲可滋肾阴、退虚热、壮骨，用以治疗肾阴虚出现的“腰酸、腰痛、足跟痛、膝关节痛、足心热”；牡蛎散合天王补心丹加胡黄连可补心气、滋心阴、退虚热敛汗，用以治疗心气阴两虚出现的“面潮红、手足心热、汗多”；脾阳虚出现的“少腹凉、腹泻、下肢无力”选用附子理中丸以温脾祛寒、健脾止泻；附子理中丸加陈皮可温胃理气以治疗胃阳虚、胃脘气滞出现的“胃凉、胃胀”；肝血虚、肝阳上亢出现的“头晕、手足麻木、眼涩”选用杞菊地黄丸合天麻钩藤饮加白芍、木瓜以滋补肝血、平肝潜阳；“口干、口唇红紫”为胃热、胃有瘀血的表现，选用丹参、知母以清胃化瘀；酸味补肝汤补肝气、强肝泄以治疗肝气虚出现的“口涩”；膀胱有热出现的“小便黄”选用芦根以清利膀胱。

### 2. 药物与疾病、证候、症状的对应分析

在“方证”对应的基础上，最终目的是实现药物“对病、对证、对症”的精准对应。本案例证候与方剂的精准对应关系具体见表 6-3-3-3。

表 6-3-3-3　证候与方剂的精准对应关系（案例 3）

| 证候 | | 方剂 | 药物 |
|---|---|---|---|
| 主要证候 | 肾阴虚火旺 | 知柏地黄丸 | 熟地黄，山药，山茱萸，泽泻，茯苓，牡丹皮，知母，黄柏 |
| 其他证候 | 心气阴两虚 | 天王补心丹 | 党参，玄参，丹参，茯苓，五味子，远志，桔梗，当归，天冬，麦冬，柏子仁，酸枣仁，生地黄，朱砂 |
| | | 牡蛎散 | 煅牡蛎，黄芪，麻黄根，浮小麦 |
| | 脾胃阳虚 | 附子理中丸 | 附子，干姜，党参，白术，茯苓，炙甘草 |
| | 胃脘气滞 | — | 陈皮 |
| | 肝血虚 | 杞菊地黄丸 | 枸杞子，菊花，熟地黄，山茱萸，泽泻，茯苓，牡丹皮 |
| | 肝阳上亢 | 天麻钩藤饮 | 天麻，钩藤，石决明，栀子，黄芩，杜仲，桑寄生，牛膝，夜交藤，茯神，益母草 |
| | 胃热 | — | 知母 |
| | 胃有瘀血 | — | 丹参 |
| | 肝气虚 | 酸味补肝汤 | 白芍，山楂，木瓜，香橼，乌梅，川牛膝，赤小豆，五味子，山茱萸，栀子，山药，甘草 |
| | 膀胱有热 | — | 芦根 |

依据上表中方剂和药物的基本信息，筛选本案例治疗过程中每个具体症状所要对应

的具体药物，结果见表 6–3–3–4。

**表 6–3–3–4　症状与药物的精准对应关系（案例 3）**

| 症状 | 药物 |
|---|---|
| 足心热 | 知母，黄柏，胡黄连 |
| 腰酸，腰痛，足跟痛，膝关节痛 | 山茱萸，山药，杜仲 |
| 下肢无力 | 党参，山药 |
| 面潮红 | 天冬，麦冬，胡黄连 |
| 胃胀 | 陈皮 |
| 胃凉，少腹凉 | 附子，干姜，肉桂 |
| 口干 | 知母，麦冬 |
| 口涩 | 白芍，山药，山茱萸，木瓜 |
| 眼涩 | 枸杞子，菊花 |
| 汗多 | 煅牡蛎 |
| 口唇红紫 | 丹参 |
| 头晕 | 天麻，钩藤，枸杞子，菊花 |
| 手足麻木 | 白芍，木瓜 |
| 腹泻 | 附子，干姜，党参，白术，茯苓，山药 |
| 小便黄 | 芦根 |

根据上表信息对本案例的处方用药进行分析，可以得出：知母、黄柏、胡黄连滋阴退热以治疗“足心热”；山茱萸、山药、杜仲补肾壮骨以治疗肾阴虚出现的“腰酸、腰痛、足跟痛、膝关节痛”；脾气虚出现的“下肢无力”选用党参、山药以益气健脾；陈皮理气以治疗胃脘气滞出现的“胃胀”；脾胃阳虚出现的“胃凉、少腹凉”选用附子、干姜、肉桂以温中祛寒；知母、麦冬养阴清胃以治疗胃热出现的“口干”；针对“口涩”选用白芍、山药、山茱萸、木瓜以补肝气、强肝泄；肝血虚出现的“眼涩”选用枸杞子、菊花以补肝血明目；针对心气虚出现的“汗多”选用煅牡蛎收敛止汗；丹参清胃化瘀以治疗胃热有瘀血出现的“口唇红紫”；心阴虚出现的“面潮红”选用天冬、麦冬、胡黄连以滋心阴、退虚热；天麻、钩藤、枸杞子、菊花滋补肝血、平肝潜阳以治疗肝血虚、肝阳上亢出现的“头晕”；肝血虚出现的“手足麻木”选用白芍、木瓜以补肝血荣筋；附子、干姜、党参、白术、茯苓、山药温脾祛寒、健脾止泻以治疗脾阳虚出现的“腹泻”；芦根清利膀胱以治疗“小便黄”。

从药物与疾病对应关系的角度来分析，本案例冠心病心肌缺血可选用的药物为丹参、三七，高血压可选用的药物为罗布麻，诸药合用以增强疗效。

**3. 一药治疗“多病、多证、多症”的对应分析**

依据“方证对应”与“药症对应”的分析，本案例一药对应“多病、多证、多症”的归纳总结如下，具体见表 6–3–3–5。

表 6-3-3-5 一药对应“多病、多证、多症”分析表（案例 3）

| 药物 | 症状与疾病 |
| --- | --- |
| 知母 | 足心热，口干 |
| 山茱萸 | 腰酸，腰痛，足跟痛，膝关节痛，口涩，眼涩 |
| 山药 | 腰酸，腰痛，足跟痛，膝关节痛，下肢无力，口涩，腹泻，眼涩 |
| 附子，干姜 | 胃凉，少腹凉，腹泻 |
| 肉桂 | 胃凉，少腹凉 |
| 党参 | 下肢无力，腹泻 |
| 白芍，木瓜 | 口涩，手足麻木 |
| 枸杞子，菊花 | 眼涩，头晕 |
| 胡黄连 | 手足心热，面潮红 |
| 麦冬 | 面潮红，口干 |
| 丹参，三七 | 冠心病心肌缺血 |
| 罗布麻 | 高血压 |

**4. 处方**

由于患者有胃脘气滞出现的“胃胀”及脾失健运出现的“腹泻”等表现，而熟地黄和生地黄滋腻碍胃，用后会加重患者的病情，故舍而不用；肝阳上亢出现的“头晕”从天麻钩藤饮中选取天麻和钩藤以平肝潜阳，药力足够，其他药物没有选用；心气虚出现的“汗多”从牡蛎散中选取煅牡蛎以收敛止汗，效用足够，其他药物舍而不用；肝气虚出现的“口涩”从酸味补肝汤中选取白芍、山药、山茱萸、木瓜以补肝气、强肝泄，其他药物弃而不用；肾气丸和杞菊地黄丸中的牡丹皮、泽泻，天王补心丹中的玄参、五味子、远志、桔梗、当归、柏子仁、酸枣仁、朱砂等药物由于没有与之相对应的症状，故删而不用。

最后，进一步考虑“三因制宜”的原则，本案例的治疗用药如下。

处方：山茱萸 30 克，炒山药 15 克，知母 10 克，黄柏 6 克，炒杜仲 10 克，党参 10 克，陈皮 10 克，干姜 6 克，炒白芍 10 克，木瓜 10 克，枸杞子 15 克，菊花 6 克，煅牡蛎 60 克，丹参 10 克，三七 10 克，肉桂 6 克，制附子 6 克，胡黄连 10 克，天冬 10 克，天麻 10 克，钩藤 30 克，罗布麻 30 克，炒白术 10 克，茯苓 10 克，芦根 10 克，甘草 6 克。方中三七可研末冲服，也可打碎入煎剂，附子、牡蛎宜先煎，钩藤宜后下，水煎服。由于方中有牡蛎，故煎煮后需沉淀 20 分钟后再服用。

**5. 病因与病机演变分析**

本案例由于劳累过度，耗伤肾脏及心神，出现肾阴虚、心气阴两虚；膀胱气化不利，出现膀胱有热。肾虚累及肝脏，出现肝气虚、肝血虚、肝阳上亢。心虚导致脾气虚、胃阳虚，为“火不生土”。脾不升清，则胃不降浊，胃失和降，出现胃脘气滞，日久气不行血，出现胃有瘀血；胃的受纳腐熟功能减退，饮食滞而不化，郁而化热，出现胃热。具体见图 6–3–3–1。

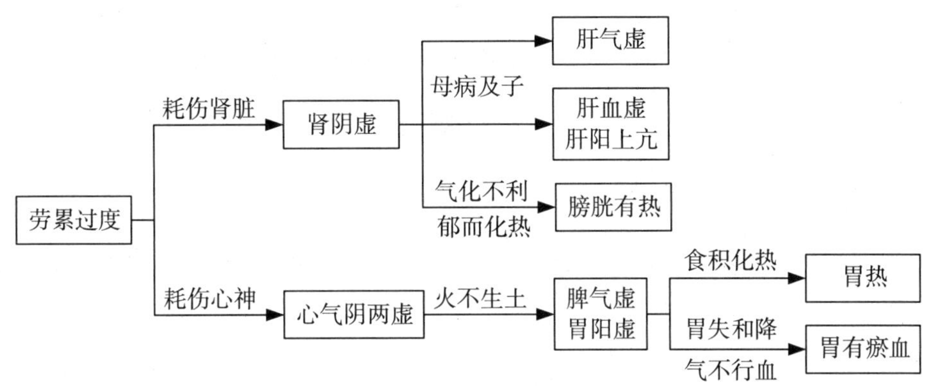


**图 6–3–3–1　病因病机演变过程图（案例 3）**

由上可得，本患者的病证以肾阴虚火旺为主。肾阴虚，阴不制阳，虚热内盛，则见“足心热”；腰府失养，则见“腰酸、腰痛、膝关节痛、足跟痛”。心气虚，津液失于固摄，则见“汗多”；心阴虚，阴不制阳，虚热内盛，则见“足心热”；虚热上扰，则见“面潮红”。脾阳虚，温煦失职，则见“少腹凉”；脾失健运，则见“腹泻”；气血化生不足，机体失于充养，则见“下肢无力”。胃阳虚，温煦失职，则见“胃凉”；胃脘气滞，则见“胃胀”。肝血虚，清窍失于濡养，加之肝阳上亢，上扰清阳，则见“头晕”；肝血虚，筋脉失于荣养，则见“手足麻木”；目失所养，则见“眼涩”。胃热内盛，津液被耗，则见“口干”；“口唇红紫”为胃热有瘀血的表现。肝气虚，肝失疏泄，胆汁排泄不利，上逆于胃，承于口，则见“口涩”。膀胱有热，则见“小便黄”。

本案例涉及心、肝、脾、肾四个脏和胃、膀胱两腑，具体见图 6–3–3–2。

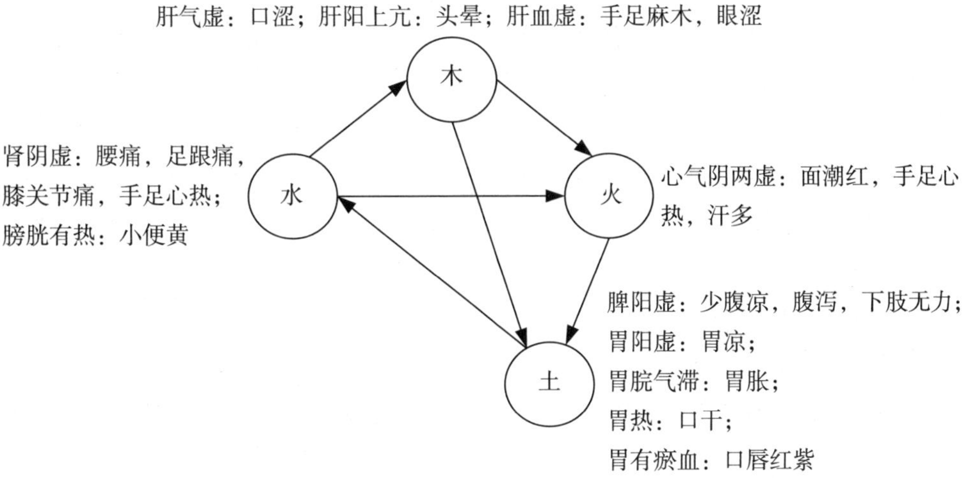

肝气虚：口涩；肝阳上亢：头晕；肝血虚：手足麻木，眼涩

木

肾阴虚：腰痛，足跟痛，膝关节痛，手足心热；膀胱有热：小便黄

水

火

心气阴两虚：面潮红，手足心热，汗多

土

脾阳虚：少腹凉，腹泻，下肢无力；胃阳虚：胃凉；胃脘气滞：胃胀；胃热：口干；胃有瘀血：口唇红紫

**图 6–3–3–2　五行 – 五脏 – 疾病分析图（案例 3）**

**6. 证候的寒热虚实性质分析**

本患者的病证存在“寒热错杂、虚实夹杂”的特点。“寒”为脾胃阳虚所表现出的虚寒；“热”为肾阴虚、肝阳上亢所表现出的虚热和胃热、膀胱有热所表现出的实热；“虚”包括气虚、血虚、阴虚和阳虚，气虚有脾气虚、心气虚，血虚为肝血虚；“实”包括胃脘气滞血瘀和实热。

**7. 辨证施膳与禁忌分析**

本患者的饮食应以清淡为主，适当摄入酸味或酸甜味的食品，避免碱性食品，并注意多休息，进行适度有氧运动。

**8. 预后分析**

本案例若以上述药物配伍作为基本方，加减治疗 1 ～ 2 个月，可以获得显著的临床疗效。

### 案例 4

后背潮热酸痛为肾脏常见的病证，多由劳累过度诱发，容易累及其他的脏腑而出现相应的病证。本案例是以肾阴虚火旺为主要证候，同时伴有肝血虚、肝气虚、脾阳虚、胃有瘀血证候出现。

牟某，男，74 岁，初诊时间为 2008 年 3 月 19 日。

主诉：后背潮热、酸痛 3 年余，伴左足麻木、夜间双下肢易抽筋，近日加重。

现病史：患者 3 年余前无明显诱因出现后背潮热、酸痛，伴左足麻木、夜间双下肢易抽筋，多站或走路时间长明显，近日加重。另伴有左下肢疼痛、甚则不能走路，口苦，眼涩，面色淡黄，口唇紫暗，手足发凉，头发斑白、稀疏。睡眠可，大小便调。舌质淡红暗，苔边尖少、中后微黄剥脱，脉弦。

检查：心率为 78 次 / 分钟；心电图示心肌缺血；血压为 165/91 mmHg；腰椎 CT 示腰椎增生，第 4 和第 5 间盘突出；腹部 B 超示肝、胆、胰、脾、肾未见异常。

西医诊断：

主要诊断：冠心病心肌缺血。

其他诊断：腰椎增生间盘突出；高血压。

中医诊断：

主要诊断：内伤发热。

其他诊断：痹证；口苦。

依据本案例的四诊症状和体征，对其进行辨证论治的过程分析，具体步骤和结果见表 6–3–4–1 和表 6–3–4–2。

表 6-3-4-1　四诊症状和体征的脏腑归属定位分析（案例 4）

| 五脏 | 四诊症状和体征 |
|---|---|
| 心 | — |
| 脾 | 主运化：腹泻；黄：面色淡黄；四肢：左下肢疼痛，手足发凉；口：口苦；唇：口唇紫暗 |
| 肝 | 主藏血：左足麻木，双下肢易抽筋；目：眼涩 |
| 肾 | 腰腑：后背潮热、酸痛；发：头发斑白、稀疏 |
| 肺 | — |

表 6-3-4-2　中医四态五阶段辨证分析（案例 4）

| | | | | | | |
|---|---|---|---|---|---|---|
| 隐态系统 | 隐性病变 | 舌质淡红暗，苔边尖少、中后微黄剥脱，脉弦 | | | | |
| | 显性病变 | — | — | 口苦 | — | — |
| 显态系统 | 隐性病变 | 后背潮热、酸痛，头发斑白 | 左足麻木，双下肢易抽筋，眼涩 | — | 左下肢疼痛，手足发凉，面色淡黄 | 口唇紫暗 |
| | 显性病变 | 头发稀疏 | — | — | — | — |
| 证候群 | | 肾阴虚火旺 | 肝血虚，筋脉失养 | 肝气虚 | 脾阳虚，脾失运化 | 胃有瘀血 |
| 治法 | | 滋肾阴，退虚热，乌发 | 补肝血，荣筋，明目 | 补肝气，强肝泄 | 温脾祛寒，健脾养荣 | 活血化瘀 |
| 对应方剂或药物 | | 知柏地黄丸，何首乌 | 杞菊地黄丸，白芍，木瓜 | 酸味补肝汤 | 理中丸，小建中汤 | 丹参 |

## 精准论治

### 1. 方剂与证候的对应分析

本患者的主要证候为肾阴虚火旺，兼见肝血虚、肝气虚、脾阳虚、胃有瘀血证候。选用知柏地黄丸可滋肾阴、退虚热，用以治疗肾阴虚出现的“后背潮热酸痛、苔中后剥脱”；肝血虚出现的“左足麻木、双下肢易抽筋、眼涩”选用杞菊地黄丸加白芍、木瓜以补肝血荣筋、明目；酸味补肝汤补肝气、强肝泄以治疗肝气虚出现的“口苦、口涩”；针对脾阳虚出现的“左下肢疼痛、手足发凉、面色淡黄”选用理中丸合小建中汤以温脾祛寒、健脾养荣；丹参活血化瘀以治疗胃有瘀血出现的“口唇紫暗”。

### 2. 药物与疾病、证候、症状的对应分析

在“方证”对应的基础上，最终目的是实现药物“对病、对证、对症”的精准对应。本案例证候与方剂的精准对应关系具体见表 6-3-4-3。

表 6-3-4-3　证候与方剂的精准对应关系（案例 4）

| 证候 | | 方剂 | 药物 |
|---|---|---|---|
| 主要证候 | 肾阴虚火旺 | 知柏地黄丸 | 知母，黄柏，熟地黄，山药，山茱萸，茯苓，牡丹皮，泽泻 |

续表

| 证候 | | 方剂 | 药物 |
|---|---|---|---|
| 其他证候 | 肝血虚 | 杞菊地黄丸 | 枸杞子，菊花，熟地黄，山药，山茱萸，茯苓，牡丹皮，泽泻 |
| | 肝气虚 | 酸味补肝汤 | 白芍，山楂，木瓜，香橼，乌梅，川牛膝，赤小豆，五味子，山茱萸，栀子，山药，甘草 |
| | 脾阳虚，脾失运化 | 理中丸 | 干姜，党参，白术，炙甘草 |
| | | 小建中汤 | 桂枝，白芍，饴糖，炙甘草 |
| | 胃有瘀血 | — | 丹参 |

依据上表中方剂和药物的基本信息，筛选本案例治疗过程中每个具体症状所要对应的具体药物，结果见表 6–3–4–4。

**表 6–3–4–4　症状与药物的精准对应关系（案例 4）**

| 症状 | 药物 |
|---|---|
| 后背潮热酸痛 | 知母，黄柏，山药，山茱萸，茯苓，牡丹皮，泽泻 |
| 左足麻木，双下肢易抽筋 | 白芍，木瓜 |
| 左下肢疼痛 | 党参，白术，桂枝，白芍，木瓜，山茱萸 |
| 口苦 | 白芍，木瓜，山茱萸，山药 |
| 眼涩 | 枸杞子，菊花 |
| 面色淡黄 | 桂枝，白芍，炙甘草 |
| 口唇紫暗 | 丹参 |
| 手足发凉 | 干姜 |

根据上表信息对本案例的处方用药进行分析，可以得出：针对“后背潮热酸痛”选用知母、黄柏、山药、山茱萸、茯苓、牡丹皮、泽泻滋肾阴、退虚热；白芍、木瓜补肝血荣筋以治疗肝血虚出现的“左足麻木、双下肢易抽筋”；“左下肢疼痛”选用党参、白术、桂枝、白芍、木瓜、山茱萸荣养下肢止痛；肝气虚出现的“口苦”选用白芍、山药、山茱萸、木瓜以补肝气、强肝泄；“眼涩”为肝血虚的表现，选用枸杞子、菊花以补肝血明目；针对“面色淡黄”选用桂枝、白芍、炙甘草以健脾养荣；丹参活血化瘀以治疗胃有瘀血出现的“面色淡黄”；“手足发凉”为脾阳虚的表现，选用干姜以温脾祛寒。

从药物与疾病对应关系的角度来分析，本案例冠心病心肌缺血可选用的药物为丹参、三七，高血压可选用的药物为罗布麻，腰椎增生间盘突出可选用的药物为桑寄生、杜仲、川续断、川牛膝，诸药合用以增强疗效。

**3. 一药治疗“多病、多证、多症”的对应分析**

依据“方证对应”与“药症对应”的分析，本案例一药对应“多病、多证、多症”的归纳总结如下，具体见表 6–3–4–5。

**表 6-3-4-5　一药对应“多病、多证、多症”分析表（案例 4）**

| 药物 | 症状与疾病 |
| --- | --- |
| 山茱萸，山药 | 左下肢疼痛，口苦 |
| 白芍 | 左足麻木，双下肢易抽筋，口苦，面色淡黄，左下肢疼痛 |
| 木瓜 | 左足麻木，双下肢易抽筋，口苦 |
| 丹参，三七 | 冠心病心肌缺血 |
| 罗布麻 | 高血压 |
| 桑寄生，杜仲，川续断，川牛膝 | 腰椎增生间盘突出 |

**4. 处方**

由于患者有肝气虚所表现出的“口苦”，而知柏地黄丸和杞菊地黄丸中的熟地黄滋腻碍胃，用后会加重患者的病情，故舍而不用；针对肝气虚出现的“口苦、口涩”从酸味补肝汤中选取白芍、山药、山茱萸、木瓜以补肝气、强肝泄，药力足够，其他药物没有选用；

最后，进一步考虑“三因制宜”的原则，本案例的治疗用药如下。

处方：知母 15 克，黄柏 15 克，炒山药 15 克，山茱萸 15 克，茯苓 10 克，丹皮 10 克，泽泻 10 克，炒白芍 10 克，木瓜 10 克，党参 10 克，炒白术 10 克，桂枝 10 克，枸杞子 15 克，菊花 6 克，丹参 10 克，三七 10 克，干姜 6 克，桑寄生 15 克，杜仲 15 克，川断 15 克，川牛膝 15 克，甘草 6 克，饴糖 4 块，生姜 6 片，大枣 6 枚。方中三七可研末冲服，也可打碎入煎剂，水煎服。

**5. 病因与病机演变分析**

本案例患者由于劳累过度，加之有 10 余年经常吃碱性食品的生活习惯所致。劳累过度，耗伤肾脏，出现肾阴虚火旺。经常吃碱性食品，损伤脾胃的运化能力，出现脾阳虚；胃脘气机不畅，气不行血，出现胃有瘀血。脾虚，气血化生不足，肝失充养，出现肝气虚、肝血虚。具体见图 6-3-4-1。

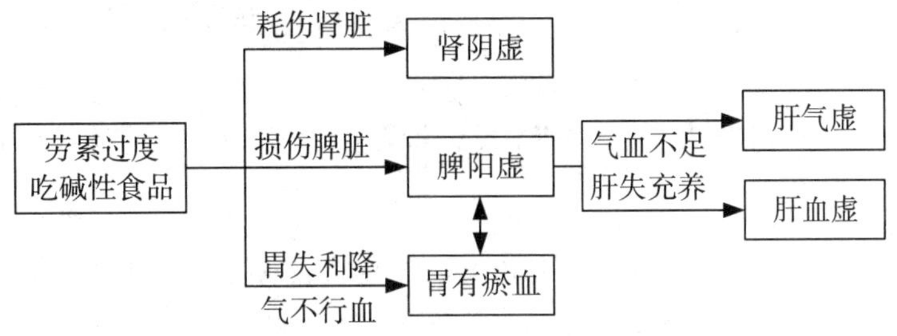


**图 6-3-4-1　病因病机演变过程图（案例 4）**

由上可得，本患者的病证以肾阴虚火旺为主。肾阴虚，阴不制阳，则见“后背潮热酸痛”；肝血虚，目失所养，则见“眼涩”；筋脉失于濡养，则见“左足麻木、双下肢易抽筋”；肝气虚，肝失疏泄，胆汁排泄不利，上逆于胃，承于口，则见“口苦”。脾阳虚，脾失健运，气血化生不足，面失荣养，则见“面色淡黄”，四肢失于温养，则见“左下肢疼痛、手足发凉”。“口唇发紫”为胃有瘀血的表现。

本案例涉及肾、肝、脾三个脏和胃腑，具体见图 6-3-4-2。

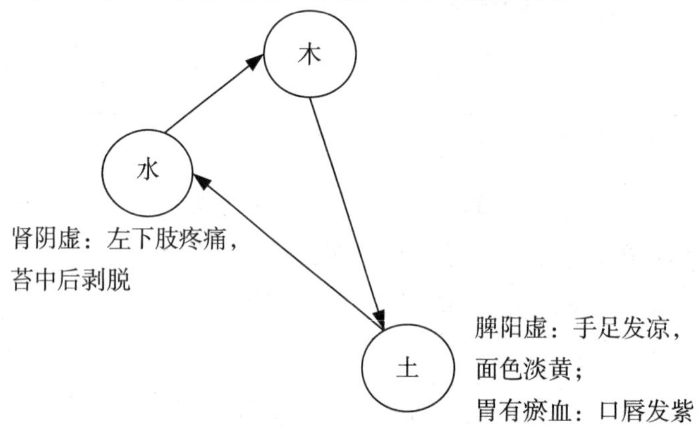


**图 6-3-4-2　五行 - 五脏 - 疾病分析图（案例 4）**

**6. 证候的寒热虚实性质分析**

本患者的病证存在“寒热错杂、虚实夹杂”的特点。“寒”为脾阳虚所表现出的虚寒；“热”为肾阴虚所表现出的虚热；“虚”包括气虚、血虚、阴虚和阳虚，气虚为肝气虚，血虚为肝血虚，阴虚为肾阴虚，阳虚为脾阳虚；“实”为胃有瘀血。

**7. 辨证施膳与禁忌分析**

本患者应戒掉吃碱性食品的习惯，适当摄入酸味或酸甜味的食品，注意休息，避免劳累，进行适度有氧运动。

**8. 预后分析**

本案例若以上述药物配伍作为基本方，加减治疗 1 ～ 2 个月可以收到显著的临床效果，但其冠心病心肌缺血和高血压则需要长期调养和不间断的治疗。

## 第四节　以肾阳虚为主证的案例

肾阳虚证候多数伴有心阳虚、脾阳虚和胃阳虚的证候出现，本节分析以肾阳虚为主证的辨证论治过程，具体见案例 5 和案例 6。

### 案例 5

腰痛发凉为肾脏常见的病证，多由劳累过度诱发，容易累及其他的脏腑而出现相应的病证。本案例是以肾阳虚为主要证候，同时伴有胃气虚、胃脘气滞、胃有瘀血、胃火旺盛、脾气虚、肝气虚、心阳虚、肝血虚、肺气虚、大肠津亏证候出现。

孙某，女，65 岁，初诊时间为 2007 年 10 月 10 日。

主诉：腰痛发凉 3 年余，伴左肩胛下酸痛，情志不舒、劳累后加重。

现病史：患者 3 年余前无明显诱因出现腰痛发凉，伴左肩胛下酸痛，情志不舒、劳累后加重。另伴有胃脘疼痛、甚则累及后背酸痛，胃胀，烧心，纳呆，食少，消瘦，口苦，口甘，口涩，心慌，胸闷，憋气，气短，烦躁，乏力，头晕，左耳鸣，眼涩，畏寒，汗多，面色淡黄，面目浮肿，口唇淡白，全身关节发胀感，手关节痛，手麻，双手胀肿，膝关节痛，下肢浮肿、无力，足跟痛，头发斑白、稀疏。大便秘结不畅，小便调。舌质淡红，苔白薄，脉沉迟而弱。

既往史：贫血病史。

检查：心电图示心肌缺血；心率为 68 次 / 分钟；血压为 123/76 mmHg；胃镜示慢性胃炎伴胆汁反流、糜烂、萎缩；腹部 B 超示肝、胆、胰、脾、肾未见异常。

西医诊断：

主要诊断：冠心病心肌缺血。

其他诊断：慢性胃炎伴胆汁反流、糜烂、萎缩；胃肠动力不足。

中医诊断：

主要诊断：腰痛；痹证。

其他诊断：胃脘痛；口苦；心悸；胸痹；汗证；水肿；眩晕。

依据本案例的四诊症状和体征，对其进行辨证论治的过程分析，具体步骤和结果见表 6–4–5–1 和表 6–4–5–2。

**表 6–4–5–1　四诊症状和体征的脏腑及气血阴阳归属定位分析（案例 5）**

<table>
<tr><th colspan="2">脏腑及气血阴阳</th><th>四诊症状和体征</th></tr>
<tr><td rowspan="5">五脏</td><td>心</td><td>主藏血：心慌；主神：烦躁；汗：汗多</td></tr>
<tr><td>脾</td><td>主运化：纳呆；肌肉：消瘦；四肢：双手胀肿，下肢无力；黄色：面色淡黄；口：口苦，口甘，口涩；唇：口唇淡白紫</td></tr>
<tr><td>肝</td><td>主藏血：头晕，手麻；目：眼涩</td></tr>
<tr><td>肾</td><td>肾府：腰痛发凉；主骨：后背酸痛，左肩胛下酸痛，手、膝关节痛，足跟痛，全身关节发胀感；主水：下肢浮肿；发：头发斑白、稀疏；耳：左耳鸣</td></tr>
<tr><td>肺</td><td>主气：气短；主宣发、肃降：胸闷，憋气；主通调水道：面目浮肿</td></tr>
<tr><td rowspan="4">五腑</td><td>小肠</td><td>—</td></tr>
<tr><td>胃</td><td>主受纳：食少；主和降：胃胀，烧心，胃痛</td></tr>
<tr><td>胆</td><td>—</td></tr>
<tr><td>膀胱</td><td>—</td></tr>
</table>

续表

| 脏腑及气血阴阳 | | 四诊症状和体征 |
|---|---|---|
| 五腑 | 大肠 | 主传导：便秘，大便不畅 |
| 气血阴阳 | 气 | 乏力 |
| | 血 | — |
| | 阴 | — |
| | 阳 | 畏寒 |

**表 6-4-5-2　中医四态五阶段辨证分析（案例 5）**

| | | | | | | | | | | |
|---|---|---|---|---|---|---|---|---|---|---|
| 隐态系统 | 隐性病变 | 舌质淡红，苔白薄，脉沉迟而弱 | | | | | | | | |
| | 显性病变 | 腰痛发凉，畏寒，乏力 | 胃脘胀痛，食少 | 烧心 | 纳呆，畏寒，乏力 | 口苦口涩 | 心慌，烦躁，乏力，畏寒 | 头晕 | 胸闷，憋气，气短，乏力 | 便秘，大便不畅 |
| 显态系统 | 隐性病变 | 左肩胛下酸痛，手关节痛，后背酸痛，全身关节发胀感，膝关节痛，足跟痛，左耳鸣，头发斑白 | 口唇发紫 | — | 口甘，口唇淡白，面色淡黄，下肢无力 | — | — | 手麻，眼涩 | — | — |
| | 显性病变 | 头发稀疏，下肢浮肿 | — | — | 消瘦，双手胀肿 | — | 汗多 | — | 面目浮肿 | — |
| 证候群 | | 肾阳虚，关节络脉瘀阻 | 胃气虚，胃有瘀血，胃脘气滞 | 胃火旺盛 | 脾阳虚，失运化，水湿内停 | 肝气虚 | 心阳虚 | 肝血虚 | 肺气虚，失宣降 | 大肠津亏 |
| 治法 | | 温肾祛寒，利水消肿，健骨，聪耳，乌发生发 | 益胃气，理气消食，化瘀止痛 | 清胃降火 | 温脾祛寒，健脾养荣，化湿消肿 | 补肝气强肝泄 | 温心阳，祛寒，安神，除烦，敛汗 | 补肝血，明目 | 补肺气，宣肺消肿，宽胸顺气 | 润肠泄热，行气通便 |
| 对应方剂或药物 | | 济生肾气丸，独活寄生汤 | 保和丸，丹参，延胡索 | 玉女煎 | 健脾丸，理中丸，五苓散，小建中汤 | 酸味补肝汤 | 养心汤，附子汤，牡蛎散 | 杞菊地黄丸，木瓜 | 五皮散，苏子降气汤，瓜蒌，薤白 | 麻子仁丸 |

## 精准论治

### 1. 方剂与证候的对应分析

本患者的主要证候为肾阳虚，兼见关节络脉瘀阻、胃气虚、胃脘气滞、胃有瘀血、胃火旺盛、脾气虚、肝气虚、心阳虚、肝血虚、肺气虚、大肠津亏证候。选用济生肾气丸合独活寄生汤可温肾祛寒、利水消肿、健骨，用以治疗肾阳虚出现的“腰痛发凉、左肩胛下酸痛、畏寒、乏力、手关节痛、后背酸痛、全身关节发胀感、膝关节痛、足跟痛、下肢浮肿”；胃有瘀血、胃气虚、胃脘气滞出现的“胃胀、胃痛、食少、口唇发紫”选用保和丸加丹参、延胡索以益胃气、理气消食、化瘀止痛；玉女煎清胃降火以治疗胃火旺盛出现的“烧心”；健脾丸、理中丸、五苓散合小建中汤可健脾气、助运化、养荣、化湿消肿，用以治疗脾阳虚出现的“纳呆、畏寒、乏力、口甘、口唇淡白、面色淡黄、下肢无力、消瘦、双手胀肿”；“口苦、口涩”为肝气虚的表现，选用酸味补肝汤以补肝气、强肝泄；养心汤、附子汤合牡蛎散可温心阳祛寒、安神除烦、敛汗，用以治疗心阳虚出现的“心慌、烦躁、乏力、畏寒、汗多”；肝血虚出现的“头晕、手麻、眼涩”选用杞菊地黄丸以补肝血明目；肺气虚出现的“胸闷、憋气、气短、乏力、面目浮肿”选用五皮散合苏子降气汤加瓜蒌、薤白以补肺气、宣肺消肿、宽胸顺气；麻子仁丸润肠泄热、行气通便以治疗大肠津亏出现的“便秘、大便不畅”。

**2. 药物与疾病、证候、症状的对应分析**

在“方证”对应的基础上，最终目的是实现药物“对病、对证、对症”的精准对应。本案例证候与方剂的精准对应关系具体见表 6-4-5-3。

**表 6-4-5-3　证候与方剂的精准对应关系（案例 5）**

<table>
<tr><th colspan="2">证候</th><th>方剂</th><th>药物</th></tr>
<tr><td rowspan="2">主要证候</td><td>肾阳虚</td><td>济生肾气丸</td><td>车前子，川牛膝，附子，肉桂，熟地黄，山药，山茱萸，茯苓，泽泻，牡丹皮</td></tr>
<tr><td>关节络脉瘀阻</td><td>独活寄生汤</td><td>独活，桑寄生，杜仲，川牛膝，细辛，秦艽，茯苓，肉桂心，防风，川芎，党参，甘草</td></tr>
<tr><td rowspan="17">其他证候</td><td>胃气虚<br>胃脘气滞</td><td>保和丸</td><td>神曲，山楂，半夏，茯苓，陈皮，连翘，莱菔子</td></tr>
<tr><td>胃有瘀血</td><td>丹参，延胡索</td><td>丹参，延胡索</td></tr>
<tr><td>胃火旺盛</td><td>玉女煎</td><td>石膏，熟地黄，知母，麦冬，川牛膝</td></tr>
<tr><td rowspan="4">脾阳虚，脾失运化，水湿内停</td><td>健脾丸</td><td>白术，木香，黄连，甘草，茯苓，党参，神曲，陈皮，砂仁，麦芽，山楂，山药，肉豆蔻</td></tr>
<tr><td>理中丸</td><td>干姜，党参，白术，炙甘草</td></tr>
<tr><td>五苓散</td><td>桂枝，茯苓，猪苓，白术，泽泻</td></tr>
<tr><td>小建中汤</td><td>桂枝，白芍，饴糖，炙甘草</td></tr>
<tr><td>肝气虚</td><td>酸味补肝汤</td><td>白芍，山楂，木瓜，香橼，乌梅，川牛膝，赤小豆，五味子，山茱萸，栀子，山药，甘草</td></tr>
<tr><td rowspan="3">心阳虚</td><td>养心汤</td><td>黄芪，茯苓，茯神，当归，川芎，炙甘草，法半夏，柏子仁，酸枣仁，远志，五味子，党参，肉桂</td></tr>
<tr><td>附子汤</td><td>附子，茯苓，党参，白术，白芍</td></tr>
<tr><td>牡蛎散</td><td>煅牡蛎，黄芪，麻黄根，浮小麦</td></tr>
<tr><td>肝血虚</td><td>杞菊地黄丸</td><td>枸杞子，菊花，熟地黄，山药，山茱萸，茯苓，牡丹皮，泽泻</td></tr>
<tr><td rowspan="2">肺气虚，肺失宣降</td><td>五皮散</td><td>陈皮，生姜皮，茯苓皮，大腹皮，桑白皮</td></tr>
<tr><td>苏子降气汤＋瓜蒌，薤白</td><td>紫苏子，陈皮，半夏，当归，前胡，厚朴，肉桂，甘草，瓜蒌，薤白</td></tr>
<tr><td>大肠津亏</td><td>麻子仁丸</td><td>火麻仁，白芍，枳实，大黄，厚朴，杏仁，蜂蜜</td></tr>
</table>

依据上表中方剂和药物的基本信息，筛选本案例治疗过程中每个具体症状所要对应的具体药物，结果见表 6–4–5–4。

**表 6–4–5–4　症状与药物的精准对应关系（案例 5）**

| 症状 | 药物 |
|---|---|
| 腰痛发凉，左肩胛下酸痛，后背酸痛，手、膝关节痛，足跟痛 | 山茱萸，山药，杜仲，川牛膝，附子，肉桂，延胡索，白芍 |
| 全身关节发胀感，下肢浮肿 | 车前子，附子，肉桂，山药，山茱萸，茯苓，泽泻 |
| 胃痛 | 延胡索，丹参 |
| 畏寒 | 附子，肉桂，干姜 |
| 下肢无力，乏力 | 党参，山药 |
| 胃胀 | 陈皮 |
| 食少 | 神曲，山楂 |
| 口唇发紫 | 丹参，川牛膝 |
| 烧心 | 知母，麦冬，川牛膝 |
| 纳呆 | 党参，白术，茯苓，山药 |
| 口甘 | 白术，茯苓 |
| 口唇淡白，消瘦 | 党参，白术，山药 |
| 面色淡黄 | 桂枝，白芍，甘草 |
| 双手胀肿 | 茯苓，桂枝，白术，泽泻 |
| 口苦，口涩 | 白芍，乌梅，山楂，川牛膝，山药，山茱萸，木瓜 |
| 心慌 | 牡蛎，丹参，茯苓 |
| 烦躁 | 牡蛎，丹参 |
| 汗多 | 煅牡蛎 |
| 头晕，眼涩 | 枸杞子，菊花，山药，山茱萸 |
| 手麻 | 白芍，木瓜 |
| 胸闷，憋气 | 瓜蒌，薤白 |
| 气短 | 党参，紫苏子，肉桂，山茱萸 |
| 面目浮肿 | 生姜皮，茯苓皮，桑白皮 |
| 便秘，大便不畅 | 火麻仁，白芍，麦冬，瓜蒌 |

根据上表信息对本案例的处方用药进行分析，可以得出：肾阳虚出现的“腰痛发凉、左肩胛下酸痛、后背酸痛、手关节痛、全身关节发胀感、膝关节痛、足跟痛”选用山茱萸、山药、杜仲、川牛膝、附子、肉桂、延胡索、白芍以温肾祛寒、壮骨；胃有瘀血出现的“胃痛”选用延胡索、丹参以通络止痛；针对“畏寒”选用附子、干姜、肉桂以温阳祛寒；党参、山药益气健脾以治疗脾气虚出现的“下肢无力、乏力”；肾阳虚出现的“全身关节发胀感、下肢浮肿”选用车前子、附子、肉桂、山药、山茱萸、茯苓、泽泻以温阳利水；陈皮理气和胃以治疗胃脘气滞出现的“胃胀”；神曲、山楂消食和胃以治疗“食少”；丹参、川牛膝活血化瘀以治疗胃有瘀血出现的“口唇发紫”；“烧心”为胃火旺盛之象，选用知母、麦冬、川牛膝以清胃降火；党参、白术、茯苓、山药益气健脾以治疗“纳呆”；针对“口甘”选用白术、茯苓以健脾化湿；党参、白术、山药健

脾养荣以治疗“口唇淡白、消瘦”；桂枝、白芍、甘草健脾养荣治疗面色淡黄；桂枝、茯苓、白术、泽泻温阳健脾利水以治疗“双手胀肿”；肝气虚出现的“口苦、口涩”选用白芍、乌梅、山楂、川牛膝、山药、山茱萸、木瓜以补肝气、强肝泄；针对“心慌”选用牡蛎、丹参、茯苓以养心安神；牡蛎、丹参养心除烦以治疗“烦躁”；煅牡蛎收敛止汗以治疗“汗多”；肝血虚出现的“头晕、眼涩”选用枸杞子、菊花、山茱萸、山药以滋补肝血；白芍、木瓜养血荣筋以治疗“手麻”；肺失宣降出现的“胸闷、憋气”选用瓜蒌、薤白以宽胸顺气；党参、紫苏子、肉桂、山茱萸补肺气、降气以治疗“气短”；生姜皮、茯苓皮、桑白皮宣肺利水以治疗“面目浮肿”；针对“便秘、大便不畅”选用火麻仁、白芍、麦冬、瓜蒌以润肠通便。

从药物与疾病对应关系的角度来分析，本案例冠心病心肌缺血可选用的药物为丹参、三七，高血压可选用的药物为罗布麻、决明子，慢性胃炎伴胆汁反流、糜烂、萎缩可选用的药物为白芍、乌梅、山楂、川牛膝、山药、山茱萸、木瓜，贫血可选用的药物为当归，诸药合用以增强疗效。

**3. 一药治疗“多病、多证、多症”的对应分析**

依据“方证对应”与“药症对应”的分析，本案例一药对应“多病、多证、多症”的归纳总结如下，具体见表 6-4-5-5。

**表 6-4-5-5　一药对应“多病、多证、多症”分析表（案例 5）**

| 药物 | 症状与疾病 |
|---|---|
| 山茱萸 | 腰痛发凉，左肩胛下酸痛，后背酸痛，手、膝关节痛，足跟痛，口苦，口涩，气短，全身关节发胀感，下肢浮肿 |
| 山药 | 腰痛发凉，左肩胛下酸痛，后背酸痛，手、膝关节痛，足跟痛，下肢无力，乏力，纳呆，口唇淡白，面色淡黄，消瘦，口苦，口涩，全身关节发胀感，下肢浮肿 |
| 茯苓 | 口甘，双手胀肿，心慌，面目浮肿，全身关节发胀感，下肢浮肿 |
| 延胡索 | 腰痛发凉，左肩胛下酸痛，后背酸痛，手、膝关节痛，足跟痛，胃痛 |
| 附子 | 腰痛发凉，左肩胛下酸痛，后背酸痛手、膝关节痛，足跟痛，全身关节发胀感，下肢浮肿，畏寒 |
| 肉桂 | 腰痛发凉，左肩胛下酸痛，后背酸痛，手、膝关节痛，足跟痛，全身关节发胀感，下肢浮肿，畏寒，下肢浮肿，气短，面色淡黄 |
| 白芍 | 腰痛发凉，左肩胛下酸痛，后背酸痛，手、膝关节痛，足跟痛，口苦，口涩，手麻，便秘，大便不畅，面色淡黄 |
| 泽泻 | 双手胀肿，全身关节发胀感，下肢浮肿 |
| 川牛膝 | 烧心，口苦，口涩，口唇发紫，腰痛发凉，左肩胛下酸痛，后背酸痛，手、膝关节痛，足跟痛 |
| 丹参 |  |
| 党参 | 胃痛，口唇发紫，心慌，烦躁，心肌缺血 |
| 白术 | 下肢无力，乏力，纳呆，口唇淡白，面色淡黄，消瘦，气短 |
| 木瓜 | 纳呆，口甘，口唇淡白，面色淡黄，消瘦，双手胀肿 |
| 山楂 | 口苦，口涩，手麻 |

续表

| 药物 | 症状与疾病 |
| --- | --- |
| 牡蛎 | 食少，口苦，口涩心慌，烦躁，汗多 |
| 麦冬 | 烧心，便秘，大便不畅 |
| 桂枝 | 面色淡黄，双手胀肿 |
| 瓜蒌 | 胸闷，憋气，便秘，大便不畅 |
| 丹参，三七 | 冠心病心肌缺血 |
| 罗布麻，决明子 | 高血压 |
| 白芍，乌梅，山楂，川牛膝，山药，山茱萸，木瓜 | 慢性胃炎伴胆汁反流、糜烂、萎缩 |
| 当归 | 贫血 |

**4. 处方**

由于患者没有胃气上逆、胃热及食积等表现，故保和丸中的半夏、连翘、莱菔子舍而不用；患者有胃脘气滞出现的“胃胀”症状，而熟地黄滋腻碍胃，用后会加重患者的表现，故舍而不用；玉女煎中的石膏过于寒凉，恐有败胃之弊，故弃而不用；从五苓散中选取桂枝、茯苓、白术、泽泻以健脾化湿，药力足够，猪苓没有选用；针对心阳虚出现的“汗出”仅从牡蛎散中选取煅牡蛎以收敛止汗，其他药物舍而不用；患者没有腹水的表现，故五皮散中的大腹皮弃而不用；从麻子仁丸中选取火麻仁、白芍以治疗“便秘、大便不畅”，效用足够，其他药物没有选用；肝气虚出现的“口苦、口涩”从酸味补肝汤中选取白芍、乌梅、山楂、川牛膝、山药、山茱萸、木瓜以补肝气、强肝泄，其他药物舍而不用；济生肾气丸中的车前子、牡丹皮，健脾丸中的木香、黄连、砂仁、麦芽、肉豆蔻，养心汤中的黄芪、当归、川芎、法半夏、柏子仁、酸枣仁、远志、五味子和苏子降气汤中的前胡、厚朴等药物由于没有与之相对应的症状，故删而不用。

最后，进一步考虑“三因制宜”的原则，本案例的治疗用药如下。

处方：山茱萸30克，炒山药15克，茯苓15克，川牛膝10克，炒杜仲10克，炒白芍10克，延胡索10克，车前子6克，制附子6克，肉桂6克，泽泻10克，丹参10克，党参10克，陈皮10克，炒神曲10克，炒山楂10克，知母10克，麦冬10克，炒白术10克，乌梅10克，木瓜10克，牡蛎60克，枸杞子15克，菊花6克，瓜蒌10克，薤白10克，苏子10克，桑白皮10克，火麻仁10克，三七10克，罗布麻30克，决明子30克，当归10克，甘草6克。方中瓜蒌与附子虽有违“十八反”的配伍禁忌，但在临床实际应用过程中并无任何问题，三七可研末冲服，也可打碎入煎剂，附子、牡蛎宜先煎，水煎服。由于方中有牡蛎，故煎煮后需沉淀20分钟后再服用。

**5. 病因与病机演变分析**

本案例由于劳累过度，加之有 10 余年晨起喝白水的习惯，以及膏粱厚味摄入过多所致。劳累过度，耗伤肾脏，出现肾阳虚。晨起喝白水及膏粱厚味摄入过多损伤脾胃的运化功能，出现脾阳虚、胃气虚。胃的受纳腐熟功能减退，胃失和降，出现胃脘气滞，日久气不行血，出现胃有瘀血；饮食滞而不化，郁而化火，出现胃火旺盛。脾阳虚导致心阳虚，为“子盗母气”。脾虚导致肺气虚，为“土不生金”。脾胃虚弱，气血化生不足，肝失充养，则见肝气血两虚。胃火旺盛，耗伤胃肠道之津液，加之肺气虚，肺失肃降，最终导致大肠津亏、大肠传导不利。具体见图 6-4-5-1。

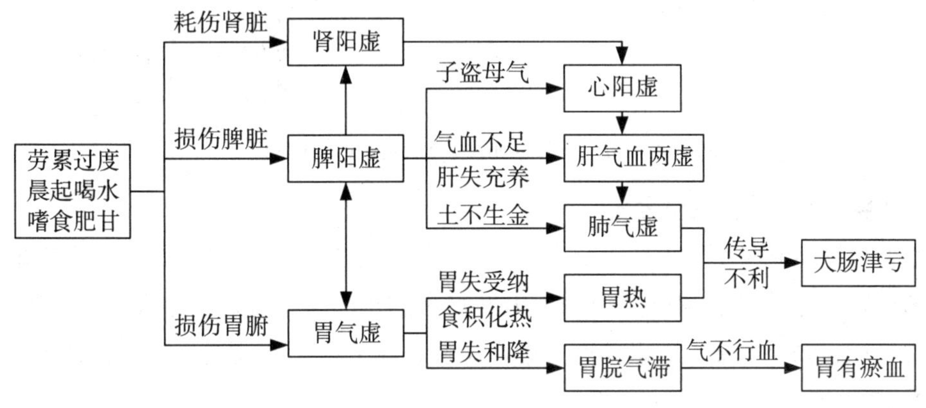


**图 6-4-5-1　病因病机演变过程图（案例 5）**

由上可得，本患者的病证以肾阳虚为主。肾阳虚，腰府失养，关节络脉瘀阻，则见“腰痛发凉、左肩胛下酸痛、后背酸痛、手关节痛、全身关节发胀感、膝关节痛、足跟痛”；肾主水的功能减退，下焦水液代谢不利，则见“下肢浮肿”。胃有瘀血，胃络不通，则见“胃痛、口唇发紫”；“胃胀”为胃脘气滞的表现；胃气不足，胃的受纳腐熟功能减退，则见“食少”；胃火旺盛，则见“烧心”。脾阳虚，脾失健运，则见“纳呆”；水饮运化不及，则见“双手胀肿、口甘”；气血化生不足，机体失于充养，则见“口唇淡白、面色淡黄、消瘦、下肢无力”。肝气虚，肝失疏泄，胆汁排泄障碍，上逆于胃，承于口，则见“口苦、口涩”；肝血虚，清窍失养，则见“头晕”，目失所养，则见“眼涩”，筋脉失于濡养，则见“手麻”。心阳虚，心失所养，则见“心慌”；心神失养，则见“烦躁”；津液失于固摄，则见“汗多”。肺气虚，肺失宣降，则见“胸闷、憋气”；肺主气司呼吸的功能减退，则见“气短”；肺主通调水道的功能减退，上焦水液代谢不利，则见“面目浮肿”。大肠津亏，大肠传导不利，则见“便秘、大便不畅”。“畏寒、乏力”为心、脾、肾阳虚、温煦失职的共有表现。

本案例涉及心、肝、脾、肺、肾五个脏和胃、大肠两个腑，属于“五脏同病”，具体见图 6-4-5-2。

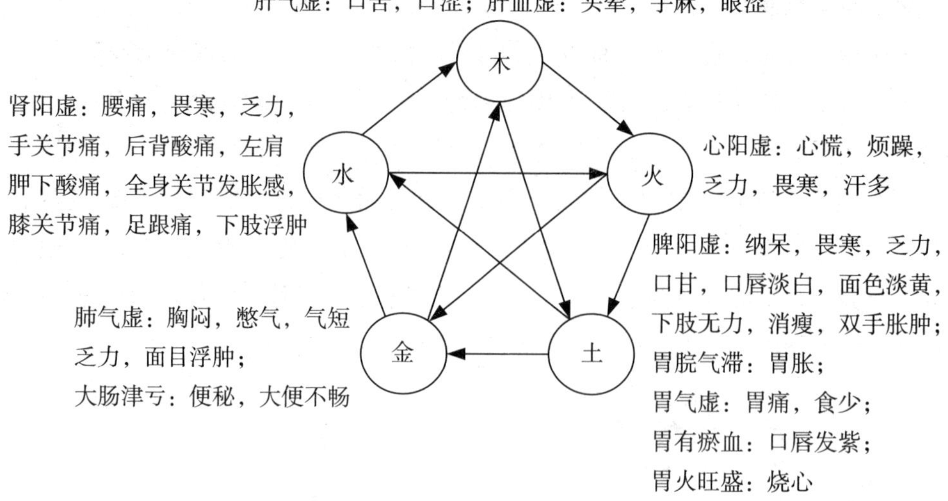


**图 6-4-5-2 五行－五脏－疾病分析图（案例 5）**

**6. 证候的寒热虚实性质分析**

本患者的病证存在“寒热错杂、虚实夹杂”的特点。“寒”为心、脾、肾阳虚所表现出的虚寒；“热”为胃火旺盛所表现出的实热；“虚”包括气虚、血虚、阳虚和津亏，气虚有胃气虚和肝气虚，血虚即肝血虚，津亏表现于大肠；“实”为实热、胃脘气滞和胃有瘀血。

**7. 辨证施膳与禁忌分析**

本患者应戒掉晨起喝白水的习惯，饮食以清淡为主，适当摄入酸味或酸甜味的食品，注意多休息，避免劳累，进行适度有氧运动。

**8. 预后分析**

本案例若以上述药物配伍作为基本方，加减治疗 4 个月左右可以收到显著的临床效果，但其冠心病心肌缺血和贫血则需要长期调养和不间断的治疗。

## 案例 6

后背怕冷为肾脏常见的病证，多由劳累过度诱发，容易累及其他的脏腑而出现相应的病证。本案例是以肾阳虚为主要证候，同时伴有脾阳虚、心络脉瘀阻、心火旺、胃热、肺热、肝气虚证候出现。

马某，女，31 岁，初诊时间为 2007 年 10 月 19 日。

主诉：后背怕冷 3 年余，近日加重。

现病史：患者 3 年余前无明显诱因出现后背怕冷，近日加重。伴有口干、口涩、鼻干、面色淡黄、面部痤疮色暗、足发凉。睡眠一般，大小便调。舌质淡白红、尖红，苔白薄，脉细。

检查：心率为 78 次 / 分；血压为 106/65mmHg；腹部 B 超示肝、胆、胰、脾、肾未见异常。

西医诊断：

主要诊断：颈椎关节功能紊乱。

其他诊断：低血压；青春痘。

中医诊断：

主要诊断：痹证。

其他诊断：痤疮。

依据本案例的四诊症状和体征，对其进行辨证论治的过程分析，具体步骤和结果见表 6–4–6–1 和表 6–4–6–2。

**表 6–4–6–1　四诊症状和体征的脏腑归属定位分析（案例 6）**

| 五脏 | 四诊症状和体征 |
| --- | --- |
| 心 | 面：面部痤疮色暗 |
| 脾 | 黄：面色淡黄；口：口干，口涩；四肢：足发凉 |
| 肝 | 主疏泄：头痛 |
| 肾 | 主骨：后背畏寒 |
| 肺 | 鼻：鼻干 |

**表 6–4–6–2　中医四态五阶段辨证分析（案例 6）**

<table>
<tr><td rowspan="2">隐态系统</td><td>隐性病变</td><td colspan="6">舌质淡白红、尖红，苔白薄，脉细</td></tr>
<tr><td>显性病变</td><td>—</td><td>—</td><td>—</td><td>—</td><td>—</td><td>口涩</td></tr>
<tr><td rowspan="2">显态系统</td><td>隐性病变</td><td>后背畏寒</td><td>面色淡黄，足发凉</td><td>—</td><td>口干</td><td>鼻干</td><td>—</td></tr>
<tr><td>显性病变</td><td>—</td><td>—</td><td>面部痤疮，色暗</td><td>—</td><td>—</td><td>—</td></tr>
<tr><td colspan="2">证候群</td><td>肾阳虚</td><td>脾阳虚，脾失运化</td><td>心络脉瘀热</td><td>胃热</td><td>肺热</td><td>肝气虚</td></tr>
<tr><td colspan="2">治法</td><td>温肾祛寒</td><td>温脾祛寒，健脾养荣</td><td>清心热通络</td><td>清胃热</td><td>清肺热</td><td>补肝气，强肝泄</td></tr>
<tr><td colspan="2">对应方剂或药物</td><td>肾气丸</td><td>附子理中丸，小建中汤</td><td>导赤散，丹参</td><td>麦冬</td><td>泻白散</td><td>酸味补肝汤</td></tr>
</table>

## 精准论治

### 1. 方剂与证候的对应分析

本患者的主要证候为肾阳虚，兼见脾阳虚、心络脉瘀热、胃热、肺热、肝气虚证候。选用肾气丸温肾祛寒以治疗肾阳虚出现的“后背畏寒”；脾阳虚出现的“面色淡黄、足发凉”选用附子理中丸合小建中汤以温脾祛寒、健脾养荣；导赤散加丹参可清心热通络用以治疗心络脉瘀热出现的“面部痤疮色暗”；针对“口干”选用麦冬以清胃热；泻白散清肺热以治疗肺热出现的“鼻干”；“口涩”为肝气虚的表现，选用酸味补肝汤以补肝气、强肝泄。

**2. 药物与疾病、证候、症状的对应分析**

在“方证”对应的基础上，最终目的是实现药物“对病、对证、对症”的精准对应。本案例证候与方剂的精准对应关系具体见表 6–4–6–3。

**表 6–4–6–3 证候与方剂的精准对应关系（案例 6）**

<table>
<tr><th colspan="2">证候</th><th>方剂</th><th>药物</th></tr>
<tr><td>主要证候</td><td>肾阳虚</td><td>肾气丸</td><td>附子，肉桂，熟地黄，山药，山茱萸，茯苓，泽泻，牡丹皮</td></tr>
<tr><td rowspan="7">其他证候</td><td rowspan="2">脾阳虚，脾失运化</td><td>附子理中丸</td><td>附子，干姜，党参，白术，炙甘草</td></tr>
<tr><td>小建中汤</td><td>桂枝，白芍，饴糖，炙甘草</td></tr>
<tr><td>心络脉瘀热</td><td>导赤散</td><td>生地黄，木通，竹叶，甘草，丹参</td></tr>
<tr><td>胃热</td><td>—</td><td>麦冬</td></tr>
<tr><td>肺热</td><td>泻白散</td><td>桑白皮，地骨皮，甘草</td></tr>
<tr><td>肝气虚</td><td>酸味补肝汤</td><td>白芍，山楂，木瓜，香橼，乌梅，川牛膝，赤小豆，五味子，山茱萸，栀子，山药，甘草</td></tr>
</table>

依据上表中方剂和药物的基本信息，筛选本案例治疗过程中每个具体症状所要对应的具体药物，结果见表 6–4–6–4。

**表 6–4–6–4 症状与药物的精准对应关系（案例 6）**

| 症状 | 药物 |
|---|---|
| 后背畏寒 | 山茱萸，山药，附子，肉桂 |
| 足发凉 | 附子，干姜 |
| 面色淡黄 | 桂枝，白芍，饴糖，炙甘草 |
| 面部痤疮色暗 | 竹叶，木通，丹参，桑白皮，地骨皮 |
| 口干 | 麦冬 |
| 鼻干 | 桑白皮，地骨皮 |
| 口涩 | 白芍，乌梅，山药，山茱萸 |

根据上表信息对本案例的处方用药进行分析，可以得出：肾阳虚出现的“后背畏寒”选用山茱萸、山药、附子、肉桂以温肾祛寒；附子、干姜温脾祛寒以治疗脾阳虚出现的“足发凉”；桂枝、白芍、饴糖、炙甘草健脾养荣以治疗脾失健运出现的“面色淡黄”；针对“面部痤疮色暗”选用竹叶、木通、丹参、桑白皮、地骨皮以清心热、通心络；麦冬清胃以治疗“口干”；肺热出现的“鼻干”选用桑白皮、地骨皮以清肺热；白芍、乌梅、山药、山茱萸补肝气、强肝泄以治疗肝气虚出现的“口涩”。

从药物与疾病对应关系的角度来分析，本案例青春痘可选用的药物为夏枯草、黄连、连翘，低血压可选用的药物为黄芪，诸药合用以增强疗效。

**3. 一药治疗“多病、多证、多症”的对应分析**

依据“方证对应”与“药症对应”的分析，本案例一药对应“多病、多证、多症”的归纳总结如下，具体见表 6–4–6–5。

**表 6–4–6–5　一药对应“多病、多证、多症”分析表（案例 6）**

| 药物 | 症状与疾病 |
|---|---|
| 山茱萸，山药 | 后背畏寒，口涩 |
| 附子 | 后背畏寒，足发凉 |
| 白芍 | 面色淡黄，口涩 |
| 桑白皮，地骨皮 | 面部痤疮色暗，鼻干 |
| 夏枯草，黄连，连翘 | 青春痘 |
| 黄芪 | 低血压 |

**4. 处方**

由于患者有肝气虚出现的“口涩”，熟地黄、生地黄滋腻碍胃，用后会加重患者的病情，故没有选用；患者没有明显的脾失健运的表现，故附子理中丸中的党参、白术舍而不用；针对肝气虚出现的“口涩”从酸味补肝汤中选取白芍、乌梅、山药、山茱萸以补肝气、强肝泄，药力足够，其他药物去而不用；肾气丸中的茯苓、泽泻、牡丹皮等药物由于没有与之相对应的症状，故删而不用。

最后，进一步考虑“三因制宜”的原则，本案例的治疗用药如下。

处方：山茱萸 30 克，炒山药 15 克，制附子 6 克，肉桂 6 克，干姜 6 克，炒白芍 10 克，竹叶 6 克，木通 6 克，丹参 10 克，桑白皮 10 克，地骨皮 10 克，麦冬 10 克，乌梅 10 克，夏枯草 30 克，黄连 10 克，连翘 10 克，黄芪 30 克，炙甘草 6 克，生姜 6 片，大枣 6 枚，饴糖 4 块。方中附子宜先煎，水煎服。

**5. 病因与病机演变分析**

本案例由于劳累过度，并有 10 余年晨起喝白水的生活习惯，加之平素膏粱厚味摄入过多所致。劳累过度，耗伤肾脏，出现肾阳虚。晨起喝白水及平素膏粱厚味摄入过多，损伤了脾胃的运化功能，出现脾阳虚；胃的受纳腐熟功能减退，胃失和降，饮食积于胃腑，生热化火，上冲心肺，引动心火和肺热。脾阳虚，气血化生不足，肝失充养，出现肝气虚。具体见图 6–4–6–1。

由上可得，本患者的病证以肾阳虚为主。肾阳虚，腰府失于温煦，则见“后背畏寒”。脾阳虚，温煦失职，则见“足发凉”；气血化生不足，面失荣养，则见“面色淡黄”。心络脉瘀阻、心火旺，则见“面部痤疮色暗”。“口干”为胃热的表现。肺热伤及鼻窍津液，则见“鼻干”。肝气虚，肝失疏泄，胆汁排泄不利，上逆于胃，承于口，则见“口涩”。

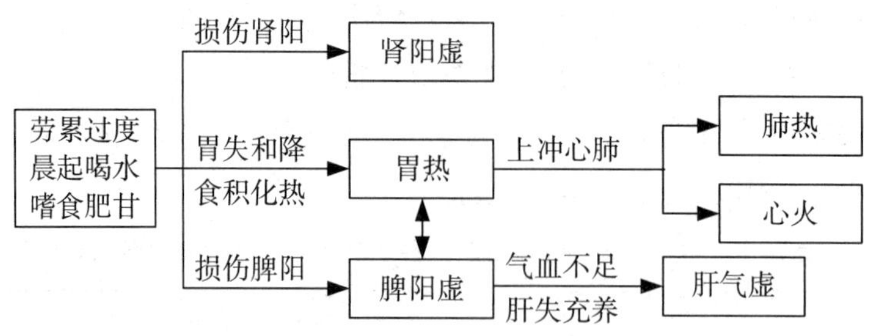


**图 6-4-6-1 病因病机演变过程图（案例 6）**

**6. 证候的寒热虚实性质分析**

本患者的病证存在“寒热错杂、虚实夹杂”的特点。“寒”为脾肾阳虚所表现出的虚寒；“热”为心火旺盛、胃热和肺热；“虚”包括气虚和阳虚，气虚为肝气虚；“实”为实热和心络脉瘀阻。

本案例涉及心、肝、脾、肺、肾五个脏和胃腑，属于“五脏同病”，具体见图 6-4-6-2。

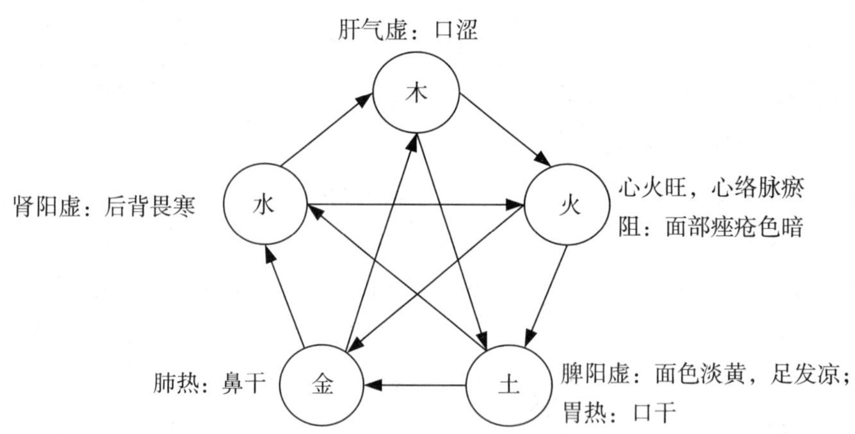


**图 6-4-6-2 五行 – 五脏 – 疾病分析图（案例 6）**

**7. 辨证施膳与禁忌分析**

本患者应注意多休息，避免劳累，戒掉晨起喝白水的不良习惯，饮食以清淡为主，适当摄入酸味或酸甜味的食品，避免肥甘厚腻之品及碱性食品，进行适度有氧运动。

**8. 预后分析**

本案例若以上述药物配伍作为基本方，加减治疗 1 ～ 2 个月，可以获得显著的临床疗效。

# 第五节　以肾气阴两虚为主证的案例

肾气阴两虚证候多数伴有心肺气阴两虚的证候存在，本节分析以肾气阴两虚为主证的辨证论治过程，具体见案例 7。

## 案例 7

腰痛为肾脏常见的病证，多由劳累过度诱发，容易累及其他的脏腑而出现相应的病证。本案例是以肾气阴两虚为主要证候，同时伴有心气阴两虚、脾气虚、肝气虚、肝血虚、肺气阴两虚证候出现。

王某，女，45 岁，初诊时间为 2009 年 8 月 10 日。

主诉：腰痛半年余，伴汗多，近日加重。

现病史：患者半年前无明显诱因出现腰痛，伴汗多，口苦，心慌，气短，乏力，眼涩，烦躁，潮热，头晕，面目浮肿，手麻，手足心热，下肢浮肿、无力。舌质淡红，苔少白薄、中后白微黄，脉弦细数。

既往史：腰椎间盘突出、腰肌劳损病史。

检查：心电图示心肌缺血、心动过速；心率为 102 次 / 分；血压为 133/88 mmHg；腹部 B 超示肝、胆、胰、脾、肾未见异常。

西医诊断：

主要诊断：腰椎间盘突出。

其他诊断：冠心病心肌缺血；心动过速。

中医诊断：

主要诊断：腰痛；汗证。

其他诊断：口苦；心悸；眩晕；水肿。

依据本案例的四诊症状和体征，对其进行辨证论治的过程分析，具体步骤和结果见表 6–5–7–1 和表 6–5–7–2。

**表 6–5–7–1　四诊症状和体征的五脏及气血阴阳归属定位分析（案例 7）**

| 五脏及气血阴阳 | | 四诊症状和体征 |
|---|---|---|
| 五脏 | 心 | 主血脉：心慌；主神：烦躁；汗：汗多 |
| | 脾 | 四肢：下肢无力；口：口苦 |
| | 肝 | 主藏血：头晕，手麻；目：眼涩 |
| | 肾 | 肾府：腰痛；主水：下肢浮肿 |
| | 肺 | 主气：气短；主通调水道：面目浮肿 |

续表

| 五脏及气血阴阳 | | 四诊症状和体征 |
|---|---|---|
| 气血阴阳 | 气 | 乏力 |
| | 血 | — |
| | 阴 | 潮热，手足心热 |
| | 阳 | — |

**表 6–5–7–2　中医四态五阶段辨证分析（案例 7）**

| | | | | | | | |
|---|---|---|---|---|---|---|---|
| 隐态系统 | 隐性病变 | 舌质淡红，苔少白薄、中后白微黄，脉弦细数 | | | | | |
| | 显性病变 | 腰痛，潮热，乏力 | 心慌，烦躁，乏力，潮热 | 乏力 | 口苦 | 头晕 | 气短，乏力，潮热 |
| 显态系统 | 隐性病变 | 手足心热 | 手足心热 | 下肢无力 | — | 眼涩，手麻 | 手足心热 |
| | 显性病变 | 下肢浮肿 | 汗多 | —— | — | — | 面目浮肿 |
| 证候群 | | 肾气阴两虚 | 心气阴两虚 | 脾气虚 | 肝气虚 | 肝血虚 | 肺气阴两虚，肺失宣降 |
| 治法 | | 补肾气，滋肾阴，退虚热，利水消肿 | 益心气敛汗，滋心阴，退虚热，安神，除烦 | 健脾益气 | 补肝气，强肝泄 | 补肝血，荣筋，明目 | 益肺气，滋肺阴，退虚热，宣肺消肿 |
| 对应方剂或药物 | | 济生肾气丸，知母，黄柏 | 天王补心丹，胡黄连，牡蛎散 | 四君子汤 | 酸味补肝汤 | 杞菊地黄丸，木瓜 | 五皮散，麦冬，紫苏子，地骨皮 |

## 精准论治

### 1. 方剂与证候的对应分析

本患者的主要证候为肾气阴两虚，兼见心气阴两虚、脾气虚、肝气虚、肝血虚、肺气阴两虚证候。选用济生肾气丸加知母、黄柏补肾气、滋肾阴、退虚热、利水消肿以治疗肾气阴两虚出现的“腰痛、潮热、乏力、手足心热、下肢浮肿”；心气阴两虚出现的“心慌、烦躁、乏力、潮热、手足心热、汗多”选用天王补心丹合牡蛎散加胡黄连以益心气敛汗、滋心阴、退虚热、安神除烦；“下肢无力、乏力”为脾气虚的表现，选用四君子汤以益气健脾；酸味补肝汤功专补肝气、强肝泄以治疗肝气虚出现的“口苦”；杞菊地黄丸加木瓜滋补肝血、荣筋明目以治疗肝血虚出现的“头晕、眼涩、手麻”；肺气阴两虚出现的“面目浮肿、气短、乏力、潮热、手足心热”选用五皮散加麦冬、紫苏子、地骨皮以益肺气、滋肺阴、退虚热、宣肺消肿。

### 2. 药物与疾病、证候、症状的对应分析

在“方证”对应的基础上，最终目的是实现药物“对病、对证、对症”的精准对应。本案例证候与方剂的精准对应关系具体见表 6–5–7–3。

**表 6–5–7–3　证候与方剂的精准对应关系（案例 7）**

| 证候 | | 方剂 | 药物 |
|---|---|---|---|
| 主要证候 | 肾气阴两虚 | 济生肾气丸＋知母，黄柏 | 车前子，川牛膝，附子，肉桂，熟地黄，山药，山茱萸，茯苓，泽泻，牡丹皮，知母，黄柏 |
| 其他证候 | 心气阴两虚 | 天王补心丹＋胡黄连 | 党参，玄参，丹参，茯苓，五味子，远志，桔梗，当归，天冬，麦冬，柏子仁，酸枣仁，生地黄，朱砂，胡黄连 |
| | | 牡蛎散 | 煅牡蛎，黄芪，麻黄根，浮小麦 |
| | 脾气虚 | 四君子汤 | 党参，白术，茯苓，甘草 |
| | 肝气虚 | 酸味补肝汤 | 白芍，山楂，木瓜，香橼，乌梅，川牛膝，赤小豆，五味子，山茱萸，栀子，山药，甘草 |
| | 肝血虚 | 杞菊地黄丸 | 枸杞子，菊花，熟地黄，山药，山茱萸，茯苓，牡丹皮，泽泻 |
| | 肺气阴两虚 | 五皮散＋麦冬，紫苏子，地骨皮 | 陈皮，生姜皮，茯苓皮，大腹皮，桑白皮，麦冬，紫苏子，地骨皮 |

依据上表中方剂和药物的基本信息，筛选本案例治疗过程中每个具体症状所要对应的具体药物，结果见表 6–5–7–4。

**表 6–5–7–4　症状与药物的精准对应关系（案例 7）**

| 症状 | 药物 |
|---|---|
| 腰痛 | 山茱萸，山药，川牛膝 |
| 潮热，手足心热 | 知母，黄柏，地骨皮 |
| 汗多 | 煅牡蛎 |
| 心慌 | 牡蛎，茯苓，丹参 |
| 烦躁 | 丹参，麦冬 |
| 下肢浮肿 | 车前子，川牛膝，山药，山茱萸 |
| 下肢无力，乏力 | 党参，山药 |
| 口苦 | 白芍，山药，山茱萸，木瓜，川牛膝 |
| 头晕，眼涩 | 枸杞子，菊花，山药，山茱萸 |
| 手麻 | 白芍，木瓜 |
| 气短 | 党参，紫苏子，山茱萸 |
| 面目浮肿 | 生姜皮，茯苓皮，桑白皮 |

根据上表信息对本案例的处方用药进行分析，可以得出：肾气阴两虚出现的“腰痛”选用山茱萸、山药、川牛膝以补肾壮骨；针对“潮热、手足心热”选用知母、黄柏、地骨皮以滋阴退热；煅牡蛎收敛止汗以治疗“汗多”；牡蛎、茯苓、丹参养心安神以治疗心气阴两虚出现的“心慌”；丹参、麦冬清心除烦以治疗“烦躁”；车前子、川牛膝、山药、山茱萸补肾利水以治疗肾气阴两虚出现的“下肢浮肿”；“下肢无力、乏力”为脾气虚的表现，选用党参、山药以益气健脾；针对“口苦”选用白芍、山药、山茱萸、木瓜、川牛膝以补肝气、强肝泄；肝血虚出现的“头晕、眼涩”选用枸杞子、菊

花、山药、山茱萸以滋补肝血、明目；白芍、木瓜养血荣筋以治疗“手麻”；肺气虚出现的“气短”选用党参、紫苏子、山茱萸以补肺气、降肺气；生姜皮、茯苓皮、桑白皮宣肺利水以治疗“面目浮肿”。

从药物与疾病对应关系的角度来分析，本案例腰椎间盘突出可选用的药物为桑寄生、川续断、杜仲、川牛膝，冠心病心肌缺血可选用的药物为丹参、三七，心动过速可选用的药物为黄连，诸药合用以增强疗效。

**3. 一药治疗“多病、多证、多症”的对应分析**

依据“方证对应”与“药症对应”的分析，本案例一药对应“多病、多证、多症”的归纳总结如下，具体见表 6–5–7–5。

**表 6–5–7–5　一药对应“多病、多证、多症”分析表（案例 7）**

| 药物 | 症状与疾病 |
|---|---|
| 山茱萸 | 腰痛，下肢浮肿，口苦，气短，头晕，眼涩 |
| 山药 | 腰痛，下肢浮肿，口苦，下肢无力，乏力，头晕，眼涩 |
| 川牛膝 | 腰痛，下肢浮肿，口苦 |
| 丹参 | 心慌，烦躁 |
| 牡蛎 | 心慌，汗多 |
| 茯苓 | 心慌，面目浮肿 |
| 党参 | 下肢无力，乏力，气短 |
| 木瓜，白芍 | 口苦，手麻 |
| 桑寄生，川续断，杜仲，川牛膝 | 腰椎间盘突出 |
| 丹参，三七 | 冠病心肌缺血 |
| 黄连 | 心动过速 |

**4. 处方**

患者有肝气虚出现的“口苦”，而生地黄和熟地黄滋腻碍胃，用后会加重患者的病情，故没有选用；针对心气虚出现的“汗多”从牡蛎散中选取煅牡蛎以收敛止汗，药力足够，其他药物舍而不用；患者没有明显的脾失健运的表现，故四君子汤中的白术没有选用；从酸味补肝汤中选取白芍、山药、山茱萸、木瓜、川牛膝补肝气、强肝泄以治疗肝气虚出现的“口苦”，效用足够，其他药物去而不用；患者没有阳虚征象，故济生肾气丸中的附子、肉桂没有选用；患者没有腹部胀大、腹水等症状表现，故五皮散中的陈皮、大腹皮删而不用；济生肾气丸和杞菊地黄丸中的泽泻、牡丹皮，天王补心丹中的玄参、五味子、远志、桔梗、当归、天冬、柏子仁、酸枣仁、朱砂，由于没有与之相对应的症状，故弃而不用。

最后，进一步考虑“三因制宜”的原则，本案例的治疗用药如下。

处方：山茱萸 30 克，炒山药 15 克，川牛膝 15 克，知母 10 克，黄柏 10 克，地骨皮 10 克，牡蛎 30 克，茯苓 10 克，丹参 30 克，麦冬 30 克，车前子 6 克，党参 10 克，炒白芍 10 克，木瓜 10 克，枸杞子 15 克，菊花 6 克，苏子 6 克，桑白皮 10 克，桑寄生 10 克，川续断 10 克，杜仲 10 克，三七 10 克，黄连 10 克，甘草 6 克。方中三七可研末冲服，也可打碎入煎剂，牡蛎宜先煎，水煎服。由于方中有牡蛎，故煎煮后需沉淀 20 分钟后再服用。

**5. 病因与病机演变分析**

本案例由于劳累过度，耗伤肾脏，出现肾气阴两虚。肾气为诸气之根，肾气阴两虚，日久累及心肺，出现心肺气阴两虚。肾气虚，后天失于先天充养，则见脾气虚。脾气虚，气血化生不足，肝失充养，则见肝气虚、肝血虚。具体见图 6–5–7–1。

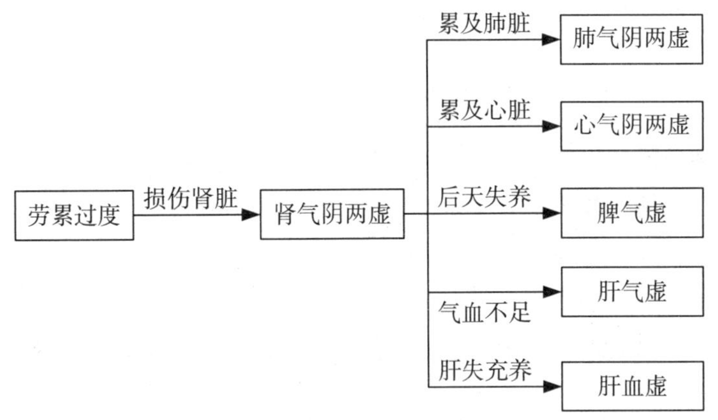


**图 6–5–7–1　病因病机演变过程图（案例 7）**

由上可得，本患者的病证以肾气阴两虚为主。肾气阴两虚，腰府失养，则见“腰痛”；肾主水的功能减退，下焦水液代谢不利，则见“下肢浮肿”。心气阴两虚，心失所养，则见“心慌”；心气虚，津液失于固摄，则见“汗多”；心阴虚，阴不制阳，虚热扰神，则见“烦躁”。脾气虚，气血化生不足，下肢失于充养，则见“下肢无力、乏力”。肝气虚，肝失疏泄，胆汁排泄不利，上逆于胃，承于口，则见“口苦”；肝血虚，清窍失于濡养，则见“头晕”；目失所养，则见“眼涩”；筋脉失于荣养，则见“手麻”。肺气阴两虚，肺主气司呼吸的功能减退，则见“气短”；肺主通调水道的功能失常，上焦水液代谢不利，则见“面目浮肿”。“潮热、手足心热”为肺、心、肾阴虚，阴不制阳、虚热内盛的共有表现。

本案例涉及心、肝、脾、肺、肾五个脏，属于“五脏同病”，具体见图 6–5–7–2。

**6. 证候的寒热虚实性质分析**

本患者的病证以虚证为主，气虚有气虚、心气虚、脾气虚、肝气虚、肺气虚，血虚有肝血虚，阴虚有肾阴虚、心阴、肺阴虚；“热”为肾阴虚、心阴虚、肺阴虚所表现出的虚热。

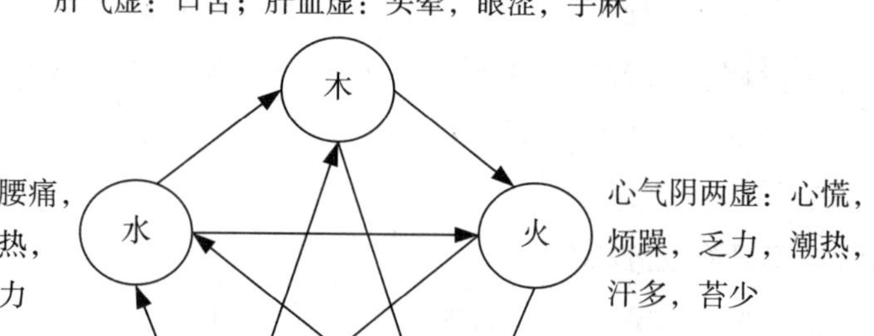


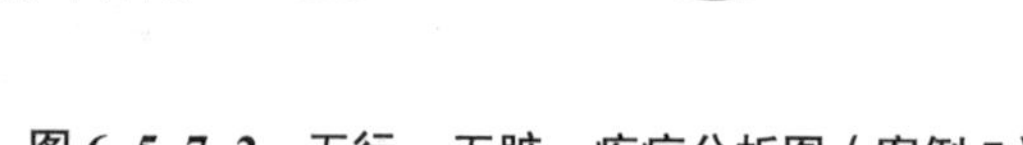


**图 6-5-7-2　五行－五脏－疾病分析图（案例 7）**

**7. 辨证施膳与禁忌分析**

本患者应适当摄入酸味或酸甜味的食品，避免摄入碱性食品及生冷冰镇之品，注意多休息，进行适度有氧运动。

**8. 预后分析**

本案例若以上述药物配伍作为基本方，加减治疗 2 ～ 3 个月，可以获得显著的临床疗效。

# 第六节　以肾阴阳两虚为主证的案例

肾阴阳两虚证候多数伴有其他脏腑虚弱的证候出现，本节分析以肾阴阳两虚为主证的辨证论治过程，具体见案例 8 和案例 9。

## 案例 8

后背颈酸痛为肾脏常见的病证，多由劳累过度诱发，容易累及其他的脏腑而出现相应的病证。本案例是以肾阴阳两虚为主要证候，同时伴有关节络脉瘀阻、心气虚、脾气虚、脾胃气滞、水湿内停、肝气虚、胃有瘀血、胃气上逆、肝血虚、肝阳上亢、肺气阴两虚证候出现。

杨某，女，65 岁，初诊时间为 2007 年 12 月 4 日。

主诉：后背、颈部酸痛 3 年多，伴脘腹胀闷，近日加重。

现病史：患者 3 年前无明显诱因出现后背、颈部酸软疼痛，伴脘腹胀闷，近日加重。另伴有呃逆，口涩，乏力，眼涩，汗多，面目浮肿，口唇紫暗，头晕胀，双手胀肿，腰痛发凉，膝关节痛，下肢浮肿、无力，足心热，头发斑白、稀疏。睡眠一般，大小便调。舌质红尖赤，苔白微黄，脉沉弦细数。

检查：心电图示心肌缺血；心率为 95 次 / 分钟；血压为 186/109 mmHg；胃镜示慢性胃炎伴胆汁反流、糜烂、萎缩；腹部 B 超示肝、胆、胰、脾、肾未见异常。

西医诊断：

主要诊断：颈椎骨质增生、关节功能紊乱。

其他诊断：慢性胃炎伴胆汁反流、糜烂、萎缩，胃肠动力不足；冠心病心肌缺血；高血压。

中医诊断：

主要诊断：痹证。

其他诊断：胃胀；腹胀；呃逆；汗证；眩晕；水肿；腰痛。

依据本案例的四诊症状和体征，对其进行辨证论治的过程分析，具体步骤和结果见表 6–6–8–1 和表 6–6–8–2。

**表 6–6–8–1　四诊症状和体征的脏腑及气血阴阳归属定位分析（案例 8）**

| 脏腑及气血阴阳 | | 四诊症状和体征 |
|---|---|---|
| 五脏 | 心 | 汗：汗多 |
| | 脾 | 主运化：腹胀；四肢：双手胀肿，下肢无力；口：口涩；唇：口唇紫暗 |
| | 肝 | 主藏血：头晕胀；目：眼涩 |
| | 肾 | 肾府：腰痛发凉；主骨：膝关节痛，后背、颈部酸软疼痛；主水：下肢浮肿；发：头发斑白、稀疏 |
| | 肺 | 主通调水道：面目浮肿 |
| 五腑 | 小肠 | — |
| | 胃 | 主和降：胃胀，呃逆 |
| | 胆 | — |
| | 膀胱 | — |
| | 大肠 | — |
| 气血阴阳 | 气 | 乏力 |
| | 血 | — |
| | 阴 | 足心热 |
| | 阳 | — |

**表 6–6–8–2　中医四态五阶段辨证分析（案例 8）**

| 隐态系统 | 隐性病变 | 舌质红尖赤，苔白微黄，脉沉弦细数 | | | | | | |
|---|---|---|---|---|---|---|---|---|
| | 显性病变 | 腰痛发凉，乏力 | 乏力 | 腹胀，乏力 | 口涩 | 胃胀，呃逆 | 头晕胀 | 乏力 |

续表

| | | | | | | | | |
|---|---|---|---|---|---|---|---|---|
| 显态系统 | 隐性病变 | 后背、颈部酸软疼痛，膝关节痛，足心热，头发斑白 | — | 下肢无力 | — | 口唇紫暗 | 眼涩 | 足心热 |
| | 显性病变 | 下肢浮肿，头发稀疏 | 汗多 | 双手胀肿 | — | — | — | 面目浮肿 |
| 证候群 | | 肾阴阳两虚，关节络脉瘀阻 | 心气虚 | 脾气虚，脾失运化，脾气郁滞，水湿内停 | 肝气虚 | 胃有瘀血，胃失和降，胃脘气滞，胃气上逆 | 肝血虚，肝阳上亢 | 肺气阴两虚，肺失宣降 |
| 治法 | | 温肾阳祛寒，滋肾阴，退虚热，利水消肿，壮骨，乌发 | 益心气，敛汗 | 健脾益气，化湿消肿，理气 | 补肝气，强肝泄 | 理气化瘀，降逆止呃，化瘀和胃 | 补肝血，平肝潜阳，明目 | 益肺气，滋肺阴，退虚热，宣肺消肿 |
| 对应方剂或药物 | | 济生肾气丸，杜仲，何首乌，知母，黄柏 | 牡蛎散 | 四君子汤，五苓散，厚朴 | 酸味补肝汤 | 保和丸，橘皮竹茹汤，丹参 | 杞菊地黄丸，天麻钩藤饮 | 五皮散，四君子汤，知母，黄柏 |

## 精准论治

### 1. 方剂与证候的对应分析

本患者的主要证候为肾阴阳两虚，兼见关节络脉瘀阻、心气虚、脾气虚、脾胃气滞、水湿内停、肝气虚、胃有瘀血、胃气上逆、肝血虚、肝阳上亢、肺气阴两虚证候。肾阴阳两虚、关节络脉瘀阻所表现出的“后背、颈部酸软疼痛，腰痛发凉，乏力，膝关节痛，足心热，下肢浮肿”选用济生肾气丸加杜仲、知母、黄柏以温肾阳祛寒、滋肾阴、退虚热、利水消肿、壮骨；“汗多、乏力”为心气虚之象，选用牡蛎散以益心气、固摄止汗；脾气虚、脾气郁滞所表现出的“腹胀、乏力、下肢无力、双手胀肿”选用四君子汤合五苓散加厚朴以健脾益气、化湿消肿、理气；针对“口涩”选用酸味补肝汤以补肝气、强肝泄；保和丸合橘皮竹茹汤加丹参可理气和胃、降逆止呃、化瘀和胃，用以治疗胃脘气滞、胃气上逆、胃脘瘀血出现的“胃胀、呃逆、口唇紫暗”；“头晕胀、眼涩”为肝血虚、肝阳上亢的表现，选用杞菊地黄丸合天麻钩藤饮以滋补肝血、平肝潜阳；肺气阴两虚所表现出的“面目浮肿、足心热、乏力”选用五皮散合四君子汤加知母、黄柏以益肺气、滋肺阴、退虚热、宣肺消肿。

### 2. 药物与疾病、证候、症状的对应分析

在“方证”对应的基础上，最终目的是实现药物“对病、对证、对症”的精准对应。本案例证候与方剂的精准对应关系具体见表 6–6–8–3。

**表 6–6–8–3　证候与方剂的精准对应关系（案例 8）**

| 证候 | | 方剂 | 药物 |
|---|---|---|---|
| 主要证候 | 肾阴阳两虚，关节络脉瘀阻 | 济生肾气丸 + 知母，黄柏 | 车前子，川牛膝，附子，肉桂，熟地黄，山药，山茱萸，茯苓，泽泻，牡丹皮，知母，黄柏 |
| 其他证候 | 心气虚 | 牡蛎散 | 煅牡蛎，黄芪，麻黄根，浮小麦 |
| | 脾气虚，脾失运化 | 四君子汤 | 党参，白术，茯苓，甘草 |
| | 水湿内停 | 五苓散 | 猪苓，茯苓，白术，泽泻，桂枝 |
| | 脾气郁滞 | — | 厚朴 |
| | 肝气虚 | 酸味补肝汤 | 白芍，山楂，木瓜，香橼，乌梅，川牛膝，赤小豆，五味子，山茱萸，栀子，山药，甘草 |
| | 胃有瘀血 | — | 丹参 |
| | 胃脘气滞 | 保和丸 | 神曲，山楂，半夏，茯苓，陈皮，连翘，莱菔子 |
| | 胃气上逆 | 橘皮竹茹汤 | 陈皮，竹茹，党参，甘草 |
| | 肝血虚 | 杞菊地黄丸 | 枸杞子，菊花，熟地黄，山药，山茱萸，茯苓，牡丹皮，泽泻 |
| | 肝阳上亢 | 天麻钩藤饮 | 天麻，钩藤，石决明，栀子，黄芩，杜仲，桑寄生，牛膝，夜交藤，茯神，益母草 |
| | 肺气阴两虚 | 四君子汤 | 党参，白术，茯苓，甘草 |
| | 失宣降 | 五皮散 | 陈皮，生姜皮，茯苓皮，大腹皮，桑白皮 |

依据上表中方剂和药物的基本信息，筛选本案例治疗过程中每个具体症状所要对应的具体药物，结果见表 6–6–8–4。

**表 6–6–8–4　症状与药物的精准对应关系（案例 8）**

| 症状 | 药物 |
|---|---|
| 后背、颈部酸软疼痛，膝关节痛 | 山药，山茱萸，杜仲，牛膝 |
| 腰痛发凉 | 附子，肉桂，山药，山茱萸，杜仲，牛膝 |
| 下肢浮肿 | 车前子，附子，肉桂，山药，山茱萸，茯苓 |
| 足心热 | 知母，黄柏 |
| 腹胀 | 厚朴 |
| 双手胀肿 | 茯苓，白术，桂枝 |
| 下肢无力，乏力 | 党参，山药 |
| 胃胀 | 陈皮 |
| 呃逆 | 竹茹，陈皮 |
| 口唇紫暗 | 丹参，川牛膝 |
| 口涩 | 白芍，川牛膝，山茱萸，山药 |
| 汗多 | 煅牡蛎 |
| 头晕胀 | 天麻，钩藤，川牛膝 |
| 眼涩 | 枸杞子，菊花，山茱萸，山药 |
| 面目浮肿 | 生姜皮，茯苓皮，桑白皮 |

根据上表信息对本案例的处方用药进行分析，可以得出：针对“后背、颈部酸软疼

痛、膝关节痛”选用山药、山茱萸、杜仲、牛膝以补肾壮骨；附子、肉桂、山药、山茱萸、杜仲、牛膝温肾祛寒、壮骨以治疗“腰痛发凉”；车前子、附子、肉桂、山药、山茱萸、茯苓温肾利水以治疗“下肢浮肿”；肺肾阴虚出现的“足心热”选用知母、黄柏以滋阴清热；“腹胀”为脾气郁滞之象，选用厚朴以理气除胀；脾气虚出现的“双手胀肿”选用茯苓、白术、桂枝以健脾化湿消肿；党参、山药益气健脾以治疗“下肢无力、乏力”；针对“胃胀”选用陈皮以理气和胃除胀；竹茹、陈皮理气和胃降逆以治疗胃气上逆出现的“呃逆”；胃脘血瘀所表现出的“口唇紫暗”选用丹参、川牛膝以活血化瘀；白芍、川牛膝、山茱萸、山药补肝气、强肝泄以治疗肝气虚出现的“口涩”；心气虚出现的“汗多”选用煅牡蛎以固摄止汗；头晕胀为肝阳上亢的表现，选用天麻、钩藤、川牛膝以平肝潜阳；肝血虚出现的“眼涩”选用枸杞子、菊花、山茱萸、山药以滋补肝血、明目；生姜皮、茯苓皮、桑白皮宣肺利水以治疗“面目浮肿”。

从药物与疾病对应关系的角度来分析，本案例颈椎骨质增生、关节功能紊乱可选用的药物为桑寄生、川续断、杜仲、川牛膝，冠心病心肌缺血可选用的药物为丹参、三七，高血压可选用的药物为罗布麻、决明子，慢性胃炎伴胆汁反流、糜烂、萎缩可选用的药物为白芍、川牛膝、山茱萸、山药，诸药合用以增强疗效。

**3. 一药治疗“多病、多证、多症”的对应分析**

依据“方证对应”与“药症对应”的分析，本案例一药对应“多病、多证、多症”的归纳总结如下，具体见表 6–6–8–5。

**表 6–6–8–5　一药对应“多病、多证、多症”分析表（案例 8）**

| 药物 | 症状与疾病 |
|---|---|
| 山药 | 后背、颈部酸软疼痛，膝关节痛，腰痛发凉，下肢浮肿，下肢无力，乏力，口涩，眼涩 |
| 山茱萸 | 后背、颈部酸软疼痛，膝关节痛，腰痛发凉，下肢浮肿，口涩，眼涩 |
| 川牛膝 | 后背、颈部酸软疼痛，膝关节痛，口涩，口唇紫暗，颈椎骨质增生、关节功能紊乱 |
| 杜仲 | 后背、颈部酸软疼痛，膝关节痛，腰痛发凉 |
| 附子，肉桂 | 腰痛发凉，下肢浮肿 |
| 茯苓 | 下肢浮肿，双手胀肿，面目浮肿 |
| 陈皮 | 胃胀，呃逆 |
| 桑寄生，川续断，杜仲，川牛膝 | 颈椎骨质增生、关节功能紊乱 |
| 丹参，三七 | 冠心病心肌缺血 |
| 罗布麻，决明子 | 高血压 |
| 白芍，川牛膝，山茱萸，山药 | 慢性胃炎伴胆汁反流、糜烂、萎缩 |

**4. 处方**

由于患者有脾胃气滞出现的“腹胀、胃胀”的表现，而熟地黄滋腻碍胃，用后会加重病情，故没有选用；从天麻钩藤饮中选取天麻、钩藤、川牛膝平肝潜阳以治疗肝阳上亢出现的“头晕胀”，效用足够，其他药物舍而不用；患者没有腹水的表现，故五皮散中的大腹皮弃而不用；针对肝气虚出现的“口涩”从酸味补肝汤中选取白芍、川牛膝、山茱萸、山药以补肝气、强肝泄，药力足够，其他药物删而不用；从牡蛎散中选取煅牡蛎以固摄止汗，其他药物没有选用；杞菊地黄丸和济生肾气丸中的泽泻、牡丹皮，五苓散中的猪苓、泽泻，保和丸中的神曲、山楂、半夏、连翘、莱菔子由于没有与之相对应的症状，故去而不用。

最后，进一步考虑“三因制宜”的原则，本案例的治疗用药如下。

处方：山茱萸 30 克，炒山药 30 克，炒杜仲 10 克，川牛膝 10 克，制附子 6 克，肉桂 6 克，车前子 6 克，茯苓 10 克，知母 10 克，黄柏 10 克，厚朴 6 克，炒白术 10 克，党参 10 克，陈皮 10 克，竹茹 10 克，丹参 30 克，炒白芍 10 克，煅牡蛎 60 克，天麻 10 克，钩藤 30 克，枸杞子 15 克，菊花 6 克，桑白皮 6 克，桑寄生 10 克，川断 10 克，罗布麻 30 克，决明子 30 克，三七 10 克，甘草 6 克。方中三七可研末冲服，也可打碎入煎剂，附子、牡蛎宜先煎，钩藤宜后下，水煎服。由于方中有牡蛎，故煎煮后需沉淀 20 分钟后再服用。

**5. 病因与病机演变分析**

本案例由于劳累过度，耗伤肾脏和心神，出现肾阴阳两虚、心气虚。心气虚导致脾气虚、脾气郁滞，为“火不生土”。脾不升清，则胃不降浊，胃失和降，出现胃脘气滞、胃气上逆；胃脘气机不畅，日久气不行血，出现胃脘瘀血。脾虚导致肺气阴两虚，为“土不生金”。心虚导致肝气虚、肝血虚和肝阳上亢，为“子盗母气”。具体见图 6-6-8-1。

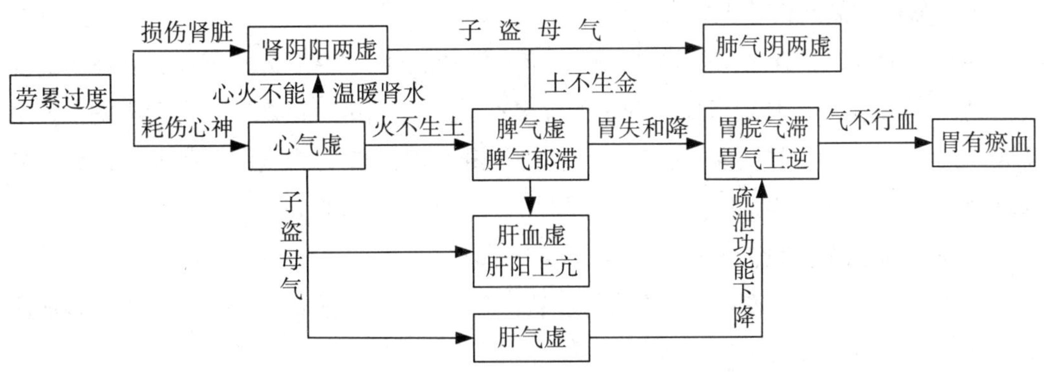


**图 6-6-8-1　病因病机演变过程图（案例 8）**

由上可得，本患者的病证以肾阴阳两虚为主。肾阳虚，关节络脉瘀阻，腰府失于温养，则见“腰痛发凉、后背、颈部酸软疼痛、膝关节痛”；肾主水的功能失常，下焦水液代谢不利，则见“下肢浮肿”；脾气郁滞，则见“腹胀”；脾气虚，下肢失于充养，则见“下肢无力、乏力”；脾失健运，水湿内停，则见“双手胀肿”。胃脘气滞，则见“胃胀”；胃气上逆，则见“呃逆”；“口唇紫暗”为胃脘血瘀之象。肝气虚，肝失疏泄，胆汁排泄失常，上逆于胃，承于口，则见“口涩”；肝血虚，目失所养，则见“眼涩”；肝阳上亢，上扰清窍，则见“头晕、头胀”。心气虚，津液失于固摄，则见“汗多、乏力”。肺气虚，肺主通调水道的功能失常，上焦水液代谢不利，则见“面目浮肿”。肺肾阴虚，阴不制阳，虚热内盛，则见“足心热”。

本案例涉及心、肝、脾、肺、肾五个脏和胃腑，属于“五脏同病”，具体见图6-6-8-2。

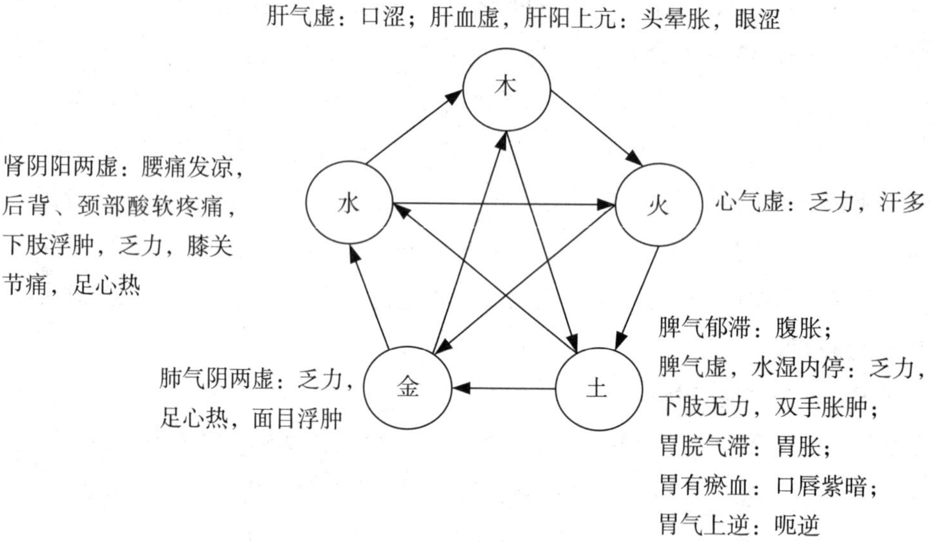

**图 6-6-8-2　五行 – 五脏 – 疾病分析图（案例 8）**

**6. 证候的寒热虚实性质分析**

本患者的病证存在“寒热错杂、虚实夹杂”的表现。“寒”为肾阳虚所表现出的虚寒；“热”为肾阴虚、肺阴虚所表现出的虚热；“虚”为气虚、血虚、阴虚和阳虚，气虚有心气虚、脾气虚、肝气虚、肺气虚，血虚为肝血虚；“实”为气滞、气逆、血瘀，具体表现为脾胃气滞、胃气上逆、胃有瘀血。

**7. 辨证施膳与禁忌分析**

本患者应适当摄入酸味或酸甜味的食品，避免摄入碱性食品，并避免劳累，多加休息，进行适度有氧运动。

**8. 预后分析**

本案例若以上述药物配伍作为基本方，加减治疗 4 个月左右可以收到显著的临床效果，但其冠心病心肌缺血和高血压则需要长期调养和不间断的治疗。

## 案例 9

本案例是以肾阴阳两虚为主要证候，同时伴有脾阳虚、脾气郁滞、心气阴两虚、胃热、胃有瘀血、肝血虚、肺气阴两虚、肾不纳气证候出现。

冯某，女，60 岁，初诊时间为 2008 年 2 月 3 日。

主诉：双脚关节胀肿、无力疼痛，甚则不能走路 1 年余，伴面目浮肿、乏力，近 1 个月加重。

现病史：患者 1 年余前无明显诱因出现双脚关节胀肿、无力疼痛，甚则不能走路，伴面目浮肿、乏力，近 1 个月加重。另伴有口干、腹胀、心慌、胸闷、憋气、气短、喘、烦躁、眼涩、汗多、潮热、面潮红、口唇淡白紫、后背酸痛、双手胀肿、手足发凉、手足麻木、腰痛、下肢浮肿。睡眠多梦易醒、失眠，大小便调。舌质淡红、尖红，苔少中后白薄，脉沉细。

检查：心电图示心肌缺血；心率为 87 次 / 分；血压为 147/80 mmHg；腹部 B 超示肝、胆、胰、脾、肾未见异常。

西医诊断：

主要诊断：风湿性关节炎。

其他诊断：冠心病心肌缺血。

中医诊断：

主要诊断：痹证；水肿。

其他诊断：腹胀；心悸；不寐；汗证；腰痛；胸痹；喘证。

依据本案例的四诊症状和体征，对其进行辨证论治的过程分析，具体步骤和结果见表 6–6–9–1 和表 6–6–9–2。

**表 6–6–9–1　四诊症状和体征的脏腑及气血阴阳归属定位分析（案例 9）**

| 五脏及气血阴阳 | | 四诊症状和体征 |
|---|---|---|
| 五脏 | 心 | 主血脉：心慌；主神：烦躁，失眠，多梦易醒；汗：汗多；面：面潮红 |
| | 脾 | 主运化：腹胀；四肢：双手胀肿，手足发凉；口：口干；唇：口唇淡白紫 |
| | 肝 | 主藏血：手足麻木；目：眼涩 |
| | 肾 | 肾府：腰痛；主水：下肢浮肿，双脚关节胀肿；主骨：后背酸痛，双脚关节无力疼痛 |
| | 肺 | 主气：喘，气短；主宣发、肃降：胸闷，憋气；主通调水道：面目浮肿 |
| 气血阴阳 | 气 | 乏力 |
| | 血 | — |
| | 阴 | 潮热 |
| | 阳 | — |

表 6-6-9-2 中医四态五阶段辨证分析（案例 9）

| | | | | | | | |
|---|---|---|---|---|---|---|---|
| 隐态系统 | 隐性病变 | 舌质淡红、尖红，苔少、中后白薄，脉沉细 | | | | | |
| | 显性病变 | 腰痛，潮热，乏力 | 腹胀，乏力 | 心慌，失眠，多梦易醒，烦躁，乏力，潮热 | — | — | 胸闷憋气，气短，喘，潮热，乏力 |
| 显态系统 | 隐性病变 | 后背酸痛 | 手足发凉，双脚关节，无力疼痛 | 面潮红 | 口干，口唇淡白紫 | 眼涩，手足麻木 | — |
| | 显性病变 | 下肢浮肿，双脚关节胀肿 | 双手胀肿 | 汗多 | — | — | 面目浮肿 |
| 证候群 | | 肾阴阳两虚 | 脾阳虚，脾气郁滞，水湿内停 | 心气阴两虚 | 胃热有瘀血 | 肝血虚 | 肺气阴两虚，肺失宣降，肾不纳气 |
| 治法 | | 补肾阳，滋肾阴，退虚热，利水消肿 | 温脾祛寒，化湿消肿，理气止痛 | 益心气，滋心阴，退虚热，安神除烦，敛汗 | 清胃化瘀 | 补肝血，荣筋，明目 | 补肺气，滋肺阴，退虚热，宽胸顺气，宣肺止喘消肿 |
| 对应方剂或药物 | | 济生肾气丸，知母，黄柏 | 附子理中汤，五苓散，厚朴 | 天王补心丹，胡黄连，牡蛎散 | 丹参，麦冬 | 杞菊地黄丸，木瓜 | 苏子降气汤，五皮散，地骨皮，瓜蒌，薤白，沙参，麦冬 |

## 精准论治

### 1. 方剂与证候的对应分析

本患者的主要证候为肾阴阳两虚，兼见脾阳虚、脾气郁滞、水湿内停、心气阴两虚、胃热、胃有瘀血、肝血虚、肺气阴两虚、肾不纳气证候。选用济生肾气丸加知母、黄柏可滋肾阴、退虚热、利水消肿，用以治疗肾阴阳两虚出现的“腰痛、潮热、乏力、后背酸痛、下肢浮肿、双脚关节胀肿”；脾阳虚、脾气郁滞出现的“腹胀、乏力、手足发凉、双脚关节无力疼痛、双手胀肿”选用附子理中汤合五苓散加厚朴以温脾祛寒、化湿消肿、理气止痛；心气阴两虚出现的“心慌、失眠、多梦易醒、烦躁、潮热、乏力、面潮红、汗多”选用天王补心丹合牡蛎散加胡黄连以益心气、滋心阴、退虚热、安神除烦敛汗；“口干、口唇淡白紫”为胃热有瘀血的表现，选用丹参和麦冬以清胃化瘀；针对“眼涩、手麻、足麻”选用杞菊地黄丸加木瓜以补肝血荣筋、明目；肺气阴两虚出现的“胸闷、憋气、气短、喘、潮热、乏力、面目浮肿”选用苏子降气汤合五皮散加瓜蒌、薤白、地骨皮、沙参、麦冬以补肺气、滋肺阴、退虚热、宽胸顺气、宣肺消肿止喘。

**2. 药物与疾病、证候、症状的对应分析**

在“方证”对应的基础上，最终目的是实现药物“对病、对证、对症”的精准对应。本案例证候与方剂的精准对应关系具体见表 6–6–9–3。

**表 6–6–9–3　证候与方剂的精准对应关系（案例 9）**

| 证候 | | 方剂 | 药物 |
|---|---|---|---|
| 主要证候 | 肾阴阳两虚 | 济生肾气丸 + 知母，黄柏 | 车前子，川牛膝，附子，肉桂，熟地黄，山药，山茱萸，茯苓，泽泻，牡丹皮，知母，黄柏 |
| 其他证候 | 脾阳虚 | 附子理中汤 | 附子，干姜，党参，白术，炙甘草 |
| | 水湿内停 | 五苓散 | 猪苓，茯苓，白术，泽泻，桂枝 |
| | 脾气郁滞 | — | 厚朴 |
| | 心气阴两虚 | 天王补心丹 | 党参，玄参，丹参，茯苓，五味子，远志，桔梗，当归，天冬，麦冬，柏子仁，酸枣仁，生地黄，朱砂 |
| | | 牡蛎散 + 胡黄连 | 煅牡蛎，黄芪，麻黄根，浮小麦，胡黄连 |
| | 胃热 | — | 麦冬 |
| | 胃有瘀血 | — | 丹参 |
| | 肝血虚 | 杞菊地黄丸 + 木瓜 | 枸杞子，菊花，熟地黄，山药，山茱萸，茯苓，牡丹皮，泽泻，木瓜 |
| | 肺气阴两虚 | 苏子降气汤 | 紫苏子，陈皮，半夏，当归，前胡，厚朴，肉桂，甘草 |
| | | 五皮散 | 陈皮，生姜皮，茯苓皮，大腹皮，桑白皮 |
| | | — | 瓜蒌，薤白，地骨皮，沙参，麦冬 |

依据上表中方剂和药物的基本信息，筛选本案例治疗过程中每个具体症状所要对应的具体药物，结果见表 6–6–9–4。

**表 6–6–9–4　药 物与症状的精准对应关系（案例 9）**

| 症状 | 药物 |
|---|---|
| 双脚关节胀肿，下肢浮肿 | 山茱萸，山药，茯苓，川牛膝，车前子，附子，肉桂 |
| 双脚关节无力疼痛，乏力 | 党参，山药 |
| 面目浮肿 | 生姜皮，茯苓皮，桑白皮 |
| 胸闷，憋气 | 瓜蒌 |
| 气短，喘 | 党参，紫苏子，厚朴，肉桂，山茱萸 |
| 口干 | 麦冬，知母 |
| 心慌 | 牡蛎，丹参，茯苓 |
| 失眠，多梦易醒 | 酸枣仁，茯苓 |
| 烦躁 | 丹参，茯苓，胡黄连，知母 |
| 面潮红 | 天冬，麦冬，胡黄连，知母 |
| 汗多 | 煅牡蛎 |
| 腰痛，后背酸痛 | 川牛膝，附子，肉桂，山药，山茱萸 |
| 潮热 | 知母，牡丹皮，胡黄连 |
| 腹胀 | 厚朴 |
| 手足发凉 | 附子，干姜，肉桂 |
| 双手胀肿 | 白术，茯苓 |

续表

| 症状 | 药物 |
| --- | --- |
| 口唇淡白紫 | 丹参，川牛膝 |
| 眼涩 | 枸杞子，菊花 |
| 手麻，足麻 | 木瓜 |

根据上表信息对本案例的处方用药进行分析，可以得出：针对“双脚关节胀肿、下肢浮肿”选用山茱萸、山药、茯苓、川牛膝、车前子、附子、肉桂以温肾利水；党参、山药益气健脾以治疗“双脚关节无力疼痛、乏力”；生姜皮、茯苓皮、桑白皮宣肺利水以治疗“面目浮肿”；肺气虚、肺失宣降出现的“胸闷、憋气”选用瓜蒌以宽胸顺气；党参、紫苏子、厚朴、肉桂、山茱萸补肺气、降气以治疗“气短、喘”；“口干”为胃热的表现，选用麦冬、知母以清胃生津；牡蛎、丹参、茯苓养心以治疗“心慌”；酸枣仁、茯苓养心安神以治疗“失眠、多梦易醒”；丹参、茯苓、胡黄连、知母清心安神除烦以治疗“烦躁”；心阴虚出现的“面潮红”选用天冬、麦冬、胡黄连、知母以滋心阴、退虚热；煅牡蛎收敛止汗以治疗“汗多”；川牛膝、附子、肉桂、山药、山茱萸温肾壮骨以治疗“腰痛、后背酸痛”；针对“潮热”选用知母、牡丹皮、胡黄连以清退虚热；厚朴理气除胀以治疗“腹胀”；脾阳虚出现的“手足发凉”选用附子、干姜、肉桂以温脾祛寒；白术、茯苓健脾化湿以治疗“双手胀肿”；胃有瘀血出现的“口唇淡白紫”选用丹参、川牛膝以活血化瘀；枸杞子、菊花补肝血明目以治疗肝血虚出现的“眼涩”；木瓜养血荣筋以治疗“手麻、足麻”。

从药物与疾病对应关系的角度来分析，本案例风湿性关节炎可选用的药物为桑寄生、川续断、杜仲、川牛膝，冠心病心肌缺血可选用的药物为丹参、三七，诸药合用以增强疗效。

**3. 一药治疗“多病、多证、多症”的对应分析**

依据“方证对应”与“药症对应”的分析，本案例一药对应“多病、多证、多症”的归纳总结如下，具体见表 6-6-9-5。

**表 6-6-9-5　一药对应“多病、多证、多症”分析表（案例 9）**

| 药物 | 症状与疾病 |
| --- | --- |
| 山茱萸 | 双脚关节胀肿，下肢浮肿，腰痛，后背酸痛，双脚关节无力疼痛，乏力，气短，喘 |
| 山药 | 双脚关节胀肿，下肢浮肿，腰痛，后背酸痛，双脚关节无力疼痛，乏力 |
| 川牛膝 | 双脚关节胀肿，下肢浮肿，腰痛，后背酸痛，口唇淡白紫，风湿性关节炎 |
| 茯苓 | 双脚关节胀肿，下肢浮肿，面目浮肿，心慌，失眠，多梦易醒，烦躁，双手胀肿 |
| 附子 | 双脚关节胀肿，下肢浮肿，手足发凉 |
| 肉桂 | 双脚关节胀肿，下肢浮肿，气短，喘，腰痛，后背酸痛 |
| 知母 | 口干，烦躁，面潮红 |

续表

| 药物 | 症状与疾病 |
| --- | --- |
| 党参 | 双脚关节无力疼痛，乏力，气短，喘 |
| 胡黄连 | 烦躁，面潮红，潮热 |
| 厚朴 | 气短，喘，腹胀 |
| 麦冬 | 口干，面潮红 |
| 牡蛎 | 心慌，汗多 |
| 丹参 | 心慌，烦躁，口唇淡白紫 |
| 桑寄生，川续断，杜仲，川牛膝 | 风湿性关节炎 |
| 丹参，三七 | 冠心病心肌缺血 |

**4. 处方**

由于患者有脾气郁滞所表现出的“腹胀”，而熟地黄和生地黄滋腻碍胃，用后会加重患者的病情，故弃而不用；患者没有腹部胀大及腹水等表现，故五皮散中的陈皮、大腹皮舍而不用；针对“汗多”从牡蛎散中选取煅牡蛎以收敛止汗，药力足够，其他药物没有选用；天王补心丹中的玄参、五味子、远志、桔梗、当归、柏子仁、酸枣仁、朱砂，苏子降气汤中的陈皮、半夏、当归、前胡，济生肾气丸和杞菊地黄丸中的牡丹皮、泽泻等药物由于没有与之相对应的症状，故删而不用。

最后，进一步考虑“三因制宜”的原则，本案例的治疗用药如下。

处方：山茱萸30克，炒山药15克，茯苓15克，川牛膝15克，车前子15克，制附子6克，肉桂6克，党参15克，桑白皮10克，瓜蒌10克，苏子10克，厚朴10克，麦冬15克，知母15克，牡蛎60克，丹参30克，炒枣仁15克，胡黄连10克，天冬15克，丹皮10克，干姜6克，炒白术10克，枸杞子15克，菊花6克，木瓜10克，桑寄生10克，川断10克，杜仲10克，三七10克，甘草6克。方中瓜蒌与附子虽有违“十八反”的配伍禁忌，但在临床实际应用过程中并无任何问题，三七可研末冲服，也可打碎入煎剂，牡蛎、附子宜先煎，水煎服。由于方中有牡蛎，故煎煮后需沉淀20分钟后再服用。

**5. 病因与病机演变分析**

本案例由于劳累过度，加之平时饮水过多所致。劳累过度，耗伤肾脏，导致肾阴阳两虚。饮水过度，损伤脾胃的运化功能，出现脾阳虚、脾气郁滞；胃的受纳腐熟功能减退，胃脘气机不畅，日久气不行血，出现胃有瘀血；饮食滞而不化，郁而化热，出现胃热。脾虚导致肺气阴两虚，为“土不生金”。脾虚导致心气阴两虚，为“子盗母气”。脾失健运，气血化生不足，肝失充养，则见肝血虚。具体见图6-6-9-1。

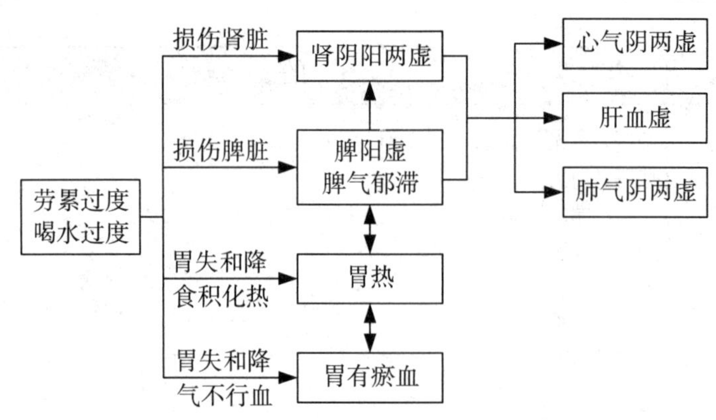


**图 6-6-9-1　病因病机演变过程图（案例 9）**

由上可得，本患者的病证以肾阴阳两虚为主。肾阴阳两虚，腰府失养，则见“腰痛、后背酸痛”；肾主水的功能减退，下焦水液代谢不利，则见“下肢浮肿、双脚关节胀肿”。脾阳虚，四肢失于温煦，则见“手足发凉”；水饮运化不及，则见“双手胀肿”；气血化生不足，下肢失于充养，则见“双脚关节无力疼痛”；“腹胀”为脾气郁滞的表现。肺气阴两虚，肺主气司呼吸的功能减退，则见“胸闷、憋气、气短、喘”；肺主通调水道的功能减退，上焦水液代谢不利，则见“面目浮肿”。心气阴两虚，心失所养，则见“心慌”；心神失养，则见“失眠、多梦易醒”；心气虚，津液失于固摄，则见“汗多”；心阴虚，阴不制阳，虚热上扰，则见“面潮红”；虚热扰神，则见“烦躁”。胃热内盛，则见“口干”；“口唇淡白紫”为胃有瘀血的表现。肝血虚，目失所养，则见“眼涩”；筋脉失于濡养，则见“手麻、足麻”。“潮热”为心、肺、肾阴虚的共有表现；“乏力”为心、肺气虚的共有表现。

本案例涉及心、肝、脾、肺、肾五个脏和胃腑，属于“五脏同病”，具体见图 6-6-9-2。

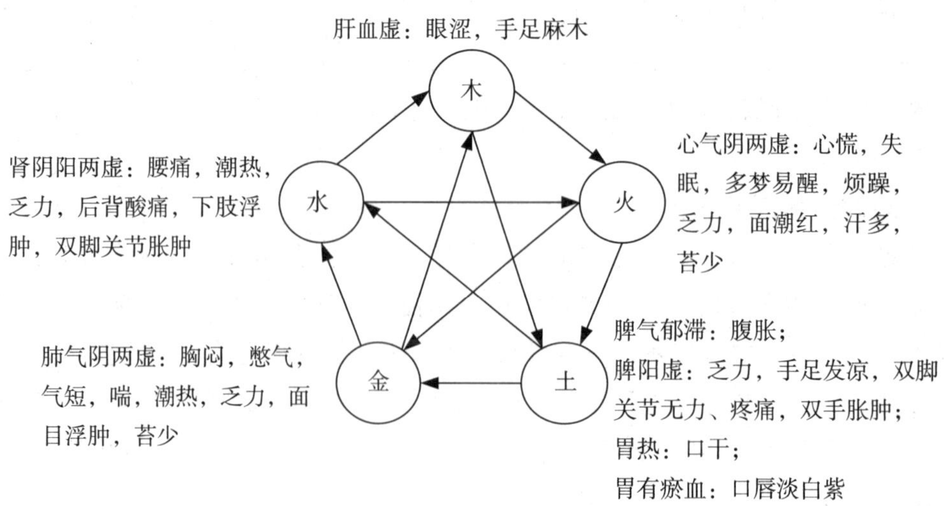


**图 6-6-9-2　五行 – 五脏 – 疾病分析图（案例 9）**

**6. 证候的寒热虚实性质分析**

本患者的病证存在“寒热错杂、虚实夹杂”的特点。“寒”为脾肾阳虚所表现出的虚寒；“热”为心肾阴虚所表现出的虚热和胃热所表现出的实热；“虚”包括气虚、血虚、阴虚和阳虚，气虚为心肺气虚，血虚为肝血虚；“实”为脾气郁滞、胃热和胃有瘀血。

**7. 辨证施膳与禁忌分析**

本患者应戒掉过量喝白水的不良生活习惯，饮食以清淡为主，适当摄入酸味或酸甜味的食品，避免辛辣及肥甘厚腻之品，注意多休息，避免劳累，进行适度有氧运动。

**8. 预后分析**

本案例若以上述药物配伍作为基本方，加减治疗 2 ～ 3 个月可以收到显著的临床效果，但其冠心病心肌缺血则需要长期调养和不间断的治疗。

## 第七节　以肾不纳气为主证的案例

肾不纳气证候多数伴有心脾肺虚弱的证候出现，本节分析以肾不纳气为主证的辨证论治过程，具体见案例 10。

### 案例 10

喘促为肾脏的病证，多由劳累过度诱发，容易累及其他的脏腑而出现相应的病证。本案例是以肾不纳气为主要证候，同时伴有肺气阴两虚、肾气阴两虚、肾气不固、肝气郁结、胃热、胃有瘀血、脾气虚、脾气郁滞、心气阴两虚、心络脉瘀阻、肝气虚、肝血虚、肝阳上亢、膀胱有热证候出现。

孙某，女，70 岁，初诊时间为 2007 年 11 月 1 日。

主诉：喘促、气短 3 年余，伴胸闷、憋气、右肋胁疼痛，近日加重。

现病史：患者 3 年余前无明显诱因出现喘促、气短，伴胸闷、憋气、右肋胁疼痛，近日加重。另伴后背发热有烧灼感，晨起前明显、腹卧或走路活动后减轻，口苦，口干，咽干，腹胀，心慌，乏力，眼涩流泪，头胀晕，汗多，面目浮肿，面潮红，口唇淡紫，手麻，双手胀肿，腰痛，膝关节痛，下肢浮肿、无力，头发斑白、稀疏。睡眠可，大便调，小便黄频。舌质淡白红暗，苔白滑，脉沉弦细。

既往史：有糖尿病史 8 年，高血压病史 7 年。

检查：心电图示心肌缺血；心率为 74 次 / 分；血压为 187/79mmHg；胃镜示慢性胃炎伴胆汁反流、糜烂；腹部 B 超示肝、胆、胰、脾、肾未见异常。

西医诊断：

主要诊断：冠心病心肌缺血。

其他诊断：慢性胃炎伴胆汁反流、糜烂；胃肠动力不足；高血压；糖尿病。

中医诊断：

主要诊断：喘证；胸痹；胁痛。

其他诊断：内伤发热；口苦；心悸；眩晕；汗证；水肿；腰痛；痹证。

依据本案例的四诊症状和体征，对其进行辨证论治的过程分析，具体步骤和结果见表 6–7–10–1 和表 6–7–10–2。

**表 6–7–10–1　四诊症状和体征的脏腑及气血阴阳归属定位分析（案例 10）**

| 脏腑及气血阴阳 | | 四诊症状和体征 |
|---|---|---|
| 五脏 | 心 | 主血脉：心慌，胸痛；汗：汗多；面：面潮红 |
| | 脾 | 主运化：腹胀；四肢：双手胀肿，下肢无力；口：口苦，口干；唇：口唇淡紫 |
| | 肝 | 主藏血：头胀晕，手麻；主疏泄：右肋胁疼痛；目：眼涩流泪 |
| | 肾 | 肾府：腰痛；主水：下肢浮肿；主骨：膝关节痛，后背发热有烧灼感；发：头发斑白、稀疏 |
| | 肺 | 主气：喘，气短；主通调水道：面目浮肿；主宣发、肃降：胸闷，憋气；咽：咽干 |
| 五腑 | 小肠 | — |
| | 胃 | — |
| | 胆 | — |
| | 膀胱 | 小便黄频 |
| | 大肠 | — |
| 气血阴阳 | 气 | 乏力 |
| | 血 | — |
| | 阴 | — |
| | 阳 | — |

**表 6–7–10–2　中医四态五阶段辨证分析（案例 10）**

<table>
<tr><td rowspan="2">隐态系统</td><td>隐性病变</td><td colspan="10">舌质淡白红暗，苔白滑，脉沉弦细</td></tr>
<tr><td>显性病变</td><td>喘，气短乏力，胸闷，憋气</td><td>腰痛，乏力小便频</td><td>胸痛，心慌，乏力</td><td>右肋胁疼痛</td><td>腹胀，乏力</td><td>—</td><td>—</td><td>口苦</td><td>头胀晕</td><td>小便黄</td></tr>
<tr><td>显态系统</td><td>隐性病变</td><td>—</td><td>后背发热有烧灼感，膝关节痛，头发斑白</td><td>面潮红</td><td>—</td><td>下肢无力</td><td>口干口唇淡紫</td><td>咽干</td><td>—</td><td>手麻</td><td>—</td></tr>
</table>

续表

| 显态系统 | 显性病变 | 面目浮肿 | 头发稀疏，下肢浮肿 | 汗多 | — | 双手胀肿 | — | — | — | 眼涩，流泪 | — |
|---|---|---|---|---|---|---|---|---|---|---|---|
| 证候群 | | 肺气虚，肺失宣降，肾不纳气 | 肾气阴两虚，肾气不固 | 心气阴两虚，心络脉瘀阻 | 肝气郁结 | 脾气虚，脾气郁滞，水湿内停 | 胃热，胃有瘀血 | 肺热 | 肝气虚 | 肝血虚，肝阳上亢 | 膀胱有热 |
| 治法 | | 补肺气，补肾纳气，宽胸顺气，宣肺利水 | 补肾气，滋肾阴，退虚热，固肾缩尿，健骨，乌发 | 补心气，滋心阴，退虚热敛汗，通络止痛 | 疏肝解郁 | 益气健脾，理气化湿，消肿 | 清胃，化瘀 | 清肺热 | 补肝气，强肝泄 | 补肝血，明目，荣筋，平肝潜阳 | 清利膀胱 |
| 对应方剂或药物 | | 四君子汤，苏子降气汤，五皮散，瓜蒌，薤白 | 济生肾气丸，缩泉丸，知母，黄柏，杜仲，何首乌 | 天王补心丹，牡蛎散，丹参饮，胡黄连 | 柴胡疏肝散 | 四君子汤，五苓散，厚朴 | 丹参，麦冬 | 桔梗汤 | 酸味补肝汤 | 天麻钩藤饮，杞菊地黄丸，木瓜 | 车前子 |

## 精准论治

### 1. 方剂与证候的对应分析

本患者的主要证候为肾不纳气，兼见肺气阴两虚、肾气阴两虚、肾气不固、心气阴两虚、心络脉瘀阻、肝气郁结、脾气虚、脾气郁滞、水湿内停、胃热、胃有瘀血、肺热、肝气虚、肝血虚、肝阳上亢、膀胱有热证候。选用四君子汤合苏子降气汤、五皮散加瓜蒌、薤白可补肺气、补肾纳气、宽胸顺气、宣肺利水，用以治疗肺气虚、肾不纳气出现的“喘、气短、胸闷、憋气、乏力、面目浮肿”；济生肾气丸合缩泉丸加知母、黄柏、杜仲可补肾气、滋肾阴、固肾缩尿、健骨，用以治疗肾气阴两虚、肾气不固出现的“腰痛、膝关节痛、乏力、小便频、后背发热烧灼感、下肢浮肿”；心气阴两虚、心络脉瘀阻出现的“心慌、乏力、胸痛、面潮红、汗多”选用天王补心丹、牡蛎散合丹参饮加胡黄连以补心气、滋心阴、退虚热敛汗、通络止痛；柴胡疏肝散可疏肝解郁以治疗肝气郁结出现的“右肋胁疼痛”；针对“腹胀、乏力、下肢无力、双手胀肿”选用四君子汤合五苓散加厚朴以益气健脾、理气化湿；“口干、口唇淡紫”为胃热有瘀血的表现，选用丹参、麦冬以清胃化瘀；桔梗汤清肺热来治疗“咽干”；酸味补肝汤合柴胡疏肝散可补肝气、强肝泄、疏肝解郁，用以治疗肝气虚、肝气郁结出现的“右肋胁疼痛、口苦”；肝血虚、肝阳上亢出现的“头胀晕、手麻、眼涩流泪”选用天麻钩藤饮合杞菊地黄丸加木瓜以补肝血明目、荣筋、平肝潜阳；车前子清利膀胱以治疗“小便黄”。

**2. 药物与疾病、证候、症状的对应分析**

在“方证”对应的基础上，最终目的是实现药物“对病、对证、对症”的精准对应。本案例证候与方剂的精准对应关系具体见表 6–7–10–3。

**表 6–7–10–3　证候与方剂的精准对应关系（案例 10）**

| 证候 | | 方剂 | 药物 |
|---|---|---|---|
| 主要证候 | 肾不纳气 | 苏子降气汤 | 紫苏子，半夏，当归，前胡，厚朴，肉桂，陈皮，甘草 |
| 其他证候 | 肺气虚，肺失宣降 | 四君子汤 | 党参，白术，茯苓，甘草 |
| | | 五皮散 | 陈皮，生姜皮，茯苓皮，大腹皮，桑白皮 |
| | 肾气阴两虚 | 济生肾气丸 + 知母，黄柏，杜仲 | 车前子，川牛膝，附子，肉桂，熟地黄，山药，山茱萸，茯苓，泽泻，牡丹皮，知母，黄柏，杜仲 |
| | 肾气不固 | 缩泉丸 | 益智仁，乌药 |
| | 肝气郁结 | 柴胡疏肝散 | 柴胡，白芍，枳壳，陈皮，香附，川芎，炙甘草 |
| | 胃热 | — | 麦冬 |
| | 胃有瘀血 | — | 丹参 |
| | 脾气虚，水湿内停 | 四君子汤 | 党参，白术，茯苓，甘草 |
| | | 五苓散 | 桂枝，茯苓，猪苓，白术，泽泻 |
| | 脾气郁滞 | — | 厚朴 |
| | 心气阴两虚 | 天王补心丹 | 党参，玄参，丹参，茯苓，五味子，远志，桔梗，当归，天冬，麦冬，柏子仁，酸枣仁，生地黄，朱砂 |
| | | 牡蛎散 | 煅牡蛎，黄芪，麻黄根，浮小麦 |
| | 心络脉瘀阻 | 丹参饮 | 丹参，檀香，砂仁 |
| | 肝气虚 | 酸味补肝汤 | 白芍，山楂，木瓜，香橼，乌梅，川牛膝，赤小豆，五味子，山茱萸，栀子，山药，甘草 |
| | 肝血虚 | 杞菊地黄丸 | 枸杞子，菊花，熟地黄，山药，山茱萸，茯苓，牡丹皮，泽泻 |
| | 肝阳上亢 | 天麻钩藤饮 | 天麻，钩藤，石决明，栀子，黄芩，杜仲，桑寄生，牛膝，夜交藤，茯神，益母草 |
| | 膀胱有热 | — | 车前子 |

依据上表中方剂和药物的基本信息，筛选本案例治疗过程中每个具体症状所要对应的具体药物，结果见表 6–7–10–4。

**表 6–7–10–4　症状与药物的精准对应关系（案例 10）**

| 症状 | 药物 |
|---|---|
| 喘，气短 | 党参，紫苏子，山茱萸，厚朴 |
| 胸闷，憋气 | 瓜蒌，薤白 |
| 右肋胁疼痛 | 柴胡，香附 |
| 胸痛 | 丹参，檀香 |
| 后背发热有烧灼感 | 山茱萸，山药，牡丹皮，知母，黄柏，胡黄连 |

续表

| 症状 | 药物 |
| --- | --- |
| 口苦 | 白芍，山药，山茱萸，川牛膝，木瓜 |
| 口干 | 知母，麦冬 |
| 咽干 | 桔梗，麦冬 |
| 腹胀 | 厚朴 |
| 心慌 | 牡蛎，茯苓，丹参 |
| 下肢无力，乏力 | 党参，山药 |
| 眼涩流泪 | 菊花 |
| 头胀晕 | 天麻，钩藤，枸杞子，菊花，川牛膝 |
| 汗多 | 煅牡蛎 |
| 面目浮肿 | 生姜皮，茯苓皮，桑白皮 |
| 面潮红 | 天冬，麦冬，胡黄连 |
| 口唇淡紫 | 丹参，川牛膝 |
| 手麻 | 白芍，木瓜 |
| 双手胀肿 | 桂枝，茯苓，白术 |
| 腰痛，膝关节痛 | 川牛膝，山药，山茱萸，杜仲 |
| 下肢浮肿 | 车前子，山药，山茱萸，茯苓 |
| 小便频 | 益智仁，山药，山茱萸 |
| 小便黄 | 车前子 |

根据上表信息对本案例的处方用药进行分析，可以得出：肺气虚、肾不纳气出现的“气短、喘”选用党参、紫苏子、山茱萸、厚朴以补肺气、降气平喘；肺失宣降出现的“胸闷、憋气”选用瓜蒌、薤白以宽胸顺气；肝气郁结出现的“右肋胁疼痛”选用柴胡、香附以疏肝理气；丹参、檀香通络止痛以治疗心络脉瘀阻出现的“胸痛”；山茱萸、山药、牡丹皮、知母、黄柏、胡黄连补肾阴、退虚热以治疗肾阴虚出现的“后背发热有烧灼感”；针对“口苦”选用白芍、山药、山茱萸、川牛膝、木瓜以补肝气、强肝泄；知母、麦冬清热生津以治疗“口干”；桔梗、麦冬清肺热治疗“咽干”；脾气郁滞出现的“腹胀”选用厚朴以理气；牡蛎、茯苓、丹参养心以治疗“心慌”；脾气虚出现的“下肢无力、乏力”选用党参、山药以益气健脾；菊花清肝明目以治疗“眼涩流泪”；肝血虚、肝阳上亢出现的“头胀晕”选用天麻、钩藤、枸杞子、菊花、川牛膝以滋补肝血、平肝潜阳；煅牡蛎收敛止汗以治疗心气虚出现的“汗多”；针对“面目浮肿”选用生姜皮、茯苓皮、桑白皮以宣肺利水；天冬、麦冬、胡黄连滋心阴、退虚热以治疗心阴虚出现的“面潮红”；“口唇淡紫”为胃有瘀血之象，选用丹参、川牛膝以活血化瘀；白芍、木瓜补肝血荣筋以治疗肝血虚出现的“手麻”；桂枝、茯苓、白术健脾化湿以治疗脾虚湿盛出现的“双手胀肿”；川牛膝、山药、山茱萸、杜仲补肾壮骨以治疗“腰痛、膝关节痛”；肾气虚出现的“下肢浮肿”选用车前子、山药、山茱萸、茯苓以补肾利水；益智仁、山药、山茱萸固肾缩尿以治疗“小便频”；针对“小便黄”选用车前子以清利膀胱。

从药物与疾病对应关系的角度来分析，本案例冠心病心肌缺血可选用的药物为丹参、三七，高血压可选用的药物为罗布麻、决明子，慢性胃炎伴胆汁反流、糜烂可选用的药物为白芍、山药、山茱萸、川牛膝、木瓜，诸药合用以增强疗效。

**3. 一药治疗“多病、多证、多症”的对应分析**

依据“方证对应”与“药症对应”的分析，本案例一药对应“多病、多证、多症”的归纳总结如下，具体见表 6-7-10-5。

**表 6-7-10--5　一药对应“多病、多证、多症”分析表（案例 10）**

| 药物 | 症状与疾病 |
|---|---|
| 党参 | 喘，气短，下肢无力，乏力 |
| 山茱萸 | 后背发热有烧灼感，口苦，气短，喘，腰痛，膝关节痛，下肢浮肿，小便频 |
| 山药 | 后背发热有烧灼感，口苦，下肢无力，乏力，腰痛，膝关节痛，下肢浮肿，小便频 |
| 胡黄连 | 后背发热有烧灼感，面潮红 |
| 知母 | 后背发热有烧灼感，口干，咽干 |
| 丹参 | 胸痛，心慌，口唇淡紫，冠心病心肌缺血 |
| 茯苓 | 心慌，面目浮肿，双手胀肿，下肢浮肿 |
| 川牛膝 | 口苦，口唇淡紫，腰痛，膝关节痛，头胀晕 |
| 白芍，木瓜 | 口苦，手麻 |
| 牡蛎 | 心慌，汗多 |
| 菊花 | 眼涩流泪，头胀晕 |
| 麦冬 | 口干，咽干，面潮红 |
| 车前子 | 下肢浮肿，小便黄 |
| 厚朴 | 喘，气短，腹胀 |
| 丹参，三七 | 冠心病心肌缺血 |
| 罗布麻，决明子 | 高血压 |
| 白芍，山药，山茱萸，川牛膝，木瓜 | 慢性胃炎伴胆汁反流、糜烂 |

**4. 处方**

由于患者有脾气郁滞所表现出的“腹胀”，而熟地黄滋腻碍胃，用后会加重患者的病情，故没有选用；由于患者没有明显的肾阳虚的表现，故附子、肉桂舍而不用；患者没有腹部胀大及腹水的表现，故五皮散中的陈皮、大腹皮没有选用；针对“双手胀肿”从五苓散中选取桂枝、茯苓、白术以健脾化湿，药力足够，其他药物没有选用；心气虚出现的“汗多”从牡蛎散中选取煅牡蛎以收敛止汗，其他药物没有选用；肝气虚出现的“口苦”从酸味补肝汤中选用白芍、山药、山茱萸、川牛膝、木瓜以补肝气、强肝泄，其他药物去而不用；肝阳上亢出现的“头胀晕”从天麻钩藤饮中选取天麻、钩藤、川牛膝以平肝潜阳，其他药物舍而不用；济生肾气丸和杞菊地黄丸中的泽泻，柴胡疏肝散中的枳壳、陈皮、川芎，缩泉丸中的乌药，天王补心丹中的玄参、五味子、远志、桔梗、当归、柏子仁、酸枣仁、生地黄、朱砂和丹参饮中的砂仁等药物由于没有与之相对应的症状，故删而不用。

最后，进一步考虑“三因制宜”的原则，本案例的治疗用药如下。

处方：党参 15 克，苏子 6 克，山茱萸 15 克，炒山药 15 克，丹皮 10 克，知母 10 克，黄柏 10 克，胡黄连 10 克，瓜蒌 10 克，薤白 10 克，柴胡 10 克，香附 10 克，丹参 10 克，檀香 10 克，炒白芍 15 克，木瓜 10 克，麦冬 10 克，厚朴 10 克，牡蛎 60 克，茯苓 10 克，菊花 10 克，天麻 10 克，钩藤 30 克，枸杞子 15 克，桑白皮 10 克，桔梗 10 克，天冬 15 克，桂枝 10 克，炒白术 10 克，川牛膝 10 克，杜仲 10 克，车前子 6 克，益智仁 10 克，三七 10 克，罗布麻 30 克，决明子 30 克，甘草 6 克。方中三七可研末冲服，也可打碎入煎剂，牡蛎宜先煎，檀香、钩藤宜后下，水煎服。由于方中有牡蛎，故煎煮后需沉淀 20 分钟后再服用。

**5. 病因与病机演变分析**

本案例由于劳累过度，复有多年晨起喝过量白水、早餐喝豆浆的生活习惯所致。劳累过度，耗伤肾及心肺，出现肾气阴两虚、心气阴两虚和肺气虚、肾不纳气。膀胱气化不利，津液停滞，郁而化热，出现膀胱有热。心气虚，气不行血，日久出现心络脉瘀阻。心肺肾虚弱，累及肝脏，出现肝血虚、肝阳上亢。晨起喝白水及早餐喝豆浆，损伤脾胃的运化能力，出现脾气虚、脾气郁滞；胃的受纳腐熟功能减退，胃脘气机不畅，日久气不行血，出现胃有瘀血；饮食滞而不化，郁而化热，出现胃热。脾胃功能下降，影响到了肝疏泄功能的发挥，导致肝气郁结；气血化生不足，肝失充养，则见肝气虚。具体见图 6–7–10–1。

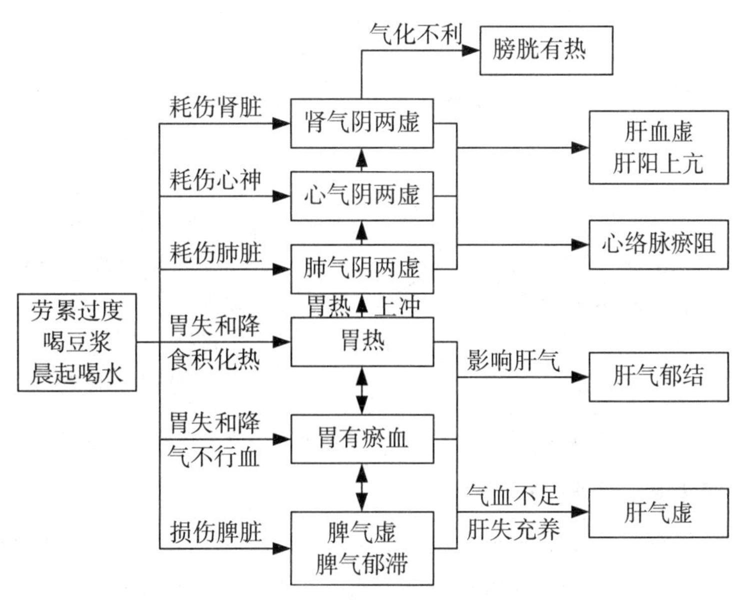


**图 6–7–10–1　病因病机演变过程图（案例 10）**

由上可得，本患者的病证以肾不纳气为主。肺气虚，肺主气司呼吸的功能减退，加之肾不纳气，则见“喘、气短、胸闷、憋气、乏力”；肺主通调水道的功能失司，上焦水液代谢不利，则见“面目浮肿”；肺热，咽喉失于濡润，则见“咽干”。肾气阴两虚，腰府失养，则见“腰痛、膝关节痛”；肾主水的功能减退，下焦水液代谢不利，则见“下肢浮肿”；肾气虚，肾气不固，则见“小便频、乏力”；肾阴虚，阴不制阳，虚热内盛，则见“后背发热烧灼感”。肝气郁结，肝经气血运行不畅，则见“右肋胁疼痛”；肝气虚，肝失疏泄，胆汁排泄不利，上逆于胃，承于口，则见“口苦”。胃热内盛，津液被耗，则见“口干”；“口唇淡紫”为胃有瘀血的表现。脾气虚，气血化生不足，机体失于荣养，则见“下肢无力、乏力”；脾主运化水湿的功能减退，水湿内停，则见“双手胀肿”；“腹胀”为脾气郁滞的表现。心气阴两虚，心失所养，则见“心慌”；心气虚，津液失于固摄，则见“汗多、乏力”；心阴虚，阴不制阳，虚热上扰，则见“面潮红”；心络脉瘀阻，血脉不通，则见“胸痛”。肝血虚，清窍失于荣养，肝阳上亢，上扰清阳，则见“头胀晕”；肝血虚，筋脉失于濡养，则见“手麻”，目失所养，则见“眼涩流泪”。“小便黄”为膀胱有热的表现。

本案例涉及心、肝、脾、肺、肾五个脏和胃、膀胱两个腑，属于“五脏同病”，具体见图 6–7–10–2。

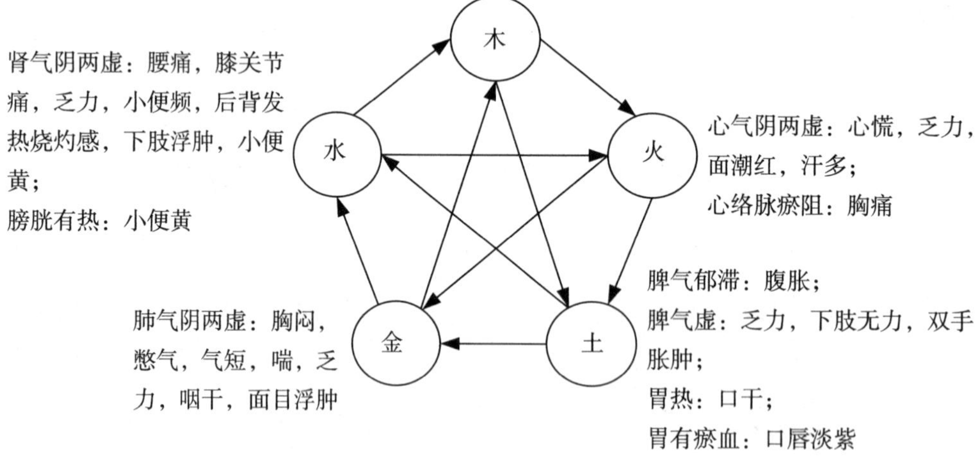


**图 6–7–10–2　五行 – 五脏 – 疾病分析图（案例 10）**

**6. 证候的寒热虚实性质分析**

本患者的病证存在“虚实夹杂”的特点。“虚”包括气虚、血虚和阴虚，气虚有肾气虚、肺气虚、脾气虚、心气虚和肝气虚，血虚为肝血虚，阴虚为肾阴虚、肺阴虚和心阴虚；“实”包括气滞、血瘀和实热，气滞包括肝气郁结和脾气郁滞，血瘀包括胃有瘀血和心络脉瘀阻，实热包括胃热和膀胱有热。

**7. 辨证施膳与禁忌分析**

本患者应戒掉晨起过量喝白水及早餐喝豆浆的生活习惯，饮食以清淡为主，适当摄入酸味或酸甜味的食品，并注意多休息，避免劳累，进行适度有氧运动。

**8. 预后分析**

本案例若以上述药物配伍作为基本方，加减治疗 1 ～ 2 个月可以收到显著的临床效果，但其冠心病心肌缺血、高血压和糖尿病则需要长期调养和不间断的治疗。

## 第八节　以肾气不固为主证的案例

肾气不固证候多数伴有脾肾虚弱的证候出现，本节分析以肾气不固为主证的辨证论治过程，具体见案例 11。

### 案例 11

尿频为肾脏常见的病证，多由劳累过度或饮食不节诱发，容易累及其他的脏腑而出现相应的病证。本案例是以肾气不固为主要证候，同时伴有肾阳虚、膀胱气化不利、肝气郁滞、脾阳虚、中气下陷、肝气虚、胃热、胃有瘀血证候出现。

平某，男，43 岁，初诊时间为 2008 年 4 月 23 日。

主诉：小便频 1 年余，伴小腹胀闷、走窜性疼痛及肛门下坠感，近日加重。

现病史：患者 1 年余前无明显诱因出现小便频，伴小腹胀闷、走窜性疼痛及肛门下坠感，近日加重。另伴有口苦、口干、面色淡黄、口唇红紫、手足发凉、腰痛发凉、膝关节痛。睡眠可，大便调。舌质淡白红，苔边尖白薄、中后白薄微黄，脉沉细。

既往史：有慢性前列腺炎病史 1 年多。

检查：心率为 85 次 / 分；血压为 129/82mmHg；胃镜示胆汁反流性胃炎；腹部 B 超示肝、胆、胰、脾、肾未见异常。

西医诊断：

主要诊断：慢性前列腺炎。

其他诊断：胆汁反流性胃炎。

中医诊断：

主要诊断：尿频；腹痛。

其他诊断：腰痛；痹证；口苦。

依据本案例的四诊症状和体征，对其进行辨证论治的过程分析，具体步骤和结果见表 6-8-11-1 和表 6-8-11-2。

表 6–8–11–1　四诊症状和体征的脏腑归属定位分析（案例 11）

| 脏腑 | | 四诊症状和体征 |
|---|---|---|
| 五脏 | 心 | — |
| | 脾 | 主升清：肛门下坠感；黄：面色淡黄；四肢：手足发凉；口：口苦，口干；唇：口唇红紫 |
| | 肝 | 主疏泄：小腹胀闷、走窜性疼痛 |
| | 肾 | 主水：小便频；肾府：腰痛发凉；主骨：膝关节痛 |
| | 肺 | — |
| 五腑 | 小肠 | — |
| | 胃 | — |
| | 胆 | — |
| | 膀胱 | 主贮藏排泄尿液：小腹胀闷疼痛（走窜） |
| | 大肠 | |

表 6–8–11–2　中医四态五阶段辨证分析（案例 11）

| 隐态系统 | 隐性病变 | 舌质淡白红，苔边尖白薄、中后白薄微黄，脉沉细 | | | | | |
|---|---|---|---|---|---|---|---|
| | 显性病变 | 小便频，腰痛发凉 | 小腹胀闷、走窜性疼痛 | 小腹胀闷、走窜性疼痛 | — | 口苦 | — |
| 显态系统 | 隐性病变 | 膝关节痛 | — | — | 肛门下坠感，面色淡黄，手足发凉 | — | 口干，口唇红紫 |
| | 显性病变 | — | — | — | — | — | — |
| 证候群 | | 肾阳虚，肾气不固 | 膀胱气化不利 | 肝气郁滞 | 脾阳虚，脾失运化，中气下陷 | 肝气虚 | 胃热有瘀血 |
| 治法 | | 温肾祛寒，缩尿，健骨 | 行气止痛 | 疏肝理气 | 温脾祛寒，升阳举陷，养荣 | 补肝气，强肝泄 | 清胃化瘀 |
| 对应方剂或药物 | | 缩泉丸，肾气丸，杜仲 | 天台乌药散 | 柴胡疏肝散 | 补中益气汤，附子理中丸，小建中汤 | 酸味补肝汤 | 丹参，天花粉 |

## 精准论治

### 1. 方剂与证候的对应分析

本患者的主要证候为肾气不固，兼见肾阳虚、膀胱气化不利、肝气郁滞、脾阳虚、中气下陷、肝气虚、胃热、胃有瘀血证候。选用肾气丸合缩泉丸加杜仲温肾祛寒、健骨、固肾缩尿以治疗肾气虚、肾气不固出现的“小便频、腰痛发凉、膝关节痛”；天台乌药散行气止痛来治疗膀胱气化不利引起的“小腹胀闷、走窜性疼痛”；柴胡疏肝散疏肝理气治疗肝气郁滞引起的“小腹胀闷、走窜性疼痛”；脾阳虚、中气下陷出现的“肛门下坠感、面色淡黄、手足发凉”选用补中益气汤、附子理中丸合小建中汤以温脾祛寒、升阳举陷、健脾养荣；“口苦”为肝气虚的表现，选用酸味补肝汤以补肝气、强肝泄；丹参、天花粉清胃化瘀以治疗胃热、胃有瘀血出现的“口唇红紫、口干”。

**2. 药物与疾病、证候、症状的对应分析**

在“方证”对应的基础上，最终目的是实现药物“对病、对证、对症”的精准对应。本案例证候与方剂的精准对应关系具体见表 6–8–11–3。

**表 6–8–11–3　证候与方剂的精准对应关系（案例 11）**

| 证候 | | 方剂 | 药物 |
|---|---|---|---|
| 主要证候 | 肾阳虚 | 肾气丸 | 熟地黄，山药，山茱萸，泽泻，茯苓，牡丹皮，肉桂，附子 |
| | 肾气不固 | 缩泉丸 | 乌药，益智仁 |
| 其他证候 | 膀胱气化不利 | 天台乌药散 | 乌药，木香，小茴香，青皮，高良姜，槟榔，川楝子，巴豆 |
| | 肝气郁滞 | 柴胡疏肝散 | 柴胡，川芎，枳实，香附，陈皮，厚朴，白芍，半夏，甘草 |
| | 脾阳虚，脾失宣降 | 附子理中丸 | 附子，干姜，党参，白术，炙甘草 |
| | | 小建中汤 | 桂枝，白芍，饴糖，炙甘草 |
| | 中气下陷 | 补中益气汤 | 党参，白术，黄芪，升麻，柴胡，当归，陈皮，甘草 |
| | 肝气虚 | 酸味补肝汤 | 白芍，山楂，木瓜，香橼，乌梅，牛膝，赤小豆，五味子，山茱萸，栀子，山药，甘草 |
| | 胃热 | — | 天花粉 |
| | 胃有瘀血 | — | 丹参 |

依据上表中方剂和药物的基本信息，筛选本案例治疗过程中每个具体症状所要对应的具体药物，结果见表 6–8–11–4。

**表 6–8–11–4　症状与药物的精准对应关系（案例 11）**

| 症状 | 药物 |
|---|---|
| 小便频 | 山茱萸，山药，肉桂，附子，益智仁 |
| 小腹胀闷 | 乌药，木香，小茴香，青皮，槟榔 |
| 小腹胀闷、走窜性疼痛 | 柴胡，川芎，香附 |
| 肛门下坠感 | 党参，黄芪，升麻，柴胡 |
| 腰痛发凉，膝关节痛 | 山茱萸，山药，肉桂，附子，杜仲 |
| 口苦 | 白芍，乌梅，山药，山茱萸 |
| 口干 | 天花粉 |
| 面色淡黄 | 桂枝，白芍，饴糖，炙甘草 |
| 口唇红紫 | 丹参 |
| 手足发凉 | 附子，干姜 |

根据上表信息对本案例的处方用药进行分析，可以得出：肾气不固出现的“小便频”选用山茱萸、山药、肉桂、附子、益智仁以固肾缩尿；乌药、木香、小茴香、青皮、槟榔理气止痛以治疗膀胱气化不利出现的“小腹胀闷”；柴胡、川芎、香附疏

肝理气治疗肝气郁滞出现的“小腹胀闷、走窜性疼痛”；中气下陷出现的“肛门下坠感”选用党参、黄芪、升麻、柴胡以升阳举陷；肾阳虚出现的“腰痛发凉、膝关节痛”选用山茱萸、山药、肉桂、附子、杜仲以温肾祛寒、壮骨；白芍、乌梅、山药、山茱萸补肝气、强肝泄以治疗“口苦”；胃热出现的“口干”选用天花粉以清胃生津；桂枝、白芍、饴糖、炙甘草健脾养荣以治疗“面色淡黄”；胃热有瘀血出现的“口唇红紫”选用丹参以清胃化瘀；附子、干姜温脾祛寒以治疗脾阳虚出现的“手足发凉”。

从药物与疾病对应关系的角度来分析，本案例慢性前列腺炎可选用的药物为王不留行、石苇，慢性胃炎伴胆汁反流、糜烂可选用的药物为白芍、乌梅、山药、山茱萸，诸药合用以增强疗效。

**3. 一药治疗“多病、多证、多症”的对应分析**

依据“方证对应”与“药症对应”的分析，本案例一药对应“多病、多证、多症”的归纳总结如下，具体见表 6-8-11-5。

**表 6-8-11-5　一药对应“多病、多证、多症”分析表（案例 11）**

| 药物 | 症状与疾病 |
|---|---|
| 山茱萸，山药 | 小便频，口苦，腰痛发凉，膝关节痛 |
| 附子 | 小便频，手足发凉，腰痛发凉，膝关节痛 |
| 白芍 | 口苦，面色淡黄 |
| 柴胡 | 小腹胀闷、走窜性疼痛，肛门下坠感 |
| 王不留行，石苇 | 慢性前列腺炎 |
| 白芍，乌梅，山药，山茱萸 | 慢性胃炎伴胆汁反流、糜烂 |

**4. 处方**

由于患者有膀胱气化不利、肝气郁滞所表现出的“小腹胀闷疼痛走窜”，而熟地黄滋腻碍胃，用后会加重病情，故舍而不用；由于患者没有明显的脾失健运的表现，故附子理中丸和补中益气汤中的白术没有选用；针对肝气虚出现的“口苦”选用白芍、乌梅、山药、山茱萸以补肝气、强肝泄，药力足够，其他药物没有选用；肾气丸中的泽泻、茯苓、牡丹皮及补中益气汤中的当归、陈皮等药物由于没有与之相对应的症状，故删而不用。

最后，进一步考虑“三因制宜”的原则，本案例的治疗用药如下。

处方：山茱萸 30 克，炒山药 15 克，肉桂 6 克，制附子 6 克，益智仁 10 克，乌药 10 克，木香 10 克，小茴香 10 克，槟榔 10 克，青皮 10 克，柴胡 10 克，川芎 6 克，香附 10 克，党参 15 克，黄芪 15 克，升麻 3 克，炒白芍 10 克，乌梅 10 克，天花粉 10 克，丹参 10 克，干姜 6 克，杜仲 10 克，王不留行 30 克，石苇 30 克，甘草 6 克。方中附子宜先煎，水煎服。

**5. 病因与病机演变分析**

本案例由于劳累过度，复有饮酒过度，耗伤肾脏，出现肾阳虚、肾气不固。肾阳为诸脏腑阳气之本，肾阳虚，引起膀胱气化不利、肝气郁滞；先天不能充养后天，出现脾阳虚、中气下陷。脾不升清，则胃不降浊，胃脘气机不畅，日久影响胃络血行，出现胃有瘀血；胃的受纳腐熟功能减退，饮食滞而不化，郁而化热，出现胃热。肾虚导致肝气虚，为“母病及子”。具体见图 6–8–11–1。

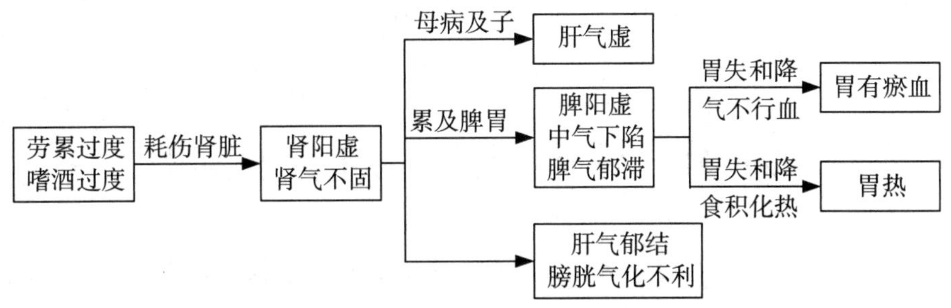


**图 6–8–11–1　病因病机演变过程图（案例 11）**

由上可得，本患者的病证以肾气不固为主。肾阳虚，肾气不固，则见“小便频”；腰府失于温养，则见“腰痛发凉、膝关节痛”。膀胱气化不利、肝气郁滞，则见“少腹胀闷、走窜性疼痛”。脾阳虚，中气下陷，则见“肛门下坠感”；四肢失于温养，则见“手足发凉”；气血化生不足，面失荣养，则见“面色淡黄”。肝气虚，肝失疏泄，胆汁排泄不利，上逆于胃，承于口，则见“口苦”。胃热内盛，津液被耗，则见“口干”；胃热有瘀血，则见“口唇红紫”。

本案例涉及肾、脾、肝三个脏和胃腑，具体见图 6–8–11–2。

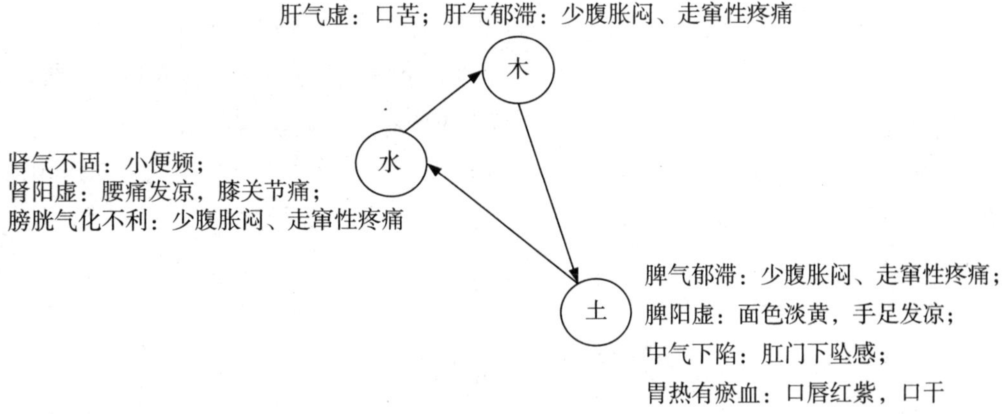


**图 6–8–11–2　五行 – 五脏 – 疾病分析图（案例 11）**

**6. 证候的寒热虚实性质分析**

本患者的病证存在“寒热错杂、虚实夹杂”的特点。“寒”为脾肾阳虚所表现出的虚寒；“热”为胃热所表现出的实热；“虚”包括气虚和阳虚，气虚为肝气虚；“实”包括膀胱气化不利、肝气郁滞、胃热和胃有瘀血。

**7. 辨证施膳与禁忌分析**

本患者应戒掉经常饮酒的不良习惯，饮食以清淡为主，适当摄入酸味或酸甜味的食品，并注意多休息，避免劳累，进行适度有氧运动。

**8. 预后分析**

本案例若以上述药物配伍作为基本方，加减治疗 2 个月左右，可以获得显著的临床疗效。

## 第九节　以膀胱湿热为主证的案例

膀胱湿热证候多数伴有胃肠热证的存在，本节分析以膀胱湿热为主证的辨证论治过程，具体见案例 12。

### 案例 12

淋证为膀胱常见的病证，多由劳累过度或饮食不节诱发，容易累及其他的脏腑而出现相应的病证。本案例是以膀胱湿热下注为主要证候，同时伴有脾气虚湿盛、胃火旺盛、胃有瘀血、心气虚、肾气虚、肺气虚、肝气虚、大肠津亏证候出现。

陈某，女，65 岁，初诊时间为 2008 年 5 月 6 日。

主诉：小便频急、胀坠、黄热 2 天。

现病史：患者 2 天无明显诱因出现小便频急、胀坠、黄热 2 天，患者近一年来此病证曾发作过 2 次。另伴有烧心，胃痛，口苦，口干，口涩，心慌，气短，喘，乏力，汗多，面色淡黄，面目浮肿，口唇发紫，双手胀肿，下肢浮肿、无力，头发斑白、稀疏。睡眠可，食肉食则便秘。舌质淡红尖红，苔边尖少中后白薄微黄，脉弦细。

检查：尿常规未见异常；心电图示心肌缺血；心率为 79 次 / 分；血压为 149/90mmHg；胃镜示胆汁反流性胃炎；腹部 B 超示肝、胆、胰、脾、肾未见异常。

西医诊断：

主要诊断：尿路感染。

其他诊断：胆汁反流性胃炎；冠心病心肌缺血。

中医诊断：

主要诊断：淋证。

其他诊断：烧心；胃脘痛；口苦；心悸；喘证；水肿。

依据本案例的四诊症状和体征，对其进行辨证论治的过程分析，具体步骤和结果见

表 6–9–12–1 和表 6–9–12–2。

**表 6–9–12–1　四诊症状和体征的脏腑及气血阴阳归属定位分析（案例 12）**

| 脏腑及气血阴阳 | | 四诊症状和体征 |
|---|---|---|
| 五脏 | 心 | 主血脉：心慌；汗：汗多 |
| | 脾 | 黄：面色淡黄；四肢：双手胀肿，下肢无力；口：口苦，口干，口涩；唇：口唇发紫 |
| | 肝 | — |
| | 肾 | 主水：下肢浮肿；发：头发斑白、稀疏 |
| | 肺 | 主气：气短，喘；主通调水道：面目浮肿 |
| 五腑 | 小肠 | — |
| | 胃 | 主和降：烧心，胃痛 |
| | 胆 | — |
| | 膀胱 | 小便频急、胀坠、黄热 |
| | 大肠 | 主传导：便秘 |
| 气血阴阳 | 气 | 乏力 |
| | 血 | — |
| | 阴 | — |
| | 阳 | — |

**表 6–9–12–2　中医四态五阶段辨证分析（案例 12）**

| | | | | | | | | | |
|---|---|---|---|---|---|---|---|---|---|
| 隐态系统 | 隐性病变 | 舌质淡红尖红，苔边尖少、中后白薄微黄，脉弦细 | | | | | | | |
| | 显性病变 | 小便频急、胀坠、黄热 | 乏力 | 胃痛 | 心慌，乏力 | 乏力 | 气短，喘乏力 | 口苦，口涩 | 便秘 |
| 显态系统 | 隐性病变 | — | 面色淡黄，下肢无力 | 烧心，口干，口唇发紫 | — | 头发斑白 | — | — | —— |
| | 显性病变 | — | 双手胀肿 | — | 汗多 | 头发稀疏，下肢浮肿 | 面目浮肿 | — | — |
| 证候群 | | 膀胱湿热下注 | 脾气虚，脾失运化，水湿内停 | 胃火旺盛，胃有瘀血 | 心气虚 | 肾气虚 | 肺气虚，肺失宣降，肾不纳气 | 肝气虚 | 大肠津亏 |
| 治法 | | 清热利湿 | 补中益气，健脾化湿，养荣 | 清胃化瘀 | 补心气，敛汗 | 补肾气，利水消肿，乌发 | 补肺气，宣肺利水，纳气平喘 | 补肝气，强肝泄 | 润肠通便 |
| 对应方剂或药物 | | 八正散 | 四君子汤，五苓散，小建中汤 | 玉女煎，金铃子散，丹参 | 牡蛎散 | 济生肾气丸，何首乌 | 四君子汤，苏子降气汤，五皮饮 | 酸味补肝汤 | 麻子仁丸 |

## 精准论治

### 1. 方剂与证候的对应分析

本患者的主要证候为膀胱湿热下注，兼见脾气虚、水湿内停、胃火旺盛、胃有瘀血、心气虚、肾气虚、肺气虚、肾不纳气、肝气虚、大肠津亏证候。选用八正散清热利湿以治疗膀胱湿热下注出现的“小便频急、胀坠、黄热”；脾气虚、水湿内盛出现的“乏力、面色淡黄、下肢无力、双手胀肿”选用四君子汤、五苓散合小建中汤以补中益气、健脾化湿、养荣；胃火旺盛、胃有瘀血出现的“胃痛、烧心、口干、口唇发紫”选用玉女煎合金铃子散加丹参以清胃化瘀；“心慌、乏力、汗多”为心气虚的表现，选用牡蛎散以补心气敛汗；济生肾气丸补肾气、利水消肿以治疗肾气虚出现的“下肢浮肿、乏力”；肺气虚、肾不纳气出现的“气短、喘、乏力、面目浮肿”选用四君子汤合苏子降气汤、五皮饮以补肺气、宣肺利水、纳气平喘；针对“口苦、口涩”选用酸味补肝汤以补肝气、强肝泄；麻子仁丸润肠通便以治疗大肠津亏出现的“便秘”。

### 2. 药物与疾病、证候、症状的对应分析

在“方证”对应的基础上，最终目的是实现药物“对病、对证、对症”的精准对应。本案例证候与方剂的精准对应关系具体见表 6–9–12–3。

**表 6–9–12–3　证候与方剂的精准对应关系（案例 12）**

| 证候 | | 方剂 | 药物 |
|---|---|---|---|
| 主要证候 | 膀胱湿热下注 | 八正散 | 车前子，瞿麦，萹蓄，滑石，栀子，大黄，木通，甘草 |
| 其他证候 | 脾气虚，脾失运化 | 四君子汤 | 党参，白术，茯苓，炙甘草 |
| | | 小建中汤 | 桂枝，白芍，饴糖，炙甘草 |
| | 水湿内停 | 五苓散 | 桂枝，茯苓，猪苓，白术，泽泻 |
| | 胃火旺盛 | 玉女煎 | 熟地黄，石膏，知母，麦冬，川牛膝 |
| | 胃有瘀血 | 金铃子散 + 丹参 | 延胡索，川楝子，丹参 |
| | 心气虚 | 牡蛎散 | 煅牡蛎，黄芪，麻黄根，浮小麦 |
| | 肾气虚 | 济生肾气丸 | 车前子，川牛膝，附子，肉桂，熟地黄，山药，山茱萸，茯苓，泽泻，牡丹皮 |
| | 肺气虚 | 四君子汤 | 党参，白术，茯苓，炙甘草 |
| | 肺失宣降 | 五皮饮 | 陈皮，生姜皮，茯苓皮，大腹皮，桑白皮 |
| | 肾不纳气 | 苏子降气汤 | 紫苏子，半夏，当归，前胡，厚朴，肉桂，陈皮，甘草 |
| | 大肠津亏 | 麻子仁丸 | 麻子仁，芍药，枳实，大黄，厚朴，杏仁 |
| | 肝气虚 | 酸味补肝汤 | 白芍，山楂，木瓜，香橼，乌梅，川牛膝，赤小豆，五味子，山茱萸，栀子，山药，甘草 |

依据上表中方剂和药物的基本信息，筛选本案例治疗过程中每个具体症状所要对应的具体药物，结果见表 6–9–12–4。

**表 6–9–12–4 症状与药物的精准对应关系（案例 12）**

| 症状 | 药物 |
|---|---|
| 小便频急、胀坠、黄热 | 瞿麦，萹蓄，滑石，栀子，车前子，大黄，木通 |
| 烧心，口干 | 知母，麦冬，川牛膝，栀子 |
| 胃痛 | 延胡索，丹参 |
| 口苦，口涩 | 白芍，乌梅，山茱萸，川牛膝，栀子 |
| 心慌 | 牡蛎，茯苓，丹参 |
| 气短，喘 | 党参，紫苏子，肉桂，山茱萸 |
| 下肢无力，乏力 | 党参 |
| 汗多 | 煅牡蛎 |
| 面色淡黄 | 桂枝，白芍，饴糖，炙甘草 |
| 面目浮肿 | 生姜皮，茯苓皮，桑白皮 |
| 口唇发紫 | 丹参，川牛膝 |
| 双手胀肿 | 桂枝，茯苓，白术 |
| 下肢浮肿 | 车前子，附子，肉桂，山茱萸，茯苓 |
| 便秘 | 火麻仁，白芍，大黄，麦冬 |

根据上表信息对本案例的处方用药进行分析，可以得出：膀胱湿热下注出现的“小便频急、胀坠、热黄”选用瞿麦、萹蓄、滑石、栀子、车前子、大黄、木通以清利膀胱湿热；知母、麦冬、川牛膝、栀子清胃降火以治疗胃火旺盛出现的“烧心、口干”；延胡索、丹参通络止痛以治疗“胃痛”；针对肝气虚出现的“口苦、口涩”选用白芍、乌梅、山茱萸、川牛膝、栀子以补肝气、强肝泄；牡蛎、茯苓、丹参养心以治疗“心慌”；肺气虚出现的“气短、喘”选用党参、紫苏子、肉桂、山茱萸以补肺气、纳气平喘；党参益气以治疗脾气虚出现的“下肢无力、乏力”；针对“汗多”选用煅牡蛎以收敛止汗；桂枝、白芍、饴糖、炙甘草健脾养荣以治疗“面色淡黄”；生姜皮、茯苓皮、桑白皮宣肺利水以治疗“面目浮肿”；胃有瘀血出现的“口唇发紫”选用丹参、川牛膝以活血化瘀；桂枝、茯苓、白术健脾化湿以治疗“双手胀肿”；肾气虚出现的“下肢浮肿”选用车前子、附子、肉桂、山茱萸、茯苓以补肾气、利水消肿；火麻仁、白芍、大黄、麦冬润肠通便以治疗“便秘”。

从药物与疾病对应关系的角度来分析，本案例冠心病心肌缺血可选用的药物为丹参、三七，慢性胆汁反流性胃炎可选用的药物为白芍、乌梅、川牛膝、山茱萸、栀子，诸药合用以增强疗效。

### 3. 一药治疗“多病、多证、多症”的对应分析

依据“方证对应”与“药症对应”的分析，本案例一药对应“多病、多证、多症”的归纳总结如下，具体见表 6–9–12–5。

表 6-9-12-5　一药对应“多病、多证、多症”分析表（案例 12）

| 药物 | 症状与疾病 |
| --- | --- |
| 栀子 | 小便频急、胀坠、热黄，烧心，口干，口苦，口涩 |
| 车前子 | 小便频急、胀坠、热黄，下肢浮肿 |
| 大黄 | 小便频急、胀坠、热黄，便秘 |
| 川牛膝 | 烧心，口干，口苦，口涩，口唇发紫 |
| 山茱萸 | 口苦，口涩，气短，喘，下肢浮肿 |
| 麦冬 | 烧心，口干，便秘 |
| 丹参 | 胃痛，心慌，口唇发紫，冠心病心肌缺血 |
| 牡蛎 | 心慌，汗多 |
| 白芍 | 口苦，口涩，面色淡黄，便秘 |
| 茯苓 | 心慌，面目浮肿，双手胀肿，下肢浮肿 |
| 党参 | 气短，喘，下肢无力，乏力 |
| 肉桂 | 气短，喘，下肢浮肿 |
| 桂枝 | 面色淡黄，双手胀肿 |
| 丹参，三七 | 冠心病心肌缺血 |
| 白芍，乌梅．川牛膝，山茱萸，栀子 | 慢性胆汁反流性胃炎 |

**4. 处方**

由于患者有肝气虚所表现出的“口苦、口涩”；熟地黄滋腻碍胃，用后会加重患者的病情，故没有选用；心气虚出现的“汗多”从牡蛎散中选取煅牡蛎以收敛止汗，药力足够，其他药物没有选用；脾气虚湿盛出现的“双手胀肿”从五苓散中选取桂枝、茯苓、白术以健脾化湿，效用足够，其他药物弃而不用；患者没有明显的腹部胀大及腹水的表现，故五皮饮中的陈皮、大腹皮等药物没有选用；针对“口苦、口涩”从酸味补肝汤中选取白芍、乌梅、山茱萸、川牛膝、栀子以补肝气、强肝泄，药力足够，其他药物删而不用；养心汤中的黄芪、当归、川芎、法半夏、柏子仁、酸枣仁、远志、五味子和济生肾气丸中的山药、泽泻、牡丹皮等药物由于没有与之相对应的症状，故弃而不用。

最后，进一步考虑“三因制宜”的原则，本案例的治疗用药如下。

处方：瞿麦 30 克，萹蓄 30 克，滑石 60 克，炒栀子 15 克，车前子 15 克，大黄 6 克，木通 6 克，知母 10 克，麦冬 10 克，川牛膝 10 克，延胡索 10 克，炒白芍 10 克，山茱萸 10 克，牡蛎 60 克，茯苓 10 克，丹参 10 克，党参 10 克，苏子 10 克，肉桂 3 克，桑白皮 10 克，炒白术 10 克，制附子 3 克，火麻仁 10 克，三七 10 克，炙甘草 6 克。方中三七可研末冲服，也可打碎入煎剂，滑石宜包煎，附子、牡蛎宜先煎，水煎服。由于方中有滑石、牡蛎，故煎煮后需沉淀 20 分钟后再服用。

**5. 病因与病机演变分析**

本案例患者由于有长期晨起过量饮水及吃碱性食品的生活习惯，导致膀胱气化不利，出现膀胱湿热。心肾功能减退，出现心肾气虚。脾胃的运化能力减退，出现脾气虚、湿邪内盛；胃脘气机不畅，日久影响胃络血行，出现胃有瘀血；饮食滞而不化，郁而化火，出现胃火旺盛。心脾肾虚弱，累及肝脏和肺脏，出现肝气虚、肺气虚。胃火旺盛，伤及胃肠道津液，加之肺气虚，肺失肃降，出现大肠津亏、传导不利。具体见图6–9–12–1。

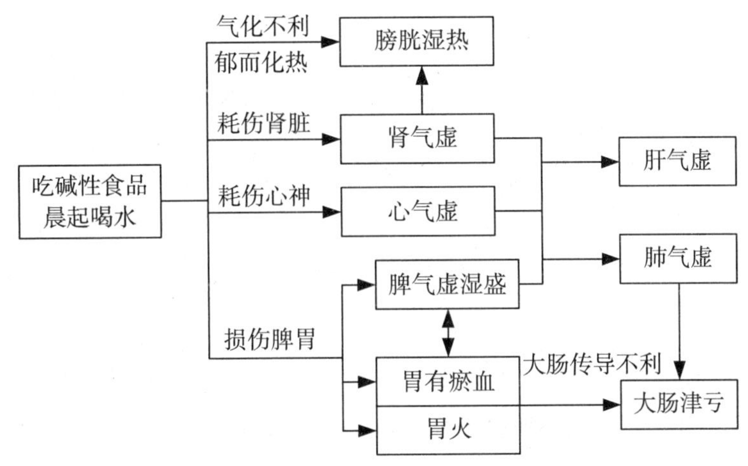


**图 6–9–12–1　病因病机演变过程图（案例 12）**

由上可得，本患者的病证以膀胱湿热下注为主。膀胱湿热下注，则见“小便频急、胀坠、黄热”。脾气虚，气血化生不足，机体失于荣养，则见“面色淡黄、下肢无力、乏力”；脾主运化水湿的功能减退，水湿内停，则见“双手胀肿”。胃火旺盛，津液被耗，则见“烧心、口干”；“口唇发紫、胃痛”为胃有瘀血的表现。心气虚，心失所养，则见“心慌”；津液失于固摄，则见“汗多、乏力”。肾气虚，肾主水的功能减退，下焦水液代谢不利，则见“下肢浮肿、乏力”。肺气虚，肺主气司呼吸的功能减退，则见“气短、喘、乏力”；肺主通调水道的功能减退，上焦水液代谢不利，则见“面目浮肿”。肝气虚，肝失疏泄，胆汁排泄不利，上逆于胃，承于口，则见“口苦、口涩”。大肠津亏，传导不利，则见“便秘”。

本案例涉及心、肝、脾、肺、肾五个脏和膀胱、胃、大肠三个腑，属于“五脏同病”，具体见图 6–9–12–2。

**6. 证候的寒热虚实性质分析**

本患者的病证存在“虚实夹杂”的特点。“虚”包括气虚和津亏，气虚有脾气虚、心气虚、肾气虚、肺气虚和肝气虚，津亏表现于大肠；“实”包括膀胱湿热、水湿内盛、胃火旺盛和胃有瘀血。

**7. 辨证施膳与禁忌分析**

本患者应戒掉晨起过量饮水及吃碱性食品的生活习惯，饮食宜清淡为主，适当摄入酸味或酸甜味的食品，进行适度有氧运动。

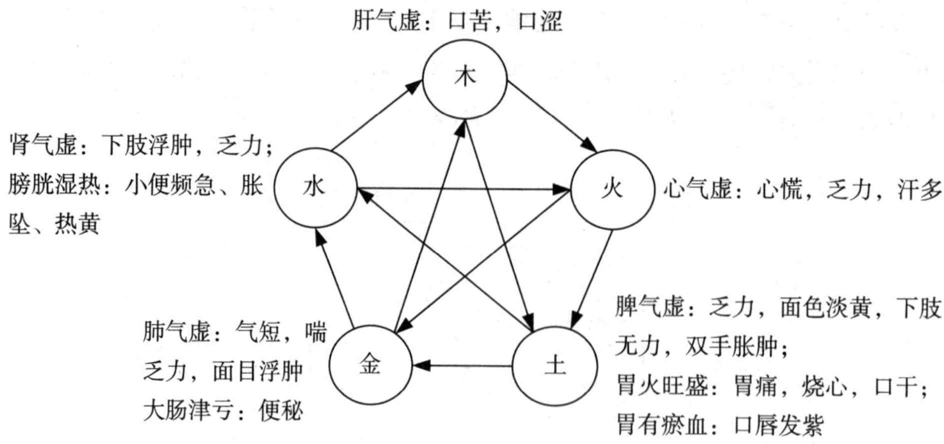


**图 6-9-12-2　五行 - 五脏 - 疾病分析图（案例 12）**

**8. 预后分析**

本案例由膀胱湿热引起的“小便频急、胀坠、热黄”淋证经过 1 周左右可以收到显著的临床效果，但其冠心病心肌缺血则需要长期调养和不间断的治疗其他病证则需要 1 ～ 2 个月的治疗。

# 第七章

# 胃腑常见证候的辨证论治路径和规律

## 第一节　胃腑常见证候的理法方药对应关系

胃腑常见证候有胃气虚、胃阴虚、胃阳虚等3个虚证，有胃脘气滞、寒饮停胃、寒滞胃脘、胃热炽盛、食滞胃脘、胃脘瘀血、胃脘湿热、胃脘寒湿等8个实证。这些证候的四诊症状和体征的定性问题，以及对应的治法、方剂和药物，分析如下。

### 一、胃气虚

#### （一）胃气虚证候四诊症状和体征的定性

食少，胃脘胀闷，或隐痛或痞胀，按之觉舒，或得食痛缓，或食后胀甚，乏力，舌质淡，苔薄白，脉弱。

#### （二）胃气虚证候的理法方药对应关系

胃气虚证候的理法方药对应关系，具体见表7-1-1。

**表7-1-1　胃气虚证候的理法方药对应关系**

| 功能 | 症状和体征 | 治法 | 方剂 | 药物 |
|---|---|---|---|---|
| 主受纳，腐熟水谷 | 食少 | 益气养胃 | 四君子汤 | 党参，白术，茯苓，甘草 |
| 主和降 | 胃脘胀闷，或隐痛或痞胀，按之觉舒，或得食痛缓，或食后胀甚 | 益气和胃，理气 | 保和丸 | 半夏，陈皮，茯苓，山楂，神曲，莱菔子，连翘，甘草 |
| 其他 | 乏力 | 益气 | 四君子汤 | 党参，白术，茯苓，甘草 |

## 二、胃阴虚

### （一）胃阴虚证候四诊症状和体征的定性

饥不欲食，胃脘嘈杂，或胀闷，或痞胀不舒，隐隐灼痛，干呕，呃逆，口燥，或口唇发红，舌红少苔乏津，脉细数。

### （二）胃阴虚证候的理法方药对应关系

胃阴虚证候的理法方药对应关系，具体见表 7–1–2。

**表 7–1–2　胃阴虚证候的理法方药对应关系**

| 功能 | 症状和体征 | 治法 | 方剂 | 药物 |
|---|---|---|---|---|
| 主受纳，腐熟水谷 | 饥不欲食 | 养阴和胃 | 益胃汤 | 沙参，麦冬，生地黄，玉竹，冰糖 |
| 主和降 | 胃脘嘈杂 | 养阴和胃 | 益胃汤 | 沙参，麦冬，生地黄，玉竹，冰糖 |
| | 胃脘胀闷或痞胀 | 理气和胃祛痞 | 枳术丸 | 枳实，白术 |
| | 胃脘隐隐灼痛 | 养阴和胃 | 玉女煎 | 石膏，知母，麦冬 |
| | 干呕 | 和胃降逆止呕 | 麦门冬汤 | 麦冬，半夏 |
| | 呃逆 | 降逆止呃 | 橘皮竹茹汤 | 橘皮，竹茹 |
| 其他 | 口燥 | 养阴和胃生津 | 玉液汤 | 知母，葛根，天花粉，五味子 |
| | 口唇发红 | 清热 | 清胃散 | 黄连，石膏，升麻，生地黄，知母，牡丹皮 |

## 三、胃阳虚

### （一）胃阳虚证候四诊症状和体征的定性

泛吐清水，或夹有不消化食物，食少，胃胀，或脘痞，或胃脘发凉怕冷，或胃脘冷痛、绵绵不已、时发时止、喜温喜按，畏寒，舌淡胖嫩，脉沉迟无力。

### （二）胃阳虚证候的理法方药对应关系

胃阳虚证候的理法方药对应关系，具体见表 7–1–3。

**表 7–1–3　胃阳虚证候的理法方药对应关系**

| 功能 | 症状和体征 | 治法 | 方剂 | 药物 |
|---|---|---|---|---|
| 主受纳，腐熟水谷 | 泛吐清水 | 和胃降逆 | 理中丸 | 党参，白术，干姜，甘草 |
| | 食少或泛吐不消化食物 | 和胃消食 | 保和丸 | 山楂，神曲，甘草 |

续表

| 功能 | 症状和体征 | 治法 | 方剂 | 药物 |
| --- | --- | --- | --- | --- |
| 主和降 | 胃胀 | 理气和胃 | 保和丸 | 陈皮，莱菔子 |
| | 脘痞 | 理气和胃祛痞 | 枳术丸 | 枳实，白术 |
| 其他 | 胃脘发凉怕冷，畏寒 | 温胃散寒 | 理中丸 | 党参，白术，干姜，甘草 |
| | 胃脘冷痛、绵绵不已、时发时止、喜温喜按 | 温胃散寒止痛 | 附子理中丸 | 附子，党参，白术，茯苓，甘草 |

# 四、胃脘气滞

## （一）胃脘气滞证候四诊症状和体征的定性

胃脘胀满或疼痛、走窜不定、欲吐，嗳气、矢气后胀满或疼痛可缓解，苔厚，脉弦。

## （二）胃脘气滞证候的理法方药对应关系

胃脘气滞证候的理法方药对应关系，具体见表 7–1–4。

**表 7–1–4　胃脘气滞证候的理法方药对应关系**

| 功能 | 症状和体征 | 治法 | 方剂 | 药物 |
| --- | --- | --- | --- | --- |
| 主和降 | 胃脘胀满或疼痛、走窜不定，嗳气、矢气后胀满或疼痛可缓解 | 理气和胃 | 保和丸 | 半夏，陈皮，茯苓，山楂，神曲，莱菔子，连翘，甘草 |

# 五、寒饮停胃

## （一）寒饮停胃证候四诊症状和体征的定性

胃中有振水声，呕吐清水痰涎，口淡不渴，胃脘痞胀，眩晕，舌苔白滑，脉沉弦。

## （二）寒饮停胃证候的理法方药对应关系

寒饮停胃证候的理法方药对应关系，具体见表 7–1–5。

**表 7–1–5　寒饮停胃证候的理法方药对应关系**

| 功能 | 症状和体征 | 治法 | 方剂 | 药物 |
| --- | --- | --- | --- | --- |
| 主受纳，腐熟水谷 | 胃中有振水声 | 温胃化饮 | 苓桂术甘汤 | 茯苓，桂枝，白术，甘草 |

续表

| 功能 | 症状和体征 | 治法 | 方剂 | 药物 |
|---|---|---|---|---|
| 主和降 | 呕吐清水痰涎 | 温胃化饮，降逆止呕 | 小半夏汤＋苓桂术甘汤 | 半夏，茯苓，桂枝，白术 |
| | 胃脘痞胀 | 理气和胃祛痞 | 枳术丸 | 枳实，白术 |
| | 眩晕 | 温胃化饮 | 半夏白术天麻汤 | 半夏，陈皮，茯苓，白术，天麻 |
| 其他 | 口淡不渴 | 和胃化湿 | 平胃散 | 苍术，厚朴，陈皮，甘草 |

## 六、寒滞胃脘

### （一）寒滞胃脘证候四诊症状和体征的定性

胃脘冷痛、痛势暴急、遇寒加剧、得温则减，口淡不渴，恶心，呕吐，舌苔白润，脉弦紧或沉紧。

### （二）寒滞胃脘证候的理法方药对应关系

寒滞胃脘证候的理法方药对应关系，具体见表 7–1–6。

**表 7–1–6　寒滞胃脘证候的理法方药对应关系**

| 功能 | 症状和体征 | 治法 | 方剂 | 药物 |
|---|---|---|---|---|
| 主和降 | 恶心 | 和胃降逆 | 小半夏汤 | 生姜，半夏 |
| | 呕吐 | 散寒和胃，降逆止呕 | 吴茱萸汤 | 吴茱萸，生姜 |
| 其他 | 口淡不渴 | 和胃化湿 | 平胃散 | 苍术，厚朴，陈皮，甘草 |
| | 胃脘冷痛、痛势暴急、遇寒加剧、得温则减 | 温胃散寒止痛 | 附子理中丸 | 附子，白术，干姜，甘草 |

## 七、胃热炽盛

### （一）胃热炽盛证候四诊症状和体征的定性

消谷善饥，胃脘发热或烧灼感，或伴疼痛、拒按，或口有发热、冒火感或出热气，渴喜冷饮，或口唇发红，口臭，牙龈肿痛溃烂，齿衄，舌红苔黄，脉滑数。

### （二）胃热炽盛证候的理法方药对应关系

胃热炽盛证候的理法方药对应关系，具体见表 7–1–7。

表 7-1-7 胃热炽盛证候的理法方药对应关系

| 功能 | 症状和体征 | 治法 | 方剂 | 药物 |
| --- | --- | --- | --- | --- |
| 主受纳，腐熟水谷 | 消谷善饥 | 清胃泻火 | 清胃散 | 黄连，石膏，升麻，生地黄，牡丹皮 |
| 主和降 | 胃脘发热或灼热，或疼痛拒按，或口有发热、冒火感或出热气，口臭 | 清胃泻火 | 清胃散 | 黄连，石膏，升麻，生地黄，牡丹皮 |
| 其他 | 渴喜冷饮，牙龈肿痛溃烂，齿衄 | 清胃泻火 | 清胃散 | 黄连，石膏，升麻，生地黄，牡丹皮 |
| | 口唇发红 | 清热 | 清胃散 | 黄连，石膏，升麻，生地黄，知母，牡丹皮 |

## 八、食滞胃脘

### （一）食滞胃脘证候四诊症状和体征的定性

胃脘胀满疼痛、拒按，嗳腐吞酸，呕吐酸馊食物、吐后胀痛得减，厌食，舌苔厚腻，脉滑或沉实。

### （二）食滞胃脘证候的理法方药对应关系

食滞胃脘证候的理法方药对应关系，具体见表 7-1-8。

表 7-1-8 食滞胃脘证候的理法方药对应关系

| 功能 | 症状和体征 | 治法 | 方剂 | 药物 |
| --- | --- | --- | --- | --- |
| 主受纳，腐熟水谷 | 厌食 | 消食和胃 | 保和丸 | 山楂，神曲，莱菔子，半夏，茯苓，陈皮，连翘 |
| 主和降 | 胃脘胀满疼痛、拒按，嗳腐吞酸 | 消食和胃 | 保和丸 | 山楂，神曲，莱菔子，半夏，茯苓，陈皮，连翘 |
| | 呕吐酸馊食物、吐后，胀痛得减 | 消食和胃 | 保和丸 | 山楂，神曲，莱菔子，半夏，茯苓，陈皮，连翘 |

## 九、胃脘瘀血

### （一）胃脘瘀血证候四诊症状和体征的定性

胃脘疼痛固定不移或刺痛或绞痛，伴口唇发紫或紫暗，舌质淡或暗、紫暗或有瘀血点、瘀血斑，脉弦。

### （二）胃脘瘀血证候的理法方药对应关系

胃脘瘀血证候的理法方药对应关系，具体见表 7–1–9。

表 7–1–9　胃脘瘀血证候的理法方药对应关系

| 功能 | 症状和体征 | 治法 | 方剂 | 药物 |
| --- | --- | --- | --- | --- |
| 其他 | 胃脘疼痛固定不移或刺痛或绞痛 | 和胃活血，化瘀止痛 | 丹参饮 + 失笑散 | 丹参，檀香，蒲黄，五灵脂 |
| | 口唇发紫或紫暗 | 和胃活血化瘀 | 丹参饮 | 丹参，檀香 |

## 十、胃脘湿热

### （一）胃脘湿热证候四诊症状和体征的定性

胃脘胀闷，恶心欲呕，或厌食油腻，口唇发红，舌质红，苔黄腻，脉濡数或滑数。

### （二）胃脘湿热证候的理法方药对应关系

胃脘湿热证候的理法方药对应关系，具体见表 7–1–10。

表 7–1–10　胃脘湿热证候的理法方药对应关系

| 功能 | 症状和体征 | 治法 | 方剂 | 药物 |
| --- | --- | --- | --- | --- |
| 主受纳，腐熟水谷 | 厌食油腻 | 清热燥湿和胃 | 平胃散 + 黄芩，黄连 | 苍术，厚朴，陈皮，甘草，黄芩，黄连 |
| 主和降 | 胃脘胀闷 | 清热燥湿，理气和胃 | 平胃散 + 黄芩，黄连 | 苍术，厚朴，陈皮，甘草，黄芩，黄连 |
| | 恶心欲呕 | 清热燥湿，和胃降逆 | 黄连温胆汤 | 黄连，半夏，陈皮，茯苓，竹茹，枳实，甘草 |
| 其他 | 口唇发红 | 清热 | 清胃散 | 黄连，石膏，升麻，生地黄，知母，牡丹皮 |

## 十一、胃脘寒湿

### （一）胃脘寒湿证候四诊症状和体征的定性

胃脘胀闷，泛恶欲呕，或厌食油腻，舌体淡胖，舌苔白滑或白腻，脉濡缓或沉细。

### （二）胃脘寒湿证候的理法方药对应关系

胃脘寒湿证候的理法方药对应关系，具体见表 7–1–11。

**表 7-1-11 胃脘寒湿证候的理法方药对应关系**

| 功能 | 症状和体征 | 治法 | 方剂 | 药物 |
|---|---|---|---|---|
| 主受纳腐熟水谷 | 厌食油腻 | 和胃降逆 | 平胃散 + 小半夏汤 | 苍术，厚朴，陈皮，甘草，生姜，半夏 |
| 主和降 | 胃脘胀闷 | 温胃理气 | 平胃散 + 理中丸 | 苍术，厚朴，陈皮，甘草，党参，白术，干姜 |
| | 泛恶欲呕 | 和胃降逆 | 平胃散 + 小半夏汤 | 苍术，厚朴，陈皮，甘草，生姜，半夏 |

## 十二、胃腑常见证候小结

总结以上胃腑常见证候临床出现的一般症状和体征，在功能紊乱方面表现出的有食少，饥不欲食，消谷善饥，厌食，厌食油腻，胃脘胀闷或隐痛或痞胀，按之觉舒，或得食痛缓，或食后胀甚，胃脘胀满或疼痛、走窜不定，胃脘嘈杂，胃脘隐隐灼痛，胃中有振水声，胃脘痞胀，嗳气，欲吐，或呕吐夹有不消化食物，干呕，呕吐，恶心，呃逆，泛吐清水，恶心欲呕，呕吐清水痰涎，胃脘发热或灼热，或疼痛拒按，或口有发热、冒火感或出热气，口臭，胃脘胀满疼痛、拒按，嗳腐吞酸，呕吐酸馊食物，吐后胀痛得减，眩晕等 33 个。

胃腑证候在气血阴阳方面表现出的症状和体征有乏力，口燥，胃脘发凉怕冷，畏寒，或胃脘冷痛、绵绵不已、时发时止、喜温喜按，口淡不渴，胃脘冷痛、痛势暴急、遇寒加剧、得温则减，渴喜冷饮，牙龈肿痛溃烂，齿衄，口唇发红，胃脘疼痛固定不移或刺痛或绞痛，口唇发紫或紫暗等 16 个。

胃腑常见证候对应的方剂有四君子汤、保和丸、理中丸、益胃汤、清胃散、小半夏汤、苓桂术甘汤、玉女煎、枳术丸、麦门冬汤、吴茱萸汤、黄连温胆汤、橘皮竹茹汤、半夏白术天麻汤、玉液汤、附子理中丸、丹参饮、失笑散等 18 个。

汇总胃腑常见证候的理法方药对应关系，具体见表 7-1-12。

**表 7-1-12 胃腑常见证候的理法方药对应关系表**

| 胃腑功能 | | 症状和体征 | 治法 | 方剂 | 药物 |
|---|---|---|---|---|---|
| 功能 | 主受纳腐熟水谷 | 食少，或呕吐夹有不消化食物 | 益气养胃（胃气虚） | 四君子汤 | 党参，白术，茯苓，甘草 |
| | | | 养阴和胃（胃阴虚） | 益胃汤 | 沙参，麦冬，生地黄，玉竹，冰糖 |
| | | | 和胃消食（胃阳虚） | 保和丸 | 山楂，神曲，甘草 |
| | | 泛吐清水 | 和胃降逆（胃阳虚） | 理中丸 | 党参，白术，干姜，甘草 |
| | | 饥不欲食 | 养阴和胃（胃阴虚） | 益胃汤 | 沙参，麦冬，生地黄，玉竹，冰糖 |
| | | 消谷善饥 | 清胃泻火（胃热） | 清胃散 | 黄连，石膏，升麻，生地黄，牡丹皮 |

续表

| 胃腑功能 | | 症状和体征 | 治法 | 方剂 | 药物 |
|---|---|---|---|---|---|
| 功能 | 主受纳腐熟水谷 | 厌食 | 消食和胃（食滞） | 保和丸 | 山楂，神曲，莱菔子，半夏，茯苓，陈皮，连翘 |
| | | 厌食油腻 | 清热燥湿和胃（湿热） | 平胃散＋黄芩，黄连 | 苍术，厚朴，陈皮，甘草，黄芩，黄连 |
| | | | 和胃降逆（寒湿） | 平胃散＋小半夏汤 | 苍术，厚朴，陈皮，甘草，生姜，半夏 |
| | | 胃中有振水声 | 温胃化饮（寒饮） | 苓桂术甘汤 | 茯苓，桂枝，白术，甘草 |
| | 主降浊 | 胃脘胀闷，或隐痛或痞胀，按之觉舒，或得食痛缓，或食后胀甚 | 益气和胃，理气（胃气虚） | 保和丸 | 半夏，陈皮，茯苓，山楂，神曲，莱菔子，连翘，甘草 |
| | | 胃脘胀满或疼痛，走窜不定，嗳气、矢气后胀满或疼痛可缓解 | 理气和胃（气滞） | 保和丸 | 半夏，陈皮，茯苓，山楂，神曲，莱菔子，连翘，甘草 |
| | | 胃脘嘈杂 | 养阴和胃（胃阴虚） | 益胃汤 | 沙参，麦冬，生地黄，玉竹，冰糖 |
| | | 胃脘隐隐灼痛 | 养阴和胃（胃阴虚） | 玉女煎 | 石膏，知母，麦冬 |
| | | 胃胀（脘痞） | 理气和胃祛痞（寒饮、阴虚、阳虚） | 枳术丸 | 枳实，白术 |
| | | | 理气和胃（胃阳虚） | 保和丸 | 陈皮，莱菔子 |
| | | | 清热燥湿，理气和胃（湿热） | 平胃散＋黄芩，黄连 | 苍术，厚朴，陈皮，甘草，黄芩，黄连 |
| | | | 温胃理气（寒湿） | 平胃散＋理中丸 | 苍术，厚朴，陈皮，甘草，党参，白术，干姜 |
| | | 胃脘发热或灼热，或疼痛拒按，或口有发热、冒火感或出热气，口臭 | 清胃泻火（胃热） | 清胃散 | 黄连，石膏，升麻，生地黄，牡丹皮 |
| | | 胃脘胀满疼痛、拒按，嗳腐吞酸 | 消食和胃（食滞） | 保和丸 | 山楂，神曲，莱菔子，半夏，茯苓，陈皮，连翘 |
| | | 呕吐 | 和胃降逆止呕（胃阴虚） | 麦门冬汤 | 麦冬，半夏 |
| | | | 散寒和胃，降逆止呕（寒滞） | 吴茱萸汤 | 吴茱萸，生姜 |
| | | | 降逆和胃止呕（气滞） | 小半夏汤 | 生姜，半夏 |
| | | | 清热燥湿，和胃降逆（湿热） | 黄连温胆汤 | 黄连，半夏，陈皮，茯苓，竹茹，枳实，甘草 |
| | | | 和胃降逆（寒湿） | 平胃散＋小半夏汤 | 苍术，厚朴，陈皮，甘草，生姜，半夏 |
| | | | 消食和胃（食滞） | 保和丸 | 山楂，神曲，莱菔子，半夏，茯苓，陈皮，连翘 |

续表

| 胃腑功能 | | 症状和体征 | 治法 | 方剂 | 药物 |
|---|---|---|---|---|---|
| 功能 | 主降浊 | 呕吐清水或痰涎 | 和胃降逆（胃阳虚） | 理中丸 | 党参，白术，干姜，甘草 |
| | | | 温胃化饮，降逆止呕（寒饮） | 小半夏汤+苓桂术甘汤 | 半夏，茯苓，桂枝，白术 |
| | | 恶心 | 清热燥湿，和胃降逆（湿热） | 黄连温胆汤 | 黄连，半夏，陈皮，茯苓，竹茹，枳实，甘草 |
| | | | 和胃降逆（寒湿） | 平胃散+小半夏汤 | 苍术，厚朴，陈皮，甘草，生姜，半夏 |
| | | | 和胃降逆（寒滞） | 小半夏汤 | 生姜，半夏 |
| | | 呃逆 | 降逆止呃（胃阴虚） | 橘皮竹茹汤 | 橘皮，竹茹 |
| | | 眩晕 | 温胃化饮（寒饮） | 半夏白术天麻汤 | 半夏，陈皮，茯苓，白术，天麻 |
| 其他 | 气虚 | 乏力 | 益气 | 四君子汤 | 党参，白术，茯苓，甘草 |
| | 阴虚 | 口燥 | 养阴和胃生津 | 玉液汤 | 知母，葛根，天花粉，五味子 |
| | 阳虚 | 胃脘发凉怕冷，畏寒 | 温胃散寒 | 理中丸 | 党参，白术，干姜，甘草 |
| | | 或胃脘冷痛、绵绵不已、时发时止、喜温喜按 | 温胃散寒止痛 | 附子理中丸 | 附子，党参，白术，茯苓，甘草 |
| | 寒盛 | 口淡不渴 | 和胃化湿 | 平胃散 | 苍术，厚朴，陈皮，甘草 |
| | | 胃脘冷痛、痛势暴急、遇寒加剧、得温则减 | 温胃散寒止痛 | 附子理中丸 | 附子，白术，干姜甘草 |
| | 热盛 | 渴喜冷饮，齿衄，牙龈肿痛溃烂 | 清胃泻火 | 清胃散 | 黄连，石膏，升麻，生地黄，牡丹皮 |
| | | 口唇发红 | 清热 | 清胃散 | 黄连，石膏，升麻，生地黄，知母，牡丹皮 |
| | 瘀血 | 胃脘疼痛固定不移或刺痛或绞痛 | 和胃活血化瘀止痛 | 丹参饮+失笑散 | 丹参，檀香<br>蒲黄，五灵脂 |
| | | 口唇发紫或紫暗 | 和胃活血化瘀 | 丹参饮 | 丹参，檀香 |

## 第二节　以胃气虚为主证的案例

胃气虚证候多会累及其他脏腑出现虚弱的证候，本节分析以胃气虚为主证的辨证论治过程，具体见案例 1 和案例 2。

## 案例 1

食少为胃腑常见的病证，多由饮食不节诱发，容易累及其他的脏腑而出现相应的病证。本案例是以胃气虚为主要证候，同时伴有胃脘气滞、胃气上逆、脾胃湿热、胃有瘀血、脾阳虚、肺气虚、痰热壅肺、心阳虚证候出现。

王某，男，36 岁，初诊时间为 2007 年 10 月 3 日。

主诉：食少且食后胃脘不适 2 年余，经常出现恶心、呕吐，近日加重。

现病史：患者 2 年前无明显诱因出现食少且食后胃脘不适，经常出现恶心呕吐，近日加重。另伴有厌食油腻明显、咽喉不适、口臭、胃胀、消瘦、心慌、胸闷、憋气、咳嗽、吐痰黏厚黄、乏力、畏寒、面色淡黄、口唇发紫、手足发凉、手足心汗多、下肢无力。睡眠多梦易醒，腹泻，小便调。舌质淡红白、尖赤，苔白厚微黄，脉弦。

检查：心率为 70 次 / 分钟；血压为 136/98 mmHg；胃镜示慢性胃炎伴胆汁反流、糜烂、萎缩；腹部 B 超示肝、胆、胰、脾、肾未见异常。

西医诊断：慢性胃炎伴胆汁反流、糜烂、萎缩，胃肠动力不足。

中医诊断：主要诊断：食少，呕吐。

其他诊断：心悸；胸痹；咳嗽；汗证；泄泻。

依据本案例的四诊症状和体征，对其进行辨证论治的过程分析，具体步骤和结果见表 7–2–1–1 和表 7–2–1–2。

**表 7–2–1–1　四诊症状和体征的脏腑及气血阴阳归属定位分析（案例 1）**

| 脏腑及气血阴阳 | | 四诊症状和体征 |
|---|---|---|
| 五脏 | 心 | 主血脉：心慌；主神：多梦易醒；汗：手足心汗多 |
| | 脾 | 主运化：腹泻；肌肉：消瘦；黄色：面色淡黄；四肢：手足发凉，下肢无力；唇：口唇发紫；口：口臭 |
| | 肝 | — |
| | 肾 | — |
| | 肺 | 主宣发、肃降：胸闷，憋气，咳嗽，吐痰黏厚黄；咽喉：咽喉不适 |
| 五腑 | 小肠 | — |
| | 胃 | 主受纳：食少，厌食油腻；主和降：胃胀，呕吐，恶心 |
| | 胆 | — |
| | 膀胱 | — |
| | 大肠 | — |
| 气血阴阳 | 气 | 乏力 |
| | 血 | — |
| | 阴 | — |
| | 阳 | 畏寒 |

表 7-2-1-2 中医四态五阶段辨证分析（案例 1）

| | | | | | | |
|---|---|---|---|---|---|---|
| 隐态系统 | 隐性病变 | 舌质淡红白、尖赤，苔白厚微黄，脉弦 | | | | |
| | 显性病变 | 食少，恶心，胃胀 | 厌食油腻 | 乏力，畏寒，腹泻 | 胸闷，憋气，咳嗽，乏力 | 心慌，多梦易醒，乏力，畏寒 |
| 显态系统 | 隐性病变 | 口唇发紫 | 口臭 | 面色淡黄，手足发凉，下肢无力 | 咽喉不适 | — |
| | 显性病变 | 呕吐 | — | 消瘦 | 吐痰黏厚黄 | 手足心汗多 |
| 证候群 | | 胃气虚，胃有瘀血，胃脘气滞，胃气上逆 | 脾胃湿热，胃失和降 | 脾阳虚，脾失运化 | 肺气虚，肺失宣降，痰热壅肺 | 心阳虚 |
| 治法 | | 益胃气，和胃消食，理气化瘀，止恶 | 清热化湿，和胃消食 | 温脾阳，助运化，祛寒止泻，养荣 | 补肺气，宣肺清热利咽，化痰止咳，宽胸顺气 | 补心阳，祛寒，安神，敛汗 |
| 对应方剂或药物 | | 保和丸，小半夏汤，丹参 | 平胃散，黄连，黄芩 | 附子理中丸，健脾丸，小建中汤 | 四君子汤，瓜蒌薤白半夏汤，桔梗汤，黄芩 | 养心汤，附子汤，牡蛎散 |

## 精准论治

### 1. 方剂与证候的对应分析

本患者的主要证候为胃气虚，兼见胃脘气滞、胃气上逆、脾胃湿热、胃有瘀血、脾阳虚、肺气虚、痰热壅肺、心阳虚证候，选用保和丸理气和胃消食以治疗胃气虚、胃脘气滞出现的“食少、胃胀”；小半夏汤功专和胃降逆止呕，用于治疗胃气上逆所致的“恶心、呕吐”；丹参活血化瘀以治疗胃有瘀血所表现出的“口唇发紫”；平胃散加黄芩、黄连可清热化湿、和胃消食，用以治疗脾胃湿热出现的“厌食油腻、口臭”；健脾丸、附子理中丸合小建中汤可温脾祛寒、渗湿止泻、健脾养荣，用以治疗脾阳虚所表现出的“腹泻、消瘦、面色淡黄、手足发凉、下肢无力、畏寒、乏力”；四君子汤补益肺气以治疗肺气虚所致的“胸闷、憋气、乏力”；瓜蒌薤白半夏汤合桔梗汤是针对痰热壅肺所致的“咳嗽、吐痰黏厚黄、咽喉不适”而设；养心汤、附子汤和牡蛎散适用于心阳虚所致的“心慌、多梦易醒、手足心汗多、畏寒、乏力”。

### 2. 药物与疾病、证候、症状的对应分析

在“方证”对应的基础上，还要进一步实现药物“对病、对证、对症”的精准对应。本案例证候与方剂的精准对应关系具体见表 7-2-1-3。

**表 7-2-1-3　证候与方剂的精准对应关系（案例 1）**

| 证候 | | 方剂 | 药物 |
|---|---|---|---|
| 主要证候 | 胃气虚 | 保和丸 | 神曲，山楂，半夏，茯苓，陈皮，连翘，莱菔子 |
| 其他证候 | 胃脘气滞 | — | 陈皮，莱菔子 |
| | 胃气上逆 | 小半夏汤 | 半夏，生姜 |
| | 胃有瘀血 | — | 丹参 |
| | 脾胃湿热内蕴 | 平胃散＋黄芩，黄连 | 苍术，厚朴，陈皮，甘草，黄芩，黄连 |
| | 脾阳虚 | 附子理中丸 | 附子，干姜，党参，白术，甘草 |
| | 脾失运化 | 健脾丸 | 白术，木香，黄连，甘草，茯苓，党参，神曲，陈皮，砂仁，麦芽，山楂，山药，肉豆蔻 |
| | | 小建中汤 | 桂枝，白芍，饴糖，炙甘草 |
| | 肺气虚 | 四君子汤 | 党参，白术，茯苓，甘草 |
| | 痰热壅肺 | 桔梗汤<br>瓜蒌薤白半夏汤 | 桔梗，甘草<br>瓜蒌，薤白，半夏，白酒 |
| | 心阳虚 | 养心汤 | 黄芪，茯苓，茯神，当归，川芎，炙甘草，法半夏，柏子仁，酸枣仁，远志，五味子，党参，肉桂 |
| | | 附子汤 | 附子，党参，白术，茯苓，白芍 |
| | | 牡蛎散 | 煅牡蛎，黄芪，麻黄根，浮小麦 |

依据上表中方剂和药物的基本信息，筛选本案例治疗过程中每个具体症状所要对应的具体药物，结果见表 7-2-1-4。

**表 7-2-1-4　症状与药物的精准对应关系（案例 1）**

| 症状 | 药物 |
|---|---|
| 恶心，呕吐 | 半夏 |
| 厌食油腻 | 黄芩，黄连，苍术，厚朴 |
| 口臭 | 神曲，山楂，黄芩 |
| 食少 | 神曲，山楂 |
| 胃胀 | 陈皮，莱菔子 |
| 口唇发紫 | 丹参 |
| 腹泻 | 白术，苍术，茯苓，山药，肉豆蔻 |
| 面色淡黄、消瘦 | 桂枝，白芍，炙甘草，饴糖，山药，白术 |
| 手足发凉，畏寒 | 附子，干姜，肉桂 |
| 胸闷，憋气 | 瓜蒌，薤白 |
| 咳嗽，咽喉不适 | 桔梗 |
| 吐痰黏厚黄 | 黄芩，桔梗，瓜蒌 |
| 心慌，多梦易醒 | 牡蛎，茯苓，酸枣仁 |
| 手足心汗多 | 煅牡蛎，黄芪 |
| 下肢无力，乏力 | 党参，黄芪，山药 |

根据上表信息对本案例的处方用药进行分析，可以得出：半夏功专和胃降逆止呕，用于治疗胃气上逆所致的“恶心、呕吐”；针对脾胃湿热所致的“厌食油腻”选用黄芩、黄连、苍术、厚朴以清热燥湿；神曲、山楂、黄芩清热化积以治疗“口臭”；神曲、山楂消食化积以治疗“食少”；陈皮、莱菔子理气和胃，适用于胃脘气滞所致的“胃胀”；丹参活血化瘀以治疗胃瘀血中阻所致的“口唇发紫”；白术、苍术、茯苓、山药、肉豆蔻健脾燥湿止泻以治疗“腹泻”；脾气虚所表现出的“面色淡黄、消瘦”可选用桂枝、白芍、炙甘草、饴糖、山药、白术以健脾养荣；针对“手足发凉、畏寒”选择附子、干姜、肉桂以温阳祛寒；“胸闷、憋气”选择瓜蒌、薤白以宽胸理气；针对“咳嗽、咽喉不适”选择桔梗以宣肺化痰止咳；黄芩、桔梗、瓜蒌清热化痰以治疗“吐痰黏厚黄”；针对“心慌、多梦易醒”选择牡蛎、茯苓、酸枣仁以益气补血、养心安神；煅牡蛎、黄芪益气固表止汗，用于治疗“手足心汗多”；“下肢无力、乏力”选择党参、黄芪、山药以益气健脾。

从药物与疾病对应关系的角度来分析，本案例慢性胃炎伴胆汁反流、糜烂、萎缩可选用的药物为山楂、白芍、山药，诸药合用以增强疗效。

**3. 一药治疗“多病、多证、多症”的对应分析**

依据“方证对应”与“药症对应”的分析，本案例一药对应“多病、多证、多症”的归纳总结如下，具体见表 7–2–1–5。

**表 7–2–1–5　一药对应“多病、多证、多症”分析表（案例 1）**

| 药物 | 症状与疾病 |
|---|---|
| 黄芩 | 厌食油腻，口臭，吐痰黏厚黄 |
| 神曲，山楂 | 口臭，食少 |
| 山药 | 腹泻，消瘦，下肢无力 |
| 茯苓 | 腹泻，心慌，多梦易醒 |
| 白术 | 腹泻，消瘦 |
| 桔梗 | 咳嗽，咽喉不适，吐痰黏厚黄 |
| 牡蛎 | 心慌，多梦易醒，手足心汗多 |
| 苍术 | 厌食油腻，腹泻 |
| 黄芪 | 手足心汗多，下肢无力，乏力 |
| 瓜蒌 | 胸闷，憋气，吐痰黏厚黄 |
| 山楂，白芍，山药 | 慢性胃炎伴胆汁反流、糜烂、萎缩 |

**4. 处方**

由于患者没有明显的胃热表现，故连翘在保和丸的加减化裁中舍而不用；由于患者没有明显的脾气郁滞的征象，故没有选用木香、砂仁；牡蛎、黄芪治疗“手足心汗多”，效力足够，其他药物没有选用；由于养心汤中的当归、川芎、柏子仁、远志、五味子没有对应的症状，故没有选用；由于神曲、山楂消食化积效用足够，所以健脾丸中的麦芽没有选用。

最后，进一步考虑“三因制宜”的原则，本案例的治疗用药如下。

处方：党参10克，姜半夏10克，黄芩6克，黄连6克，苍术10克，厚朴6克，炒神曲10克，炒山楂10克，陈皮10克，莱菔子10克，丹参10克，炒白术10克，茯苓10克，炒山药10克，肉豆蔻6克，桂枝10克，炒白芍10克，制附子6克，干姜6克，瓜蒌10克，薤白10克，桔梗10克，牡蛎60克，炒枣仁10克，黄芪10克，炙甘草6克，饴糖4块，生姜3片，大枣3枚。方中半夏、瓜蒌与附子虽有违“十八反”的配伍禁忌，但在临床实际应用过程中并无任何问题，附子、牡蛎宜先煎，水煎服。由于方中有牡蛎，故煎煮后需沉淀20分钟后再服用。

**5. 病因与病机演变分析**

本案例患者由于有6年多晨起过量饮水的习惯，加之长期摄入碱性食品，损伤脾胃功能，形成脾胃气虚，日久出现脾阳虚。胃气虚，胃的受纳腐熟功能减退，饮食滞而不化，出现胃失和降、胃脘气滞、胃气上逆的表现，胃脘气滞日久，可导致胃脘瘀血，最终出现食积化热、湿停胃脘，而形成湿热内蕴脾胃的证候。脾虚导致肺气虚，为“土不生金”；脾阳虚导致心阳虚，为“子盗母气”。中焦湿热上乘于肺，导致痰热壅肺，为“母病及子”。具体见图7-2-1-1。

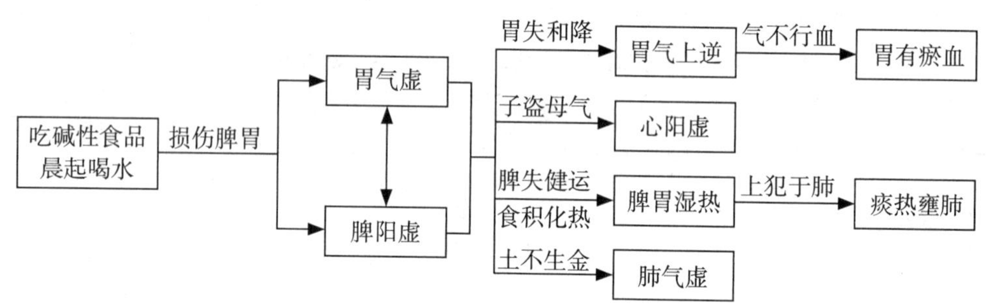


**图7-2-1-1 病因病机演变过程图（案例1）**

通过以上分析，本患者的主要证候为胃气虚。胃气不足，胃主受纳水谷的功能失常，则见“食少”；胃气上逆，则见“恶心、呕吐”；胃脘气滞，则见“胃胀”；胃有瘀血，则见“口唇发紫”。湿热困阻脾胃，则见“厌食油腻、口臭”；脾阳虚，四肢失于温养，则见“手足发凉、下肢无力、畏寒、乏力”；脾失健运，则见“腹泻”；气血化生不足，面部失于充养，则见“面色淡黄”；肌肉失于充养，则见“消瘦”。肺气虚，肺主气司呼吸的功能失常，肺失宣降，则见“胸闷、憋气、乏力”；痰热阻肺，肺失宣降，则见“咳嗽、吐痰黏厚黄、咽喉不适”。心阳虚，心失所养，则见“心慌”；心神失养，则见“多梦易醒”；津液失于固摄，则见“手足心汗多”。

本案例涉及心、脾、肺三个脏和胃腑，具体见图7-2-1-2。

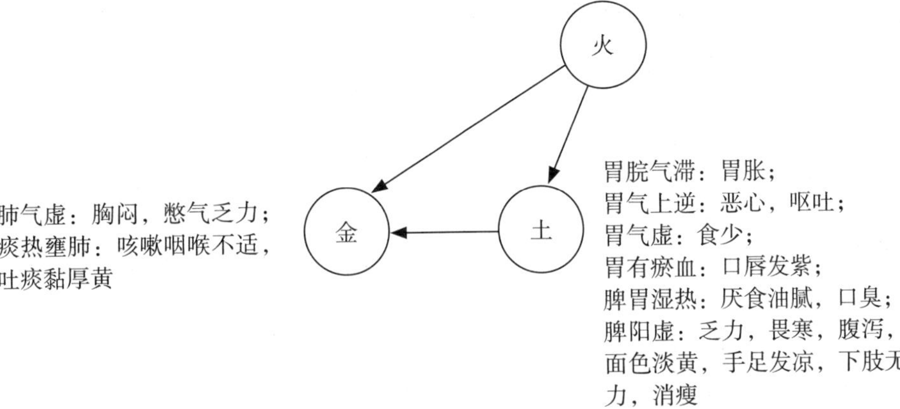


**图 7-2-1-2　五行－五脏－疾病分析图（案例 1）**

**6. 证候的寒热虚实性质分析**

本患者的病证存在“寒热错杂、虚实夹杂”的特点。“寒”为心脾阳虚所表现出的虚寒；“热”为实热，即脾胃湿热和痰热壅肺；“虚”包括气虚和阳虚，气虚有胃气虚和肺气虚；“实”包括气逆、湿热、瘀血、气滞和痰热。

**7. 辨证施膳与禁忌分析**

本患者应改掉晨起过量饮水的不良生活习惯，饮食宜清淡，避免摄入碱性食品，适当摄入酸味食品，进行适度有氧运动。

**8. 预后分析**

本案例若以上述药物配伍作为基本方，加减治疗 4 个月左右，可以获得显著的临床疗效。

## 案例 2

本案例是以胃气虚为主要证候，同时伴有胃热有瘀血、脾气虚、心血虚、心络脉瘀阻、肾阳虚、肺气虚、大肠津亏证候出现。

王某，男，65 岁，初诊时间为 2008 年 3 月 3 日。

主诉：胃脘隐痛 4 年余，下半夜明显，近 3 个月加重。

现病史：患者 4 年余前无明显诱因出现胃脘部隐痛，下半夜明显，近 3 个月加重。另伴有食少，消瘦（3 个月体重下降 2.5kg），胸痛，耳聋，面色淡黄，面目浮肿，口唇红紫暗，后背酸痛、发凉，下肢浮肿、无力，头发斑白、稀疏。睡眠多梦易醒、失眠，大便不畅，小便调。舌质淡白红、边尖有齿痕，苔白薄，脉沉细而弱。

检查：心电图示心肌缺血；心率为 74 次 / 分钟；血压为 156/108 mmHg；胃镜示慢性胆汁反流性胃炎；腹部 B 超示肝、胆、胰、脾、肾未见异常。

西医诊断：

主要诊断：慢性胆汁反流性胃炎；胃肠动力不足。

其他诊断：冠心病心肌缺血；高血压。

中医诊断：

主要诊断：胃脘痛。

其他诊断：胸痹；水肿；不寐。

依据本案例的四诊症状和体征，对其进行辨证论治的过程分析，具体步骤和结果见表 7–2–2–1 和表 7–2–2–2。

**表 7–2–2–1　四诊症状和体征的脏腑归属定位分析（案例 2）**

| 脏腑 | | 四诊症状和体征 |
|---|---|---|
| 五脏 | 心 | 主血脉：胸痛；主神：失眠，多梦易醒 |
| | 脾 | 黄色：面色淡黄；肌肉：消瘦；四肢：下肢无力；唇：口唇红紫暗 |
| | 肝 | — |
| | 肾 | 主骨：后背酸痛发凉；主水：下肢浮肿；发：头发斑白、稀疏；耳：耳聋 |
| | 肺 | 主通调水道：面目浮肿 |
| 五腑 | 小肠 | — |
| | 胃 | 主受纳：食少；主和降：胃隐痛 |
| | 胆 | — |
| | 膀胱 | — |
| | 大肠 | 主传导：大便不畅 |

**表 7–2–2–2　中医四态五阶段辨证分析（案例 2）**

| | | | | | | | |
|---|---|---|---|---|---|---|---|
| 隐态系统 | 隐性病变 | 舌质淡白红、边尖有齿痕，苔白薄，脉沉细而弱 | | | | | |
| | 显性病变 | 胃隐痛，食少 | — | 胸痛，失眠，多梦易醒 | — | — | 大便不畅 |
| 显态系统 | 隐性病变 | 口唇红紫暗 | 面色淡黄，下肢无力 | — | 耳聋，头发斑白，后背酸痛、发凉 | — | — |
| | 显性病变 | — | 消瘦 | — | 头发稀疏，下肢浮肿 | 面目浮肿 | — |
| 证候群 | | 胃气虚，胃失和降，胃热有瘀血 | 脾气虚，脾失运化 | 心血虚，心络脉瘀阻 | 肾阳虚 | 肺气虚，肺失宣降 | 大肠津亏，传导不利 |
| 治法 | | 益胃气，清热化瘀止痛 | 健脾益气，助运化，养荣 | 养心血安神，通心络止痛 | 温肾阳祛寒，利水消肿，生发乌发，聪耳 | 益肺气，宣肺消肿 | 润肠泄热，行气通便 |
| 对应方剂或药物 | | 四君子汤，芍药甘草汤，丹参，山楂，神曲 | 四君子汤，小建中汤 | 养心汤，丹参饮 | 济生肾气丸，耳聋左慈丸，何首乌 | 五皮散，四君子汤 | 麻子仁 |

## 精准论治

### 1. 方剂与证候的对应分析

本患者的主要证候为胃气虚，兼见胃热有瘀血、脾气虚、心血虚、心络脉瘀阻、肾阳虚、肺气虚、大肠津亏证候。选用四君子汤合芍药甘草汤加丹参、山楂、神曲以益胃气、清热化瘀止痛；脾气虚出现的“面色淡黄、下肢无力、消瘦”选用四君子汤合小建中汤以健脾益气、助运化、养荣；养心汤合丹参饮可益心气、养心血安神、通心络止痛，用以治疗心气血两虚、心络脉瘀阻出现的“胸痛、失眠、多梦易醒”；针对“后背酸痛、发凉，下肢浮肿”选用济生肾气丸以温肾阳祛寒、利水消肿；“面目浮肿”为肺气虚、肺失宣降的表现，选用五皮散合四君子汤以益肺气、宣肺消肿；大肠津亏出现的“大便不畅”选用火麻仁以润肠通便。

### 2. 药物与疾病、证候、症状的对应分析

在“方证”对应的基础上，最终目的是实现药物“对病、对证、对症”的精准对应。本案例证候与方剂的精准对应关系具体见表 7–2–2–3。

**表 7–2–2–3　证候与方剂的精准对应关系（案例 2）**

| 证候 | | 方剂 | 药物 |
|---|---|---|---|
| 主要证候 | 胃气虚 | 四君子汤 | 党参，白术，茯苓，甘草 |
| | | 芍药甘草汤＋山楂，神曲，丹参 | 芍药，甘草，山楂，神曲 |
| 其他证候 | 胃热有瘀血 | — | 丹参 |
| | 脾气虚，脾失运化 | 四君子汤 | 党参，白术，茯苓，甘草 |
| | | 小建中汤 | 桂枝，白芍，饴糖，炙甘草 |
| | 心血虚 | 养心汤 | 黄芪，茯苓，茯神，当归，川芎，炙甘草，法半夏，柏子仁，酸枣仁，远志，五味子，党参，肉桂 |
| | 心络脉瘀阻 | 丹参饮 | 丹参，檀香，砂仁 |
| | 肾阳虚 | 济生肾气丸 | 车前子，川牛膝，附子，肉桂，熟地黄，山药，山茱萸，茯苓，泽泻，牡丹皮 |
| | 肺气虚<br>肺失宣降 | 四君子汤 | 党参，白术，茯苓，甘草 |
| | | 五皮散 | 陈皮，生姜皮，茯苓皮，大腹皮，桑白皮 |
| | 大肠津亏 | — | 火麻仁 |

依据上表中方剂和药物的基本信息，筛选本案例治疗过程中每个具体症状所要对应的具体药物，结果见表 7–2–2–4。

**表 7–2–2–4　症状与药物的精准对应关系（案例 2）**

| 症状 | 药物 |
|---|---|
| 胃隐痛<br>食少 | 党参，白术，茯苓，丹参，白芍，甘草<br>山楂，神曲，党参，白术，茯苓 |

续表

| 症状 | 药物 |
| --- | --- |
| 口唇红紫暗 | 丹参，川牛膝 |
| 面色淡黄 | 桂枝，白芍，饴糖，炙甘草 |
| 下肢无力 | 党参 |
| 消瘦 | 党参，白术 |
| 胸痛 | 丹参，檀香，川牛膝，白芍 |
| 失眠，多梦易醒 | 酸枣仁，茯苓，柏子仁，丹参 |
| 后背酸痛、发凉 | 川牛膝，杜仲，附子，肉桂，山茱萸 |
| 下肢浮肿 | 车前子，川牛膝，附子，肉桂，山茱萸，茯苓 |
| 面目浮肿 | 生姜皮，茯苓皮，桑白皮 |
| 大便不畅 | 火麻仁，柏子仁，白芍 |

根据上表信息对本案例的处方用药进行分析，可以得出：胃气虚出现的“胃隐痛”选用党参、白术、茯苓、丹参、白芍、甘草以益气补中、缓急止痛；针对“食少”选用山楂、神曲、党参、白术、茯苓以消食化积、益气补中；丹参、川牛膝清胃化瘀以治疗“口唇红紫暗”；脾气虚出现的“面色淡黄”选用桂枝、白芍、饴糖、炙甘草以健脾养荣；党参补益脾气以治疗“下肢无力”；党参、白术益气健脾以治疗“消瘦”；心络脉瘀阻出现的“胸痛”选用丹参、檀香、川牛膝、白芍以理气活血、通络止痛；酸枣仁、茯苓、柏子仁、丹参养心安神以治疗“失眠、多梦易醒”；肾阳虚出现的“后背酸痛、发凉”选用川牛膝、杜仲、附子、肉桂、山茱萸以补肾壮骨；车前子、川牛膝、附子、肉桂、山茱萸、茯苓补肾气、利水消肿以治疗肾阳虚出现的“下肢浮肿”；肺气虚、肺失宣降出现的“面目浮肿”选用生姜皮、茯苓皮、桑白皮以宣肺利水；火麻仁、柏子仁、白芍润肠通便以治疗“大便不畅”。

从药物与疾病对应关系的角度来分析，本案例慢性胆汁反流性胃炎可选用的药物为山楂、白芍、山茱萸、川牛膝，冠心病心肌缺血可选用的药物为丹参、三七，高血压可选用的药物为罗布麻、决明子，诸药合用以增强疗效。

**3. 一药治疗“多病、多证、多症”的对应分析**

依据“方证对应”与“药症对应”的分析，本案例一药对应“多病、多证、多症”的归纳总结如下，具体见表 7–2–2–5。

**表 7–2–2–5　一药对应“多病、多证、多症”分析表（案例 2）**

| 药物 | 症状与疾病 |
| --- | --- |
| 党参 | 胃隐痛，食少，下肢无力，消瘦 |
| 白术 | 胃隐痛，食少，消瘦 |
| 茯苓 | 胃隐痛，食少，失眠，多梦易醒，下肢浮肿，面目浮肿 |
| 白芍 | 胃隐痛，面色淡黄，胸痛，大便不畅 |
| 丹参 | 胃隐痛，口唇红紫暗，胸痛，失眠，多梦易醒 |
| 川牛膝 | 口唇红紫暗，胸痛，后背酸痛、发凉，下肢浮肿 |

续表

| 药物 | 症状与疾病 |
| --- | --- |
| 柏子仁 | 失眠，多梦易醒，大便不畅 |
| 附子，肉桂，山茱萸 | 后背酸痛、发凉，下肢浮肿 |
| 柏子仁 | 失眠，多梦易醒，大便不畅 |
| 山楂，白芍，山茱萸，川牛膝 | 慢性胆汁反流性胃炎 |
| 丹参，三七 | 冠心病心肌缺血 |
| 罗布麻，决明子 | 高血压 |

**4. 处方**

由于患者没有脾气郁滞的表现，故丹参饮中的砂仁没有选用；患者没有腹部胀大及腹水的表现，故五皮散中的陈皮、大腹皮舍而不用；患者有胃气不足出现的“食少”，熟地黄滋腻碍胃，用后会加重患者的这一症状，故删而不用；养心汤中的黄芪、当归、川芎、法半夏、远志、五味子和济生肾气丸中的泽泻、牡丹皮由于没有相对应的症状，故去而不用。

最后，进一步考虑“三因制宜”的原则，本案例的治疗用药如下。

处方：党参 10 克，炒白术 10 克，茯苓 10 克，丹参 30 克，炒白芍 10 克，炒山楂 10 克，炒神曲 10 克，桂枝 10 克，檀香 6 克，炒枣仁 10 克，柏子仁 10 克，川牛膝 10 克，制附子 6 克，山茱萸 10 克，车前子 6 克，桑白皮 10 克，火麻仁 10 克，三七 10 克，罗布麻 30 克，决明子 30 克，炙甘草 6 克，饴糖 4 块，生姜 6 片，大枣 6 枚。方中三七可研末冲服，也可打碎入煎剂，附子宜先煎，檀香宜后下，水煎服。

**5. 病因与病机演变分析**

本案例患者由于有晨起喝蜂蜜水的习惯，加之经常吃生花生、喝五谷豆浆及苦味食品，损伤脾胃的运化能力，出现脾胃气虚。脾不升清，则胃不降浊，胃脘气机不畅，日久血液运行失常，出现胃脘瘀血；胃的受纳腐熟功能减退，饮食滞而不化，郁而化热，出现胃热。脾虚导致心血虚，为“子盗母气”；心气不足，无力推动血液运行，日久出现心络脉瘀阻。脾气虚导致肺气虚，为“土不生金”。脾虚，后天不能充养先天，出现肾阳虚。胃热伤及胃肠道津液，加之肺气虚，肺的肃降功能障碍，导致大肠津亏、大肠传导不利。具体见图 7–2–2–1。

由上可得，本患者的病证以胃气虚为主。胃气虚，胃的受纳腐熟功能减退，则见“食少”；胃热有瘀血，则见“胃隐痛、口唇红紫暗”。脾气虚，气血化生不足，机体失于充养，则见“面色淡黄、下肢无力、消瘦”。心血虚，心神失养，则见“失眠、多梦易醒”；心络脉瘀阻，血液运行不畅，则见“胸痛”。肺气虚，肺主通调水道的功能失常，上焦水液代谢不利，则见“面目浮肿”。肾阳虚，腰府失于温养，则见“后背酸痛发凉”；肾主水的功能减退，下焦水液代谢不利，则见“下肢浮肿”。大肠津亏，传导不利，则见“大便不畅”。

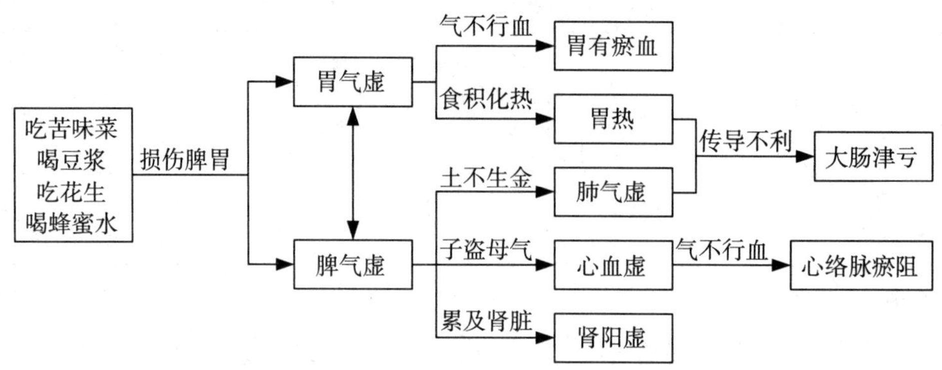


**图 7-2-2-1　病因病机演变过程图（案例 2）**

本案例涉及心、脾、肺、肾四个脏及胃、大肠两个腑，具体见图 7-2-2-2。

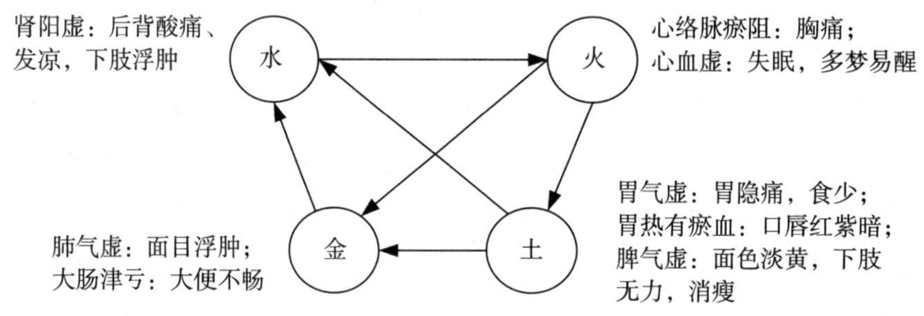


**图 7-2-2-2　五行 – 五脏 – 疾病分析图（案例 2）**

**6. 证候的寒热虚实性质分析**

本患者的病证存在“寒热错杂、虚实夹杂”的特点。“寒”为肾阳虚所表现出的虚寒；“热”为胃热所表现出的实热；“虚”包括气虚、血虚、阳虚和津亏，气虚有脾胃气虚和肺气虚，血虚即心血虚，津亏表现于大肠；“实”为胃热、胃脘瘀血和心络脉瘀阻。

**7. 辨证施膳与禁忌分析**

本患者应戒掉喝蜂蜜水及五谷豆浆、吃生花生及苦味食品的不良生活习惯，饮食以清淡为主，适当摄入酸味或酸甜味的食品，进行适度有氧运动。

**8. 预后分析**

本案例若以上述药物配伍作为基本方，加减治疗 1 ～ 2 个月可以收到显著的临床效果，但其冠心病心肌缺血和高血压则需要长期调养和不间断的治疗。

## 第三节　以胃阴虚为主证的案例

胃阴虚证候多数伴有心肺阴虚的证候存在，本节分析以胃阴虚为主证的辨证论治过程，具体见案例 3 和案例 4。

### 案例 3

烧心为胃腑常见的病证，多由饮食不节诱发，容易累及其他的脏腑而出现相应的病证。本案例是以胃阴虚火旺为主要证候，同时伴有肝气犯胃、胃失和降、胃气上逆、脾气虚和心气阴两虚证候出现。

吕某，男，45 岁，初诊时间为 2007 年 12 月 29 日。

主诉：烧心 2 年余，饮食不节及情志不舒加重，伴有呃逆，近日明显。

现病史：患者 2 年余前无明显诱因出现烧心，饮食不节及情志不舒加重，近日明显。伴有呃逆、胃胀、汗多、面色淡黄。睡眠多梦易醒，大小便调。舌质红，苔少后白薄，脉沉弦细。

既往史：慢性浅表性胃炎、萎缩性胃炎病史 2 年余。

检查：心率为 74 次 / 分钟；血压为 124/69 mmHg；胃镜示慢性胃炎伴胆汁反流、萎缩；B 超示肝、胆、胰、脾、肾未见异常。

西医诊断：慢性胃炎伴胆汁反流、萎缩；胃肠动力不足。

中医诊断：

主要诊断：烧心。

其他诊断：呃逆；汗证。

依据本案例的四诊症状和体征，对其进行辨证论治的过程分析，具体步骤和结果见表 7-3-3-1 和表 7-3-3-2。

**表 7-3-3-1　四诊症状和体征的脏腑归属定位分析（案例 3）**

| 脏腑 | | 四诊症状和体征 |
|---|---|---|
| 五脏 | 心 | 主神：多梦易醒；汗：汗多 |
| | 脾 | 黄色：面色淡黄 |
| | 肝 | — |
| | 肾 | — |
| | 肺 | — |
| 五腑 | 小肠 | — |
| | 胃 | 主和降：胃胀，呃逆，烧心 |
| | 胆 | — |
| | 膀胱 | — |
| | 大肠 | — |

**表 7-3-3-2　中医四态五阶段辨证分析（案例 3）**

| | | | | |
|---|---|---|---|---|
| 隐态系统 | 隐性病变 | 舌质红，苔少后白薄，脉沉弦细 | | |
| | 显性病变 | 烧心，呃逆，胃胀 | — | 多梦易醒 |
| 显态系统 | 隐性病变 | — | 面色淡黄 | — |
| | 显性病变 | — | — | 汗多 |
| 证候 | | 胃阴虚火旺，肝气犯胃，胃脘气滞，胃气上逆 | 脾气虚，脾失健运 | 心气阴两虚 |
| 治法 | | 滋胃阴，降胃火，疏肝理气，降逆止呃 | 健脾养荣 | 益心气，滋心阴，安神敛汗 |
| 对应方剂或药物 | | 麦门冬汤，橘皮竹茹汤，玉女煎，郁金 | 小建中汤 | 天王补心丹，牡蛎散 |

## 精准论治

### 1. 方剂与证候的对应分析

本患者的主要证候为胃阴虚火旺，兼见胃失和降、胃气上逆、肝气犯胃、脾气虚和心气阴两虚证候，选用的方剂为麦门冬汤、橘皮竹茹汤、玉女煎、小建中汤、天王补心丹和牡蛎散。其寓意在于，麦门冬汤、橘皮竹茹汤合玉女煎是用于治疗胃阴虚火旺、胃失和降、胃气上逆所出现的“呃逆、烧心、胃胀、苔少”而选用的；选用郁金，是对应肝气犯胃的证候；小建中汤是针对脾气虚所致的“面色淡黄”来选用的；天王补心丹是治疗心阴虚所致的“多梦易醒”而设；牡蛎散收敛止汗，用于心气虚引起的“汗多”。

### 2. 药物与疾病、证候、症状的对应分析

上面是针对这一患者的病证，实现证候与方剂的对应，还要实现具体的症状与具体的药物之间的对应。在“方证”对应的基础上，进一步实现药物“对病、对证、对症”的精准对应。本案例证候与方剂的精准对应关系具体见表 7-3-3-3。

**表 7-3-3-3　证候与方剂的精准对应关系（案例 3）**

| 证候 | | 方剂 | 药物 |
|---|---|---|---|
| 主要证候 | 胃阴虚 | 麦门冬汤 | 麦冬，党参，半夏，甘草 |
| 其他证候 | 胃气上逆 | 橘皮竹茹汤 | 陈皮，竹茹，党参，甘草 |
| | 胃火旺 | 玉女煎 | 生石膏，熟地黄，麦冬，知母，牛膝 |
| | 肝气犯胃 | — | 郁金 |
| | 脾气虚 | 小建中汤 | 桂枝，白芍，饴糖，炙甘草 |
| | 心气阴两虚 | 天王补心丹 | 党参，玄参，丹参，茯苓，五味子，远志，桔梗，当归，天冬，麦冬，柏子仁，酸枣仁，生地黄，朱砂 |
| | | 牡蛎散 | 黄芪，煅牡蛎，浮小麦，麻黄根 |

依据上表中方剂和药物的基本信息，筛选本案例治疗过程中每个具体症状所要对应的具体药物，结果见表 7-3-3-4。

**表 7-3-3-4　症状与药物的精准对应关系（案例 3）**

| 症状 | 药物 |
| --- | --- |
| 呃逆 | 麦冬，陈皮，竹茹，半夏 |
| 烧心 | 生石膏，麦冬，知母，牛膝 |
| 胃胀 | 陈皮，竹茹，郁金 |
| 面色淡黄 | 桂枝，白芍，炙甘草 |
| 多梦易醒 | 五味子，天冬，麦冬，酸枣仁 |
| 汗多 | 党参，浮小麦，五味子 |

根据上表信息对本案例的处方用药进行分析，可以得出：针对“呃逆”选用麦冬、陈皮、竹茹、半夏，养胃阴、和胃降逆；选用生石膏、麦冬、知母、牛膝，清胃泻火、生津滋阴来治疗“烧心”。陈皮、竹茹能够理气和胃，治疗“胃胀”；郁金疏肝理气清热，对应肝气犯胃的病机，增强陈皮、竹茹的功效。桂枝、白芍、炙甘草能够健脾养荣，来治疗“面色淡黄”。针对“多梦易醒”的治疗，可从天王补心丹方中选用五味子、天冬、麦冬、酸枣仁，功能滋阴养心安神；党参、浮小麦、五味子补心气敛汗，用于治疗“汗多”的症状。

从药物与疾病对应关系的角度来分析，本案例慢性胃炎伴胆汁反流、萎缩可选用的药物为山楂、白芍、乌梅、五味子、山茱萸、川牛膝，诸药合用以增强疗效。

**3. 一药治疗“多病、多证、多症”的对应分析**

依据“方证对应”与“药症对应”的分析，本案例一药对应“多病、多证、多症”的归纳总结如下，具体见表 7-3-3-5。

**表 7-3-3-5　一药对应“多病、多证、多症”分析表（案例 3）**

| 药物 | 症状与疾病 |
| --- | --- |
| 麦冬 | 呃逆，烧心，多梦易醒 |
| 竹茹，陈皮 | 呃逆，胃胀 |
| 山楂，白芍，乌梅，五味子，山茱萸，川牛膝 | 慢性胃炎伴胆汁反流、萎缩 |

**4. 处方**

由于玉女煎方中的熟地黄滋腻碍胃，会加重“烧心、呃逆、胃胀”等症状，所以舍而不用。本患者心气两虚证候只出现“多梦易醒、汗多、苔少”三个症状，因此从天王补心丹、牡蛎散中选取养心安神、滋阴敛汗的药物，且考虑到本案例主证的特点，选用党参、浮小麦、五味子来对应治疗“汗多”，替代牡蛎散中药物，故余下的药物玄参、丹参、茯苓、远志、桔梗、当归、柏子仁、生地黄、朱砂、黄芪、牡蛎、麻黄根等没有选用。

最后，进一步考虑“三因制宜”的原则，本案例的治疗用药如下。

处方：麦冬 30 克，陈皮 10 克，竹茹 10 克，姜半夏 10 克，生石膏 10 克，知母 10

克，川牛膝 10 克，郁金 10 克，桂枝 10 克，炒白芍 15 克，五味子 6 克，天冬 10 克，炒枣仁 15 克，党参 10 克，浮小麦 30 克，炒山楂 10 克，乌梅 10 克，山茱萸 10 克，炙甘草 6 克。方中石膏宜先煎，水煎服，由于方中有石膏，故煎煮后需沉淀 20 分钟后再服用。

**5. 病因与病机演变分析**

本案例患者一是有 10 多年晨起过量饮水的习惯，二是有自幼吃碱性食品的习惯。晨起过量饮水会直接损伤脾胃，耗伤胃气、胃阴、胃阳，导致脾气虚、脾阳虚。而吃碱性食品的生活习惯对脾胃的伤害更大，碱性食品多见于含碱稀饭、碱面条、拉面、碱面馒头、油条、含有碱或苏打的饼干点心等。脾胃虚弱导致心气阴两虚，为心气阴两虚。具体见图 7–3–3–1。

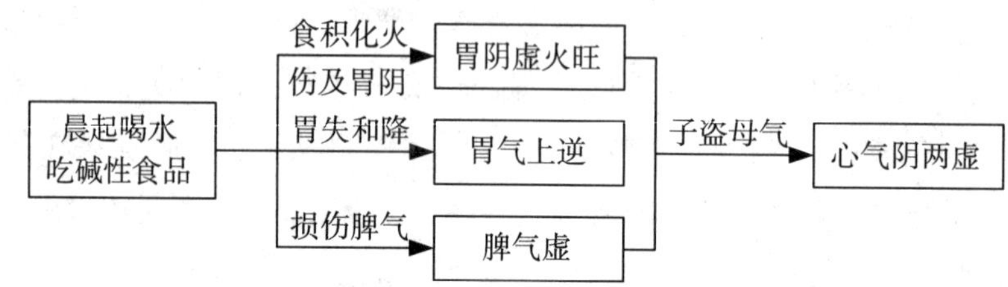


**图 7–3–3–1　病因病机演变过程图（案例 3）**

本案例涉及心和胃腑，具体见图 7–3–3–2。

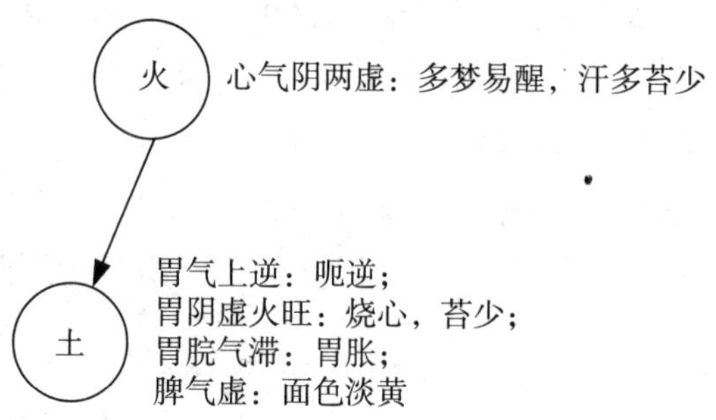


**图 7–3–3–2　五行 – 五脏 – 疾病分析图（案例 3）**

**6. 证候的寒热虚实性质分析**

本患者的证候存在“虚实夹杂”的特点。“虚”包括气虚和阴虚，气虚为脾气虚，阴虚有胃阴虚和心阴虚；“实”为胃脘气滞、胃气上逆。

**7. 辨证施膳与禁忌分析**

本患者应戒掉晨起过量饮水及吃碱性食品的生活习惯，饮食以清淡为主，适当摄入酸味或酸甜味的食品。

**8. 预后分析**

本案例若以上述药物配伍作为基本方，加减治疗 4 个月左右，可以获得显著的临床疗效。

## 案例 4

胃脘痞硬为胃腑常见的病证，多由饮食不节诱发，容易累及其他的脏腑而出现相应的病证。本案例是以胃阴虚、胃脘气滞为主要证候，同时伴有脾气虚、大肠津亏、肺气阴两虚证候出现。

侯某，男，9 岁，初诊时间为 2007 年 12 月 27 日。

主诉：胃脘痞硬 8 年余，夜间明显，近日加重。

现病史：患者 8 年余前无明显诱因出现胃脘痞硬、夜间明显，近日加重。伴有胃胀，胃痛，恶心，纳呆，乏力，咳嗽。睡眠可，大便秘结，小便调。舌质红，苔少，脉细。

检查：胃镜示慢性胆汁反流胃炎性；腹部 B 超示肝、胆、胰、脾、肾未见异常。

西医诊断：慢性胆汁反流性胃炎；胃肠动力不足。

中医诊断：

主要诊断：痞证。

其他诊断：胃脘痛；咳嗽。

依据本案例的四诊症状和体征，对其进行辨证论治的过程分析，具体步骤和结果见表 7-3-4-1 和表 7-3-4-2。

**表 7-3-4-1　四诊症状和体征的脏腑及气血阴阳归属定位分析（案例 4）**

| 脏腑及气血阴阳 | | 四诊症状和体征 |
|---|---|---|
| 五脏 | 心 | — |
| | 脾 | 主运化：纳呆 |
| | 肝 | — |
| | 肾 | — |
| | 肺 | 主宣发、肃降：咳嗽 |
| 五腑 | 小肠 | — |
| | 胃 | 主和降：胃脘痞硬，胃胀，胃痛，恶心 |
| | 胆 | — |
| | 膀胱 | — |
| | 大肠 | 主传导：便秘 |
| 气血阴阳 | 气 | 乏力 |
| | 血 | — |
| | 阴 | — |
| | 阳 | — |

表 7-3-4-2　中医四态五阶段辨证分析（案例 4）

| | | | | | |
|---|---|---|---|---|---|
| 隐态系统 | 隐性病变 | 舌质红，苔少，脉细 | | | |
| | 显性病变 | 胃脘胀痛，恶心 | 纳呆，乏力 | 便秘 | 乏力，咳嗽 |
| 显态系统 | 隐性病变 | — | — | — | — |
| | 显性病变 | 胃脘痞硬 | — | — | — |
| 证候群 | | 胃阴虚，胃脘气滞 | 脾气虚，脾失运化 | 大肠津亏，传导不利 | 肺气阴两虚，肺失宣降 |
| 治法 | | 益阴和胃止恶，理气止痛除痞 | 健脾益气 | 润肠泄热，行气通便 | 补肺气，滋肺阴，宣肺止咳 |
| 对应方剂或药物 | | 麦门冬汤，金铃子散，枳术丸 | 四君子汤 | 麻子仁 | 沙参麦冬汤，四君子汤，桔梗汤 |

**精准论治**

**1. 方剂与证候的对应分析**

本患者的主要证候为胃阴虚、胃脘气滞，兼见脾气虚、大肠津亏、肺气阴两虚证候，选用麦门冬汤、枳术丸合金铃子散益胃阴、和胃降逆、理气止痛除痞治疗胃阴不足、胃脘气滞所表现出的“胃脘痞硬、胃胀、胃痛、恶心、苔少”；麻子仁润肠通便，适用于大肠津亏所表现出的“便秘”；沙参麦冬汤、四君子汤合桔梗汤是针对肺气阴两虚、肺失宣降所表现出的“咳嗽、乏力、苔少”而设。

**2. 药物与疾病、证候、症状的对应分析**

在“方证”对应的基础上进一步实现药物“对病、对证、对症”的精准对应是最终的目的。本案例证候与方剂的精准对应关系具体见表 7-3-4-3。

表 7-3-4-3　证候与方剂的精准对应关系

| 证候 | | 方剂 | 药物 |
|---|---|---|---|
| 主要证候 | 胃阴虚 | 麦门冬汤 | 麦冬，党参，半夏，甘草 |
| 其他证候 | 胃脘气滞 | 枳术丸 | 枳实，白术 |
| | | 金铃子散 | 川楝子，延胡索 |
| | 脾气虚 | 四君子汤 | 党参，白术，茯苓，甘草 |
| | 大肠津亏 | — | 火麻仁 |
| | 肺气阴两虚 | 沙参麦冬汤 | 沙参，麦冬，玉竹，桑叶，甘草，天花粉，生扁豆 |
| | 肺失宣降 | 四君子汤 | 党参，白术，茯苓，甘草 |
| | | 桔梗汤 | 桔梗，甘草 |

依据上表中方剂和药物的基本信息，筛选本案例治疗过程中每个具体症状所要对应

的具体药物，结果见表 7–3–4–4。

**表 7–3–4–4　症状与药物的精准对应关系（案例 4）**

| 症状 | 药物 |
| --- | --- |
| 胃脘痞硬 | 麦冬，玉竹，白术，枳实 |
| 胃脘胀痛 | 枳实，延胡索，麦冬，玉竹 |
| 恶心 | 半夏，麦冬，玉竹 |
| 纳呆 | 党参，白术，茯苓 |
| 便秘 | 火麻仁，麦冬 |
| 咳嗽 | 桔梗，沙参，麦冬 |
| 乏力 | 党参 |
| 苔少 | 沙参，麦冬，玉竹 |

根据上表信息对本案例的处方用药进行分析，可以得出：麦冬、白术、枳实养阴和胃、理气除痞适用于胃阴不足、胃脘气滞所表现出的“胃脘痞硬”，复有玉竹养阴和胃以助养胃阴之功；枳实、延胡索、麦冬、玉竹养阴和胃、理气止痛适用于“胃脘胀痛”；半夏、麦冬、玉竹养阴和胃止恶适用于“恶心”。针对“纳呆”选用党参、白术、茯苓益气健脾；火麻仁、麦冬润肠通便以治疗大肠津亏所表现出的“便秘”；桔梗、沙参、麦冬功专润肺止咳以治疗“咳嗽”；党参益气以治疗气虚所表现出的“乏力”；阴虚所表现出的“苔少”用沙参、麦冬、玉竹以养阴生津。

从药物与疾病对应关系的角度来分析，本案例慢性胆汁反流性胃炎可选用的药物为山楂、白芍、乌梅、五味子，诸药合用以增强疗效。

**3. 一药治疗“多病、多证、多症”的对应分析**

依据“方证对应”与“药症对应”的分析，本案例一药对应“多病、多证、多症”的归纳总结如下，具体见表 7–3–4–5。

**表 7–3–4–5　一药对应“多病、多证、多症”分析表（案例 4）**

| 药物 | 症状与疾病 |
| --- | --- |
| 麦冬 | 胃脘痞硬，胃脘胀痛，恶心，便秘，咳嗽 |
| 枳实 | 胃脘痞硬，胃脘胀痛 |
| 玉竹 | 胃脘痞硬，胃脘胀痛，恶心 |
| 白术 | 胃脘痞硬，纳呆 |
| 党参 | 纳呆，乏力 |
| 山楂，白芍，乌梅，五味子 | 慢性胆汁反流性胃炎 |

**4. 处方**

最后，进一步考虑“三因制宜”的原则，本案例的治疗用药如下。

处方：麦冬 15 克，玉竹 15 克，炒白术 10 克，枳实 6 克，延胡索 6 克，姜半夏 6 克，党参 6 克，茯苓 3 克，火麻仁 10 克，桔梗 6 克，沙参 10 克，五味子 3 克，炒山楂 10 克，乌梅 10 克，炒白芍 10 克，甘草 3 克。水煎服。

**5. 病因与病机演变分析**

本案例患者由于饮食不节，常饮食过量，并有晨起过量饮水的不良习惯，导致胃失和降，胃阴耗伤，胃脘气滞。胃腑功能出现异常则累及脾脏，脾主运化功能下降，日久出现脾气虚。胃阴虚、脾气虚导致肺气阴两虚，为“土不生金”。胃失和降，饮食传导不利，食滞大肠，日久化热伤津，加之肺气阴两虚，大肠传导不利，则见大肠津亏。具体见图 7–3–4–1。

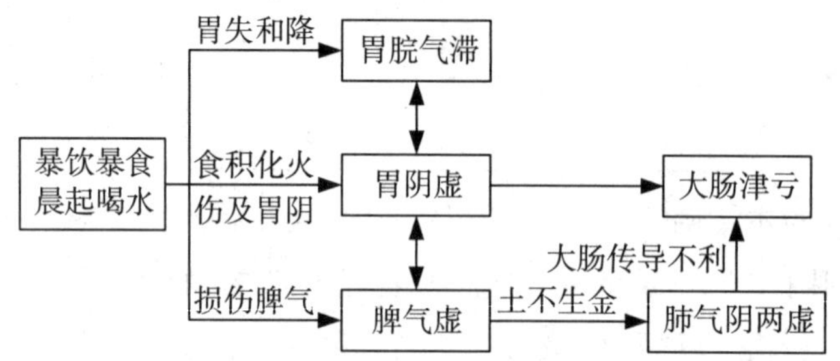


**图 7–3–4–1 病因病机演变过程图（案例 4）**

通过以上分析，本患者的主要证候为胃阴虚、胃脘气滞。胃脘气滞，则见“胃脘痞硬、胃脘胀痛”；胃腑受纳功能减弱，胃失和降，胃气上逆，则见“恶心”。脾气虚，脾失健运，则见“纳呆”。大肠津亏，大肠传导不利，则见“便秘”。肺气阴两虚，肺失宣降，则见“咳嗽、乏力”。“苔少”为肺胃阴虚之共存征象。

本案例涉及脾、肺两个脏和胃、大肠两个腑，具体见图 7–3–4–2。

肺气阴两虚：乏力，咳嗽，苔少；
大肠津亏：便秘
金
土
胃脘气滞：胃脘胀痛，胃脘痞硬；
胃阴虚：恶心，苔少；
脾气虚：纳呆

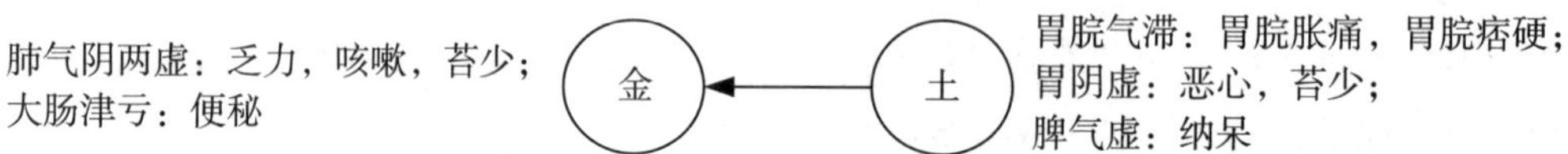

**图 7–3–4–2 五行 – 五脏 – 疾病分析图（案例 4）**

**6. 证候的寒热虚实性质分析**

本患者的病证存在“虚实夹杂”的特点。“虚”包括气虚、阴虚和津亏，气虚为脾气虚、肺气虚，阴虚为胃阴虚、肺阴虚，津亏为大肠津亏；“实”为胃脘气滞。

**7. 辨证施膳与禁忌分析**

本患者应严格控制饮食，避免暴饮暴食，戒掉晨起过量饮水的不良习惯，饮食宜清淡，戒辛辣及肥腻之品，并适当吃酸味或酸甜味的食品，进行适度有氧运动。

**8. 预后分析**

本案例若以上述药物配伍作为基本方，加减治疗 1 ～ 2 个月，可以获得显著的临床疗效。

# 第四节　以胃阳虚为主证的案例

胃阳虚证候多数伴有脾阳虚、心阳虚、肾阳虚的证候存在，本节分析以胃阳虚为主证的辨证论治过程，具体见案例5和案例6。

**案例5**

痞证为胃腑常见的病证，多由饮食不节诱发，容易累及其他的脏腑而出现相应的病证。本案例是以胃阳虚、胃脘气滞为主要证候，同时伴有胃有瘀血、胃火旺盛、肝血虚、肝气虚、脾阳虚、水湿内停、肾气虚证候出现。

毕某，男，55岁，初诊时间为2007年8月20日。

主诉：胃脘有发凉、痞闷、收缩感1年半余，近日加重。

现病史：患者1年半余前无明显诱因出现胃脘有发凉、痞闷、收缩感，近日加重。伴有胃胀、烧心、嘈杂、食少、消瘦（1年体重下降7.5kg）、口苦、口涩、腹凉、乏力、面色淡黄、口唇发紫、双手胀肿、手足发凉、腰痛、下肢无力。睡眠可，腹泻，每日2次，小便通畅。舌质淡暗紫，苔白薄，脉弦涩。

检查：胃镜示慢性胃炎伴胆汁反流、萎缩；腹部B超示肝、胆、胰、脾、肾未见异常。

西医诊断：慢性胃炎伴胆汁反流、萎缩；胃肠动力不足。

中医诊断：

主要诊断：痞证。

其他诊断：烧心；嘈杂；口苦；腰痛；泄泻。

依据本案例的四诊症状和体征，对其进行辨证论治的过程分析，具体步骤和结果见表7-4-5-1和表7-4-5-2。

**表7-4-5-1　四诊症状和体征的脏腑及气血阴阳归属定位分析（案例5）**

| 脏腑及气血阴阳 | | 四诊症状和体征 |
|---|---|---|
| 五脏 | 心 | — |
| | 脾 | 主运化：腹泻，腹凉；黄色：面色淡黄；肌肉：消瘦；四肢：双手胀肿，手足发凉，下肢无力；口：口苦，口涩；唇：口唇发紫 |
| | 肝 | 主筋：胃脘收缩感 |
| | 肾 | 肾府：腰痛 |
| | 肺 | — |
| 五腑 | 小肠 | — |
| | 胃 | 主受纳：食少；主和降：胃脘发凉痞闷，胃胀，烧心，嘈杂 |

续表

| 脏腑及气血阴阳 | | 四诊症状和体征 |
|---|---|---|
| 五腑 | 胆 | — |
| | 膀胱 | — |
| | 大肠 | — |
| 气血阴阳 | 气 | 乏力 |
| | 血 | — |
| | 阴 | — |
| | 阳 | — |

**表 7-4-5-2　中医四态五阶段辨证分析（案例 5）**

| | | | | | | | |
|---|---|---|---|---|---|---|---|
| 隐态系统 | 隐性病变 | 舌质淡暗紫，苔白薄，脉弦涩 | | | | | |
| | 显性病变 | 胃脘发凉痞闷，胃胀，嘈杂，食少 | — | 烧心 | 口涩，口苦 | 腹凉，腹泻，乏力 | 腰痛，乏力 |
| 显态系统 | 隐性病变 | 口唇发紫 | 胃脘收缩感 | — | — | 面色淡黄，手足发凉，下肢无力 | — |
| | 显性病变 | — | — | — | — | 消瘦，双手胀肿 | — |
| 证候群 | | 胃阳虚，有瘀血，胃脘气滞 | 肝血虚 | 胃火旺盛 | 肝气虚 | 脾阳虚，水湿内停 | 肾气虚 |
| 治法 | | 温胃散寒，理气化瘀，消食除痞 | 补肝血，荣筋 | 清胃降火 | 补肝气，强肝泄 | 温脾祛寒，渗湿消肿，健脾养荣 | 补肾气 |
| 对应方剂或药物 | | 理中丸，保和丸，枳术丸，丹参 | 四物汤，木瓜 | 玉女煎 | 酸味补肝汤 | 附子理中丸，小建中汤，苓桂术甘汤 | 肾气丸 |

## 精准论治

### 1. 方剂与证候的对应分析

本患者的主要证候为胃阳虚、胃脘气滞，兼见胃有瘀血、胃火旺盛、肝血虚、肝气虚、脾阳虚、水湿内停、肾气虚证候。胃阳虚、胃脘气滞所表现出的“胃脘痞闷、胃胀、胃凉、嘈杂、食少”用枳术丸合保和丸、理中丸以温胃理气、消食除痞；“胃脘收缩感”为肝血虚的征象，可选用四物汤加木瓜以补肝血、荣筋；丹参功专活血化瘀，适用于胃有瘀血所表现出的“口唇发紫”；胃火旺盛所表现出的“烧心”用玉女煎以清胃泻火；针对肝气虚所表现出的“口苦、口涩”选用酸味补肝汤以补肝气、强肝泄；脾阳虚所表现出的“消瘦、手足发凉、下肢无力”可选用附子理中丸以温阳健脾祛寒；小建中汤功能健脾养荣，适用于脾失健运所表现出的“面色淡黄”；水湿困脾所表现出的

“双手胀肿”可选用苓桂术甘汤以渗湿消肿；肾气丸用于治疗肾气虚所表现出的“腰痛、乏力”。

**2. 药物与疾病、证候、症状的对应分析**

在对证选方的基础上，应进一步实现“对病、对证、对症”用药的目的。本案例证候与方剂的精准对应关系具体见表 7–4–5–3。

**表 7–4–5–3　证候与方剂的精准对应关系（案例 5）**

| 证候 | | 方剂 | 药物 |
|---|---|---|---|
| 主要证候 | 胃阳虚 | 理中丸 | 干姜，党参，白术，甘草 |
| | 胃脘气滞 | 枳术丸<br>保和丸 | 白术，枳实<br>神曲，山楂，陈皮，半夏，茯苓，连翘，莱菔子 |
| 其他证候 | 胃有瘀血 | — | 丹参 |
| | 胃火旺盛 | 玉女煎 | 石膏，熟地黄，知母，麦冬，川牛膝 |
| | 肝气虚 | 酸味补肝汤 | 白芍，山楂，木瓜，香橼，乌梅，川牛膝，赤小豆，五味子，山茱萸，栀子，山药，甘草 |
| | 脾阳虚失运化 | 附子理中丸<br>小建中汤 | 附子，干姜，党参，白术，甘草<br>桂枝，芍药，饴糖，甘草 |
| | 水湿内停 | 苓桂术甘汤 | 茯苓，桂枝，白术，甘草 |
| | 肝血虚 | 四物汤 | 熟地黄，当归，白芍，川芎 |
| | 肾气虚 | 肾气丸 | 熟地黄，山药，山茱萸，茯苓，泽泻，牡丹皮，附子，肉桂 |

依据上表中方剂和药物的基本信息，筛选本案例治疗过程中每个具体症状所要对应的具体药物，结果见表 7–4–5–4。

**表 7–4–5–4　症状与药物的精准对应关系（案例 5）**

| 症状 | 药物 |
|---|---|
| 胃脘发凉、痞闷 | 白术，枳实，附子，干姜，党参 |
| 胃脘收缩感 | 白芍，木瓜 |
| 胃胀 | 陈皮，莱菔子 |
| 嘈杂 | 半夏，神曲，山楂，栀子，连翘 |
| 食少 | 党参，白术，神曲，山楂 |
| 烧心 | 川牛膝，栀子，连翘 |
| 口涩，口苦 | 白芍，木瓜，川牛膝，山茱萸，栀子，山楂，山药 |
| 腹凉，手足发凉 | 附子，干姜，党参，白术 |
| 腹泻 | 附子，干姜，党参，白术，山药 |
| 腰痛 | 山茱萸，山药，附子，肉桂 |
| 口唇发紫 | 丹参，川牛膝 |
| 面色淡黄 | 桂枝，白芍，饴糖，甘草 |
| 消瘦 | 党参，白术，山药 |
| 双手胀肿 | 茯苓，桂枝，白术，甘草 |
| 下肢无力，乏力 | 党参，山药 |

根据上表信息对本案例的处方用药进行分析，可以得出：白术、枳实养胃理气除痞，附子、干姜、党参益气温胃祛寒，适用于胃阳虚、胃脘气滞所表现出的“胃脘发凉、痞闷”；复有白芍、木瓜以柔肝养血治疗“胃脘收缩感”，陈皮、莱菔子以理气和胃来治疗胃脘气滞所表现出的“胃胀”；“食少”症状，用党参、白术、神曲、山楂益气养胃消食；半夏、神曲、山楂、栀子、连翘和胃消食清热，对应“嘈杂”症状；川牛膝、栀子、连翘清胃泻火以治疗胃火炽盛所表现出的“烧心”；“口唇发紫”为胃有瘀血的表现，选用丹参、川牛膝以活血化瘀。针对“口涩、口苦”选用白芍、川牛膝、山茱萸、木瓜、栀子、山楂、山药以补肝气、强肝泄。“腹凉、手足发凉”为脾阳虚之象，可选用附子、干姜、党参、白术以温脾祛寒；党参、白术、山药、附子、干姜健脾燥湿除寒，适用于脾阳虚所表现出的“腹泻”；党参、白术、山药益气健脾，用于“消瘦”症状；桂枝、白芍、饴糖、甘草功能健脾养荣，适用于脾气虚所表现出的“面色淡黄”；“双手胀肿”为水湿困脾所致，选用茯苓、桂枝、白术、甘草以健脾渗湿消肿；脾气虚所表现出的“下肢无力、乏力”可选用党参、山药以益气健脾。肾气虚所表现出的“腰痛”可选用山药、山茱萸、附子、肉桂以补益肾气。

从药物与疾病对应关系的角度来分析，本案例慢性胃炎伴胆汁反流、萎缩可选用的药物为白芍、木瓜、川牛膝、山茱萸、栀子、山楂、山药，诸药合用以增强疗效。

**3. 一药治疗“多病、多证、多症”的对应分析**

依据“方证对应”与“药症对应”的分析，本案例一药对应“多病、多证、多症”的归纳总结如下，具体见表 7-4-5-5。

**表 7-4-5-5　一药对应“多病、多证、多症”分析表（案例 5）**

| 药物 | 症状与疾病 |
|---|---|
| 白术 | 胃脘发凉痞闷，食少，腹凉，手足发凉，腹泻，消瘦，双手胀肿 |
| 白芍 | 胃脘收缩感，口涩，口苦，面色淡黄 |
| 木瓜 | 胃脘收缩感，口涩，口苦 |
| 附子 | 胃凉，腹凉，手足发凉，腹泻，腰痛 |
| 干姜 | 胃凉，腹凉，手足发凉，腹泻 |
| 党参 | 胃凉，食少，腹凉，手足发凉，腹泻，消瘦，下肢无力，乏力 |
| 山楂 | 嘈杂，食少，口涩，口苦 |
| 神曲 | 嘈杂，食少 |
| 连翘 | 嘈杂，烧心 |
| 栀子 | 嘈杂，烧心，口涩，口苦 |
| 山药 | 口涩，口苦，腹泻，消瘦，腰痛，下肢无力，乏力 |
| 川牛膝 | 烧心，口涩，口苦，口唇发紫 |
| 山茱萸 | 口涩，口苦，腰痛 |
| 桂枝 | 面色淡黄，双手胀肿 |
| 白芍，木瓜，川牛膝，山茱萸，栀子，山楂，山药 | 慢性胃炎伴胆汁反流、萎缩 |

**4. 处方**

由于患者有腹泻症状，而玉女煎中的石膏、熟地黄、知母、麦冬，和四物汤中的熟地黄、当归、川芎，以及肾气丸中熟地黄，因其会加重腹泻，故没有选用。从酸味补肝汤中选取的药物治疗肝气虚出现的“口苦”“口涩”效用足够，其他药物如乌梅、香橼、赤小豆、五味子没有选用；泽泻、牡丹皮由于没有对应的症状，弃而不用。

最后，进一步考虑“三因制宜”的原则，本案例的治疗用药如下。

处方：炒白术 15 克，枳实 10 克，炒白芍 15 克，木瓜 15 克，陈皮 10 克，莱菔子 10 克，制附子 6 克，干姜 6 克，党参 15 克，姜半夏 6 克，炒神曲 10 克，炒山楂 10 克，炒栀子 10 克，川牛膝 10 克，连翘 6 克，山茱萸 10 克，炒山药 10 克，丹参 10 克，桂枝 10 克，茯苓 10 克，甘草 6 克，饴糖 4 块，生姜 6 片，大枣 6 枚。方中半夏与附子虽有违“十八反”的配伍禁忌，但在临床实际应用过程中并无任何问题，附子宜先煎，水煎服。

**5. 病因与病机演变分析**

本案例患者由于有长期晨起喝蜂蜜水的习惯，加之经常食用碱性食品，损伤脾胃及肾脏功能，出现脾胃阳虚、肾气虚。胃阳虚，胃主受纳腐熟水谷的功能减退，饮食物滞而不化，从而出现胃脘气滞，日久气不行血，出现胃脘瘀血，饮食积滞，日久化热，导致胃火旺盛。脾失健运，水饮失于运化，导致水湿内停。脾阳虚，气血化生不足，肝失充养，从而出现肝气虚、肝血虚。具体见图 7–4–5–1。

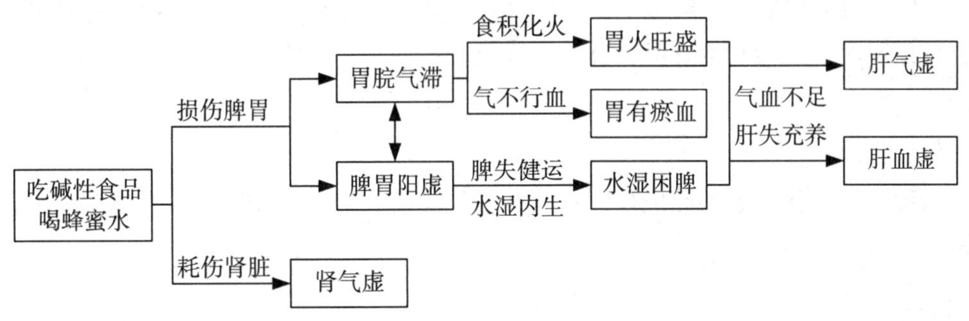


**图 7–4–5–1　病因病机演变过程图（案例 5）**

通过以上分析，本患者的主要病证为胃阳虚、胃脘气滞。胃阳虚、胃脘气滞，则见“胃脘痞闷、胃胀、胃凉”；胃阳虚，受纳腐熟水谷的功能减退，则见“食少”；胃火炽盛，则见“嘈杂、烧心”。肝血虚，筋脉失于濡养，则见“胃脘收缩感”；肝气虚，肝失疏泄，胆汁排泄失常，上承于口，则见“口苦、口涩”。脾阳虚，温煦失职，则见“腹凉、手足发凉”；脾失健运，则见“腹泻”；气血生化不足，面部肌肤失于充养，则见“面色淡黄”；肌肉失养，则出现“消瘦”；脾气虚，下肢失养，则见“下肢无力”；脾阳虚，运化水湿功能失常，水液代谢障碍，水饮停聚，则见“双手胀肿”；“乏力”为气虚的表现。

本案例涉及肝、脾、肾三个脏和胃腑，具体见图 7–4–5–2。

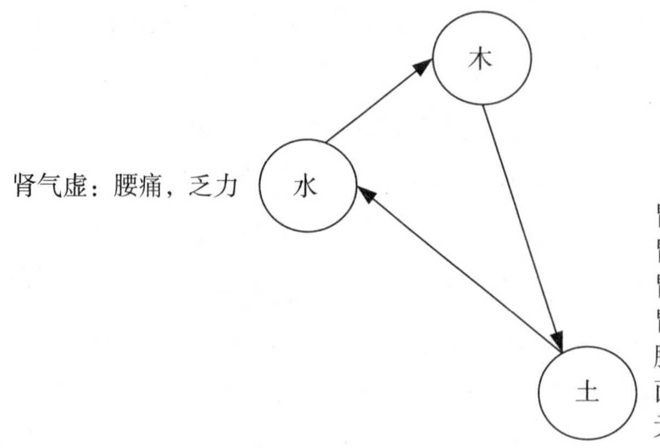


**图 7–4–5–2　五行 – 五脏 – 疾病分析图**

**6. 证候的寒热虚实性质分析**

本患者的病证存在“寒热错杂、虚实夹杂”的特点。“寒”为脾胃阳虚所表现出的虚寒；“热”为胃火；“虚”包括气虚、血虚、阳虚，气虚为肝气虚、肾气虚，血虚为肝血虚；“实”包括气滞、血瘀、火旺、水湿。

**7. 辨证施膳与禁忌分析**

本患者应戒掉晨起喝蜂蜜水及平时饮水过多的不良生活习惯，不吃碱性食品，宜适当食用偏酸味或酸甜的食品，并注意不能食用质地硬、油腻的食品，进行适度有氧运动。

**8. 预后分析**

本案例若以上述药物配伍作为基本方，加减治疗 4 个月左右，可以获得显著的临床疗效。

## 案例 6

胃胀为胃腑常见的病证，多由饮食不节诱发，容易累及其他的脏腑而出现相应的病证。本案例是以胃阳虚为主要证候，同时伴有胃脘气滞、肺气虚、肝气虚、胃热、肺热、脾阳虚、心阳虚、肾阳虚证候出现。

赵某，女，45 岁，初诊时间为 2008 年 4 月 15 日。

主诉：胃脘胀闷 3 年余，饭后明显，伴胸闷、憋气、气短，近日加重。

现病史：患者 3 年余前无明显诱因出现胃脘胀闷、饭后明显，伴胸闷、憋气、气短，近日加重。另伴有胃凉、口苦、口干、咽干、腹凉、乏力、畏寒、面色淡白、面目浮肿、手足发凉、腰痛。睡眠多梦易醒，大小便调。舌质淡红，苔白薄微黄，脉沉迟。

检查：心率为 58 次 / 分钟；血压为 133/78 mmHg；血常规示血红蛋白 90g/L；胃肠镜示慢性胃炎伴胆汁反流、萎缩；B 超示肝、胆、胰、脾、肾未见异常。

西医诊断：

主要诊断：慢性胃炎伴胆汁反流、萎缩；胃肠动力不足。

其他诊断：贫血。

中医诊断：

主要诊断：胃胀；胸痹。

其他诊断：口苦；水肿；腰痛。

依据本案例的四诊症状和体征，对其进行辨证论治的过程分析，具体步骤和结果见表 7–4–6–1 和表 7–4–6–2。

**表 7–4–6–1　四诊症状和体征的脏腑及气血阴阳归属定位分析（案例 6）**

| 脏腑及气血阴阳 | | 四诊症状和体征 |
|---|---|---|
| 五脏 | 心 | 主神：多梦易醒；面：面色淡白 |
| | 脾 | 主运化：腹凉；四肢：手足发凉；口：口苦，口干 |
| | 肝 | — |
| | 肾 | 肾府：腰痛 |
| | 肺 | 主宣发、肃降：胸闷，憋气；主通调水道：面目浮肿；主气：气短；咽：咽干 |
| 五腑 | 小肠 | — |
| | 胃 | 主和降：胃胀，胃凉 |
| | 胆 | — |
| | 膀胱 | — |
| | 大肠 | — |
| 气血阴阳 | 气 | 乏力 |
| | 血 | — |
| | 阴 | — |
| | 阳 | 畏寒 |

**表 7–4–6–2　中医四态五阶段辨证分析（案例 6）**

| | | | | | | | | | |
|---|---|---|---|---|---|---|---|---|---|
| 隐态系统 | 隐性病变 | 舌质淡红，苔白薄微黄，脉沉迟 | | | | | | | |
| | 显性病变 | 胃胀，胃凉 | 胸闷，憋气，气短，乏力 | 口苦 | — | — | 腹凉，畏寒，乏力 | 多梦易醒，乏力，畏寒 | 腰痛，畏寒，乏力 |
| 显态系统 | 隐性病变 | — | — | — | 口干 | 咽干 | 手足发凉 | 面色淡白 | — |
| | 显性病变 | — | 面目浮肿 | — | — | — | — | — | — |

续表

| 证候群 | 胃阳虚，胃脘气滞 | 肺气虚，肺失宣降 | 肝气虚 | 胃热 | 肺热 | 脾阳虚，脾失运化 | 心阳虚 | 肾阳虚 |
|---|---|---|---|---|---|---|---|---|
| 治法 | 温胃阳，理气 | 益肺气，宣肺消肿，宽胸顺气 | 补肝气，强肝泄 | 清胃热 | 清热宣肺，利咽 | 温脾祛寒 | 温心祛寒，养心安神 | 温肾祛寒 |
| 对应方剂或药物 | 理中丸，保和丸 | 四君子汤，五皮散，紫苏子，瓜蒌，薤白 | 酸味补肝汤 | 天花粉 | 桔梗汤 | 附子理中丸 | 养心汤，附子汤 | 肾气丸 |

## 精准论治

### 1. 方剂与证候的对应分析

本患者的主要证候为胃阳虚、胃脘气滞，兼见肺气虚、肝气虚、胃热、肺热、脾阳虚、心阳虚、肾阳虚证候。选用保和丸合理中丸温胃阳、理气以治疗胃阳虚、胃脘气滞出现的“胃胀、胃凉”；肺气虚出现的“胸闷、憋气、气短、乏力、面目浮肿”选用四君子汤合五皮散加紫苏子、瓜蒌、薤白，以益肺气、降肺气、宣肺消肿、宽胸顺气；“口苦”为肝气虚的表现，选用酸味补肝汤以补肝气、强肝泄；“口干”为胃热的表现，选用天花粉以清胃热；肺热出现的“咽干”选用桔梗汤以清肺热；附子理中丸温脾祛寒以治疗脾阳虚出现的“腹凉、畏寒、乏力、手足发凉”；心阳虚出现的“多梦易醒、乏力、畏寒、面色淡白”选用养心汤合附子汤以温心阳、祛寒、安神；肾气丸温补肾阳祛寒以治疗肾阳虚出现的“腰痛、畏寒、乏力”。

### 2. 药物与疾病、证候、症状的对应分析

在“方证”对应的基础上，最终目的是实现药物“对病、对证、对症”的精准对应。本案例证候与方剂的精准对应关系具体见表 7–4–6–3。

**表 7–4–6–3　证候与方剂的精准对应关系（案例 6）**

| 证候 | | 方剂 | 药物 |
|---|---|---|---|
| 主要证候 | 胃阳虚 | 理中丸 | 干姜，党参，白术，炙甘草 |
| | 胃脘气滞 | 保和丸 | 神曲，山楂，半夏，茯苓，陈皮，连翘，莱菔子 |
| 其他证候 | 肺气虚 | 四君子汤 | 党参，白术，茯苓，甘草 |
| | 肺失宣降 | 五皮散 + 瓜蒌，薤白 | 陈皮，生姜皮，茯苓皮，大腹皮，桑白皮，瓜蒌，薤白 |
| | 肺热 | 桔梗汤 | 桔梗，甘草 |
| | 肝气虚 | 酸味补肝汤 | 白芍，山楂，木瓜，香橼，乌梅，川牛膝，赤小豆，五味子，山茱萸，栀子，山药，甘草 |
| | 胃热 | — | 天花粉 |
| | 脾阳虚 | 附子理中丸 | 附子，干姜，党参，白术，炙甘草 |

续表

| 证候 | | 方剂 | 药物 |
|---|---|---|---|
| 其他证候 | 心阳虚 | 养心汤 | 黄芪，茯苓，茯神，当归，川芎，炙甘草，法半夏，柏子仁，酸枣仁，远志，五味子，党参，肉桂 |
| | | 附子汤 | 附子，茯苓，党参，白术，白芍 |
| | 肾阳虚 | 肾气丸 | 附子，肉桂，熟地黄，山药，山茱萸，茯苓，泽泻，牡丹皮 |

依据上表中方剂和药物的基本信息，筛选本案例治疗过程中每个具体症状所要对应的具体药物，结果见表 7-4-6-4。

**表 7-4-6-4　症状与药物的精准对应关系（案例 6）**

| 症状 | 药物 |
|---|---|
| 胃胀 | 陈皮，莱菔子，神曲，山楂 |
| 胃凉 | 党参，白术，附子，干姜 |
| 胸闷，憋气 | 瓜蒌，薤白 |
| 气短 | 党参，紫苏子 |
| 乏力 | 党参，黄芪 |
| 面目浮肿 | 生姜皮，茯苓皮，桑白皮 |
| 口苦 | 白芍，山楂，山茱萸 |
| 口干 | 天花粉 |
| 咽干 | 桔梗，甘草 |
| 腹凉，畏寒，手足发凉 | 党参，白术，附子，干姜 |
| 多梦易醒 | 酸枣仁，茯苓 |
| 面色淡白 | 党参，黄芪，当归 |
| 腰痛 | 附子，山茱萸 |

根据上表信息对本案例的处方用药进行分析，可以得出：胃脘气滞出现的“胃胀”选用陈皮、莱菔子、神曲、山楂以理气除胀、消食化积；党参、白术、附子、干姜益气补中、温胃祛寒以治疗胃阳虚出现的“胃凉”；肺气虚、肺失宣降出现的“胸闷、憋气”选用瓜蒌、薤白以宽胸理气；党参、紫苏子益气降气以治疗肺气虚出现的“气短”；针对“乏力”选用党参、黄芪以益气；生姜皮、茯苓皮、桑白皮宣肺利水以治疗“面目浮肿”；针对“口苦”选用白芍、山楂、山茱萸以补肝气、强肝泄；天花粉清胃生津以治疗胃热出现的“口干”；“咽干”为肺热之象，选用桔梗、甘草以清热宣肺利咽；党参、白术、附子、干姜益气补中、温阳祛寒以治疗“腹凉、畏寒、手足发凉”；心阳虚、心神失养出现的“多梦易醒”选用酸枣仁、茯苓以养心安神；党参、黄芪、当归益气养血以治疗“面色淡白”；肾阳虚出现的“腰痛”选用附子、山茱萸以温肾祛寒、壮骨。

从药物与疾病对应关系的角度来分析，本案例慢性胃炎伴胆汁反流、萎缩可选用的药物为白芍、山茱萸、山楂，诸药合用以增强疗效。

**3. 一药治疗“多病、多证、多症”的对应分析**

依据“方证对应”与“药症对应”的分析，本案例一药对应“多病、多证、多症”

的归纳总结如下，具体见表 7–4–6–5。

**表 7–4–6–5　一药对应“多病、多证、多症”分析表（案例 6）**

| 药物 | 症状与疾病 |
| --- | --- |
| 党参 | 胃凉，气短，乏力，腹凉，畏寒，手足发凉，面色淡白 |
| 白术，干姜 | 胃凉，腹凉，畏寒，手足发凉 |
| 附子 | 胃凉，腹凉，畏寒，手足发凉，腰痛 |
| 茯苓 | 面目浮肿，多梦易醒 |
| 黄芪 | 乏力，面色淡白 |
| 山楂 | 胃胀，口苦 |
| 山茱萸 | 口苦，腰痛 |
| 白芍，山茱萸，山楂 | 慢性胃炎伴胆汁反流、萎缩 |

#### 4. 处方

患者没有胃热及胃气上逆的表现，故保和丸中的半夏、连翘没有选用；患者没有腹水的表现，故五皮散中的大腹皮舍而不用；从酸味补肝汤中选取白芍、山楂、山茱萸以补肝气、强肝泄；患者有肝气虚出现的“口苦”，熟地黄滋腻碍胃，用后会加重患者的病情，故没有选用；养心汤中的川芎、法半夏、柏子仁、远志、五味子、肉桂和肾气丸中的肉桂、山药、泽泻、牡丹皮由于没有与之相对应的症状，故舍而不用。

最后，进一步考虑“三因制宜”的原则，本案例的治疗用药如下，处方：党参 15 克，炒白术 15 克，陈皮 10 克，莱菔子 10 克，炒神曲 10 克，炒山楂 10 克，制附子 6 克，干姜 6 克，瓜蒌 10 克，薤白 10 克，苏子 6 克，黄芪 15 克，桑白皮 6 克，炒白芍 10 克，山茱萸 10 克，天花粉 10 克，桔梗 10 克，炒枣仁 10 克，茯苓 10 克，当归 10 克，甘草 6 克。方中瓜蒌与附子虽有违“十八反”的配伍禁忌，但在临床实际应用过程中并无任何问题，附子宜先煎，水煎服。

#### 5. 病因与病机演变分析

本案例患者由于有 20 余年晨起过量饮水的习惯，耗伤脾胃的运化功能，出现脾胃阳虚。胃阳不足，胃的受纳腐熟功能减退，饮食物滞而不化，出现胃脘气滞；日久郁而化热，出现胃热。胃热上冲咽喉，出现肺热。脾虚导致“肺气虚”，为“土不生金”。脾虚导致心阳虚，为“子盗母气”。脾阳虚，气血化生不足，肝失充养，则见肝气虚。心脾阳虚，日久累及肾阳，出现肾阳虚。具体见图 7–4–6–1。

由上可得，本患者的病证以胃阳虚、胃脘气滞为主。胃阳虚，温煦失职，则见“胃凉”；“胃胀”为胃脘气滞之象；胃热内盛，则见“口干”。肺气虚，肺主气司呼吸的功能失常，则见“胸闷、憋气、气短、乏力”；肺主通调水道的功能失常，上焦水液代谢不利，则见“面目浮肿”；“咽干”为肺热的表现。肝气虚，肝失疏泄，胆汁排泄不利，上逆于胃，承于口，则见“口苦”。脾阳虚，温煦失职，则见“手足发凉、腹凉、畏寒、乏力”。心阳虚，心神失养，则见“多梦易醒”；阳气不能温运气血上荣于面，则见“面

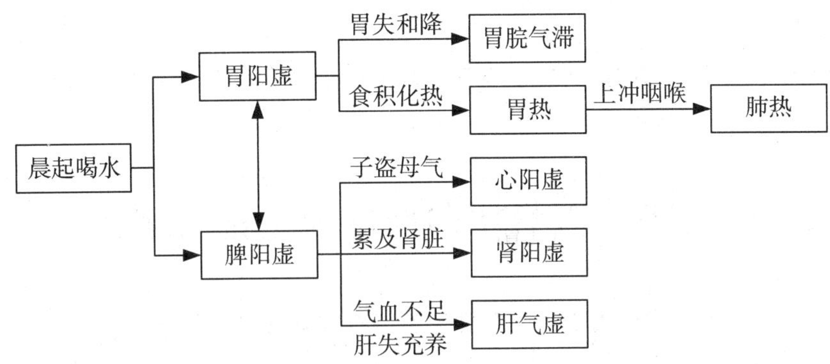


**图 7-4-6-1　病因病机演变过程图（案例 6）**

色淡白”;“畏寒、乏力”为阳虚之象。肾阳虚，腰府失养，则见“腰痛”；温煦失职，则见“畏寒、乏力”。

本案例涉及心、肝、脾、肺、肾五个脏及胃腑，属于“五脏同病”，具体见图 7-4-6-2。

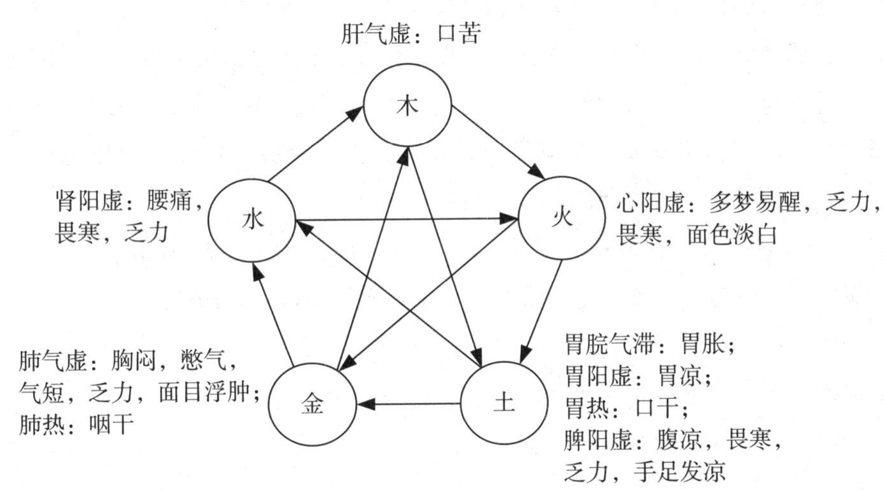


**图 7-4-6-2　五行 – 五脏 – 疾病分析图（案例 6）**

**6. 证候的寒热虚实性质分析**

本患者的病证存在“寒热错杂、虚实夹杂”的特点。“寒”为脾胃阳虚、心肾阳虚所表现出的虚寒;“热”为肺胃热盛所表现出的实热;“虚”包括气虚和阳虚，气虚有肺气虚和肝气虚;“实”为实热和胃脘气滞。

**7. 辨证施膳与禁忌分析**

本患者应戒掉晨起过量饮水的习惯，饮食宜清淡，适当摄入酸味或酸甜味的食品，避免碱性食品，进行适度有氧运动。

**8. 预后分析**

本案例若以上述药物配伍作为基本方，加减治疗 4 个月左右，可以获得显著的临床疗效。

## 第五节　以胃阴阳两虚为主证的案例

本节分析以胃阴阳两虚为主证的辨证论治过程，具体见案例 7。

### 案例 7

胃胀为胃腑常见的病证，多由饮食不节诱发，容易累及其他的脏腑而出现相应的病证。本案例是以胃阴阳两虚为主要证候，同时伴有胃脘气滞、胃有瘀血、胃火旺盛、脾阳虚、脾气郁滞、肝气虚、心气阴两虚、肝血虚、肺气阴两虚、肾气虚证候出现。

刘某，女，79 岁，初诊时间为 2007 年 8 月 7 日。

主诉：胃脘及腹部胀闷、发凉喜热感明显 3 年多，近日加重。

现病史：患者 3 年前无明显诱因出现胃脘及腹部胀闷、发凉喜热，受风寒明显，近日加重，并伴有口干，口涩，口黏，烧心，消瘦，心慌，气短，乏力，汗多，胸闷，憋气，烦躁，畏寒，眼涩，头晕，口唇发紫，手麻，面目浮肿，腰痛，下肢无力、浮肿。睡眠一般，大小便通畅。舌质淡暗，苔少后白，脉弱。

检查：心电图示心肌缺血；心率为 71 次 / 分；血压为 135/73 mmHg；胃镜示慢性萎缩性胃炎、胆汁反流；腹部 B 超示肝、胆、胰、脾、肾未见异常。

西医诊断：

主要诊断：慢性萎缩性胃炎伴胆汁反流；胃肠动力不足。

其他诊断：冠心病心肌缺血；贫血。

中医诊断：

主要诊断：胃胀；腹胀。

其他诊断：口涩；烧心；心悸；胸痹；眩晕；汗证；水肿；腰痛。

依据本案例的四诊症状和体征，对其进行辨证论治的过程分析，具体步骤和结果见表 7–5–7–1 和表 7–5–7–2。

**表 7–5–7–1　四诊症状和体征的脏腑及气血阴阳归属定位分析（案例 7）**

| 脏腑及气血阴阳 | | 四诊症状和体征 |
|---|---|---|
| 五脏 | 心 | 主血脉：心慌；主神：烦躁；汗：汗多 |
| | 脾 | 主运化：腹胀，腹凉喜热；肌肉：消瘦；四肢：下肢无力；口：口干，口涩，口黏；唇：口唇发紫 |

续表

| 脏腑及气血阴阳 | | 四诊症状和体征 |
|---|---|---|
| 五脏 | 肝 | 主藏血：头晕，手麻；目：眼涩 |
| | 肾 | 肾府：腰痛；主水：下肢浮肿 |
| | 肺 | 主气：气短；主宣发、肃降：胸闷，憋气；主通调水道：面目浮肿 |
| 五腑 | 小肠 | — |
| | 胃 | 主和降：胃胀，烧心，胃凉喜热 |
| | 胆 | — |
| | 膀胱 | — |
| | 大肠 | — |
| 气血阴阳 | 气 | 乏力 |
| | 血 | — |
| | 阴 | — |
| | 阳 | — |

**表 7–5–7–2　中医四态五阶段辨证分析（案例 7）**

| 隐态系统 | 隐性病变 | 舌质淡暗，苔少后白，脉弱 | | | | | | | |
|---|---|---|---|---|---|---|---|---|---|
| | 显性病变 | 胃脘胀闷、发凉、喜热 | 烧心 | 腹部胀闷、发凉、喜热，乏力 | 口涩 | 心慌，烦躁，乏力 | 头晕 | 气短，乏力，胸闷，憋气 | 腰痛，乏力 |
| 显态系统 | 隐性病变 | 口干，口唇发紫 | — | 口黏，下肢无力 | — | — | 手麻眼涩 | — | — |
| | 显性病变 | — | — | 消瘦 | — | 汗多 | — | 面目浮肿 | 下肢浮肿 |
| 证候群 | | 胃阴阳两虚，胃有瘀血，胃脘气滞 | 胃火旺盛 | 脾阳虚，脾失运化，脾气郁滞 | 肝气虚 | 心气阴两虚 | 肝血虚 | 肺气阴两虚，肺失宣降 | 肾气虚 |
| 治法 | | 温胃阳散寒，滋胃阴生津，理气化瘀 | 清胃降火 | 温脾阳，祛寒，理气除痞 | 补肝气，强肝泄 | 益血气，滋心阴，安神敛汗 | 补肝血，明目 | 益肺气，宣肺消肿，宽胸顺气 | 补肾气，利水，消肿 |
| 对应方剂或药物 | | 附子理中丸，麦门冬汤，保和丸，丹参 | 玉女煎 | 附子理中丸，厚朴 | 酸味补肝汤 | 天王补心丹，牡蛎散 | 杞菊地黄丸 | 苏子降气汤，五皮散，麦冬，瓜蒌，薤白 | 济生肾气丸 |

## 精准论治

### 1. 方剂与证候的对应分析

本患者的主要证候为胃阴阳两虚、胃脘气滞，兼见胃有瘀血、胃火旺盛、脾阳虚、脾气滞、肝气虚、心气阴两虚、肝血虚、肺气阴两虚、肾气虚证候。附子理中丸可温中祛寒，以治疗脾胃阳虚所表现出的“腹部发凉喜热、胃脘发凉喜热、消瘦、口黏、下肢无力、乏力”；胃脘气滞所表现出的“胃脘胀闷”，选用保和丸以理气和胃；厚朴理气除胀，以治疗脾气郁滞出现的“腹部胀闷”；胃阴虚、胃火旺盛所表现出的“烧心、口干、苔少”，用麦门冬汤合玉女煎以养胃阴、清胃火；丹参功专活血化瘀，适用于胃有瘀血所表现出的“口唇发紫”；肝气虚所表现出的“口涩”可选用酸味补肝汤以补肝气、强肝泄。天王补心丹益血气、滋心阴、安神敛汗以治疗心气阴两虚所表现出的“心慌、烦躁、乏力、苔少”；牡蛎散功专固摄止汗，适用于心气阴两虚所表现出的“汗多”；杞菊地黄丸功能养血明目，适用于肝血虚所表现出的“头晕、手麻、眼涩”；肺气阴两虚所表现出的“气短、乏力、胸闷、憋气、面目浮肿、苔少”可选用苏子降气汤合五皮散加麦冬、瓜蒌、薤白以益气养阴润肺、宣肺利水消肿；“腰痛、乏力、下肢浮肿”为肾气虚的征象，可选用济生肾气丸以补肾气、利水消肿。

**2. 药物与疾病、证候、症状的对应分析**

上面是针对这一患者的病证，实现证候与方剂的对应，还要在“方证”对应的基础上，实现具体的症状与具体的药物之间的对应。本案例证候与方剂的精准对应关系具体见表 7–5–7–3。

**表 7–5–7–3　证候与方剂的精准对应关系（案例 7）**

| 证候 | | 方剂 | 药物 |
|---|---|---|---|
| 主要证候 | 胃阴阳两虚 | 附子理中丸 | 附子，干姜，党参，白术，甘草 |
| | | 麦门冬汤 | 麦冬，半夏，党参，甘草 |
| 其他证候 | 胃有瘀血 | — | 丹参 |
| | 胃脘气滞 | 保和丸 | 山楂，神曲，半夏，茯苓，陈皮，莱菔子，连翘 |
| | 胃火旺盛 | 玉女煎 | 石膏，熟地黄，知母，麦冬，川牛膝 |
| | 脾阳虚 | 附子理中丸 | 附子，干姜，党参，白术，甘草 |
| | 脾气郁滞 | — | 厚朴 |
| | 肝气虚 | 酸味补肝汤 | 白芍，山楂，木瓜，香橼，乌梅，川牛膝，赤小豆，五味子，山茱萸，栀子，山药，甘草 |
| | 心气阴两虚 | 天王补心丹 | 党参，玄参，丹参，茯苓，五味子，远志，桔梗，当归，天冬，麦冬，柏子仁，酸枣仁，生地黄，朱砂 |
| | | 牡蛎散 | 煅牡蛎，黄芪，麻黄根，浮小麦 |
| | 肝血虚 | 杞菊地黄丸 | 枸杞子，菊花，熟地黄，山药，山茱萸，茯苓，牡丹皮，泽泻 |
| | 肺气阴两虚 | 苏子降气汤 | 紫苏子，陈皮，半夏，当归，前胡，厚朴，肉桂，甘草 |
| | 肺失宣降 | 五皮散 | 陈皮，生姜皮，大腹皮，茯苓皮，桑白皮 |
| | 肾气虚 | 济生肾气丸 | 车前子，川牛膝，附子，肉桂，熟地黄，山药，山茱萸，茯苓，牡丹皮，泽泻 |

依据上表中方剂和药物的基本信息，筛选本案例治疗过程中每个具体症状所要对应

的具体药物，结果见表 7-5-7-4。

**表 7-5-7-4　症状与药物的精准对应关系（案例 7）**

| 症状 | 药物 |
| --- | --- |
| 胃脘胀闷 | 陈皮，附子，干姜，党参，白术，山药 |
| 腹部胀闷 | 厚朴，附子，干姜，党参，白术，山药 |
| 腹部及腹部发凉喜热 | 附子，干姜，肉桂，党参，白术，山药 |
| 口干，烧心 | 知母，麦冬，川牛膝，栀子 |
| 口黏 | 白术，茯苓 |
| 口涩 | 白芍，川牛膝，山茱萸，山药，栀子 |
| 心慌 | 牡蛎，天冬，麦冬，茯苓，丹参 |
| 烦躁 | 天冬，麦冬，栀子，丹参 |
| 头晕，手麻，眼涩 | 枸杞子，菊花，山药，山茱萸 |
| 胸闷，憋气 | 瓜蒌，薤白 |
| 气短 | 紫苏子，当归，厚朴，麦冬，沙参，肉桂 |
| 腰痛 | 川牛膝，附子，山药，山茱萸 |
| 口唇发紫 | 丹参，川牛膝 |
| 消瘦 | 党参，白术，山药 |
| 汗多 | 煅牡蛎，黄芪 |
| 面目浮肿 | 生姜皮，茯苓皮，桑白皮 |
| 下肢浮肿 | 车前子，附子，肉桂，山药，山茱萸，茯苓，泽泻 |
| 苔少 | 麦冬，天冬，沙参 |
| 下肢无力，乏力 | 党参，黄芪，山药 |

根据上表信息对本案例的处方用药进行分析，可以得出：针对“胃脘及腹部胀闷、发凉喜热感明显”选用党参、白术、山药、附子、干姜、肉桂、陈皮、厚朴健脾温中祛寒、理气和胃除胀，以治疗脾胃阳虚、脾胃气滞证候。胃阴虚、胃火炽盛所表现出的“口干、烧心”选用知母、麦冬、川牛膝、栀子以养阴和胃、清胃泻火；“口唇发紫”为胃有瘀血所致，选用丹参、川牛膝以活血化瘀。脾气虚所表现出的“消瘦”选用党参、白术、山药以益气健脾；白术、茯苓健脾燥湿化湿以治疗“口黏”。肝气虚所表现出的“口涩”可选用白芍、川牛膝、山茱萸、山药、栀子以补肝气、强肝泄。针对“心慌”选用牡蛎、茯苓、天冬、麦冬、丹参以养心安神；心阴虚所表现出的“烦躁”选用天冬、麦冬、栀子、丹参以养阴清热除烦；针对“汗多”选用煅牡蛎、黄芪以益气固摄止汗。“头晕、手麻、眼涩”为肝血虚的表现，选用枸杞子、菊花、山药、山茱萸以滋养肝血。紫苏子、当归、厚朴、麦冬、沙参、肉桂功能补肺降气，适用于肺气虚所表现出的“气短”；瓜蒌、薤白宽胸顺气，适用于肺气虚、失宣降出现的“胸闷、憋气”；“面目浮肿”为肺气虚、肺通调水道功能失常之象，可选用生姜皮、茯苓皮、桑白皮以宣肺利水消肿。肾气虚所表现出的“腰痛”可选用川牛膝、附子、山药、山茱萸以补益肾气；肾气虚出现的“下肢浮肿”可选用车前子、附子、肉桂、山药、山茱萸、茯苓、泽泻以补肾气、利水消肿。麦冬、天冬养阴以治疗“苔少”。针对“下肢无力、乏力”选

用党参、黄芪、山药以益气。

从药物与疾病对应关系的角度来分析，本案例慢性胃炎伴胆汁反流、萎缩可选用的药物为白芍、山茱萸、川牛膝、山药，冠心病心肌缺血可选用的药物为丹参、三七，贫血可选用的药物为黄芪、当归，诸药合用以增强疗效。

**3. 一药治疗“多病、多证、多症”的对应分析**

依据“方证对应”与“药症对应”的分析，本案例一药对应“多病、多证、多症”的归纳总结如下，具体见表 7–5–7–5。

**表 7–5–7–5　一药对应“多病、多证、多症”分析表（案例 7）**

| 药物 | 症状与疾病 |
| --- | --- |
| 附子 | 胃脘胀闷，腹部胀闷，腹部及胃发凉喜热，腰痛，下肢浮肿 |
| 干姜 | 胃脘胀闷，腹部胀闷，腹部及胃发凉喜热 |
| 党参 | 胃脘胀闷，腹部胀闷，腹部及胃发凉喜热，消瘦，下肢无力，乏力 |
| 白术 | 胃脘胀闷，腹部胀闷，腹部及胃发凉喜热，口黏，消瘦 |
| 山药 | 胃脘胀闷，腹部胀闷，腹部及胃发凉喜热，口涩，头晕，手麻，眼涩，腰痛，消瘦，下肢浮肿，下肢无力，乏力 |
| 川牛膝 | 口干，烧心，口涩，腰痛 |
| 栀子 | 口干，烧心，口涩，烦躁 |
| 茯苓 | 口黏，心慌，面目浮肿，下肢浮肿 |
| 丹参 | 心慌，烦躁，口唇发紫 |
| 厚朴 | 腹部胀闷，气短 |
| 肉桂 | 腹部及胃发凉喜热，气短，下肢浮肿 |
| 山茱萸 | 口涩，头晕，手麻，眼涩，腰痛，下肢浮肿 |
| 麦冬 | 口干，烧心，心慌，烦躁，气短 |
| 天冬 | 心慌，烦躁 |
| 牡蛎 | 心慌，汗多 |
| 黄芪 | 汗多，下肢无力，乏力 |
| 白芍，山茱萸，川牛膝，山药 | 慢性胃炎伴胆汁反流、萎缩 |
| 丹参，三七 | 冠心病心肌缺血 |
| 黄芪，当归 | 贫血 |

**4. 处方**

由于患者没有明显的胃气上逆及食积征象，故麦门冬汤、苏子降气汤中半夏没有选用，而保和丸中药物选用陈皮对应胃脘气滞的“胃胀”症状，其他的药物山楂、神曲、半夏、莱菔子、连翘等没有使用。玉女煎、天王补心丹、杞菊地黄丸、济生肾气丸中的熟黄、生地黄滋腻碍胃，会加重“脘腹胀闷”的症状，故没有选用；玉女煎中知母、麦冬、川牛膝对应治疗“口干、烧心”的症状，效力足够，所以石膏没有选用。肝气虚出现的“口涩”从酸味补肝汤中选用白芍、川牛膝、山茱萸、山药、栀子效用足够，其他药物舍而不用。天王补心丹中的玄参、五味子、远志、桔梗、柏子仁、酸枣仁、朱砂由于没有对应的症状，故在方剂的加减化裁中删而不用。由于煅牡蛎、黄芪治疗“汗多”

效用足够，因此，牡蛎散中的麻黄根、浮小麦没有选用。由于患者没有腹部胀大、腹水的症状表现，故在选用五皮散时没有应用大腹皮；杞菊地黄丸和济生肾气丸中的牡丹皮由于没有对应的症状，舍而不用；患者没有出现咳嗽吐痰的症状，故苏子降气汤中的前胡没有选用。

最后，进一步考虑“三因制宜”的原则，本案例的治疗用药如下。

处方：党参15克，炒白术15克，制附子6克，干姜6克，陈皮10克，厚朴10克，知母10克，麦冬10克，川牛膝10克，茯苓10克，炒白芍10克，山茱萸10克，炒栀子10克，牡蛎60克，天冬10克，枸杞子15克，菊花6克，炒山药10克，瓜蒌10克，薤白10克，苏子6克，当归15克，肉桂6克，丹参10克，黄芪30克，桑白皮6克，车前子6克，泽泻6克，三七10克，甘草6克。方中瓜蒌与附子虽有违“十八反”的配伍禁忌，但在临床实际应用过程中并无任何问题，三七可研末冲服，也可打碎入煎剂，附子、牡蛎宜先煎，水煎服。由于方中有牡蛎，故煎煮后需沉淀20分钟后再服用。

**5. 病因与病机演变分析**

本案例患者由于长期劳累过度，复有10余年晨起及日常过度饮水、食用碱性食品的习惯所致。晨起喝白水及食用碱性食品，损伤脾胃的运化功能，最终形成脾阳虚及胃阴阳两虚。胃的受纳腐熟水谷的功能减退，胃失和降，则出现胃脘气滞；日久导致血液运行障碍，出现胃脘瘀血；食积胃脘，日久生热化火伤津，导致胃火旺盛。脾胃虚弱导致肺气阴两虚，为“土不生金”。劳累过度，耗伤心肾，出现心气阴两虚、肾气虚。心虚导致肝气虚，为“子盗母气”。脾胃功能下降，气血化生不足，不能充养于肝，则出现肝血虚。具体见图7-5-7-1。

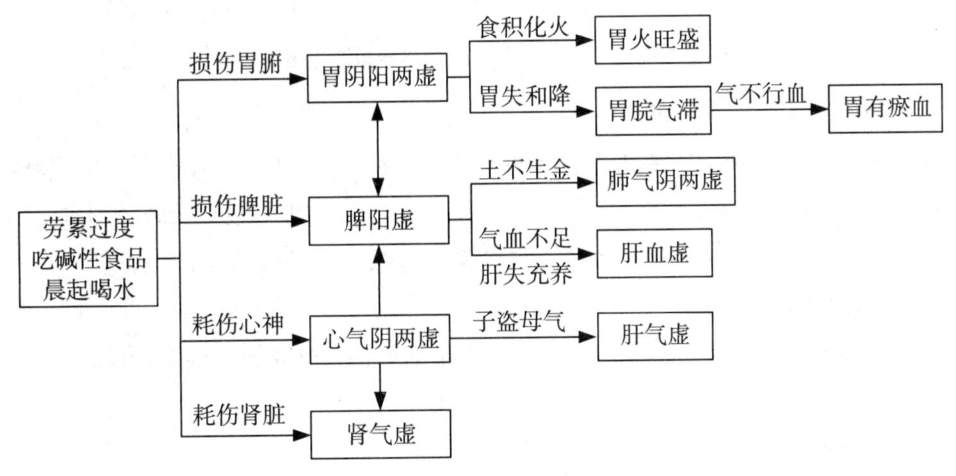


**图 7-5-7-1　病因病机演变过程图（案例 7）**

通过以上分析，本患者的主要证候为胃阴阳两虚、胃脘气滞。脾胃阳虚，温煦失职，则见“腹发凉喜热、胃发凉喜热、下肢无力”；胃脘气滞，则见“胃脘胀闷”；脾气郁滞，则见“腹部胀闷”。胃阴不足，濡润功能减退，则见“口干、苔少”；胃火炽盛，则见“烧心”；“口唇发紫”为胃有瘀血之象。脾阳虚，水液运化，水湿内生，则见“口黏”；气血化生不足，肌肉失养，则见“消瘦”。肝气虚，肝失疏泄，胆汁排泄失常，上逆于口，则见“口涩”。心气阴两虚，心失所养，则见“心慌、乏力、苔少”；阴不制阳，虚热扰及心神，则见“烦躁”；气不摄津，津液外泄，则见“汗多”。肝血虚，濡养失职，则见“头晕、手麻、眼涩”。肺气阴两虚，肺主气司呼吸的功能失常，则见“气短、乏力、苔少”；肺失宣降，则“胸闷、憋气”；肺主通调水道的功能失常，则见“面目浮肿”。肾气虚，腰失所养，则见“腰痛、乏力”；肾主水的功能失常，则见“下肢浮肿”。

本案例涉及心、肝、脾、肺、肾五个脏和胃腑，属于“五脏同病”，具体见图 7-5-7-2。

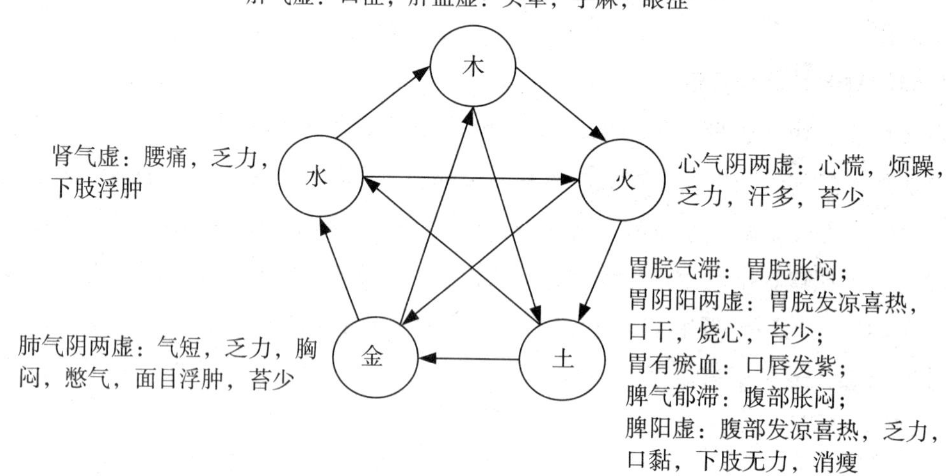


**图 7-5-7-2　五行－五脏－疾病分析图（案例 7）**

**6. 证候的寒热虚实性质分析**

本患者的病证存在“寒热错杂、虚实夹杂”的特点。“寒”为脾胃阳虚所表现出的虚寒；“热”为胃阴虚、心阴虚、肺阴虚所表现出的虚热；“虚”包括气虚、阴虚、阳虚，气虚有肝气虚、心气虚、肺气虚和肾气虚；“实”包括胃脘气滞和胃有瘀血。

**7. 辨证施膳与禁忌分析**

本患者应戒掉晨起及平时饮水过多的不良生活习惯，饮食宜偏酸不食碱，注意多休息，避免劳累，并适当做一些有氧运动。

**8. 预后分析**

本案例若以上述药物配伍作为基本方，加减治疗 4 个月左右可以收到显著的临床效果，但其冠心病心肌缺血和贫血则需要长期调养和不间断的治疗。

## 第六节 以胃脘气滞为主证的案例

胃脘气滞证候多数伴有胃脘瘀血、胃气上逆、胃热或胃火旺等证候出现，也会伴有其他脏腑虚弱的证候，本节分析以胃脘气滞为主证的辨证论治过程，具体见案例 8 和案例 9。

### 案例 8

胃胀、胃痛为胃腑常见的病证，多由饮食不节诱发，容易累及其他的脏腑而出现相应的病证。本案例是以胃脘气滞为主要证候，同时伴有胃阳虚、胃火旺盛、胃有瘀血、脾阳虚、肝血虚、心气虚、肾气虚、肺失宣降证候出现。

于某，男，50 岁，初诊时间为 2009 年 8 月 7 日。

主诉：胃脘胀闷疼痛、痞硬 10 年余，伴纳呆，近日加重。

现病史：患者前 10 年余无明显诱因出现胃脘胀闷疼痛、痞硬，近日加重。伴纳呆，食少，烧心，胃凉，消瘦，口干，腹泻，腹凉，眼涩，汗多，头晕，耳鸣，面目浮肿，口唇发紫，膝关节痛，下肢浮肿、无力、抽筋，足跟痛。舌质淡红，苔边尖少、中后白薄微黄，脉沉迟细。

检查：心电图示心肌缺血；心率为 64 次 / 分钟；血压为 121/68 mmHg；胃镜示慢性萎缩性胃炎伴胆汁反流；腹部 B 超示肝、胆、胰、脾、肾未见异常。

西医诊断：

主要诊断：慢性萎缩性胃炎伴胆汁反流。

其他诊断：冠心病心肌缺血、心动过缓。

中医诊断：

主要诊断：胃脘痛；痞证。

其他诊断：烧心；泄泻；汗证；眩晕；痹证；水肿。

依据本案例的四诊症状和体征，对其进行辨证论治的过程分析，具体步骤和结果见表 7-6-8-1 和表 7-6-8-2。

**表 7-6-8-1 四诊症状和体征的脏腑归属定位分析（案例 8）**

| 脏腑 | | 四诊症状和体征 |
|---|---|---|
| 五脏 | 心 | 汗：汗多 |
| | 脾 | 主运化：纳呆，腹泻，腹凉；肌肉：消瘦；四肢：下肢无力；口：口唇发紫，口干 |
| | 肝 | 主藏血：头晕；目：眼涩；主筋：下肢抽筋 |
| | 肾 | 主水：下肢浮肿；主骨：足跟痛，膝关节凉痛；耳：耳鸣 |
| | 肺 | 主宣发、肃降：面目浮肿 |

续表

| 脏腑 | | 四诊症状和体征 |
|---|---|---|
| 五腑 | 小肠 | — |
| | 胃 | 主受纳：食少；主和降：胃胀，胃痛，胃脘痞硬，胃凉，烧心 |
| | 胆 | — |
| | 膀胱 | — |
| | 大肠 | — |

**表 7-6-8-2　中医四态五阶段辨证分析（案例 8）**

| 隐态系统 | 隐性病变 | 舌质淡红，苔边尖少、中后白薄微黄，脉沉迟细 | | | | | | |
|---|---|---|---|---|---|---|---|---|
| | 显性病变 | 胃脘胀痛，胃凉，食少 | 纳呆，腹泻，腹凉 | 烧心 | 头晕 | — | — | — |
| 显态系统 | 隐性病变 | 口唇发紫 | 下肢无力 | 口干 | 眼涩，下肢抽筋 | — | 耳鸣，膝关节痛，足跟痛 | — |
| | 显性病变 | 胃脘痞硬 | 消瘦 | — | — | 汗多 | 下肢浮肿 | 面目浮肿 |
| 证候群 | | 胃阳虚，胃有瘀血，胃脘气滞 | 脾阳虚，脾失运化 | 胃火旺盛 | 肝血虚 | 心气虚 | 肾气虚 | 肺失宣降 |
| 治法 | | 温胃祛寒，化瘀止痛，理气除痞 | 温脾祛寒，健脾止泻，助运化 | 清胃降火 | 补肝血，荣筋明目 | 益心气，敛汗 | 补肾气，利水消肿，健骨，聪耳 | 宣肺消肿 |
| 对应方剂或药物 | | 附子理中丸，枳术丸，保和丸，延胡索，丹参 | 附子理中丸，健脾丸 | 玉女煎 | 杞菊地黄丸，白芍，木瓜 | 牡蛎散 | 济生肾气丸，独活寄生汤，耳聋左慈丸 | 五皮散 |

## 精准论治

### 1. 方剂与证候的对应分析

本患者的主要证候为胃脘气滞，兼见胃阳虚、胃有瘀血、胃火旺盛、脾阳虚、肝血虚、心气虚、肾气虚、肺失宣降证候。选用保和丸合枳术丸可理气除痞以治疗胃脘气滞所表现出的“胃胀、胃脘痞硬”；附子理中丸温胃祛寒以治疗脾胃阳虚所表现出的“腹凉、胃凉”；“口唇发紫、胃痛”为胃有瘀血的表现，选用延胡索、丹参以活血化瘀止痛；脾阳不足、脾失健运所表现出的“纳呆、腹泻、消瘦、下肢无力”选用健脾丸合附子理中丸以温阳健脾；“烧心、口干”为胃火炽盛的表现，选用玉女煎以清胃降火；针对肝血不足所表现出的“头晕、眼涩、下肢抽筋”选用杞菊地黄丸合加白芍、木瓜以补肝血荣筋、明目；心气不足所表现出的“汗多”选用牡蛎散以益心气敛汗；肾气不足所表现出的“膝关节痛、足跟痛、下肢浮肿”选用济生肾气丸合独活寄生汤以补肾气、利水消肿、健骨；针对“面目浮肿”选用五皮散以宣肺消肿。

### 2. 药物与疾病、证候、症状的对应分析

在“方证”对应的基础上，最终目的是实现药物“对病、对证、对症”的精准对

应。本案例证候与方剂的精准对应关系具体见表 7–6–8–3。

**表 7–6–8–3　证候与方剂的精准对应关系（案例 8）**

<table>
<tr><th colspan="2">证候</th><th>方剂</th><th>药物</th></tr>
<tr><td rowspan="2">主要证候</td><td rowspan="2">胃脘气滞</td><td>枳术丸</td><td>枳实，白术</td></tr>
<tr><td>保和丸</td><td>神曲，山楂，半夏，茯苓，陈皮，连翘，莱菔子</td></tr>
<tr><td rowspan="12">其他证候</td><td>胃阳虚</td><td>附子理中丸</td><td>附子，干姜，党参，白术，炙甘草</td></tr>
<tr><td rowspan="2">脾阳虚，脾失运化</td><td>健脾丸</td><td>白术，木香，黄连，甘草，茯苓，党参，神曲，陈皮，砂仁，麦芽，山楂，山药，肉豆蔻</td></tr>
<tr><td>附子理中丸</td><td>附子，干姜，党参，白术，炙甘草</td></tr>
<tr><td>胃火旺盛</td><td>玉女煎</td><td>石膏，熟地黄，知母，麦冬，川牛膝</td></tr>
<tr><td>胃有瘀血</td><td>—</td><td>延胡索，丹参</td></tr>
<tr><td>肝血虚</td><td>杞菊地黄丸</td><td>枸杞子，菊花，熟地黄，山药，山茱萸，茯苓，牡丹皮，泽泻</td></tr>
<tr><td>心气虚</td><td>牡蛎散</td><td>煅牡蛎，黄芪，麻黄根，浮小麦</td></tr>
<tr><td rowspan="2">肾气虚</td><td>济生肾气丸</td><td>车前子，川牛膝，附子，肉桂，熟地黄，山药，山茱萸，茯苓，泽泻，牡丹皮</td></tr>
<tr><td>独活寄生汤</td><td>独活，桑寄生，秦艽，防风，细辛，当归，白芍，川芎，熟地黄，杜仲，牛膝，党参，茯苓，甘草，肉桂心</td></tr>
<tr><td>肺失宣降</td><td>五皮散</td><td>陈皮，生姜皮，茯苓皮，大腹皮，桑白皮</td></tr>
</table>

依据上表中方剂和药物的基本信息，筛选本案例治疗过程中每个具体症状所要对应的具体药物，结果见表 7–6–8–4。

**表 7–6–8–4　症状与药物的精准对应关系（案例 8）**

| 症状 | 药物 |
|---|---|
| 胃胀 | 陈皮，莱菔子 |
| 胃痛 | 延胡索，丹参 |
| 胃脘痞硬 | 枳实，白术 |
| 胃凉 | 附子，干姜 |
| 口唇发紫 | 丹参，川牛膝 |
| 食少 | 山楂，党参，白术，茯苓 |
| 纳呆 | 党参，白术，茯苓，山药 |
| 腹泻 | 党参，白术，茯苓 |
| 腹凉 | 附子，干姜 |
| 消瘦 | 党参，白术，山药 |
| 下肢无力 | 党参，山药 |
| 烧心，口干 | 知母，川牛膝 |
| 头晕，眼涩 | 枸杞子，菊花，白芍 |
| 下肢抽筋 | 木瓜，白芍 |
| 汗多 | 煅牡蛎 |
| 膝关节痛，足跟痛 | 山药，山茱萸，桑寄生，川牛膝 |
| 下肢浮肿 | 车前子，附子，山药，山茱萸，茯苓 |
| 面目浮肿 | 生姜皮，茯苓皮，桑白皮 |

根据上表信息对本案例的处方用药进行分析，可以得出：针对“胃胀”选用陈皮、莱菔子以理气除胀；延胡索、丹参活血通络止痛，用于胃络不通所致的“胃痛”；枳实、白术理气祛痞以治疗“胃脘痞硬”；胃阳虚所表现出的“胃凉”可选用附子、干姜以温胃祛寒；“口唇发紫”为胃有瘀血的表现，选用丹参、川牛膝以活血化瘀；胃气虚所表现出的“食少”选用山楂、党参、白术、茯苓以养胃消食；针对“纳呆”选用党参、白术、茯苓、山药以益气健脾；党参、白术、茯苓益气健脾、燥湿止泻以治疗“腹泻”；脾阳虚所表现出的“腹凉”选用附子、干姜以温脾祛寒；“消瘦”为气血化生不足的表现，可选用党参、白术、山药以健脾养荣；针对“下肢无力”选用党参、山药以益气健脾；胃火炽盛所表现出的“烧心、口干”选用知母、川牛膝以清胃降火；“头晕、眼涩”为肝血虚之象，可选用枸杞子、菊花、白芍以滋补肝血；肝血虚所表现出的“下肢抽筋”选用木瓜、白芍以养血荣筋；煅牡蛎收敛固摄止汗以治疗“汗多”；针对“膝关节痛、足跟痛”选用山药、山茱萸、桑寄生、牛膝以补肾壮骨；“下肢浮肿”为肾气虚、下焦水液代谢失常的表现，选用车前子、附子、肉桂、山药、山茱萸、茯苓以补肾气、利水消肿；生姜皮、茯苓皮、桑白皮宣肺利水消肿以治疗肺失宣降所表现出的“面目浮肿”。

从药物与疾病对应关系的角度来分析，本案例慢性胃炎伴胆汁反流、萎缩可选用的药物为山楂、白芍、木瓜、山茱萸、川牛膝、山药，冠心病心肌缺血可选用的药物为丹参、三七，诸药合用以增强疗效。

**3. 一药治疗“多病、多证、多症”的对应分析**

依据“方证对应”与“药症对应”的分析，本案例一药对应“多病、多证、多症”的归纳总结如下，具体见表 7–6–8–5。

**表 7–6–8–5　一药对应“多病、多证、多症”分析表（案例 8）**

| 药物 | 症状与疾病 |
|---|---|
| 党参 | 纳呆，食少，腹泻，消瘦，下肢无力 |
| 白术 | 胃脘痞硬，纳呆，食少，腹泻，消瘦 |
| 茯苓 | 纳呆，食少，腹泻，消瘦，下肢无力，下肢浮肿，面目浮肿 |
| 山药 | 纳呆，腹泻，下肢浮肿，膝关节痛，足跟痛 |
| 白芍 | 头晕，眼涩，下肢抽筋 |
| 川牛膝 | 烧心，口干，膝关节痛，足跟痛 |
| 附子 | 胃凉，腹凉，下肢浮肿 |
| 干姜 | 胃凉，腹凉 |
| 山茱萸 | 下肢浮肿，膝关节痛，足跟痛 |
| 山楂，白芍，木瓜，山茱萸，川牛膝，山药 | 慢性胃炎伴胆汁反流、萎缩 |
| 丹参，三七 | 冠心病心肌缺血 |

**4. 处方**

由于患者没有明显的饮食积滞、胃气上逆及胃热的表现，故保和丸中的神曲、半夏、连翘没有选用；由于患者没有脾气郁滞的表现，故健脾丸中的木香、砂仁没有选用；从玉女煎中选取知母、川牛膝以清胃降火火，效用足够，故其他药物舍而不用；从牡蛎散中选用煅牡蛎以收敛固摄止汗，其他药物弃而不用；患者有胃脘气滞所表现出的"胃胀、胃脘痞硬"的表现，而熟地黄滋腻碍胃，故没有选用；患者没有腹水的表现，故五皮散中的大腹皮删而不用；健脾丸中的黄连、麦芽、肉豆蔻，杞菊地黄丸和济生肾气丸中的牡丹皮、泽泻，独活寄生汤中的独活、秦艽、防风、细辛、川芎、熟地黄、杜仲等药物由于没有与之相对应的症状，故没有选用。

最后，进一步考虑"三因制宜"的原则，本案例的治疗用药如下。

处方：党参 15 克，炒白术 15 克，茯苓 15 克，炒山药 15 克，陈皮 10 克，莱菔子 10 克，延胡索 10 克，枳实 10 克，制附子 6 克，干姜 6 克，丹参 10 克，炒山楂 10 克，知母 10 克，川牛膝 10 克，枸杞子 15 克，菊花 6 克，炒白芍 10 克，木瓜 10 克，煅牡蛎 60 克，山茱萸 10 克，桑寄生 10 克，车前子 6 克，桑白皮 6 克，三七 10 克，甘草 6 克。方中三七可研末冲服，也可打碎入煎剂，附子、牡蛎宜先煎，水煎服。

**5. 病因与病机演变分析**

本案例由于饮食结构不合理，摄入烫面、死面等硬质食品过多，复有平时喝水多的习惯，损伤脾胃功能，出现脾胃阳虚。胃阳虚，胃的受纳腐熟功能减退，饮食滞而不化，出现胃脘气滞，日久影响胃络，导致胃脘瘀血，饮食积滞，郁而化热，出现胃火旺盛。脾胃虚弱，气血化生不足，肝失充养，则见肝血虚。脾虚导致心气虚，为"子盗母气"。脾虚导致肺失宣降，为"土不生金"。心脾虚弱，日久累及于肾，出现肾气虚。具体见图 7-6-8-1。

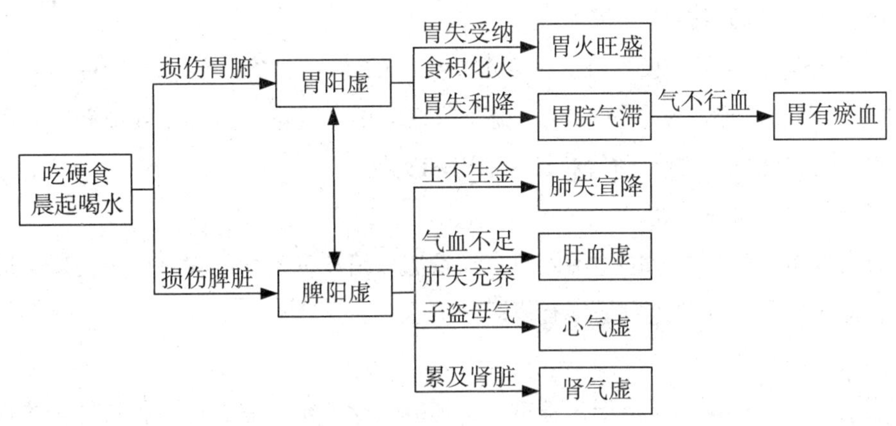


**图 7-6-8-1　病因病机演变过程图（案例 8）**

通过以上分析，本患者的主要证候为胃脘气滞。胃失和降，胃脘气滞，则见"胃胀、胃脘痞硬"；胃阳虚，温煦失职，则见"胃凉"；胃火炽盛，则见"烧心、口干"；胃有瘀血，胃络不通，则见"胃痛、口唇发紫"；胃气虚，受纳功能减退，则见"食少"。脾阳虚，脾失健运，则见"纳呆、腹泻、下肢无力"；温煦失职，则见"腹凉"；

气血化生不足，四肢失于荣养，则见“消瘦”。肝血虚，清窍失于濡养，则见“头晕”；目失所养，则见“眼涩”；筋脉失于濡养；则见“下肢抽筋”。心气虚，津液失于固摄，则见“汗多”。肾气虚，耳失充养，则见“耳鸣”；骨失充养，则见“膝关节痛、足跟痛”；肾主水的功能失常，下焦水液代谢不利，则见“下肢浮肿”。肺失宣降，肺主通调水道的功能失常，则见“面目浮肿”。

本案例涉及心、肝、脾、肺、肾五个脏和胃腑，属于“五脏同病”，具体见图 7–6–8–2。

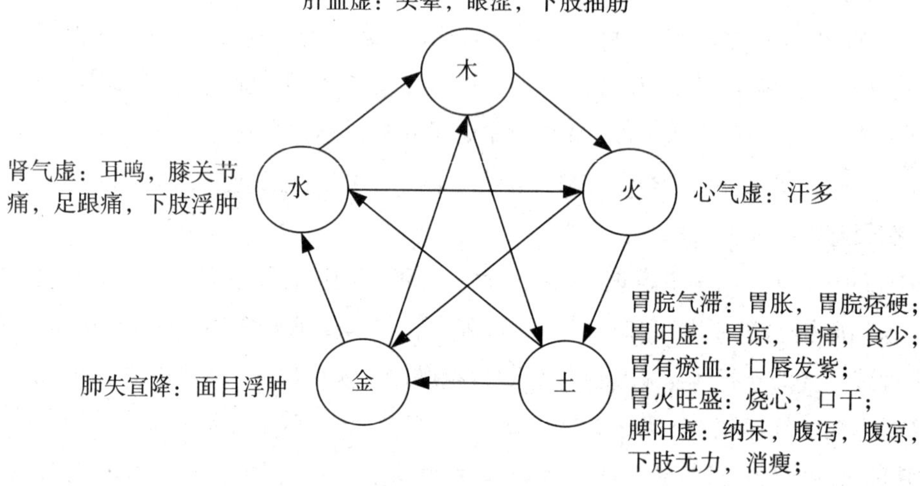


**图 7–6–8–2　五行 – 五脏 – 疾病分析图（案例 8）**

**6. 证候的寒热虚实性质分析**

本患者的病证存在“寒热错杂、虚实夹杂”的特点。“寒”为脾胃阳虚所表现出的虚寒；“热”为胃火所表现出的实热；“虚”包括阳虚、气虚、血虚，气虚有心气虚、肾气虚，血虚为肝血虚；“实”为胃脘气滞血瘀和实热。

**7. 辨证施膳与禁忌分析**

本患者应戒掉过量饮水的生活习惯，饮食应以清淡易消化的食品为主，适当摄入酸味食品，避免硬质食品，进行适度有氧运动。

**8. 预后分析**

本案例若以上述药物配伍作为基本方，加减治疗 4 个月左右可以收到显著的临床效果，但其冠心病心肌缺血则需要长期调养和不间断的治疗。

## 案例 9

痞证为胃腑常见的病证，多由饮食不节诱发，容易累及其他的脏腑而出现相应的病证。本案例是以胃脘气滞为主要证候，同时伴有胃气虚、胃火旺盛、脾气虚、心气虚、肾气虚、肺气阴两虚证候出现。

冯某，女，53 岁，初诊时间为 2009 年 7 月 30 日。

主诉：胃脘胀闷、痞闷 3 个月，伴口唇干，情志不舒、饭后明显，近 1 周加重。

现病史：患者 3 个月前无明显诱因出现胃脘胀闷、痞闷，伴口唇干，情志不舒、饭后明显，近 1 周加重。另伴烧心，纳呆，食少，消瘦（3 个月体重下降 10kg），咽干，心慌，胸闷，憋气，乏力，面目浮肿，手足面色淡黄，腰痛，下肢浮肿、无力，头发稀疏。舌质红紫，苔边尖少、中后微黄，脉沉细。

检查：心电图示心肌缺血；心率为 65 次 / 分钟；血压为 117/77 mmHg；胃镜示慢性浅表性胃炎、萎缩；腹部 B 超示肝、胆、胰、脾、肾未见异常。

西医诊断：

主要诊断：慢性浅表性胃炎、萎缩；胃动力不足。

其他诊断：心肌缺血。

中医诊断：

主要诊断：痞证。

其他诊断：烧心；心悸；胸痹；水肿。

依据本案例的四诊症状和体征，对其进行辨证论治的过程分析，具体步骤和结果见表 7-6-9-1 和表 7-6-9-2。

**表 7-6-9-1　四诊症状和体征的脏腑及气血阴阳归属定位分析（案例 9）**

| 脏腑及气血阴阳 | | 四诊症状和体征 |
|---|---|---|
| 五脏 | 心 | 主血脉：心慌 |
| | 脾 | 主运化：纳呆；肌肉：消瘦；黄色：面色淡黄，手足淡黄；四肢：下肢无力；口：口唇干 |
| | 肝 | — |
| | 肾 | 肾府：腰痛；主水：下肢浮肿；发：头发稀疏 |
| | 肺 | 主宣发、肃降：胸闷，憋气；主通调水道：面目浮肿；咽：咽干 |
| 五腑 | 小肠 | — |
| | 胃 | 主受纳：食少；主和降：胃胀，胃脘痞闷，烧心 |
| | 胆 | — |
| | 膀胱 | — |
| | 大肠 | — |
| 气血阴阳 | 气 | 乏力 |
| | 血 | — |
| | 阴 | — |
| | 阳 | — |

表 7-6-9-2 中医四态五阶段辨证分析（案例 9）

| | | | | | | | |
|---|---|---|---|---|---|---|---|
| 隐态系统 | 隐性病变 | 舌质红紫，苔边尖少、中后微黄，脉沉细 | | | | | |
| | 显性病变 | 胃脘痞闷，胃胀，食少 | 纳呆，乏力 | 烧心 | 心慌，乏力 | 腰痛，乏力 | 胸闷，憋气，乏力 |
| 显态系统 | 隐性病变 | — | 面色淡黄，手足淡黄，下肢无力 | — | — | — | 咽干 |
| | 显性病变 | — | 消瘦 | 口唇干 | — | 头发稀疏，下肢浮肿 | 面目浮肿 |
| 证候群 | | 胃气虚，胃脘气滞 | 脾气虚，脾失运化 | 胃火旺盛 | 心气虚 | 肾气虚 | 肺气阴两虚，肺失宣降 |
| 治法 | | 益胃气消食，理气除痞 | 健脾益气，助运化，养荣 | 清胃降火 | 益心气，安心神 | 补肾气，利水消肿，生发 | 益肺气，滋肺阴，宽胸顺气，宣肺消肿 |
| 对应方剂或药物 | | 保和丸，枳术丸 | 健脾丸，小建中汤 | 玉女煎 | 龙骨汤 | 济生肾气丸，何首乌 | 五皮散，四君子汤，瓜蒌，薤白 |

## 精准论治

### 1. 方剂与证候的对应分析

本患者的主要证候为胃脘气滞，兼见胃气虚、胃火旺盛、脾气虚、心气虚、肾气虚、肺气阴两虚证候。选用保和丸合枳术丸益胃气消食、理气除痞以治疗胃气虚、胃脘气滞所表现出的“胃脘痞闷、胃胀、食少”；胃火炽盛所表现出的“烧心、口唇干”选用玉女煎以清胃降火；针对脾气虚所表现出的“纳呆、消瘦、面色淡黄、手足淡黄、下肢无力、乏力”选用健脾丸合小建中汤以健脾益气、助运化养荣；“腰痛、乏力、下肢浮肿”为肾气不足的表现，选用济生肾气丸以补肾气、利水消肿；肺气阴两虚所表现出的“胸闷、憋气、乏力、面目浮肿、咽干”选用五皮散合四君子汤加瓜蒌、薤白以益肺气、滋肺阴、宽胸顺气、宣肺消肿。

### 2. 药物与疾病、证候、症状的对应分析

在“方证”对应的基础上，最终目的是实现药物“对病、对证、对症”的精准对应。本案例证候与方剂的精准对应关系具体见表 7-6-9-3。

表 7-6-9-3 证候与方剂的精准对应关系（案例 9）

| 证候 | | 方剂 | 药物 |
|---|---|---|---|
| 主要证候 | 胃脘气滞，胃气虚 | 枳术丸 | 白术，枳实 |
| | | 保和丸 | 神曲，山楂，半夏，茯苓，陈皮，连翘，莱菔子 |

续表

| 证候 | | 方剂 | 药物 |
|---|---|---|---|
| 其他证候 | 胃火旺盛 | 玉女煎 | 石膏，熟地黄，知母，麦冬，川牛膝 |
| | 脾气虚，脾失运化 | 健脾丸 | 白术，木香，黄连，茯苓，党参，神曲，陈皮，砂仁，麦芽，山楂，山药，肉豆蔻，甘草 |
| | | 小建中汤 | 桂枝，白芍，饴糖，炙甘草 |
| | 心气虚 | 龙骨汤 | 龙骨，牡蛎，茯苓，肉桂，党参，熟地黄，甘草 |
| | 肾气虚 | 济生肾气丸 | 车前子，川牛膝，附子，肉桂，熟地黄，山药，山茱萸，茯苓，泽泻，牡丹皮 |
| | 肺气阴两虚，肺失宣降 | 四君子汤 | 党参，白术，茯苓，甘草 |
| | | 五皮散＋瓜蒌，薤白 | 陈皮，生姜皮，茯苓皮，大腹皮，桑白皮，瓜蒌，薤白 |

依据上表中方剂和药物的基本信息，筛选本案例治疗过程中每个具体症状所要对应的具体药物，结果见表 7–6–9–4。

**表 7–6–9–4　症状与药物的精准对应关系（案例 9）**

| 症状 | 药物 |
|---|---|
| 胃脘痞闷 | 白术，枳实，陈皮，莱菔子 |
| 胃胀 | 枳实，陈皮，莱菔子 |
| 食少 | 神曲，山楂 |
| 烧心，口唇干 | 石膏，知母，麦冬，川牛膝 |
| 纳呆 | 白术，茯苓，党参，山药 |
| 消瘦 | 白术，党参，山药 |
| 面色淡黄，手足淡黄 | 桂枝，白芍，饴糖，炙甘草 |
| 下肢无力，乏力 | 党参，山药 |
| 心慌 | 龙骨，牡蛎，茯苓，党参 |
| 腰痛 | 川牛膝，附子，肉桂，山药，山茱萸 |
| 下肢浮肿 | 车前子，附子，肉桂，山药，山茱萸，茯苓 |
| 胸闷，憋气 | 瓜蒌，薤白 |
| 面目浮肿 | 生姜皮，茯苓皮，桑白皮 |
| 咽干 | 麦冬，石膏，知母 |

根据上表信息对本案例的处方用药进行分析，可以得出：针对“胃脘痞闷”选用白术、枳实、陈皮、莱菔子以理气祛痞；枳实、陈皮、莱菔子理气除胀以治疗“胃胀”；胃气虚所表现出的“食少”可选用神曲、山楂以消食和胃；“烧心、口唇干”为胃火炽盛的表现，选用石膏、知母、麦冬、川牛膝以清胃降火；脾气虚所表现出的“纳呆”选用白术、茯苓、党参、山药以益气健脾；脾气虚、气血化生不足所表现出的“消瘦”选用白术、党参、山药以健脾益气养荣；桂枝、白芍、饴糖、炙甘草健脾养荣以治疗“面色淡黄、手足淡黄”；党参、山药益气健脾以治疗“下肢无力、乏力”；针对“心慌”选用龙骨、牡蛎、茯苓、党参以益气养心安神；肾气虚所表现出的“腰痛”选用川牛膝、

附子、肉桂、山药、山茱萸以补肾气；车前子、附子、肉桂、山药、山茱萸、茯苓利水消肿以治疗“下肢浮肿”；肺失宣降所表现出的“胸闷、憋气”选用瓜蒌、薤白以宽胸顺气；生姜皮、茯苓皮、桑白皮宣肺利水消肿以治疗“面目浮肿”；针对“咽干”选用麦冬、石膏、知母以清肺养阴生津。

从药物与疾病对应关系的角度来分析，本案例慢性胃炎伴萎缩可选用的药物为山楂、白芍、山茱萸、川牛膝、山药，冠心病心肌缺血可选用的药物为丹参、三七，诸药合用以增强疗效。

**3. 一药治疗“多病、多证、多症”的对应分析**

依据“方证对应”与“药症对应”的分析，本案例一药对应“多病、多证、多症”的归纳总结如下，具体见表 7-6-9-5。

**表 7-6-9-5　一药对应“多病、多证、多症”分析表（案例 9）**

| 药物 | 症状与疾病 |
|---|---|
| 枳实，陈皮，莱菔子 | 胃脘痞闷，胃胀 |
| 白术 | 胃脘痞闷，纳呆，消瘦 |
| 山药 | 纳呆，消瘦，下肢无力，乏力，腰痛，下肢浮肿 |
| 党参 | 纳呆，消瘦，下肢无力，乏力，心慌 |
| 茯苓 | 纳呆，心慌，下肢浮肿，面目浮肿 |
| 石膏，知母，麦冬 | 烧心，口唇干，咽干 |
| 附子，肉桂，山茱萸 | 腰痛，下肢浮肿 |
| 川牛膝 | 烧心，口唇干，腰痛 |
| 山楂，白芍，山茱萸，川牛膝，山药 | 慢性胃炎伴萎缩 |
| 丹参，三七 | 冠心病心肌缺血 |

**4. 处方**

由于患者没有胃气上逆的表现，故保和丸中的半夏弃而不用，患者胃火旺盛的表现已选用玉女煎进行治疗，故保和丸中的连翘没有选用；由于患者有胃脘气滞所表现出的“胃脘痞闷、胃胀”，而熟地黄滋腻碍胃，用后会加重患者的病情，故没有选用；由于患者没有脾气郁滞及腹泻等表现，故健脾丸中的木香、黄连、砂仁、麦芽、肉豆蔻删而不用；济生肾气丸中的牡丹皮和五皮散中的大腹皮由于没有相对应的症状，故舍而不用。

最后，进一步考虑“三因制宜”的原则，本案例的治疗用药如下。

处方：炒白术 30 克，枳实 10 克，陈皮 10 克，莱菔子 10 克，炒神曲 10 克，炒山楂 10 克，石膏 10 克，知母 10 克，麦冬 10 克，川牛膝 10 克，茯苓 10 克，党参 10 克，桂枝 10 克，炒白芍 10 克，龙骨 60 克，牡蛎 60 克，川牛膝 10 克，制附子 3 克，山茱萸 10 克，车前子 6 克，瓜蒌 10 克，薤白 10 克，桑白皮 6 克，丹参 30 克，三七 10 克，甘草 6 克，饴糖 4 块，生姜 6 片，大枣 6 枚。方中瓜蒌与附子虽有违“十八反”的配伍禁忌，但在临床实际应用过程中并无任何问题，三七可研末冲服，也可打碎入煎剂，附子、龙骨、牡蛎、石膏宜先煎，水煎服。由于方中有龙骨、牡蛎、石膏，故煎煮后需沉淀 20 分钟后再服用。

**5. 病因与病机演变分析**

本案例患者由于自幼有吃碱性食品的生活习惯，并经常吃野菜和苦味的菜，日久损伤脾胃，脾胃功能下降，出现脾胃气虚。脾不升清，则胃不降浊，胃失和降，出现胃脘气滞，饮食物滞而不化，郁而化热生火，出现胃火旺盛。脾胃气虚出现心气虚，为“子盗母气”。脾虚导致肺气阴两虚，为“土不生金”。心、脾、肺气虚，日久累及肾气，出现肾气虚。具体见图 7–6–9–1。

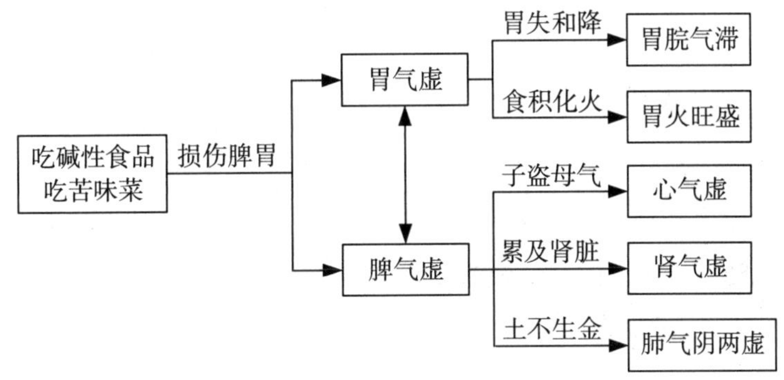


**图 7–6–9–1　病因病机演变过程图（案例 9）**

通过以上分析，本患者的主要证候为胃脘气滞。胃失和降，胃脘气滞，则见“胃脘痞闷、胃胀”；胃火炽盛，则见“烧心、口唇干”；胃气不足，受纳腐熟功能减退，则见“食少”。脾气虚，脾失健运，则见“纳呆”；气血化生不足，下肢失于充养，则见“下肢无力、乏力”，四肢及面部失于荣养，则见“消瘦、面色淡黄、手足淡黄”。心气虚，心失所养，则见“心慌、乏力”。肾气虚，腰府失养，则见“腰痛、乏力”。肺气虚，肺失宣降，则见“胸闷、憋气、乏力”；肺主通调水道的功能失常，上焦水液代谢不利，则见“面目浮肿”；肺阴虚，咽喉失于濡养，则见“咽干”。

本案例涉及心、脾、肺、肾四个脏和胃腑，具体见图 7–6–9–2。

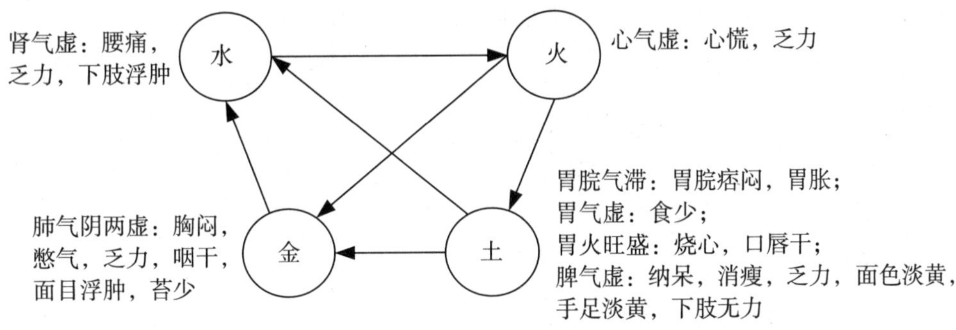


**图 7–6–9–2　五行 – 五脏 – 疾病分析图（案例 9）**

**6. 证候的寒热虚实性质分析**

本患者的病证存在“虚实夹杂”的患病特点。“虚”包括气虚和阴虚，气虚有脾气虚、胃气虚、心气虚、肺气虚、肾气虚，阴虚即肺阴虚；“实”为胃脘气滞和胃火旺盛。

**7. 辨证施膳与禁忌分析**

本患者应戒掉经常吃苦味菜及野菜的不良饮食习惯，多摄入酸味或酸甜味的食品，禁忌碱性食品，适当进行适度有氧运动。

**8. 预后分析**

本案例若以上述药物配伍作为基本方，加减治疗 4 个月左右，可以获得显著的临床疗效。

## 第七节　以胃火旺盛为主证的案例

胃火旺盛证候多数伴有心肺热证或火证的出现，也会伴有大肠、膀胱的热证存在，本节分析以胃火旺盛为主证的辨证论治过程，具体见案例 10 和案例 11。

### 案例 10

口干、口臭为胃腑常见的病证，多由饮食不节诱发，容易累及其他的脏腑而出现相应的病证。本案例是以胃火炽盛为主要证候，同时伴有胃有瘀血、肝气虚、脾阳虚、脾气郁滞、手络脉瘀热、膀胱有热、心阴虚证候出现。

郝某，男，25 岁，初诊时间为 2007 年 9 月 29 日。

主诉：口干有发热烧灼感、口臭 1 个月余，近日加重。

现病史：患者 1 个月余前无明显诱因出现口干有发热烧灼感、口臭，近日加重。伴有口苦、面颧潮红、晨起前脐腹胀痛、口唇红紫、手发凉、双手暗红。睡眠一般，腹泻，小便黄。舌质淡红白、边尖有齿痕，苔白薄，脉弦。

检查：心电图示心动过缓；心率为 60 次 / 分；血压为 117/62 mmHg；胃肠镜示慢性胆汁反流性胃炎，慢性结肠炎；腹部 B 超示肝、胆、胰、脾、肾未见异常。

西医诊断：

主要诊断：慢性胆汁反流性胃炎。

其他诊断：慢性结肠炎；心动过缓。

中医诊断：

主要诊断：口干。

其他诊断：口苦；腹痛。

依据本案例的四诊症状和体征，对其进行辨证论治的过程分析，具体步骤和结果见

表 7–7–10–1 和表 7–7–10–2。

**表 7–7–10–1　四诊症状和体征的脏腑归属定位分析（案例 10）**

| 脏腑 | | 四诊症状和体征 |
|---|---|---|
| 五脏 | 心 | 面：面颧潮红 |
| | 脾 | 主运化：腹胀，腹泻，腹痛；四肢：双手暗红，手发凉；口：口苦，口干有烧灼感，口臭；唇：口唇红紫 |
| | 肝 | — |
| | 肾 | — |
| | 肺 | — |
| 五腑 | 小肠 | — |
| | 胃 | — |
| | 胆 | — |
| | 膀胱 | 小便黄 |
| | 大肠 | — |

**表 7–7–10–2　中医四态五阶段辨证分析（案例 10）**

| 隐态系统 | 隐性病变 | 舌质淡红白、边尖有齿痕，苔白薄，脉弦 | | | | | |
|---|---|---|---|---|---|---|---|
| | 显性病变 | — | 口苦 | 腹胀，腹痛，腹泻 | — | 小便黄 | — |
| 显态系统 | 隐性病变 | 口臭，口干有烧灼感，口唇红紫 | — | 手发凉 | 双手暗红 | — | 面颧潮红 |
| | 显性病变 | — | — | —— | | — | — |
| 证候群 | | 胃火旺盛，胃有瘀血 | 肝气虚 | 脾阳虚，脾失运化，脾气郁滞 | 手络脉瘀热 | 膀胱有热 | 心阴虚 |
| 治法 | | 清胃降火，消食，化瘀 | 补肝气，强肝泄 | 温脾祛寒，渗湿止泻，理气止痛 | 清热凉血，通络 | 清利膀胱 | 滋心阴，退虚热 |
| 对应方剂或药物 | | 玉女煎，丹参 | 酸味补肝汤 | 附子理中汤，小建中汤，失笑散，木香，厚朴 | 桃红四物汤 | 芦根 | 百合地黄汤胡黄连 |

## 精准论治

### 1. 方剂与证候的对应分析

本患者的主要证候为胃火炽盛，兼见胃有瘀血、肝气虚、脾阳虚、脾气郁滞、手络脉瘀热、膀胱有热、心阴虚证候。选用玉女煎清胃降火以治疗胃火炽盛所表现出的“口干有烧灼感、口臭”；胃热有瘀血所表现出的“口唇红紫”用丹参进行治疗；酸味补肝汤功专补肝气、强肝泄，适用于肝气虚所表现出的“口苦”；“腹胀、腹痛、腹泻、手发凉”为脾阳虚、脾气郁滞之象，选用附子理中丸合失笑散以温脾祛寒、渗湿止泻、理气止痛；手络脉瘀热所表现出的“双手暗红”用桃红四物汤以清热凉血通络；针对膀胱有热所表现出的“小便黄”选用芦根以清利膀胱；心阴虚所表现出的“面颧潮红”可选用百合地黄汤加胡黄连以滋心阴、退虚热。

**2. 药物与疾病、证候、症状的对应分析**

在“方证”对应的基础上，进一步实现药物“对病、对证、对症”的精准对应才是最终的目的。本案例证候与方剂的精准对应关系具体见表 7–7–10–3。

**表 7–7–10–3　证候与方剂的精准对应关系（案例 10）**

| 证候 | | 方剂 | 药物 |
|---|---|---|---|
| 主要证候 | 胃火炽盛 | 玉女煎 | 石膏，熟地黄，知母，麦冬，川牛膝 |
| 其他证候 | 胃热有瘀血 | — | 丹参 |
| | 肝气虚 | 酸味补肝汤 | 白芍，山楂，木瓜，香橼，乌梅，川牛膝，赤小豆，五味子，山茱萸，栀子，山药，甘草 |
| | 脾阳虚，脾失运化 | 附子理中汤 | 附子，干姜，党参，白术，甘草 |
| | | 小建中汤 | 桂枝，白芍，饴糖，炙甘草 |
| | | 失笑散 | 蒲黄，五灵脂 |
| | 脾气郁滞 | — | 木香，厚朴 |
| | 手络脉瘀热 | 桃红四物汤 | 桃仁，红花，熟地黄，当归，赤芍，川芎 |
| | 膀胱有热 | — | 芦根 |
| | 心阴虚 | 百合地黄汤 | 百合，生地黄 |

依据上表中方剂和药物的基本信息，筛选本案例治疗过程中每个具体症状所要对应的具体药物，结果见表 7–7–10–4。

**表 7–7–10–4　症状与药物的精准对应关系（案例 10）**

| 症状 | 药物 |
|---|---|
| 口干有烧灼感 | 知母，川牛膝，栀子 |
| 口臭 | 知母，山楂，栀子 |
| 口唇红紫 | 丹参，川牛膝 |
| 口苦 | 白芍，乌梅，川牛膝，栀子，山楂，山药 |
| 腹胀 | 木香，厚朴 |
| 腹痛 | 蒲黄，五灵脂 |
| 腹泻 | 白术，山药 |
| 手发凉 | 附子，干姜 |
| 双手暗红 | 红花，赤芍 |
| 小便黄 | 芦根 |
| 面颧潮红 | 百合，胡黄连 |

根据上表信息对本案例的处方用药进行分析，可以得出：知母、川牛膝、栀子功能清胃泻火、消食化积，适用于胃火炽盛、饮食积滞所表现出的“口干有烧灼感”；胃热有瘀血所表现出的“口唇红紫”选用丹参以清胃化瘀；针对“口苦”选用白芍、乌梅、川牛膝、栀子、山楂、山药以补肝气、强肝泄；针对“口臭”选用知母、山楂、栀子以清胃化积；针对“腹胀”选用木香、厚朴以理气除胀；蒲黄、五灵脂活血止痛以治疗脾络不通所表现出的“腹痛”，为方便患者服用，在实际应用中以延胡索替代。白术、山药健脾燥湿、渗湿止泻，适用于脾阳虚所表现出的“腹泻”；“手发凉”为脾阳虚之象，可选用附子、干姜以温脾祛寒。手络脉瘀热所表现出的双手暗红可选用红花、赤芍以凉血化瘀通络。针对“小便黄”选用芦根以清利膀胱；心阴虚所表现出的“面颧潮红”选用百合、胡黄连以滋心阴、退虚热。

从药物与疾病对应关系的角度来分析，本案例慢性胃炎伴萎缩可选用的药物为山楂、白芍、乌梅、川牛膝、山药，诸药合用以增强疗效。

**3. 一药治疗“多病、多证、多症”的对应分析**

依据“方证对应”与“药症对应”的分析，本案例一药对应“多病、多证、多症”的归纳总结如下，具体见表 7–7–10–5。

**表 7–7–10–5　一药对应“多病、多证、多症”分析表（案例 10）**

| 药物 | 症状与疾病 |
|---|---|
| 知母 | 口干有烧灼感，口臭 |
| 川牛膝 | 口干有烧灼感，口苦 |
| 栀子 | 口干有烧灼感，口臭，口苦 |
| 山楂 | 口臭，口苦 |
| 山药 | 口苦，腹泻 |
| 山楂，白芍，乌梅，川牛膝，山药 | 慢性胃炎伴萎缩 |

**4. 处方**

由于患者有“腹胀、腹泻”的表现，而玉女煎中的石膏、熟地黄、麦冬，桃红四物汤中的桃仁、熟地黄、当归、川芎，百合地黄汤中的生地黄，用后会加重病情，故没有选用。酸味补肝汤中的白芍、乌梅、川牛膝、栀子、山楂、山药补肝气、强肝泄以治疗“口苦”，效用足够，故其他药物没有选用；由于患者没有明显的气虚表现，故没有选用党参。

最后本案例可以形成的治疗处方用药如下。

处方：知母 15 克，川牛膝 15 克，炒栀子 15 克，炒山楂 10 克，丹参 10 克，炒白芍 10 克，乌梅 6 克，川牛膝 10 克，木香 6 克，厚朴 6 克，延胡索 10 克，炒白术 10 克，炒山药 10 克，制附子 6 克，干姜 6 克，红花 6 克，赤芍 6 克，芦根 6 克，百合 6 克，胡黄连 6 克，甘草 6 克。方中附子宜先煎，水煎服。

**5. 病因与病机演变分析**

本案例患者由于有暴饮暴食的不良生活习惯，饮食摄入过多，滞而不化，日久生热化火，形成胃火炽盛，胃火伤及津液，胃络血液运行不畅，出现胃脘瘀血。胃火伤及心阴，出现心阴虚，为“子病及母”。饮食物摄入过多，脾的运化功能受累，伤及脾气，日久出现脾阳虚。上肢失于温养，日久络脉血液运行不畅，郁而化热，出现手络脉瘀热。脾虚，气血化生不足，不能充养于肝，出现肝气虚。膀胱气化不利，津液内停，郁久化热，出现膀胱有热。具体见图 7-7-10-1。

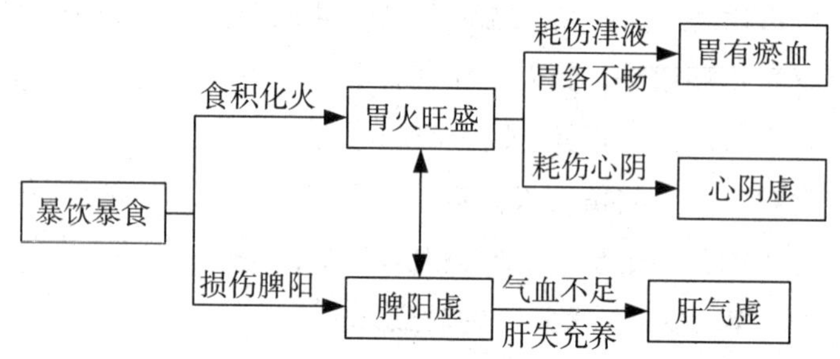


**图 7-7-10-1　病因病机演变过程图（案例 10）**

通过以上分析，本患者的主要证候为胃火炽盛。胃火炽盛，则见“口干烧灼感、口臭”；胃热有瘀血，则见“口唇红紫”。肝气虚，则见“口苦”。脾气郁滞，则见“腹胀”；脾虚失健运，则见“腹痛、腹泻”；脾阳虚，温煦失职，则见“手发凉”。“双手暗红”为手络脉瘀热之象。膀胱有热，则见“小便黄”。“面颧潮红”为心阴虚、阴不制阳、虚热上扰的表现。

本案例涉及心、肝、脾、肾四个脏和胃、膀胱两个腑，具体见图 7-7-10-2。

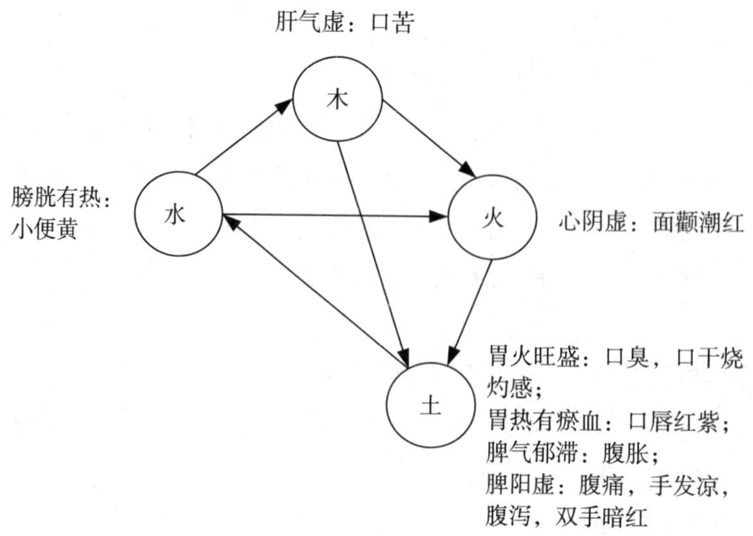


**图 7-7-10-2　五行 – 五脏 – 疾病分析图（案例 10）**

**6. 证候的寒热虚实性质分析**

本患者的病证存在"寒热错杂、虚实夹杂"的特点。"寒"为脾阳虚所表现出的虚寒;"热"为胃火、手络脉瘀热、膀胱有热所表现出的实热和心阴虚所表现出的"虚热";"虚"为肝气虚、阴虚、阳虚;"实"为火旺、脾气郁滞和胃有瘀血。

**7. 辨证施膳与禁忌分析**

本患者应戒掉暴饮暴食的不良生活习惯，饮食以清淡为主，适当摄入酸味食品，避免辛辣及肥甘厚腻之品。

**8. 预后分析**

本案例若以上述药物配伍作为基本方，加减治疗 1 ～ 2 个月，可以获得显著的临床疗效。

## 案例 11

烧心、胃痛为胃腑常见的病证，多由饮食不节诱发，容易累及其他的脏腑而出现相应的病证。本案例是以胃火旺盛为主要证候，同时伴有胃有瘀血、肝气虚、胃气虚、脾阳虚、脾气郁滞、痰湿中阻、肝血虚、肾气虚、肺阴虚、心血虚证候出现。

金某，男，54 岁，初诊时间为 2007 年 10 月 19 日。

主诉：胃脘烧心、针刺样疼痛 7 年余，饥饿及情志不舒时明显，近日加重。

现病史：患者 7 年余前无明显诱因出现胃脘烧心、针刺样疼痛，饥饿及情志不舒时明显，近日加重。另伴有纳呆，食少，消瘦，口苦，口干，咽干，腹胀，腹凉，面色淡白、淡黄，手足发凉，腰痛，夜间左足抽筋，足麻、足跟痛，头发斑白、稀疏。睡眠易失眠，腹泻（每日 2 ～ 3 次），小便通畅，舌质淡红尖红，苔前少中后白腻，脉细弱。

检查：心电图示心肌缺血；心率为 83 次 / 分钟；血压为 114/80 mmHg；胃肠镜示慢性胃炎伴胆汁反流、糜烂、溃疡，慢性结肠炎；B 超示肝、胆、胰、脾、肾未见异常。

西医诊断：

主要诊断：慢性胃炎伴胆汁反流、糜烂、溃疡。

其他诊断：慢性结肠炎、泄泻；冠心病心肌缺血。

中医诊断：

主要诊断：烧心；胃痛。

其他诊断：口苦；腹胀；腰痛；痹证；不寐；泄泻。

依据本案例的四诊症状和体征，对其进行辨证论治的过程分析，具体步骤和结果见表 7–7–11–1 和表 7–7–11–2。

**表 7-7-11-1　四诊症状和体征的脏腑归属定位分析（案例 11）**

| 脏腑 | | 四诊症状和体征 |
|---|---|---|
| 五脏 | 心 | 主神：失眠；面：面色淡白 |
| | 脾 | 主运化：腹胀，腹泻，腹凉，纳呆；黄色：面色淡黄；肌肉：消瘦；四肢：手足发凉；口：口苦，口干 |
| | 肝 | 主藏血：足麻；主筋：左足抽筋 |
| | 肾 | 肾府：腰痛；主骨：足跟痛；发：头发斑白稀疏 |
| | 肺 | 咽：咽干 |
| 五腑 | 小肠 | — |
| | 胃 | 主受纳：食少；主和降：烧心，胃针刺样疼痛 |
| | 胆 | — |
| | 膀胱 | — |
| | 大肠 | — |

**表 7-7-11-2　中医四态五阶段辨证分析（案例 11）**

<table>
<tr><td rowspan="2">隐态系统</td><td>隐性病变</td><td colspan="8">舌质淡红尖红，苔前少中后白腻，脉细弱</td></tr>
<tr><td>显性病变</td><td>烧心，胃针刺样，疼痛</td><td>口苦</td><td>食少</td><td>腹凉，纳呆，腹胀，腹泻</td><td>—</td><td>腰痛</td><td>—</td><td>失眠</td></tr>
<tr><td rowspan="2">显态系统</td><td>隐性病变</td><td>口干</td><td>—</td><td>—</td><td>面色淡黄，手足发凉</td><td>足麻，右足抽筋</td><td>头发斑白，足跟痛</td><td>咽干</td><td>面色淡白</td></tr>
<tr><td>显性病变</td><td>—</td><td>—</td><td>—</td><td>消瘦</td><td>—</td><td>头发稀疏</td><td>—</td><td>—</td></tr>
<tr><td colspan="2">证候群</td><td>胃火旺盛，胃有瘀血</td><td>肝气虚</td><td>胃气虚，胃失和降</td><td>脾阳虚，脾气郁滞，痰湿中阻</td><td>肝血虚</td><td>肾气虚</td><td>肺阴虚，肺失宣降</td><td>心血虚</td></tr>
<tr><td colspan="2">治法</td><td>清胃降火，化瘀止痛</td><td>补肝气，强肝泄</td><td>养胃消食</td><td>温脾祛寒，健脾化湿，理气祛痰</td><td>补肝血，荣筋</td><td>补肾气，生发乌发</td><td>滋肺阴，利咽</td><td>养血安神</td></tr>
<tr><td colspan="2">对应方剂或药物</td><td>玉女煎，丹参</td><td>酸味补肝汤</td><td>保和丸</td><td>附子理中丸，健脾丸，二陈汤，小建中汤</td><td>白芍，木瓜</td><td>肾气丸，何首乌</td><td>沙参，桔梗</td><td>养心汤</td></tr>
</table>

## 精准论治

### 1. 方剂与证候的对应分析

本患者的主要证候为胃火旺盛、胃有瘀血，兼见肝气虚、胃气虚、脾阳虚、脾气郁滞、痰湿中阻、肝血虚、肾气虚、肺阴虚、心阴虚证候。选用玉女煎治疗胃火旺盛所表现出的“烧心、口干”；胃有瘀血所表现出的“胃针刺样疼痛”选用丹参以活血化瘀止痛；针对肝气虚所表现出的“口苦”选用酸味补肝汤以补肝气、强肝泄；“食少”为胃气虚的表现，选用保和丸以养胃消食；附子理中丸、健脾丸、二陈汤合小建中汤温脾阳祛寒助运化、理气化湿祛痰以治疗脾阳虚、脾气郁滞、痰湿中阻所表现出的“腹凉、纳呆、腹胀、腹泻、消瘦、面色淡黄、手足发凉”；“足麻、右足抽筋”为肝血虚的表现，选用白芍、木瓜以补肝血、荣筋；肾气虚所表现出的“腰痛、足跟痛”选用肾气丸以补肾气；“咽干、苔少”为肺阴虚之象，选用沙参、桔梗以滋肺阴利咽；针对“失眠、面色淡白”选用养心汤以养心血安神。

### 2. 药物与疾病、证候、症状的对应分析

在“方证”对应的基础上，最终目的是实现药物“对病、对证、对症”的精准对应。本案例证候与方剂的精准对应关系具体见表 7–7–11–3。

表 7–7–11–3　证候与方剂的精准对应关系（案例 11）

| 证候 | | 方剂 | 药物 |
|---|---|---|---|
| 主要证候 | 胃火旺盛 | 玉女煎 | 石膏，熟地黄，知母，麦冬，川牛膝 |
| | 胃有瘀血 | — | 丹参 |
| 其他证候 | 肝气虚 | 酸味补肝汤 | 白芍，山楂，木瓜，香橼，乌梅，牛膝，赤小豆，五味子，山茱萸，栀子，山药，甘草 |
| | 胃气虚 | 保和丸 | 神曲，山楂，半夏，茯苓，陈皮，连翘，莱菔子 |
| | 脾阳虚，脾失运化 | 附子理中丸 | 附子，党参，白术，干姜，甘草 |
| | | 小建中汤 | 桂枝，白芍，饴糖，炙甘草 |
| | 脾气郁滞 | 健脾丸 | 白术，木香，黄连，甘草，茯苓，党参，神曲，陈皮，砂仁，麦芽，山楂，山药，肉豆蔻 |
| | 痰湿中阻 | 二陈汤 | 半夏，陈皮，茯苓，乌梅，炙甘草 |
| | 肝血虚 | — | 白芍，木瓜 |
| | 肾气虚 | 肾气丸 | 附子，肉桂，熟地黄，山药，山茱萸，茯苓，泽泻，牡丹皮 |
| | 心血虚 | 养心汤 | 黄芪，茯苓，茯神，当归，川芎，炙甘草，法半夏，柏子仁，酸枣仁，远志，五味子，党参，肉桂 |
| | 肺阴虚 | — | 沙参，桔梗 |

依据上表中方剂和药物的基本信息，筛选本案例治疗过程中每个具体症状所要对应

的具体药物，结果见表 7–7–11–4。

表 7–7–11–4 症状与药物的精准对应关系（案例 11）

| 症状 | 药物 |
|---|---|
| 烧心，口干 | 知母，川牛膝，栀子 |
| 胃针刺样疼痛 | 丹参，川牛膝 |
| 口苦 | 白芍，乌梅，木瓜，栀子，川牛膝，山楂，山药，山茱萸，五味子 |
| 食少 | 神曲，山楂 |
| 腹凉，手足发凉 | 干姜，附子，肉桂 |
| 纳呆 | 党参，白术，茯苓，山药 |
| 腹胀 | 砂仁，木香，肉豆蔻 |
| 腹泻 | 党参，白术，茯苓，山药，砂仁，肉豆蔻 |
| 消瘦 | 党参，白术，山药 |
| 面色淡黄 | 桂枝，白芍，饴糖，炙甘草 |
| 足麻，右足抽筋 | 白芍，木瓜 |
| 腰痛，足跟痛 | 附子，肉桂，山药，山茱萸 |
| 咽干 | 沙参，桔梗，知母 |
| 失眠 | 酸枣仁，茯苓，五味子，丹参 |
| 面色淡白 | 黄芪，党参，白芍，肉桂 |

根据上表信息对本案例的处方用药进行分析，可以得出：针对“烧心、口干”选用知母、川牛膝、栀子以清胃降火；胃有瘀血所表现出的“胃针刺样疼痛”可选用丹参、川牛膝以活血化瘀；“口苦”为肝气虚的表现，选用白芍、乌梅、木瓜、栀子、川牛膝、山楂、山药、山茱萸、五味子以补肝气、强肝泄；胃气虚所表现出的“食少”选用神曲、山楂以和胃消食；脾阳虚所表现出的“腹凉、手足发凉”选用干姜、附子、肉桂以温脾祛寒；针对“纳呆”选用党参、白术、茯苓、山药以健脾益气；脾气郁滞所表现出的“腹胀”选用砂仁、木香、肉豆蔻以理气除胀；党参、白术、茯苓、山药、砂仁、肉豆蔻功能益气健脾、燥湿止泻以治疗“腹泻”；党参、白术、山药益气健脾以治疗“消瘦”；脾失健运、气血化生不足所表现出的“面色淡黄”选用桂枝、白芍、饴糖、炙甘草以健脾养荣；白芍、木瓜补肝血、荣筋以治疗肝血虚所表现出的“足麻、右足抽筋”；肾气虚所表现出的“腰痛、足跟痛”选用附子、肉桂、山药、山茱萸以补肾气；肺阴虚所表现出的“咽干”选用沙参、桔梗、知母以滋肺阴、利咽；酸枣仁、茯苓、五味子、丹参养心安神以治疗“失眠”；针对“面色淡白”选用黄芪、党参、白芍、肉桂以温养气血。

从药物与疾病对应关系的角度来分析，本案例慢性胃炎伴胆汁反流、糜烂、溃疡可选用的药物为白芍、乌梅、木瓜、川牛膝、山楂、山药、山茱萸、五味子，冠心病心肌缺血可选用的药物为丹参、三七，诸药合用以增强疗效。

**3. 一药治疗“多病、多证、多症”的对应分析**

依据“方证对应”与“药症对应”的分析，本案例一药对应“多病、多证、多症”

的归纳总结如下，具体见表 7–7–11–5。

**表 7–7–11–5　一药对应“多病、多证、多症”分析表（案例 11）**

| 药物 | 症状与疾病 |
| --- | --- |
| 川牛膝 | 烧心，口干，口苦 |
| 白芍 | 口苦，面色淡黄，足麻，右足抽筋，面色淡白 |
| 山药 | 口苦，纳呆，腹泻，消瘦，腰痛，足跟痛 |
| 山楂 | 口苦，食少 |
| 党参 | 纳呆，腹泻，消瘦，面色淡白 |
| 栀子 | 烧心，口干，口苦 |
| 山茱萸 | 口苦，腰痛，足跟痛 |
| 木瓜 | 口苦，足麻，右足抽筋 |
| 五味子 | 口苦，失眠 |
| 砂仁，肉豆蔻 | 腹胀，腹泻 |
| 茯苓 | 纳呆，腹泻，失眠 |
| 白术 | 纳呆，腹泻，消瘦 |
| 附子 | 腹凉，手足发凉，腰痛，足跟痛 |
| 肉桂 | 腹凉，手足发凉，腰痛，足跟痛，面色淡白 |
| 丹参 | 胃针刺样疼痛，失眠 |
| 知母 | 烧心，口干，咽干 |
| 白芍，乌梅，木瓜，川牛膝，山楂，山药，山茱萸，五味子 | 慢性胃炎伴胆汁反流、糜烂、溃疡 |
| 丹参，三七 | 冠心病心肌缺血 |

**4. 处方**

从酸味补肝汤中选用白芍、乌梅、木瓜、栀子、川牛膝、山楂、山药、山茱萸、五味子补肝气、强肝泄以治疗肝气虚所表现出的“口苦”，药力足够，其他药物舍而不用；由于患者没有胃脘气滞、胃气上逆等表现，故保和丸中的半夏、陈皮、莱菔子没有选用；患者胃热的表现已选用玉女煎，故保和丸中的连翘删而不用；由于患者有脾胃虚弱的表现，而熟地黄滋腻碍胃，用后会加重患者的病情，故没有选用；玉女煎中的石膏过于寒凉，用后会加重患者脾阳虚的表现，故没有选用；参苓白术散中的莲子肉、白扁豆、薏苡仁，健脾丸中的黄连、麦芽，肾气丸中的泽泻、牡丹皮和养心汤中的当归、川芎、柏子仁、远志由于没有与之相对应的症状，故弃而不用。

最后，进一步考虑“三因制宜”的原则，本案例的治疗用药如下。

处方：知母 15 克，川牛膝 15 克，炒栀子 15 克，丹参 30 克，炒白芍 15 克，乌梅 10 克，炒山楂 10 克，炒山药 10 克，山茱萸 10 克，五味子 10 克，炒神曲 10 克，干姜 6 克，党参 10 克，炒白术 10 克，茯苓 10 克，砂仁 6 克，木香 6 克，肉豆蔻 6 克，肉桂 6 克，木瓜 10 克，制附子 6 克，沙参 10 克，桔梗 6 克，炒枣仁 10 克，黄芪 30 克，三七 10 克，甘草 6 克，饴糖 4 块，生姜 6 片，大枣 6 枚。方中三七可研末冲服，也可打碎入煎剂，附子宜先煎，砂仁宜后下，水煎服。

**5. 病因与病机演变分析**

本案例患者有10余年饮酒、吸烟、暴饮暴食的习惯，加之经常晨起过量饮水及苏打水，故损伤脾胃。长期喝白水及苏打水，脾的运化功能障碍，出现脾阳虚。脾主运化水液的功能失常，津液聚而成痰，阻滞中焦，出现痰湿中阻。暴饮暴食，饮食滞而不化，郁而化热，出现胃火旺盛。脾不升清，则胃不降浊，胃脘气机不畅，日久导致胃脘瘀血。脾胃功能下降，气血化生不足，肝失充养，则见肝气血两虚。脾虚导致肺阴虚，为“土不生金”。脾虚导致心血虚，为“子盗母气”。肝气虚，日久累及肾气，出现肾气虚。具体见图7–7–11–1。

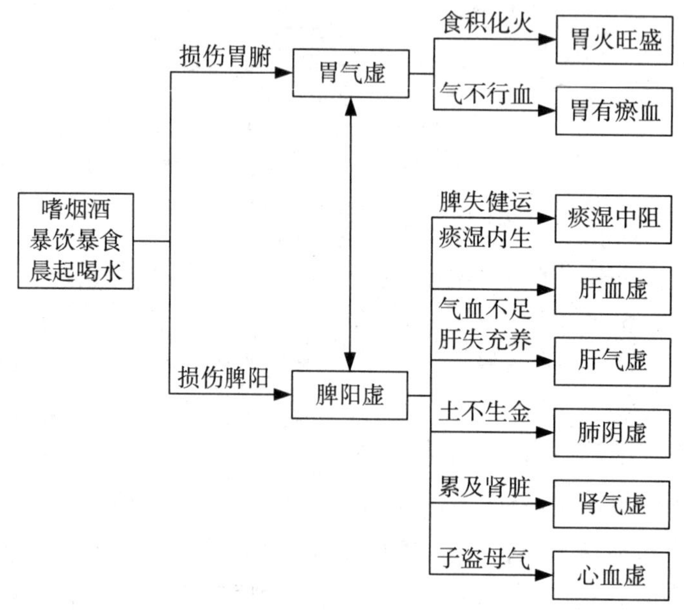


**图7–7–11–1　病因病机演变过程图（案例11）**

通过以上分析，本患者的主要证候为胃火旺盛、胃有瘀血。胃火炽盛，津液被耗，则见“烧心、口干”；胃有瘀血，胃络不通，不通则痛，故见“胃针刺样疼痛”；胃气虚，受纳腐熟功能减退，故见“食少”。肝气虚，肝失疏泄，胆汁排泄异常，上逆于胃，泛于口，则见“口苦”。脾阳虚，温煦失职，则见“腹凉、手足发凉”；脾失健运，则见“纳呆、腹泻”；气血化生不足，则见“面色淡黄、消瘦”；“腹胀”为脾气郁滞之象。肝血虚，筋脉失于濡养，则见“足麻、右足抽筋”。肾气虚，腰府失养，则见“腰痛、足跟痛”。肺阴虚，咽喉失于滋养，则见“咽干”。心血虚，心神失养，则见“失眠”；面失充养，则见“面色淡白”。

本案例涉及心、肝、脾、肺、肾五个脏和胃腑，属于“五脏同病”，具体见图7–7–11–2。

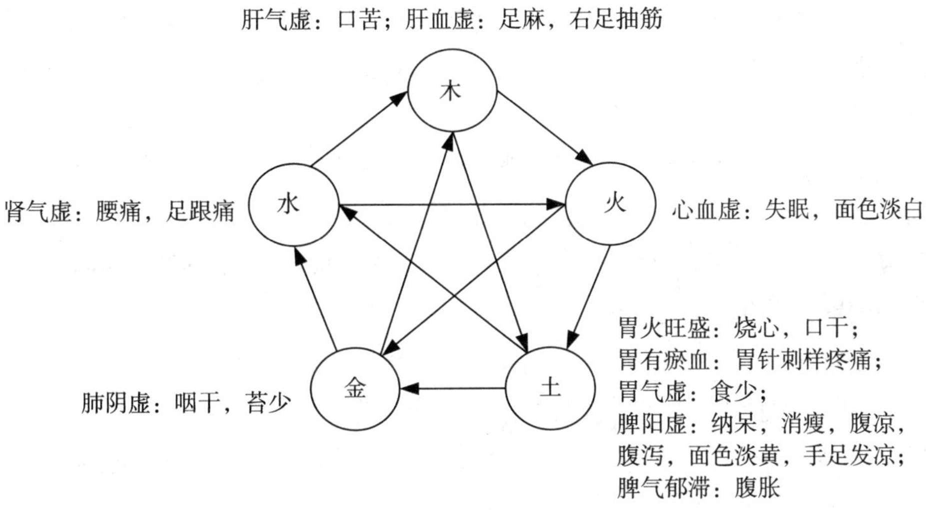

**图 7–7–11–2　五行 – 五脏 – 疾病分析图（案例 11）**

**6. 证候的寒热虚实性质分析**

本患者的病证存在“寒热错杂、虚实夹杂”的患病特点。“寒”为脾阳虚所表现出的虚寒；“热”为胃火旺盛所表现出的实热和肺阴虚所表现出的虚热；“虚”包括气虚、血虚、阴虚、阳虚，气虚有胃气虚、肝气虚和肾气虚，血虚为心肝血虚；“实”包括气滞、瘀血和痰湿，气滞即脾气郁滞，瘀血为胃脘瘀血。

**7. 辨证施膳与禁忌分析**

本患者应戒掉嗜烟酒及晨起喝白水和苏打水的生活习惯，适当控制饮食，饮食以清淡为主，适当摄入酸味食品，避免辛辣刺激及肥甘厚腻之品，进行适度有氧运动。

**8. 预后分析**

本案例若以上述药物配伍作为基本方，加减治疗 3 ～ 4 个月可以收到显著的临床效果，但其冠心病心肌缺血则需要长期调养和不间断的治疗。

## 第八节　以食滞胃脘为主证的案例

本节分析以食滞胃脘为主证的辨证论治过程，具体见案例 12。

**案例 12**

口臭为胃腑常见的病证，多由饮食不节诱发，容易累及其他的脏腑而出现相应的病证。本案例是以食积胃脘为主要证候，同时伴有胃阴虚火旺、胃有瘀血、心阴阳两虚、肝气虚、肝阴虚火旺、肾阴阳两虚、肺气阴两虚、大肠津亏证候出现。

吕某，女，59 岁，初诊时间为 2010 年 3 月 23 日。

主诉：口臭3年余，伴胃脘烧心有冒火感、夜间影响睡眠3个月，近日加重。

现病史：患者3年余前无明显诱因出现口臭明显，伴胃脘烧心有冒火感、夜间影响睡眠3个月。现另伴潮热、汗多，口干，口涩，乏力，畏寒，面目浮肿，口唇淡紫，眼周潮红，手足心热。头发斑白、稀疏，睡眠多梦易醒、失眠。大便秘结，小便调。舌质红，苔少、裂纹多、后白薄微黄，脉弦细数。

检查：心电图示心肌缺血、心动过速；心率为101次/分钟；血压为140/90 mmHg；胃镜示慢性胃炎伴胆汁反流、糜烂、萎缩；腹部B超示肝、胆、胰、脾、肾未见异常。

西医诊断：

主要诊断：慢性胃炎伴胆汁反流、糜烂、萎缩。

其他诊断：慢性结肠炎、胃肠动力不足；冠心病心肌缺血、心动过速；脑神经衰弱。

中医诊断：

主要诊断：口臭；烧心。

其他诊断：汗证；水肿；不寐；便秘。

依据本案例的四诊症状和体征，对其进行辨证论治的过程分析，具体步骤和结果见表7-8-12-1和表7-8-12-2。

**表7-8-12-1　四诊症状和体征的脏腑及气血阴阳归属定位分析（案例12）**

| 脏腑及气血阴阳 | | 四诊症状和体征 |
|---|---|---|
| 五脏 | 心 | 主神：失眠，多梦易醒；汗：汗多 |
| | 脾 | 口：口臭，口干，口涩；唇：口唇淡紫 |
| | 肝 | 目：眼周，潮红 |
| | 肾 | 发：头发斑白，头发稀疏 |
| | 肺 | 主通调水道：面目浮肿 |
| 五腑 | 小肠 | — |
| | 胃 | 主和降：胃烧心冒火感 |
| | 胆 | — |
| | 膀胱 | — |
| | 大肠 | 主传导：便秘 |
| 气血阴阳 | 气 | 乏力 |
| | 血 | — |
| | 阴 | 潮热，手足心热 |
| | 阳 | 畏寒 |

**表 7-8-12-2　中医四态五阶段辨证分析（案例 12）**

| | | | | | | | | |
|---|---|---|---|---|---|---|---|---|
| 隐态系统 | 隐性病变 | 舌质红，苔少、裂纹多、后白薄微黄，脉弦细数 | | | | | | |
| | 显性病变 | 胃烧心有冒火感 | 口涩 | 多梦易醒，失眠，潮热，畏寒，乏力 | — | 潮热，畏寒，乏力 | 潮热，乏力 | 便秘 |
| 显态系统 | 隐性病变 | 口臭，口干，口唇淡紫 | — | 手足心热 | 眼周潮红 | 头发斑白，手足心热 | 手足心热 | — |
| | 显性病变 | — | — | 汗多 | — | 头发稀疏 | 面目浮肿 | — |
| 证候群 | | 胃阴虚火旺，胃有瘀血，食积胃脘 | 肝气虚 | 心阴阳两虚 | 肝阴虚火旺 | 肾阴阳两虚 | 肺气阴两虚，肺失宣降 | 大肠津亏，传导不利 |
| 治法 | | 滋胃阴降火，化瘀消食 | 补肝气，强肝泄 | 温心阳祛寒，滋心阴，退虚热，安神，敛汗 | 滋肝阴，泻肝火 | 温肾阳祛寒，滋肾阴，退虚热，生发乌发 | 益肺气，滋肺阴，宣肺消肿 | 润肠泄热，行气通便 |
| 对应方剂或药物 | | 麦门冬汤，玉女煎，丹参 | 酸味补肝汤 | 天王补心丹，牡蛎散，附子汤，胡黄连 | 白芍，菊花，牡丹皮 | 肾气丸，何首乌，知母，黄柏 | 四君子汤，五皮散，麦冬 | 火麻仁 |

## 精准论治

### 1. 方剂与证候的对应分析

本患者的主要证候为食积胃脘，兼见胃阴虚火旺、胃有瘀血、心阴阳两虚、肝气虚、肝阴虚火旺、肾阴阳两虚、肺气阴两虚、大肠津亏证候。食积胃脘、胃阴虚火旺、胃有瘀血所表现出的“胃烧心、冒火感、口干、口臭、口唇淡紫”选用玉女煎合麦门冬汤加丹参以滋胃阴降火、化瘀消食；“口涩”为肝气虚之象，选用酸味补肝汤以补肝气、强肝泄；天王补心丹、牡蛎散合附子汤加胡黄连温心阳祛寒、滋心阴、退虚热、安神敛汗以治疗心阴阳两虚出现的“多梦易醒、失眠、潮热、畏寒、乏力、手足心热、汗多”；肝阴虚火旺出现的“眼周潮红”选用白芍、菊花、牡丹皮以滋肝阴、泻肝火；“潮热、畏寒、乏力、手足心热”为肾阴阳两虚之象，选用肾气丸加知母、黄柏以温肾阳祛寒、滋肾阴、退虚热；肺气阴两虚出现的“潮热、乏力、手足心热、面目浮肿”选用四君子汤合五皮散加麦冬以益肺气、滋肺阴、宣肺消肿；火麻仁功专润肠通便以治疗“便秘”。

### 2. 药物与疾病、证候、症状的对应分析

在“方证”对应的基础上，最终目的是实现药物“对病、对证、对症”的精准对应。本案例证候与方剂的精准对应关系具体见表 7-8-12-3。

表 7-8-12-3　证候与方剂的精准对应关系（案例 12）

| 证候 | | 方剂 | 药物 |
|---|---|---|---|
| 主要证候 | 胃阴虚火旺 | 麦门冬汤 | 麦冬，党参，半夏，甘草 |
| | | 玉女煎 | 石膏，熟地黄，知母，麦冬，川牛膝 |
| 其他证候 | 胃有瘀血 | — | 丹参 |
| | 心阴阳两虚 | 天王补心丹 | 党参，玄参，丹参，茯苓，五味子，远志，桔梗，当归，天冬，麦冬，柏子仁，酸枣仁，生地黄，朱砂 |
| | | 牡蛎散 | 煅牡蛎，黄芪，麻黄根，浮小麦 |
| | | 附子汤 | 附子，茯苓，党参，白术，白芍 |
| | 肝气虚 | 酸味补肝汤 | 白芍，山楂，木瓜，香橼，乌梅，川牛膝，赤小豆，五味子，山茱萸，栀子，山药，甘草 |
| | 肝阴虚火旺 | — | 白芍，菊花，牡丹皮 |
| | 肾阴阳两虚 | 肾气丸 + 知母，黄柏 | 附子，肉桂，熟地黄，山药，山茱萸，茯苓，泽泻，牡丹皮，知母，黄柏 |
| | 肺气阴两虚，肺失宣降 | 四君子汤 | 党参，白术，茯苓，甘草 |
| | | 五皮散 + 麦冬 | 陈皮，生姜皮，茯苓皮，大腹皮，桑白皮，麦冬 |
| | 大肠津亏 | — | 火麻仁 |

依据上表中方剂和药物的基本信息，筛选本案例治疗过程中每个具体症状所要对应的具体药物，结果见表 7-8-12-4。

表 7-8-12-4　症状与药物的精准对应关系（案例 12）

| 症状 | 药物 |
|---|---|
| 口臭 | 山楂，石膏，知母 |
| 胃烧心，口干 | 石膏，知母，麦冬，川牛膝，炒栀子 |
| 口唇淡紫 | 丹参 |
| 口涩 | 白芍，乌梅，山楂，川牛膝，炒栀子 |
| 多梦易醒，失眠 | 酸枣仁，丹参，麦冬 |
| 手足心热，潮热 | 胡黄连，知母，牡丹皮 |
| 汗多 | 煅牡蛎 |
| 畏寒 | 肉桂 |
| 乏力 | 党参 |
| 眼周潮红 | 白芍，菊花，牡丹皮 |
| 面目浮肿 | 生姜皮，桑白皮 |
| 便秘 | 火麻仁，麦冬，炒栀子 |

根据上表信息对本案例的处方用药进行分析，可以得出：山楂、石膏、知母消食清胃以治疗食积胃热出现的“口臭”；针对“胃烧心、口干”选用石膏、知母、麦冬、川牛膝、炒栀子以滋胃阴降火；丹参活血化瘀以治疗胃有瘀血出现的“口唇淡紫”；白芍、

乌梅、山楂、川牛膝、炒栀子补肝气、强肝泄以治疗“口涩”；酸枣仁、丹参、麦冬养心安神以治疗“多梦易醒、失眠”；心、肝、肺、肾阴虚出现的“手足心热、潮热”选用胡黄连、知母、牡丹皮以滋阴退热；煅牡蛎功专固摄止汗以治疗心气虚出现的“汗多”；肉桂温阳祛寒以治疗“畏寒”；针对“乏力”选用党参以益气；肝阴虚火旺出现的“眼周潮红”选用白芍、菊花、牡丹皮以滋肝阴、泻肝火；生姜皮、桑白皮宣肺利水消肿以治疗“面目浮肿”；大肠津亏出现的“便秘”选用火麻仁、麦冬、炒栀子以润肠通便。

从药物与疾病对应关系的角度来分析，本案例慢性胃炎伴胆汁反流、糜烂、萎缩可选用的药物为白芍、乌梅、川牛膝、山楂，冠心病心肌缺血可选用的药物为丹参、三七，心动过速可选用的药物为黄连，诸药合用以增强疗效。

**3. 一药治疗“多病、多证、多症”的对应分析**

依据“方证对应”与“药症对应”的分析，本案例一药对应“多病、多证、多症”的归纳总结如下，具体见表 7–8–12–5。

**表 7–8–12–5　一药对应“多病、多证、多症”分析表（案例 12）**

| 药物 | 症状与疾病 |
|---|---|
| 石膏 | 胃烧心，口干，口臭 |
| 知母 | 胃烧心，口干，口臭，手足心热，潮热 |
| 麦冬 | 胃烧心，口干，多梦易醒，失眠，便秘 |
| 川牛膝 | 胃烧心，口干，口涩，口唇淡紫 |
| 炒栀子 | 胃烧心，口干，口涩，便秘 |
| 山楂 | 口臭，口涩 |
| 丹参 | 口唇淡紫，多梦易醒，失眠，冠心病心肌缺血 |
| 白芍 | 口涩，眼周潮红 |
| 牡丹皮 | 手足心热，潮热，眼周潮红 |
| 白芍，乌梅，川牛膝，山楂 | 慢性胃炎伴胆汁反流、糜烂、萎缩 |
| 丹参，三七 | 冠心病心肌缺血 |
| 黄连 | 心动过速 |

**4. 处方**

由于患者没有胃气上逆的表现，故麦门冬汤中的半夏没有选用；针对“汗多”从牡蛎散中选取煅牡蛎以收敛止汗，效用足够，其他药物没有选用；由于患者没有脾失健运的表现，故附子汤和四君子汤中的白术、茯苓没有选用；由于患者没有腹部胀大、腹水等症状表现，故五皮散中的陈皮、大腹皮没有选用；从酸味补肝汤中选用白芍、乌梅、山楂、川牛膝、炒栀子补肝气、强肝泄以治疗肝气虚出现的“口涩”，药力足够，其他药物删而不用；玉女煎中的熟地黄，天王补心丹中的玄参、茯苓、五味子、远志、桔梗、当归、柏子仁、朱砂，肾气丸中的附子、熟地黄、山药、山茱萸、茯苓、泽泻由于没有对应的症状，故没有选用。

最后，进一步考虑“三因制宜”的原则，本案例的治疗用药如下。

处方：麦冬30克，知母15克，石膏30克，川牛膝10克，炒栀子30克，炒山楂10克，丹参30克，炒白芍10克，乌梅10克，炒枣仁10克，天冬10克，胡黄连10克，煅牡蛎30克，肉桂3克，党参10克，菊花6克，丹皮10克，桑白皮6克，火麻仁10克，三七10克，黄连10克，甘草6克。方中三七可研末冲服，也可打碎入煎剂，石膏、牡蛎宜先煎，水煎服。由于方中有石膏、牡蛎，故煎煮后需沉淀20分钟后再服用。

**5. 病因与病机演变分析**

本案例患者由于久食膏粱厚味之品，复有5年余晨起喝白水及早餐喝五谷豆浆的习惯所致。晨起喝白水及早餐喝五谷豆浆损伤胃的受纳与腐熟功能，加之膏粱厚味之品不易消化，食滞胃脘，日久化热伤阴，出现胃阴虚火旺的表现。食滞胃脘，气机不畅，日久导致胃络脉瘀血。胃阴虚导致心阴虚，为“子盗母气”；心阴虚日久，累及心阳，心阳化生不足，出现心阴阳两虚。心阴阳两虚出现肝气虚、肝阴虚火旺，为“子盗母气”。胃虚导致肺气阴两虚，为“土不生金”。胃阴虚火旺，伤及胃肠津液，大肠津亏，加之肺阴不足，肺失肃降，大肠传导不利，出现大肠津亏、传导不利的表现。心阴阳两虚，日久累及肾之阴阳，最终导致肾阴阳两虚。具体见图7-8-12-1。

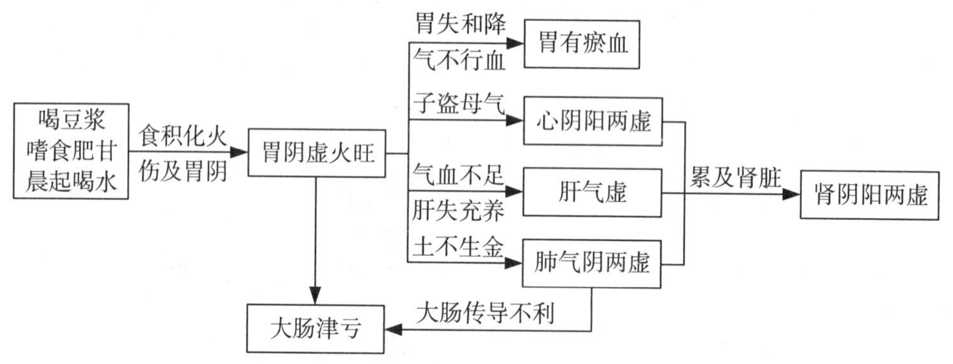


**图7-8-12-1　病因病机演变过程图（案例12）**

由上可得，本患者的病证以食积胃脘为主。食积胃脘、胃阴虚火旺，则见“胃烧心、口干、口臭”；胃脘瘀血，则见“口唇淡紫”。心阴阳两虚，心神失养，则见“多梦易醒、失眠”；心阴虚，虚热迫津外泄，则见“汗多”。肝气虚，肝失疏泄，胆汁排泄不利，上承于口，则见“口涩”；肝阴虚火旺，虚热上炎，则见“眼周潮红”。肺气虚，肺主通调水道的功能失常，则见“面目浮肿”。心肾阳虚，温煦失职，则见“畏寒、乏力”；心、肺、肾阴虚，阴不制阳，虚热内扰，则见“手足心热、潮热”。大肠津亏，大肠传导不利，则见“便秘”。

本案例涉及心、肝、肺、肾四个脏和胃、大肠两个腑，具体见图7-8-12-2。

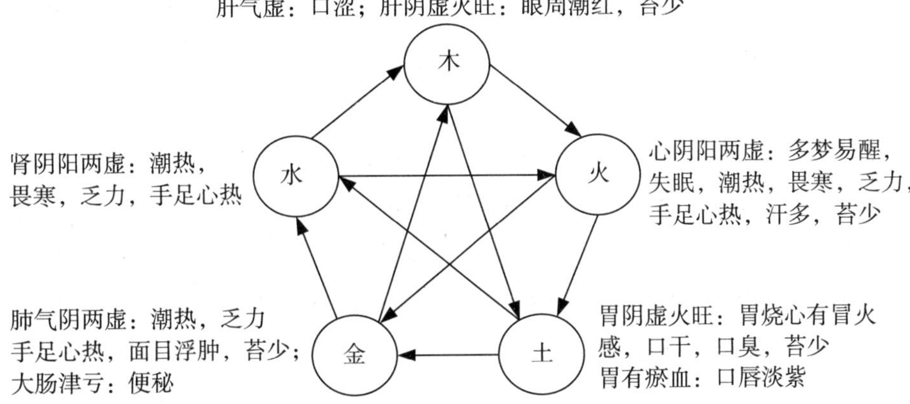


**图 7–8–12–2　五行 – 五脏 – 疾病分析图（案例 12）**

**6. 证候的寒热虚实性质分析**

本患者的病证存在“寒热错杂、虚实夹杂”的患病特点。“寒”为心阳虚、肾阳虚所表现出的虚寒；“热”为胃阴虚、心阴虚、肝阴虚、肾阴虚及肺阴虚所表现出的虚热；“虚”为阴虚、阳虚、气虚、津亏，气虚为肺气虚、肝气虚，津亏表现在大肠；“实”为胃脘瘀血。

**7. 辨证施膳与禁忌分析**

本患者应清淡饮食，适当摄入酸味或酸甜味的食品，避免辛辣及肥甘厚腻之品，戒掉晨起喝白水及早餐喝五谷豆浆的习惯，进行适度有氧运动。

**8. 预后分析**

本案例若以上述药物配伍作为基本方，加减治疗 4 个月左右可以收到显著的临床效果，但其冠心病心肌缺血则需要长期调养和不间断的治疗。

# 第九节　以胃脘瘀血为主证的案例

本节分析以胃脘瘀血为主证的辨证论治过程，具体见案例 13。

**案例** 13

胃痛为胃腑常见的病证，多由饮食不节诱发，容易累及其他的脏腑而出现相应的病证。本案例是以胃有瘀血为主要证候，同时伴有胃气虚、胃脘气滞、脾气郁滞、心气虚、肺气虚、肝血虚、肾气虚、大肠传导不利证候出现。

王某，女，36 岁，初诊时间为 2009 年 10 月 9 日。

主诉：间断胃脘刺痛 10 年余，饥饿时明显，伴纳呆、食少。

现病史：患者 10 年余前无明显诱因出现间断胃脘刺痛、饥饿时明显，伴纳呆、食少，近2年加重。另伴胃胀、消瘦（6个月体重下降2.5kg）、腹胀、心慌、胸闷、憋气、乏力、头晕、腰痛，睡眠可。大便溏稀，矢气多，小便调。舌质淡红、边尖少有齿痕，苔边尖少、后白薄，脉沉细。

检查：心率为75次/分钟；血压为99/62 mmHg；胃肠镜示慢性胃炎伴糜烂，慢性结肠炎；腹部B超示肝、胆、胰、脾、肾未见异常。

西医诊断：

主要诊断：慢性胃炎伴糜烂；慢性结肠炎、泄泻；胃肠动力不足。

其他诊断：低血压；心功能减弱。

中医诊断：

主要诊断：胃痛；纳呆。

其他诊断：痞证；心悸；胸痹；眩晕；腰痛；泄泻。

依据本案例的四诊症状和体征，对其进行辨证论治的过程分析，具体步骤和结果见表7-9-13-1和表7-9-13-2。

**表7-9-13-1　四诊症状和体征的脏腑及气血阴阳归属定位分析（案例13）**

| 脏腑及气血阴阳 | | 四诊症状和体征 |
|---|---|---|
| 五脏 | 心 | 主血脉：心慌 |
| | 脾 | 主运化：纳呆，腹胀，腹泻，消瘦 |
| | 肝 | 主藏血：头晕 |
| | 肾 | 肾府：腰痛 |
| | 肺 | 主宣发、肃降：胸闷，憋气 |
| 五腑 | 小肠 | — |
| | 胃 | 主受纳：食少；主和降：胃胀，胃刺痛 |
| | 胆 | — |
| | 膀胱 | — |
| | 大肠 | 主传导：矢气多 |
| 气血阴阳 | 气 | 乏力 |
| | 血 | — |
| | 阴 | — |
| | 阳 | — |

**表7-9-13-2　中医四态五阶段辨证分析（案例13）**

| 隐态系统 | 隐性病变 | 舌质红，苔少、裂纹多、后白薄微黄，脉弦细数 | | | | | | |
|---|---|---|---|---|---|---|---|---|
| | 显性病变 | 胃刺痛，胃胀，食少 | 纳呆，腹胀，腹泻，乏力 | 心慌，乏力 | 胸闷，憋气，乏力 | 头晕 | 腰痛，乏力 | 矢气多 |

续表

| 显态系统 | 隐性病变 | — | — | — | — | — | — | — |
|---|---|---|---|---|---|---|---|---|
| | 显性病变 | — | 消瘦 | — | — | — | — | — |
| 证候群 | | 胃气虚，胃有瘀血，胃脘气滞 | 脾气虚，脾气郁滞 | 心气虚 | 肺气虚，肺失宣降 | 肝血虚 | 肾气虚 | 大肠，传导不利 |
| 治法 | | 和胃消食，活血化瘀，理气除胀 | 益气健脾，止泻，理气 | 补心气 | 补益肺气，宽胸顺气 | 补肝血 | 补肾气，壮骨 | 理气通腑 |
| 对应方剂或药物 | | 保和丸，失笑散，丹参 | 四君子汤，厚朴 | 养心汤 | 四君子汤，瓜蒌 | 杞菊地黄丸 | 肾气丸，杜仲 | 槟榔 |

## 精准论治

### 1. 方剂与证候的对应分析

本患者的主要证候为胃有瘀血，兼见胃气虚、胃脘气滞、脾气虚、脾气郁滞、心气虚、肺气虚、肝血虚、肾气虚、大肠传导不利证候。胃有瘀血出现的“胃刺痛”选用失笑散加丹参以活血化瘀止痛；胃气虚出现的“食少”选用保和丸以消食和胃；脾气虚出现的“纳呆、腹泻、乏力”选用四君子汤以益气和中、燥湿止泻；养心汤益心气以治疗心气虚出现的“心慌、乏力”；肺气虚、肺失宣降出现的“胸闷、憋气、乏力”选用四君子汤加瓜蒌以补益肺气、宽胸顺气；“头晕”为肝血虚的表现，选用杞菊地黄丸以补肝血；肾气丸加杜仲补肾气、壮骨以治疗肾气虚出现的“腰痛、乏力”；大肠传导不利出现的“矢气多”选用槟榔以理气通腑。

### 2. 药物与疾病、证候、症状的对应分析

在“方证”对应的基础上，最终目的是实现药物“对病、对证、对症”的精准对应。本案例证候与方剂的精准对应关系具体见表 7-9-13-3。

**表 7-9-13-3　证候与方剂的精准对应关系（案例 13）**

| 证候 | | 方剂 | 药物 |
|---|---|---|---|
| 主要证候 | 胃有瘀血 | 失笑散＋丹参 | 蒲黄，五灵脂，丹参 |
| | 胃气虚 | 保和丸 | 神曲，山楂，半夏，茯苓，陈皮，连翘，莱菔子 |
| 其他证候 | 脾气虚 | 四君子汤 | 党参，白术，茯苓，炙甘草 |
| | 胃脘气滞 | — | 陈皮 |
| | 脾气郁滞 | — | 厚朴 |
| | 心气虚 | 养心汤 | 黄芪，茯苓，茯神，当归，川芎，炙甘草，法半夏，柏子仁，酸枣仁，远志，五味子，党参，肉桂 |
| | 肺气虚，肺失宣降 | 四君子汤＋瓜蒌 | 党参，白术，茯苓，炙甘草，瓜蒌 |

续表

| 证候 | | 方剂 | 药物 |
|---|---|---|---|
| 其他证候 | 肝血虚 | 杞菊地黄丸 | 枸杞子，菊花，熟地黄，山药，山茱萸，茯苓，泽泻，牡丹皮 |
| | 肾气虚 | 肾气丸 | 附子，肉桂，熟地黄，山药，山茱萸，茯苓，泽泻，牡丹皮 |
| | 大肠传导不利 | — | 槟榔 |

依据上表中方剂和药物的基本信息，筛选本案例治疗过程中每个具体症状所要对应的具体药物，结果见表 7–9–13–4。

**表 7–9–13–4　症状与药物的精准对应关系（案例 13）**

| 症状 | 药物 |
|---|---|
| 胃刺痛 | 延胡索，丹参 |
| 纳呆 | 白术，山药 |
| 食少 | 神曲，山楂 |
| 胃胀 | 陈皮 |
| 腹胀 | 厚朴 |
| 心慌 | 茯苓，丹参 |
| 胸闷，憋气 | 瓜蒌 |
| 乏力 | 党参，黄芪，山药 |
| 头晕 | 枸杞子，菊花 |
| 腰痛 | 附子，肉桂，山药，山茱萸，杜仲 |
| 腹泻 | 白术，茯苓，山药 |
| 矢气多 | 槟榔，厚朴 |

根据上表信息对本案例的处方用药进行分析，可以得出：胃有瘀血出现的“胃刺痛”选用蒲黄、五灵脂、丹参以活血化瘀止痛，为方便患者服用，在实际应用中以延胡索替代蒲黄和五灵脂；脾气虚出现的“纳呆”选用白术、山药以益气健脾；胃气虚出现的“食少”选用山楂、神曲以消食和胃；陈皮理气以治疗胃脘气滞出现的“胃胀”；针对“腹胀”选用厚朴以理气；茯苓、丹参养心安神以治疗心气虚出现的“心慌”；“胸闷、憋气”为肺失宣降的表现，选用瓜蒌以宽胸顺气；党参、黄芪、山药益气以治疗“乏力”；枸杞子、菊花补肝血以治疗肝血虚出现的“头晕”；肾气虚出现的“腰痛”选用附子、肉桂、山药、山茱萸、杜仲以补肾气、壮骨；白术、茯苓、山药健脾止泻以治疗脾气虚出现的“腹泻”；针对“矢气多”选用槟榔、厚朴以理气通腑。

从药物与疾病对应关系的角度来分析，本案例无特别药物选用。

**3. 一药治疗“多病、多证、多症”的对应分析**

依据“方证对应”与“药症对应”的分析，本案例一药对应“多病、多证、多症”的归纳总结如下，具体见表 7–9–13–5。

**表 7-9-13-5　一药对应“多病、多证、多症”分析表（案例 13）**

| 药物 | 症状 |
|---|---|
| 丹参 | 胃刺痛，心慌 |
| 白术 | 纳呆，腹泻 |
| 茯苓 | 心慌，腹泻 |
| 山药 | 乏力，腰痛，腹泻，纳呆 |
| 厚朴 | 腹胀，矢气多 |

**4. 处方**

由于患者有“腹泻”的表现，而养心汤中的当归、柏子仁，杞菊地黄丸和肾气丸中的熟地黄等药物用后会加重患者“腹泻”的表现，故没有选用；患者没有痰湿及胃热等表现，故保和丸中的半夏、连翘、莱菔子等药物舍而不用；养心汤中的川芎、酸枣仁、远志、五味子，杞菊地黄丸和肾气丸中的泽泻、牡丹皮等药物，由于没有与之相对应的症状，故删而不用。

最后，进一步考虑“三因制宜”的原则，本案例的治疗用药如下。

处方：党参 15 克，炒白术 15 克，延胡索 15 克，丹参 15 克，炒神曲 10 克，炒山楂 10 克，陈皮 6 克，厚朴 6 克，茯苓 10 克，瓜蒌 10 克，黄芪 10 克，炒山药 10 克，枸杞子 15 克，菊花 6 克，制附子 3 克，肉桂 3 克，山茱萸 10 克，炒杜仲 10 克，槟榔 6 克，炙甘草 6 克。方中瓜蒌与附子虽有违“十八反”的配伍禁忌，但在临床实际应用过程中并无任何问题，附子宜先煎，水煎服。

**5. 病因与病机演变分析**

本案例患者由于有晨起过量饮水及吃碱性食品的习惯，损伤脾胃的运化功能，出现脾胃气虚、脾胃气滞，日久气不行血，出现胃有瘀血。脾胃虚弱导致心气虚，为“子盗母气”。脾虚导致肺气虚、肺失宣降，为“土不生金”。脾胃虚弱，气血化生不足，肝失充养，则见肝血虚。肺气虚，加之胃气虚，出现大肠传导不利。心、脾、肺气虚，日久累及肾气，出现肾气虚。具体见图 7-9-13-1。

由上可得，本患者的病证以胃有瘀血为主。胃有瘀血，则见“胃刺痛”；“胃胀”为胃脘气滞的表现；胃气不足，胃的受纳腐熟功能减退，则见“食少”。脾气虚，脾的运化功能减退，则见“纳呆、腹泻”，气血化生不足，机体失于荣养，则见“消瘦”；“腹胀”为脾气郁滞的表现。心气虚，心失所养，则见“心慌”。肝血虚，清窍失养，则见头晕”。肾气虚，腰府失养，则见“腰痛”。“矢气多”为大肠传导不利的表现。“乏力”为诸脏气虚的共有表现。

本案例涉及心、肝、脾、肺、肾五个脏和胃、大肠两个腑，属于“五脏同病”。具体见图 7-9-13-2。

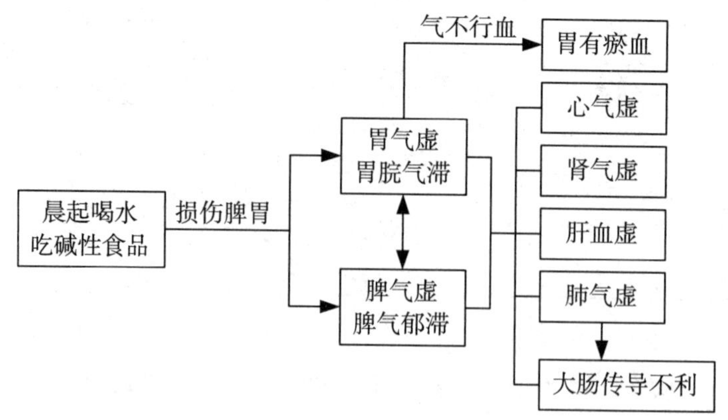


**图 7-9-13-1　病因病机演变过程图（案例 13）**

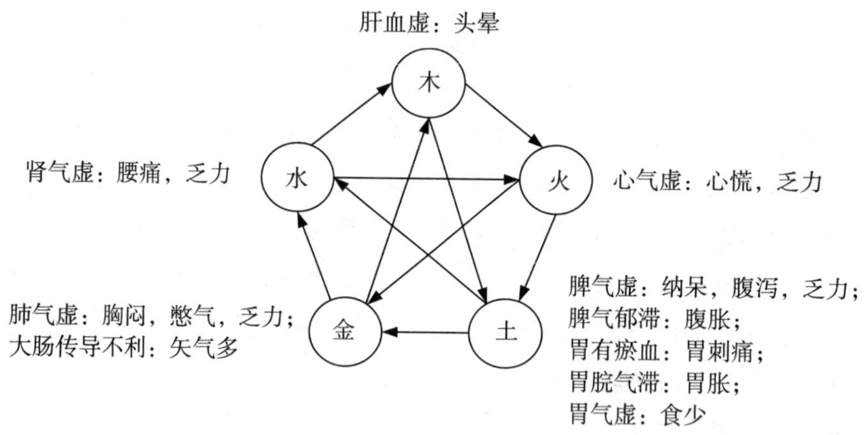


**图 7-9-13-2　五行 – 五脏 – 疾病分析图（案例 13）**

**6. 证候的寒热虚实性质分析**

本患者的病证存在“虚实夹杂”的患病特点。“虚”包括气虚和血虚，气虚为肺气虚、心气虚、脾胃气虚、肾气虚，血虚为肝血虚；“实”为胃有瘀血、脾胃气滞、大肠传导不利。

**7. 辨证施膳与禁忌分析**

本患者应戒掉晨起过量饮水及吃碱性食品的习惯，适当摄入酸味食品，进行适度有氧运动。

**8. 预后分析**

本案例若以上述药物配伍作为基本方，加减治疗 2 ～ 3 个月左右，可以获得显著的临床疗效。

## 第十节　以胃气上逆为主证的案例

本节分析以胃气上逆为主证的辨证论治过程，具体见案例 14 和案例 15。

### 案例 14

呃逆为胃腑常见的病证，多由饮食不节诱发，容易累及其他的脏腑而出现相应的病证。本案例是以胃气上逆为主要证候，同时伴有胃热、肺气阴两虚、肾阴阳两虚、心阴阳两虚证候出现。

崔某，女，25 岁，初诊时间为 2008 年 1 月 7 日。

主诉：呃逆 3 周，近日加重。

现病史：患者 3 周前无明显诱因出现呃逆，近日加重。另伴有口干、胸闷、乏力、畏寒、腰痛、足心热。睡眠多梦易醒，大小便调。舌质淡红、尖红，苔白微黄滑，脉沉细。

既往史：慢性浅表性胃炎伴胆汁反流、胃动力不足病史。

检查：心率为 77 次 / 分；血压为 116/68mmHg；胃镜示慢性胆汁反流性胃炎；腹部 B 超示肝、胆、胰、脾、肾未见异常。

西医诊断：慢性胆汁反流性胃炎；胃动力不足。

中医诊断：

主要诊断：呃逆。

其他诊断：胸闷；腰痛。

依据本案例的四诊症状和体征，对其进行辨证论治的过程分析，具体步骤和结果见表 7-10-14-1 和表 7-10-14-2。

**表 7-10-14-1　四诊症状和体征的脏腑及气血阴阳归属定位分析（案例 14）**

| 脏腑及气血阴阳 | | 四诊症状和体征 |
|---|---|---|
| 五脏 | 心 | 神：多梦易醒 |
| | 脾 | 口：口干 |
| | 肝 | — |
| | 肾 | 肾府：腰痛 |
| | 肺 | 主宣发、肃降：胸闷 |
| 五腑 | 小肠 | — |
| | 胃 | 主和降：呃逆 |
| | 胆 | — |

续表

| 脏腑及气血阴阳 | | 四诊症状和体征 |
|---|---|---|
| 五腑 | 膀胱 | — |
| | 大肠 | — |
| 气血阴阳 | 气 | 乏力 |
| | 血 | — |
| | 阴 | 足心热 |
| | 阳 | 畏寒 |

**表 7-10-14-2　中医四态五阶段辨证分析（案例 14）**

| 隐态系统 | 隐性病变 | 舌质淡红、尖红，苔白微黄滑，脉沉细 | | | |
|---|---|---|---|---|---|
| | 显性病变 | 呃逆 | 胸闷，乏力 | 腰痛，畏寒，乏力 | 多梦易醒，畏寒，乏力 |
| 显态系统 | 隐性病变 | 口干 | 足心热 | 足心热 | 足心热 |
| | 显性病变 | — | — | — | — |
| 证候群 | | 胃热失和降，胃气上逆 | 肺气阴两虚，肺失宣降 | 肾阴阳两虚 | 心阴阳两虚 |
| 治法 | | 清胃生津，和胃降逆 | 补肺气，滋肺阴，宽胸顺气 | 补肾阴，温肾阳 | 滋心阴，温心阳，养心安神 |
| 对应方剂或药物 | | 橘皮竹茹汤，麦冬 | 四君子汤，瓜蒌，麦冬 | 肾气丸，知母，黄柏 | 天王补心丹，养心汤 |

## 精准论治

### 1. 方剂与证候的对应分析

本患者的主要证候为胃气上逆，兼见胃热、肺气阴两虚、肾阴阳两虚、心阴阳两虚证候。选用橘皮竹茹汤加麦冬和胃降逆、清胃生津以治疗胃气上逆、胃热出现的“呃逆、口干”；肺气阴两虚出现的“胸闷、乏力、足心热”选用四君子汤加瓜蒌、麦冬以补肺气、滋肺阴、宽胸顺气；“腰痛、畏寒、乏力、足心热”为肾阴阳两虚的表现，选用肾气丸加知母、黄柏、杜仲以补肾阴、温肾阳、壮骨；心阴阳两虚出现的“多梦易醒、畏寒、乏力、足心热”选用天王补心丹合养心汤以滋心阴、温心阳、养心安神。

### 2. 药物与疾病、证候、症状的对应分析

上面是针对这一患者的病证，实现证候与方剂的对应，这之后，还要实现具体的症状与具体的药物之间的对应。在“方证”对应的基础上，进一步实现药物“对病、对证、对症”的精准对应，才是最终的目的。本案例证候与方剂的精准对应关系具体见表 7-10-14-3。

表 7-10-14-3　证候与方剂的精准对应关系（案例 14）

| 证候 | | 方剂 | 药物 |
|---|---|---|---|
| 主要证候 | 胃气上逆胃热 | 橘皮竹茹汤 + 麦冬 | 陈皮，竹茹，党参，甘草，麦冬 |
| 其他证候 | 肺气阴两虚<br>肺失宣降 | 四君子汤 + 麦冬，瓜蒌 | 党参，白术，茯苓，甘草，麦冬，瓜蒌 |
| | 肾阴阳两虚 | 肾气丸 + 知母，黄柏 | 熟地黄，山药，山茱萸，茯苓，牡丹皮，泽泻，附子，肉桂，知母，黄柏 |
| | 心阴阳两虚 | 养心汤 | 黄芪，茯苓，茯神，当归，川芎，炙甘草，法半夏，柏子仁，酸枣仁，远志，五味子，党参，肉桂 |
| | | 天王补心丹 | 党参，玄参，丹参，茯苓，五味子，远志，桔梗，当归，天冬，麦冬，柏子仁，酸枣仁，生地黄，朱砂，胡黄连 |

依据上表中方剂和药物的基本信息，筛选本案例治疗过程中每个具体症状所要对应的具体药物，结果见表 7-10-14-4。

表 7-10-14-4　症状与药物的精准对应关系（案例 14）

| 症状 | 药物 |
|---|---|
| 呃逆 | 陈皮，竹茹 |
| 口干 | 麦冬，知母 |
| 胸闷 | 瓜蒌 |
| 乏力 | 党参 |
| 畏寒 | 附子，肉桂 |
| 腰痛 | 山茱萸，杜仲 |
| 足心热 | 麦冬，知母，黄柏 |
| 多梦易醒 | 茯苓，酸枣仁 |

根据上表信息对本案例的处方用药进行分析，可以得出：胃气上逆出现的“呃逆”选用陈皮、竹茹以和胃降逆；麦冬、知母清胃生津以治疗胃热出现的“口干”；肺失宣降出现的“胸闷”选用瓜蒌以宽胸顺气；针对“乏力”选用党参以益气；附子、肉桂温阳祛寒以治疗“畏寒”；山茱萸、杜仲补肾壮骨以治疗肾阴阳两虚出现的“腰痛”；“足心热”为阴虚的表现，选用麦冬、知母、黄柏以滋阴清热；茯苓、酸枣仁养心安神以治疗“多梦易醒”。

从药物与疾病对应关系的角度来分析，本案例慢性胆汁反流性胃炎可选用的药物为白芍、乌梅、山楂、山茱萸，诸药合用以增强疗效。

**3. 一药治疗“多病、多证、多症”的对应分析**

依据“方证对应”与“药症对应”的分析，本案例一药对应“多病、多证、多症”的归纳总结如下，具体见表 7-10-14-5。

表 7-10-14-5　一药对应"多病、多证、多症"分析表（案例 14）

| 药物 | 症状与疾病 |
|---|---|
| 麦冬，知母<br>白芍，乌梅，山楂，山茱萸 | 口干，足心热<br>慢性胆汁反流性胃炎 |

**4. 处方**

由于患者没有脾失健运的表现，故四君子汤中的白术没有选用；由于患者有胃气上逆出现的"呃逆"，肾气丸中的熟地黄和天王补心丹中的生地黄等药物滋腻碍胃，用后会加重患者的病情，故舍而不用；肾气丸中的山药、牡丹皮、泽泻，养心汤中的黄芪、当归、川芎、半夏、柏子仁、远志、五味子和天王补心丹中的玄参、丹参、五味子、远志、当归、天冬、柏子仁、朱砂等药物由于没有与之相对应的症状，故在方剂的加减化裁中删而不用。

最后，进一步考虑"三因制宜"的原则，本案例的治疗用药如下。

处方：麦冬 30 克，知母 10 克，陈皮 15 克，竹茹 15 克，瓜蒌 10 克，党参 10 克，制附子 6 克，肉桂 6 克，山茱萸 10 克，炒杜仲 10 克，黄柏 10 克，茯苓 10 克，炒枣仁 10 克，炒白芍 10 克，乌梅 10 克，炒山楂 10 克，甘草 6 克。方中瓜蒌与附子虽有违"十八反"的配伍禁忌，但在临床实际应用过程中并无任何问题，附子宜先煎，水煎服。

**5. 病因与病机演变分析**

本案例患者由于有晨起过量饮水的习惯，加之学习过度，经常熬夜所致。晨起过量饮水，损伤胃的受纳腐熟功能，胃失和降，出现胃气上逆；饮食物滞而不化，郁而化热，出现胃热。胃热上冲咽喉，耗伤肺之气阴，出现肺气阴两虚。劳累过度，耗伤心神，出现心阴阳两虚；劳累耗伤肾脏，加之心虚累及于肾，出现肾阴阳两虚。具体见图 7-10-14-1。

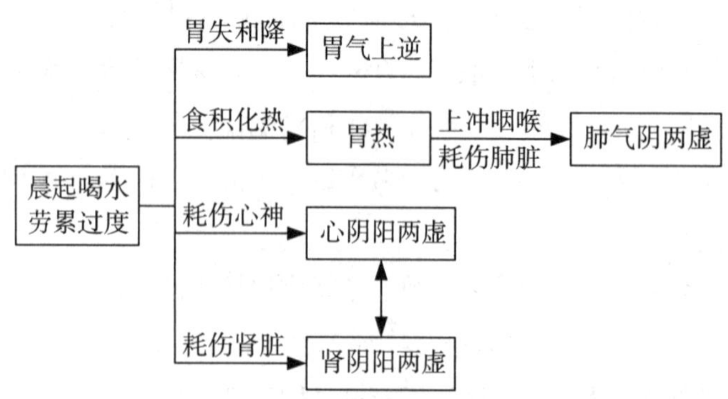


图 7-10-14-1　病因病机演变过程图（案例 14）

通过以上分析，本患者的主要证候为胃气上逆，具体表现为"呃逆"；胃热内盛，则见“口干”。肺气阴两虚，肺失宣降，则见“胸闷、乏力”。心阴阳两虚，心神失养，则见“多梦易醒”。肾阴阳两虚，腰府失养，则见“腰痛”。“足心热”为心肺肾阴虚的共有表现；“畏寒、乏力”为心肾阳虚的共有表现。

本案例涉及心、肺、肾三个脏和胃腑，具体见图 7–10–14–2。

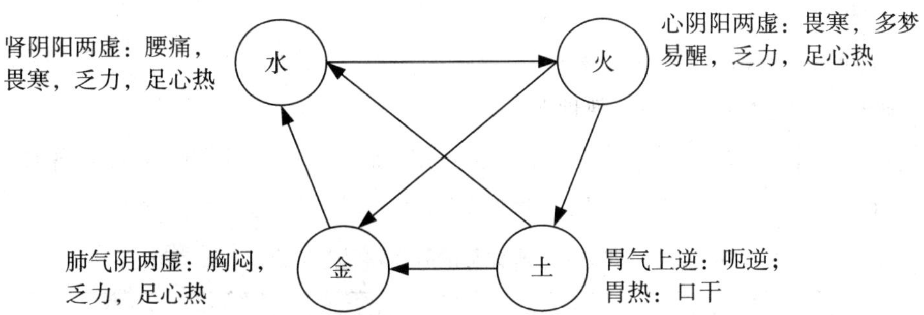


**图 7–10–14–2　五行 – 五脏 – 疾病分析图（案例 14）**

**6. 证候的寒热虚实性质分析**

本患者的病证存在“寒热错杂、虚实并存”的特点。“寒”为心肾阳虚所表现出的虚寒，“热”胃热所表现出的实热和肺阴虚所表现出的虚热；“虚”包括气虚、阴虚和阳虚，气虚即肺气虚；“实”为胃气上逆和实热。

**7. 辨证施膳与禁忌分析**

本患者的膳食辨证调养，应改掉晨起喝白水的不良生活习惯，适当摄入酸味食品，注意休息，避免劳累，可进行适度有氧运动。

**8. 预后分析**

本案例若以上述药物配伍作为基本方，加减治疗 1 个月左右，可以获得显著的临床疗效。

## 案例 15

呃逆为胃腑常见的病证，多由饮食不节诱发，容易累及其他的脏腑而出现相应的病证。本案例是以胃气上逆为主要证候，同时伴有胃阴虚、胃有瘀血、胃脘气滞、心阴阳两虚、肺阴虚证候出现。

初某，男，37 岁，初诊时间为 2008 年 5 月 10 日。

主诉：间断恶心干呕 3 年余，伴时吐黄水，近 1 周加重。

现病史：患者 3 年余前无明显诱因出现恶心干呕，患者自觉饭前及凌晨 3 ～ 4 点钟明显，时吐黄水，近 1 周加重。另伴有胃凉、腹泻、腹凉、面潮红、腰痛、头发稀疏。睡眠多梦易醒，大小便调。舌质红暗，苔边尖少中后白，脉沉弦细。

检查：心率为 67 次 / 分；血压为 127/73 mmHg；胃肠镜示慢性胃炎伴胆汁反流、

糜烂，十二指肠炎，慢性结肠炎；腹部 B 超示肝、胆、胰、脾、肾未见异常。

西医诊断：

主要诊断：慢性胃炎伴胆汁反流、糜烂；十二指肠炎。

其他诊断：慢性结肠炎。

中医诊断：

主要诊断：恶心；吐黄。

其他诊断：泄泻；腰痛。

依据本案例的四诊症状和体征，对其进行辨证论治的过程分析，具体步骤和结果见表 7-10-15-1 和表 7-10-15-2。

**表 7-10-15-1　四诊症状和体征的脏腑归属定位分析（案例 15）**

| 脏腑 | | 四诊症状和体征 |
|---|---|---|
| 五脏 | 心 | 神：多梦易醒；面：面潮红 |
| | 脾 | 主运化：腹泻，腹凉；口：干呕，吐黄水 |
| | 肝 | — |
| | 肾 | 肾府：腰痛；发：头发稀疏 |
| | 肺 | — |
| 五腑 | 小肠 | — |
| | 胃 | 主和降：恶心，胃凉 |
| | 胆 | — |
| | 膀胱 | — |
| | 大肠 | — |

**表 7-10-15-2　中医四态五阶段辨证分析（案例 15）**

| 隐态系统 | 隐性病变 | 舌质红暗，苔边尖少中后白，脉沉弦细 | | | | |
|---|---|---|---|---|---|---|
| | 显性病变 | 恶心干呕，胃凉 | — | 腹泻，腹凉 | 多梦易醒 | 腰痛 |
| 显态系统 | 隐性病变 | — | — | — | 面潮红 | — |
| | 显性病变 | — | 吐黄水 | — | — | 头发稀疏 |
| 证候群 | | 胃阳虚，胃失和降，胃气上逆 | 肝气虚 | 脾阳虚 | 心阴虚 | 肾精虚 |
| 治法 | | 温胃祛寒，和胃降逆 | 补肝气，强肝泄 | 温脾祛寒，健脾止泻 | 滋心阴，安心神 | 补肾壮骨，乌发 |
| 对应方剂或药物 | | 小半夏汤，理中丸 | 酸味补肝汤 | 理中丸 | 天王补心丹 | 六味地黄丸，杜仲，何首乌 |

## 精准论治

**1. 方剂与证候的对应分析**

本患者的主要证候为胃气上逆，兼见胃阳虚、脾阳虚、肝气虚、心阴虚、肾精虚证候。选用小半夏汤合理中丸以治疗胃气上逆、胃阳虚出现的“恶心、胃凉”；肝气虚出现的“吐黄水”选用酸味补肝汤以补肝气、强肝泄；“腹泻、腹凉”为脾阳虚、脾失健运的表现，选用理中丸以温脾祛寒、健脾止泻；天王补心丹滋心阴、安心神以治疗心阴虚出现的“多梦易醒、面潮红”；针对肾精虚出现的“腰痛”选用六味地黄丸加杜仲以补肾壮骨。

**2. 药物与疾病、证候、症状的对应分析**

在“方证”对应的基础上，最终目的是实现药物“对病、对证、对症”的精准对应。本案例证候与方剂的精准对应关系具体见表 7–10–15–3。

**表 7–10–15–3　证候与方剂的精准对应关系（案例 15）**

| 证候 | | 方剂 | 药物 |
|---|---|---|---|
| 主要证候 | 胃气上逆 | 小半夏汤 | 半夏，生姜 |
| | 胃阳虚 | 理中丸 | 党参，白术，干姜，炙甘草 |
| 其他证候 | 肝气虚 | 酸味补肝汤 | 白芍，山楂，木瓜，香橼，乌梅，川牛膝，赤小豆，五味子，山茱萸，栀子，山药，甘草 |
| | 脾阳虚 | 理中丸 | 党参，白术，干姜，炙甘草 |
| | 心阴虚 | 天王补心丹 | 党参，玄参，丹参，茯苓，五味子，远志，桔梗，当归，天冬，麦冬，柏子仁，酸枣仁，生地黄，朱砂，胡黄连 |
| | 肾精亏虚 | 六味地黄丸 | 熟地黄，山药，山茱萸，茯苓，牡丹皮，泽泻 |

依据上表中方剂和药物的基本信息，筛选本案例治疗过程中每个具体症状所要对应的具体药物，结果见表 7–10–15–4。

**表 7–10–15–4　症状与药物的精准对应关系（案例 15）**

| 症状 | 药物 |
|---|---|
| 恶心干呕 | 半夏 |
| 吐黄水 | 白芍，山茱萸，山药 |
| 胃凉，腹凉 | 干姜 |
| 腹泻 | 白术，茯苓，山药 |
| 面潮红 | 玄参，麦冬 |
| 腰痛 | 山茱萸，山药，杜仲 |
| 多梦易醒 | 茯苓，酸枣仁 |

根据上表信息对本案例的处方用药进行分析，可以得出：胃气上逆出现的“恶心干呕”选用半夏以和胃降逆止呕；针对“吐黄水”选用白芍、山茱萸、山药以补肝气、强肝泄；脾胃阳虚出现的“胃凉、腹凉”选用干姜以温中祛寒；白术、茯苓、山药健脾止

泻以治疗脾失健运出现的“腹泻”；心阴虚出现的“面潮红”选用玄参、麦冬以滋阴清热；山茱萸、山药、杜仲补肾壮骨以治疗肾精虚出现的“腰痛”；针对“多梦易醒”选用茯苓、酸枣仁以养心安神。

从药物与疾病对应关系的角度来分析，本案例慢性胃炎伴胆汁反流、糜烂可选用的药物为白芍、山药、山茱萸，诸药合用以增强疗效。

**3. 一药治疗“多病、多证、多症”的对应分析**

依据“方证对应”与“药症对应”的分析，本案例一药对应“多病、多证、多症”的归纳总结如下，具体见表 7–10–15–5。

**表 7–10–15–5　一药对应“多病、多证、多症”分析表（案例 15）**

| 药物 | 症状与疾病 |
| --- | --- |
| 山药 | 吐黄水，腹泻，腰痛 |
| 山茱萸 | 吐黄水，腰痛 |
| 茯苓 | 腹泻，多梦易醒 |
| 白芍，山药，山茱萸 | 慢性胃炎伴胆汁反流、糜烂 |

**4. 处方**

由于患者没有明显的气虚的征象，故理中丸和天王补心丹中的党参没有选用；由于患者有胃气上逆出现的“恶心干呕”，而天王补心丹中的生地黄和六味地黄丸中的熟地黄滋腻碍胃，用后会加重患者的病情，故舍而不用；针对肝气虚出现的“吐黄水”从酸味补肝汤中选取白芍、山茱萸、山药以补肝气、强肝泄，药力足够，故其他药物没有选用；天王补心丹中的丹参、五味子、远志、桔梗、当归、天冬、柏子仁、朱砂、胡黄连和六味地黄丸中的牡丹皮、泽泻等药物，由于没有与之相对应的症状，故删而不用。

最后，进一步考虑“三因制宜”的原则，本案例的治疗用药如下。

处方：炒白芍 30 克，山茱萸 10 克，炒山药 10 克，姜半夏 10 克，干姜 10 克，炒白术 10 克，茯苓 10 克，玄参 10 克，麦冬 10 克，炒杜仲 10 克，炒枣仁 10 克，甘草 6 克。水煎服。

**5. 病因与病机演变分析**

本案例患者由于有 10 余年吃碱性食品的习惯，加之劳累过度所致。吃碱性食品损伤脾胃的运化功能，出现脾胃阳虚；胃的受纳腐熟功能减退，出现胃气上逆。脾阳虚，气血化生不足，肝失充养，则见肝气虚。劳累过度，耗伤心神，加之脾虚“子盗母气”，出现心阴虚。劳累过度，耗伤肾脏，出现肾精虚。具体见图 7–10–15–1。

通过以上分析，本患者的主要证候为胃气上逆。胃气上逆，则见“恶心干呕”；脾胃阳虚，温煦失职，则见“腹凉、胃凉”；脾失健运，则见“腹泻”。肝气虚，胆汁排泄

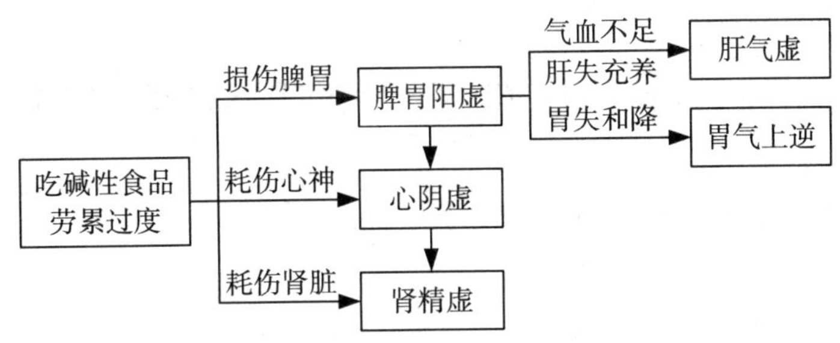


**图 7–10–15–1　病因病机演变过程图（案例 15）**

不利，上逆于胃，承于口，则见“吐黄水”。心阴虚，阴不制阳，虚热上扰，则见“面潮红”，虚热扰神，则见“多梦易醒”。肾精虚，腰府失养，则见“腰痛”。

本案例涉及心、脾、肾三个脏和胃腑，具体见图 7–10–15–2。

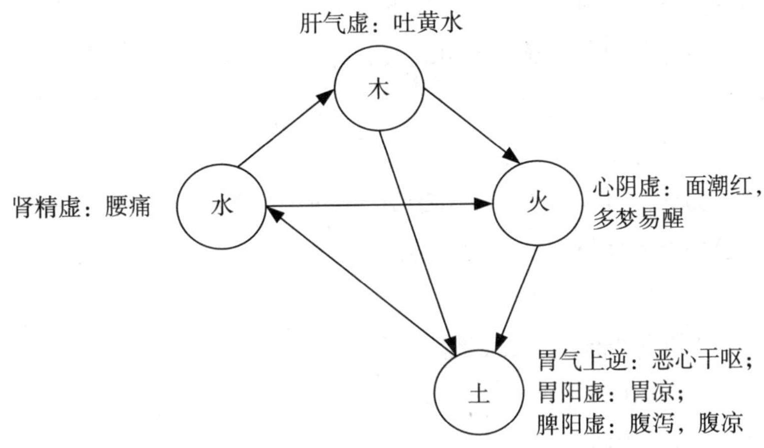


**图 7–10–15–2　五行 – 五脏 – 疾病分析图（案例 15）**

**6. 证候的寒热虚实性质分析**

本患者的病证存在“寒热错杂、虚实夹杂”的患病特点。“寒”为脾胃阳虚出现的虚寒；“热”为心阴虚所表现出的虚热；“虚”包括阴虚、阳虚和肾精虚；“实”为胃气上逆。

**7. 辨证施膳与禁忌分析**

本患者应戒掉吃碱性食品的不良生活习惯，适当摄入酸味食品，注意休息，避免劳累，可进行适度有氧运动。

**8. 预后分析**

本案例若以上述药物配伍作为基本方，加减治疗 1 ～ 2 个月，可以获得显著的临床疗效。

# 第十一节　以水饮中阻为主证的案例

本节分析以水饮中阻为主证的辨证论治过程，具体见案例 16。

**案例 16**

胃鸣为胃腑常见的病证，多由饮食不节诱发，容易累及其他的脏腑而出现相应的病证。本案例是以水饮中阻为主要证候，同时伴有胃热有瘀血、胃气上逆、心火旺盛、心络脉瘀阻、肾精虚证候出现。

刘某，男，60 岁，初诊时间为 2010 年 4 月 11 日。

主诉：饭后胃鸣、呃逆半年，近日加重。

现病史：患者半年前无明显诱因出现饭后胃鸣、呃逆，近日加重。伴口唇红紫，面潮红紫，头发斑白、稀疏，睡眠可。大小便调。舌质淡红尖红、边尖少有齿痕，苔边尖少、中后白微黄，脉弦细。

检查：心率为 65 次 / 分；血压为 120/70 mmHg；胃肠镜示慢性胃炎伴溃疡、萎缩，慢性结肠炎；腹部 B 超示肝、胆、胰、脾、肾未见异常。

西医诊断：

主要诊断：慢性胃炎伴溃疡、萎缩。

其他诊断：慢性结肠炎；胃肠动力不足。

中医诊断：胃鸣；呃逆。

依据本案例的四诊症状和体征，对其进行辨证论治的过程分析，具体步骤和结果见表 7–11–16–1 和表 7–11–16–2。

**表 7–11–16–1　四诊症状和体征的脏腑归属定位分析（案例 16）**

| 脏腑 | | 四诊症状和体征 |
|---|---|---|
| 五脏 | 心 | 面：面潮红紫 |
| | 脾 | 唇：口唇红紫 |
| | 肝 | — |
| | 肾 | 发：头发斑白、稀疏 |
| | 肺 | — |
| 五腑 | 小肠 | — |
| | 胃 | 主和降：胃鸣 |
| | 胆 | — |
| | 膀胱 | — |
| | 大肠 | — |

**表 7-11-16-2　中医四态五阶段辨证分析（案例 16）**

<table>
<tr><td rowspan="2">隐态系统</td><td>隐性病变</td><td colspan="3">舌质淡红尖红、边尖少有齿痕，苔边尖少、中后白微黄，脉弦细</td></tr>
<tr><td>显性病变</td><td>胃鸣，呃逆</td><td>—</td><td>头发斑白</td></tr>
<tr><td rowspan="2">显态系统</td><td>隐性病变</td><td>口唇红紫</td><td>面潮红紫</td><td>—</td></tr>
<tr><td>显性病变</td><td>—</td><td>—</td><td>头发稀疏</td></tr>
<tr><td colspan="2">证候群</td><td>水饮中阻，胃气上逆，胃热有瘀血</td><td>心火旺盛，心络脉瘀阻</td><td>肾精亏虚</td></tr>
<tr><td colspan="2">治法</td><td>化饮和胃，降逆活血</td><td>清心泻火，活血通络</td><td>补肾填精，乌发</td></tr>
<tr><td colspan="2">对应方剂或药物</td><td>苓桂术甘汤，橘皮竹茹汤，丹参</td><td>黄连，赤芍，红花</td><td>何首乌</td></tr>
</table>

## 精准论治

### 1. 方剂与证候的对应分析

本患者的主要证候为水饮中阻，兼见胃有瘀血、胃气上逆、心火旺盛、心络脉瘀阻、肾精亏虚证候。选用苓桂术甘汤合橘皮竹茹汤加丹参化饮和胃、降逆活血以治疗水饮中阻、胃气上逆、胃热有瘀血所表现出的“胃鸣、呃逆、口唇红紫”；心火旺盛、心络脉瘀阻出现的“面潮红紫”选用黄连、赤芍、红花以清心泻火、活血化瘀；何首乌补肾填精、乌发以治疗肾精虚所表现出的“头发斑白、稀疏”。

### 2. 药物与疾病、证候、症状的对应分析

在“方证”对应的基础上，最终目的是实现药物“对病、对证、对症”的精准对应。本案例证候与方剂的精准对应关系具体见表 7-11-16-3。

**表 7-11-16-3　证候与方剂的精准对应关系（案例 16）**

<table>
<tr><th colspan="2">证候</th><th>方剂</th><th>药物</th></tr>
<tr><td>主要证候</td><td>水饮中阻</td><td>苓桂术甘汤</td><td>茯苓，桂枝，白术，甘草</td></tr>
<tr><td rowspan="4">其他证候</td><td>胃气上逆</td><td>橘皮竹茹汤</td><td>陈皮，竹茹，党参，甘草</td></tr>
<tr><td>胃热有瘀血</td><td>—</td><td>丹参</td></tr>
<tr><td>心火旺盛</td><td>—</td><td>黄连</td></tr>
<tr><td>心络脉瘀阻</td><td>—</td><td>赤芍，红花</td></tr>
</table>

依据上表中方剂和药物的基本信息，筛选本案例治疗过程中每个具体症状所要对应的具体药物，结果见表 7-11-16-4。

**表 7-11-16-4　症状与药物的精准对应关系（案例 16）**

| 症状 | 药物 |
| --- | --- |
| 胃鸣 | 茯苓，桂枝，白术 |
| 呃逆 | 陈皮，竹茹 |
| 口唇红紫 | 丹参 |
| 面潮红紫 | 黄连，赤芍，丹参，红花 |

根据上表信息对本案例的处方用药进行分析，可以得出：水饮中阻出现的“胃鸣”

选用茯苓、桂枝、白术以和胃化饮；陈皮、竹茹和胃降逆以治疗胃气上逆出现的“呃逆”；胃热有瘀血出现的“口唇红紫”选用丹参以清胃化瘀；黄连、赤芍、丹参、红花清心泻火、活血通络以治疗心火旺盛、心络脉瘀阻出现的“面潮红紫”。

从药物与疾病对应关系的角度来分析，本案例慢性胃炎、溃疡、萎缩可选用的药物为白芍、山药、山茱萸，诸药合用以增强疗效。

**3. 一药治疗“多病、多证、多症”的对应分析**

依据“方证对应”与“药症对应”的分析，本案例一药对应“多病、多证、多症”的归纳总结如下，具体见表 7-11-16-5。

**表 7-11-16-5　一药对应“多病、多证、多症”分析表（案例 16）**

| 药物 | 症状与疾病 |
|---|---|
| 丹参 | 口唇红紫，面潮红紫 |
| 白芍，山药，山茱萸 | 慢性胃炎、溃疡、萎缩 |

**4. 处方**

由于患者没有明显气虚的表现，故橘皮竹茹汤中的党参舍而不用。最后，进一步考虑“三因制宜”的原则，本案例的治疗用药如下。

处方：茯苓 30 克，桂枝 15 克，炒白术 10 克，陈皮 10 克，竹茹 10 克，丹参 10 克，黄连 6 克，赤芍 6 克，红花 6 克，炒白芍 10 克，炒山药 10 克，山茱萸 10 克，甘草 6 克。水煎服。

**5. 病因与病机演变分析**

本案例患者由于有 10 余年晨起过量饮水及吃碱性食品的习惯，导致脾主运化水饮的能力减退，出现水饮停于胃腑。胃的受纳腐熟功能减退，胃失和降，出现胃气上逆，日久郁而化热，气不行血，出现胃热有瘀血。饮食滞而不化，郁而化热，上承于心，出现心火旺盛，心络脉瘀阻。具体见图 7-11-16-1。

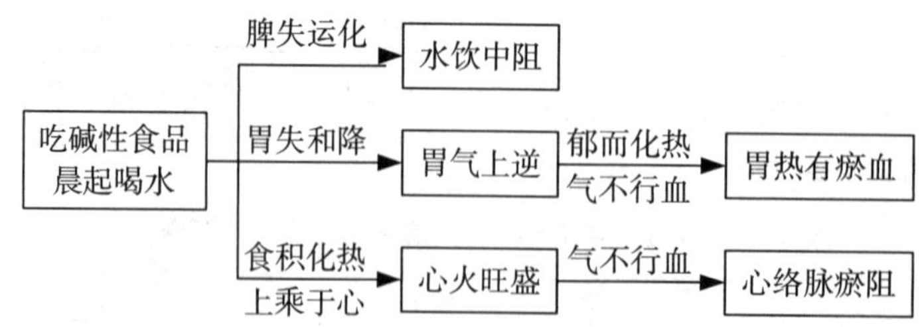


**图 7-11-16-1　病因病机演变过程图（案例 16）**

通过以上分析，本患者的主要证候为水饮中阻，具体表现为“胃鸣”。胃失和降，胃气上逆，则见“呃逆”；胃热有瘀血，则见“口唇红紫”。“面潮红紫”为心火旺盛、心络脉瘀阻的表现。

本案例涉及心脏和胃腑，具体见图 7-11-16-2。

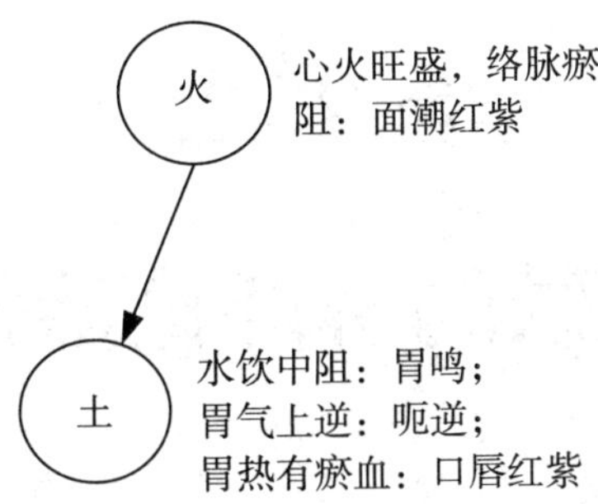


**图 7-11-16-2　五行 - 五脏 - 疾病分析图（案例 16）**

**6. 证候的寒热虚实性质分析**

本患者的病证存在“虚实夹杂”的患病特点。“实”包括水饮中阻、胃有瘀血、胃气上逆、心火旺盛、心络脉瘀阻，“虚”为肾精亏虚证候。“热”为心火旺盛。

**7. 辨证施膳与禁忌分析**

本患者应戒掉晨起过量饮水及吃碱性食品的不良生活习惯，适当摄入酸味食品。

**8. 预后分析**

本案例若以上述药物配伍作为基本方，加减治疗 4 个月左右，可以获得显著的临床疗效。

# 第八章

# 大肠常见证候的辨证论治路径和规律

## 第一节　大肠常见证候的理法方药对应关系

大肠的常见证候有肠燥津亏、肠热腑实、大肠湿热、虫积肠道、大肠气滞、寒滞大肠、食滞大肠共7个。这些证候的四诊症状和体征的定性问题，以及对应的治法、方剂和药物，讨论如下。

### 一、肠燥津亏

#### （一）肠燥津亏证候四诊症状和体征的定性

大便干燥如羊屎、艰涩难下，或于左少腹可触及包块，腹胀作痛，舌红少津，苔黄燥，脉细涩。

#### （二）肠燥津亏证候的理法方药对应关系

大肠燥津亏证候的理法方药对应关系，具体见表8-1-1。

**表8-1-1　大肠燥津亏证候的理法方药对应关系**

| 功能 | 症状和体征 | 治法 | 方剂 | 药物 |
| --- | --- | --- | --- | --- |
| 主传导糟粕 | 左少腹触及包块，腹胀作痛 | 行气导滞 | — | 厚朴，枳实 |
| 主津 | 大便干燥如羊屎，艰涩难下 | 润燥通便 | 增液承气汤 | 生地黄，玄参，麦冬，大黄，芒硝 |

### 二、肠热腑实证候的理法方药对应关系

#### （一）肠热腑实证候四诊症状和体征的定性

腹部胀满（或硬满）疼痛、拒按，大便秘结，或热结旁流，大便恶臭，高热，或日

晡潮热、汗出，舌质红，苔黄厚而燥，或焦黑起刺，脉沉数（或迟）有力。

### （二）肠热腑实证候的理法方药对应关系

肠热腑实证候的理法方药对应关系，具体见表 8–1–2。

**表 8–1–2 肠热腑实证候的理法方药对应关系**

| 功能 | 症状和体征 | 治法 | 方剂 | 药物 |
| --- | --- | --- | --- | --- |
| 主传导糟粕 | 腹部胀满（或硬满）疼痛、拒按，大便恶臭 | 清热通腑 | 大承气汤 | 大黄，芒硝，厚朴，枳实 |
| 主津 | 大便秘结，或热结旁流 | 清热通腑 | 大承气汤 | 大黄，芒硝，厚朴，枳实 |
| 其他 | 高热，或日晡潮热、汗出 | 清热通腑 | 大承气汤 | 大黄，芒硝，厚朴，枳实 |

## 三、大肠湿热

### （一）大肠湿热证候四诊症状和体征的定性

腹痛，腹胀，腹泻，肛门灼热，或下痢脓血、里急后重，或暴泻如水、粪质黄稠秽臭。或伴恶寒发热，或但热不寒。舌质红，苔黄腻，脉滑数。

### （二）大肠湿热证候的理法方药对应关系

大肠湿热证候的理法方药对应关系，具体见表 8–1–3。

**表 8–1–3 大肠湿热证候的理法方药对应关系**

| 功能 | 症状和体征 | 治法 | 方剂 | 药物 |
| --- | --- | --- | --- | --- |
| 主传导糟粕 | 腹痛 | 清泻湿热止痛 | 芍药汤 | 白芍，黄芩，黄连，木香 |
| | 腹胀 | 清泻湿热理气 | 芍药汤 | 黄芩，黄连，木香，槟榔 |
| | 腹泻 | 清泻湿热止泻 | 芍药汤 | 白芍，黄芩，黄连，大黄，木香，肉桂 |
| | 肛门灼热 | 清泻湿热 | 芍药汤 | 黄芩，黄连，大黄 |
| | 下痢脓血，里急后重 | 清泻湿热止痢 | 芍药汤 | 白芍，黄芩，黄连，大黄，木香，肉桂 |
| | 暴泻如水，粪质黄稠秽臭 | 清泻湿热 | 葛根芩连汤 | 葛根，黄芩，黄连 |

## 四、虫积肠道

### （一）虫积肠道证候四诊症状和体征的定性

胃脘嘈杂，时作腹痛，或嗜食异物，大便排虫，或突发腹痛、按之有条索状物，甚至剧痛、呕吐蛔虫，睡中啮齿，或面部出现白色斑，唇内有粟粒样白点，白睛见蓝斑。

### （二）虫积肠道与虫积胃腑证候的理法方药对应关系

虫积肠腑证候的理法方药对应关系，具体见表 8–1–4–1。

**表 8–1–4–1 虫积肠腑的理法方药对应关系**

| 功能 | 症状和体征 | 治法 | 方剂 | 药物 |
|---|---|---|---|---|
| 主传导糟粕 | 时作腹痛，大便排虫，或突发腹痛、按之有条索状物，甚至剧痛，或面部出现白色斑，唇内有粟粒样白点，白睛见蓝斑 | 温脏安蛔 | 乌梅丸 | 乌梅，细辛，干姜，黄连，当归，附子，蜀椒，桂枝，人参，黄柏 |

另外，关于虫积胃腑证候的理法方药对应关系，具体见表 8–1–4–2。

**表 8–1–4–2 虫积胃腑的理法方药对应关系**

| 功能 | 症状和体征 | 治法 | 方剂 | 药物 |
|---|---|---|---|---|
| 主受纳腐熟水谷 | 嗜食异物，胃脘嘈杂，呕吐蛔虫，睡中啮齿 | 温脏安蛔 | 乌梅丸 | 乌梅，细辛，干姜，黄连，当归，附子，蜀椒，桂枝，人参，黄柏 |

## 五、大肠气滞

### （一）大肠气滞证候四诊症状和体征的定性

腹部胀满疼痛、走窜不定，得嗳气、矢气后痛胀可缓解，或欲泻，泻而不爽，肠鸣，矢气，或大便秘结，苔厚，脉弦。

### （二）大肠气滞证候的理法方药对应关系

大肠气滞证候的理法方药对应关系，具体见表 8–1–5。

**表 8–1–5 大肠气滞实证候的理法方药对应关系**

| 功能 | 症状和体征 | 治法 | 方剂 | 药物 |
|---|---|---|---|---|
| 主传导糟粕 | 腹部胀满疼痛、走窜不定，得嗳气、矢气后痛胀可缓解或欲泻，泻而不爽，肠鸣，矢气或大便秘结 | 行气导滞 | 木香槟榔丸 | 木香，槟榔，青皮，陈皮，白术，黄连，枳壳，黄柏，大黄，香附，牵牛子 |

## 六、寒滞大肠

### （一）寒滞大肠证候四诊症状和体征的定性

腹部冷痛、痛势暴急、遇寒加剧、得温则减，腹泻清稀，或腹胀便秘，舌苔白润，脉弦紧或沉紧。

### （二）寒滞大肠证候的理法方药对应关系

寒滞大肠证候的理法方药对应关系，具体见表 8–1–6。

**表 8–1–6　寒滞大肠证候的理法方药对应关系**

| 功能 | 症状和体征 | 治法 | 方剂 | 药物 |
| --- | --- | --- | --- | --- |
| 主传导糟粕 | 腹部冷痛、痛势暴急，遇寒加剧、得温则减，腹泻清稀 | 温里散寒止痛 | 良附丸 | 高良姜，香附 |
|  | 或腹胀便秘 | 温里散寒，理气通腑 | 良附丸<br>+三物备急丸 | 高良姜，香附，大黄，干姜，巴豆霜 |

## 七、食滞大肠

### （一）食滞大肠证候四诊症状和体征的定性

腹痛，肠鸣，矢气臭如败卵，泻下不爽，大便酸腐臭秽，舌苔厚腻，脉滑或沉实。

### （二）食滞大肠证候的理法方药对应关系

食滞大肠证候的理法方药对应关系，具体见表 8–1–7。

**表 8–1–7　食滞大肠证候的理法方药对应关系**

| 功能 | 症状和体征 | 治法 | 方剂 | 药物 |
| --- | --- | --- | --- | --- |
| 主传导糟粕 | 腹部胀满或疼痛、拒按，肠鸣，矢气，臭如败卵，泻下不爽，大便酸腐臭秽 | 消食导滞 | 枳实导滞散 | 枳实，大黄，黄连，神曲，茯苓，黄芩，泽泻，甘草 |

## 八、大肠常见证候的理法方药对应关系小结

总结以上大肠证候临床当中出现的一般症状和体征，在功能紊乱方面表现出的有左少腹触及包块，腹痛，腹胀，腹泻，肛门灼热，或下痢脓血、里急后重，或暴泻如水，粪质黄稠秽臭，或伴恶寒发热，或但热不寒，大便排虫，或突发腹痛、按之有条索状物、甚至剧痛，或面部出现白色斑，唇内有粟粒样白点，白睛见蓝斑，腹部胀满疼痛、走窜不定，得嗳气、矢气后痛胀可缓解或欲泻，泻而不爽，肠鸣，矢气，腹部冷痛、痛势暴急，遇寒加剧、得温则减，腹泻清稀，或便秘，肠鸣，矢气，臭如败卵，泻下不爽，大便酸腐臭秽。大便秘结，或热结旁流，大便干燥如羊屎、艰涩难下，大便恶臭等 31 个。

大肠证候在气血阴阳方面表现出的症状和体征有高热，或日晡潮热（汗出）等 3 个。这些证候对应的常见方剂有大承气汤、芍药汤、乌梅丸、枳实导滞散、良附丸、三

物备急丸、葛根芩连汤、木香槟榔丸、增液承气汤等9个。

汇总大肠证候的理法方药对应关系，具体见表8-1-8。

**表8-1-8　大肠常见证候的理法方药对应关系表**

| 功能 | 症状和体征 | 治法 | 方剂 | 药物 |
|---|---|---|---|---|
| 主传导糟粕 | 腹部胀满（或硬满）疼痛、拒按 | 清热通腑（肠热腑实） | 大承气汤 | 大黄，芒硝，厚朴，枳实 |
| | 左少腹触及包块 | 行气导滞（津亏） | — | 厚朴，枳实 |
| | 腹痛 | 清泻湿热止痛（湿热） | 芍药汤 | 白芍，黄芩，黄连，木香 |
| | | 行气导滞（津亏） | — | 厚朴，枳实 |
| | | 温脏安蛔（虫积肠腑） | 乌梅丸 | 乌梅，细辛，干姜，黄连，当归，附子，蜀椒，桂枝，人参，黄柏 |
| | | 消食导滞（食滞） | 枳实导滞散 | 枳实，大黄，黄连，神曲，茯苓，黄芩，泽泻，甘草 |
| | 腹胀 | 清泻湿热理气（湿热） | 芍药汤 | 黄芩，黄连，木香，槟榔 |
| | | 行气导滞（津亏） | — | 厚朴，枳实 |
| | | 温里散寒，理气通腑（寒滞） | 良附丸+三物备急丸 | 高良姜，香附，大黄，干姜，巴豆霜 |
| | | 消食导滞（食滞） | 枳实导滞散 | 枳实，大黄，黄连，神曲，茯苓，黄芩，泽泻，甘草 |
| | 腹泻 | 清泻湿热止泻（湿热） | 芍药汤 | 白芍，黄芩，黄连，大黄，木香，肉桂 |
| | 肛门灼热 | 清泻湿热（湿热） | 芍药汤 | 黄芩，黄连，大黄 |
| | 下痢脓血，里急后重 | 清泻湿热止痢（湿热） | 芍药汤 | 白芍，黄芩，黄连，大黄，木香，肉桂 |
| | 暴泻如水，粪质黄稠秽臭 | 清泻湿热（湿热） | 葛根芩连汤 | 葛根，黄芩，黄连 |
| | 大便排虫，或突发腹痛、按之有条索状物，甚至剧痛，或面部出现白色斑，唇内有粟粒样白点，白睛见蓝斑 | 温脏安蛔（虫积肠腑） | 乌梅丸 | 乌梅，细辛，干姜，黄连，当归，附子，蜀椒，桂枝，人参，黄柏 |
| | 腹部胀满疼痛、走窜不定，得嗳气、矢气后痛胀可缓解或欲泻，泻而不爽，肠鸣，矢气 | 行气导滞（气滞） | 木香槟榔丸 | 木香，槟榔，青皮，陈皮，白术，黄连，枳壳，黄柏，大黄，香附，牵牛子 |
| | 腹部冷痛、痛势暴急，遇寒加剧、得温则减，腹泻清稀 | 温里散寒止痛（寒滞） | 良附丸 | 高良姜，香附 |

续表

| 功能 | 症状和体征 | 治法 | 方剂 | 药物 |
|---|---|---|---|---|
| 主传导糟粕 | 便秘 | 温里散寒，理气通腑（寒滞） | 良附丸＋三物备急丸 | 高良姜，香附，大黄，干姜，巴豆霜 |
| | | 行气导滞（气滞） | 木香槟榔丸 | 木香，槟榔，青皮，陈皮，白术，黄连，枳壳，黄柏，大黄，香附，牵牛子 |
| | 肠鸣，矢气，臭如败卵，泻下不爽，大便酸腐臭秽 | 消食导滞（食滞） | 枳实导滞散 | 枳实，大黄，黄连，神曲，茯苓，黄芩，泽泻，甘草 |
| 主津 | 大便秘结，或热结旁流 | 清热通腑（肠热腑实） | 大承气汤 | 大黄，芒硝，厚朴，枳实 |
| | 大便干燥如羊屎，艰涩难下 | 润燥通便（津亏） | 增液承气汤 | 生地黄，玄参，麦冬，大黄，芒硝 |
| 其他 | 高热，或日晡潮热、汗出 | 清热通腑（肠热腑实） | 大承气汤 | 大黄，芒硝，厚朴，枳实 |

**表 8-1-9　虫积胃腑证候的理法方药对应关系**

| 功能 | 症状和体征 | 治法 | 方剂 | 药物 |
|---|---|---|---|---|
| 主受纳腐熟水谷 | 嗜食异物，胃脘嘈杂，呕吐蛔虫，睡中啮齿 | 温脏安蛔 | 乌梅丸 | 乌梅，细辛，干姜，黄连，当归，附子，蜀椒，桂枝，人参，黄柏 |

# 第二节　以大肠津亏为主证的案例

本案例的主要证候为大肠津亏，兼见胃气上逆、心阴虚、脾气虚证候。

## 案例 1

孙某，女，21 岁，初诊时间为 2009 年 8 月 14 日。

主诉：便秘 1 年余，大便 1 周一次，伴恶心，近日加重。

现病史：患者 1 年余前无明显诱因出现便秘，大便 1 周一次，伴恶心、面颧红、手足淡白。舌质淡红，苔薄白、中后微黄，脉弦细。

西医诊断：

主要诊断：便秘。

其他诊断：胃肠动力不足。

中医诊断：

主要诊断：便秘。

其他诊断：恶心。

依据本案例的四诊症状和体征，对其进行辨证论治的过程分析，具体步骤和结果见表 8-2-1-1 和表 8-2-1-2。

表 8-2-1-1　四诊症状和体征的脏腑归属定位分析（案例 1）

| 脏腑 | | 四诊症状和体征 |
|---|---|---|
| 五脏 | 心 | 面：面颧红 |
| | 脾 | 四肢：手足淡白 |
| | 肝 | — |
| | 肾 | — |
| | 肺 | — |
| 五腑 | 小肠 | — |
| | 胃 | 恶心 |
| | 胆 | — |
| | 膀胱 | — |
| | 大肠 | 便秘 |

表 8-2-1-2　中医四态五阶段辨证分析（案例 1）

| 隐态系统 | 隐性病变 | 舌质淡红，苔薄白、中后微黄，脉弦细 | | | |
|---|---|---|---|---|---|
| | 显性病变 | 便秘 | 恶心 | 面颧红 | 手足淡白 |
| 显态系统 | 隐性病变 | — | — | — | —— |
| | 显性病变 | — | — | — | |
| 证候群 | | 大肠津亏 | 胃失和降，胃气上逆 | 心阴虚 | 脾气虚 |
| 治法 | | 润肠通便 | 和胃降逆 | 滋心阴 | 健脾养荣 |
| 对应方剂或药物 | | 麻子仁丸 | 小半夏汤 | 天王补心丹 | 四君子汤 |

## 精准论治

### 1. 方剂与证候的对应分析

本患者的主要证候为大肠津亏，兼见胃气上逆、心阴虚、脾气虚证候。选用麻子仁丸润肠通便以治疗大肠津亏出现的“便秘”；针对胃失和降、胃气上逆出现的“恶心”选用小半夏汤以和胃降逆；“面颧红”为心阴虚的表现，选用天王补心丹以滋心阴；选用四君子汤补脾气养荣来治疗“手足淡白”。

### 2. 药物与疾病、证候、症状的对应分析

上面是针对这一患者的病证，实现证候与方剂的对应，还要实现具体的症状与具体的药物之间的对应。在“方证”对应的基础上，进一步实现药物“对病、对证、对症”的精准对应，才是最终的目的。本案例证候与方剂的精准对应关系具体见表 8-2-1-3。

表 8-2-1-3　证候与方剂的精准对应关系（案例 1）

| 证候 | | 方剂 | 药物 |
| --- | --- | --- | --- |
| 主要证候 | 大肠津亏 | 麻子仁丸 | 火麻仁，白芍，枳实，大黄，厚朴，杏仁，蜂蜜 |
| 其他证候 | 胃气上逆 | 小半夏汤 | 半夏，生姜 |
| | 心阴虚 | 天王补心丹 | 党参，玄参，丹参，茯苓，五味子，远志，桔梗，当归，天冬，麦冬，柏子仁，酸枣仁，生地黄，朱砂 |
| | 脾气虚 | 四君子汤 | 党参，白术，茯苓，炙甘草 |

依据上表中方剂和药物的基本信息，筛选本案例治疗过程中每个具体症状所要对应的具体药物，结果见表 8-2-1-4。

表 8-2-1-4　症状与药物的精准对应关系（案例 1）

| 症状 | 药物 |
| --- | --- |
| 便秘 | 火麻仁，白芍，大黄，玄参，麦冬，杏仁，当归，枳实，厚朴 |
| 恶心 | 半夏 |
| 面颧红 | 玄参，麦冬，天冬 |
| 手足淡白 | 党参，炙甘草 |

根据上表信息对本案例的处方用药进行分析，可以得出：大肠津亏出现的“便秘”选用火麻仁、白芍、玄参、麦冬、杏仁、大黄、当归、枳实、厚朴以润肠通便；半夏和胃降逆以治疗胃气上逆出现的“恶心”；“面颧红”为心阴虚的表现，选用玄参、麦冬、天冬以滋心阴；脾气虚出现的“手足淡白”选用党参、炙甘草以健脾养荣。

从药物与疾病对应关系的角度来分析，本案例无可以选择的特别药物。

**3. 一药治疗“多病、多证、多症”的对应分析**

依据“方证对应”与“药症对应”的分析，本案例一药对应“多病、多证、多症”的归纳总结如下，具体见表 8-2-1-5。

表 8-2-1-5　一药对应“多病、多证、多症”分析表（案例 1）

| 药物 | 症状 |
| --- | --- |
| 白芍，当归 | 便秘 |
| 玄参，麦冬 | 便秘，面颧红 |

**4. 处方**

由于患者没有心神功能异常的征象，故天王补心丹中的远志、柏子仁、酸枣、丹参、茯苓舍而不用；患者存在胃气上逆出现的“恶心”，而生地黄滋腻碍胃，用后会加重患者的病情，故弃而不用；其余药物如五味子、桔梗、朱砂，由于没有与之相对应的症状，故删而不用；四君子汤中的白术、茯苓性偏温燥会加重便秘，故没有选用。

最后，进一步考虑“三因制宜”的原则，本案例的治疗用药如下。

处方：火麻仁 30 克，炒白芍 15 克，玄参 15 克，麦冬 15 克，炒杏仁 10 克，大黄

6 克，当归 10 克，枳实 10 克，厚朴 10 克，姜半夏 10 克，天冬 10 克，党参 10 克，炙甘草 6 克，生姜 6 片，大枣 6 枚，饴糖 4 块。方中大黄宜后下，水煎服。

**5. 病因与病机演变分析**

本案例主要是由于患者学习劳累过度，耗伤心神，出现心阴虚。心虚“火不生土”，出现脾气虚；脾不升清，则胃不降浊，胃失和降，出现胃气上逆；胃失和降，大肠传导不利，出现大肠津亏。具体见图 8–2–1–1。

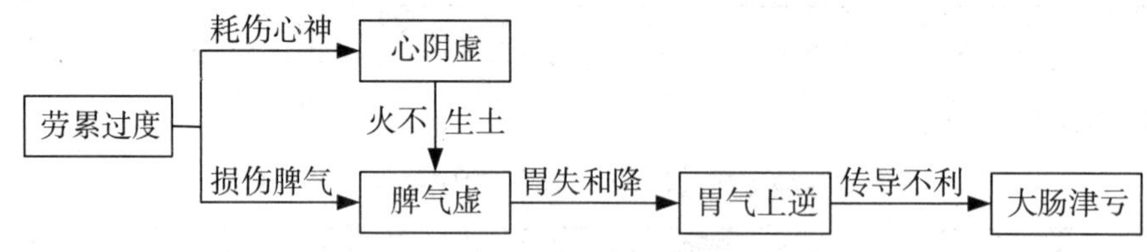


**图 8–2–1–1　病因病机演变过程图（案例 1）**

本案例涉及心、脾两脏和胃、大肠两腑，具体见图 8–2–1–2。

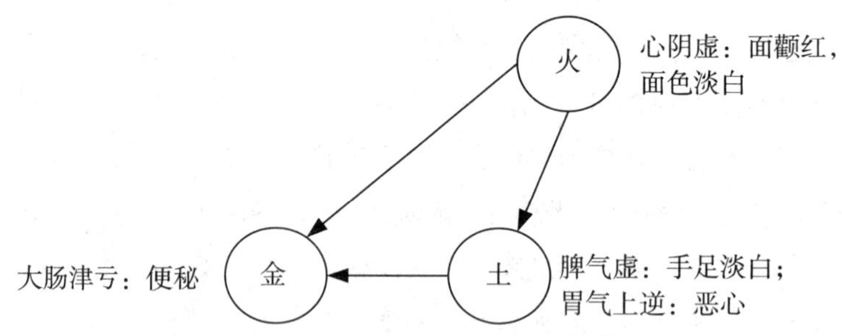


**图 8–2–1–2　五行 – 五脏 – 疾病分析图（案例 1）**

**6. 证候的寒热虚实性质分析**

本患者的病证存在“虚实夹杂”的特点。“虚”为心阴虚、脾气虚和大肠津亏；“实”为胃气上逆。

**7. 辨证施膳与禁忌分析**

本患者应注意多休息，避免劳累，避免食用苦味菜品及碱性、质地偏硬的食品，适当摄入酸味食品，可进行适度有氧运动。

**8. 预后分析**

本案例经过以上治疗 1 个月左右，可以达到显著的效果。

## 第三节　以大肠传导不利为主证的案例

本案例的主要证候为大肠津亏、传导不利，兼见脾阳虚、脾气郁滞、肾气虚证候。

## 案例 2

刘某，女，38 岁，初诊时间为 2008 年 5 月 9 日。

主诉：便秘 1 年余，大便 2 ～ 3 日一次，每次排便需半个小时左右，伴全身乏力，近日加重。

现病史：患者 1 年余前无明显诱因出现便秘，大便 2 ～ 3 日一次，每次排便需半个小时左右，全身乏力明显，伴腹胀，面色淡黄，手足发凉，下肢浮肿、无力。睡眠可，小便调。舌质淡红、边尖少有齿痕，苔白薄，脉沉细。

西医诊断：

主要诊断：便秘。

其他诊断：胃肠动力不足；心功能减弱。

中医诊断：

主要诊断：便秘。

其他诊断：腹胀；水肿。

依据本案例的四诊症状和体征，对其进行辨证论治的过程分析，具体步骤和结果见表 8-3-2-1 和表 8-3-2-2。

**表 8-3-2-1　四诊症状和体征的脏腑及气血阴阳归属定位分析（案例 2）**

| 脏腑及气血阴阳 | | 四诊症状和体征 |
|---|---|---|
| 五脏 | 心 | — |
| | 脾 | 主运化：腹胀；黄色：面色淡黄；四肢：手足发凉，下肢无力 |
| | 肝 | — |
| | 肾 | 下肢浮肿 |
| | 肺 | — |
| 五腑 | 小肠 | — |
| | 胃 | — |
| | 胆 | — |
| | 膀胱 | — |
| | 大肠 | 便秘不畅 |
| 气血阴阳 | 气 | 乏力 |
| | 血 | — |
| | 阴 | — |
| | 阳 | — |

**表 8-3-2-2　中医四态五阶段辨证分析（案例 2）**

| | | | | |
|---|---|---|---|---|
| 隐态系统 | 隐性病变 | 舌质淡红、边尖少有齿痕，苔白薄，脉沉细 | | |
| | 显性病变 | 便秘不畅 | 腹胀，乏力 | 乏力 |
| 显态系统 | 隐性病变 | — | 面色淡黄，手足发凉，下肢无力 | — |
| | 显性病变 | — | — | 下肢浮肿 |
| 证候群 | | 大肠津亏，传导不利 | 脾阳虚，脾气郁滞 | 肾气虚 |
| 治法 | | 润肠泻热，行气通便 | 温脾祛寒，健脾养荣，理气 | 补肾气，利水消肿 |
| 对应方剂或药物 | | 麻子仁丸 | 理中丸，小建中汤，厚朴 | 济生肾气丸 |

## 精准论治

### 1. 方剂与证候的对应分析

本患者的主要证候为大肠津亏、传导不利，兼见脾阳虚、脾气郁滞、肾气虚证候。选用麻子仁丸可润肠泻热、行气通便，用以治疗大肠津亏出现的“便秘不畅”；“腹胀、乏力、面色淡黄、手足发凉、下肢无力”为脾阳虚、脾气郁滞的表现，选用理中丸合小建中汤加厚朴以温脾祛寒、健脾养荣、理气；针对肾气虚出现的“下肢浮肿、乏力”选用肾气丸以补肾气、利水消肿。

### 2. 药物与疾病、证候、症状的对应分析

上面是针对这一患者的病证，实现证候与方剂的对应，还要实现具体的症状与具体的药物之间的对应。在“方证”对应的基础上，进一步实现药物“对病、对证、对症”的精准对应，才是最终的目的。本案例证候与方剂的精准对应关系具体见表 8-3-2-3。

**表 8-3-2-3　证候与方剂的精准对应关系（案例 2）**

| 证候 | | 方剂 | 药物 |
|---|---|---|---|
| 主要证候 | 大肠津亏 | 麻子仁丸 | 火麻仁，白芍，枳实，大黄，厚朴，杏仁，蜂蜜 |
| 其他证候 | 脾阳虚，脾失运化 | 理中丸 | 干姜，白术，党参，炙甘草 |
| | | 小建中汤 | 桂枝，白芍，饴糖，炙甘草 |
| | 脾气郁滞 | — | 厚朴 |
| | 肾气虚 | 济生肾气丸 | 车前子，川牛膝，附子，肉桂，熟地黄，山药，山茱萸，茯苓，泽泻，牡丹皮 |

依据上表中方剂和药物的基本信息，筛选本案例治疗过程中每个具体症状所要对应的具体药物，结果见表 8-3-2-4。

**表 8-3-2-4　症状与药物的精准对应关系（案例 2）**

| 症状 | 药物 |
|---|---|
| 便秘 | 火麻仁，白芍，杏仁，枳实，大黄，厚朴，川牛膝 |
| 大便不畅 | 厚朴，枳实 |

续表

| 症状 | 药物 |
| --- | --- |
| 乏力 | 党参 |
| 腹胀 | 厚朴 |
| 面色淡黄 | 桂枝，白芍，饴糖，炙甘草 |
| 手足发凉 | 附子，干姜 |
| 下肢浮肿 | 车前子，川牛膝，附子，肉桂，山茱萸 |
| 下肢无力 | 党参 |

根据上表信息对本案例的处方用药进行分析，可以得出：大肠津亏出现的“便秘”选用火麻仁、白芍、杏仁、枳实、大黄、厚朴、川牛膝以润肠泻热、行气通便；党参益气以治疗“乏力”；针对脾气郁滞出现的“腹胀”选用厚朴以理气；桂枝、白芍、饴糖、炙甘草健脾养荣以治疗脾气虚出现的“面色淡黄”；“手足发凉”为脾阳虚的表现，选用附子、干姜以温脾祛寒；肾气虚出现的“下肢浮肿”从济生肾气丸中选取车前子、川牛膝、附子、肉桂、山茱萸以补肾气、利水消肿；针对“下肢无力”选用党参以益气健脾；厚朴、枳实理气通腑以治疗大肠传导不利出现的“大便不畅”。

从药物与疾病对应关系的角度来分析，本案例无可以选择的特别药物。

**3. 一药治疗“多病、多证、多症”的对应分析**

依据“方证对应”与“药症对应”的分析，本案例一药对应“多病、多证、多症”的归纳总结如下，具体见表 8–3–2–5。

**表 8–3–2–5　一药对应“多病、多证、多症”分析表（案例 2）**

| 药物 | 症状 |
| --- | --- |
| 白芍 | 便秘，面色淡黄 |
| 川牛膝 | 便秘，下肢浮肿 |
| 党参 | 乏力，下肢无力 |
| 厚朴 | 腹胀，大便不畅，便秘 |
| 附子 | 手足发凉，下肢浮肿 |
| 枳实 | 大便不畅，便秘 |

**4. 处方**

由于患者没有明显的脾失健运的表现，故理中丸中的白术舍而不用；由于患者有脾气郁滞所表现出的“腹胀”，而济生肾气丸中的熟地黄滋腻碍胃，用后会加重患者“腹胀”的表现，故弃而不用；济生肾气丸中的山药、茯苓、泽泻、牡丹皮等药物由于没有与之相对应的症状，故删而不用。

最后，进一步考虑“三因制宜”的原则，本案例的治疗用药如下。

处方：火麻仁 30 克，炒白芍 15 克，炒杏仁 10 克，川牛膝 10 克，枳实 10 克，厚朴 10 克，大黄 6 克，桂枝 10 克，党参 10 克，制附子 6 克，干姜 6 克，车前子 10 克，山茱萸10克，炙甘草6克。方中附子宜先煎，大黄宜后下，水煎服。

**5. 病因与病机演变分析**

本案例主要是由于患者劳累过度，伤及心神，“火不生土”，出现脾阳虚、脾气郁滞。脾不升清，则胃不降浊，胃失和降，大肠传导不利，日久出现大肠津亏。劳累过度，耗伤肾气，出现肾气虚。具体见图8-3-2-1。

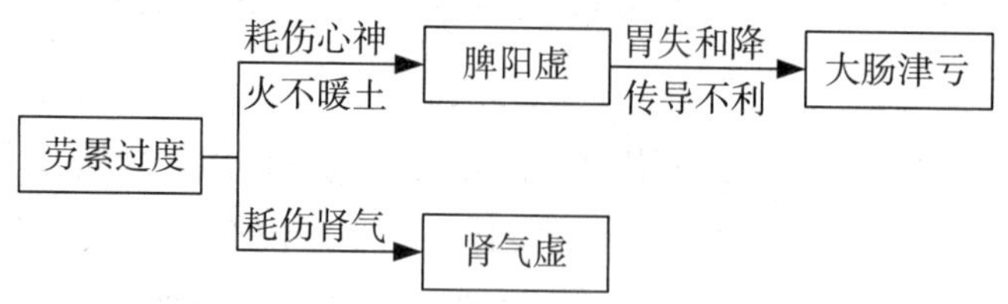


**图8-3-2-1 病因病机演变过程图（案例2）**

本案例涉及脾、肾两脏和大肠，具体见图8-3-2-2。

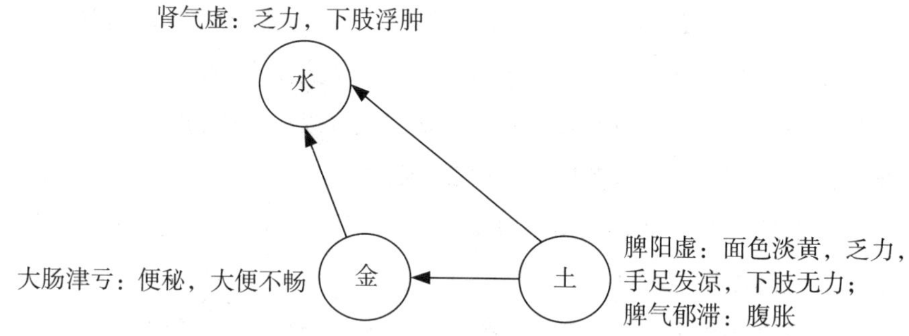


**图8-3-2-2 五行－五脏－疾病分析图（案例2）**

**6. 证候的寒热虚实性质分析**

本患者的病证存在“虚实夹杂”的特点。“虚”包括脾阳虚、肾气虚和大肠津亏；“实”为脾气郁滞。

**7. 辨证施膳与禁忌分析**

本患者应注意多休息，避免劳累，适当摄入酸味食品，避免摄入苦味菜品及碱性、质地偏硬的食品，可进行适度有氧运动。

**8. 预后分析**

本案例经过以上治疗1～2个月左右，可以达到临床痊愈。

## 第四节　以肠热腑实为主证的案例

本案例的主要证候为肠热腑实、大肠津亏，兼见脾阳虚、脾气郁滞、水湿中阻、胃气虚、胃热、胃有瘀血、肝气虚、心阴阳两虚、肝血虚、肾阳虚证候。

## 案例 3

陆某，男，71 岁，初诊时间为 2008 年 3 月 27 日。

主诉：大便结块不畅 5 年余，伴腹部胀闷、疼痛。

现病史：患者 5 年余前无明显诱因出现大便结块不畅，伴腹部胀闷疼痛，近 1 年需借助药物排便。伴有纳呆，食少，口苦，口干，口水多，口涩，腹鸣，心慌，乏力，眼涩，头晕，畏寒，口唇发紫，手足肤色晦暗，手足麻木，腰痛，下肢无力，头发斑白、稀疏。近 1 年体重下降 1.5 kg，睡眠多梦易醒，小便调。舌质淡红暗、边瘀斑，苔边尖少、中后白薄，脉沉细而弱。

检查：心电图示心肌缺血，心率为 102 次 / 分；血压为 98/63 mmHg；胃肠镜示慢性胃炎伴胆汁反流、萎缩，胃肠动力不足，慢性结肠炎。

西医诊断：

主要诊断：便秘，慢性结肠炎。

其他诊断：慢性胃炎伴胆汁反流、萎缩；胃肠动力不足；慢性结肠炎；冠心病心肌缺血。

中医诊断：

主要诊断：便秘；腹胀

其他诊断：口苦；心悸；眩晕；腰痛。

依据本案例的四诊症状和体征，对其进行辨证论治的过程分析，具体步骤和结果见表 8-4-3-1 和表 8-4-3-2。

**表 8-4-3-1　四诊症状和体征的脏腑及气血阴阳归属定位分析（案例 3）**

| 脏腑及气血阴阳 | | 四诊症状和体征 |
|---|---|---|
| 五脏 | 心 | 主血脉：心慌；神：多梦易醒 |
| | 脾 | 运化：纳呆，腹胀，腹痛，腹鸣；肌肉：消瘦；四肢：下肢无力；口：口苦，口干，口水多，口涩；唇：口唇发紫 |
| | 肝 | 藏血：头晕，手足麻木；目：眼涩 |
| | 肾 | — |
| | 肺 | 肾府：腰痛；黑色：手足肤色晦暗；发：发斑白、稀疏 |
| 五腑 | 小肠 | — |
| | 胃 | 主受纳：食少 |
| | 胆 | — |
| | 膀胱 | — |
| | 大肠 | 大便结块不畅 |

续表

| 脏腑及气血阴阳 | | 四诊症状和体征 |
|---|---|---|
| 气血阴阳 | 气 | 乏力 |
| | 血 | — |
| | 阴 | — |
| | 阳 | 畏寒 |

**表 8-4-3-2　中医四态五阶段辨证分析（案例 3）**

| 隐态系统 | 隐性病变 | 舌质淡红暗、边瘀斑，苔边尖少、中后白薄，脉沉细而弱 | | | | | |
|---|---|---|---|---|---|---|---|
| | 显性病变 | 大便结块不畅 | 纳呆，腹胀，腹痛，腹鸣，畏寒，乏力 | 食少 | 口苦，口涩 | 心慌，多梦易醒，畏寒，乏力 | 头晕 | 腰痛，畏寒，乏力 |
| 显态系统 | 隐性病变 | — | 下肢无力 | 口干，口唇发紫 | — | — | 手足麻木 | 头发斑白，手足肤色晦暗 |
| | 显性病变 | — | 口水多，消瘦 | — | — | — | 眼涩 | 头发稀疏 |
| 证候群 | | 肠热腑实，大肠津亏 | 脾阳虚，脾气郁滞，水湿中阻 | 胃气虚，胃热，胃有瘀血 | 肝气虚 | 心阴阳两虚 | 肝血虚 | 肾阳虚 |
| 治法 | | 通腑泄热，润肠通便 | 温脾祛寒，温水化饮 | 益气和胃，清胃化瘀 | 补肝气，强肝泄 | 滋心阴，温心阳，养心安神 | 补肝血，荣筋，明目 | 温肾祛寒，乌发 |
| 对应方剂或药物 | | 大承气汤，增液汤 | 健脾丸，理中丸，苓桂术甘汤 | 保和丸，丹参 | 酸味补肝汤 | 天王补心丹，龙骨汤 | 杞菊地黄丸，鸡血藤 | 肾气丸，何首乌 |

## 精准论治

### 1. 方剂与证候的对应分析

本患者的主要证候为肠热腑实、大肠津亏，兼见脾阳虚、脾气郁滞、水湿中阻、胃气虚、胃热、胃有瘀血、肝气虚、心阴阳两虚、肝血虚、肾阳虚证候。选用大承气汤合增液汤可通腑泄热、润肠通便，用以治疗肠热腑实、大肠津亏出现的“大便结块不畅”；健脾丸、理中丸合苓桂术甘汤可温脾祛寒、温水化饮、益气固摄，用以治疗脾阳虚、脾气郁滞、水湿中阻出现的“纳呆、消瘦、腹胀、腹痛、腹鸣、畏寒、乏力、下肢无力、口水多”；“食少、口干、口唇发紫”为胃气虚、胃热、胃有瘀血的表现，选用保和丸加丹参以益气和胃、清胃化瘀；针对“口苦、口涩”选用酸味补肝汤以补肝气、强肝泄；“心慌、多梦易醒、畏寒、乏力、苔边尖少”为心阴阳两虚的表现，选用天王补心丹合龙骨汤以滋心阴、温心阳、养心安神；针对“头晕、手足麻木、眼涩”选用杞菊地黄丸加鸡血藤以补肝血明目、荣筋；肾气丸加何首乌可温肾祛寒、乌发，用以治疗肾气虚出现的“腰痛、畏寒、乏力、头发斑白稀疏、手足肤色晦暗”。

**2. 药物与疾病、证候、症状的对应分析**

上面是针对这一患者的病证，实现证候与方剂的对应，还要实现具体的症状与具体的药物之间的对应。在“方证”对应的基础上，进一步实现药物“对病、对证、对症”的精准对应，才是最终的目的。本案例证候与方剂的精准对应关系具体见表 8–4–3–3。

**表 8–4–3–3　证候与方剂的精准对应关系（案例 3）**

| 证候 | | 方剂 | 药物 |
|---|---|---|---|
| 主要证候 | 肠热腑实 | 大承气汤 | 大黄，芒硝，厚朴，枳实 |
| 其他证候 | 大肠津亏 | 增液汤 | 玄参，麦冬，生地黄 |
| | 脾阳虚，脾气郁滞 | 健脾丸 | 党参，白术，茯苓，木香，黄连，神曲，陈皮，砂仁，麦芽，山楂，山药，肉豆蔻，甘草 |
| | | 理中丸 | 干姜，白术，党参，炙甘草 |
| | 水湿中阻 | 苓桂术甘汤 | 茯苓，桂枝，白术，甘草 |
| | 胃气虚 | 保和丸 | 神曲，山楂，半夏，茯苓，陈皮，连翘，莱菔子 |
| | 胃热，胃有瘀血 | — | 丹参 |
| | 肝气虚 | 酸味补肝汤 | 白芍，山楂，木瓜，香橼，乌梅，川牛膝，赤小豆，五味子，山茱萸，栀子，山药，甘草 |
| | 心阴阳两虚 | 天王补心丹 | 党参，玄参，丹参，茯苓，五味子，远志，桔梗，当归，天冬，麦冬，柏子仁，酸枣仁，生地黄，朱砂 |
| | | 龙骨汤 | 龙骨，牡蛎，熟地黄，党参，茯苓，肉桂，甘草 |
| | 肝血虚 | 杞菊地黄丸＋鸡血藤 | 枸杞子，菊花，熟地黄，山药，山茱萸，茯苓，牡丹皮，泽泻，鸡血藤 |
| | 肾阳虚 | 肾气丸 | 熟地黄，山药，山茱萸，泽泻，茯苓，牡丹皮，肉桂，附子 |

依据上表中方剂和药物的基本信息，筛选本案例治疗过程中每个具体症状所要对应的具体药物，结果见表 8–4–3–4。

**表 8–4–3–4　症状与药物的精准对应关系（案例 3）**

| 症状 | 药物 |
|---|---|
| 大便结块不畅 | 大黄，芒硝，白芍，麦冬，玄参，当归，柏子仁 |
| 腹胀 | 厚朴，枳实 |
| 腹痛 | 白芍，甘草 |
| 纳呆，消瘦 | 党参，白术 |
| 食少 | 山楂，神曲 |
| 口苦、口涩 | 山楂，白芍，山茱萸 |
| 口干、苔边尖少 | 麦冬，玄参 |
| 口水多 | 党参，白术，半夏 |
| 腹鸣 | 茯苓，桂枝，白术 |
| 心慌 | 龙骨，牡蛎，茯苓 |

续表

| 症状 | 药物 |
| --- | --- |
| 乏力 | 党参 |
| 眼涩，头晕 | 枸杞子，菊花，山茱萸 |
| 畏寒 | 附子，干姜，肉桂 |
| 口唇发紫 | 丹参 |
| 手足肤色晦暗 | 附子，肉桂，山茱萸 |
| 手足麻 | 白芍，鸡血藤 |
| 腰痛 | 山茱萸 |
| 下肢无力 | 党参 |
| 多梦易醒 | 酸枣仁，茯苓，当归，柏子仁 |

根据上表信息对本案例的处方用药进行分析，可以得出：肠热腑实出现的“大便结块不畅”选取大黄、芒硝、白芍、麦冬、玄参、当归、柏子仁以泻热通腑、润肠通便；厚朴、枳实理气以治疗脾气郁滞出现的“腹胀”；白芍、甘草泻热通腑、缓急止痛以治疗“腹痛”；脾阳虚出现的“纳呆”从健脾丸中选取党参、白术以益气健脾；山楂、神曲消食和胃以治疗“食少”；针对“消瘦”选用党参、白术以健脾养荣；山楂、白芍、山茱萸补肝气、强肝泄以治疗肝气虚出现的“口苦、口涩”；麦冬、玄参滋胃阴以治疗“口干”苔边尖少；党参、白术、半夏益气燥湿治疗脾阳虚出现的“口水多”；水湿中阻出现的“腹鸣”选用茯苓、桂枝、白术以温阳化饮；龙骨、牡蛎、茯苓养心安神以治疗“心慌”；针对“乏力”选用党参以益气；肝血虚出现的“头晕、眼涩”从杞菊地黄丸中选取枸杞子、菊花、山茱萸以补肝血、明目；脾肾阳虚出现的“畏寒”选用附子、干姜、肉桂以温阳祛寒；丹参活血化瘀以治疗胃有瘀血出现的“口唇发紫”；肾阳虚出现的“手足肤色晦暗”从肾气丸中选取附子、肉桂、山茱萸以温补肾阳；“手足麻”为肝血虚的表现，选用白芍、鸡血藤以补肝血、养荣；针对“腰痛”选用山茱萸以补肾填精；党参益气健脾以治疗脾气虚出现的“下肢无力”；酸枣仁、茯苓、当归、柏子仁养心安神以治疗“多梦易醒”。

从药物与疾病对应关系的角度来分析，本案例无可以选择的特别药物。

**3. 一药治疗“多病、多证、多症”的对应分析**

依据“方证对应”与“药症对应”的分析，本案例一药对应“多病、多证、多症”的归纳总结如下，具体见表 8-4-3-5。

**表 8-4-3-5　一药对应“多病、多证、多症”分析表（案例 3）**

| 药物 | 症状 |
| --- | --- |
| 大黄，芒硝 | 大便结块不畅，腹痛 |
| 白芍 | 大便结块不畅，腹痛，口苦，口涩，手足麻木 |
| 麦冬，玄参 | 大便结块不畅，口干，苔边尖少 |

续表

| 药物 | 症状 |
|---|---|
| 当归，柏子仁 | 大便结块不畅，多梦易醒 |
| 党参 | 纳呆，口水多，乏力，下肢无力 |
| 白术 | 纳呆，消瘦，口水多，腹鸣 |
| 山楂 | 食少，口苦，口涩 |
| 山茱萸 | 口苦，口涩，眼涩，头晕，手足肤色晦暗，腰痛 |
| 茯苓 | 腹鸣，心慌，多梦易醒 |
| 枸杞子，菊花 | 眼涩，头晕 |

**4. 处方**

针对患者肠热腑实出现的“大便结块不畅”从大承气汤中选取大黄、芒硝以泻热通腑，并辅以白芍、麦冬、玄参润肠通便；健脾丸中的肉豆蔻、砂仁、山药会加重便秘，故没有选用；患者没有胃脘气滞的表现，故陈皮、莱菔子没有选用；针对肝气虚出现的“口苦、口涩”从酸味补肝汤中选取山楂、白芍、山茱萸以补肝气、强肝泄，效用足够，其他药物删而不用；由于增液汤与天王补心丹中生地黄，龙骨汤、杞菊地黄丸和肾气丸中的熟地黄滋腻碍胃，用后会加重患者腹胀症状，故舍而不用；健脾丸中的木香、黄连、麦芽，天王补心丹中的五味子、远志、桔梗、天冬、朱砂，杞菊地黄丸和肾气丸中的牡丹皮、泽泻等药物由于没有与之相对应的症状，故删而不用。

最后，进一步考虑“三因制宜”的原则，本案例的治疗用药如下。

处方：大黄 10 克，芒硝 10 克，白芍 30 克，麦冬 30 克，玄参 30 克，当归 10 克，柏子仁 10 克，厚朴 10 克，枳实 10 克，党参 10 克，炒白术 10 克，炒山楂 10 克，炒神曲 10 克，山茱萸 10 克，姜半夏 10 克，茯苓 10 克，桂枝 10 克，龙骨 60 克，牡蛎 60 克，枸杞子 15 克，菊花 6 克，制附子 3 克，干姜 3 克，丹参 10 克，鸡血藤 10 克，炒枣仁 10 克，甘草 6 克。方中半夏与附子虽有违“十八反”的配伍禁忌，但在临床实际应用过程中并无任何问题，龙骨、牡蛎宜先煎，水煎服。由于方中有龙骨、牡蛎，故煎煮后需沉淀 20 分钟后再服用。

**5. 病因与病机演变分析**

本案例主要是由于患者劳累过度，加之有长期吃碱性食品所致。劳累过度，耗伤心神，出现心阴阳两虚。长期吃碱性食品，损伤脾胃功能，日久导致脾阳虚、胃气虚。胃气虚，食积化热，气不行血，出现胃热有瘀血的表现；胃热下移大肠，出现肠热腑实证候。脾胃虚弱，气血化生不足，肝失充养，表现为肝气虚、肝血虚证候。劳累过度，耗伤肾脏，加之心脾阳虚日久累及于肾，出现肾阳虚证候。具体见图 8-4-3-1。

劳累过度
吃碱性食品
耗伤心神
心阴阳两虚
累及 肾脏
耗伤肾脏
肾阳虚
累及 肾脏
损伤脾胃
脾阳虚
胃气虚
食积化热
气不行血
胃热有瘀血
下移大肠
传导不利
肠热腑实
气血不足
肝失充养
肝气血两虚

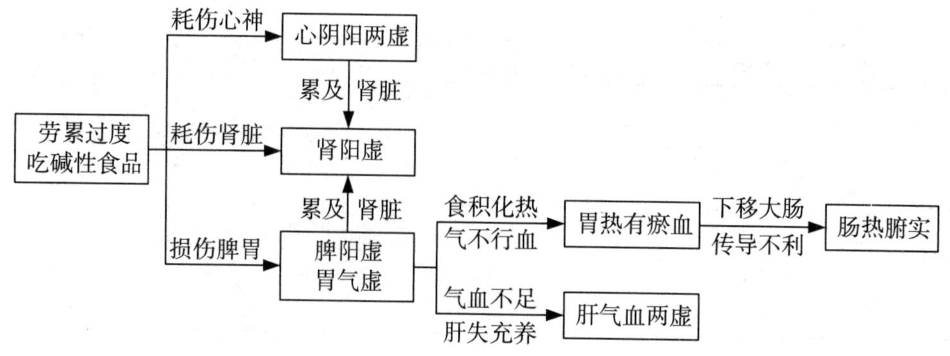

**图 8-4-3-1 病因病机演变过程图（案例 3）**

本案例涉及心、肝、脾、肾四脏和胃、大肠两腑，具体见图 8-4-3-2。

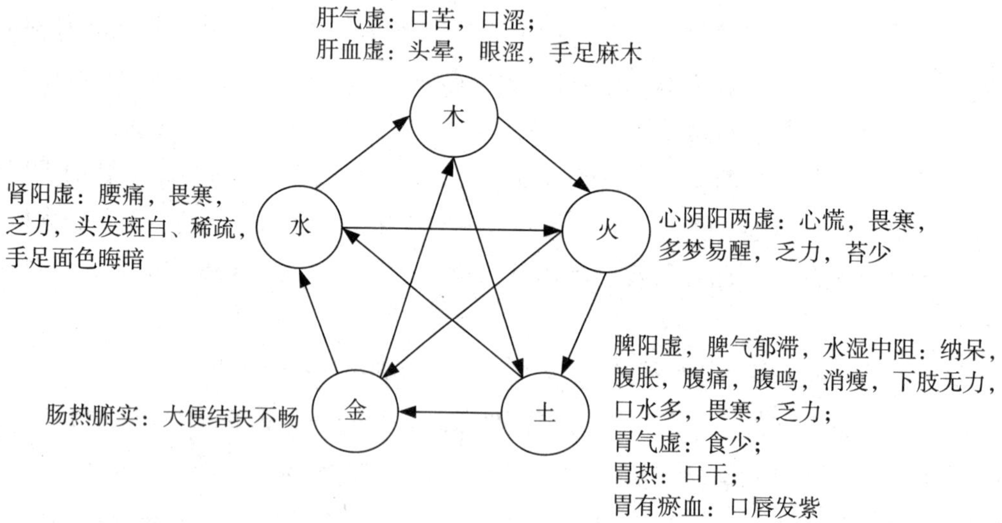

肝气虚：口苦，口涩；
肝血虚：头晕，眼涩，手足麻木
木
肾阳虚：腰痛，畏寒，
乏力，头发斑白、稀疏，
手足面色晦暗
水
火
心阴阳两虚：心慌，畏寒，
多梦易醒，乏力，苔少
脾阳虚，脾气郁滞，水湿中阻：纳呆，
腹胀，腹痛，腹鸣，消瘦，下肢无力，
口水多，畏寒，乏力；
胃气虚：食少；
胃热：口干；
胃有瘀血：口唇发紫
肠热腑实：大便结块不畅
金
土

**图 8-4-3-2 五行 – 五脏 – 疾病分析图（案例 3）**

**6. 证候的寒热虚实性质分析**

本患者的病证存在“寒热错杂、虚实夹杂”的特点。“寒”为心阳虚、脾阳虚和肾阳虚所表现出的虚寒；“热”为胃热、肠热腑实所表现出的实热和心阴虚所表现出的虚热；“虚”包括气虚、血虚、阴虚和阳虚，气虚为肝气虚，血虚为肝血虚；“实”为实热、脾气郁滞、水湿中阻和胃有瘀血。

**7. 辨证施膳与禁忌分析**

本患者应注意多休息，避免劳累，戒掉吃碱性食品的生活习惯，宜适当摄入酸味食品，避免摄入苦味菜品及质地偏硬的食品，可进行适度有氧运动。

**8. 预后分析**

本案例经过以上治疗 4 个月左右，可以达到显著的临床效果。

# 第九章

# 胞宫常见证候的辨证论治路径和规律

## 第一节　胞宫常见证候的理法方药对应关系

胞宫的常见证候有9个，其中有胞宫寒湿、胞宫湿热、胞宫血热、胞宫瘀血、胞宫气滞、胞宫实寒、胞宫湿毒蕴结等7个实证，胞宫血虚（精亏）、胞宫虚寒等两个虚证。这些证候的四诊症状和体征的定性问题，以及对应的治法、方剂和药物，分析如下。

### 一、胞宫寒湿

#### （一）胞宫寒湿证候四诊症状和体征的定性

妇女白带量多，色淡质稀，或小腹胀痛发凉感，舌体淡胖，舌苔白滑或白腻，脉濡缓或沉细。

#### （二）胞宫寒湿证候的理法方药对应关系

胞宫寒湿证候的理法方药对应关系，具体见表9-1-1。

**表9-1-1　胞宫寒湿证候的理法方药对应关系**

| 症状和体征 | 治法 | 方剂 | 药物 |
| --- | --- | --- | --- |
| 妇女白带量多、色淡质稀，或小腹胀痛发凉感 | 暖宫散寒，燥湿止带 | 完带汤+艾附暖宫丸 | 白术，苍术，陈皮，车前子，艾叶，香附，吴茱萸，肉桂，黄芪，续断 |

### 二、胞宫湿热

#### （一）胞宫湿热证候四诊症状和体征的定性

妇女带下量多，色黄质稠，或小腹胀痛发热感，舌质红，苔黄腻，脉滑数。

### （二）胞宫湿热证候的理法方药对应关系

胞宫湿热证候的理法方药对应关系，具体见表 9-1-2。

表 9-1-2　胞宫湿热证候的理法方药对应关系

| 症状和体征 | 治法 | 方剂 | 药物 |
|---|---|---|---|
| 妇女带下量多、色黄质稠 | 清热化湿止带 | 易黄汤 | 黄柏，车前子，芡实，白果 |
| 小腹胀痛发热感 | 清热化湿 | 四妙丸 | 苍术，牛膝，黄柏，薏苡仁 |

## 三、胞宫血虚（或精亏）

### （一）胞宫血虚（或精亏）证候四诊症状和体征的定性

月经量少，色淡或淡暗、质稀，或月经淋漓不净，或闭经，或小腹空痛，或带下量少，或小腹痛或胎动不安或滑胎，或不孕，舌质淡白，苔薄白，脉细。

### （二）胞宫血虚（或精亏）证候的理法方药对应关系

胞宫血虚（或精亏）证候的理法方药对应关系，具体见表 9-1-3。

表 9-1-3　胞宫血虚（或精亏）证候的理法方药对应关系

| 症状和体征 | 治法 | 方剂 | 药物 |
|---|---|---|---|
| 月经量少，色淡或淡暗质稀，或小腹空痛 | 养血填精 | 小营煎 | 当归，熟地黄，白芍，山药，枸杞子，甘草 |
| 月经淋漓不净，或闭经，或带下量少 | 补血调经，填精固涩 | 滋血汤＋安冲汤 | 人参，山药，黄芪，茯苓，川芎，当归，白芍，熟地黄，白术，生龙骨，生牡蛎，生地黄，茜草，海螵蛸，川续断 |
| 腹痛或胎动不安或滑胎 | 固冲安胎 | 泰山磐石散 | 人参，黄芪，当归，续断，黄芩，川芎，白芍，熟地黄，白术，砂仁，甘草 |
| 不孕 | 调经促孕 | 调经种玉汤 | 当归，川芎，熟地黄，香附，白芍，茯苓，陈皮，吴茱萸，牡丹皮，延胡索 |

## 四、胞宫血热

### （一）胞宫血热证候四诊症状和体征的定性

月经提前，色红量多，或崩漏，或月经淋漓不净，或腹痛或胎动不安或滑胎，或情志不舒诸症加重，舌质红，苔薄黄或苔少，脉细数。

### （二）胞宫血热证候的理法方药对应关系

胞宫血热证候的理法方药对应关系，具体见表 9–1–4。

**表 9–1–4　胞宫血热证候的理法方药对应关系**

| 症状和体征 | 治法 | 方剂 | 药物 |
| --- | --- | --- | --- |
| 月经提前色红量多，或崩漏，或月经淋漓不净 | 解郁调经 | 丹栀逍遥散 | 牡丹皮，栀子，当归，白芍，柴胡，白术，茯苓，甘草 |
| | 滋阴固冲 | 左归丸 + 二至丸 | 熟地黄，山茱萸，山药，枸杞子，菟丝子，龟甲，女贞子，旱莲草 |
| | 降火调经 | 清经散 | 牡丹皮，地骨皮，白芍，熟地黄，青蒿，黄柏，茯苓 |
| | 养阴调经 | 两地汤 | 生地黄，玄参，地骨皮，麦冬，阿胶，白芍 |
| 腹痛或胎动不安或滑胎 | 固冲安胎 | 保阴煎 | 生地黄，熟地黄，芍药，山药，续断，黄芩，黄柏，甘草 |

## 五、胞宫瘀血

### （一）胞宫瘀血证候四诊症状和体征的定性

小腹疼痛明显，或小腹刺痛、绞痛，经行不畅、月经血块多，血块下后痛减，或月经淋漓不净，或闭经，或带下量少，或不孕，舌质淡或暗、紫暗或有瘀血点、瘀血斑，脉弦。

### （二）胞宫瘀血证候的理法方药对应关系

胞宫瘀血证候的理法方药对应关系，具体见表 9–1–5。

**表 9–1–5　胞宫瘀血证候的理法方药对应关系**

| 症状和体征 | 治法 | 方剂 | 药物 |
| --- | --- | --- | --- |
| 小腹疼痛明显，或小腹刺痛、绞痛，经行不畅、月经血块多，血块下后痛减，或月经淋漓不净，或闭经，或带下量少，或不孕 | 活血祛瘀，通经止痛，固冲调经 | 少腹逐瘀汤 + 棕蒲散 | 当归，川芎，泽兰，小茴香，干姜，延胡索，没药，肉桂，赤芍，五灵脂，棕榈炭，蒲黄炭 |

## 六、胞宫气滞

### （一）胞宫气滞证候四诊症状和体征的定性

小腹胀痛，情志不适加重，或闭经，或带下量少，或不孕，舌质淡红，苔薄白，脉弦。

### （二）胞宫气滞证候的理法方药对应关系

胞宫气滞证候的理法方药对应关系，具体见表 9–1–6。

**表 9–1–6　胞宫气滞证候的理法方药对应关系**

| 症状和体征 | 治法 | 方剂 | 药物 |
|---|---|---|---|
| 小腹胀痛，情志不适加重，或闭经，或带下量少，或不孕 | 疏肝解郁，理血调经，行气止痛 | 柴胡疏肝散＋开郁种玉汤 | 陈皮，柴胡，川芎，枳壳，芍药，甘草，香附，当归，白术，茯苓，牡丹皮，天花粉 |

## 七、胞宫虚寒

### （一）胞宫虚寒证候四诊症状和体征的定性

小腹发凉畏寒，或小腹隐痛、喜热喜按，月经量少，色淡或淡暗，或月经淋漓不净，或闭经，或带下量多、色白质稀、淋漓不断，或小腹痛，或胎动不安，或滑胎，或不孕，舌淡，苔白，脉沉迟无力。

### （二）胞宫虚寒证候的理法方药对应关系

胞宫虚寒证候的理法方药对应关系，具体见表 9–1–7。

**表 9–1–7　胞宫虚寒证候的理法方药对应关系**

| 症状和体征 | 治法 | 方剂 | 药物 |
|---|---|---|---|
| 小腹发凉畏寒，或小腹隐痛、喜热喜按，月经量少，色淡或淡暗，或月经淋漓不净，或闭经，或带下量多、色白质稀、淋漓不断，或腹痛，或胎动不安，或滑胎，或不孕 | 暖宫散寒，止痛，涩精止带 | 温胞饮＋内补丸 | 巴戟天，补骨脂，菟丝子，肉桂，附子，杜仲，白术，山药，芡实，党参，鹿茸，蒺藜，黄芪，桑螵蛸，肉苁蓉 |

## 八、胞宫实寒

### （一）胞宫实寒证候四诊症状和体征的定性

小腹冷痛拒按，得热痛减，月经有血块或紫块，舌淡，苔白，脉沉紧或沉迟。

### （二）胞宫实寒证候的理法方药对应关系

胞宫实寒证候的理法方药对应关系，具体见表 9–1–8。

表 9-1-8　胞宫实寒证候的理法方药对应关系

| 症状和体征 | 治法 | 方剂 | 药物 |
|---|---|---|---|
| 小腹冷痛拒按得热痛减，月经有血块或紫块 | 暖宫散寒，祛瘀止痛 | 艾附暖宫丸＋附子汤 | 艾叶，香附，吴茱萸，肉桂，川芎，白芍，当归，黄芪，生地黄，续断，附子，茯苓，人参，白术 |

## 九、胞宫湿毒蕴结

### （一）胞宫湿毒蕴结证候四诊症状和体征的定性

带下量多、黄绿如脓，或赤白相兼，或五色杂下、状如米泔，臭秽难闻，小腹疼痛，舌质红，苔黄腻，脉滑数。

### （二）胞宫湿毒蕴结证候的理法方药对应关系

胞宫湿毒蕴结证候的理法方药对应关系，具体见表 9-1-9。

表 9-1-9　胞宫湿毒蕴结证候的理法方药对应关系

| 症状和体征 | 治法 | 方剂 | 药物 |
|---|---|---|---|
| 带下量多、黄绿如脓，或赤白相兼，或五色杂下、状如米泔，臭秽难闻，小腹疼痛 | 化湿解毒 | 五味消毒饮＋四妙丸 | 金银花，菊花，公英，地丁，天葵子，苍术，牛膝，黄柏，薏苡仁 |

总结以上胞宫常见证候临床出现的一般症状和体征，在功能紊乱方面表现出的有月经量少、色淡或淡暗质稀，或月经淋漓不净，月经提前色红量多，或崩漏，或闭经，妇女白带量多、色淡质稀，或小腹胀痛有发凉感，或带下量少，或五色杂下、状如米泔、臭秽难闻，小腹疼痛带下量多、黄绿如脓或赤白相兼，或腹痛，或胎动不安，或滑胎，或不孕，或小腹空痛，小腹疼痛明显或小腹刺痛、绞痛，经行不畅、月经血块多、血块下后痛减，小腹胀痛、情志不适加重，小腹发凉畏寒，或小腹隐痛、喜热喜按，或带下量多、色白质稀、淋漓不断，小腹冷痛拒按得热痛减，月经有血块或紫块等 25 个。

胞宫常见证候对应的方剂有小营煎、温胞饮、内补丸、滋血汤、安冲汤、丹栀逍遥散、左归丸、二至丸、清经散、两地汤、少腹逐瘀汤、棕蒲散、柴胡疏肝散、开郁种玉汤、完带汤、艾附暖宫丸、易黄汤、五味消毒饮、四妙丸、泰山磐石散、保阴煎、调经种玉汤等 22 个。

汇总胞宫证候的理法方药对应关系，具体见表 9-1-10。

**表 9-1-10 胞宫常见证候的理法方药对应关系表**

| 症状和体征 | 治法 | 方剂 | 药物 |
|---|---|---|---|
| 月经量少，色淡或淡暗质稀 | 养血填精（血虚、精亏） | 小营煎 | 当归，熟地黄，白芍，山药，枸杞子，甘草 |
| | 暖宫散寒（虚寒） | 温胞饮 | 巴戟天，补骨脂，菟丝子，肉桂，附子，杜仲，白术，山药 |
| 月经淋漓不净 | 补血调经，填精固涩（血虚、精亏） | 滋血汤+安冲汤 | 人参，山药，黄芪，茯苓，川芎，当归，白芍，熟地黄，白术，生龙骨，生牡蛎，生地黄，茜草，海螵蛸，川续断 |
| | 解郁调经（血热） | 丹栀逍遥散 | 牡丹皮，栀子，当归，白芍，柴胡，白术，茯苓，甘草 |
| | 滋阴固冲（血热） | 左归丸+二至丸 | 熟地黄，山茱萸，山药，枸杞子，菟丝子，龟甲，女贞子，旱莲草 |
| | 降火调经（血热） | 清经散 | 牡丹皮，地骨皮，白芍，熟地黄，青蒿，黄柏，茯苓 |
| | 养阴调经（血热） | 两地汤 | 生地黄，玄参，地骨皮，麦冬，阿胶，白芍 |
| | 活血祛瘀通经，固冲调经（瘀血） | 少腹逐瘀汤+棕蒲散 | 当归，川芎，泽兰，小茴香，干姜，延胡索，没药，肉桂，赤芍，五灵脂，棕榈炭，蒲黄炭 |
| 月经提前色红量多或崩漏 | 解郁调经（血热） | 丹栀逍遥散 | 牡丹皮，栀子，当归，白芍，柴胡，白术，茯苓，甘草 |
| | 滋阴固冲（血热） | 左归丸+二至丸 | 熟地黄，山茱萸，山药，枸杞子，菟丝子，龟甲，女贞子，旱莲草 |
| | 降火调经（血热） | 清经散 | 牡丹皮，地骨皮，白芍，熟地黄，青蒿，黄柏，茯苓 |
| | 养阴调经（血热） | 两地汤 | 生地黄，玄参，地骨皮，麦冬，阿胶，白芍 |
| 闭经 | 补血调经，填精固涩（血虚、精亏） | 滋血汤+安冲汤 | 人参，山药，黄芪，茯苓，川芎，当归，白芍，熟地黄，白术，生龙骨，生牡蛎，生地黄，茜草，海螵蛸，川续断 |
| | 活血祛瘀通经，固冲调经（瘀血） | 少腹逐瘀汤+棕蒲散 | 当归，川芎，泽兰，小茴香，干姜，延胡索，没药，肉桂，赤芍，五灵脂，棕榈炭，蒲黄炭 |
| | 暖宫散寒（虚寒） | 温胞饮 | 巴戟天，补骨脂，菟丝子，肉桂，附子，杜仲，白术，山药 |
| | 疏肝解郁，理血调经（气滞） | 柴胡疏肝散 | 陈皮，柴胡，川芎，枳壳，芍药，甘草，香附 |
| 妇女白带量多、色淡质稀，或小腹胀痛有发凉感 | 暖宫散寒，燥湿止带（寒湿） | 完带汤+艾附暖宫丸 | 白术，苍术，陈皮，车前子，艾叶，香附，吴茱萸，肉桂，黄芪，续断 |
| 妇女带下量多、色黄质稠，或小腹胀痛有发热感 | 清热化湿止带（湿热） | 易黄汤+四妙丸 | 黄柏，车前子，芡实，白果，苍术，牛膝，薏苡仁 |

续表

| 症状和体征 | 治法 | 方剂 | 药物 |
| --- | --- | --- | --- |
| 带下量少 | 补血调经，填精固涩（血虚、精亏） | 滋血汤+安冲汤 | 人参，山药，黄芪，茯苓，川芎，当归，白芍，熟地黄，白术，生龙骨，生牡蛎，生地黄，茜草，海螵蛸，川续断 |
| | 暖宫散寒，涩精止带（虚寒） | 温胞饮+内补丸 | 巴戟天，补骨脂，菟丝子，肉桂，附子，杜仲，白术，山药，芡实，党参，鹿茸，蒺藜，黄芪，桑螵蛸，肉苁蓉 |
| | 活血祛瘀，固冲调经（瘀血） | 少腹逐瘀汤+棕蒲散 | 当归，川芎，泽兰，小茴香，干姜，延胡索，没药，肉桂，赤芍，五灵脂，棕榈炭，蒲黄炭 |
| | 疏肝解郁，理血调经（气滞） | 柴胡疏肝散 | 陈皮，柴胡，川芎，枳壳，芍药，甘草，香附 |
| 五色杂下、状如米泔，臭秽难闻，小腹疼痛带下量多、黄绿如脓或赤白相兼 | 化湿解毒（湿毒蕴结） | 五味消毒饮+四妙丸 | 金银花，菊花，公英，地丁，天葵子，苍术，牛膝，黄柏，薏苡仁 |
| 腹痛，或胎动不安，或滑胎 | 固冲安胎（血虚、精亏） | 泰山磐石散 | 人参，黄芪，当归，续断，黄芩，川芎，白芍，熟地黄，白术，砂仁，甘草 |
| | 固冲安胎（血热） | 保阴煎 | 生地黄，熟地黄，芍药，山药，续断，黄芩，黄柏，甘草 |
| | 暖宫散寒，止痛安胎（虚寒） | 温胞饮+内补丸 | 巴戟天，补骨脂，菟丝子，肉桂，附子，杜仲，白术，山药，芡实，党参，鹿茸，蒺藜，黄芪，桑螵蛸，肉苁蓉 |
| 不孕 | 调经促孕（血虚、精亏） | 调经种玉汤 | 当归，川芎，熟地黄，香附，白芍，茯苓，陈皮，吴茱萸，牡丹皮，延胡索 |
| | 活血祛瘀调经（瘀血） | 少腹逐瘀汤 | 当归，川芎，泽兰，小茴香，干姜，延胡索，没药，肉桂，赤芍，五灵脂，蒲黄 |
| | 疏肝解郁，理血调经（气滞） | 柴胡疏肝散+开郁种玉汤 | 陈皮，柴胡，川芎，枳壳，芍药，甘草，香附，当归，白术，茯苓，牡丹皮，天花粉 |
| | 暖宫散寒（虚寒） | 温胞饮 | 巴戟天，补骨脂，菟丝子，肉桂，附子，杜仲，白术，山药 |
| 小腹空痛 | 养血填精（血虚、精亏） | 小营煎 | 当归，熟地黄，白芍，山药，枸杞子，甘草 |
| 小腹疼痛明显或小腹刺痛、绞痛，经行不畅、月经血块多，血块下后痛减 | 活血祛瘀，通经止痛，固冲调经（瘀血） | 少腹逐瘀汤+棕蒲散 | 当归，川芎，泽兰，小茴香，干姜，延胡索，没药，肉桂，赤芍，五灵脂，棕榈炭，蒲黄炭 |
| 小腹胀痛，情志不适加重 | 疏肝解郁，行气止痛（气滞） | 柴胡疏肝散 | 陈皮，柴胡，川芎，枳壳，芍药，甘草，香附 |
| 小腹发凉畏寒，或小腹隐痛、喜热喜按，或带下量多、色白质稀、淋漓不断 | 暖宫散寒止痛，涩精止带（虚寒） | 温胞饮+内补丸 | 巴戟天，补骨脂，菟丝子，肉桂，附子，杜仲，白术，山药，芡实，党参，鹿茸，蒺藜，黄芪，桑螵蛸，肉苁蓉 |

续表

| 症状和体征 | 治法 | 方剂 | 药物 |
|---|---|---|---|
| 小腹冷痛拒按、得热痛减，月经有血块或紫块 | 暖宫散寒，祛瘀止痛（实寒） | 艾附暖宫丸＋附子汤 | 艾叶，香附，吴茱萸，肉桂，川芎，白芍，当归，黄芪，生地黄，续断，附子，茯苓，人参，白术 |

## 第二节　以胞宫血虚为主证的案例

本节分析以胞宫血虚为主证的辨证论治过程，具体见案例 1 和案例 2。

### 案例 1

月经不调延期为胞宫常见的病证，与劳累过度诱发气血不能充养胞宫关系密切，并常伴随其他脏腑的病证。本案例是以胞宫血虚为主要证候，同时伴有心气血两虚、食积胃热、胃气上逆、胃有瘀血、脾阳虚、肝血虚、肾气虚证候出现。

杨某，女，29 岁，初诊时间为 2011 年 7 月 23 日。

主诉：月经 3 个月未行，伴乏力、心慌。

现病史：患者月经 3 个月未行，伴乏力，心慌，恶心，口臭，腹泻，手足、面色淡白，口唇发紫，手足发凉，头晕，头痛，腰痛。舌质淡红、尖有瘀血点多，苔白薄，脉细数。

检查：B 超示子宫与双侧附件未见异常；肠镜示慢性肠炎。

西医诊断：

主要诊断：月经不调延期。

其他诊断：慢性结肠炎；腰肌劳损。

中医诊断：

主要诊断：月经后期。

其他诊断：泄泻；心悸；腰痛；眩晕。

依据本案例的四诊症状和体征，对其进行辨证论治的过程分析，具体步骤和结果见表 9–2–1–1 和表 9–2–1–2。

**表 9–2–1–1　四诊症状和体征的脏腑及气血阴阳归属定位分析（案例 1）**

| 脏腑及气血阴阳 | | 四诊症状和体征 |
|---|---|---|
| 五脏 | 心 | 主神：心慌；面：面色淡白 |
| | 脾 | 主运化：腹泻；四肢：手足发凉，手足淡白；口：口臭；唇：口唇发紫 |
| | 肝 | 主藏血：头晕；主疏泄：头痛 |

续表

| 脏腑及气血阴阳 | | 四诊症状和体征 |
|---|---|---|
| 五脏 | 肾 | 肾府：腰痛 |
| | 肺 | — |
| 五腑 | 小肠 | — |
| | 胃 | 主和降：恶心 |
| | 胆 | — |
| | 膀胱 | — |
| | 大肠 | — |
| 奇恒之腑 | 胞宫 | 月经延期 |
| 气血阴阳 | 气 | 乏力 |
| | 血 | — |
| | 阴 | — |
| | 阳 | — |

**表 9-2-1-2　中医四态五阶段辨证分析（案例 1）**

| 隐态系统 | 隐性病变 | 舌质淡红、尖有瘀血点多，苔白薄，脉细数 | | | | | |
|---|---|---|---|---|---|---|---|
| | 显性病变 | 月经延期 | 心慌，乏力 | 恶心 | 腹泻，乏力 | 头痛，头晕 | 腰痛，乏力 |
| 显态系统 | 隐性病变 | — | 面色淡白 | 口臭，口唇发紫 | 手足发凉、淡白 | — | — |
| | 显性病变 | — | — | — | — | — | — |
| 证候群 | | 胞宫血虚 | 心气血两虚 | 食积胃热，胃气上逆，胃有瘀血 | 脾阳虚 | 肝血虚 | 肾气虚 |
| 治法 | | 养血调经 | 补心气，养心血 | 消食化瘀，清胃降逆 | 温脾祛寒，健脾止泻 | 补肝血 | 补肾气 |
| 对应方剂或药物 | | 人参养荣汤 | 养心汤，龙骨汤 | 保和丸，丹参 | 附子理中丸 | 杞菊地黄丸 | 肾气丸 |

## 精准论治

### 1. 方剂与证候的对应分析

本患者主要证候为胞宫血虚，兼见心气血两虚、食积胃热、胃气上逆、胃有瘀血、脾阳虚、肝血虚、肾气虚证候。选用人参养荣汤养血调经以治疗胞宫血虚出现的“闭经”；心气血两虚出现的“心慌、乏力、面色淡白”选用养心汤合龙骨汤以补心气、养心血；保和丸加丹参消食化瘀、清胃降逆以治疗食积胃热、胃气上逆、胃有瘀血出现的“恶心、口臭、口唇发紫”；针对“手足发凉、淡白，腹泻，乏力”选用附子理中丸以温脾祛寒、健脾止泻；杞菊地黄丸补肝血以治疗肝血虚出现的“头痛、头晕”；肾气虚出现的“腰痛、乏力”选用肾气丸以补肾气。

**2. 药物与疾病、证候、症状的对应分析**

在“方证”对应的基础上，最终目的是实现药物“对病、对证、对症”的精准对应。本案例证候与方剂的精准对应关系具体见表 9–2–1–3。

**表 9–2–1–3　证候与方剂的精准对应关系（案例 1）**

| 证候 | | 方剂 | 药物 |
|---|---|---|---|
| 主要证候 | 胞宫血虚 | 人参养荣汤 | 党参，黄芪，白术，茯苓，远志，陈皮，五味子，当归，白芍，熟地黄，肉桂，炙甘草 |
| 其他证候 | 心气血两虚 | 养心汤<br>龙骨汤 | 黄芪，茯苓，茯神，当归，川芎，炙甘草，法半夏，柏子仁，酸枣仁，远志，五味子，党参，肉桂<br>龙骨，牡蛎，茯苓，肉桂，党参，熟地黄，甘草 |
| | 食积胃热，胃气上逆 | 保和丸 | 神曲，山楂，陈皮，半夏，茯苓，连翘，莱菔子 |
| | 胃有瘀血 | — | 丹参 |
| | 脾阳虚 | 附子理中丸 | 附子，干姜，党参，白术，炙甘草 |
| | 肝血虚 | 杞菊地黄丸 | 枸杞子，菊花，熟地黄，山药，山茱萸，茯苓，牡丹皮，泽泻 |
| | 肾气虚 | 肾气丸 | 熟地黄，山药，山茱萸，茯苓，牡丹皮，泽泻，附子，肉桂 |

依据上表中方剂和药物的基本信息，筛选本案例治疗过程中每个具体症状所要对应的具体药物，结果见表 9–2–1–4。

**表 9–2–1–4　症状与药物的精准对应关系（案例 1）**

| 症状 | 药物 |
|---|---|
| 月经延期 | 党参，白芍，肉桂，山药，山茱萸，枸杞子 |
| 乏力 | 党参，黄芪 |
| 心慌 | 龙骨，牡蛎，黄芪，茯苓，肉桂，丹参 |
| 恶心 | 半夏 |
| 口臭 | 神曲，山楂 |
| 腹泻 | 附子，干姜，党参，白术，茯苓，山药 |
| 手足发凉、淡白 | 附子，干姜 |
| 面色淡白 | 黄芪，肉桂 |
| 口唇发紫 | 丹参 |
| 头痛，头晕 | 枸杞子，菊花 |
| 腰痛 | 山药，山茱萸，附子，肉桂 |

根据上表信息对本案例的处方用药进行分析，可以得出：胞宫血虚出现的“月经延期”选用党参、白芍、肉桂、山药、山茱萸、枸杞子以养血调经；党参、黄芪益气以治疗“乏力”；心气血两虚出现的“心慌”选用龙骨、牡蛎、黄芪、茯苓、肉桂、丹参以养心；半夏和胃降逆以治疗胃气上逆出现的“恶心”；神曲、山楂消食和胃以治疗食积胃热出现的“口臭”；附子、干姜、党参、白术、茯苓、山药温脾祛寒、健脾止泻以治疗脾失健运出现的“腹泻”；针对脾阳虚出现的“手足发凉、淡白”选用附子、干姜以温脾祛寒；黄芪、肉桂益气养荣以治疗心气血两虚出现的“面色淡白”；丹参活血化瘀

以治疗胃有瘀血出现的“口唇发紫”；肝血虚出现的“头痛、头晕”选用枸杞子、菊花以养肝血；山药、山茱萸、附子、肉桂补肾气以治疗肾气虚出现的“腰痛”。

从药物与疾病对应关系的角度来分析，本案例腰肌劳损可选用的药物为菟丝子、川续断，诸药合用以增强疗效。

**3. 一药治疗“多病、多证、多症”的对应分析**

依据“方证对应”与“药症对应”的分析，本案例一药对应“多病、多证、多症”的归纳总结如下，具体见表 9–2–1–5。

**表 9–2–1–5　一药对应“多病、多证、多症”分析表（案例 1）**

| 药物 | 症状与疾病 |
|---|---|
| 党参 | 月经延期，乏力，腹泻 |
| 肉桂 | 月经延期，心慌，面色淡白，腰痛 |
| 山药 | 月经延期，腹泻，腰痛 |
| 山茱萸 | 月经延期，腰痛 |
| 黄芪 | 乏力，心慌，面色淡白 |
| 丹参 | 心慌，口唇发紫 |
| 茯苓 | 心慌，腹泻 |
| 附子 | 腹泻，手足发凉、淡白，腰痛 |
| 干姜 | 腹泻，手足发凉、淡白 |
| 枸杞子 | 月经延期，头痛，头晕 |
| 菟丝子，川续断 | 腰肌劳损 |

**4. 处方**

由于患者有脾失健运所出现的“腹泻”的表现，而熟地黄滋腻碍胃，当归具有滑肠的作用，用后会加重患者的病情，故没有选用；患者没有胃脘气滞的表现，故保和丸中的陈皮、莱菔子舍而不用；患者没有肾脏虚热及水肿的表现，故杞菊地黄丸和肾气丸中的牡丹皮、泽泻没有选用；人参养荣汤中的远志、陈皮、五味子和养心汤中的川芎、柏子仁、酸枣仁、远志、五味子等药物由于没有与之相对应的症状，故删而不用。

最后，进一步考虑“三因制宜”的原则，本案例的治疗用药如下。

处方：党参 15 克，炒白芍 15 克，肉桂 6 克，炒山药 15 克，山茱萸 15 克，枸杞子 15 克，黄芪 10 克，龙骨 60 克，牡蛎 60 克，茯苓 10 克，丹参 10 克，姜半夏 10 克，炒神曲 10 克，炒山楂 10 克，连翘 6 克，制附子 6 克，干姜 6 克，炒白术 10 克，菊花 6 克，菟丝子 15 克，川断 15 克，甘草 6 克。方中半夏与附子虽有违“十八反”的配伍禁忌，但在临床实际应用过程中并无任何问题，龙骨、牡蛎宜先煎，水煎服。由于方中有龙骨、牡蛎，故煎煮后需沉淀 20 分钟后再服用。

**5. 病因与病机演变分析**

本案例由于劳累过度，加之有晨起喝白水及夏天经常食用冰镇食品的习惯所致。劳累过度，耗伤心神，导致心气血两虚。心气无力推动血液下注胞宫，则见胞宫血虚。晨起喝白水及冰镇食品摄入过多，加之心虚，“火不生土”，出现脾阳虚。脾不升清，则胃不降浊，胃失和降，出现胃气上逆，日久气不行血，出现胃有瘀血；胃的受纳腐熟功能减退，饮食滞而不化，郁而化热，出现食积胃热。脾失健运，气血化生不足，肝失充养，则见肝血虚。劳累过度，耗伤肾脏，加之心气虚，日久累及肾气，出现肾气虚。具体见图 9–2–1–1。

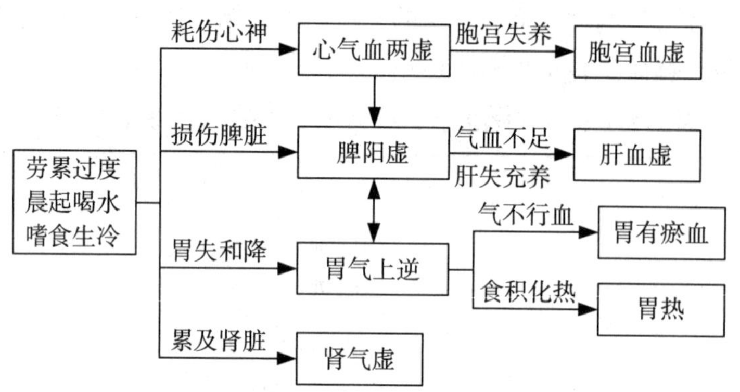


**图 9–2–1–1　病因病机演变过程图（案例 1）**

通过以上分析，本案例的主要证候为胞宫血虚。胞宫血虚，月经生成乏源，则见“闭经”；心气血两虚，心失所养，则见“心慌”，面失荣养，则见“面色淡白”。脾阳虚，温煦失职，则见“手足发凉、淡白”，脾失健运，则见“腹泻”；“口臭”为食积胃热的表现，胃气上逆，则见“恶心”，胃有瘀血，则见“口唇发紫”。肝血虚，清窍失养，则见“头痛、头晕”。肾气虚，腰府失养，则见“腰痛”。“乏力”为气虚的共有表现。

本案例涉及心、肝、脾、肾四个脏和胃腑、女子胞，具体见图 9–2–1–2。

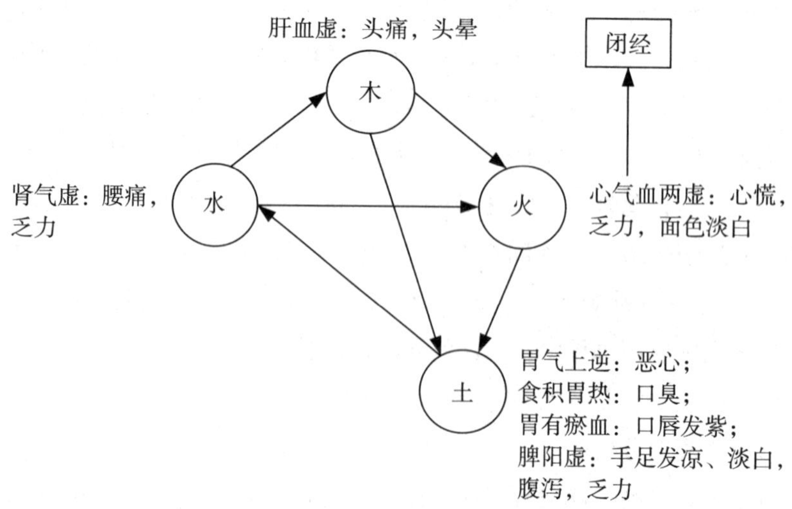


**图 9–2–1–2　五行 – 五脏 – 疾病分析图（案例 1）**

**6. 证候的寒热虚实性质分析**

本患者的证候体现了“寒热错杂、虚实并存”的特点。“寒”为脾阳虚所表现出的虚寒；“热”为食积胃热所表现出的实热；“虚”包括气虚、血虚和阳虚，气虚有心气虚和肾气虚，血虚为胞宫血虚、心血虚和肝血虚，阳虚为脾阳虚；“实”为食积胃热、胃气上逆和胃有瘀血。

**7. 辨证施膳与禁忌分析**

本患者应戒掉晨起过量饮水及食用冰镇食品的习惯，饮食宜清淡为主，适当摄入酸味食品，并注意多休息，避免劳累，进行适度有氧运动。

**8. 预后分析**

本案例若以上述药物配伍作为基本方，加减治疗 2 ～ 3 个月，可以获得显著的临床疗效。

## 案例 2

本案例是以胞宫血虚为主要证候，同时伴有心气血两虚、肝气虚、肝血虚、肺气虚、肾气虚、脾气虚证候出现。

王某，女，32 岁，初诊时间为 2009 年 9 月 5 日。

主诉：月经量少、色淡 1 年半余，两个月行经一次，伴烦躁、口苦、口涩。

现病史：患者 1 年半余前无明显诱因出现月经量少、色淡，两个月行经一次，伴烦躁，口苦，口涩，乏力，汗多，头痛，面目浮肿，后背酸痛，下肢浮肿、无力。多梦易醒，时失眠。大小便调。舌质红，苔白薄，脉细数。

检查：心率为 89 次 / 分；血压为 103/69 mmHg；胃镜示慢性胆汁反流性胃炎；B 超示子宫与双侧附件未见异常。

西医诊断：

主要诊断：月经后期。

其他诊断：脑神经衰弱、失眠；慢性胆汁反流性胃炎。

中医诊断：

主要诊断：月经后期、量小。

其他诊断：口苦；汗证；头痛；水肿；不寐。

依据本案例的四诊症状和体征，对其进行辨证论治的过程分析，具体步骤和结果见表 9-2-2-1 和表 9-2-2-2。

**表 9-2-2-1　四诊症状和体征的脏腑及气血阴阳归属定位分析（案例 2）**

| 脏腑及气血阴阳 | | 四诊症状和体征 |
|---|---|---|
| 五脏 | 心 | 神：多梦易醒，失眠，烦躁；汗：汗多 |
| | 脾 | 四肢：下肢无力；口：口苦，口涩 |
| | 肝 | 主藏血：头痛 |
| | 肾 | 主骨：后背酸痛；主水：下肢浮肿 |
| | 肺 | 主通调水道：面目浮肿 |
| 奇恒之腑 | 胞宫 | 月经量少、色淡、后期 |
| 气血阴阳 | 气 | 乏力 |
| | 血 | — |
| | 阴 | — |
| | 阳 | — |

**表 9-2-2-2　中医四态五阶段辨证分析（案例 2）**

| | | | | | | | | |
|---|---|---|---|---|---|---|---|---|
| 隐态系统 | 隐性病变 | 舌质红，苔白薄，脉细数 | | | | | | |
| | 显性病变 | 月经后期、色淡 | 多梦易醒，失眠，烦躁，乏力 | 口苦，口涩 | 头痛 | 乏力 | 乏力 | 乏力 |
| 显态系统 | 隐性病变 | — | — | — | — | — | 后背酸痛 | 下肢无力 |
| | 显性病变 | 月经量少 | 汗多 | — | — | 面目浮肿 | 下肢浮肿 | — |
| 证候群 | | 胞宫血虚 | 心气血两虚 | 肝气虚 | 肝血虚 | 肺气虚 | 肾气虚 | 脾气虚 |
| 治法 | | 补血调经 | 补心气，养心血，安心神，敛汗 | 补肝气，强肝泄 | 补肝血 | 补肺气，宣肺利水 | 补肾气，利水消肿 | 益气健脾 |
| 对应方剂或药物 | | 滋血汤 | 养心汤，牡蛎散 | 酸味补肝汤 | 杞菊地黄丸 | 四君子汤，五皮散 | 济生肾气丸 | 四君子汤 |

## 精准论治

### 1. 方剂与证候的对应分析

本患者的主要证候为胞宫血虚，兼见心气血两虚、肝气虚、肝血虚、肺气虚、肾气虚、脾气虚证候。选用滋血汤补血调经以治疗胞宫血虚出现的“月经后期、色淡、量少”；心气血两虚出现的“多梦易醒、失眠、烦躁、乏力、汗多”选用养心汤合牡蛎散以补心气、养心血、安心神、敛汗；针对“口苦、口涩”选用酸味补肝汤以补肝气、强肝泄；杞菊地黄丸补肝血以治疗肝血虚出现的“头痛”；肺气虚出现的“乏力、面目浮肿”选用四君子汤合五皮散以补肺气、宣肺利水；济生肾气丸补肾气、利水消肿以治疗肾气虚出现的“乏力、后背酸痛、下肢浮肿”；脾气虚出现的“乏力、下肢无力”选用四君子汤以益气健脾。

**2. 药物与疾病、证候、症状的对应分析**

在“方证”对应的基础上，最终目的是实现药物“对病、对证、对症”的精准对应。本案例证候与方剂的精准对应关系具体见表 9–2–2–3。

**表 9–2–2–3 证候与方剂的精准对应关系（案例 2）**

| 证候 | | 方剂 | 药物 |
|---|---|---|---|
| 主要证候 | 胞宫血虚 | 滋血汤 | 党参，山药，黄芪，茯苓，川芎，当归，白芍，熟地黄 |
| 其他证候 | 心气血两虚 | 养心汤 | 黄芪，茯苓，茯神，当归，川芎，炙甘草，法半夏，柏子仁，酸枣仁，远志，五味子，党参，肉桂 |
| | | 牡蛎散 | 煅牡蛎，黄芪，麻黄根，浮小麦 |
| | 肝气虚 | 酸味补肝汤 | 白芍，山楂，木瓜，香橼，乌梅，川牛膝，赤小豆，五味子，山茱萸，栀子，山药，甘草 |
| | 肝血虚 | 杞菊地黄丸 | 枸杞子，菊花，熟地黄，山药，山茱萸，茯苓，牡丹皮，泽泻 |
| | 肺气虚，肺失宣降 | 四君子汤 | 党参，白术，茯苓，炙甘草 |
| | | 五皮散 | 陈皮，生姜皮，茯苓皮，大腹皮，桑白皮 |
| | 肾气虚 | 济生肾气丸 | 车前子，川牛膝，附子，肉桂，熟地黄，山药，山茱萸，茯苓，牡丹皮，泽泻 |
| | 脾气虚 | 四君子汤 | 党参，白术，茯苓，炙甘草 |

依据上表中方剂和药物的基本信息，筛选本案例治疗过程中每个具体症状所要对应的具体药物，结果见表 9–2–2–4。

**表 9–2–2–4 症状与药物的精准对应关系（案例 2）**

| 症状 | 药物 |
|---|---|
| 月经量少、色淡、后期 | 党参，山药，黄芪，茯苓，川芎，当归，白芍 |
| 烦躁 | 茯苓，牡蛎 |
| 口苦、口涩 | 白芍，乌梅，川牛膝，山药，山茱萸 |
| 下肢无力、乏力 | 党参，黄芪，山药 |
| 汗多 | 煅牡蛎，黄芪 |
| 头痛 | 枸杞子，菊花 |
| 面目浮肿 | 生姜皮，茯苓皮，桑白皮 |
| 后背酸痛 | 川牛膝，附子，肉桂，山药，山茱萸 |
| 下肢浮肿 | 车前子，附子，肉桂，山药，山茱萸，茯苓 |
| 失眠，多梦易醒 | 茯苓，酸枣仁 |

根据上表信息对本案例的处方用药进行分析，可以得出：胞宫血虚出现的“月经量少、色淡、后期”选用党参、山药、黄芪、茯苓、川芎、当归、白芍以养血调经；茯

苓、牡蛎安神除烦以治疗“烦躁”；针对“口苦、口涩”选用白芍、乌梅、川牛膝、山药、山茱萸以补肝气、强肝泄；“下肢无力、乏力”为脾气虚的表现，选用党参、黄芪、山药以益气健脾；枸杞子、菊花补肝血以治疗肝血虚出现的“头痛”；选用煅牡蛎、黄芪以治疗心气虚出现的“汗多”；肺气失宣出现的“面目浮肿”选用生姜皮、茯苓皮、桑白皮以宣肺利水；川牛膝、附子、肉桂、山药、山茱萸补肾壮骨以治疗“后背酸痛”；肾气虚出现的“下肢浮肿”选用车前子、附子、肉桂、山药、山茱萸、茯苓以补肾气、利水消肿；茯苓、酸枣仁养心安神以治疗“失眠、多梦易醒”。

从药物与疾病对应关系的角度来分析，本案例失眠可选用的药物为琥珀，慢性胆汁反流性胃炎可选用的药物为白芍、乌梅、川牛膝、山药、山茱萸，诸药合用以增强疗效。

**3. 一药治疗“多病、多证、多症”的对应分析**

依据“方证对应”与“药症对应”的分析，本案例一药对应“多病、多证、多症”的归纳总结如下，具体见表9-2-2-5。

**表9-2-2-5　一药对应“多病、多证、多症”分析表（案例2）**

| 药物 | 症状与疾病 |
|---|---|
| 党参 | 月经量少、色淡、后期，下肢无力，乏力 |
| 山药 | 月经量少、色淡、后期，口苦，口涩，下肢无力，乏力，后背酸痛，下肢浮肿 |
| 茯苓 | 月经量少、色淡、后期，烦躁，面目浮肿，下肢浮肿，失眠，多梦易醒 |
| 牡蛎 | 烦躁，汗多 |
| 黄芪 | 月经量少、色淡、后期，下肢无力，乏力，汗多 |
| 白芍 | 月经量少、色淡、后期，口苦，口涩 |
| 川牛膝 | 口苦，口涩，后背酸痛 |
| 附子，肉桂 | 后背酸痛，下肢浮肿 |
| 山茱萸 | 口苦，口涩，后背酸痛，下肢浮肿 |
| 琥珀 | 失眠 |
| 白芍，乌梅，川牛膝，山药，山茱萸 | 慢性胆汁反流性胃炎 |

**4. 处方**

由于患者有肝气虚所表现出的“口苦、口涩”，而熟地黄具有滋腻碍胃的特点，用后会加重患者的病情，故没有选用；针对心气虚出现的“汗多”从牡蛎散中选取煅牡蛎、黄芪以益气固表止汗，药力足够，其他药物没有选用；患者没有腹部胀大及腹水的表现，故五皮散中的陈皮、大腹皮没有选用；从酸味补肝汤中选取白芍、乌梅、川牛膝、山药、山茱萸以补肝气、强肝泄，效用足够，其他药物舍而不用；养心汤中的半夏、柏子仁、远志、五味子和杞菊地黄丸、济生肾气丸中的牡丹皮、泽泻等药物由于没有与之相对应的症状，故删而不用。

最后，进一步考虑“三因制宜”的原则，本案例的治疗用药如下。

处方：党参15克，炒山药15克，黄芪15克，茯苓10克，川芎3克，当归15克，炒白芍15克，牡蛎60克，乌梅10克，川牛膝10克，山茱萸10克，枸杞子15克，菊花6克，桑白皮10克，制附子6克，肉桂6克，车前子6克，炒枣仁10克，琥珀10克，甘草6克。方中琥珀宜研末冲服，附子、牡蛎宜先煎，水煎服，由于方中有牡蛎，故煎煮后需沉淀20分钟后再服用。

**5. 病因与病机演变分析**

本案例由于劳累过度，耗伤心之气血，出现心气血两虚。心血不足，胞宫血液乏源，故见胞宫血虚。心气虚导致脾气虚，为“火不生土”。脾气虚导致肺气虚，为“土不生金”。脾气虚，气血化生不足，肝脏失于充养，则见肝气虚、肝血虚。心、肝、脾、肺4脏气虚，日久累及肾气，出现肾气虚。具体见图9–2–2–1。

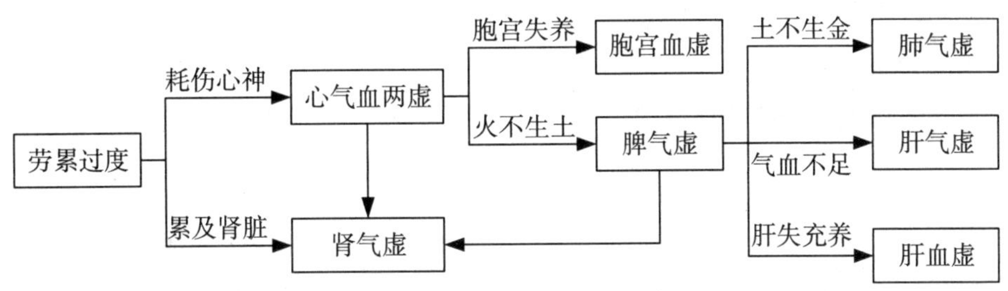


**图9–2–2–1　病因病机演变过程图（案例2）**

通过以上分析，本患者的主要证候为胞宫血虚。胞宫血虚，则见“月经色淡、月经后期、月经量少”。心气血两虚，心神失养，则见“多梦易醒、失眠、烦躁”，津液失于固摄，则见“汗多”。肝气虚，肝失疏泄，胆汁排泄不利，上逆于胃，承于口，则见“口苦、口涩”。肝血虚，清窍失养，则见“头痛”。肺气虚，肺主通调水道的功能减退，上焦水液代谢不利，则见“面目浮肿”。肾气虚，腰府失养，则见“后背酸痛”，肾主水的功能减退，下焦水液代谢不利，则见“下肢浮肿”。脾气虚，气血化生不足，机体失于充养，则见“下肢无力”。“乏力”为心、肺、肾、脾4脏气虚的共有表现。

本案例涉及心、肝、脾、肺、肾五个脏和女子胞，属于“五脏同病”，具体见图9–2–2–2。

**6. 证候的寒热虚实性质分析**

本患者的证候体现以虚证为主。血虚有胞宫血虚、心血虚、肝血虚，气虚有心气虚、肺气虚、肾气虚、脾气虚证候。寒热证型的性质不明显。

**7. 辨证施膳与禁忌分析**

本患者应注意多休息，避免劳累，饮食宜以酸味或酸甜味的食品为主，避免碱性食品，适当做一些有氧运动。

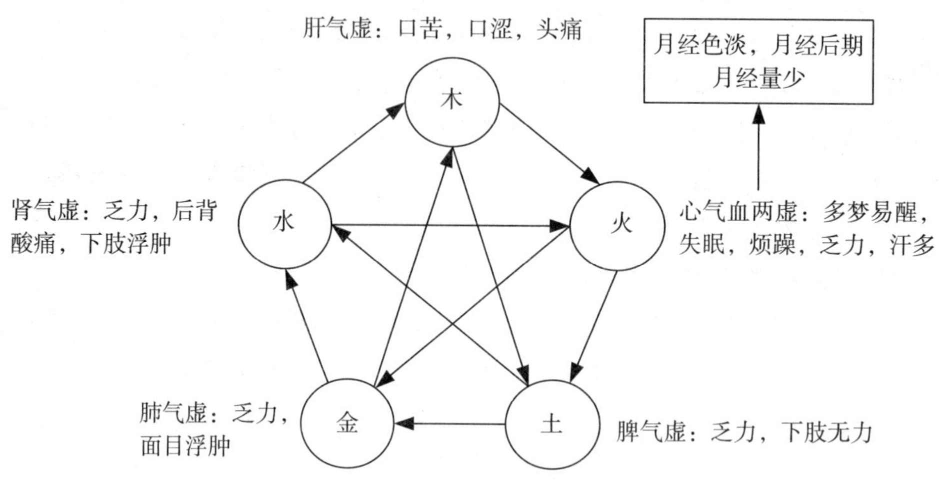


**图 9-2-2-2　五行 – 五脏 – 疾病分析图（案例 2）**

**8. 预后分析**

本案例若以上述药物配伍作为基本方，加减治疗 2 ～ 3 个月，可以获得显著的临床疗效。

## 第三节　以胞宫血热为主证的案例

本节分析以胞宫血热为主证的辨证论治过程，具体见案例 3。

### 案例 3

本案例是以胞宫血热为主要证候，同时伴有肺气阴两虚、脾阳虚湿盛、肾气阴两虚、心气阴两虚、胃热、胃气上逆、胃有瘀血、肝气虚、肝血虚证候出现。

马某，女，45 岁，初诊时间为 2009 年 9 月 10 日。

主诉：月经量多 4 个月，经量为平时 2 倍，伴全身乏力，面目、双手及下肢肿胀明显。

现病史：患者 4 个月前无明显诱因出现月经量多，经量为平时 2 倍，伴有全身乏力，面目、双手及下肢肿胀明显，汗多，口干多饮，恶心，口涩，腹凉，咽干，咳嗽，气短，眼涩，口唇发紫，手足心热，下肢无力，头发稀疏。睡眠可，大小便调。舌质淡红，苔白薄微黄，脉沉细。

既往史：贫血。

检查：心电图示心肌缺血；心率为 84 次 / 分；血压为 168/105 mmHg；B 超示子宫与双侧附件未见异常。

西医诊断：

主要诊断：月经量多（功能性）。

其他诊断：贫血；心肌缺血；高血压。

中医诊断：

主要诊断：月经量多。

其他诊断：水肿；汗证；咳嗽。

依据本案例的四诊症状和体征，对其进行辨证论治的过程分析，具体步骤和结果见表 9-3-3-1 和表 9-3-3-2。

**表 9-3-3-1　四诊症状和体征的脏腑及气血阴阳归属定位分析（案例 3）**

| 脏腑及气血阴阳 | | 四诊症状和体征 |
|---|---|---|
| 五脏 | 心 | 汗：汗多 |
| | 脾 | 主运化：腹凉；四肢：双手胀肿，下肢无力；口：口干，口涩；唇：口唇发紫 |
| | 肝 | 目：眼涩 |
| | 肾 | 主水：下肢浮肿 |
| | 肺 | 主气：气短；主宣发、肃降：咳嗽；主通调水道：面目浮肿；咽：咽干 |
| 五腑 | 小肠 | — |
| | 胃 | 主和降：恶心 |
| | 胆 | — |
| | 膀胱 | — |
| | 大肠 | — |
| 奇恒之腑 | 胞宫 | 月经量多 |
| 气血阴阳 | 气 | 乏力 |
| | 血 | — |
| | 阴 | 手足心热 |
| | 阳 | — |

**表 9-3-3-2　中医四态五阶段辨证分析（案例 3）**

| 隐态系统 | 隐性病变 | 舌质淡红，苔白薄微黄，脉沉细 | | | | | | | |
|---|---|---|---|---|---|---|---|---|---|
| | 显性病变 | — | 气短，乏力，咳嗽 | 腹凉，乏力 | 乏力 | 乏力 | 恶心 | 口涩 | 眼涩 |
| 显态系统 | 隐性病变 | — | 咽干，手足心热 | 下肢无力 | 手足心热 | 手足心热 | 口干，口唇发紫 | — | — |
| | 显性病变 | 月经量多 | 面目浮肿 | 双手胀肿 | 下肢浮肿 | 汗多 | — | — | — |
| 证候群 | | 胞宫血热 | 肺气阴两虚 | 脾阳虚，水湿内停 | 肾气阴两虚 | 心气阴两虚 | 胃热，胃气上逆，胃有瘀血 | 肝气虚 | 肝血虚 |

续表

| 治法 | 清热凉血 | 补肺气，滋肺阴，宣肺利水 | 温脾祛寒，化湿消肿 | 补肾气，滋肾阴，利水消肿 | 补心气，滋心阴，敛汗 | 清胃化瘀，和胃降逆 | 补肝气，强肝泄 | 补肝血明目 |
|---|---|---|---|---|---|---|---|---|
| 对应方剂或药物 | 保阴煎，二至丸 | 四君子汤，五皮散，桔梗汤，紫苏子，麦冬 | 附子理中丸，五苓散 | 济生肾气丸，知母，黄柏 | 天王补心丹，牡蛎散，胡黄连 | 小半夏汤，麦冬，丹参 | 酸味补肝汤 | 杞菊地黄丸 |

## 精准论治

### 1. 方剂与证候的对应分析

本患者的主要证候为胞宫血热，兼见肺气阴两虚、脾阳虚湿盛、肾气阴两虚、心气阴两虚、胃热、胃气上逆、胃有瘀血、肝气虚、肝血虚证候。选用保阴煎合二至丸清热凉血以治疗胞宫血热出现的“月经量多”；肺气阴两虚出现的“气短、乏力、咳嗽、咽干、手足心热、面目浮肿”选用四君子汤、五皮散合桔梗汤加紫苏子、麦冬以补肺气、滋肺阴、宣肺利水；附子理中丸合五苓散可温脾祛寒、化湿消肿，用以治疗脾阳虚、水湿内停出现的“腹凉、乏力、下肢无力、双手胀肿”；济生肾气丸加知母、黄柏可补肾气、滋肾阴、利水消肿，用以治疗肾气阴两虚出现的“乏力、手足心热、下肢浮肿”；心气阴两虚出现的“乏力、手足心热、汗多”选用天王补心丹合牡蛎散加胡黄连以补心气、滋心阴、敛汗；小半夏汤加麦冬、丹参可清胃化瘀和胃降逆，用以治疗胃热、胃气上逆、胃有瘀血出现的“恶心、口干、口唇发紫”；针对“口涩”选用酸味补肝汤以补肝气、强肝泄；杞菊地黄丸补肝血、明目以治疗肝血虚出现的“眼涩”。

### 2. 药物与疾病、证候、症状的对应分析

在“方证”对应的基础上，最终目的是实现药物“对病、对证、对症”的精准对应。本案例证候与方剂的精准对应关系具体见表 9-3-3-3。

**表 9-3-3-3　证候与方剂的精准对应关系（案例 3）**

| 证候 | | 方剂 | 药物 |
|---|---|---|---|
| 主要证候 | 胞宫血热 | 保阴煎 | 生地黄，熟地黄，黄芩，黄柏，白芍，山药，续断，甘草 |
| | | 二至丸 | 女贞子，旱莲草 |
| 其他证候 | 肺气阴两虚，肺失宣降 | 四君子汤 | 党参，白术，茯苓，炙甘草 |
| | | 五皮散 | 陈皮，生姜皮，茯苓皮，桑白皮，大腹皮 |
| | | 桔梗汤 + 紫苏子，麦冬 | 桔梗，甘草，紫苏子，麦冬 |
| | 脾阳虚，水湿内停 | 附子理中丸 | 附子，干姜，党参，白术，炙甘草 |
| | | 五苓散 | 桂枝，茯苓，猪苓，白术，泽泻 |
| | 肾气阴两虚 | 济生肾气丸 + 知母，黄柏 | 车前子，川牛膝，熟地黄，山药，山茱萸，茯苓，泽泻，牡丹皮，附子，肉桂，知母，黄柏 |

续表

| 证候 | | 方剂 | 药物 |
|---|---|---|---|
| 其他证候 | 心气阴两虚 | 天王补心丹 | 党参，玄参，丹参，茯苓，五味子，远志，桔梗，当归，天冬，麦冬，柏子仁，酸枣仁，生地黄，朱砂 |
| | | 牡蛎散 | 煅牡蛎，黄芪，麻黄根，浮小麦 |
| | 胃热 | 知母，黄柏 | 麦冬 |
| | 胃气上逆 | 小半夏汤 | 半夏，生姜 |
| | 胃有瘀血 | 知母，黄柏 | 丹参 |
| | 肝气虚 | 酸味补肝汤 | 白芍，山楂，木瓜，香橼，乌梅，川牛膝，赤小豆，五味子，山茱萸，栀子，山药，甘草 |
| | 肝血虚 | 杞菊地黄丸 | 枸杞子，菊花，熟地黄，山药，山茱萸，茯苓，泽泻，牡丹皮 |

依据上表中方剂和药物的基本信息，筛选本案例治疗过程中每个具体症状所要对应的具体药物，结果见表 9–3–3–4。

**表 9–3–3–4　症状与药物的精准对应关系（案例 3）**

| 症状 | 药物 |
|---|---|
| 月经量多 | 生地黄，黄芩，黄柏，白芍，女贞子，旱莲草 |
| 下肢无力、乏力 | 党参 |
| 面目浮肿 | 生姜皮，茯苓皮，桑白皮 |
| 双手胀肿 | 桂枝，茯苓，白术 |
| 下肢浮肿 | 车前子，山茱萸，茯苓 |
| 汗多 | 煅牡蛎，山茱萸 |
| 口干 | 麦冬，知母 |
| 恶心 | 半夏 |
| 口涩 | 白芍，乌梅，山茱萸 |
| 腹凉 | 附子，干姜 |
| 咽干 | 麦冬，桔梗 |
| 咳嗽 | 桔梗，甘草，桑白皮 |
| 气短 | 紫苏子，党参，山茱萸 |
| 眼涩 | 枸杞子，菊花 |
| 口唇发紫 | 丹参 |
| 手足心热 | 知母，黄柏，麦冬，胡黄连 |

根据上表信息对本案例的处方用药进行分析，可以得出：胞宫血热出现的“月经量多”选用生地黄、黄芩、黄柏、白芍、女贞子、旱莲草以清热凉血；党参益气健脾以治疗脾气虚出现的“下肢无力、乏力”；针对“面目浮肿”选用生姜皮、茯苓皮、桑白皮以宣肺利水；桂枝、茯苓、白术温脾化湿以治疗脾虚湿盛出现的“双手胀肿”；车前子、山茱萸、茯苓补肾利水以治疗“下肢浮肿”；心气虚出现的“汗多”选用煅牡蛎、山茱萸以收敛止汗；麦冬、知母清胃生津以治疗胃热出现的“口干”；胃气上逆出现的“恶心”选用半夏以和胃降逆；白芍、乌梅、山茱萸补肝气、强肝泄以治疗肝气虚出现的

“口涩”；针对“腹凉”选用附子、干姜以温脾祛寒；麦冬、桔梗养阴清肺利咽以治疗肺阴虚出现的“咽干”；桑白皮、桔梗、甘草清肺宣肺止咳以治疗“咳嗽”；“气短”为肺气虚的表现，选用紫苏子、党参、山茱萸以益气降气；丹参活血化瘀以治疗胃有瘀血出现的“口唇发紫”；选用枸杞子、菊花以补肝血、明目，以治疗肝血虚出现的“眼涩”；知母、黄柏、麦冬、胡黄连滋阴清热以治疗阴虚出现的“手足心热”。

从药物与疾病对应关系的角度来分析，本案例贫血可选用的药物为黄芪、当归，冠心病心肌缺血可选用的药物为丹参、三七，高血压可选用的药物为罗布麻，诸药合用以增强疗效。

**3. 一药治疗“多病、多证、多症”的对应分析**

依据“方证对应”与“药症对应”的分析，本案例一药对应“多病、多证、多症”的归纳总结如下，具体见表 9–3–3–5。

**表 9–3–3–5　药物与“多病、多证、多症”的对应分析（案例 3）**

| 药物 | 症状与疾病 |
|---|---|
| 茯苓 | 面目浮肿，双手胀肿，下肢浮肿 |
| 党参 | 下肢无力，乏力，气短 |
| 黄柏 | 月经量多，手足心热 |
| 桑白皮 | 面目浮肿，咳嗽 |
| 山茱萸 | 下肢浮肿，汗多，口涩，气短 |
| 麦冬 | 口干，咽干，手足心热 |
| 知母 | 口干，手足心热 |
| 白芍 | 月经量多，口涩 |
| 桔梗 | 咽干，咳嗽 |
| 黄芪，当归 | 贫血 |
| 丹参，三七 | 冠心病心肌缺血 |
| 罗布麻 | 高血压 |

**4. 处方**

由于患者有胃气上逆所表现出的“恶心”的症状，而熟地黄滋腻碍胃，用后会加重患者的病情，故没有选用；患者没有腹部胀大及腹水的表现，故五皮散中的陈皮、大腹皮没有选用；针对脾虚湿盛出现的“双手胀肿”从五苓散中选取桂枝、茯苓、泽泻以温脾化湿，药力足够，其他药物舍而不用；针对“汗多”从牡蛎散中选取煅牡蛎以收敛止汗，效用足够，其他药物去而不用；肝气虚出现的“口涩”从酸味补肝汤中选取白芍、乌梅、山茱萸以补肝气、强肝泄，药力足够，其他药物没有选用；保阴煎中的续断，济生肾气丸中的川牛膝、泽泻、牡丹皮和天王补心丹中的玄参、五味子、远志、天冬、柏子仁、朱砂等药物由于没有与之相对应的症状，故删而不用。

最后，进一步考虑“三因制宜”的原则，本案例的治疗用药如下。

处方：生地黄 60 克，黄芩 15 克，黄柏 15 克，炒白芍 15 克，女贞子 30 克，旱莲草 30 克，党参 10 克，茯苓 10 克，桑白皮 10 克，桂枝 10 克，炒白术 10 克，车前子 6 克，山茱萸 10 克，煅牡蛎 60 克，麦冬 10 克，姜半夏 6 克，乌梅 10 克，制附子 3 克，干姜 3 克，桔梗 10 克，苏子 10 克，枸杞子 15 克，菊花 6 克，丹参 10 克，知母 10 克，胡黄连 10 克，黄芪 15 克，当归 10 克，三七 10 克，罗布麻 30 克，甘草 6 克。方中半夏与附子虽有违“十八反”的配伍禁忌，但在临床实际应用过程中并无任何问题，三七可研末冲服，也可打碎入煎剂，附子、牡蛎宜先煎，水煎服。由于方中有牡蛎，故煎煮后需沉淀 20 分钟后再服用。

**5. 病因与病机演变分析**

本案例由于劳累过度、情志不舒，引起胞宫血液充盈过度，形成胞宫血热。劳累耗伤心神，出现心气阴两虚。心虚导致脾阳虚湿盛，为“火不生土”；脾阳虚，脾不升清，则胃不降浊，胃失和降，出现胃气上逆，日久气不行血，导致胃有瘀血；胃的收纳腐熟功能下降，饮食物滞而不化，郁而化热，形成胃热。脾阳虚，气血化生不足，肝失充养，出现肝气虚、肝血虚的病理征象。心气阴两虚，日久累及肺脏和肾脏，出现肺肾气阴两虚证候。具体见图 9–3–3–1。

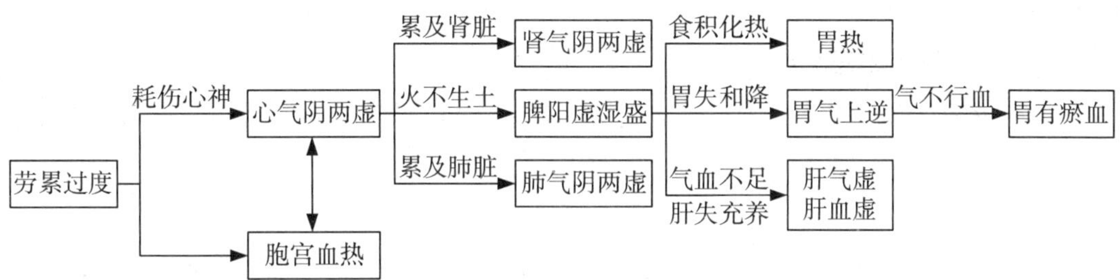


**图 9–3–3–1　病因病机演变过程图（案例 3）**

通过以上分析，本患者的主要证候为胞宫血热。胞宫血热，迫血妄行，则见“月经量多”。肺气阴两虚，肺失宣降，则见“咳嗽、气短”，咽喉失于濡润，则见“咽干”，肺主通调水道的功能减退，上焦水液代谢不利，则见“面目浮肿”。脾阳虚，温煦失职，则见“腹凉”，气血化生不足，机体失于充养，则见“下肢无力”，“双手胀肿”为脾虚湿盛的表现。胃热内盛，消耗津液，则见“口干”；“恶心”为胃气上逆的表现；胃有瘀血，则见“口唇发紫”。肾气阴两虚，肾主水的功能减退，下焦水液代谢不利，则见“下肢浮肿”。心气阴两虚，津液失于固摄，则见“汗多”。肝气虚，肝失疏泄，胆汁排泄不利，上逆于胃，承于口，则见“口涩”。肝血虚，目失所养，则见“眼涩”。“手足心热、乏力”为气阴两虚的共有表现。

本案例涉及心、肝、脾、肺、肾五个脏和胃腑、女子胞，属于“五脏同病”，具体见图 9–3–3–2。

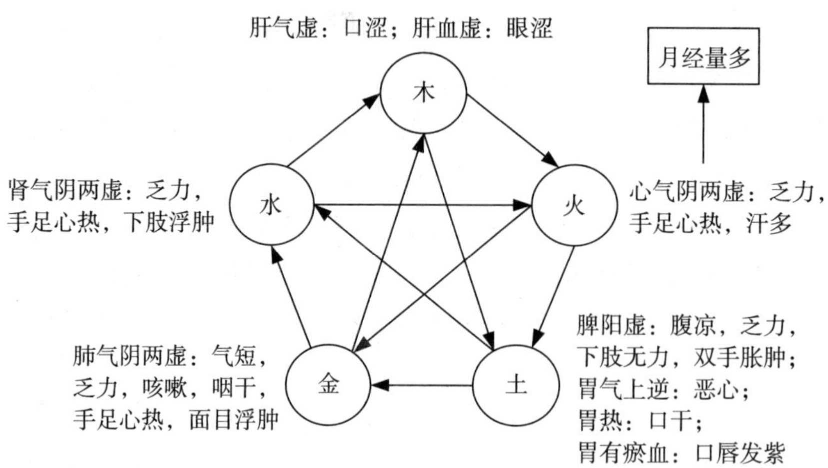


**图 9-3-3-2　五行－五脏－疾病分析图（案例 3）**

**6. 证候的寒热虚实性质分析**

本患者的病证存在“寒热错杂、虚实并存”的特点。“寒”为脾阳虚所表现出的虚寒；“热”为心阴虚、肺阴虚和肾阴虚所表现出的虚热和胞宫血热、胃热所表现出的实热；“虚”包括气虚、血虚、阴虚和阳虚，气虚有肺气虚、肾气虚、心气虚和肝气虚，血虚为肝血虚；“实”包括实热、湿邪困脾、胃气上逆和胃有瘀血。

**7. 辨证施膳与禁忌分析**

本患者的饮食应以清淡为主，适当摄入酸味食品，避免辛辣刺激及肥甘厚腻之品，并应注意多加休息，避免劳累。

**8. 预后分析**

本案例若以上述药物配伍作为基本方，加减治疗 2 ～ 3 个月可以收到显著的临床效果，但其高血压则需要长期调养和不间断的治疗。

# 第四节　以胞宫瘀血为主证的案例

本节分析以胞宫寒凝血瘀为主证的辨证论治过程，具体见案例 4。

## 案例 4

本案例是以胞宫寒凝血瘀为主要证候，同时伴有胃气上逆、胃有瘀血、胃火旺盛、肝气虚、肺气虚、心气血两虚、肝阳上亢、肾气虚、脾阳虚、大肠津亏证候出现。

曲某，女，40 岁，初诊时间为 2007 年 11 月 19 日。

主诉：月经漏沥不尽、色黑、有血块 2 个月余，伴有小腹凉。

现病史：患者 2 个月前无明显诱因出现月经漏沥不尽、色黑、有血块，伴小腹凉、呃逆、口苦、口干、口涩、胸闷、烦躁、乏力、头晕、头痛、口唇紫暗、后背酸痛、手关节痛、手足发凉、腰痛、下肢无力。睡眠多梦易醒、时失眠，大便秘结（2 ～ 3 日一次），小便调。舌质淡红白，苔白薄后白微黄，脉沉细。

检查：心率为 87 次 / 分；血压为 137/100 mmHg；胃肠镜示慢性胆汁反流性胃炎，慢性结肠炎；B 超示子宫与双侧附件未见异常。

西医诊断：

主要诊断：月经不调

其他诊断：颈椎关节功能紊乱；慢性胆汁反流性胃炎；慢性结肠炎；胃肠动力不足；脑神经衰弱、失眠。

中医诊断：

主要诊断：月经不调、漏证。

其他诊断：呃逆；口苦；胸痹；眩晕；头痛；痹证；腰痛。

依据本案例的四诊症状和体征，对其进行辨证论治的过程分析，具体步骤和结果见表 9-4-4-1 和表 9-4-4-2。

**表 9-4-4-1　四诊症状和体征的脏腑及气血阴阳归属定位分析（案例 4）**

| 脏腑及气血阴阳 | | 四诊症状和体征 |
|---|---|---|
| 五脏 | 心 | 神：烦躁，失眠，多梦易醒 |
| | 脾 | 四肢：手足发凉，下肢无力；口：口苦，口干，口涩；唇：口唇紫暗 |
| | 肝 | 主藏血：头晕头痛 |
| | 肾 | 肾府：腰痛；主骨：后背酸痛，手关节痛 |
| | 肺 | 主宣发、肃降：胸闷 |
| 五腑 | 小肠 | — |
| | 胃 | 主和降：呃逆，烧心 |
| | 胆 | — |
| | 膀胱 | — |
| | 大肠 | 主传导：便秘 |
| 奇恒之腑 | 胞宫 | 月经色黑，漏沥不尽，有血块，小腹凉 |
| 气血阴阳 | 气 | 乏力 |
| | 血 | — |
| | 阴 | — |
| | 阳 | — |

**表 9-4-4-2　中医四态五阶段辨证分析（案例 4）**

| | | | | | | | | | | |
|---|---|---|---|---|---|---|---|---|---|---|
| 隐态系统 | 隐性病变 | 舌质淡红白，苔白薄后白微黄，脉沉细 | | | | | | | | |
| | 显性病变 | 月经色黑，漏沥不尽，有血块，小腹凉 | 呃逆，烧心 | 口苦，口涩 | 胸闷，乏力 | 多梦易醒，失眠，烦躁，乏力 | 头晕，头痛 | 腰痛，乏力 | 乏力 | 便秘 |
| 显态系统 | 隐性病变 | — | 口干，口唇紫暗 | — | — | — | — | 后背，酸痛 | 手足发凉，下肢无力，手关节痛 | — |
| | 显性病变 | — | — | — | — | — | — | — | — | — |
| 证候群 | | 胞宫寒凝血瘀 | 胃有瘀血，胃火旺盛，胃失和降，胃气上逆 | 肝气虚 | 肺气虚 | 心气血两虚 | 肝阳上亢 | 肾气虚 | 脾阳虚 | 大肠津亏 |
| 治法 | | 温宫祛寒，化瘀调经 | 和胃降逆，清胃化瘀 | 补肝气，强肝泄 | 补肺气，宽胸顺气 | 补心气，养心血，安心神 | 平肝潜阳 | 补肾气，壮骨 | 温脾祛寒 | 润肠通便 |
| 对应方剂或药物 | | 少腹逐瘀汤 | 玉女煎，丹参，橘皮竹茹汤 | 酸味补肝汤 | 四君子汤瓜蒌，薤白 | 养心汤 | 天麻钩藤饮 | 肾气丸，杜仲 | 附子理中丸 | 麻子仁 |

## 精准论治

### 1. 方剂与证候的对应分析

本患者的主要证候为胞宫寒凝血瘀，兼见胃气上逆、胃有瘀血、胃火旺盛、肝气虚、肺气虚、心气血两虚、肝阳上亢、肾气虚、脾阳虚、大肠津亏证候。选用少腹逐瘀汤可温宫祛寒、化瘀调经，用以治疗胞宫寒凝血瘀出现的“月经色黑，漏沥不尽，有血块、小腹凉”；玉女煎合橘皮竹茹汤加丹参可和胃降逆、清胃化瘀，用以治疗胃有瘀血、胃火旺盛、胃气上逆出现的“呃逆、烧心、口干、口唇紫暗”；针对“口苦、口涩”选用酸味补肝汤以补肝气、强肝泄；肺气虚出现的“胸闷、乏力”选用四君子汤加瓜蒌、薤白以补肺气、宽胸顺气；养心汤补心气、养心血、安心神以治疗心气血两虚出现的“多梦易醒、失眠、烦躁、乏力”；肝阳上亢出现的“头晕、头痛”选用天麻钩藤饮以平肝潜阳；“腰痛、乏力、后背酸痛”为肾气虚的表现，选用肾气丸加杜仲以补肾气、壮骨；附子理中丸温脾祛寒以治疗脾阳虚出现的“乏力、手足发凉、下肢无力、手关节痛”；麻子仁功专润肠通便以治疗大肠津亏出现的“便秘”。

### 2. 药物与疾病、证候、症状的对应分析

在“方证”对应的基础上，最终目的是实现药物“对病、对证、对症”的精准对

应。本案例证候与方剂的精准对应关系具体见表 9–4–4–3。

**表 9–4–4–3　证候与方剂的精准对应关系（案例 4）**

| 证候 | | 方剂 | 药物 |
|---|---|---|---|
| 主要证候 | 胞宫寒凝血瘀 | 少腹逐瘀汤 | 小茴香，干姜，延胡索，没药，当归，川芎，肉桂，赤芍，蒲黄，五灵脂 |
| 其他证候 | 胃气上逆 | 橘皮竹茹汤 | 陈皮，竹茹，党参，甘草 |
| | 胃有瘀血 | — | 丹参 |
| | 胃火旺盛 | 玉女煎 | 熟地黄，石膏，知母，麦冬，川牛膝 |
| | 肝气虚 | 酸味补肝汤 | 白芍，山楂，木瓜，香橼，乌梅，川牛膝，赤小豆，五味子，山茱萸，栀子，山药，甘草 |
| | 肺气虚，肺失宣降 | 四君子汤＋瓜蒌，薤白 | 党参，白术，茯苓，炙甘草，瓜蒌，薤白 |
| | 心气血两虚 | 养心汤 | 黄芪，茯苓，茯神，当归，川芎，炙甘草，法半夏，柏子仁，酸枣仁，远志，五味子，党参，肉桂 |
| | 肝阳上亢 | 天麻钩藤饮 | 天麻，钩藤，石决明，栀子，黄芩，杜仲，桑寄生，川牛膝，夜交藤，朱茯神，益母草 |
| | 肾气虚 | 肾气丸 | 附子，肉桂，熟地黄，山药，山茱萸，茯苓，牡丹皮，泽泻 |
| | 脾阳虚 | 附子理中丸 | 附子，干姜，党参，白术，炙甘草 |
| | 大肠津亏 | — | 麻子仁 |

依据上表中方剂和药物的基本信息，筛选本案例治疗过程中每个具体症状所要对应的具体药物，结果见表 9–4–4–4。

**表 9–4–4–4　症状与药物的精准对应关系（案例 4）**

| 症状 | 药物 |
|---|---|
| 月经色黑、漏沥不尽、有血块 | 当归，川芎，肉桂，赤芍，川牛膝 |
| 小腹凉 | 小茴香，附子，干姜，肉桂 |
| 呃逆 | 陈皮，竹茹 |
| 烧心 | 知母，麦冬，川牛膝，竹茹 |
| 口干 | 麦冬，知母 |
| 口唇紫暗 | 丹参，川牛膝 |
| 口苦、口涩 | 白芍，川牛膝，山药，山茱萸 |
| 胸闷 | 瓜蒌，薤白 |
| 下肢无力、乏力 | 党参，山药 |
| 失眠、多梦易醒 | 茯苓，酸枣仁，丹参 |
| 烦躁 | 茯苓，竹茹，丹参 |
| 头晕、头痛 | 天麻，钩藤，川牛膝 |
| 腰痛、后背酸痛 | 附子，肉桂，山药，山茱萸，川牛膝，杜仲 |
| 手足发凉、手关节痛 | 附子，干姜 |
| 便秘 | 麻子仁，当归，白芍，瓜蒌 |

根据上表信息对本案例的处方用药进行分析，可以得出：胞宫血瘀出现的“月经色黑、漏沥不尽、有血块”选用当归、川芎、肉桂、赤芍、川牛膝以活血化瘀；小茴香、附子、干姜、肉桂温宫祛寒以治疗胞宫寒凝出现的“小腹凉”；针对“呃逆”选用陈皮、竹茹以降逆止呃；知母、麦冬、川牛膝、竹茹清胃降火以治疗胃火旺盛出现的“烧心”；麦冬、知母清胃生津以治疗“口干”；胃有瘀血出现的“口唇紫暗”选用丹参、川牛膝以活血化瘀；白芍、川牛膝、山药、山茱萸补肝气、强肝泄以治疗肝气虚出现的“口苦、口涩”；肺失宣降出现的“胸闷”选用瓜蒌、薤白以宽胸理气；“下肢无力、乏力”为脾气虚的表现，选用党参、山药以益气健脾；茯苓、酸枣仁、丹参养心安神以治疗“失眠、多梦易醒”；针对“烦躁”选用茯苓、竹茹、丹参以清心安神；肝阳上亢出现的“头晕、头痛”选用天麻、钩藤、川牛膝以平肝潜阳；附子、肉桂、山药、山茱萸、川牛膝、杜仲补肾气、壮骨以治疗肾气虚出现的“腰痛、后背酸痛”；脾阳虚出现的“手足发凉、手关节痛”选用附子、干姜以温脾祛寒；针对“便秘”选用麻子仁、当归、白芍、瓜蒌以润肠通便。

从药物与疾病对应关系的角度来分析，本案例慢性胆汁反流性胃炎可选用的药物为白芍、川牛膝、山药、山茱萸，诸药合用以增强疗效。

**3. 一药治疗“多病、多证、多症”的对应分析**

依据“方证对应”与“药症对应”的分析，本案例一药对应“多病、多证、多症”的归纳总结如下，具体见表 9–4–4–5。

**表 9–4–4–5　一药对应“多病、多证、多症”分析表（案例 4）**

| 药物 | 症状与疾病 |
|---|---|
| 当归 | 月经色黑、漏沥不尽、有血块，便秘 |
| 附子 | 小腹凉，腰痛，后背酸痛，手足发凉，手关节痛 |
| 干姜 | 小腹凉，手足发凉，手关节痛 |
| 肉桂 | 月经色黑、漏沥不尽，小腹凉，腰痛，后背酸痛 |
| 川牛膝 | 月经色黑、漏沥不尽，烧心，口唇紫暗，口苦，口涩，腰痛，后背酸痛，头晕，头痛 |
| 麦冬，知母 | 烧心，口干 |
| 丹参 | 口唇紫暗，失眠，多梦易醒，烦躁 |
| 白芍 | 口苦，口涩，便秘 |
| 竹茹 | 呃逆，烦躁，烧心 |
| 山药 | 口苦，口涩，下肢无力，乏力，腰痛，后背酸痛，头晕，头痛 |
| 山茱萸 | 口苦，口涩，腰痛，后背酸痛，头晕，头痛 |
| 茯苓 | 失眠，多梦易醒，烦躁 |
| 瓜蒌 | 胸闷，便秘 |
| 白芍，川牛膝，山药，山茱萸 | 慢性胆汁反流性胃炎 |

**4. 处方**

由于患者有肝气虚所表现出的“口苦、口涩”，而熟地黄滋腻碍胃，用后会加重患者的病情，故没有选用；玉女煎中的石膏过于寒凉，恐有败胃之弊，故舍而不用；患者没有明显的脾失健运的表现，故四君子汤和附子理中丸中的白术去而不用；针对肝阳上亢出现的“头晕、头痛”从天麻钩藤饮中选取天麻、钩藤、川牛膝以平肝潜阳，药力足够，其他药物没有选用；患者没有肾脏虚热及水肿的表现，故肾气丸中的牡丹皮、泽泻没有选用；针对“口苦、口涩”从酸味补肝汤中选取白芍、川牛膝、山药、山茱萸以补肝气、强肝泄，效用足够，其他药物去而不用；少腹逐瘀汤中的延胡索、没药、蒲黄、五灵脂和养心汤中的黄芪、半夏、柏子仁、远志、五味子等药物由于没有与之相对应的症状，故删而不用。

最后，进一步考虑“三因制宜”的原则，本案例的治疗用药如下。

处方：当归30克，川芎6克，肉桂6克，赤芍10克，川牛膝10克，小茴香15克，制附子6克，干姜6克，陈皮10克，竹茹10克，知母10克，麦冬10克，丹参10克，炒白芍10克，炒山药10克，山茱萸10克，瓜蒌10克，薤白10克，党参10克，茯苓10克，炒枣仁10克，天麻10克，钩藤30克，炒杜仲10克，麻子仁10克，甘草6克。方中瓜蒌与附子虽有违“十八反”的配伍禁忌，但在临床实际应用过程中并无任何问题，附子宜先煎，钩藤宜后下，水煎服。

**5. 病因与病机演变分析**

本案例由于劳累过度，耗伤心之气血，导致心气血两虚。心气无力推动血液下行，加之外感风寒，出现胞宫寒凝血瘀。心虚导致肝气虚、肝阳上亢，为“子盗母气”。心虚导致脾阳虚，为“火不生土”；脾不升清，则胃不降浊，胃失和降，出现胃气上逆，日久气不行血，导致胃有瘀血，胃的受纳腐熟功能减退，饮食滞而不化，郁而化火，出现胃火旺盛。脾虚导致肺气虚，为“土不生金”；肺失肃降，加之胃火耗伤肠道津液，导致大肠津亏。诸脏气虚，日久累及肾气，出现肾气虚。具体见图9-4-4-1。

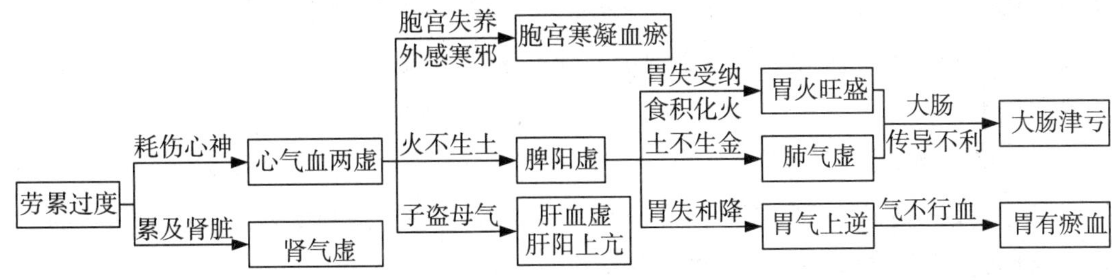


**图9-4-4-1　病因病机演变过程图（案例4）**

通过以上分析，本患者的主要证候为胞宫寒凝血瘀。胞宫寒凝，温煦失职，则见“小腹凉”；“月经色黑，漏沥不尽，有血块”为胞宫血瘀的表现。胃失和降，胃气上逆，则见“呃逆”；胃火旺盛，则见“烧心、口干”；“口唇紫暗”为胃有瘀血的表现。肝气虚，肝失疏泄，胆汁排泄不利，上逆于胃，承于口，则见“口苦、口涩”。肺气虚，肺失宣降，则见“胸闷”。心气血两虚，心神失养，则见“多梦易醒、失眠、烦躁”。肝阳上亢，上扰清阳，则见“头晕、头痛”。肾气虚，腰府失养，则见“腰痛、后背酸痛”。脾阳虚，温煦失职，则见“手足发凉、手关节痛”，气血化生不足，机体失于充养，则见“下肢无力”。大肠津亏，传导不利，则见“便秘”。“乏力”为肺气虚、心气虚、肾气虚和脾阳虚的共有表现。

本案例涉及心、肝、脾、肺、肾五个脏和胃、大肠、女子胞，属于“五脏同病”，具体见图 9–4–4–2。

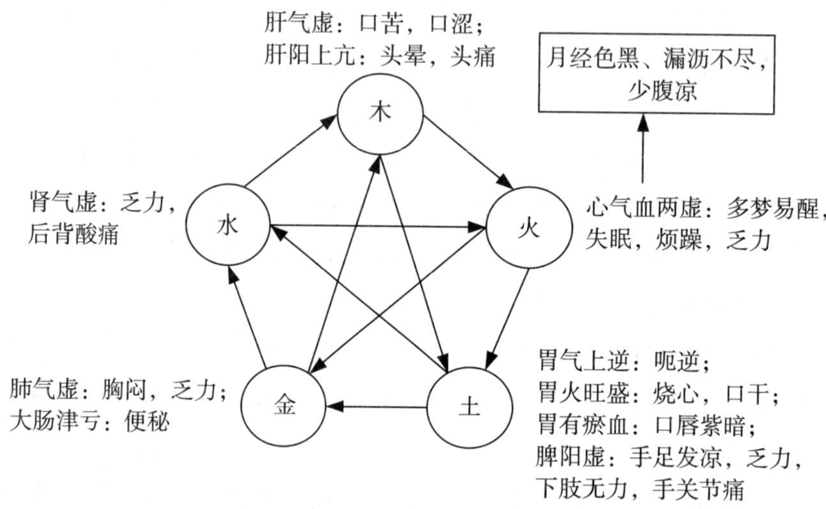


**图 9–4–4–2　五行 – 五脏 – 疾病分析图（案例 4）**

**6. 证候的寒热虚实性质分析**

本患者的证候体现了“寒热错杂、虚实夹杂”的特点。“寒”为胞宫寒凝所表现出的实寒和脾阳虚所表现出的虚寒；“热”为胃火旺盛所表现出的实热；“虚”包括气虚、血虚、阴虚、阳虚和津亏，气虚有肝气虚、肺气虚、心气虚和肾气虚；血虚为心血虚，阴虚为肝阴虚、肝阳上亢，津亏表现于大肠；“实”为实寒、实热、胞宫血瘀、胃有瘀血和胃气上逆。

**7. 辨证施膳与禁忌分析**

本患者应注意多休息，避免劳累，饮食以清淡为主，适当摄入酸味或酸甜味的食品，避免肥甘厚腻、辛辣刺激及碱性食品，进行适度有氧运动。

**8. 预后分析**

本案例若以上述药物配伍作为基本方，加减治疗 2 ～ 3 个月，可以获得显著的临床疗效。

# 第五节　以胞宫气滞为主证的案例

本节分析以胞宫气滞为主证的辨证论治过程，具体见案例 5 和案例 6。

## 案例 5

本案例是以胞宫气滞为主要证候，同时伴有食滞胃脘、胃气上逆、心血虚、大肠津亏证候出现。

孙某，女，22 岁，初诊时间为 2007 年 11 月 19 日。

主诉：小腹胀闷疼痛 2 年余，经期明显，伴胃脘胀闷、疼痛拒按。

现病史：患者 2 年余前无明显诱因出现小腹胀闷疼痛、经期明显，伴胃脘胀闷、疼痛拒按，情志不舒时加重。另伴有呃逆，食甜则吞酸、烦躁、健忘。睡眠多梦易醒，大便秘结，小便调。舌质淡白红尖淡红，苔白薄，脉弦细。

检查：心率为 84 次 / 分；血压为 97/84 mmHg；胃镜示慢性胃炎；B 超示子宫与双侧附件未见异常。

西医诊断：

主要诊断：痛经。

其他诊断：慢性胃炎；胃肠动力不足。

中医诊断：

主要诊断：痛经。

其他诊断：胃脘痛；呃逆；吞酸；健忘；便秘。

依据本案例的四诊症状和体征，对其进行辨证论治的过程分析，具体步骤和结果见表 9-5-5-1 和表 9-5-5-2。

**表 9-5-5-1　四诊症状和体征的脏腑归属定位分析（案例 5）**

| 脏腑 | | 四诊症状和体征 |
|---|---|---|
| 五脏 | 心 | 神：多梦易醒，烦躁，健忘 |
| | 脾 | — |
| | 肝 | — |
| | 肾 | — |
| | 肺 | — |
| 五腑 | 小肠 | — |
| | 胃 | 主和降：胃胀，呃逆，胃痛，吞酸 |
| | 胆 | — |

续表

| 脏腑 | | 四诊症状和体征 |
|---|---|---|
| 五腑 | 膀胱 | 小便频 |
| | 大肠 | 主传导：便秘 |
| 奇恒之腑 | 胞宫 | 小腹胀痛 |

**表 9–5–5–2　中医四态五阶段辨证分析（案例 5）**

| | | | | | |
|---|---|---|---|---|---|
| 隐态系统 | 隐性病变 | 舌质淡白红尖淡红，苔白薄，脉弦细 | | | |
| | 显性病变 | 小腹胀痛，经期明显 | 胃胀，胃痛，呃逆，吞酸 | 多梦易醒，烦躁，健忘 | 便秘 |
| 显态系统 | 隐性病变 | — | — | — | — |
| | 显性病变 | — | — | — | — |
| 证候群 | | 胞宫气滞 | 食滞胃脘，胃脘气滞，胃气上逆 | 心血虚 | 大肠津亏 |
| 治法 | | 理气通络止痛 | 消食理气，和胃降逆 | 补心血，安心神 | 润肠通便 |
| 对应方剂或药物 | | 天台乌药散 | 保和丸，橘皮竹茹汤 | 养心汤 | 麻子仁 |

## 精准论治

### 1. 方剂与证候的对应分析

本患者的主要证候为胞宫气滞，兼见食滞胃脘、胃脘气滞、胃气上逆、心血虚、大肠津亏证候。选用天台乌药散可理气通络止痛，用以治疗胞宫气滞出现的“小腹胀痛、经期明显”；保和丸合橘皮竹茹汤可消食理气、和胃降逆，用以治疗食滞胃脘、胃脘气滞、胃气上逆出现的“胃胀、胃痛、呃逆、吞酸”；心血虚出现的“多梦易醒、烦躁、健忘”选用养心汤以补心血、安心神；针对“便秘”选用麻子仁以润肠通便。

### 2. 药物与疾病、证候、症状的对应分析

在“方证”对应的基础上，最终目的是实现药物“对病、对证、对症”的精准对应。本案例证候与方剂的精准对应关系具体见表 9–5–5–3。

**表 9–5–5–3　证候与方剂的精准对应关系（案例 5）**

| 证候 | | 方剂 | 药物 |
|---|---|---|---|
| 主要证候 | 胞宫气滞 | 天台乌药散 | 乌药，木香，小茴香，青皮，高良姜，槟榔，川楝子，巴豆 |
| 其他证候 | 食滞胃脘，胃脘气滞 | 保和丸 | 神曲，山楂，半夏，茯苓，陈皮，连翘，莱菔子 |
| | 胃气上逆 | 橘皮竹茹汤 | 陈皮，竹茹，党参，甘草 |
| | 心血虚 | 养心汤 | 黄芪，茯苓，茯神，当归，川芎，炙甘草，法半夏，柏子仁，酸枣仁，远志，五味子，党参，肉桂 |
| | 大肠津亏 | — | 麻子仁 |

依据上表中方剂和药物的基本信息，筛选本案例治疗过程中每个具体症状所要对应

的具体药物，结果见表 9–5–5–4。

**表 9–5–5–4　症状与药物的精准对应关系（案例 5）**

| 症状 | 药物 |
|---|---|
| 小腹胀痛，经期时明显 | 乌药，小茴香，当归，肉桂 |
| 胃胀，胃痛 | 陈皮，莱菔子 |
| 呃逆 | 陈皮，竹茹 |
| 吞酸 | 神曲，半夏 |
| 烦躁 | 茯苓，竹茹 |
| 健忘 | 茯苓，远志，当归 |
| 多梦易醒 | 茯苓，酸枣仁 |
| 便秘 | 麻子仁，当归 |

根据上表信息对本案例的处方用药进行分析，可以得出：胞宫气滞出现的“小腹胀痛、经期明显”选用乌药、小茴香、当归、肉桂以理气调经；陈皮、莱菔子理气和胃以治疗胃脘气滞出现的“胃胀、胃痛”；胃气上逆出现的“呃逆”选用陈皮、竹茹以和胃降逆止呃；神曲、半夏消食和胃以治疗“吞酸”；针对“烦躁”选用茯苓、竹茹以安神除烦；茯苓、远志、当归安神定志以治疗“健忘”；心血虚、心神失养出现的“多梦易醒”选用茯苓、酸枣仁以养心安神；麻子仁、当归润肠通便以治疗大肠津亏出现的“便秘”。

从药物与疾病对应关系的角度来分析，本案例无特别药物选用。

**3. 一药治疗“多病、多证、多症”的对应分析**

依据“方证对应”与“药症对应”的分析，本案例一药对应“多病、多证、多症”的归纳总结如下，具体见表 9–5–5–5。

**表 9–5–5–5　一药对应“多病、多证、多症”分析表（案例 5）**

| 药物 | 症状 |
|---|---|
| 陈皮 | 胃胀，胃痛，呃逆 |
| 当归 | 少腹胀痛、经期明显，健忘，便秘 |
| 茯苓 | 烦躁，健忘，多梦易醒 |
| 竹茹 | 呃逆，烦躁 |

**4. 处方**

由于患者有“吞酸”的表现，故保和丸中的山楂没有选用；由于患者没有胃热的表现，故保和丸中的连翘没有选用；患者没有明显的气虚表现，故党参、黄芪舍而不用；天台乌药散中的木香、青皮、高良姜、槟榔、川楝子、巴豆和养心汤中的川芎、柏子仁、五味子等药物由于没有与之相对应的症状，故删而不用。

最后，进一步考虑“三因制宜”的原则，本案例的治疗用药如下。

处方：乌药 15 克，小茴香 15 克，当归 15 克，肉桂 6 克，陈皮 10 克，莱菔子 10

克，竹茹10克，炒神曲10克，姜半夏6克，茯苓10克，远志10克，炒枣仁10克，麻子仁10克，甘草6克。水煎服。

**5. 病因与病机演变分析**

本案例由于劳累过度，耗伤心神，导致心血虚。心血不能下充胞宫，胞宫气机不畅，出现胞宫气滞。心虚导致胃的受纳腐熟功能障碍，出现胃失和降，出现食积胃脘、胃脘气滞、胃气上逆，为“火不生土”。胃失和降，大肠传导不利，出现大肠津亏。具体见图9–5–5–1。

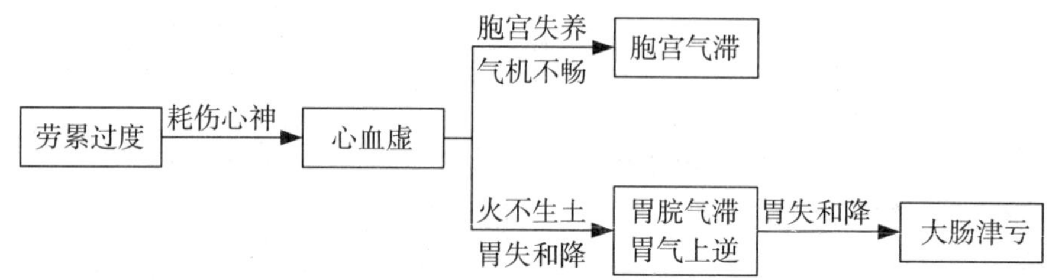


**图9–5–5–1　病因病机演变过程图（案例5）**

通过以上分析，本患者的主要证候为胞宫气滞。胞宫气滞，则见“小腹胀痛、经期明显”。食滞胃脘，则见“吞酸”，胃脘气滞，则见“胃胀、胃痛”，“呃逆”为胃气上逆的表现。心血虚，心神失养，则见“多梦易醒、烦躁、健忘”。大肠津亏，传导不利，则见“便秘”。

本案例涉及心和胃、大肠、女子胞，具体见图9–5–5–2。

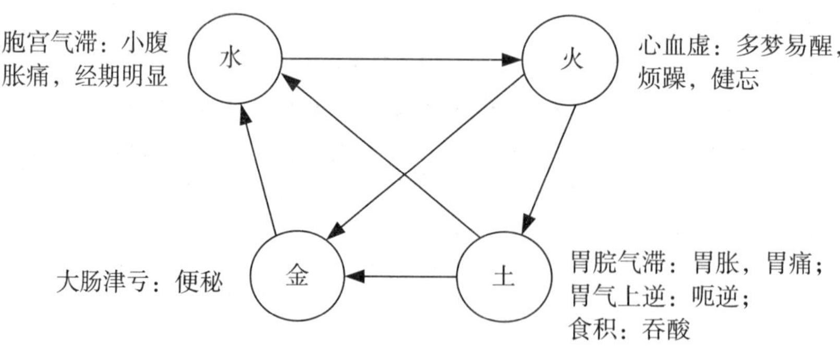


**图9–5–5–2　五行–五脏–疾病分析图（案例5）**

**6. 证候的寒热虚实性质分析**

本患者的病证存在“虚实并存”的特点。“虚”包括血虚和津亏血虚为心血虚，津亏表现于大肠；“实”包括食积、气滞和气逆，气滞有胞宫气滞和胃脘气滞，气逆为胃气上逆。

**7. 辨证施膳与禁忌分析**

本患者应注意多休息，避免劳累，适当做一些有氧运动。

**8. 预后分析**

本案例若以上述药物配伍作为基本方，加减治疗 2 ～ 3 个月，可以获得显著的临床疗效。

## 案例 6

本案例是以胞宫寒凝气滞为主要证候，同时伴有痰热阻肺、肝血虚、心阳虚、肾阳虚、脾阳虚、大肠津亏证候出现。

李某，女，23 岁，初诊时间为 2008 年 1 月 9 日。

主诉：小腹胀闷、疼痛、发凉 3 个月，经期明显。

现病史：患者 3 个月前无明显诱因出现小腹胀闷、疼痛、发凉，经期明显，伴有胸闷，畏寒，头晕，咳嗽，吐痰色黄量多，面色淡白，后背酸痛，腰痛，下肢、手足发凉。睡眠可，大便秘结不畅 2 日一次，小便调。舌质淡红白，苔白微黄滑，脉沉细。

检查：心率为 79 次 / 分；血压为 116/82 mmHg；B 超示子宫与双侧附件未见异常。

西医诊断：

主要诊断：痛经。

其他诊断：便秘；肠动力不足。

中医诊断：

主要诊断：痛经。

其他诊断：便秘；眩晕；咳嗽；腰痛。

依据本案例的四诊症状和体征，对其进行辨证论治的过程分析，具体步骤和结果见表 9–5–6–1 和表 9–5–6–2。

**表 9–5–6–1　四诊症状和体征的脏腑及气血阴阳归属定位分析（案例 6）**

| 脏腑及气血阴阳 | | 四诊症状和体征 |
|---|---|---|
| 五脏 | 心 | 面：面色淡白 |
| | 脾 | 四肢：下肢、手足发凉 |
| | 肝 | 主藏血：头晕 |
| | 肾 | 肾府：腰痛；主骨：后背酸痛 |
| | 肺 | 主宣发、肃降：胸闷，咳嗽，吐痰色黄量多 |
| 五腑 | 小肠 | — |
| | 胃 | — |
| | 胆 | — |
| | 膀胱 | — |
| | 大肠 | 主传导：便秘、不畅 |

续表

| 脏腑及气血阴阳 | | 四诊症状和体征 |
|---|---|---|
| 奇恒之腑 | 胞宫 | 小腹胀痛、发凉 |
| 气血阴阳 | 气 | — |
| | 血 | — |
| | 阴 | — |
| | 阳 | 畏寒 |

**表 9–5–6–2　中医四态五阶段辨证分析（案例 6）**

| | | | | | | | | |
|---|---|---|---|---|---|---|---|---|
| 隐态系统 | 隐性病变 | 舌质淡红白，苔白微黄滑，脉沉细 | | | | | | |
| | 显性病变 | 小腹胀痛、发凉 | 胸闷 | 头晕 | 畏寒 | 腰痛，畏寒 | 畏寒 | 便秘，大便不畅 |
| 显态系统 | 隐性病变 | — | 咳嗽 | — | 面色淡白 | 后背酸痛 | 下肢、手足发凉 | — |
| | 显性病变 | — | 吐痰色黄、量多 | — | — | — | — | — |
| 证候群 | | 胞宫寒凝气滞 | 痰热阻肺 | 肝血虚 | 心阳虚 | 肾阳虚 | 脾阳虚 | 大肠津亏，传导不利 |
| 治法 | | 温宫祛寒，理气调经 | 清热化痰，宣肺止咳 | 补肝血 | 温心祛寒 | 温肾壮骨 | 温脾祛寒 | 润肠通便 |
| 对应方剂或药物 | | 少腹逐瘀汤 | 清气化痰丸，瓜蒌，薤白 | 杞菊地黄丸 | 附子汤 | 肾气丸，杜仲 | 附子理中丸 | 麻子仁，槟榔 |

## 精准论治

### 1. 方剂与证候的对应分析

本患者的主要证候为胞宫寒凝气滞，兼见痰热阻肺、肝血虚、心阳虚、肾阳虚、脾阳虚、大肠津亏证候。选用少腹逐瘀汤可温宫祛寒、理气调经，用以治疗胞宫寒凝气滞出现的“小腹胀痛、发凉”；清气化痰丸加瓜蒌、薤白可清热化痰、宣肺止咳，用以治疗痰热阻肺出现的“胸闷、咳嗽、吐痰色黄量多”；针对“头晕”选用杞菊地黄丸以补肝血；心阳虚出现的“畏寒、面色淡白”选用附子汤以温心祛寒；肾气丸加杜仲可温肾壮骨，用以治疗肾阳虚出现的“腰痛、后背酸痛、畏寒”；针对脾阳虚出现的“畏寒、下肢手足发凉”选用附子理中丸以温脾祛寒；麻子仁、槟榔功专润肠通便以治疗大肠津亏出现的“便秘、大便不畅”。

### 2. 药物与疾病、证候、症状的对应分析

在“方证”对应的基础上，最终目的是实现药物“对病、对证、对症”的精准对应。本案例证候与方剂的精准对应关系具体见表 9–5–6–3。

**表 9–5–6–3　证候与方剂的精准对应关系（案例 6）**

| 证候 | | 方剂 | 药物 |
|---|---|---|---|
| 主要证候 | 胞宫寒凝气滞 | 少腹逐瘀汤 | 小茴香，干姜，延胡索，没药，当归，川芎，肉桂，赤芍，蒲黄，五灵脂 |
| 其他证候 | 痰热阻肺 | 清气化痰丸 | 黄芩，瓜蒌，半夏，胆南星，陈皮，杏仁，枳实，茯苓 |
| | 肝血虚 | 杞菊地黄丸 | 枸杞子，菊花，熟地黄，山药，山茱萸，茯苓，牡丹皮，泽泻 |
| | 心阳虚 | 附子汤 | 附子，党参，茯苓，白芍，白术 |
| | 肾阳虚 | 肾气丸 | 附子，肉桂，熟地黄，山药，山茱萸，茯苓，牡丹皮，泽泻 |
| | 脾阳虚 | 附子理中丸 | 附子，干姜，党参，白术，炙甘草 |
| | 大肠津亏 | — | 麻子仁，槟榔 |

依据上表中方剂和药物的基本信息，筛选本案例治疗过程中每个具体症状所要对应的具体药物，结果见表 9–5–6–4。

**表 9–5–6–4　症状与药物的精准对应关系（案例 6）**

| 症状群 | 药物 |
|---|---|
| 小腹胀 | 小茴香，川芎 |
| 小腹痛 | 小茴香，延胡索，当归，川芎，白芍 |
| 小腹凉 | 小茴香，附子，干姜，肉桂 |
| 胸闷 | 瓜蒌 |
| 咳嗽 | 黄芩，瓜蒌，杏仁 |
| 吐痰色黄量多 | 黄芩，瓜蒌，半夏，陈皮，茯苓 |
| 头晕 | 枸杞子，菊花 |
| 畏寒，下肢、手足发凉 | 附子，干姜 |
| 面色淡白 | 附子，党参，茯苓，白芍 |
| 腰痛，后背酸痛 | 附子，肉桂，山药，山茱萸，杜仲 |
| 便秘，大便不畅 | 麻子仁，当归，杏仁，白芍，瓜蒌 |

根据上表信息对本案例的处方用药进行分析，可以得出：小茴香、川芎理气以治疗胞宫气滞出现的“小腹胀”；针对“小腹痛”选用小茴香、延胡索、当归、川芎、白芍以理气通络止痛；小茴香、附子、干姜、肉桂温宫祛寒以治疗胞宫寒凝出现的“小腹凉”；瓜蒌宽胸理气以治疗肺失宣降出现的“胸闷”；痰热阻肺出现的“咳嗽”选用黄芩、杏仁、瓜蒌以清肺化痰、降气止咳；黄芩、瓜蒌、半夏、陈皮、茯苓清热化痰以治疗“吐痰色黄量多”；肝血虚出现的“头晕”选用枸杞子、菊花以补肝血；“畏寒，下肢、手足发凉”为脾阳虚的表现，选用附子、干姜以温脾祛寒；附子、党参、茯苓、白芍益气温阳、补血养荣以治疗“面色淡白”；肾阳虚出现的“腰痛、后背酸痛”选用附子、肉桂、山药、山茱萸、杜仲以温肾壮骨止痛；麻子仁、当归、杏仁、白芍、瓜蒌润肠通便以治疗“便秘、大便不畅”。

从药物与疾病对应关系的角度来分析，本案例无特别药物选用。

**3. 一药治疗“多病、多证、多症”的对应分析**

依据“方证对应”与“药症对应”的分析，本案例一药对应“多病、多证、多症”的归纳总结如下，具体见表 9-5-6-5。

**表 9-5-6-5　一药对应“多病、多证、多症”分析表（案例 6）**

| 药物 | 症状 |
|---|---|
| 小茴香 | 小腹胀，小腹痛，小腹凉 |
| 川芎 | 小腹胀，小腹痛 |
| 白芍，当归 | 小腹痛，面色淡白，便秘，大便不畅 |
| 瓜蒌 | 胸闷，咳嗽，吐痰色黄量多，便秘，大便不畅 |
| 黄芩 | 咳嗽，吐痰色黄量多 |
| 杏仁 | 咳嗽，便秘，大便不畅 |
| 附子 | 小腹凉，畏寒，下肢手足发凉，腰痛，后背酸痛 |
| 干姜 | 小腹凉，畏寒，下肢手足发凉 |
| 肉桂 | 小腹凉，面色淡白，腰痛，后背酸痛 |

**4. 处方**

由于患者没有心神的异常表现，故养心汤中的柏子仁、酸枣仁、远志等药物没有选用；患者有痰湿阻肺的表现，而熟地黄滋腻碍胃，用后会加重痰湿的症状，故舍而不用；患者没有肾脏的虚热及水肿的表现，故肾气丸和杞菊地黄丸中的牡丹皮、泽泻等药物没有选用；少腹逐瘀汤中的没药、赤芍，清气化痰丸中的胆南星、枳实和养心汤中的五味子等药物由于没有与之相对应的症状，故删而不用。

最后，进一步考虑“三因制宜”的原则，本案例的治疗用药如下。

处方：小茴香 15 克，川芎 6 克，延胡索 10 克，当归 10 克，炒白芍 10 克，制附子 6 克，干姜 6 克，肉桂 6 克，瓜蒌 10 克，黄芩 10 克，炒杏仁 6 克，姜半夏 6 克，陈皮 10 克，茯苓 10 克，枸杞子 15 克，菊花 6 克，炒山药 10 克，山茱萸 10 克，党参 10 克，炒杜仲 10 克，麻子仁 10 克，甘草 6 克。方中瓜蒌、半夏与附子虽有违“十八反”的配伍禁忌，但在临床实际应用过程中并无任何问题，附子宜先煎，水煎服。

**5. 病因与病机演变分析**

本案例由于劳累过度，耗伤心阳，出现心阳虚。心火不能下行温煦胞宫，出现胞宫寒凝气滞。心阳虚导致脾阳虚，为“火不生土”。心脾阳虚，日久累及肾阳，出现肾阳虚。脾失健运，痰湿内生，上行于肺，痰饮郁而化热，出现痰热阻肺；肺热下移大肠，伤及肠道津液，导致大肠津亏。具体见图 9-5-6-1。

通过以上分析，本患者的主要证候为胞宫寒凝气滞。胞宫寒凝，气血不通，则见“小腹痛”，温煦失职，则见“小腹凉”；“小腹胀”为胞宫气滞的表现。痰热阻肺，则见“吐痰色黄量多”，肺失宣降，则见“胸闷、咳嗽”。肝血虚，清窍失养，则见“头晕”。心阳虚，温煦失职，则见“面色淡白”。肾阳虚，腰府失于温养，则见“腰痛、后背酸

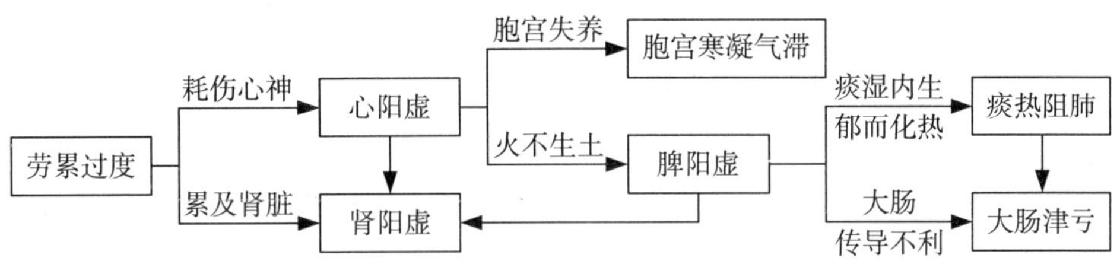


**图 9–5–6–1　病因病机演变过程图（案例 6）**

痛”。脾阳虚，温煦失职，则见“下肢手足发凉”。大肠津亏，传导不利，则见“便秘、大便不畅”。“畏寒”为阳虚的共有表现。

本案例涉及心、肝、脾、肺、肾五个脏和大肠，属于“五脏同病”，具体见图 9–5–6–2。

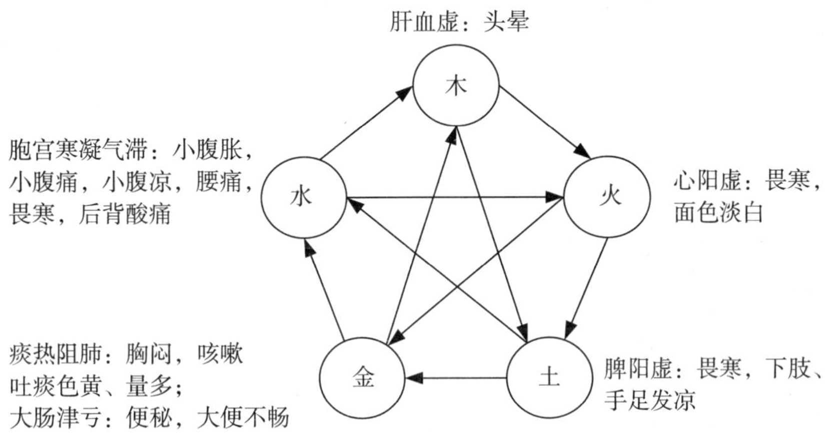


**图 9–5–6–2　五行 – 五脏 – 疾病分析图（案例 6）**

**6. 证候的寒热虚实性质分析**

本患者的病证存在“寒热错杂、虚实夹杂”的特点。“寒”为胞宫寒凝所表现出的实寒和心阳虚、脾阳虚、肾阳虚所表现出的虚寒；“热”为肺热所表现出的实热；“虚”包括血虚、阳虚和津亏，血虚为肝血虚，津亏表现于大肠；“实”为胞宫寒凝气滞和痰热阻肺。

**7. 辨证施膳与禁忌分析**

本患者应适当摄入酸味食品，避免生冷及冰镇食品，并注意多休息，避免劳累，防寒保暖，进行适度有氧运动。

**8. 预后分析**

本案例若以上述药物配伍作为基本方，加减治疗 2 ～ 3 个月，可以获得显著的临床疗效。

## 第六节　以寒凝胞宫为主证的案例

本节分析以寒凝胞宫为主证的辨证论治过程，具体见案例 7。

### 案例 7

痛经为胞宫常见的病证，部分原因是由于胞宫寒凝，并常伴随其他的脏腑病证。本案例是以胞宫寒凝为主要证候，同时伴有心气血两虚、胃热、肝气虚证候出现。

李某，女，23 岁，初诊时间为 2007 年 8 月 29 日。

主诉：小腹疼痛发凉半年余，经期明显。

现病史：患者半年余前无明显诱因出现小腹疼痛发凉、经期明显，伴有口苦、口干、乏力。睡眠多梦易醒，大小便调。舌质淡红，苔白薄、中后薄白微黄，脉沉细而弱。

检查：血压为 90/60 mmHg；B 超示子宫与双侧附件未见异常。

西医诊断：

主要诊断：痛经。

其他诊断：低血压。

中医诊断：

主要诊断：痛经。

其他诊断：口苦。

依据本案例的四诊症状和体征，对其进行辨证论治的过程分析，具体步骤和结果见表 9-6-7-1 和表 9-6-7-2。

**表 9-6-7-1　四诊症状和体征的脏腑及气血阴阳归属定位分析（案例 7）**

| 脏腑及气血阴阳 | | 四诊症状和体征 |
|---|---|---|
| 五脏 | 心 | 神：多梦易醒 |
| | 脾 | 口：口苦，口干 |
| | 肝 | — |
| | 肾 | — |
| | 肺 | — |
| 奇恒之腑 | 胞宫 | 少腹凉痛 |
| 气血阴阳 | 气 | 乏力 |
| | 血 | — |
| | 阴 | — |
| | 阳 | — |

表 9-6-7-2　中医四态五阶段辨证分析（案例 7）

| | | | | | |
|---|---|---|---|---|---|
| 隐态系统 | 隐性病变 | 舌质淡红，苔白薄、中后薄白微黄，脉沉细而弱 | | | |
| | 显性病变 | 小腹凉痛，经期明显 | 乏力，多梦易醒 | — | — |
| 显态系统 | 隐性病变 | — | — | 口干 | 口苦 |
| | 显性病变 | — | — | — | — |
| 证候群 | | 胞宫寒凝 | 心气血两虚 | 胃热 | 肝气虚 |
| 治法 | | 温宫祛寒 | 补心气，养心血安心神 | 清胃热 | 补肝气，强肝泄 |
| 对应方剂或药物 | | 温经汤，小茴香 | 养心汤 | 麦冬 | 酸味补肝汤 |

## 精准论治

### 1. 方剂与证候的对应分析

本患者的主要证候为胞宫寒凝，兼见心气血两虚、胃热、肝气虚证候。选用温经汤加小茴香可温宫祛寒，用以治疗胞宫寒凝出现的“小腹凉痛、经期明显”；心气血两虚出现的“乏力、多梦易醒”选用养心汤以补心气、养心血、安心神；麦冬清胃热以治疗胃热出现的“口干”；针对“口苦”选用酸味补肝汤以补肝气、强肝泄。

### 2. 药物与疾病、证候、症状的对应分析

在“方证”对应的基础上，最终目的是实现药物“对病、对证、对症”的精准对应。本案例证候与方剂的精准对应关系具体见表 9-6-7-3。

表 9-6-7-3　证候与方剂的精准对应关系（案例 7）

| 证候 | | 方剂 | 药物 |
|---|---|---|---|
| 主要证候 | 寒凝胞宫 | 温经汤 | 吴茱萸，桂枝，当归，芍药，川芎，党参，阿胶，牡丹皮，半夏，麦冬，甘草 |
| 其他证候 | 心气血两虚 | 养心汤 | 黄芪，茯苓，茯神，当归，川芎，炙甘草，法半夏，柏子仁，酸枣仁，远志，五味子，党参，肉桂 |
| | 胃热 | — | 麦冬 |
| | 肝气虚 | 酸味补肝汤 | 白芍，山楂，木瓜，香橼，乌梅，川牛膝，赤小豆，五味子，山茱萸，栀子，山药，甘草 |

依据上表中方剂和药物的基本信息，筛选本案例治疗过程中每个具体症状所要对应的具体药物，结果见表 9-6-7-4。

表 9-6-7-4　症状与药物的精准对应关系（案例 7）

| 症状 | 药物 |
|---|---|
| 小腹凉痛、经期明显 | 桂枝，小茴香，吴茱萸，当归，芍药，川芎 |
| 口苦 | 白芍，乌梅 |
| 口干 | 麦冬 |
| 乏力 | 党参 |
| 多梦易醒 | 茯苓，酸枣仁 |

根据上表信息对本案例的处方用药进行分析，可以得出：胞宫寒凝血瘀所表现出的“小腹凉痛、经期明显”选用桂枝、小茴香、吴茱萸、当归、芍药、川芎以温宫祛寒止痛；白芍、乌梅补肝气、强肝泄以治疗肝气虚出现的“口苦”；针对胃热出现的“口干”选用麦冬以清胃生津；党参益气以治疗“乏力”；心气血两虚出现的“多梦易醒”选用茯苓、酸枣仁以养心安神。

从药物与疾病对应关系的角度来分析，本案例无特别药物选用。

**3. 一药治疗“多病、多证、多症”的对应分析**

依据“方证对应”与“药症对应”的分析，归纳本案例一药对应“多病、多证、多症”可以得出，白芍可对应“少腹痛，口苦”。

**4. 处方**

本案例患者温经汤中的牡丹皮、半夏、阿胶，养心汤中的半夏、柏子仁、远志、五味子等药物由于没有与之相对应的症状，故删而不用；针对肝气虚出现的“口苦”从酸味补肝汤中选取白芍、乌梅以补肝气、强肝泄，药力足够，其他药物没有选用。

最后，进一步考虑“三因制宜”的原则，本案例的治疗用药如下。

处方：桂枝 15 克，小茴香 15 克，吴茱萸 6 克，当归 15 克，炒白芍 10 克，川芎 6 克，乌梅 10 克，麦冬 10 克，党参 10 克，茯苓 10 克，炒枣仁 10 克，甘草 6 克。水煎服。

**5. 病因与病机演变分析**

本案例由于劳累过度，耗伤心之气血，导致心气血两虚。心气虚则无力推动血液到达胞宫，胞宫失于气血充养和温煦，导致胞宫寒凝。心虚导致肝气虚，为“子盗母气”。心虚“火不生土”，导致胃的受纳腐熟功能减退，饮食积而不化，郁而化热，出现胃热。具体见图 9–6–7–1。

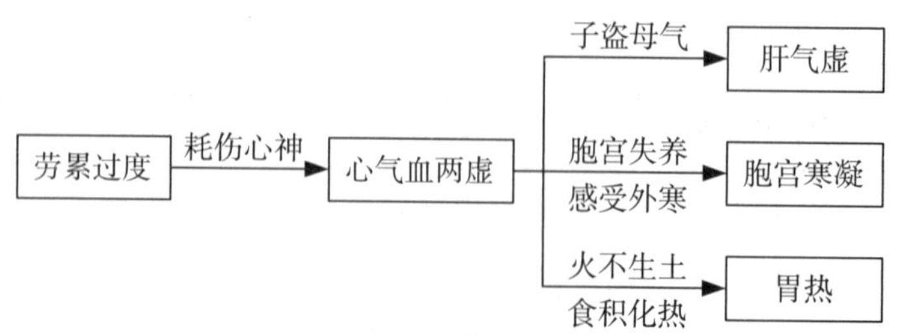


**图 9–6–7–1　病因病机演变过程图（案例 7）**

通过以上分析，本案例的主要证候为胞宫寒凝。胞宫寒凝，温煦失职，则见“小腹凉痛、经期明显”。心气血两虚，心神失养，则见“多梦易醒、乏力”。胃热内盛，消耗津液，则见“口干”。肝气虚，肝失疏泄，胆汁排泄不利，上逆于胃，承于口，则见“口苦”。

本案例涉及心、肝两个脏和胃腑、女子胞，具体见图 9–6–7–2。

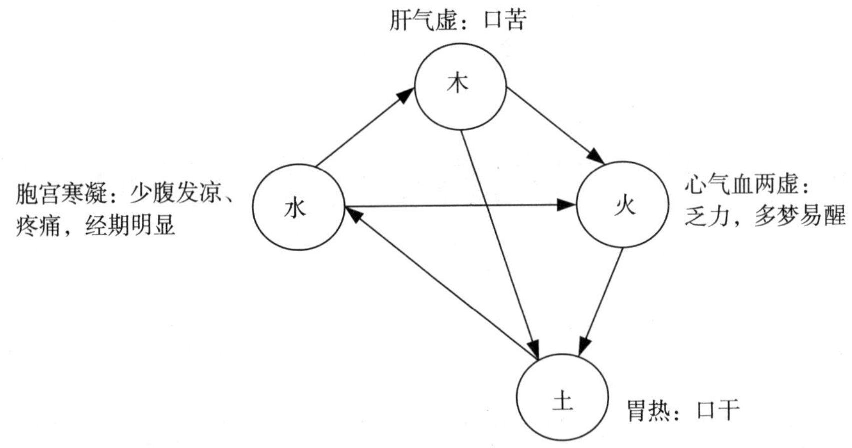


**图 9–6–7–2　五行 – 五脏 – 疾病分析图（案例 7）**

**6. 证候的寒热虚实性质分析**

本患者的病证存在“寒热错杂、虚实夹杂”的特点。“寒”为胞宫寒凝所表现出的实寒；“热”为胃热所表现出的实热；“虚”为气虚和血虚，气虚包括心气虚和肝气虚，血虚为心血虚；“实”为实寒和实热。

**7. 辨证施膳与禁忌分析**

本患者的饮食应以清淡为主，适当摄入酸味或酸甜味的食品，避免碱性食品；应注意多休息，避免劳累，适度进行有氧运动。

**8. 预后分析**

本案例若以上述药物配伍作为基本方，加减治疗 2 ～ 3 个月，可以获得显著的临床疗效。

# 第十章

# 外感常见证候的辨证论治路径和规律

## 第一节　外感常见证候的理法方药对应关系

### 一、风寒外感

#### （一）风寒外感证候四诊症状和体征的定性

恶寒发热，无汗，头痛，身体疼痛，鼻塞，流清鼻涕，喉痒，咳嗽，痰吐清稀色白，口不渴或喜热饮，舌苔白薄而润，脉浮紧

#### （二）风寒外感证候的理法方药对应关系

风寒外感证候的理法方药对应关系，具体见表 10-1-1。

**表 10-1-1　风寒外感证候的理法方药对应关系**

| 症状和体征 | 治法 | 方剂 | 药物 |
| --- | --- | --- | --- |
| 咳嗽，喉痒 | 宣肺化痰止咳 | 麻黄汤 | 麻黄，桂枝，杏仁，甘草 |
| 恶寒发热无汗，口不渴或喜热饮 | 发汗解表 | 麻黄汤 | 麻黄，桂枝，杏仁，甘草 |
| 头痛，身体疼痛 | 疏风止痛 | 川芎茶调散 | 川芎，荆芥，白芷，羌活，甘草，细辛，防风，薄荷 |
| 鼻塞，流清鼻涕 | 疏风宣肺通窍 | 苍耳子散 | 苍耳子，辛夷，白芷，薄荷 |
| 痰吐清稀色白 | 宣肺化痰 | 二陈汤 | 陈皮，半夏，茯苓，甘草，乌梅，生姜 |

### 二、风热外感

#### （一）风热外感证候四诊症状和体征的定性

发热微恶风寒，头痛，无汗或少汗，咳嗽，或咳痰黏黄，或咽喉肿痛，鼻塞、流黄

鼻涕，口微渴，舌尖边红、苔薄白，脉浮数。

### （二）风热外感证候的理法方药对应关系

风热外感证候的理法方药对应关系，具体见表 10–1–2。

**表 10–1–2　风热外感证候的理法方药对应关系**

| 症状和体征 | 治法 | 方剂 | 药物 |
| --- | --- | --- | --- |
| 咳嗽，或咳痰黏黄<br>口微渴 | 疏风清热，宣肺止咳<br>生津止渴 | 桑菊饮 | 桑叶，菊花，杏仁，桔梗，连翘，薄荷，芦根，甘草 |
| 头痛，发热微恶风寒<br>无汗或少汗 | 辛凉解表 | 银翘散 | 金银花，连翘，芦根，薄荷，桔梗，牛蒡子，竹叶，荆芥，淡豆豉 |
| 鼻塞，流黄鼻涕 | 疏风宣肺通窍 | 苍耳子散 | 苍耳子，辛夷，白芷，川芎，黄芩，薄荷，川贝母，淡豆豉，菊花，甘草 |
| 咽喉肿痛 | 解毒消肿止痛 | 银翘散 | 桔梗，连翘，芦根，薄荷，金银花，牛蒡子 |

## 第二节　以外感风寒为主证的案例

本节分析以外感风寒为主证的辨证论治过程，具体见案例 1~3。

### 案例 1

外感风寒，常伴随脏腑的证候而出现。本案例是以外感风寒为主要证候，同时伴有脾气虚证候出现。

吕某，男，20 岁，初诊时间为 2007 年 12 月 21 日。

主诉：恶寒、发热、乏力 2 天，伴恶心。

现病史：患者恶寒、发热、乏力 2 天，伴恶心，早饭后明显、空腹减轻。另伴有面色淡黄，无汗出。睡眠可，大小便调。舌质边尖淡红尖红、边尖少有齿痕，苔白薄，脉浮数。

检查：体温为 37.6℃；心率为 102 次 / 分；血压为 117/77 mmHg；胃镜示慢性胆汁反流性胃炎。

西医诊断：

主要诊断：感冒发热。

其他诊断：慢性胆汁反流性胃炎。

中医诊断：

主要诊断：风寒感冒。

其他诊断：恶心。

依据本案例的四诊症状和体征，对其进行辨证论治的过程分析，具体步骤和结果见表 10–2–1–1 和表 10–2–1–2。

**表 10–2–1–1　四诊症状和体征的脏腑及气血阴阳归属定位分析（案例 1）**

| 脏腑及气血阴阳 | | 四诊症状和体征 |
|---|---|---|
| 五脏 | 心 | — |
| | 脾 | 黄：面色淡黄 |
| | 肝 | — |
| | 肾 | — |
| | 肺 | 恶寒，发热，无汗 |
| 五腑 | 小肠 | — |
| | 胃 | 主和降：恶心 |
| | 胆 | — |
| | 膀胱 | — |
| | 大肠 | — |
| 气血阴阳 | 气 | 乏力 |
| | 血 | — |
| | 阴 | — |
| | 阳 | — |

**表 10–2–1–2　中医四态五阶段辨证分析（案例 1）**

| | | | | |
|---|---|---|---|---|
| 隐态系统 | 隐性病变 | 舌质边尖淡红尖红、边尖少有齿痕，苔白薄，脉浮数 | | |
| | 显性病变 | 恶寒，无汗，发热 | 恶心 | 乏力 |
| 显态系统 | 隐性病变 | — | — | 面色淡黄 |
| | 显性病变 | — | — | — |
| 证候群 | | 风寒外袭肌表 | 胃失和降，胃气上逆 | 脾气虚 |
| 治法 | | 疏风散寒 | 和胃降逆 | 益气健脾养荣 |
| 对应方剂或药物 | | 麻黄汤 | 小半夏汤 | 四君子汤，小建中汤 |

## 精准论治

**1. 方剂与证候的对应分析**

本患者的主要证候为风寒外袭肌表，兼见脾气虚、胃气上逆证候。外感风寒出现的“恶寒、无汗、发热”选用麻黄汤以疏风散寒；选用小半夏汤和胃降逆以治疗胃气上逆出现的“恶心”；四君子汤合小建中汤益气健脾养荣以治疗脾气虚出现的“面色淡黄、乏力”。

**2. 药物与疾病、证候、症状的对应分析**

在“方证”对应的基础上，最终目的是实现药物“对病、对证、对症”的精准对

应。本案例证候与方剂的精准对应关系具体见表 10–2–1–3。

**表 10–2–1–3　证候与方剂的精准对应关系（案例 1）**

| 证候 | | 方剂 | 药物 |
|---|---|---|---|
| 主要证候 | 外感风寒 | 麻黄汤 | 麻黄，桂枝，杏仁，甘草 |
| 其他证候 | 胃气上逆 | 小半夏汤 | 半夏，生姜 |
| | 脾气虚 | 四君子汤<br>小建中汤 | 党参，白术，茯苓，炙甘草<br>桂枝，白芍，饴糖，炙甘草 |

依据上表中方剂和药物的基本信息，筛选本案例治疗过程中每个具体症状所要对应的具体药物，结果见表 10–2–1–4。

**表 10–2–1–4　症状与药物的精准对应关系（案例 1）**

| 症状 | 药物 |
|---|---|
| 恶寒，发热，无汗 | 麻黄，桂枝 |
| 恶心 | 半夏 |
| 乏力 | 党参 |
| 面色淡黄 | 桂枝，白芍，饴糖 |

根据上表信息对本案例的处方用药进行分析，可以得出：麻黄、桂枝疏风散寒以治疗外感风寒出现的“恶寒、无汗、发热”；胃气上逆出现的“恶心”选用半夏以和胃降逆；脾气虚出现的“乏力”选用党参以益气健脾；针对“面色淡黄”选用桂枝、白芍、饴糖以健脾养荣。

从药物与疾病对应关系的角度来分析，本案例慢性胆汁反流性胃炎可选用的药物为白芍。

**3. 一药治疗“多病、多证、多症”的对应分析**

依据“方证对应”与“药症对应”的分析，本案例一药对应“多病、多证、多症”的归纳总结如下，具体见表 10–2–1–5。

**表 10–2–1–5　一药对应“多病、多证、多症”分析表（案例 1）**

| 药物 | 症状与疾病 |
|---|---|
| 桂枝 | 恶寒，发热，无汗，面色淡黄 |
| 白芍 | 慢性胆汁反流性胃炎 |

**4. 处方**

由于患者没有咳嗽的表现，故麻黄汤中的杏仁没有选用；患者没有明显的脾失健运的表现，故四君子汤中的白术、茯苓舍而不用。最后，进一步考虑“三因制宜”的原则，本案例的治疗用药如下。

处方：麻黄 10 克，桂枝 10 克，姜半夏 10 克，党参 6 克，炒白芍 10 克，炙甘草 6 克，生姜 6 片，大枣 6 枚。水煎服。

**5. 病因与病机演变分析**

本案例由于外感风寒所致，加之饮食不节，晨起空腹喝白水 10 余年，平素膏粱厚味之品摄入过多。外感风寒，侵袭皮毛，出现风寒表证。饮食不节及晨起空腹喝白水，损伤脾气，出现脾气虚。脾不升清，则胃不降浊，胃失和降，出现胃气上逆。具体见图 10-2-1-1。

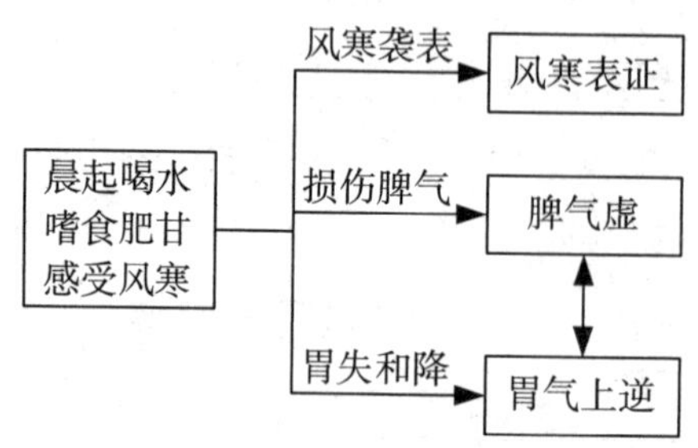


**图 10-2-1-1　病因病机演变过程图（案例 1）**

通过以上分析，本患者的主要证候为风寒外袭肌表。外感风寒，郁遏卫阳，肌表失于温煦，则见“恶寒”；卫阳被遏，郁而化热，则见“发热”；卫气调节腠理的开合功能失司，则见“无汗”。胃失和降、胃气上逆，则见“恶心”。脾气虚，气血化生不足，机体失于充养，则见“面色淡黄、乏力”。

本案例涉及了脾、肺两个脏和胃腑，具体见图 10-2-1-2。

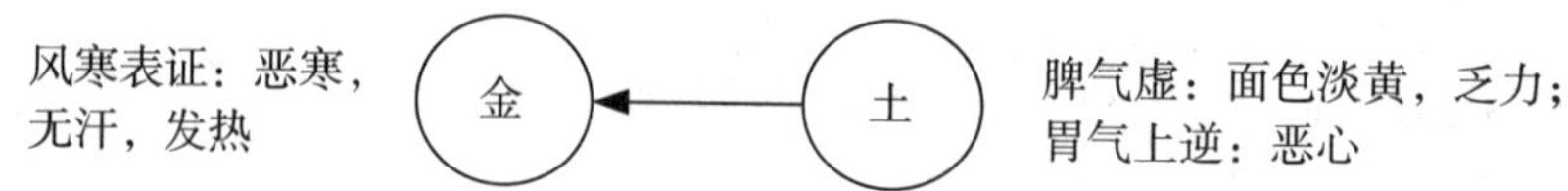


**图 10-2-1-2　五行 – 五脏 – 疾病分析图（案例 1）**

**6. 证候的寒热虚实性质分析**

本患者的病证存在“虚实夹杂”的患病特点。“虚”为脾气虚；“实”包括胃气上逆和外感风寒。

**7. 辨证施膳与禁忌分析**

本患者应戒掉晨起空腹喝白水的不良习惯，饮食宜清淡为主，适当摄入酸味食品，并注意多加休息，避免劳累。

**8. 预后分析**

本案例的风寒感冒经过以上治疗 2 ～ 3 天左右可以治愈，其他病证需要 2 周左右的治疗。

## 案例 2

本案例是以风寒外袭肌表为主要证候，同时伴有脾阳虚、胃有瘀血证候出现。

任某，女，27 岁，初诊时间为 2009 年 7 月 18 日。

主诉：恶寒、发热、无汗 1 天。

现病史：患者 1 天前因天热吹空调后出现恶寒、发热、无汗，伴有手足发凉、面色淡白、口唇淡紫。舌质红，苔边尖少、后白薄，脉浮数。

既往史：患者于 4 个月前体检查出尿血，诊断为“慢性肾炎”，平时无明显不舒。

检查：体温为 38.1℃；尿常规示潜血（++）；心率为 97 次 / 分；血压为 132/92 mmHg。

西医诊断：

主要诊断：感冒发热。

其他诊断：慢性肾炎（隐匿性肾炎）。

中医诊断：

主要诊断：风寒感冒。

其他诊断：尿血。

依据本案例的四诊症状和体征，对其进行辨证论治的过程分析，具体步骤和结果见表 10-2-2-1 和 10-2-2-2。

**表 10-2-2-1　四诊症状和体征的脏腑及气血阴阳归属定位分析（案例 2）**

| 脏腑 | | 四诊症状和体征 |
|---|---|---|
| 五脏 | 心 | 面：面色淡白 |
| | 脾 | 四肢：手足发凉；口：口唇淡紫 |
| | 肝 | — |
| | 肾 | — |
| | 肺 | 恶寒发热无汗 |
| 五腑 | 小肠 | — |
| | 胃 | — |
| | 胆 | — |
| | 膀胱 | 尿血 |
| | 大肠 | — |

**表 10-2-2-2　中医四态五阶段辨证分析（案例 2）**

| 隐态系统 | 隐性病变 | 舌质红，苔边尖少、后白薄，脉浮数 | | | |
|---|---|---|---|---|---|
| | 显性病变 | 恶寒发热无汗 | — | — | — |
| 显态系统 | 隐性病变 | — | 手足发凉 | 面色淡白 | 口唇淡紫 |
| | 显性病变 | — | 尿血 | — | — |
| 证候群 | | 风寒外袭肌表 | 脾阳虚，脾不统血 | 心血虚 | 胃有瘀血 |
| 治法 | | 疏风散寒 | 温脾祛寒，益气固摄 | 补养心血 | 活血化瘀 |
| 对应方剂或药物 | | 麻黄汤 | 黄土汤，茜草，棕榈炭 | 当归补血汤 | 丹参 |

## 精准论治

**1. 方剂与证候的对应分析**

本患者的主要证候为风寒外袭肌表，兼见脾阳虚、脾不统血、心血虚、胃有瘀血证候。选用麻黄汤以治疗外感风寒出现的“恶寒发热、无汗”；脾不统血出现的“尿血”选用黄土汤加茜草、棕榈炭以益气固摄止血，方中附子温脾祛寒以治疗脾阳虚出现的“畏寒、手足发凉”；当归补血汤补养心血以治疗心血虚出现的“面色淡白”；针对胃有瘀血出现的“口唇淡紫”选用丹参以活血化瘀。

**2. 药物与疾病、证候、症状的对应分析**

在“方证”对应的基础上，最终目的是实现药物“对病、对证、对症”的精准对应。本案例证候与方剂的精准对应关系具体见表 10–2–2–3。

**表 10–2–2–3 证候与方剂的精准对应关系（案例 2）**

| 证候 | | 方剂 | 药物 |
|---|---|---|---|
| 主要证候 | 外感风寒 | 麻黄汤 | 麻黄，桂枝，杏仁，甘草 |
| 其他证候 | 脾阳虚，脾不统血 | 黄土汤 | 甘草，干地黄，白术，附子，阿胶，黄芩，灶心黄土 |
| | 心血虚 | 当归补血汤 | 黄芪，当归 |
| | 胃有瘀血 | — | 丹参 |

依据上表中方剂和药物的基本信息，筛选本案例治疗过程中每个具体症状所要对应的具体药物，结果见表 10–2–2–4。

**表 10–2–2–4 症状与药物的精准对应关系（案例 2）**

| 症状 | 药物 |
|---|---|
| 恶寒、发热、无汗 | 麻黄，桂枝 |
| 尿血 | 干地黄，白术，阿胶，黄芩，灶心黄土，茜草，棕榈炭 |
| 手足发凉 | 附子 |
| 面色淡白 | 黄芪，当归，干地黄，阿胶 |
| 口唇淡紫 | 丹参 |

根据上表信息对本案例的处方用药进行分析，可以得出：外感风寒出现的“恶寒、发热、无汗”选用麻黄、桂枝以疏风散寒；脾不统血出现的“尿血”选用干地黄、白术、阿胶、黄芩、灶心黄土、茜草、棕榈炭益气健脾、固摄止血；附子温脾祛寒以治疗脾阳虚出现的“手足发凉”；心血虚出现的“面色淡白”选用黄芪、当归、干地黄、阿胶以补气生血；丹参活血化瘀以治疗胃有瘀血出现的“口唇淡紫”。

从药物与疾病对应关系的角度来分析，本案例隐匿性肾炎可选用的药物为生地黄、茜草、棕榈炭等。

**3. 一药治疗“多病、多证、多症”的对应分析**

依据“方证对应”与“药症对应”的分析，本案例一药对应“多病、多证、多症”

的归纳总结如下，具体见表 10–2–2–5。

**表 10–2–2–5　一药对应“多病、多证、多症”分析表（案例 2）**

| 药物 | 症状与疾病 |
|---|---|
| 干地黄，阿胶<br>生地黄，茜草，棕榈炭 | 尿血，面色淡白<br>隐匿性肾炎，尿血 |

**4. 处方**

由于患者没有咳嗽的表现，故麻黄汤中的杏仁没有选用。

最后，进一步考虑“三因制宜”的原则，本案例的治疗用药如下。

处方：麻黄 10 克，桂枝 10 克，生地黄 10 克，炒白术 10 克，阿胶 10 克，黄芩 6 克，灶心土 100 克，茜草 10 克，棕榈炭 10 克，制附子 3 克，黄芪 10 克，当归 10 克，丹参 10 克，甘草 6 克。方中阿胶烊化冲服，附子先煎，水煎服，由于方中有灶心土，故煎煮后需沉淀 20 分钟后再服用。

**5. 病因与病机演变分析**

本案例由于外感风寒，侵袭肌表，加之平素劳累过度所致。感受风寒，侵袭肌表，出现风寒表证。劳累过度，耗伤心神，出现心血虚；累及脾脏，导致脾阳虚、脾不统血。具体见图 10–2–2–1。

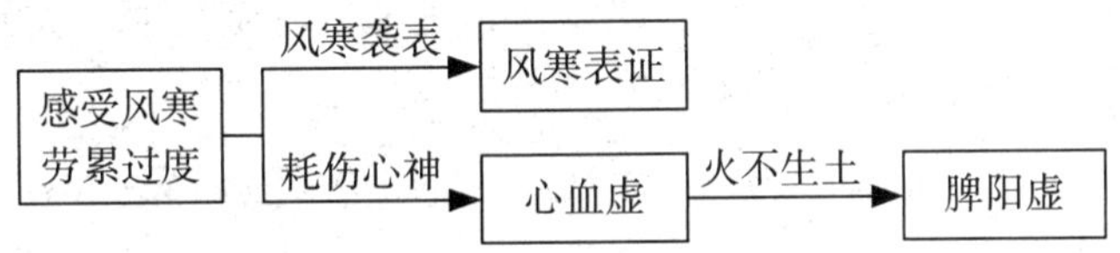


**图 10–2–2–1　病因病机演变过程图（案例 2）**

通过以上分析，本患者的主要证候为风寒外袭肌表。外感风寒，郁遏卫阳，肌表失于温煦，则见“恶寒”；卫阳被遏，郁而化热，则见“发热”；卫气调节腠理的开合功能失司，则见“无汗”。脾阳虚，温煦功能减退，四肢失于温煦，则见“手足发凉”；脾主统血的功能减退，血液失于固摄，则见“尿血”。心血虚，面失荣养，则见“面色淡白”。“口唇淡紫”为胃有瘀血的征象。

本案例涉及了心、脾、肺三个脏和胃腑，具体见图 10–2–2–2。

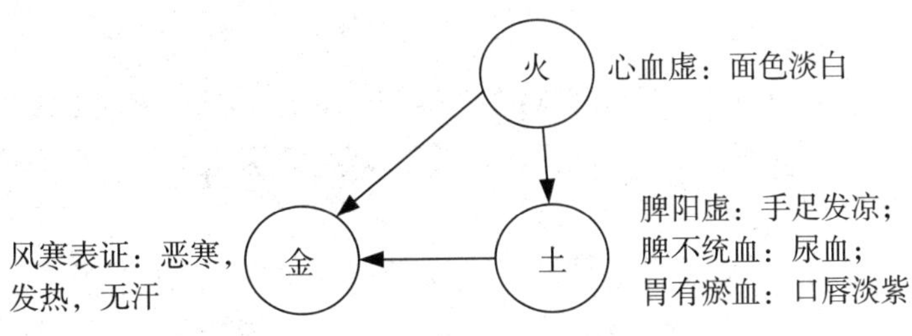


**图 10–2–2–2　五行 – 五脏 – 疾病分析图（案例 2）**

**6. 证候的寒热虚实性质分析**

本患者的病证存在“虚实夹杂”的患病特点。“虚”包括心血虚和脾阳虚；“实”包括风寒表证和胃有瘀血。

**7. 辨证施膳与禁忌分析**

本患者的饮食应宜清淡为主，适当摄入酸味食品，并注意多加休息，避免劳累，进行适度有氧运动。

**8. 预后分析**

本案例的风寒感冒经过以上治疗 3 天左右可以治愈，其他病证需要 1 ～ 2 个月的治疗。

## 案例 3

本案例是以风寒外袭肌表为主要证候，同时伴有胃脘气滞、胃热、脾阳虚湿盛、肝气虚、肝阳上亢、膀胱有热证候出现。

刘某，女，20 岁，初诊时间为 2007 年 11 月 15 日。

主诉：恶寒、发热 3 天。

现病史：患者 3 天前无明显诱因出现恶寒、发热，无汗出，伴有胃胀、纳呆、口苦、口干多饮、口黏、头晕、后背痛，平素手足发凉。睡眠一般，大便调，小便量少、色黄、发热。舌质红，苔白微黄，脉浮数。

检查：体温为 39.1℃；心率为 110 次 / 分；血压为 140/81 mmHg；胃镜示慢性胆汁反流性胃炎。

西医诊断：

主要诊断：感冒发热。

其他诊断：慢性胆汁反流性胃炎。

中医诊断：

主要诊断：风寒感冒。

其他诊断：胃胀；口苦；眩晕。

依据本案例的四诊症状和体征，对其进行辨证论治的过程分析，具体步骤和结果见表 10-2-3-1 和表 10-2-3-2。

**表 10-2-3-1　四诊症状和体征的脏腑归属定位分析（案例 3）**

| 脏腑 | | 四诊症状和体征 |
| --- | --- | --- |
| 五脏 | 心 | — |
| | 脾 | 主运化：纳呆；四肢：手足发凉；口：口苦，口干，口黏 |
| | 肝 | 主藏血：头晕 |

续表

| 脏腑 | | 四诊症状和体征 |
|---|---|---|
| 五脏 | 肾 | 主骨：后背痛 |
| | 肺 | 发热恶寒，无汗 |
| 五腑 | 小肠 | — |
| | 胃 | 主和降：胃胀 |
| | 胆 | — |
| | 膀胱 | 小便量少、发热、色黄 |
| | 大肠 | — |

**表 10-2-3-2　中医四态五阶段辨证分析（案例 3）**

| | | | | | | | |
|---|---|---|---|---|---|---|---|
| 隐态系统 | 隐性病变 | 舌质红，苔白微黄，脉浮数 | | | | | |
| | 显性病变 | 恶寒发热，无汗 | 胃胀 | 纳呆 | 口苦 | 头晕 | 小便少热黄 |
| 显态系统 | 隐性病变 | 后背痛 | 口干多饮 | 口黏，手足发凉 | — | — | — |
| | 显性病变 | — | — | — | — | — | — |
| 证候群 | | 风寒外袭肌表 | 胃脘气滞，胃热 | 脾阳虚湿盛 | 肝气虚 | 肝阳上亢 | 膀胱有热 |
| 治法 | | 疏风散寒 | 理气和胃，清胃生津 | 温脾祛寒，健脾化湿 | 补肝气，强肝泄 | 平肝潜阳 | 清利膀胱 |
| 对应方剂或药物 | | 麻黄汤 | 陈皮，石膏 | 理中丸 | 酸味补肝汤 | 钩藤 | 芦根 |

## 精准论治

### 1. 方剂与证候的对应分析

本患者的主要证候为风寒外袭肌表，兼见胃脘气滞、胃热、脾阳虚湿盛、肝气虚、肝阳上亢、膀胱有热证候。选用麻黄汤疏风散寒以治疗外感风寒出现的“恶寒、发热、无汗、后背痛”；胃脘气滞、胃热出现的“胃胀、口干多饮”选用陈皮、石膏以理气和胃、清胃生津；“纳呆、口黏、手足发凉”为脾阳虚湿盛的表现，选用理中丸以温脾祛寒化湿；针对“口苦”选用酸味补肝汤以补肝气、强肝泄；钩藤平肝潜阳以治疗肝阳上亢出现的“头晕”；芦根清利膀胱以治疗膀胱有热出现的“小便少、小便热黄”。

### 2. 药物与疾病、证候、症状的对应分析

在“方证”对应的基础上，最终目的是实现药物“对病、对证、对症”的精准对应。本案例证候与方剂的精准对应关系具体见表 10-2-3-3。

表 10-2-3-3　证候与方剂的精准对应关系（案例 3）

| 证候 | | 方剂 | 药物 |
|---|---|---|---|
| 主要证候 | 外感风寒 | 麻黄汤 | 麻黄，桂枝，杏仁，生甘草 |
| 其他证候 | 胃脘气滞 | — | 陈皮 |
| | 胃热 | — | 石膏 |
| | 脾阳虚 | 理中丸 | 干姜，党参，白术，炙甘草 |
| | 肝气虚 | 酸味补肝汤 | 白芍，山楂，木瓜，香橼，乌梅，川牛膝，赤小豆，五味子，山茱萸，栀子，山药，甘草 |
| | 肝阳上亢 | — | 钩藤 |
| | 膀胱有热 | — | 芦根 |

依据上表中方剂和药物的基本信息，筛选本案例治疗过程中每个具体症状所要对应的具体药物，结果见表 10-2-3-4。

表 10-2-3-4　症状与药物的精准对应关系（案例 3）

| 症状 | 药物 |
|---|---|
| 恶寒，发热，无汗，后背痛 | 麻黄，桂枝 |
| 胃胀 | 陈皮 |
| 纳呆 | 党参，白术 |
| 口苦 | 白芍，乌梅 |
| 口干多饮 | 石膏 |
| 口黏 | 白术，陈皮 |
| 头晕 | 钩藤 |
| 手足发凉 | 干姜 |
| 小便量少、色黄、发热 | 芦根 |

根据上表信息对本案例的处方用药进行分析，可以得出：外感风寒出现的“恶寒、发热、无汗、后背痛”选用麻黄、桂枝以疏风散寒止痛；陈皮理气和胃以治疗胃脘气滞出现的“胃胀”；脾失健运出现的“纳呆”选用党参、白术以益气健脾；针对“口苦”选用白芍、乌梅以补肝气、强肝泄；石膏清胃生津以治疗胃热出现的“口干多饮”；脾虚湿盛出现的“口黏”选用白术、陈皮以健脾理气化湿；钩藤平肝潜阳以治疗肝阳上亢出现的“头晕”；针对“手足发凉”选用干姜以温脾祛寒；膀胱有热出现的“小便量少、色黄、发热”选用芦根以清利膀胱。

从药物与疾病对应关系的角度来分析，本案例慢性胃炎胆汁反流可选用的药物为白芍、乌梅等。

**3. 一药治疗“多病、多证、多症”的对应分析**

依据“方证对应”与“药症对应”的分析，本案例一药对应“多病、多证、多症”的归纳总结如下，具体见表 10-2-3-5。

表 10-2-3-5　一药对应“多病、多证、多症”分析表（案例 3）

| 药物 | 症状与疾病 |
|---|---|
| 陈皮 | 胃胀，口黏 |
| 白术 | 纳呆，口黏 |
| 白芍，乌梅 | 慢性胃炎胆汁反流 |

**4. 处方**

由于患者没有咳嗽的表现，故麻黄汤中的杏仁没有选用；针对肝气虚出现的“口苦”从酸味补肝汤中选取白芍、乌梅以补肝气、强肝泄，药力足够，其他药物舍而不用。

最后，进一步考虑“三因制宜”的原则，本案例的治疗用药如下。

处方：麻黄 10 克，桂枝 10 克，陈皮 6 克，党参 6 克，炒白术 10 克，炒白芍 10 克，乌梅 6 克，石膏 10 克，钩藤 30 克，干姜 6 克，芦根 10 克，甘草 6 克。方中石膏宜先煎，钩藤宜后下，水煎服，由于方中有石膏，故煎煮后需沉淀 20 分钟后再服用。

**5. 病因与病机演变分析**

本案例由于外感风寒，加之平素膏粱厚味之品摄入过多，学习劳累所致。感受风寒，侵袭肌表，出现风寒表证。嗜食肥甘及劳累过度，损伤脾的运化功能，出现脾阳虚。脾不升清，则胃不降浊，胃失和降，出现胃脘气滞；胃的受纳腐熟功能减退，饮食滞而不化，郁而化热，出现胃热。脾阳虚，气血化生不足，肝失充养，则见肝气虚、肝阳上亢。外感风寒，膀胱气化不利，郁而化热，出现膀胱有热。具体见图 10-2-3-1。

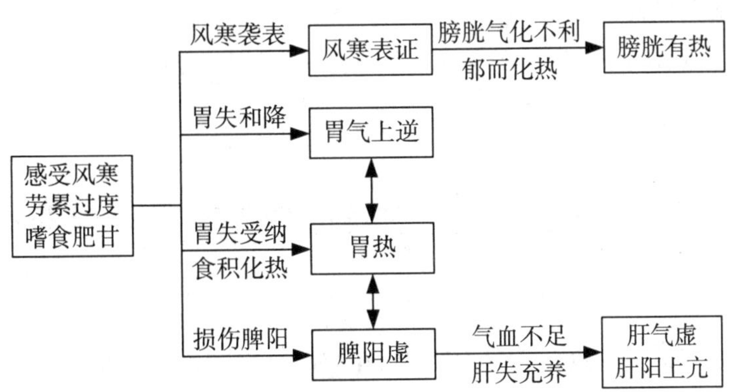


图 10-2-3-1　病因病机演变过程图（案例 3）

通过以上分析，本患者的主要证候为风寒外袭肌表。风寒之邪侵袭肌表，郁遏卫阳，肌表失于温煦，则见“恶寒”；卫阳被遏，郁而化热，则见“发热”；卫气调节腠理的开合功能失司，则见“无汗”；寒邪凝滞气血，气血运行不畅，不通则痛，故见“后背痛”。“胃胀”为胃脘气滞的表现；胃热内盛，消耗津液，则见“口干多饮”。脾阳虚，脾失健运，则见“纳呆”；温煦功能失司，则见“手足发凉”；脾主运化水液的功能减退，湿邪内盛，则见“口黏”。肝气虚，肝失疏泄，胆汁排泄不利，上逆于胃，承于口，则见“口苦”。肝阳上亢，上扰清阳，则见“头晕”。“小便少、小便热黄”为膀胱有热的表现。

本案例涉及了肝、脾、肾三个脏和胃、膀胱两个腑，具体见图 10–2–3–2。

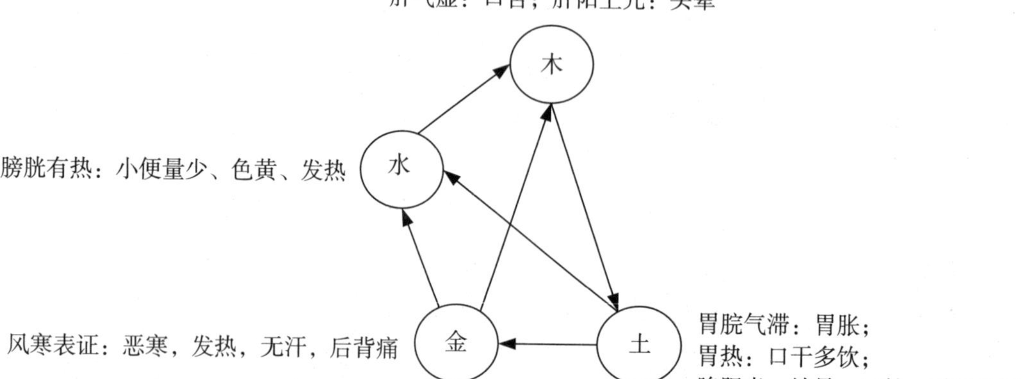


**图 10–2–3–2　五行 – 五脏 – 疾病分析图（案例 3）**

**6. 证候的寒热虚实性质分析**

本患者的病证存在“寒热错杂、虚实夹杂”的患病特点。“寒”为风寒表证所体现出的实寒和脾阳虚所表现出的虚寒；“热”为胃热和膀胱有热所表现出的实热；“虚”包括肝气虚、肝阴虚和脾阳虚；“实”包括实寒、实热和胃脘气滞。

**7. 辨证施膳与禁忌分析**

本患者应注意多加休息，避免劳累，饮食以清淡为主，宜多食酸味或酸甜味的食品。

**8. 预后分析**

本案例的风寒感冒经过以上治疗 3 天左右可以治愈，其他病证需要 1 ～ 2 个月的治疗。

# 第三节　以外感风热为主证的案例

本节是以外感发热为主证案例的辨证论治过程分析，具体见案例 4。

**案例 4**

于某，女，11 岁，2015 年 5 月 20 日初诊。

主诉：发热、咳嗽 1 天，伴咽喉肿痛。

现病史：患者昨日出现发热、咳嗽，测体温 38.0℃，自服感冒灵颗粒 1 包。今早出现咽喉肿痛，口干，测体温 38.1℃，微有汗出。纳食可，大小便正常。舌质边尖红，苔薄白微黄，脉浮数。

检查：咽喉及扁桃体红肿，体温为 38.1℃；血常规示白细胞 $8.9 \times 10^9/L$。

西医诊断：

主要诊断：感冒。

其他诊断：扁桃体炎；咽喉炎。

中医诊断：

主要诊断：感冒发热。

其他诊断：咳嗽。

依据本案例的四诊症状和体征，对其进行辨证论治的过程分析，具体步骤和结果见表 10–3–4–1 和表 10–3–4–2。

**表 10–3–4–1　四诊症状和体征的脏腑归属定位分析（案例 4）**

| 脏腑 | | 四诊症状和体征 |
|---|---|---|
| 五脏 | 心 | — |
| | 脾 | — |
| | 肝 | — |
| | 肾 | — |
| | 肺 | 主宣发、肃降：咳嗽；主咽喉：咽喉肿痛；主皮毛：发热，微汗出 |
| 五腑 | 小肠 | — |
| | 胃 | 口干 |
| | 胆 | — |
| | 膀胱 | — |
| | 大肠 | — |

**表 10–3–4–2　中医四态五阶段辨证分析（案例 4）**

| | | | |
|---|---|---|---|
| 隐态系统 | 隐性病变 | 舌质边尖红，苔薄白微黄，脉浮数 | |
| | 显性病变 | 发热，咳嗽 | — |
| 显态系统 | 隐性病变 | — | 口干 |
| | 显性病变 | 微汗出，咽喉肿痛 | — |
| 证候群 | | 外感风热，袭表犯肺 | 胃热 |
| 治法 | | 疏散风热，宣肺止咳，利咽止痛 | 清胃生津 |
| 对应方剂或药物 | | 银翘散，桑菊饮 | 芦根 |

## 精准论治

**1. 方剂与证候的对应分析**

本患者的主要证候为外感风热、袭表犯肺，兼见胃热证候。选用银翘散合桑菊饮可疏散风热、宣肺止咳、利咽止痛，用以治疗风热犯肺出现的“发热、咳嗽、咽喉肿痛、汗出”；芦根清胃生津以治疗胃热出现的“口干”。

**2. 药物与疾病、证候、症状的对应分析**

上面是针对这一患者的病证，实现证候与方剂的对应，还要实现具体的症状与具体的药物之间的对应。在“方证”对应的基础上，进一步实现药物“对病、对证、对症”的精准对应，才是最终的目的。本案例证候与方剂的精准对应关系具体见表 10–3–4–3。

**表 10–3–4–3　证候与方剂的精准对应关系（案例 4）**

| 证候 | 方剂 | 药物 |
| --- | --- | --- |
| 外感风热，袭表犯肺 | 银翘散 | 银花，连翘，桔梗，薄荷，竹叶，牛蒡子，荆芥穗，淡豆豉，生甘草 |
| | 桑菊饮 | 桑叶，菊花，桔梗，杏仁，连翘，芦根，薄荷，甘草 |
| 胃热 | — | 芦根 |

依据上表中方剂和药物的基本信息，筛选本案例治疗过程中每个具体症状所要对应的具体药物，结果见表 10–3–4–4。

**表 10–3–4–4　症状与药物的精准对应关系（案例 4）**

| 症状 | 药物 |
| --- | --- |
| 发热、微汗出 | 荆芥，薄荷 |
| 咳嗽 | 桔梗，杏仁，桑叶，菊花 |
| 咽喉肿痛 | 金银花，连翘，薄荷，牛蒡子 |
| 口干 | 芦根 |

根据上表信息对本案例的处方用药进行分析，可以得出：荆芥、薄荷疏散风热以治疗风热犯肺出现的“发热、微汗出”；针对“咳嗽”选用桔梗、杏仁、桑叶、菊花以宣肺止咳；金银花、连翘、薄荷、牛蒡子疏散风热、利咽止痛以治疗风热犯肺出现的“咽喉肿痛”；芦根生津止渴治疗胃热“口干”。

**3. 一药治疗“多病、多证、多症”的对应分析**

依据“方证对应”与“药症对应”的分析，归纳本案例一药对应“多病、多证、多症”可以得出，薄荷可对应治疗“发热微汗出，咽喉肿痛”的症状。

**4. 处方**

由于患者没有小便不利及小便发黄的情况，故银翘散中的竹叶没有选用；患者没有“烦躁”的表现，故银翘散中的淡豆豉删而不用。

最后本案例可以形成的治疗用药如下。

处方：荆芥15克，薄荷15克，金银花15克，连翘15克，桑叶10克，菊花10克，牛蒡子10克，桔梗15克，杏仁6克，芦根6克，甘草3克。方中薄荷宜后下，水煎服。

**5. 病因与病机演变分析**

本案例主要是由于患者感受风热，风热袭表犯肺，肺失宣降，表现出“发热、微汗出、咳嗽、咽喉肿痛”等征象；肺热引起胃热，从而出现“口干”的表现。具体见图10–3–4–1。

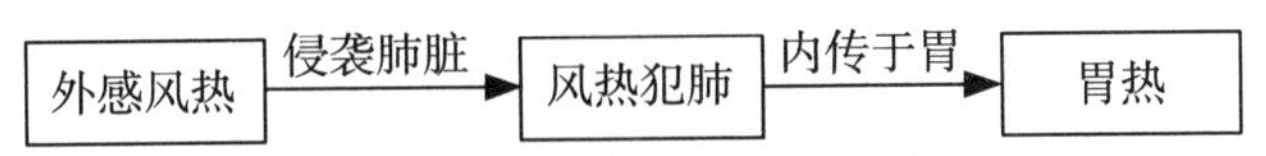


**图10–3–4–1　病因病机演变过程图（案例4）**

本案例涉及肺脏和胃腑，具体见图10–3–4–2。

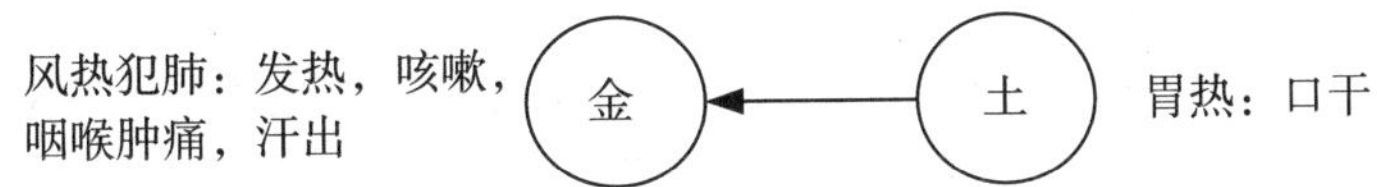


**图10–3–4–2　五行－五脏－疾病分析图（案例4）**

**6. 证候的寒热虚实性质分析**

本患者的病证以外感实证和里热实证，外感实证为外感风热、袭表犯肺，里热实证为胃热。

**7. 辨证施膳与禁忌分析**

本患者的饮食宜清淡，避免肥甘厚腻之品，应注意多休息，避免劳累。

**8. 预后分析**

本案例经过以上治疗3天左右可以达到临床痊愈。

## 第四节　以风寒入里化热为主证的案例

本节以风寒入里化热主证案例的辨证论治过程分析，具体见案例5。

### 案例5

本案例是以风寒入里化热为主要证候，同时伴有痰热壅肺、胃气上逆、肺气虚、心热、膀胱有热证候出现。

李某，男，27岁，初诊时间为2007年11月17日。

主诉：头痛、咽喉疼痛2天，伴咳嗽、吐痰多色黄，鼻干有发热烧灼感、流鼻涕色白，发热，恶寒，恶心，乏力。

现病史：患者 2 天前无明显诱因出现头痛、咽喉疼痛，伴咳嗽、吐痰多色黄，鼻干有发热烧灼感、流鼻涕色白，发热恶寒，恶心，乏力，烦躁，眼痛。睡眠可，大便调，小便浑浊。舌质红，苔白微黄，脉弦数。

检查：体温为 39.4℃；心率为 92 次 / 分；血压为 109/66 mmHg。

西医诊断：

主要诊断：感冒发热。

其他诊断：支气管炎。

中医诊断：

主要诊断：风寒感冒。

其他诊断：痰热咳嗽。

依据本案例的四诊症状和体征，对其进行辨证论治的过程分析，具体步骤和结果见表 10–4–5–1 和表 10–4–5–2。

**表 10–4–5–1　四诊症状和体征的脏腑及气血阴阳归属定位分析（案例 5）**

| 脏腑及气血阴阳 | | 四诊症状和体征 |
|---|---|---|
| 五脏 | 心 | 神：烦躁 |
| | 脾 | — |
| | 肝 | — |
| | 肾 | — |
| | 肺 | 皮表：发热恶寒，眼痛，头痛；主宣发、肃降：咳嗽，吐痰多色黄；咽：咽喉疼痛；鼻：鼻干有发热烧灼感，涕：流鼻涕色白 |
| 五腑 | 小肠 | — |
| | 胃 | 恶心 |
| | 胆 | — |
| | 膀胱 | 小便浑浊 |
| | 大肠 | — |
| 气血阴阳 | 气 | 乏力 |
| | 血 | — |
| | 阴 | — |
| | 阳 | — |

**表 10–4–5–2　中医四态五阶段辨证分析（案例 5）**

| | | | | | | |
|---|---|---|---|---|---|---|
| 隐态系统 | 隐性病变 | 舌质红，苔白微黄，脉弦数 | | | | |
| | 显性病变 | 咳嗽 | 恶心 | 乏力 | 烦躁 | — |
| 显态系统 | 隐性病变 | 发热，恶寒，头痛，眼痛，咽喉疼痛，鼻干发热 | — | — | — | 小便浑浊 |
| | 显性病变 | 吐痰多色黄，流鼻涕色白 | — | — | — | — |

续表

| 证候群 | 风寒袭表，入里化热，肺失宣降，痰热壅肺 | 胃气上逆 | 肺气虚 | 心热 | 膀胱有热 |
|---|---|---|---|---|---|
| 治法 | 辛温解表，宣肺止咳，清热化痰 | 和胃降逆 | 益气补肺 | 清心除烦 | 清利膀胱 |
| 对应方剂或药物 | 大青龙汤，二陈汤，黄芩 | 小半夏汤 | 党参 | 石膏 | 芦根 |

## 精准论治

### 1. 方剂与证候的对应分析

本患者的主要证候为外感风寒、入里化热、痰热壅肺，兼见胃气上逆、肺气虚、心热、膀胱有热证候。选用大青龙汤合二陈汤加黄芩可辛温解表、宣肺止咳、清热化痰以治疗外感风寒、入里化热、痰热壅肺出现的“咳嗽、发热、恶寒、头痛、咽喉疼痛、眼痛、鼻干发热、吐痰多色黄、流鼻涕色白”；针对“恶心”选用小半夏汤以和胃降逆；党参补益肺气以治疗肺气虚出现的“乏力”；石膏清心除烦以治疗“烦躁”；膀胱有热出现的“小便浑浊”选用芦根以清利膀胱。

### 2. 药物与疾病、证候、症状的对应分析

在“方证”对应的基础上，最终目的是实现药物“对病、对证、对症”的精准对应。本案例证候与方剂的精准对应关系具体见表 10–4–5–3。

**表 10–4–5–3　证候与方剂的精准对应关系（案例 5）**

| 证候 | | 方剂 | 药物 |
|---|---|---|---|
| 主要证候 | 风寒袭表，入里化热 | 大青龙汤 | 麻黄，桂枝，杏仁，石膏，生甘草 |
| | 肺失宣降，痰热壅肺 | 二陈汤 + 黄芩 | 半夏，陈皮，茯苓，乌梅，黄芩 |
| 其他证候 | 胃气上逆 | — | 半夏，生姜 |
| | 肺气虚 | 小半夏汤 | 党参 |
| | 心热 | — | 石膏 |
| | 膀胱有热 | — | 芦根 |

依据上表中方剂和药物的基本信息，筛选本案例治疗过程中每个具体症状所要对应的具体药物，结果见表 10–4–5–4。

**表 10–4–5–4　症状与药物的精准对应关系（案例 5）**

| 症状 | 药物 |
|---|---|
| 头痛，眼痛 | 麻黄，桂枝 |
| 咽喉疼痛 | 黄芩 |
| 咳嗽 | 杏仁 |
| 吐痰多色黄 | 黄芩，陈皮，半夏，茯苓，乌梅 |
| 鼻干发热 | 石膏，黄芩 |
| 流鼻涕色白 | 麻黄，桂枝，陈皮，茯苓，杏仁 |
| 发热，恶寒 | 麻黄，桂枝 |

续表

| 症状 | 药物 |
| --- | --- |
| 恶心 | 半夏 |
| 乏力 | 党参 |
| 烦躁 | 石膏 |
| 小便浑浊 | 芦根 |

根据上表信息对本案例的处方用药进行分析，可以得出：麻黄、桂枝疏风散寒以治疗外感风寒出现的“头痛、眼痛”；黄芩清肺热以治疗肺热出现的“咽喉疼痛”；针对“咳嗽”选用杏仁以润肺止咳；黄芩、陈皮、半夏、茯苓、乌梅清热化痰以治疗痰热出现的“吐痰多色黄”；“鼻干发热”为肺热的表现，选用石膏、黄芩以清肺热；针对“流鼻涕色白”选用麻黄、桂枝、陈皮、茯苓、杏仁以宣肺通窍；麻黄、桂枝疏风散寒以治疗“发热、恶寒”；胃气上逆出现的“恶心”选用半夏以降逆止呃；党参益气以治疗“乏力”；心热出现的“烦躁”选用石膏以清心除烦；芦根清利膀胱以治疗“小便浑浊”。

**3. 一药治疗“多病、多证、多症”的对应分析**

依据“方证对应”与“药症对应”的分析，本案例一药对应“多病、多证、多症”的归纳总结如下，具体见表 10–4–5–5。

**表 10–4–5–5　一药对应“多病、多证、多症”分析表（案例 5）**

| 药物 | 症状 |
| --- | --- |
| 麻黄，桂枝 | 头痛，眼痛，流鼻涕色白，发热，恶寒 |
| 黄芩 | 咽喉疼痛，吐痰多色黄，鼻干发热 |
| 杏仁 | 咳嗽，流鼻涕色白 |
| 陈皮，茯苓 | 吐痰多色黄，流鼻涕色白 |
| 半夏 | 吐痰多色黄，恶心 |
| 石膏 | 鼻干发热，烦躁 |

**4. 处方**

最后，进一步考虑“三因制宜”的原则，本案例的治疗用药如下。

处方：麻黄 10 克，桂枝 10 克，黄芩 10 克，炒杏仁 10 克，陈皮 6 克，姜半夏 6 克，茯苓 10 克，乌梅 10 克，石膏 30 克，党参 6 克，芦根 10 克，甘草 6 克。方中石膏宜先煎，水煎服，由于方中有石膏，故煎煮后需沉淀 20 分钟后再服用。

**5. 病因与病机演变分析**

本案例由于外感风寒，加之膏粱厚味之品摄入过多所致。风寒之邪侵袭机体，入里化热，出现肺失宣降，加之嗜食肥甘，损伤脾胃的运化能力，出现痰湿、胃气上逆；痰湿上冲于肺，出现痰热壅肺。脾胃虚弱导致肺气虚，为“土不生金”。热邪扰心，则见心热。膀胱气化不利，郁而化热，则见膀胱有热。具体见图 10–4–5–1。

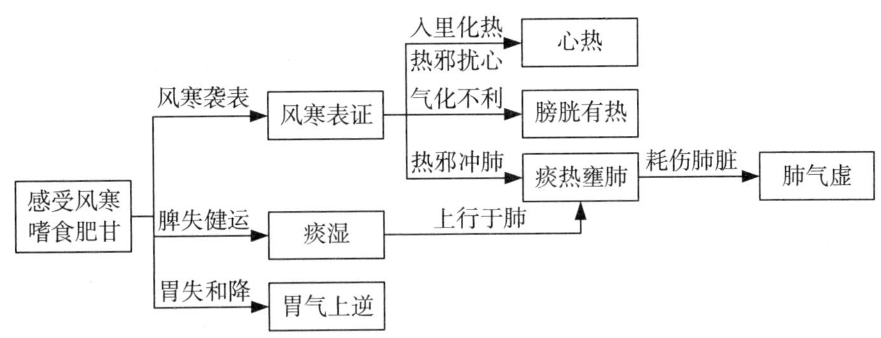


**图 10-4-5-1　病因病机演变过程图（案例 5）**

通过以上分析，本患者的主要证候为风寒袭表、入里化热、肺失宣降、痰热壅肺、胃气上逆。风寒之邪侵袭肌表，郁遏卫阳，肌表失于温煦，则见“恶寒”；卫阳被遏，郁而化热，则见“发热”；足太阳经气血运行不畅，则见“头痛”；“咽喉疼痛、鼻干发热烧灼感、流鼻涕色白”为肺热的表现；痰热壅肺，则见“吐痰多色黄”；肺失宣降，则见“咳嗽”；胃失和降，胃气上逆，则见“恶心”；肺气虚，则见“乏力”；热邪扰心，则见“烦躁”；“小便浑浊”为膀胱有热的征象。

本案例涉及了心、肺两个脏和胃、膀胱两个腑，具体见图 10-4-5-2。

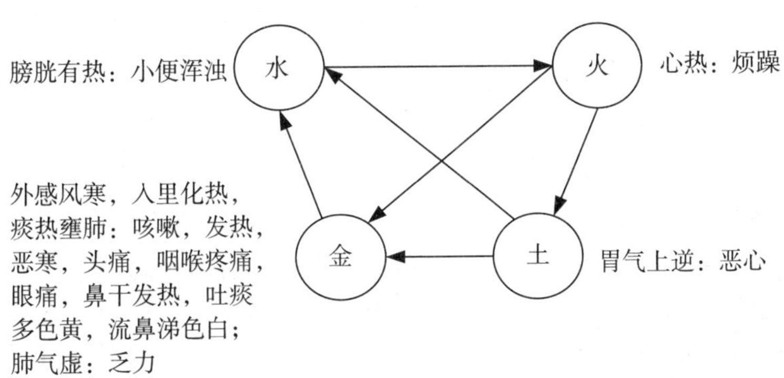


**图 10-4-5-2　五行 – 五脏 – 疾病分析图（案例 5）**

**6. 证候的寒热虚实性质分析**

本患者的病证存在“寒热错杂、虚实夹杂”的患病特点。“寒”为外寒风寒表现出的实寒；“热”为痰热壅肺、心热和膀胱有热所表现出的实热；“虚”为肺气虚；“实”包括实寒、实热和胃气上逆。

**7. 辨证施膳与禁忌分析**

本患者的饮食应以清淡为主，适当摄入酸味食品，避免辛辣刺激及肥甘厚腻之品，并应注意多加休息，避免劳累。

**8. 预后分析**

本案例的风寒感冒、痰热咳嗽经过以上治疗 1 周左右可以治愈。

# 第五节　以寒邪直中为主证的案例

本节以寒邪直中为主证案例的辨证论治过程分析，具体见案例 6。

## 案例 6

急性发作的水样便多由外感寒邪诱发，容易累及其他的脏腑而出现相应的病证。本案例是以寒邪直中为主要证候，同时伴有脾阳虚、心阳虚、胃气上逆证候出现。

国某，女，22 岁，初诊时间为 2008 年 1 月 4 日。

主诉：腹痛、腹泻 1 天，伴恶心、呕吐。

现病史：患者 1 天前无明显诱因出现腹痛、腹泻，呈水样便，昨日腹泻 6 次伴恶心、呕吐、腹鸣、乏力、畏寒、手足发凉、面色淡白。睡眠可，小便调。舌质红，苔白薄，脉沉细。

检查：心率为 112 次 / 分；血压为 125/75 mmHg。

西医诊断：急性胃肠炎。

中医诊断：

主要诊断：腹痛；泄泻。

其他诊断：恶心；呕吐。

依据本案例的四诊症状和体征，对其进行辨证论治的过程分析，具体步骤和结果见表 10–5–6–1 和表 10–5–6–2。

**表 10–5–6–1　四诊症状和体征的脏腑及气血阴阳归属定位分析（案例 6）**

| 脏腑及气血阴阳 | | 四诊症状和体征 |
|---|---|---|
| 五脏 | 心 | 面：面色淡白 |
| | 脾 | 主运化：腹痛，腹鸣，腹泻；四肢：手足发凉 |
| | 肝 | — |
| | 肾 | — |
| | 肺 | — |
| 五腑 | 小肠 | — |
| | 胃 | 主和降：恶心，呕吐 |
| | 胆 | — |
| | 膀胱 | — |
| | 大肠 | — |

续表

| 脏腑及气血阴阳 | | 四诊症状和体征 |
|---|---|---|
| 气血阴阳 | 气 | 乏力 |
| | 血 | — |
| | 阴 | — |
| | 阳 | 畏寒 |

**表 10-5-6-2　中医四态五阶段辨证分析（案例 6）**

| 隐态系统 | 隐性病变 | 舌质红，苔白薄，脉沉细 | | |
|---|---|---|---|---|
| | 显性病变 | 腹痛，腹鸣，腹泻，畏寒，乏力 | 恶心，呕吐 | 畏寒，乏力 |
| 显态系统 | 隐性病变 | 手足发凉 | — | 面色淡白 |
| | 显性病变 | — | — | — |
| 证候群 | | 脾阳虚，寒邪直中 | 胃失和降，胃气上逆 | 心阳虚 |
| 治法 | | 温脾散寒，化湿止泻 | 和胃降逆 | 温心祛寒 |
| 对应方剂或药物 | | 藿香正气散，附子理中丸 | 小半夏汤 | 附子汤 |

## 精准论治

### 1. 方剂与证候的对应分析

本患者的主要证候为寒邪直中，兼见脾阳虚、心阳虚、胃气上逆证候。选用藿香正气散合附子理中丸可温脾散寒、化湿止泻，用以治疗脾阳虚、寒邪直中所表现出的“腹痛、腹鸣、腹泻、畏寒、乏力、手足发凉”；胃失和降、胃气上逆出现的“恶心、呕吐”选用小半夏汤以和胃降逆；“畏寒、乏力、面色淡白”为心阳虚的表现，选用附子汤以温心祛寒。

### 2. 药物与疾病、证候、症状的对应分析

在“方证”对应的基础上，最终目的是实现药物“对病、对证、对症”的精准对应。本案例证候与方剂的精准对应关系具体见表 10-5-6-3。

**表 10-5-6-3　证候与方剂的精准对应关系（案例 6）**

| 证候 | | 方剂 | 药物 |
|---|---|---|---|
| 主要证候 | 寒邪直中 | 藿香正气散 | 藿香，厚朴，苏叶，陈皮，大腹皮，白芷，茯苓，白术，法半夏，桔梗，甘草 |
| | 脾阳虚 | 附子理中丸 | 附子，干姜，党参，白术，炙甘草 |
| 其他证候 | 胃气上逆 | 小半夏汤 | 半夏，生姜 |
| | 心阳虚 | 附子汤 | 附子，茯苓，人参，白术，芍药 |

依据上表中方剂和药物的基本信息，筛选本案例治疗过程中每个具体症状所要对应的具体药物，结果见表 10-5-6-4。

表 10-5-6-4 症状与药物的精准对应关系（案例 6）

| 症状群 | 药物 |
| --- | --- |
| 腹痛、腹泻、腹鸣 | 白芍，甘草，藿香，白芷，茯苓，白术 |
| 手足发凉、畏寒 | 附子，干姜 |
| 乏力 | 党参 |
| 恶心、呕吐 | 半夏 |
| 面色淡白 | 茯苓，白芍，党参 |

根据上表信息对本案例的处方用药进行分析，可以得出：针对“腹痛、腹泻、腹鸣”选用藿香、白芷、茯苓、白术、白芍、甘草以健脾益气、化湿止泻、缓急止痛；脾阳虚所表现出的“手足发凉、畏寒”可选用附子、干姜温阳祛寒；气虚之“乏力”用党参来补气。胃失和降、胃气上逆出现的“恶心、呕吐”选用半夏来和胃降逆。心阳虚所表现的“面色淡白”，用药茯苓、白芍、党参补心养荣。

**3. 一药治疗“多病、多证、多症”的对应分析**

依据“方证对应”与“药症对应”的分析，本案例一药对应“多病、多证、多症”的归纳总结如下，具体见表 10-5-6-5。

表 10-5-6-5 一药对应“多病、多证、多症”分析表（案例 6）

| 药物 | 症状 |
| --- | --- |
| 茯苓，白术 | 腹泻，水样便，腹鸣 |
| 白芍，甘草 | 腹痛，面色淡白 |
| 党参 | 乏力，面色淡白 |

**4. 处方**

由于本案例中没有出现胃胀、腹胀等气滞的症状，所以藿香正气散中的厚朴、苏叶、陈皮、大腹皮等故弃而不用。

最后，进一步考虑“三因制宜”的原则，本案例的治疗用药如下。

处方：炒白术 15 克，白芍 15 克，藿香 15 克，茯苓 15 克，制附子 10 克，干姜 10 克，白芷 6 克，党参 10 克，姜半夏 10 克，甘草 6 克。方中半夏与附子虽有违“十八反”的配伍禁忌，但在临床实际应用过程中并无任何问题，水煎服。

**5. 病因与病机演变分析**

本案例患者由于有嗜食生冷的习惯，故损伤脾阳，出现脾阳虚、寒湿内盛。脾不升清，则胃不降浊，胃失和降，出现胃气上逆。脾阳虚导致心阳虚，为子盗母气。具体见图 10-5-6-1。

通过以上分析，本患者的主要证候为寒邪直中。脾阳虚，水饮运化不及，寒湿内盛，则见“腹痛、腹泻水样便、腹鸣”；脾阳虚，肢体手足失于温煦，则“手足发凉、畏寒”；脾阳虚，气血化生不足，下肢失于充养，则见“乏力”。脾虚不主升清，胃失和

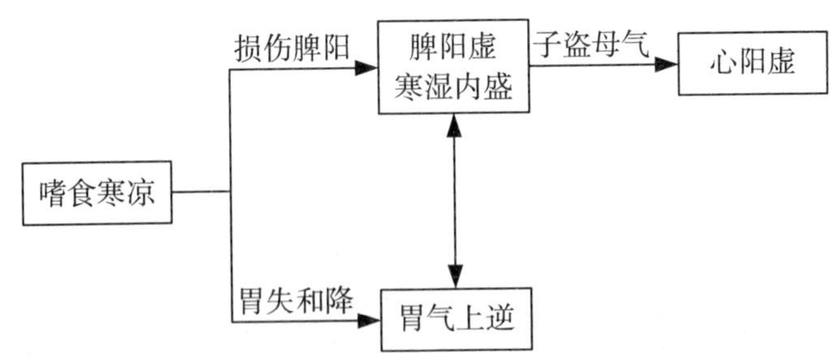


图 10–5–6–1 病因病机演变过程图（案例 6）

降，胃气上逆，则见“恶心、呕吐”。“面色淡白、畏寒”为心阳虚之征。

本案例涉及心、脾两个脏和胃腑，具体见图 10–5–6–2。

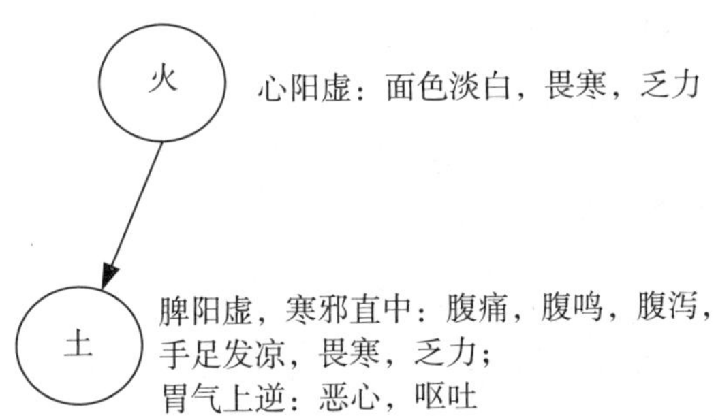


图 10–5–6–2 五行 – 五脏 – 疾病分析图（案例 6）

**6. 证候的寒热虚实性质分析**

本患者的病证存在“寒、虚、实夹杂”的特点。“寒”为寒邪直中所表现出的实寒；“虚”包括脾阳虚和心阳虚；“实”包括寒湿内盛、胃气上逆。

**7. 辨证施膳与禁忌分析**

本患者应改掉嗜食生冷的习惯，适当摄入酸味食品，并进行适度有氧运动。

**8. 预后分析**

本案例的病证经过以上处方治疗 3 ～ 4 天，可以获得显著的临床疗效。

# 附：

# 本书引用案例的主证和伴随证统计表

## 一、以心脏常见证候为主证的案例

| 案例 | 主要证候 | 其他证候 |
|---|---|---|
| 1 | 心气虚 | 心络脉瘀阻、心热、胃气虚、胃气上逆、肝气虚、脾气虚、肝血虚、肾气虚、关节络脉瘀阻、肺气虚、大肠津亏 |
| 2 | 心气虚 | 肾阳虚、脾气虚 |
| 3 | 心血虚 | 络脉瘀阻、脾阳虚、肝气虚、肝血虚、肺气虚、肾气虚、膀胱有热 |
| 4 | 心血虚 | 肝血虚、心火内郁、肺气虚、胃脘气滞、胃气上逆、肾阳虚、脾阳虚、脾气郁滞、膀胱有热、大肠津亏 |
| 5 | 心阴虚 | 胃脘气滞、脾气郁滞以及胃有瘀血、脾气虚、肝血虚、肝阳上亢和肾气虚 |
| 6 | 心阴虚 | 肺气虚、脾气虚、脾气郁滞、肝血虚、肝阳上亢、肾气虚、膀胱湿热、大肠津亏 |
| 7 | 心阴虚 | 心络脉瘀阻、胃火旺盛、胃有瘀血、肝气虚、脾气虚、肾气虚 |
| 8 | 心阳虚 | 肾阳虚、心络脉瘀血、脾阳虚、脾气郁滞、肝血虚、肝风内动、肝气郁滞、肺气虚、大肠传导不利 |
| 9 | 心阳虚 | 肺气阴两虚、肝血虚、肾阳虚、脾气虚 |
| 10 | 心气血两虚 | 肺气虚、脾阳虚、肝血虚、大肠津亏 |
| 11 | 心气血两虚 | 心络脉瘀阻、心火旺盛、肺气虚、肾气虚、肝血虚、胃气虚、胃有瘀血、脾气虚 |
| 12 | 心气血两虚 | 脾气虚、肝血虚、肾气虚、肺气虚、胃有瘀血 |
| 13 | 心气阴两虚 | 肝气郁滞、肝瘀血内阻、胃火旺盛、胃有瘀血、肝气虚、胃气虚、脾气虚和肺气虚 |
| 14 | 心气阴两虚 | 胆气虚、脾气虚 |
| 15 | 心气阴两虚 | 肾阴阳两虚、肺气阴两虚、大肠津亏、脾气虚、脾气郁滞、胃热有瘀血、肝血虚 |
| 16 | 心阴阳两虚 | 肝血虚、脾阳虚、肾阳虚、胃有瘀血、膀胱有热、大肠津亏 |
| 17 | 心阴阳两虚 | 肾阳虚、脾阳虚、肺气阴两虚、肝血虚、肝气虚 |
| 18 | 心阴阳两虚 | 肾阴阳两虚、脾阳虚、肝气虚、胃热有瘀血、肝血虚、肺阴虚 |
| 19 | 心络脉痹阻 | 心气阴两虚、肺气阴两虚、肾不纳气、胃热、胃有瘀血、肝气虚、脾气虚、大肠有热、肝血虚、肾气阴两虚 |

续表

| 案例 | 主要证候 | 其他证候 |
|---|---|---|
| 20 | 心络脉瘀阻 | 心阴阳两虚、胃有瘀血、胃火旺盛、胃气上逆、胃阳虚、肾阳虚、脾阳虚、肺气虚、肝阳上亢 |
| 21 | 心火旺盛 | 大肠津亏、心气血两虚、脾阳虚、胃热 |

## 二、以脾脏常见证候为主证的案例

| 案例 | 主要证候 | 其他证候 |
|---|---|---|
| 1 | 脾气虚 | 心气虚、心络脉瘀阻、胃热、胃有瘀血、肝气虚、肾气虚 |
| 2 | 脾气虚 | 心血虚、胃热 |
| 3 | 脾阳虚 | 胃有瘀血、肺气虚、肾精虚 |
| 4 | 脾阳虚 | 胃阴虚火旺、胃有瘀血、肺阴虚火旺、心阳虚、肾阳虚 |
| 5 | 中气下陷 | 脾阳虚、心阳虚、胃热有瘀血、胃气上逆、肝气虚、肾阳虚、肺气虚、痰湿阻肺 |
| 6 | 中气下陷 | 脾气虚、脾气郁滞、胃火旺、胃有瘀血、心阴虚、肺气阴两虚、肝血虚、肾气阴两虚 |
| 7 | 脾气郁滞 | 脾阳虚、胃气虚、肝气虚、心阳虚 |
| 8 | 脾络瘀血 | 脾阳虚、食积胃脘、胃火旺盛、心火旺盛、肾阳虚 |
| 9 | 寒湿困脾 | 脾阳虚、脾络瘀血、胃有瘀血、胃气上逆、心火旺盛、肾精虚、肝气虚、膀胱有热 |
| 10 | 寒湿困脾 | 脾阳虚、心气虚、肝血虚、肾气虚、胃热有瘀血 |
| 11 | 脾胃湿热 | 脾胃虚弱、中气下陷、胃有瘀血、心阴虚、肾阴虚、肺热 |
| 12 | 水气凌心 | 脾阳虚、湿热内蕴、胃气上逆和肾气虚 |
| 13 | 水饮内停 | 脾阳虚、心阴阳两虚、肝血虚、肾阳虚、肺气阴两虚、大肠湿热、膀胱湿热、胃有瘀血 |
| 14 | 水湿内盛 | 脾气虚、胃热有瘀血、心气虚、肾气虚、肺阴虚 |

## 三、以肝胆常见证候为主证的案例

| 案例 | 主要证候 | 其他证候 |
|---|---|---|
| 1 | 肝气虚 | 胃热、胃有瘀血、心气血两虚、脾气虚、肝血虚、肾气虚、肺气虚 |
| 2 | 肝气虚 | 肝血虚、胃阳虚、胃脘气滞、脾阳虚、胃火旺盛、心血虚、肺热 |
| 3 | 肝血虚 | 胃气虚、胃脘气滞、脾阳虚、胃有瘀血、肺气虚、肾阳虚、心阳虚、心络脉瘀阻 |
| 4 | 肝血虚 | 心气虚、肾阳虚、肺气虚、脾气虚湿盛、大肠传导不利、胃有瘀血 |
| 5 | 肝阳上亢 | 肝血虚、心阴阳两虚、面络脉瘀阻、脾阳虚、脾气郁滞、胃阴虚火旺、胃脘气滞、胃有瘀血、肾阴阳两虚、关节络脉瘀阻、肺气阴两虚、大肠津亏 |
| 6 | 肝阳上亢 | 肝血虚、肝火旺、肾气阴两虚、胃有瘀血、胃气上逆、肝气虚、心气血两虚、肺气虚、肺热、脾阳虚、大肠津亏 |
| 7 | 肝阴虚 | 脾气虚、胃火旺盛、胃有瘀血、胃气上逆、肝气虚、心气血两虚、肺气虚、肝血虚、肾气虚 |

续表

| 案例 | 主要证候 | 其他证候 |
| --- | --- | --- |
| 8 | 肝气郁结 | 心气阴两虚、胃有瘀血、胃脘气滞、肝血虚、肝阳上亢、肺气阴两虚、肾气阴两虚、肝气虚、脾气虚、脾气郁滞、膀胱有热 |
| 9 | 肝气郁滞 | 肝阴虚、瘀血阻络、脾气虚、肾气虚、膀胱有热 |
| 10 | 肝火上炎 | 心阴阳两虚、脾阳虚、大肠津亏 |
| 11 | 肝火旺盛 | 脾气虚、中气下陷、肝阳上亢、脾气郁滞、肝血虚、肺气阴两虚、心气阴两虚、心络脉瘀阻、肾阴阳两虚、胃有瘀血、膀胱有热 |
| 12 | 肝胆湿热 | 肾气虚、脾阳虚、肝血虚、胃热、肝气虚 |

## 四、以肺脏常见证候为主证的案例

| 案例 | 主要证候 | 其他证候 |
| --- | --- | --- |
| 1 | 肺气虚 | 心阴阳两虚、胃火旺盛、胃气上逆、肝血虚、脾胃阳虚、肾阳虚、大肠津亏 |
| 2 | 肺气虚 | 心气虚、脾气虚、胃阳虚、胃有瘀血、肝气虚、肾气虚 |
| 3 | 肺阴虚 | 肾阴虚、心阴虚、心络脉瘀血、脾胃湿热、胃气上逆、肝血虚、肝阳上亢、脾气虚 |
| 4 | 肺阴虚 | 心气阴两虚、脾气虚、胃热、肾阴虚 |
| 5 | 肺阳虚 | 胃气上逆、胃阳虚、胃脘气滞、肝气虚、脾阳虚、心血虚、大肠津亏、肺热 |
| 6 | 肺气阴两虚 | 肾不纳气、脾胃阳虚、脾胃气滞、胃有瘀血、胃热、肝气虚、肝血虚、肝阳上亢、心气阴两虚、肾气阴两虚 |
| 7 | 肺气阴两虚 | 胃热、肝气虚、脾阳虚、脾气郁滞、心阴阳两虚、心络脉瘀阻、肝血虚、肝阳上亢、肾阴阳两虚 |
| 8 | 痰湿阻肺 | 肺气虚、胃热、胃气上逆、脾阳虚、脾气郁滞、心血虚、肾气虚、大肠津亏 |
| 9 | 痰湿阻肺 | 肺气虚、胃脘气滞、胃火旺盛、胃有瘀血、肝气虚、肾气虚、肝血虚、膀胱有热 |
| 10 | 痰热阻肺 | 肺气虚、脾胃气滞、心气阴两虚、脾气虚、胃热有瘀血、肝血虚、肾气虚 |
| 11 | 痰热壅肺 | 心血虚、胃脘气滞、脾气虚、脾气郁滞 |
| 12 | 肺热炽盛 | 胃热、肝气虚、肺气虚、胃有瘀血、胃气上逆、脾阳虚、湿邪内盛、肝血虚、肾阳虚、心阳虚 |
| 13 | 肺火旺盛 | 肺气阴两虚、胃气上逆、肺气虚、胃热有瘀血、脾气虚、心气阴两虚、肝血虚、肾气虚 |

## 五、以肾膀胱常见证候为主证的案例

| 案例 | 主要证候 | 其他证候 |
| --- | --- | --- |
| 1 | 肾气虚 | 膝关节络脉瘀阻、脾气虚、胃阴虚、心气阴两虚、心络脉瘀阻、肺气阴两虚、肺火旺、肝阴虚、胃有瘀血 |
| 2 | 肾气虚 | 心气血两虚、脾气虚 |
| 3 | 肾阴虚 | 脾气虚、胃阳虚、胃脘气滞、肝血虚、肝阳上亢、心气阴两虚、胃热、胃有瘀血、肝气虚、膀胱有热 |

续表

| 案例 | 主要证候 | 其他证候 |
|---|---|---|
| 4 | 肾阴虚 | 肝血虚、肝气虚、脾阳虚、胃有瘀血 |
| 5 | 肾阳虚 | 胃气虚、胃有瘀血、胃脘气滞、胃火旺盛、脾气虚、肝气虚、心阳虚、肝血虚、肺气虚、大肠津亏 |
| 6 | 肾阳虚 | 脾阳虚、心络脉瘀阻、心火旺、胃热、肺热、肝气虚 |
| 7 | 肾气阴两虚 | 心气阴两虚、脾气虚、肝气虚、肝血虚、肺气阴两虚 |
| 8 | 肾阴阳两虚 | 关节络脉瘀阻、脾胃气滞、心气虚、脾气虚、肝气虚、胃有瘀血、胃气上逆、肝血虚、肝阳上亢、肺气阴两虚 |
| 9 | 肾阴阳两虚 | 脾阳虚、肺气阴两虚、脾气郁滞、心气阴两虚、胃热、胃有瘀血、肝血虚 |
| 10 | 肾不纳气 | 肾气阴两虚、肺气阴两虚、肝气郁结、肾气不固、胃热、胃有瘀血、脾气虚、脾气郁滞、心气阴两虚、心络脉瘀阻、肝气虚、肝血虚、肝阳上亢、膀胱有热 |
| 11 | 肾气不固 | 肾阳虚、膀胱气化不利、肝气郁滞、脾阳虚、中气下陷、肝气虚、胃热、胃有瘀血证候 |
| 12 | 膀胱湿热下注 | 脾气虚湿盛、胃火旺盛、胃有瘀血、心气虚、肾气虚、肺气虚、肝气虚、大肠津亏 |

## 六、以胃腑常见证候为主证的案例

| 案例 | 主要证候 | 其他证候 |
|---|---|---|
| 1 | 胃气虚 | 胃脘气滞、胃气上逆、脾胃湿热、胃有瘀血、脾阳虚、肺气虚、痰热壅肺、心阳虚 |
| 2 | 胃气虚 | 胃热有瘀血、脾气虚、心气血两虚、心络脉瘀阻、肾阳虚、肺气虚、大肠津亏 |
| 3 | 胃阴虚火旺 | 胃失和降、胃气上逆、肝气犯胃、脾气虚和心气阴两虚 |
| 4 | 胃阴虚 | 胃脘气滞、脾气虚、大肠津亏、肺气阴两虚 |
| 5 | 胃阳虚 | 胃有瘀血、胃火旺盛、胃脘气滞、肝血虚、肝气虚、脾阳虚、水湿内停、肾气虚 |
| 6 | 胃阳虚 | 胃脘气滞、肺气虚、肝气虚、胃热、肺热、脾阳虚、心阳虚、肾阳虚 |
| 7 | 胃阴阳两虚 | 胃脘气滞、胃有瘀血、胃火旺盛、脾阳虚、脾气郁滞、肝气虚、心气阴两虚、肝血虚、肺气阴两虚、肾气虚 |
| 8 | 胃脘气滞 | 胃阳虚、胃火旺盛、胃有瘀血、脾阳虚、肝血虚、心气虚、肾气虚、肺失宣降 |
| 9 | 胃脘气滞 | 胃火旺盛、胃气虚、脾气虚、心气虚、肾气虚、肺气阴两虚 |
| 10 | 胃火炽盛 | 胃有瘀血、肝气虚、脾阳虚、脾气郁滞、手络脉瘀热、膀胱有热、心阴虚 |
| 11 | 胃火旺盛 | 胃有瘀血、肝气虚、胃气虚、脾阳虚、脾气郁滞、痰湿中阻、肝血虚、肾气虚、肺阴虚、心阴虚 |
| 12 | 食积胃脘 | 胃有瘀血、胃阴虚火旺、心阴阳两虚、肝气虚、肝阴虚火旺、肾阴阳两虚、肺气阴两虚、大肠津亏 |
| 13 | 胃脘瘀血 | 胃气虚、胃脘气滞、脾气虚、脾气郁滞、心气虚、肺气虚、肝血虚、肾气虚、大肠传导不利 |
| 14 | 胃气上逆 | 胃热、肺气阴两虚、肾阴阳两虚、心阴阳两虚 |
| 15 | 胃气上逆 | 胃阴虚、胃有瘀血、胃脘气滞、心阴阳两虚、肺阴虚 |
| 16 | 水饮中阻 | 胃有瘀血、胃气上逆、心火旺盛、心络脉瘀阻、肾精虚 |

## 七、以大肠常见证候为主证的案例

| 案例 | 主要证候 | 其他证候 |
|---|---|---|
| 1 | 大肠津亏 | 胃气上逆、心阴虚、脾气虚 |
| 2 | 大肠传导不利 | 大肠津亏、脾阳虚、脾气郁滞、肾气虚 |
| 3 | 肠热腑实 | 大肠津亏、脾阳虚、脾气郁滞、水湿中阻、胃气虚、胃热、胃有瘀血、肝气虚、心阴阳两虚、肝血虚、肾阳虚 |

## 八、以胞宫常见证候为主证的案例

| 案例 | 主要证候 | 其他证候 |
|---|---|---|
| 1 | 胞宫寒凝 | 心气血两虚、胃热、肝气虚 |
| 2 | 胞宫血虚 | 心气血两虚、食积胃热、胃气上逆、胃有瘀血、脾阳虚、肝血虚、肾气虚 |
| 3 | 胞宫血虚 | 心气血两虚、肝气虚、肝血虚、肺气虚、肾气虚、脾气虚 |
| 4 | 胞宫寒凝血瘀 | 胃气上逆、胃有瘀血、胃火旺盛、肝气虚、肺气虚、心气血两虚、肝阳上亢、肾气虚、脾阳虚、大肠津亏 |
| 5 | 胞宫气滞 | 食滞胃脘、胃脘气滞、胃气上逆、心血虚、大肠津亏 |
| 6 | 胞宫寒凝气滞 | 痰热阻肺、肝血虚、心阳虚、肾阳虚、脾阳虚、大肠津亏 |
| 7 | 胞宫血热 | 肺气阴两虚、脾阳虚湿盛、肾气阴两虚、心气阴两虚、胃热、胃气上逆、胃有瘀血、肝气虚、肝血虚 |

## 九、以外感常见证候为主证的案例

| 案例 | 主要证候 | 其他证候 |
|---|---|---|
| 1 | 外感风寒 | 脾气虚、胃气上逆 |
| 2 | 外感风寒 | 脾阳虚、胃有瘀血 |
| 3 | 外感风寒 | 胃脘气滞、胃热、脾阳虚、肝气虚、肝阳上亢、膀胱有热 |
| 4 | 外感风热 | 胃热 |
| 5 | 风寒入里化热 | 痰热壅肺、心热、膀胱有热、胃气上逆、肺气虚 |
| 6 | 寒邪直中 | 脾阳虚、心阳虚、胃气上逆 |

# 参考文献


［1］方肇勤．中医辨证论治学［M］．上海：上海中医药大学出版社，2008：3–5.

［2］孙曾祺．实用中医辨证论治学基础［M］．北京：学苑出版社，1999：4–9.

［3］孙喜灵，姜伟炜，刘孟安，等．证候动态演化子集合衍生规律与治法和方药精准对应规律研究［J］．中华中医药杂志，2012，27（10）：2535–2539.

［4］林飞，王阶，姚魁武，等．基于《伤寒杂病论》的冠心病证治体系构建［J］．中医杂志，2015，56（4）：274–277.

［5］王志红．关于开设辨证论治学课程的建议和思考［J］．中医教育，2005，24（1）：59–60.

［6］闵莉，林雪娟，杜含光，等．中医诊断学发展中存在的问题与展望［J］．中医杂志，2015，56（4）：271–273.

［7］申荣旻，张妍，王济，等．辨体—辨病—辨证诊疗模式在针灸治疗过敏性疾病中的应用［J］．中医杂志，2015，56（4）：289–292.

［8］李小茜，刘伟，何建成，等．充血性心力衰竭中医证候量表的信度与效度评价［J］．中医杂志，2015，56（7）：594–597.

［9］吴秀艳，王天芳，高琳，等．中医辨证论治学基础课程建设与实践［J］．中医教育，2014，33（3）：9–11.

［10］孙喜灵，林霞，刘孟安，等．中医证候结构表征研究及其前景展望［J］．世界中医药，2015，10（2）：272–275，279.

［11］孙喜灵，姜伟炜，刘孟安，等．中医学证候动态演化规律研究与证候判定诊断标准科学内涵的阐释［J］．中国医药导报，2012，9（25）：127–129.

［12］孙喜灵．破解中医证候数学之谜——心脾证候动态演化规律研究［M］．北京：人民卫生出版社，2012：18–23.

［13］郑治敬．“微观中药西用”探讨［J］．中国中西医结合杂志，2015，35（2）：133–136.

［14］白晓晖，李晓娟，陈家旭，等．微观辨证在现代中医辨证论治体系的发展和应用［J］．中华中医药杂志，2015，30（3）：649–651.

［15］郭玉峰，谢琪，周霞继，等．构建中医临床术语标准真实世界规范化应用技术体系的思考［J］．中医杂志，2015，56（7）：557–561.
［16］孙喜灵，姜伟炜，刘孟安，等．论中医理论方药知识创新的基础和支点［J］．中医杂志，2013，54（4）：277–279.
［17］朱文锋．中医诊断学［M］．北京：中国中医药出版社，2002.
［18］孙喜灵，姜伟炜，张晓林，等．中医学证候动态演化规律研究与证候判定诊断标准科学内涵的阐释［J］．中国医药导报，2012，9（25）：127–129.
［19］孙喜灵，王振华，刘卓军，等．中医证候的发生规律与结构表征研究［J］．陕西中医学院学报，2013，36（6）：1–5，21.
［20］孙喜灵，王振华，刘孟安，等．基于证候发生规律的中医知识创新递归优化系统可行性研究［J］．陕西中医学院学报，2014，37（2）：1–4.
［21］孙喜灵，王振华，姜伟炜，等．中医脏腑理论映射出的诊疗原型系统及其基本结构研究［J］．世界中医药，2014，9（1）：106–108.
［22］师建平，郭静．中医辨证论治理论体系的研究现状与发展趋势［J］．中华中医药杂志，2013，28（9）：2508–2511.
［23］王永炎，盖国忠，陈仁波．中医辨证论治思维的研究方法与发展方向［J］．环球中医药，2014，7（1）：1–5.
［24］王芳．辨证论治与中医临床疗效评价研究概况［J］．湖南中医杂志，2015，31（3）：174–175.
［25］宇文亚，吕爱平，王永炎．等．中医辨证论治诊疗技术标准化的思考［J］．中国中西医结合杂志，2011，31（10）：1419–1421.
［26］白晓晖，李晓娟，陈家旭，等．微观辨证在现代中医辨证论治体系的发展和应用［J］．中华中医药杂志，2015，30（3）：649–651.
［27］陈志强．创新辨证论治发展现代中医学——对现代中医学辨证论治体系的再思考［J］．中国中西医结合杂志，2011，31（1）：104–106.
［28］张晓林，孙喜灵，刘琳，等．试论证候有限空间模型中客观存在的复杂证候群［J］．中医杂志，2008，49（7）：581–583.
［29］沈舒文，宇文亚．中医辨证论治与标准化问题的思考［J］．中华中医药学刊，2013，31（10）：2088–2090.
［30］张晓林，王斌胜，孙喜灵，等．1589 例冠心病心肌缺血患者复杂证候群及其分布规律［J］．中医杂志，2011，52（8）：668–669.